AF525574

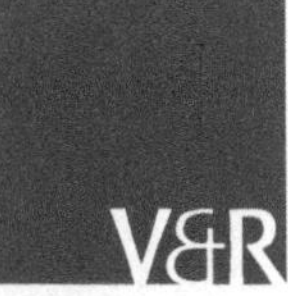
V&R

Inhalt

Geleitwort

Reinhard T. Krügers Buch »Störungsspezifische Psychodramatherapie. Theorie und Praxis«, das bei Vandenhoeck & Ruprecht nunmehr in der 2. Auflage erscheint, ist in mehrerer Hinsicht ein Glücksfall. Es beeindruckt nicht nur durch die umfangreiche psychotherapeutische Erfahrung, die der Autor in mehr als vierzig Jahren psychiatrischer Praxis sammeln konnte. Diese Erfahrung geht auch in die psychodramatischen Fallschilderungen ein, mit denen er seine theoretischen Überlegungen veranschaulicht. Das entscheidend Neue besteht darin, dass Krüger in diesem Buch die psychoanalytische *Mentalisierungstheorie* in das Verständnis des Psychodramas integriert. Er beschreibt das psychodramatische Spiel als einen *Prozess der Mentalisierung.* Dieser Prozess führt von der unmittelbaren Identifikation des Protagonisten mit dem im Spiel Erlebten über mehrere, im Psychodrama sehr differenziert vorhandene Zwischenschritte auf eine Reflexionsebene. Dieser Prozess ermöglicht eine neue Sicht der Wirklichkeit und neue Handlungsweisen. Das Psychodrama, das sich bisher vor allem auf die *Rollentheorie Morenos* stützte, erhält auf diesem Wege eine neue theoretische Grundlage. Das macht die Handlungsmethoden des Psychodramas auch für andere psychotherapeutische Verfahren anschlussfähig.

Unter *Mentalisierung* versteht man dabei mit Fonagy, einem bekannten englischen Psychoanalytiker, die menschliche Fähigkeit, das eigene Verhalten ebenso wie das Verhalten anderer durch die Zuschreibung *psychischer Zustände* zu erfassen. Der Einzelne beantwortet auf diese Weise nicht nur die Frage, *was* der andere oder man selbst gerade tut, sondern auch *wie und warum.* Dies wiederum ist nur unter der Voraussetzung möglich, dass der Betroffene sich von dem unmittelbar Erlebten soweit distanziert, dass schließlich auch eine *Reflexion* des Erlebten möglich wird. Das ist nicht so selbstverständlich, wie es vielleicht klingen mag. Kinder halten bis zum Alter von etwa drei Jahren die Art, in der sie die Welt innerlich erleben, für unmittelbar real. Das kindliche Erleben verändert sich hier deshalb von äußerer Situation zu äußerer Situation, ohne dass es dem Kind möglich wäre, zwischen den dazugehörigen inneren Erlebenszuständen schon eine Verbindung herzustellen. Im weiteren Entwicklungsverlauf treten Wunsch und Wirklichkeit aber immer stärker auseinander, und das kindliche Spiel gewinnt immer mehr seine typische *Als-ob-Qualität* (»Ich spiele, dass ich Polizist bin. Ich bin es aber nicht«). Im Alter von etwa vier Jahren wird es schließlich möglich, diese verschiedenen Erfahrungen auch psychisch zu repräsentieren. Das Kind überdenkt sie in einem weiteren Mentalisierungsschritt schließlich auch reflexiv.

Das Psychodramaspiel ist nach dem gleichen Muster konstruiert. Auch hier ist der Protagonist zunächst ganz mit seinem inneren Erleben identifiziert. Die Aufarbeitung des Spiels mit den psychodramatischen Mitteln des Szenenaufbaus, des Doppelns, des Rollenspiels, des Rollentauschs, des Szenenwechsels und des Rollenfeedbacks und das Identifikationsfeedback und das Sharing durch die Gruppenteilnehmer ermöglichen die schrittweise Mentalisierung des Erlebten. Das lässt den Betroffenen die dabei gemachten Erfahrungen unter einem anderen Blickwinkel sehen.

Das ist aber noch nicht alles. Die Verschiebung der Aufmerksamkeit von der Rollentheorie hin zur Mentalisierung des Patienten ermöglicht auch, strukturelle Störungen der Patienten zu erfassen, die über das Ausmaß der Ich-Integration eines Patienten Aufschluss geben. Und so wie man in der psychoanalytischen Therapie einen Patienten heute nicht mehr mit seinen inneren Konflikten konfrontieren wird, wenn dieser noch gar nicht in der Lage ist, diesen überhaupt als zu sich gehörig zu erkennen, so wenig wird man im psychodramatischen Spiel den Patienten mit Situationen konfrontieren, denen er innerlich noch nicht gewachsen ist. Die gespielten Situationen hätten dann lediglich eine retraumatisierende Wirkung. Die *störungsspezifische Psychodramatherapie,* die Reinhard T. Krüger in diesem Buch entwickelt, trägt dieser Anforderung Rechnung. Ein Beispiel dafür ist der empfohlene Umgang mit traumatisch gestörten Patienten. Diese müssen mit Hilfe des Psychodramaspiels erst die notwendige innere Stabilität erwerben, bevor sie sich der traumatischen Situation vorsichtig nähern können. Ein anderes Beispiel ist der empfohlene Umgang mit dem selbstschädigenden Verhalten eines Patienten, das in krisenhaften Situationen kurzfristig ein lustvolles Gefühl der Befreiung vermitteln kann, dies aber um den Preis einer nachhaltigen Beeinträchtigung im realen Leben. Die Symbolisierung der dysfunktionalen inneren Prozesse mit zusätzlichen Stühlen macht es dem Patienten möglich, diese vielleicht zum ersten Mal als dysfunktional zu erkennen und Problembewusstsein für die dysfunktionale Selbststeuerung zu gewinnen.

Ich selbst bin sowohl Psychoanalytikerin als auch Psychodramatherapeutin und habe im Laufe meiner beruflichen Karriere neben meiner Tätigkeit als Psychoanalytikerin immer wieder auch mit psychodramatischen Gruppen gearbeitet. Ich tat dies aus der Freude heraus, die latente Szene, die innerhalb der Psychoanalyse in der therapeutischen Beziehung zwischen Analytiker und Patient zum Tragen kommt, als Psychodramatikerin auch über das tatsächliche Einrichten der Szene im psychodramatischen Spiel zu verstehen und nicht nur über die Erforschung der eigenen Gegenübertragung. Die unterschiedlichen Erfahrungen, die ich auf diese Weise gewinnen konnte, haben mich in vieler Hinsicht bereichert. Während der Lektüre dieses Buches habe ich darüber hinaus auch selbst noch eine ganze Reihe von Dingen dazu gelernt, die ich in meinem Erfahrungsschatz nicht mehr missen möchte.

Ich wünsche den Leserinnen und Lesern dieses Buches sehr, dass sie bei seiner Lektüre eine ähnliche Erfahrung machen.

Christa Rohde-Dachser

Vorwort

Während der letzten fünfzig Jahre hat sich das Arbeiten mit Psychodrama über die ganze Welt ausgebreitet. Die Methode wurde in der Lehre weitergegeben und die Menschen erlebten sie in Aktion. Die meisten Psychodramatherapeutinnen und -therapeuten haben ihre Erfahrungen aber nicht dem schriftlichen Wort anvertraut. Deshalb gibt es ein Defizit in der theoretischen Konzeptualisierung der therapeutischen Arbeit. Solange Psychodramatikerinnen und Psychodramatiker nicht anfangen, im Detail zu beschreiben, was sie tun, und die Theorie formulieren, auf der ihre praktische Arbeit beruht, werden sie den Wert dieser Arbeit nicht klar aufzeigen können.

Es gibt viele verschiedene Bücher über die praktische Ausübung des Psychodramas. Was macht das Besondere dieses neuen Werks aus? Ich denke an zwei Aspekte. Der Schwerpunkt des Buchs ist die störungsspezifische Anwendung der Psychodramatechniken bei den einzelnen psychischen Störungen. Andererseits betont der Autor die Bedeutung kreativen Mentalisierens innerhalb des therapeutischen Prozesses. Zusammengenommen machen diese beiden Aspekte das Buch einzigartig und innovativ. Es ist ein lang erwarteter Beitrag zur Psychodramaliteratur und wird, wie ich hoffe, die Akzeptanz des Psychodramas als realisierbare alternative Psychotherapiemethode innerhalb der Psychiatrie und Psychotherapie erweitern.

Obwohl Psychodrama als therapeutisches Verfahren bei seelischen Krankheiten entstanden ist, wird es heute im klinischen Alltag eher selten angewandt. Ein Grund dafür mag sein, dass Psychodramatiker sich in ihren wissenschaftlichen Arbeiten relativ wenig mit den Mechanismen auseinandergesetzt haben, mit denen sie durch Psychodramatherapie die bekannten therapeutisch positiven Wirkungen erreichen. Es wurden zwar viele Vorgehensweisen der Psychodramatherapie beschrieben. Diese Vorgehensweisen wurden aber nicht abgeleitet von einer in sich systematischen, übergeordneten Theorie der Psychodramatechniken, auch wurden sie in ihrer jeweils speziellen Art ihrer Anwendung nicht auf die verschiedenen psychischen Störungen bezogen. Deshalb war es bisher für Psychodramatiker und Psychodramatikerinnen schwer, zu überprüfen, ob ihre Patienten für Psychodramatherapie geeignet sind, und die Indikation für bestimmte psychodramatische Vorgehensweisen zu stellen. Auch war es schwer möglich, die Ergebnisse der Psychodramatherapie mit denen anderer Forschungen und anderer Behandlungsmethoden zu vergleichen. Diese Lücke in der Psychodramaliteratur wird durch dieses Buch geschlossen. Es wird ein Zusammenhang hergestellt zwischen der diagnostischen Einordnung der Patienten und spezifischen psychodramatischen Vorgehensweisen. Durch die Darstellung dieses Zusammenhangs kann das Buch helfen, das Wissen um die besonderen therapeutischen Möglichkeiten des Psychodramas in die Wissenschaft seelischer Gesundheit und den Kumulationsprozess von Wissen in die Zusammenarbeit mit Institutionen einzubringen. Gleichzeitig macht das Buch es den Psychodramatikerinnen und -dramatikern leichter, neues Wissen aus anderen Bereichen der Psychiatrie und Psychotherapie in die Psychodramatherapie zu übernehmen.

Dieses Werk liefert einen großen Beitrag zur Erklärung des Werts der psychodramatherapeutischen Arbeit an den inneren Beziehungsbildern und am Mentalisieren des Menschen. Moreno schrieb: »Psychodrama is a way to change the world in the here and now using the fundamental rules of imagination without falling into the abyss of illusion, hallucination and delusion« (J. L. Moreno »Magic Charter of Psychodrama«, 1972). Psychodrama legt als eine imaginationsbasierte Methode den Schwerpunkt auf die Fähigkeit des Menschen zur symbolischen Repräsentation der inneren Welt im Spiel, ganz ähnlich wie wir es in unseren Träumen und im freien Spiel tun. Das Konzept des »Als-ob« hat einen zentralen Platz in den Methoden und der Philosophie des Psychodramas. Tatsächlich benutzt das Rollenspiel die wohlüberlegte zeitliche und räumliche Verzerrung und den Einsatz von Hilfs-Ichs, Aufwärmübungen und Requisiten sowie die Fähigkeit des Protagonisten, zu mentalisieren. Das Rollenspiel ermutigt Gruppenteilnehmer, Situationen aus der Vergangenheit so darzustellen, »als ob« diese Ereignisse in der Gegenwart stattfänden. Sie berichten von unbelebten Objekten, »als ob« diese lebendig wären, und sie sprechen zu anderen Gruppenmitgliedern, »als ob« sie alte Bekannte wären oder bedeutsame Personen aus ihrem Leben. Wichtig ist aber, zu erklären, wie solche psychodramatischen Handlungstechniken helfen, den therapeutischen Prozess voranzubringen. Dieses Buch verfeinert unser Verständnis, wie die Welt des »Als-ob« im Psychodrama bei den verschiedenen Klientinnen und Klienten genutzt werden kann, das auch bei denen, die die Welt des »Als-ob« nicht so leicht betreten können.

Seit meiner ersten persönlichen Erfahrung mit Psychodrama war ich beeindruckt von der Schnelligkeit des Prozesses, in dem die »Als-ob«-Qualität des

Rollenspiels sich in ein sehr reales Gefühl emotionaler Entlastung verwandelte. Fast noch stärker war aber das Gefühl, dass eine solche Abreaktion von aufgebauter Spannung oft von einer Art Ermächtigung begleitet war, einer Empfindung, ein Geheimnis entschlüsselt zu haben, und von einem Gefühl von »Nun kann ich der sein, der ich bin«. Wenn ich später begabte Psychodramatherapeutinnen und -therapeuten beobachtet habe, war ich oft erstaunt. Ihre Sensibilität, ihr intuitives Geschick und ihre kreative Nutzung dramatischer Kunst waren außergewöhnlich. Es sah fast magisch aus, so kam es mir vor. Aber sie sagten:

»Nein, das kann man lernen. Auch du kannst das lernen!« Und so begann ich mein mühsames Training. Auch nach vielen Jahren hatte ich aber noch immer eine Menge Fragen, wie es funktionierte und was die einzelnen Konzepte des Psychodramas bedeuteten. Ich versuchte, Morenos Bücher zu lesen, und diskutierte stundenlang mit Zerka Moreno über die verschiedenen Seiten der therapeutischen Aspekte des Psychodramas. Mit der Zeit schrieb ich selbst über den einen oder anderen Aspekt, um mir klar zu werden, was während einer psychodramatischen Therapiestunde passierte. Eine meiner Schlussfolgerungen war, dass für Menschen, die ein spezifisches Trauma erlitten hatten, Psychodrama ganz besonders effektiv zu sein schien. Aber ich beobachtete auch, dass Psychodrama nicht jedem in gleicher Weise helfen kann. Während Psychodrama für viele Menschen an verschiedenen Wendepunkten ihres Lebens passend sein mag, gab es andere, die die imaginative Welt des Rollenspiels nicht betreten konnten oder große Schwierigkeiten damit hatten. Deshalb spüre ich, dass es einen Bedarf gibt, weiter zu forschen und Psychodrama zu untersuchen.

Auf diesem Hintergrund ist dieses Buch ein Schritt in die richtige Richtung. Es schafft ein neues Verständnis der psychodramatischen Wissenschaft durch einen Autor mit bedeutsamer Erfahrung in Psychodramatherapie. Dieser Band vermittelt in der Psychodramatherapie eine zuverlässige konzeptionelle Basis für das eigene therapeutische Handeln und wird neue Diskussionen über den Beitrag Morenos zum Prozess der Entwicklung der Psychotherapie anregen.

Peter Felix Kellermann

Vorbemerkungen

Meine Patientinnen und Patienten haben mir durch die menschlichen Begegnungen, ihre Mitarbeit in den Therapien und durch ihre therapeutischen Prozesse geholfen, zu erkennen, wie Heilung in der Psychodramatherapie geschehen kann. Ich danke ihnen sehr. Ich habe in den Fallbeispielen dieses Buchs, die aus 40 Jahren psychiatrisch-psychotherapeutischer Tätigkeit stammen, die Namen der Patienten und auch einige Sachverhalte so verändert, dass die Anonymität der Patienten gewahrt ist, und von vielen auch die Zustimmung zur Veröffentlichung eingeholt.

Von Grete Leutz lernte ich ab 1971 den *intuitionsgeleiteten*, prozessorientierten Leitungsstil, von Heike Straub erhielt ich wichtige Anregungen für die *therapeutischen* Anwendungen des Psychodramas. Karl Peter Kisker lehrte mich, als Psychiater in der Begegnung mit Patienten menschenbezogen und nicht symptombezogen zu denken und zu arbeiten. Karlfried Graf Dürckheim half mir mit seiner existenzialpsychologischen Arbeit, zu erkennen, dass Heilung mehr ist als die Summe der einzelnen Mechanismen, die zur Heilung führen (Krüger, 1997, S. 11 f.). Viele Gedanken zu den Inhalten dieses Buchs entstanden in der Auseinandersetzung mit Teilnehmerinnen und Teilnehmern und mit Ko-Leiterinnen und Ko-Leitern in Fort und Weiterbildungsseminaren und mit Psychodramafreundinnen und Psychodramafreunden, in den letzten Jahren auch in Fortbildungsseminaren in Budapest, die durch die Zusammenarbeit mit Teodóra Tomcsányi zustande kamen. Meine 40-jährige Mitarbeit im Moreno-Institut Überlingen und meine 25-jährige Redaktionsarbeit in der Zeitschrift »Psychodrama« und der »Zeitschrift für Psychodrama und Soziometrie«, zurzeit herausgegeben von Christian Stadler und Sabine Spitzer, haben mich Fragen stellen und Antworten finden lassen. Stefan Gunkel hat mitgearbeitet an den Kapiteln 1, 2, 3 und 5, an anderen Kapiteln waren beteiligt Luzia Amrein, Gudrun Beckmann, Hans Benzinger, Günter Büchner, Krisztina Czáky-Pallavicini, Mona Fritzsche, Birgit Koerdt-Brüning, Annelie Kolbe-Krüger, Volker Kollenbaum, Éva Kulcsár, Zsuzsa Marlok, Anne Möhring, Marén Möhring,

Cameron Paul, Erika Perczel und Alfons Rothfeld, Gudrun Runge, Zsófia Sáfrán, Ruth Sattelberger, Kristina Scheuffgen, Ingrid Sturm, Gábor Török, Gunhild Warbende, Kurt Weber und Birgit Zilch-Purucker. Günter Barke danke ich für die Erstellung der Abbildungen.

Die Frage der gendergerechten Formulierung wurde in diesem Buch, um den Lesefluss nicht zu stören, oft so gelöst, dass in den einzelnen Kapiteln entweder von der Therapeutin und dem Patienten oder aber von dem Therapeuten und der Patientin gesprochen wird.

Reinhard T. Krüger

Vorbemerkungen zur 2. Auflage

Die Inhalte dieser zweiten Auflage (Erstauflage 2015) wurden zum Teil ergänzt und verändert. Die Anregungen dazu stammen unter anderem aus der Diskussion mit Seminarteilnehmern und mit Kolleginnen und Kollegen. Ich danke ihnen dafür. Ich arbeite in dieser zweiten Auflage das Alleinstellungsmerkmal des Psychodramas gegenüber anderen Therapieverfahren klarer heraus. Das Besondere am Psychodrama ist: Die Therapeutin oder der Therapeut setzt die natürlicherweise vorhandenen Werkzeuge der inneren Konfliktverarbeitung direkt als Psychodramatechniken ein.

Die dargestellten mentalisationsorientierten psychodramatischen Handlungsmethoden werden mit einem neuen, in sich systematischen Konzept des Mentalisierens begründet (Kap. 2.4). Ich unterscheide zwischen 1. rollentheoretisch fundierter, kognitiver Psychodramatherapie, 2. implizit metakognitiver Psychodramatherapie und 3. explizit metakognitiver Psychodramatherapie (Kap. 2.8 und 4.8). Dadurch entsteht ein Bezug zu den Vorgehensweisen und Theorien der Verhaltenstherapie, zu den psychodynamischen Verfahren und zu der systemischen Therapie. Die dargestellten Handlungsmethoden orientieren sich an dem metakognitiven Prozess des Mentalisierens der Patientinnen und Klienten. Therapeutinnen und Therapeuten anderer Psychotherapieschulen können sie deshalb methodenübergreifend in ihre eigene praktische Arbeit integrieren.

Die 2. Auflage des Buches enthält im Vergleich zur Erstauflage neue Erkenntnisse und Ausdifferenzierungen. Diese schärfen das zugrunde liegende Konzept der mentalisationsorientierten, metakognitiven Therapie und runden es in sich ab. Beispiele sind: Ich habe das Rollenfeedback als Psychodramatechnik *neu* in das Kreismodell der metakognitiven Prozesse (siehe Abb. 2 im Kap. 2.2) eingefügt. Der Mentalisierungsprozess von Patienten beim psychodramatischen Rollentausch wird klarer ausgearbeitet (siehe Kap. 2.3 und 8.4.2). Der Prozess der inneren Arbeit *der Therapeutin* bei der Anwendung der psychodramatischen Vorgehensweisen und ihr Umgang mit Gegenübertragungsreaktionen wird an vielen Stellen differenzierter dargestellt (zum Beispiel Kap. 4.8 und Kap. 8.4.2). Das Buch enthält jetzt ein Kapitel über die Entwicklungstheorie des Kindes (siehe Kap. 2.4) und ein Kapitel über die Diagnostik der Konfliktqualitäten und die Planung in der Beratung und im Coaching (siehe Kap. 3.4). Die psychodynamische Entwicklung der Sucht wird begrifflich neu gefasst (siehe Kap. 10.5). Ich habe meine skeptische Haltung gegenüber dem rollentheoretisch orientierten Psychodrama verändert hin zu einer Ja-aber-Haltung (siehe Kap. 2.4 und 2.11).

Die Übersetzungen des Buches ins Ungarische (2017, Budapest: L'Harmattan), ins Russische (2017, Moskau: KLAAS) und ins Englische (2021, Springer-Nature) waren Anlass, die Sprache des Buchs zu vereinfachen. Das Stichwortverzeichnis wurde leserfreundlicher gestaltet.

Die 2. Auflage dieses Buches soll noch stärker den besonderen Beitrag des Psychodramas für die Welt der Psychotherapie deutlich machen: Das Psychodrama stellt methodenübergreifend mentalisationsorientierte, metakognitive Handlungsmethoden zur Verfügung, die das Vorgehen in anderen Psychotherapieverfahren ergänzen und bereichern können.

Reinhard T. Krüger

1 Was ist Psychodrama?

Jakob Levy Moreno (1889–1974), der die Soziometrie und das Psychodrama entwickelte, wanderte als Psychiater 1925 aus Wien in die USA aus. Er ist einer der Väter der Gruppentherapie und hat deren Entstehung in den USA ab 1931 maßgeblich vorangetrieben. Dabei ist Gruppentherapie nach Moreno nicht gleichzusetzen mit Psychodrama (Moreno, 1959, S. 69 f.). Moreno verstand unter »Gruppentherapie« ganz allgemein »nur« eine Gruppenarbeit, in der »die psychotherapeutische Gesundheit der Gruppe und ihrer Mitglieder das unmittelbare und einzige Ziel ist« (Moreno, 1959, S. 53). In diesem Sinne war Moreno ab 1932 tätig in schon bestehenden Gruppen von sozialen Einrichtungen wie Schulen, Wohnheimen und Gefängnissen. Er hat dort die Mitarbeiter supervidiert, organisatorisch beraten und mithilfe von soziometrischen Untersuchungsmethoden (Moreno, 1974) und Rollenspielen soziotherapeutisch gearbeitet.

1936 gründete er eine kleine psychiatrische Klinik in Beacon/New York. Zu dieser Zeit stand die Entwicklung der Psychotherapie weltweit noch in ihren Anfängen. In seinem 12-Betten-Sanatorium behandelte Moreno seine psychisch kranken Patientinnen und Patienten nach den Grundprinzipien der therapeutischen Gemeinschaft. Er integrierte in ihre Behandlung seine früheren Wiener Erfahrungen mit dem Rollenspiel mit Kindern, seine Erfahrungen mit dem Stegreiftheater von Erwachsenen (Moreno, 1970) und die Erkenntnisse aus seiner Arbeit in sozialen Einrichtungen in den USA.

Moreno behandelte die Patienten in seiner Klinik psychotherapeutisch vorwiegend im Einzelsetting (Straub, 2010, S. 28) (siehe Kap. 2.9.1). Dabei wandte er Rollenspiele an. Er ließ seine Patienten ihren Konflikt, die eigene Rolle und die Rollen anderer auf der Bühne ausgestalten, zunächst noch ohne Rollentausch (Moreno, 1945, S. 11 ff.; 1959, S. 221 ff.). Hilfs-Therapeuten unterstützten die Patienten dabei als Mitspieler in den jeweiligen Gegenrollen als Hilfs-Ich. Erst später integrierte Moreno (1959, S. 210) in seine therapeutische Arbeit *auch den Rollentausch* zwischen dem Protagonisten und einem Hilfs-Ich. Das war die Geburtsstunde des Psychodramas als Psychotherapiemethode, so wie wir es heute kennen.

Die Psychoanalyse hat die Welt um die Erkenntnis des Unbewussten bereichert. Das Neue an der Familientherapie ist die systemische Sichtweise. Bei der Verhaltenstherapie steht das zielgerichtete Lernen von neuen Denk- und Handlungsmöglichkeiten im Vordergrund.

Zentraler Gedanke
Psychodrama hingegen ist inneres Mentalisieren durch äußeres Spielen.

Wichtige Definition
Ich definiere Mentalisieren als den halb bewussten, halb unbewussten Prozess der inneren Realitätskonstruktion, mit der der Mensch in der Situation sich selbst und andere versteht, mit der er Konflikte verarbeitet, nach angemessenen oder neuen Konfliktlösungen sucht und seine Handlungen plant.

Dabei unterscheide ich das Mentalisieren *als Prozess* von der Mentalisierung als dem *Ergebnis* des Mentalisierens. »Mentalisierung hängt unauflöslich mit der Entwicklung des Selbst zusammen, mit seiner zunehmend differenzierteren inneren Organisation und seiner Teilnahme an der menschlichen Gesellschaft« (Fonagy, Gergely, Jurist und Target, 2004, S. 10 f.). Psychodramatherapeutinnen lassen ihre Patienten die kreativen Prozesse ihres inneren Mentalisierens *nach außen* auf die Bühne bringen (Moreno, 1965, S. 212 und 1959, S. 111; Buer, 1980, S. 99; Seidel, 1989, S. 197; Holmes, 1992; Kellermann, 1996, S. 98; von Ameln, 2013, S. 9) und ihre Konfliktverarbeitung dort mithilfe der Psychodramatechniken im Als-ob-Modus des Spiels probatorisch zu Ende »denken« (siehe Kap. 2.4). Deshalb gehört Psychodrama zur Gruppe der mentalisationsbasierten Behandlungsmethoden (mentalization-based treatment, MBT).

Das Konzept des Mentalisierens wird von seinen Urhebern angesehen als integrativer Bezugspunkt und Konzept zur Verbesserung und Verfeinerung der therapeutischen Arbeit *in allen Psychotherapiemethoden* (Allen, Fonagy und Bateman, 2008, S. 7 f.). »Wir mentalisieren, wenn wir in uns selbst oder in anderen Personen mentale Zustände wahrnehmen – wenn wir zum Beispiel über Gefühle nachdenken. [...] Genauer gesagt, wir definieren Mentalisieren als imaginatives Wahrnehmen oder als Interpretieren von Verhalten als verbunden mit intentionalen mentalen Zuständen« (Allen, Fonagy und Bateman, 2008, S. xi). »Wir mentalisieren meist schnell und, ohne dass uns das bewusst ist. [...] Mentalisieren ermöglicht, soziale Situationen zu verstehen und vorherzusagen sowie eigene Affekte zu modulieren« (Brockmann und Kirsch, 2010, S. 279). »Gekonntes Mentalisieren allein löst nicht Probleme und befreit nicht von Störungen, sondern steigert die Fähigkeiten der Betroffenen, das zu tun« (Williams, Fonagy, Target, Fearon et al., 2006, zitiert nach Allen, Fonagy und Bateman, 2008, S. 7). Sie können als Leserin oder Leser das Mentalisieren des Patienten in seinem Konflikt mithilfe des *psychodramatischen Gesprächs* aktiv fördern (siehe Abb. 1). Ich selbst nutze diese Methode im Erstgespräch und auch später in fast jedem Therapiegespräch.

Übung 1

1. Stellen Sie schon *vor dem Gespräch mit Ihrem Patienten oder Klienten* in Ihrem Arbeitszimmer zusätzlich zu Ihrem Stuhl und dem Stuhl für den Patienten etwas entfernt *zwei andere leere Stühle auf* (siehe Abb. 1) für die Symptomszene. Der eine Stuhl *neben* dem Patienten stellt seine innere Selbstrepräsentanz in seinem Konflikt dar, der andere Stuhl *diesem gegenüber* seine innere Objektrepräsentanz, also das innere Bild seiner Konfliktpartnerin. Die beiden leeren Stühle sollen *sich direkt gegenüberstehen.* Sie sollen *nicht* in die Richtung des Patienten und der Therapeutin blicken. Denn die beiden Stühle sollen eine andere Welt repräsentieren, das Konfliktgeschehen im Alltag des Patienten an einem anderen Ort vor einigen Tagen oder Wochen.
2. Führen Sie mit dem Patienten rein *verbal* ein ganz normales therapeutisches Gespräch über seinen Beziehungskonflikt. Der Patient wechselt dabei *nicht* von seinem Platz auf die leeren Stühle zum psychodramatischen Rollenspiel.
3. Zeigen Sie als Therapeutin während des Gesprächs mit Ihrer Hand jeweils auf den leeren Stuhl *der Selbstrepräsentanz Ihres Patienten,* wenn Sie mit ihm über *sein eigenes Denken, Fühlen und Handeln* in seinem Konflikt reden. Deuten Sie aber bitte auf den leeren Stuhl *seiner Objektrepräsentanz,* wenn Sie mit ihm *über das Denken, Fühlen und Handeln seiner Konfliktpartnerin* reden. Strecken Sie dabei Ihren Arm ganz aus.
4. Sehen Sie *selbst* dabei den jeweiligen Stuhl an. Das ist die Voraussetzung dafür, dass der Patient seine Symptomszene auch selbst ansieht und in seiner Vorstellung als Szene aktualisiert. Stellen Sie sich das Geschehen in der Konfliktszene wie in einem Film *szenisch* vor.
5. Vollziehen Sie in dem Gespräch mit Ihrem Patienten gemeinsam mit Blick auf die beiden leeren Stühle den Prozess seiner Konfliktverarbeitung an dem anderen Ort vor einiger Zeit aktiv nach. Fragen Sie ihn: »Wie hat Ihr Konflikt mit Ihrer Konfliktpartnerin angefangen? Wie ist jetzt die Lage in Ihrem Konflikt? Was haben Sie gefühlt, gedacht und getan?«
6. Fragen Sie den Patienten auch: »Was, meinen Sie, hat dann Ihre Konfliktpartnerin gefühlt? Was hat sie gedacht und was hat sie getan?« Das psychodramatische Gespräch *umfasst also auch das zirkuläre Fragen aus der systemischen Therapie.*

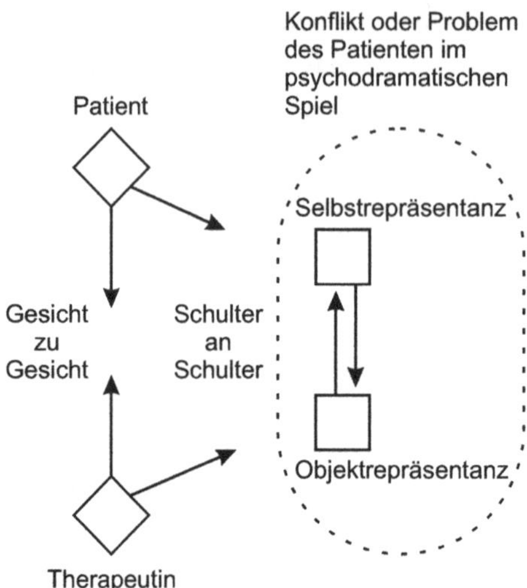

Abbildung 1: Die räumliche Trennung der Symptomszene des Patienten von der therapeutischen Beziehung im psychodramatischen Gespräch

Es kann sein, dass Ihr Patient über eine Befindlichkeitsstörung klagt und zum Beispiel sagt: »Ich habe das Gefühl, ich komme in meinem eigenen Leben nicht mehr vor.« Fragen Sie Ihren Patienten in einem solchen Fall: »Wo waren Sie, als Sie das letzte Mal darüber nachgedacht haben? Ah ja, Sie saßen im Café und da dachten Sie dann an Ihre Arbeit. Dass dort keiner sieht, was Sie alles machen.« Sie weisen als Therapeutin auf den Stuhl der inneren Objektrepräsentanz des Patienten: »Für Ihren Chef ist alles immer selbstverständlich!« Die Therapeutin kreiert zusammen mit dem Patienten für seine Befindlichkeitsstörung also einen passenden anderen Ort, eine andere Zeit und einen anderen Interaktionsraum.

Sie werden merken, dass Ihre therapeutische Arbeit oder Beratungstätigkeit durch die *von außen gesehen wenig spektakuläre* Technik des »Psychodramatischen Gesprächs« um mindestens 30 % wirksamer wird. Die Gründe sind:

1. Der Patient externalisiert seine Selbstrepräsentanz und seine innere Objektrepräsentanz im Konflikt auf die beiden zusätzlichen leeren Stühle im Therapiezimmer. Die *äußere* Trennung der Symptomszene von der Szene der therapeutischen Beziehung hilft der Therapeutin und dem Patienten, *innerlich* den Mentalisierungsprozess des Patienten in seiner Symptomszene von dem Mentalisierungsprozess in der therapeutischen Beziehung zu trennen. Beide zusammen können dadurch leichter den *Konflikt definieren, der besprochen werden soll,* und das Gespräch *auf diesen einen Konflikt* fokussieren.

2. Der Patient verwirklicht im psychodramatischen Gespräch seine natürlicherweise vorhandene *metakognitive* Fähigkeit zum *inneren* Repräsentieren des Konflikts durch das Aufstellen der beiden leeren Stühle *äußerlich* im Als-ob-Modus (siehe Kap. 2.8, 2.11 und 4.7). Psychodramatiker verstehen deshalb die »Bühne« im Psychodrama als »Instrument« der Psychodramatherapie (Kunz Mehlstaub und Stadler, 2018, S. 85 ff.).
3. *Der Patient* blickt im Gespräch mit der Therapeutin immer wieder die beiden Stühle seiner Symptomszene an. Er zentriert seine Aufmerksamkeit weniger darauf, ob er *von der Therapeutin* verstanden wird und was sie vielleicht über ihn denken könnte. Er hört und sieht ja, dass sie *mit ihm in seinem* Konflikt mitdenkt. Das vermindert sein Misstrauen gegenüber der Therapeutin. Er fühlt sich freier, sich *mit sich selbst* und seinem Beziehungskonflikt zu beschäftigen.
4. Der Patient sieht seinen »Konfliktpartner« auf dem Stuhl seiner Objektrepräsentanz direkt vor sich. Das verstärkt seinen Affekt seinem Konfliktpartner gegenüber. Das therapeutische Gespräch wird erlebnisintensiver.
5. *Der Patient und die Therapeutin* blicken *zusammen* auf etwas Drittes, den *außen* repräsentierten *inneren* Konflikt des Patienten. Sie sprechen miteinander *Schulter an Schulter und weniger Gesicht zu Gesicht.* Die Therapeutin lässt den Patienten den Prozess seines Mentalisierens in seiner Symptomszene aktiv nachvollziehen. Sie stellt sich den Konflikt mit dem Patienten zusammen *aktiv* vor. Sie spürt in den Konflikt hinein und benennt ihre Wahrnehmungen in seinem Konflikt stellvertretend für ihn. Das *verlangsamt* das Gespräch über den Konflikt. Mentalisieren braucht Zeit. Das gemeinsame Mentalisieren des Konflikts in einem gemeinsamen Fantasieraum aktiviert, differenziert und erweitert die innere Konfliktverarbeitung des Patienten.
6. In einem normalen therapeutischen Gespräch in der Gesicht-zu-Gesicht-Position speichert *die Therapeutin* in ihrem Gedächtnis alles, was der Patient sagt. Im psychodramatischen Gespräch delegieren die Therapeutin und der Patient die Konfliktinhalte des Patienten *außen auf die zwei anderen Stühle.* Die Trennung der beiden Mentalisierungsprozesse verringert den *Konfliktdruck in der therapeutischen Beziehung.* Die Therapeutin fühlt sich *selbst freier und kreativer.* Sie kann deshalb ihre eigenen therapeutischen Fähigkeiten freier und besser nutzen.
7. Der Patient und die Therapeutin sehen den Konflikt des Patienten *nicht mehr individuumzentriert, sondern systemisch.* Denn beide blicken wie beim psychodramatischen Spiegeln äußerlich *auf die Beziehung zwischen* dem »Patienten« und seiner »Konfliktpartnerin« und *nicht nur auf* seine »Konfliktpartnerin«. Aus dem »Entweder ich selbst oder die Konfliktpartnerin« wird für

den Patienten »*Sowohl* ich selbst *als auch* meine Konfliktpartnerin«. Die Therapeutin ist weniger leicht verführt, sich in seinem Konflikt einseitig *nur mit dem Patienten* oder einseitig *nur mit seiner Konfliktgegnerin* zu identifizieren.

8. Die Therapeutin hilft dem Patienten im psychodramatischen Gespräch, seinen Konflikt im Als-ob-Modus des Denkens zu verarbeiten (siehe Kap. 2.4). Sie lässt den Patienten dabei zwar *nicht zum Rollenspiel* auf die zwei leeren Stühle wechseln. Sie benutzt aber unbemerkt doch psychodramatische Techniken: das Rollenfeedback, den Rollentausch und das Spiegeln (siehe Kap. 2.4). Auch doppelt sie den Patienten in dem inneren *Prozess* seiner Konfliktverarbeitung. Das psychodramatische Gespräch ist dadurch therapeutisch wirksamer als ein rein verbales therapeutisches Gespräch.
9. Die Therapeutin erweitert bei der Beratung *einer Familie* oder der Beratung *eines Teams* die Repräsentation der Symptomszene zu einem *Kreis von drei bis acht leeren Stühlen.* Diese Stühle symbolisieren dann *alle an dem Konfliktsystem Beteiligten.*

Zentraler Gedanke

Das psychodramatische Gespräch mit der Repräsentation der Symptomszene im Therapiezimmer ist der Ausgangspunkt und die Grundlage für die störungsspezifische Psychodramatherapie *in der Einzeltherapie.*

Die Technik des psychodramatischen Gesprächs ist aber auch in der stationären *Gruppentherapie* hilfreich. Die Szene der therapeutischen Beziehung wird dann zu einem Halbkreis aus den Stühlen der Gruppenmitglieder ausgeweitet. Die Therapeutin sitzt an einem Ende des Halbkreises und zeigt im Gespräch über einen persönlichen Konflikt eines Gruppenmitgliedes mit der Hand immer wieder auf zwei zusätzliche Stühle, die sich auf der offenen Seite des Kreises gegenüberstehen. Diese repräsentieren die jeweilige innere Selbstrepräsentanz und Objektrepräsentanz des Gruppenmitglieds in seinem Konflikt. Die Patientinnen und Patienten nehmen in der Klinik oft nur zehn bis zwanzig Sitzungen an der Gruppentherapie teil. Die Technik des psychodramatischen Gesprächs fokussiert dann das Gruppengespräch thematisch und aktiviert die Vorstellung der Patienten.

Zentraler Gedanke

Der Komponist Gustav Mahler (1860–1911) hat einmal gesagt: »Die Tradition aufrechtzuerhalten ist die Weitergabe des Feuers und nicht die Anbetung der Asche.« Die mentalisationsorientierte Theorie des Psychodramas hilft, das Feuer von Moreno aufrechtzuerhalten und weiterzugeben. Die Anbetung von

Morenos Asche allein lähmt uns Psychodramatiker und Psychodramatikerinnen in unserer Spontaneität und Kreativität.

Seit ich das Psychodrama kennenlernte, beschäftigten mich die beiden Fragen: »Wie wirkt Psychodrama?« »Wie geschieht Heilung?« Ich kam der Antwort auf diese Fragen einen Schritt näher, als ich die Analogie zwischen der Arbeit der zentralen Psychodramatechniken und der Arbeit der Mechanismen der nächtlichen Traumarbeit entdeckte (Krüger, 1978, siehe Abb. 2 in Kap. 2, Kreis C). 1995 verstand ich in einem kreativen Durchbruch, was Psychodramatechniken sind (Krüger, 1997, S. 11 f.). Ich entwickelte eine in sich systematische *methodenübergreifende* Theorie *metakognitiver Prozesse.* Diese half mir, die therapeutischen Interventionen mit Psychodramatechniken auf dem Hintergrund einer in sich systematischen Theorie zu begründen (Krüger, 1997, S. 84 ff.). Das Besondere am Psychodrama ist: Die Psychodramatechniken verwirklichen im Spiel *die inneren metakognitiven Prozesse* des Patienten, die die *Inhalte* seines Denkens und Fühlens hervorbringen. Sie befreien diese aus ihren Blockaden und entwickeln sie nach (siehe Kap. 2). Psychodramatherapeuten arbeiten mithilfe der Psychodramatechniken *direkt metakognitiv.*

»Metakognition« ist das Denken über die Prozesse des Denkens. Die Therapeutin *arbeitet nach meiner Definition metakognitiv,* wenn sie mit dem Patienten zusammen den metakognitiven Prozess verändert, der die Inhalte seines Denkens hervorbringt. Sie zentriert ihre Aufmerksamkeit dann nicht nur auf die *Inhalte* seines Denkens, zum Beispiel *die Gefühle,* Geschehnisse und seine Erinnerungen in seinem Ehekonflikt. Sie verbessert mit ihm zusammen mithilfe der Psychodramatechniken vielmehr auch die Arbeit der Werkzeuge, die er dabei benutzt, *diese Denkinhalte* zu produzieren (siehe Kap. 2.2 und 2.8). Die Psychoanalyse handelt die Metakognition in den Theorien der Abwehrmechanismen, der Traummechanismen und der Mentalisation ab. In der Verhaltenstherapie orientierten sich die TherapeutInnen zunächst an dem *äußeren* Verhalten der Patienten. In einem zweiten Schritt entwickelten sie die sogenannte *kognitive* Verhaltenstherapie. Diese versucht, die *Inhalte des Denkens* zu verändern, dysfunktionale Vorannahmen und Überzeugungen zu erfassen und diese durch *angemessenere Denkinhalte* zu ersetzen. In der *3. Welle der Verhaltenstherapie* zentrieren die TherapeutInnen jetzt ihre Aufmerksamkeit *auf die metakognitiven Prozesse,* die die dysfunktionalen Inhalte des Denkens hervorbringen. Das ist zum Beispiel der zentrale Ansatz in der Schematherapie.

In diesem Buch fasse ich zunächst die in meinem früheren Buch (Krüger, 1997) ausgearbeiteten Gedanken zusammen. Ich erweitere sie und passe sie begrifflich an den heutigen wissenschaftlichen Diskurs an. Anschließend begründe ich auf dieser theoretischen Grundlage die *bereits bekannten* störungsspezifischen psychodramatherapeutischen Vorgehensweisen bei verschiedenen Krankheitsgruppen. Die mentalisationsorientierte Theorie des Psychodramas machte es mir dann aber möglich, weitere *neue störungsspezifische* psychodramatische Vorgehensweisen zu entwickeln. Diese sind in der Einzeltherapie ebenso anwendbar wie in der Gruppentherapie (siehe Kap. 2.9.1).

2 Mentalisationsorientierte Theorie des Psychodramas

2.1 Die Intuition der Therapeutin als handlungsleitender Prozess

Wenn Sie als Leser oder Leserin dieses Buch in die Hand nehmen, haben Sie wahrscheinlich Fragen. Sie möchten zum Beispiel gern wissen: »Was macht das Psychodrama zu einer *Psychotherapiemethode?* Wie wirkt Psychodrama therapeutisch?« Fragen sind kostbar. Ich stelle mir Ihr fragendes Ich als Ihren »inneren Sokrates« vor. Sie erinnern sich: Sokrates war der Philosoph, der gesagt hat: »Ich weiß, dass ich nicht weiß!« Aus dieser inneren Haltung heraus hat er seine Gesprächspartner zu neuen Erkenntnissen geführt. Wenn er auf dem Marktplatz von Athen zum Beispiel mit einem Mann über das Thema Freundschaft diskutierte, fragte er neugierig und scheinbar naiv wie ein Kind nach: »Was ist denn Freundschaft?« Da merkte sein Gesprächspartner, dass er eigentlich gar nicht wusste, was er selbst unter Freundschaft versteht. Sokrates hat daraufhin *zusammen* mit seinem Gesprächspartner, gleichsam als sein Doppelgänger *Schulter an Schulter,* überlegt, wie *sie beide zusammen* den Begriff »Freundschaft« definieren *wollen.* Sokrates nannte sein Vorgehen »Hebammenkunst«. Eigentlich gibt es in jedem Menschen diese naiv fragende Instanz, den inneren Sokrates. Sicher ist es kein Zufall, dass Moreno einmal gesagt hat: »Ich hatte zwei Lehrer, Jesus und Sokrates« (Yablonsky, 1986, S. 241 f.).

Im Folgenden stelle ich mir vor, dass *Ihr innerer Sokrates* mit einer Psychodramatherapeutin über Psychodramatherapie diskutiert. Ihr Sokrates fragt die Therapeutin: »Was ist eigentlich handlungsleitend in Ihrer Arbeit? Wie kommen Sie dazu, jeweils gerade in dieser Situation eine bestimmte Psychodramatechnik einzusetzen?« Die Therapeutin: »Ich folge meiner Intuition.« Sokrates: »Was ist diese Intuition?« Therapeutin: »Ich bin Praktikerin. Über Psychodrama soll man nicht reden, das muss man machen!« Sokrates: »Das ist wunderbar! Und wie machen Sie das, wenn Sie Ihrer Intuition folgend Psychodrama machen?« Die Therapeutin: »Wie ich meiner Intuition folge? Darüber habe ich noch nicht nachgedacht.« Sokrates: »Und wenn Sie jetzt darüber nachdenken *würden?* Finden Sie dann eine Antwort?« Die Therapeutin: »Da läuft etwas in mir ab. Aber wie ich das mache? Ich glaube, das kann man nicht erklären!« Sokrates: »Ja! Fantastisch! Jetzt kommen wir der Sache schon näher. Ich merke, Sie wissen mehr, als ich anfangs dachte!«

Die Antwort der Therapeutin *scheint* zwar nicht besonders ergiebig zu sein. Sie ist aus metakognitiv-psychologischer Sicht aber stimmig und weiterführend. Denn es ist richtig:

Zentraler Gedanke

Der durch Intuition gewonnene Handlungsimpuls der Therapeutin, eine Psychodramatechnik einzusetzen, ist das Ergebnis eines systemischen, halb bewussten, halb unbewussten kreativen Abstimmungs- und Einigungsprozesses zwischen der Therapeutin und ihrem Patienten. Dabei ist der innere kreative Prozess, der diesem intuitiven Impuls der Therapeutin zugrunde liegt, ein hochkomplexes Ganzes. Dieses Ganze ist mehr als die Summe seiner Teile, also mehr als die Summe der Arbeit der *einzelnen* Werkzeuge des Mentalisierens (siehe Kap. 1). Gerade dieses »Mehr« ist sein Geheimnis. Die *einzelnen* Funktionen des Mentalisierens arbeiten nur angemessen, wenn sie *ihre je spezielle Arbeit im Ganzen* der Intuition erfüllen.

Die Intuition ist gleichsam die Dirigentin im Orchester der Funktionen des Mentalisierens. Der kreative Abstimmungs- und Einigungsprozess zwischen der Therapeutin und dem Patienten oder der Gruppe ist intuitionsgeleitet. Ich habe zum Beispiel die Erfahrung gemacht, dass die von mir geleiteten Gruppentherapiesitzungen meistens unbefriedigend verliefen, wenn ich *schon vorher* festgelegt hatte, was ich als Therapeut in der Sitzung machen wollte. Wenn ich mich aber nicht festgelegt hatte und sogar ein wenig Angst vor der Sitzung verspürte, wurde das meistens eine gute Therapiestunde. Ich war notgedrungen neugierig und offen für das aktuelle Geschehen. Ich musste auf meine Intuition in der aktuellen Begegnung mit den Patientinnen und Patienten vertrauen. Meine erste Antwort auf die Frage des Sokrates ist deshalb:

Zentraler Gedanke

Die Psychodramatherapeutin folgt bei dem Einsatz einer bestimmten Psychodramatechnik ihrer *Intuition.* Ihr Impuls zum Einsatz einer Psychodramatechnik ist stimmig und angemessen, wenn ihre Intuition das aktuelle Geschehen im psychodramatischen Spiel ohne Vorannahmen frei und spontan verarbeitet.

Wichtige Definition

Die Intuition des Menschen steuert den kreativen Prozess seines halb bewussten, halb unbewussten inneren Mentalisierens (siehe Abb. 2) hin zu einem stimmigen Ergebnis. Mit diesem Verständnis des Begriffes »Intuition« folge ich Allen, Fonagy und Bateman (2008, S. 27), die sagen: »We construe implicit mentalizing as *intuition.*« »Intuition [...] ist die Basis unserer Fähigkeit, angemessen auf nonverbale Kommunikation zu antworten, und viele dieser Reaktionen geschehen außerhalb der expliziten Wahrnehmung. [...] Wenn wir mentalisieren, bewegen wir uns ständig vor und zurück zwischen mehr impliziten und mehr expliziten Prozessen« (Allen, Fonagy und Bateman, 2008, S. 27 f.).

In der therapeutischen Arbeit sorgt die *Intuition der Therapeutin* für die Ganzheitlichkeit des Prozesses *ihres* Mentalisierens, und die *Intuition des Patienten* für die Ganzheitlichkeit des Prozesses *seines* Mentalisierens. Die Ganzheitlichkeit des Mentalisierens wird spürbar in dem Bestreben des jeweiligen Prozesses, zu einem in sich stimmigen Gestaltschluss zu gelangen: »Solange die Wahrnehmung noch nicht zu einer geschlossenen Gestalt zusammengefügt ist, besteht für die synthetische Funktion des Ichs ein Leistungszwang, der ein bestimmtes Quantum neutralisierter Energie erfordert. Dieses Quantum wird frei, wenn die Gestalt geschlossen wurde und der Aufwand an neutralisierter Energie reduziert werden kann« (Lorenzer, 1970, S. 86). Wer nicht ganzheitlich und frei mentalisieren kann, hat demnach eine *eingeschränkte* Intuition. Wer aber *gut ganzheitlich* mentalisieren kann, besitzt auch ein *gutes* intuitives Gespür. Das heißt: Wer lernt, komplexer zu mentalisieren, entwickelt auch seine Intuition. Der intuitionsgeleitete Prozess des Mentalisierens braucht bis zum Gestaltschluss oft nur drei Sekunden. Es kann aber auch Minuten, Stunden oder Tage dauern, bis er zum Ende kommt und das Gefühl eintritt: »Das ist es!« Der intuitive Einfall, das Aha-Erlebnis, ist das Ergebnis gelungenen Mentalisierens. Die Therapeutin sollte Behandlungsmanuale mit ihrem *expliziten* Wissen immer ihrem *intuitionsgesteuerten* therapeutischen Handeln unterordnen.

Ihr innerer Sokrates fragt an dieser Stelle verständlicherweise weiter: »*Wie* wird nun aber die Intuition für die psychodramatische Arbeit handlungsleitend?«

Zentraler Gedanke

Weil das praktische psychodramatische Handeln *intuitionsgeleitet* ist, wirkt es auf die Beteiligten und die Beobachter meistens *stimmig und einfach.* Eine Therapeutin mit einer guten Intuition kann Psychodramatechniken anwenden ohne ein theoretisches Konzept. Diese Möglichkeit hat die Entwicklung einer Theorie des therapeutischen Handelns im Psychodrama verzögert.

Anfängerinnen und Anfänger in der Psychodramatherapie können in ihrer Arbeit durchaus erfolgreich sein, wenn sie mit ihren Patienten achtsam umgehen und »nur« ihrer *naiven Intuition* folgen. Sie müssen nicht wissen, *warum* sie in *dieser* Situation gerade *diese* Psychodramatechnik auf *diese* Weise einsetzen. Denn Intuition ist in sich selbst klug. Der *naiv intuitive* Leitungsstil im Psychodrama reicht aber nicht, wenn in der Arbeit mit psychisch Kranken Probleme in der therapeutischen Beziehung auftreten. Auch ist der Rückzug auf die Aussage »Ich richte mich nach meiner Intuition« als Erklärung unzureichend, wenn Psychodramatherapeutinnen wissen wollen, »was sie tun, wenn sie tun, was sie tun« (Marineau, 2011, S. 43). So brach ein psychoanalytisch ausgebildeter Psychiater in der ersten von mir geleiteten Psychodramatherapiegruppe 1976 nach einem Jahr die Ko-Leitung in unserer Gruppe und danach auch die Psychodramaausbildung ab mit der Begründung: »Ich schätze das Psychodrama sehr. Im Psychodrama weiß ich aber immer nicht, was ich tue. Ich möchte aber wissen, was ich mache, wenn ich handele!« Tatsächlich benötigt die Therapeutin neben ausreichend Selbsterfahrung *auch störungsspezifisches Wissen,* damit die neurotische, strukturell gestörte oder psychotische Selbstorganisation der Patienten nicht irgendwann ihr eigenes Mentalisieren und damit den Fortschritt in der Therapie blockiert. Das störungsspezifische Wissen hilft, in der praktischen Arbeit Blockaden im intuitionsgeleiteten Abstimmungs- und Einigungsprozess mit den Patienten zu vermeiden oder diese wieder aufzulösen. Die psychodramatische Arbeit sieht dann von außen immer noch einfach aus, sie beruht aber auf einer das störungsspezifische Wissen einschließenden *reifen Intuition.*

Was tun wir im Psychodrama, wenn wir tun, was wir tun? Diese Frage ist von hoher Bedeutung. Denn ein *Therapieverfahren* muss seine therapeutischen Interventionen auf dem Hintergrund einer *in sich systematischen Theorie* erklären können. Die *verfahrensspezifischen therapeutischen Interventionen* von Psychodramatherapeutinnen und Psychodramatherapeuten sind aber die Psychodramatechniken. Was tun wir also bei der Anwendung von Psychodramatechniken? In Psychodramabüchern war es lange Zeit üblich, die verschiedenen Psychodramatechniken mit ihrer je eigenen Anwendung und Wirkung *ohne Bezug zueinander* eine nach der anderen aufzuführen und zu beschreiben. Moreno zählte dreizehn (Moreno und Moreno, 1975b, S. 239 ff.) bzw. siebzehn (Moreno, 1959, S. 99 ff.) »Methoden« oder sechzehn »Prinzipien und Hypothesen« des Psychodramas (Moreno, 1959, S. 94 ff.) auf. Er berichtete, dass einer seiner Mitarbeiter, T. Renouvier, 351 »psychodramatische Methoden« gezählt habe: »Die Therapeuten sind oft gezwungen, im Augenblick eine neue Methode zu erfinden oder eine alte zu ändern, um einer komplizierten Lage zu begegnen«

(Moreno, 1959, S. 99). Schützenberger-Ancelin (1979, S. 79 f.) ordnete mangels einer sinnvolleren Systematik die von ihr aufgezählten 76 verschiedenen »klassischen Techniken des Psychodramas« einfach nach dem Alphabet und erwähnte zum Beispiel unter B die Technik »Beleuchtung« und unter P das »Psychodrama mit Kindern«. Ein anderer Versuch der Systematisierung bestand darin, die *zentralen Techniken des Psychodramas* herauszuarbeiten. Lange Zeit wurden nur die Techniken Doppeln, Spiegeln und Rollentausch als »zentrale Techniken« definiert (Leutz, 1974, S. 43 ff.). Moreno hatte diese drei Techniken mit den »wichtigsten Phasen« der Kindheitsentwicklung in Verbindung gebracht (Moreno und Moreno, 1975a, S. 135 ff.; Moreno, 1959, S. 85 f.). Das Doppeln, das Spiegeln und der Rollentausch machen tatsächlich den Unterschied zwischen dem Psychodrama und dem Rollenspiel aus.

Die Frage »Welche Psychodramatechniken gibt es und wie wirken diese?« ist theoretisch wenig ergiebig. Theoretisch fruchtbarer sind die Antworten auf die Fragen: »Welche Funktion haben die einzelnen Psychodramatechniken *im Ganzen des kreativen Prozesses* eines protagonistzentrierten psychodramatischen Spiels? Welche Psychodramatechniken sind wirklich *erforderlich,* um den kreativen Prozess eines psychodramatischen Spiels zu gestalten und ganzheitlich zu Ende zu führen?« Ich fand *acht Psychodramatechniken,* nicht drei, nicht 76 und nicht 351, die in dem kreativen Prozess des psychodramatischen Spiels eine *je eigene* Funktion haben (Krüger, 1997, S. 11 f.): den Szenenaufbau, das Doppeln, das Rollenspiel, das Rollenfeedback, den Rollentausch, das Spiegeln, den Szenenwechsel und das Sharing (siehe Abb. 2). *Alle* anderen Psychodramatechniken sind nur bestimmte Anwendungsformen dieser *acht zentralen* Techniken.

Zentraler Gedanke

Die *acht zentralen Psychodramatechniken* arbeiten idealerweise aufeinander bezogen und bauen in ihrer je eigenen Indikation und therapeutischen Wirkung aufeinander auf (siehe Kap. 2.6). Sie vermitteln in ihrer Gesamtheit den kreativen Prozess der Konfliktverarbeitung im psychodramatischen Spiel (Krüger, 2002a). Diese Erkenntnis hilft, *störungsspezifische* psychodramatische Vorgehensweisen zu entwickeln und zu begründen.

Die in diesem Buch beschriebene Psychodramatherapie geht von dem Menschenbild des kreativen Menschen und dem Konzept der Aktualisierungstendenz des Selbst des Menschen aus. Der Patient soll zum *Handelnden* werden und sich nicht nur *behandeln* lassen. Die Aktualisierungstendenz des Selbst ist »das grundlegende Motiv für das Tätigwerden des Menschen, um Autonomie und Selbstständigkeit zu erlangen. Dabei entwickelt er die zunehmende Bereitschaft, sich für jede Art der Erfahrung zu öffnen und sich und andere so anzunehmen, wie sie sind« (Internet: Psychologie Glossardefinition, C. Rogers M5-03403). Diese Sichtweise des Psychodramas misst »den selbstregulativen Prozessen auf allen Ebenen menschlichen (Er-)Lebens besondere Bedeutung bei« (Kriz, 2012, S. 318). Sie sieht den Menschen als »systemisch organisierte ganzheitliche Struktur« an (Kriz, 2014, S. 128 ff.). So gesehen erweist sich Psychodramatherapie als eine Methode der humanistischen Psychotherapie (Kriz, 2012).

Zentrale Idee
Die mentalisationsorientierte Psychodramatherapie umfasst tiefenpsychologisches, systemisches, verhaltenstherapeutisches und transpersonal psychologisches Denken.

Psychodramatherapie benutzt zum Beispiel die *tiefenpsychologischen* Konzepte von Übertragung, Gegenübertragung und Widerstand beim therapeutischen Umgang mit Störungen in der therapeutischen Beziehung (siehe Kap. 2.7). Die Psychodramatherapeutin denkt in der mentalisationsorientierten Psychodramatherapie aber *auch systemisch.*

Zentraler Gedanke
Die Therapeutin versteht den einzelnen Menschen und die Gruppe (siehe Kap. 2.9.5) als sich selbst organisierende lebendige Systeme. Sie betrachtet auch die Konflikte der Patienten (siehe Kap. 8.4.1–8.4.7) und die therapeutische Beziehung (siehe Kap. 2.7) systemisch. Die systemische Sichtweise hilft ihr, in der therapeutischen Beziehung ausreichend flexibel zu bleiben und die therapeutische Beziehung als Wirkfaktor der Therapie voll zu nutzen (siehe Kap. 2.9.6 und 2.11).

Auch Elemente der *Verhaltenstherapie* sind in der Psychodramatherapie wertvoll: Wenn der Patient den alten Weg seiner dysfunktionalen Selbstregulation erkannt hat, übt er, diesen alten Weg wegzulassen, und sucht situativ nach neuen, angemesseneren Verhaltensmöglichkeiten. Oder die Therapeutin fordert einen Patienten auf, einen Wutstein in der Hosentasche bei sich zu tragen. Der Stein kann ihm helfen, seine Aggressionen nicht wieder gegen sich selbst zu wenden. Oder der Patient symbolisiert zwei konträre Ich-Zustände, zwischen denen er hin- und herflippt, in Form von zwei verschiedenen Handpuppen. Er stellt sich diese zu Hause sichtbar hin. Er soll diese jeden Tag einmal anschauen (siehe Kap. 4.3 und 4.9). Das hilft ihm, im Laufe der Zeit immer früher zu merken, dass er wieder zwischen den beiden Ich-Zuständen hin- und hergewechselt ist.

Viele Psychodramatiker nutzen auch *transpersonalpsychologisches Wissen.* Die Therapeutin kann Heilung *nicht machen.* Heilung geschieht oder sie geschieht nicht. Die Therapeutin kann aber mit aller Kraft und Kreativität die Umstände der Therapie so gestalten, *dass Heilung geschehen könnte.* Die Therapeutin würdigt und unterstützt zum Beispiel aktiv den Durchgang des Patienten durch initiatische Erfahrungen (Dürckheim, 1984, S. 39f.). Das sind tiefgehende innere Umstellungen beim Durchgang durch eine der Grundängste des Menschen, durch die Angst vor dem Tod, vor der absoluten Einsamkeit, vor dem Verrücktwerden oder vor der absoluten Leere (siehe Kap. 5.9, 5.10.5, 5.13, 5.14, 8.8, 9.5 und 10.7). Der Durchgang durch diese Grundängste kann ein Gefühl für das Besondere des Lebens hervorrufen, die Erfahrung der Geborgenheit in einer größeren Liebe, das Wissen um einen größeren Sinn oder die Erfahrung der Fülle des Seins.

Das Vorgehen in der mentalisationsorientierten Psychodramatherapie ist bestimmt von der jeweils aktuellen Situation. Die Therapeutin zentriert ihre praktische psychodramatischen Arbeit je nach Indikation 1. auf die kognitiven Inhalte der Patientin oder des Patienten, 2. auf die metakognitiven Prozesse, 3. auf die individuelle Identität, 4. auf die systemische Identität, 5. auf die soziale Identität oder 6. auf die transpersonale Identität. Sie sehen als Leserin oder Leser in der Abbildung 1A diese verschiedenen Zentrierungen als Pole des Diagramms. Der Patient entwickelt auf diese Weise potenziell seine persönlichen Identität und seine ideelle Identität weiter. Die Zentrierung der Arbeit ist idealerweise kein Entweder-oder, sondern ein Sowohl-als-auch. Ich habe in der Abbildung die *Bewegung zwischen* den verschiedenen Schwerpunkten der Arbeit deshalb als Kreise dargestellt.

Die *verschiedenen Schulen des Psychodramas* haben im Laufe der Zeit in ihrer Arbeit verschiedene Schwerpunkte entwickelt. Die *rollentheoretisch begründete Psychodramatherapie* zum Beispiel arbeitet schwerpunktmäßig individuumzentriert (sieh Kap. 2.11). Das klassische Psychodrama nach Moreno fördert bewusst die soziale Identität und die transpersonale Identität der Menschen. Moreno verband das Psychodrama mit der von ihm entwickelten Soziometrie und der Arbeit in Gruppen. Er postulierte: »Ein wirklich therapeutisches Verfahren darf nicht weniger zum Objekt haben als die gesamte Menschheit« (Moreno 1974, S. 3). Moreno ging dabei aus von dem *Menschenbild des spontankreativen Menschen.* Er wollte die Entwicklung des Menschen fördern vom Er-Gott des Alten Testaments über den Ich-Gott des Neuen Testaments hin zum Ich-Gott (Leutz, 1974, S. 71ff.).

Es gibt darüber hinaus das rein intuitiv geleitete Psychodrama, das psychoanalytische Psychodrama, das verhaltenstherapeutische Psychodrama, das humanistische Psychodrama und das systemische Psychodrama. Das hier vorgestellte mentalisationsorientierte Psychodrama folgt in seiner Arbeit dem übergeordneten Konzept des Mentalisierens. Es wechselt idealerweise je nach Situation frei zwischen den sechs verschiedenen Zentrierungen hin und her.

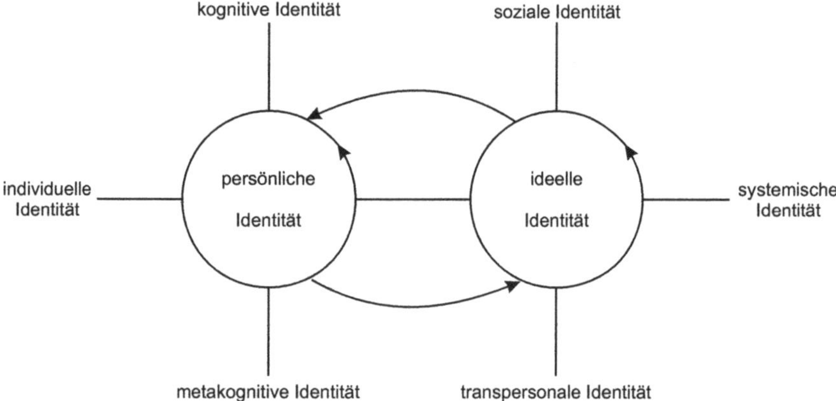

Abbildung 1A: Die Zentrierung der therapeutischen Arbeit im mentalisationsorientierten Psychodrama

2.2 Der Regelkreis zwischen dem inneren Mentalisieren des Patienten und seiner Spielproduktion auf der äußeren Bühne

Sicher hat sich bei Ihnen als Leserin oder Leser inzwischen Ihr innerer Sokrates wieder gemeldet und möchte wissen: »Aber was hat denn nun das *Mentalisieren* (siehe Kap. 1) mit *Psychodrama* zu tun? Können Sie mir das genauer erklären?« Die Antwort ist zentral für das Verständnis der Theorie des Psychodramas.

Zentraler Gedanke

Die zentralen Psychodramatechniken verwirklichen die metakognitiven Werkzeuge des *inneren* Mentalisierens im Als-ob-Modus des *äußeren* Spiels (Krüger, 1997, S. 84 ff.) (siehe Abb. 2).

A	die Intuition, die den Prozess des Mentalisierens leitet
B	funktionelle Qualitäten eines Prozesses
C	Mechanismen der Traumarbeit
D	Funktionen und Modi des Mentalisierens
E	psychoanalytische Abwehrmechanismen
F	zentrale Psychodramatechniken

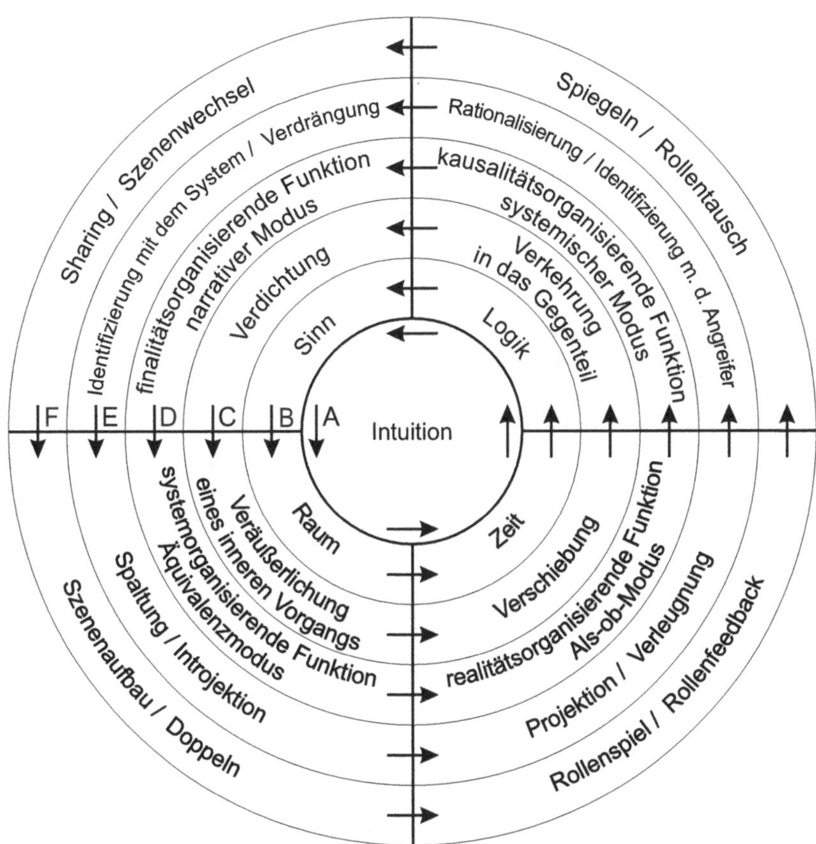

Abbildung 2: Funktionen der metakognitiven Prozessarbeit und ihre Analogie zu den Psychodramatechniken (Layout von Sturm, 2009, S. 123, verändert)

Die Abbildung 2 gibt Ihnen als Leserin oder Leser einen Überblick über die *allgemeine Theorie der Psychodramatechniken.* Sie erkennen in der Abbildung eine Beziehung zwischen der Intuition des Menschen, den zentralen Psychodramatechniken, den Abwehrmechanismen der Psychoanalyse, den Funktionen des

Mentalisierens, den Mechanismen der nächtlichen Traumarbeit und den funktionellen Prozessqualitäten nach Plassmann (1999). Die Mechanismen, Funktionen oder Techniken, die die Arbeit des Mentalisierens *auf derselben Ebene* weiterführen oder blockieren, sind jeweils in *demselben* Quadranten des Kreises zu finden. So sind zum Beispiel die Psychodramatechniken Szenenaufbau und Doppeln zugeordnet der systemorganisierenden Funktion des Mentalisierens im linken unteren Quadranten.

Zentraler Gedanke

Psychodramatechniken arbeiten direkt *metakognitiv.* Sie verändern die *Inhalte* des Denkens *nur indirekt.* Denn sie verwirklichen direkt die metakognitiven *Prozesse,* mit denen wir Menschen unsere Denkinhalte produzieren (siehe Kap. 1). Diese Erkenntnis ist der Schlüssel zum Verständnis der therapeutischen Wirkung des Psychodramas. Die *direkt* metakognitive Arbeit der Psychodramatechniken ist ein *Alleinstellungsmerkmal des Psychodramas.* Denn die Therapeutin kann mit ihren therapeutischen Interventionen in keinem anderen Psychotherapieverfahren die metakognitiven Werkzeuge der Konfliktverarbeitung *direkt* verwirklichen.

Übung 2

Versuchen Sie als Leserin oder Leser bitte einmal, selbst *die metakognitiven Werkzeuge Ihres Denkens* kennenzulernen: 1. Lassen Sie sich eine konflikthafte Beziehung aus Ihrem privaten Bereich *oder* Ihrer Arbeitswelt einfallen. 2. Denken Sie bitte zwei Minuten an diesen Konflikt! - 3. An welchen Konflikt haben Sie gedacht? 4. Überlegen Sie nun, *auf welche Art und Weise* Sie in diesen zwei Minuten an Ihren Konflikt gedacht haben.

Zentraler Gedanke

Sie erfassen mit der Antwort auf diese Frage die *kognitiven Inhalte* Ihres Denkens. Kognitive Inhalte sind Szenen, Gefühle, Bilder und Interpretationen. Sie haben bei dem Denken an Ihren Konflikt, ohne das zu merken, aber auch *metakognitive Werkzeuge* der inneren Konfliktverarbeitung benutzt.

In einem Weiterbildungsseminar fragte der Leiter bei dieser Übung die Teilnehmerin Frau A. *zuerst nach den kognitiven Inhalten* Ihres Konflikts: »An welchen Konflikt haben Sie gedacht?« Frau A.: »Ich habe an meine Chefin in meiner Beratungsstelle gedacht, in der ich tätig bin.« Leiter: »Und welche Schritte sind Sie dabei in Ihrem Denken gegangen?« Frau A.: »Zuerst spürte ich innerlich wieder die Enttäuschung, die ich meiner Chefin gegenüber fühle. Dann habe ich meine Chefin vor mir gesehen. Sie ist schwanger und tut so, als ob nichts wäre. Aber eigentlich müssen wir doch planen, wie es weitergehen soll, wenn sie in Mutterschaftsurlaub geht.« Seminarleiter: »Haben die Personen *in Ihrer inneren Vorstellung* auch irgendetwas gesagt oder getan?« Frau A.: »Meine Chefin saß einfach nur da. Das ist ja das Problem. Dann habe ich aber an die andere Psychologin gedacht. Mit der habe ich mich vorgestern schon über das Thema unterhalten!«

Der Seminarleiter erfasste zusammen mit Frau A. die metakognitiven Werkzeuge, die sie bei dem Denken an ihren Konflikt benutzt hat. Sie hat in dieser Übung ihren Konflikt zuerst in Ihrer Vorstellung als inneres Beziehungsbild *repräsentiert.* Dieses Konfliktbild umfasste ihren negativen Affekt, ihre innere Selbstrepräsentanz *und* das Bild ihrer Chefin als ihre innere Objektrepräsentanz. Sie hat sich in ihrem Mentalisieren die an dem Konflikt beteiligten Personen vergegenwärtigt: Wer und was gehört zu dem Konfliktfeld dazu? Das *innere* Repräsentieren wird im Psychodrama durch den *äußeren* Szenenaufbau und das Doppeln verwirklicht (siehe unterer linker Quadrant in der Abb. 2). Strukturell schwer gestörte oder psychosekranke Patienten können ihre Konflikte innerlich *nicht oder nicht angemessen* repräsentieren. Die Therapeutin erreicht deshalb bei diesen Patienten durch den störungsspezifischen Szenenaufbau und das Doppeln eine große therapeutische Wirkung (siehe Kap. 9.2 und 10.5). Der Patient stellt im Szenenaufbau seine innere Selbstrepräsentanz und seine Objektrepräsentanz im Therapiezimmer räumlich getrennt voneinander auf und beschreibt sie mit Worten. Das *äußere* Repräsentieren des *Beziehungssystems* der an seinem Konflikt beteiligten Personen hilft ihm, das System der an seinem Konflikt beteiligten Personen *auch innerlich* zu repräsentieren.

Auch das *Doppeln* aktiviert und differenziert das innere Repräsentieren des Konflikts. Beim *verbalisierenden Doppeln* (Krüger, 1997, S. 116 ff.) lässt die Therapeutin den Protagonisten ein *Selbstgespräch* (Moreno, 1945b, S. 15) halten. Sie tritt *mit ihrem eigenen* Fühlen und Denken innerlich mit in *sein* Selbstgespräch ein und verbalisiert stellvertretend für ihn in der Rolle des Protagonisten, was sie *in sich selbst* seinem »Konfliktpartner« gegenüber wahrnimmt und fühlt: »Der reagiert überhaupt nicht. Das macht mich wütend. Ich hasse *ihn!*« Bei der Technik des *mitagierenden Doppelgängers* (Krüger, 1997, S. 120 ff.) *interagiert* die Therapeutin während des psychodramatischen Spiels stellvertretend für den Protagonisten *äußerlich handelnd direkt* mit dem »Konfliktgegner« des Patienten und spricht diesen direkt an: »Ich bin wütend *auf Sie!* Hören Sie sofort auf damit! Das ist Gewalt!« Der Szenenaufbau, das verbalisierende Doppeln und die Doppelgängertechnik verwirklichen im Als-ob-

Modus des Spiels die *systemorganisierende Funktion* des Mentalisierens (siehe Abb. 2). Sie kreieren im inneren Mentalisieren die Prozessqualität des Raums (siehe Abb. 2).

Frau A. hatte bei der Übung in dem Seminar im Nachdenken über ihren Konflikt die inneren Bilder der an dem Konflikt beteiligten Personen auch *handeln* lassen. Sie ließ in ihrem Erinnerungsfilm ihre Chefin ruhig dasitzen und schweigen. Dann ließ sie in ihrer Vorstellung die Interaktionen in dem Gespräch mit ihrer Kollegin in ihrer zeitlichen Abfolge noch einmal wie in einem Film ablaufen: Sie sprach innerlich zu der Kollegin. Die Kollegin antwortete ihr wie dort und damals in der Beratungsstelle. Frau A. setzte beim Erinnern das Geschehen in dem Konflikt in seinem zeitlichen Ablauf *in ihrer Vorstellung* hier und jetzt in Szene.

Im Psychodrama werden das *innere* Vorstellen, das Erinnern und das Planen *außen* im Spiel durch das *Rollenspiel, das Selbstgespräch und das Rollenfeedback* verwirklicht. Der Protagonist schließt durch das Handeln im Als-ob-Modus des Spiels eventuell vorhandene Lücken in seiner Erinnerung und denkt den Konflikt versuchsweise zu Ende. Das Rollenspiel, das Selbstgespräch und das Rollenfeedback verwirklichen die *realitätsorganisierende Funktion* des Mentalisierens (siehe Abb. 2) im Als-ob-Modus des Spiels. Es kreiert im Mentalisieren die Prozessqualität der Zeit (siehe Abb. 2).

Frau A. hatte in der Übung in dem Seminar auch über die Ursache und Wirkung in dem Konflikt nachgedacht, zum Beispiel über die Motivation ihrer Chefin, sich so wenig vorausschauend zu verhalten. Sie hatte *innerlich* wiederholt die *Rollen getauscht* und versucht, Ursache und Wirkung in dem Konflikt mit ihren Konfliktpartnern zu erfassen. Der *innere* Rollentausch wird im Psychodrama durch den *äußeren* Rollentausch verwirklicht. Der Rollentausch ist im Unterschied zum Rollenwechsel in eine andere Rolle immer *rückbezüglich auf sich selbst.* Der Protagonist übernimmt die Rolle seines Konfliktpartners und sieht sich selbst durch die Augen des Konfliktpartners *als Objekt* (Krüger, 2003, S. 92 ff.) wie in einem Spiegel.

Bei der Anwendung der Technik des *Spiegelns* wird die Spiegelfunktion des Rollentauschs (Krüger, 1997, S. 162 f.) ergänzt um die Betrachtung des Beziehungskonflikts *aus der Rolle eines Dritten.* Der Protagonist *beobachtet* die *gesamte Interaktion* in seinem Beziehungskonflikt von außen aus der Metaperspektive. Er verbalisiert, was er wahrnimmt, und gibt sich aus der Ja-aber-Position des Fachmanns heraus selbst Empfehlungen. Der Rollentausch und das Spiegeln lassen den Protagonisten seine individuumzentrierte Sichtweise des Konflikts in eine systemische Sichtweise des Konflikts umwandeln. Der Rollentausch und das Spiegeln verwirklichen im Spiel die *kausalitätsorganisierende*

Funktion des Mentalisierens (siehe Abb. 2). Sie kreieren im Mentalisieren die Prozessqualität der Logik (siehe Abb. 2).

Die Seminarteilnehmerin Frau A. suchte in der Übung darüber hinaus auch nach Ereignissen in der Vergangenheit und übergeordneten Zusammenhängen, die ihren persönlichen Beziehungskonflikt mit ihrer Chefin mitbestimmen. Im Nachdenken über ihren Konflikt wechselte sie innerlich aus der Konfliktszene mit ihrer Chefin in das Gespräch mit ihrer Kollegin an einen anderen Ort und in eine andere Zeit und saß in ihrer Vorstellung mit ihrer Kollegin wieder an einem Tisch. Auch stellte sie sich vor, wie sich die Beziehung zu ihrer Chefin *in der Zukunft* weiterentwickeln würde. Sie bezog dabei durch *innere Szenenwechsel* auch andere zu dem Konflikt dazugehörige Konfliktfelder mit ein. Die Lösung des Konfliktes musste ja auch für die Klientinnen und Klienten der Beratungsstelle akzeptabel sein und zum Beispiel zu der wirtschaftlichen und organisatorischen Situation der Beratungsstelle passen.

Im Psychodrama verwirklicht der Patient diese *inneren* Szenenwechsel an einen anderen Ort in eine andere Zeit durch *äußere Szenenwechsel.* Dadurch stellt der Patient im Als-ob-Modus des Spiels Zusammenhänge zwischen verschiedenen Konflikträumen her und kreiert Sinnkontexte. Die Techniken *Sharing* und *Amplifikation* stellen darüber hinaus Sinnzusammenhänge her mit analogen *Konflikterfahrungen anderer Menschen.* Der Einzelne fühlt sich dadurch mit seinem *individuellen* Problem wieder in die Gemeinschaft der Menschen aufgenommen. Sein *individuelles* Leiden ist bei den Menschen schon bekannt. Andere Menschen haben das Gleiche erlebt und für das Problem vielleicht schon Lösungen gefunden. Der Szenenwechsel, die Amplifikation und das Sharing verwirklichen im Spiel die *finalitätsorganisierende Funktion des Mentalisierens* (siehe Abb. 2). Sie kreieren im Mentalisieren die Prozessqualität des Sinns.

Zentraler Gedanke

Während des psychodramatischen Spiels besteht ein Regelkreis zwischen dem *inneren* Mentalisieren des Protagonisten und seinem Spielprozess auf der *äußeren* Bühne (siehe Abb. 3). Der Patient verwirklicht mithilfe des *äußeren* psychodramatischen Spielprozesses auf der Zimmerbühne den Prozess seines *inneren* Mentalisierens. Der *äußere* Spielprozess des Protagonisten verändert aber auch wieder sein *inneres* Mentalisieren. Dabei befreien die Psychodramatechniken über diesen Regelkreis die metakognitiven Werkzeuge des inneren Mentalisierens des Patienten aus seinen Fixierungen (siehe Kap. 2.6). Der Protagonist erlebt sich dadurch im psychodramatischen Spiel in seinen inneren Bildern als selbstwirksam. Er differenziert und erweitert seine *inneren Bilder.*

2.3 Die psychodramatische Selbstsupervision

Die Psychodramatechniken *verwirklichen direkt die metakognitiven Werkzeuge des Mentalisierens,* mit denen der Mensch seine Konflikte verarbeitet. Sie befreien, angemessen eingesetzt, die Werkzeuge des Mentalisierens aus ihren Fixierungen durch Abwehr. Ich nenne das den *Surplus-Reality-Effekt* der Psychodramatechniken. Die Psychodramatherapeutin kann also die Funktionen des Mentalisierens direkt als therapeutische Interventionen einsetzen. Das ist ein *Alleinstellungsmerkmal des Psychodramas* gegenüber anderen Psychotherapiemethoden. Der Surplus-Reality-Effekt der Psychodramatechniken auf die Konfliktverarbeitung zeigt sich auch schon bei der Anwendung der Psychodramatechniken in der psychodramatischen Selbstsupervision *ohne Anleitung* durch eine Psychodramaleiterin oder einen Psychodramaleiter.

Fallbeispiel 1: *Vor 40 Jahren, als ich selbst noch Arzt in der Poliklinik der Medizinischen Hochschule Hannover war, litt ich seit Monaten zunehmend unter Konflikten mit meinem Oberarzt. Ich mühte mich ab, mein Oberarzt aber schien mich abzulehnen. Die Beziehung war angespannt. Als Ausbildungskandidat im Psychodrama entschied ich mich schließlich, die gestörte Beziehung für mich allein psychodramatisch zu klären. Ich stellte zu Hause abends im Wohnzimmer einen leeren Stuhl vor mich hin und imaginierte, wie ich es gelernt hatte, auf dem leeren Stuhl meinen Oberarzt. Was strahlt er aus? Wie ist seine Körperhaltung? Wie ist seine Gestik? Dann sagte ich dem »Oberarzt« über die Realität hinaus alles, was mich an ihm störte: »Ich engagiere mich. Ich denke mit. Sie aber werden immer abweisender. Mache ich etwas falsch? Ich weiß gar nicht mehr, was Sie wollen!« Ich wechselte in die Rolle des Oberarztes. Ich nahm auf dessen Stuhl dabei die Körperhaltung ein, die ich von ihm kannte. Ich drückte das Kreuz durch. Ich war in der Gestik väterlich. Da merkte ich plötzlich: »Ach, so ist das! Das ist, als ob in meinem Rücken ein gerader Spazierstock eingebaut wäre statt der Wirbelsäule!« In der Rolle meines Oberarztes fühlte ich mich von dem spontanen, munteren Assistenten gestört. Ich musste ihm gegenüber Haltung bewahren. Ich hatte Angst, aus der Rolle zu fallen und die Übersicht zu verlieren. Ich erkannte: »Je mehr ich mich als Assistenzarzt anstrenge, desto mehr bin ich als Oberarzt beunruhigt, versteife mich und wehre alles nur ab!« Wieder zurück in meiner eigenen Rolle war mein Zorn auf den Oberarzt nicht mehr da. Ich dachte: »Wenn das zurückweisende Verhalten von dem Mann nur Selbstschutz ist und er mich nicht wirklich ablehnt, dann habe ich damit kein Problem. Dann kann ich ihm das lassen!« Tatsächlich waren am nächsten Arbeitstag in der Poliklinik meine Spannungen in der Beziehung zu dem Oberarzt verschwunden und kamen auch später nicht wieder. Mein inneres Bild von meinem*

Oberarzt hatte sich um die Erkenntnis »Selbstschutzverhalten« erweitert. Mein verändertes inneres Objektbild ließ mich ihn auch in der realen Begegnung im Alltag mit anderen Augen sehen.

Übung 3

Probieren Sie als Leserin oder Leser einmal *selbst*, einen *eigenen* privaten Beziehungskonflikt mithilfe von Psychodramatechniken *ohne unterstützende Leiterin* zu klären. Führen Sie dazu mit Ihrem »Konfliktpartner« einen fiktiven psychodramatischen Dialog mit Rollentausch. Ich nenne dieses Vorgehen »psychodramatische Selbstsupervision« (Krüger, 2011, S. 201 f.; 2017). Sie können diese Übung auch dann praktizieren, *wenn Sie nicht Psychodramatikerin oder Psychodramatiker sind.* Eine solche Arbeit dauert nur 10–20 Minuten.

Vollziehen Sie bei der psychodramatischen Selbstsupervision die folgenden zwölf Schritte:

1. Suchen Sie sich für die Selbstsupervision einen Raum, in dem Sie allein und ungestört sind.
2. Stellen Sie für Ihren Konfliktpartner oder den problematischen Patienten einen leeren Stuhl vor sich hin und imaginieren Sie Ihren Konfliktpartner darauf sitzend.
3. Der dann folgende psychodramatische Dialog soll ein *rein fiktives Gespräch* sein. Sprechen Sie also über die Realität hinaus Ihrem Konfliktpartner gegenüber *alles aus, was Sie denken, was Sie fühlen und was Sie fragen wollen.* Hauen Sie alles raus! Verhalten Sie sich zum Beispiel als Therapeutin Ihrem »Patienten« gegenüber *nicht therapeutisch.* Muten Sie sich ihm im psychodramatischen Dialog authentisch und frei zu. Das auch, wenn Sie ihn in der realen Begegnung durch ein solches Verhalten verletzen würden.
4. Blicken Sie zu dem leeren Stuhl Ihres Konfliktpartners hin. Legen Sie innerlich fest, was dieser *ganzheitlich ausstrahlt.* Stellen Sie sich vor, in welcher *Körperhaltung* Ihr Konfliktpartner dasitzen würde.
5. Was löst der Anblick Ihres Konfliktpartners in Ihnen gefühlsmäßig aus? Teilen Sie ihm verbal mit, was Sie fühlen.
6. Reden Sie bitte in jeder der beiden Rollen *laut.*
7. Antworten Sie im Rollentausch in der Rolle des Konfliktpartners so, wie Sie glauben, dass Ihr Konfliktpartner antworten *würde.* Achten Sie darauf, in der Rolle des Konfliktpartners immer wieder auch wirklich *dessen Körperhaltung einzunehmen.* Denn dadurch kommen Sie in die Rolle Ihres Konfliktpartners erst hinein.

Übung 4
Sie können diese Feststellung in einer kleinen zusätzlichen Übung überprüfen: Nehmen Sie versuchsweise auf dem Stuhl Ihres Konfliktpartners eine *ganz andere Körperhaltung* ein, zum Beispiel eine sehr lässige oder eine sehr aufrechte. Sie werden merken, dass eine andere Körperhaltung in Ihnen *leiblich-seelisch* ein anderes Denk-, Fühl- und Handlungsmuster aktiviert.

8. Achten Sie darauf, *häufig die Rollen zu tauschen*. Denn wenn Sie Ihrem Konfliktpartner vieles *nacheinander* sagen, können Sie im Rollentausch *in seiner Rolle* nicht mehr auf jede einzelne Mitteilung reagieren.
9. Spüren Sie bitte immer wieder nach, was Sie *in Ihrer eigenen Rolle körperlich fühlen*. Benennen Sie dabei innerlich Ihren *Affekt*. Verwechseln Sie dabei bitte nicht Ihr Fühlen mit dem, *was Sie nur denken*. Sprechen Sie Ihrem Konfliktpartner gegenüber Ihre Gefühle während des Dialogs immer wieder offen aus.
10. Spüren Sie mindestens einmal auch genau nach, was Sie *in der Rolle des Konfliktgegners körperlich fühlen*. Benennen Sie für sich innerlich *auch seinen Affekt*. Dabei geht es nicht darum, dass Sie lernen, sich in Ihren Konfliktpartner besser *einzufühlen*, sondern darum, dass Sie *erkennen, wie dieser tickt*.
11. Beenden Sie den Dialog, wenn Sie intuitiv spüren: »Ich habe verstanden, um was es geht.« Oder wenn Sie nach 15–20 Minuten merken: »Weiter komme ich jetzt nicht!«
12. Am Ende des psychodramatischen Dialogs schreiben Sie bitte *sofort* auf ein Blatt Papier die Antworten auf die folgenden Fragen auf: »Was war *jetzt hier im Spiel* in der Rolle meines Konfliktpartners oder in meiner eigenen Rolle für mich neu, was wusste ich vorher nicht?« »Was wurde mir *in dem Spiel* jetzt deutlicher, als es vorher war?« Schreiben Sie dabei bitte Ihr neues *konkretes Erleben im Spiel* auf und keine Interpretationen!

Es ist wichtig, dass Sie die Antworten sofort notieren! Denn Sie vergessen Ihre neuen *erlebnisnahen* Erkenntnisse sonst innerhalb weniger Stunden. Schon kleine neue Erfahrungen im Spiel können aber für Ihre Konfliktverarbeitung von großer Bedeutung sein (siehe Fallbeispiel 1). Sie verändern mithilfe der Psychodramatechniken den *metakognitiven* Weg, wie Ihr Denken und Fühlen im Konflikt zustande kommt, und gelangen dadurch zu neuen Kognitionen (siehe Kap. 2.6). Sie erkennen den Erfolg der psychodramatischen Selbstsupervision an drei Hinweisen: 1. Ihr *innerer Spannungszustand* in der Beziehung zu Ihrem Konfliktpartner löst sich auf. 2. Ihr *negativer Affekt* in dem Beziehungskonflikt *verschwindet.* 3. Sie werden *neugierig auf die nächste reale Begegnung* mit Ihrem Konfliktpartner.

Die zwölf Schritte der psychodramatischen Selbstsupervision sind das Ergebnis langjähriger praktischer Erfahrung mit dem psychodramatischen Dialog in verschiedenen Arbeitsfeldern. *Jeder der zwölf Schritte ist von Bedeutung.* Durch die psychodramatische Selbstsupervision erweitert der Protagonist die *individuumzentrierte Sichtweise seines Konflikts* zu einer *systemischen* Sichtweise (siehe Fallbeispiel 1). Der Rollentausch verwirklicht das *zirkuläre Fragen* aus der systemischen Therapie. Es ist mühsam, den Rollentausch in der Selbstsupervision *nur im Denken* zu vollziehen. Versuchen Sie das als Leserin oder Leser einmal! Sie werden merken: Sie müssen sich dabei innerlich *selbst* durch die Augen Ihrer Konfliktpartnerin betrachten. Das ist so schwer, dass ich vorschlage: Praktizieren Sie den Rollentausch lieber gleich *im psychodramatischen Dialog mithilfe von zwei Stühlen.* Das ist einfacher.

Psychodramatische Selbstsupervision nach diesen Vorgaben führt erfahrungsgemäß in 80–90 % der Konflikte zu einer inneren Entspannung und einem Fortschritt bei der inneren Konfliktverarbeitung. Das gilt auch für Konflikte, die schon monatelang andauerten. Die Gründe dafür sind: *In jedem aktuellen Konflikt* hängt die innere Konfliktverarbeitung in einem mehr oder weniger starren inneren Objektbild und einem mehr oder weniger starren inneren Selbstbild fest. Der Mensch macht sich die Botschaften *seiner Konfliktpartnerin* natürlicherweise *probeweise* zu eigen. Er nimmt aber die Botschaften seiner Konfliktpartnerin umso eher *unangemessen* in sein Selbstbild auf, je stärker der Konflikt ist. Er wehrt dann ab durch *Introjektion* (siehe Kap. 8.4.2). Auch schreibt der Mensch seiner Konfliktpartnerin in einer Auseinandersetzung *probeweise Gefühle* und Überzeugungen zu. Je stärker der Konflikt ist, desto mehr geschieht das aber *unangemessen* und unbewusst. Er wehrt dann ab durch *Projektion.*

In der psychodramatischen Selbstsupervision vertritt der Protagonist in dem *fiktiven* Gespräch seiner »Konfliktpartnerin« gegenüber *offensiv seine eigene Position* und spricht *frei* alles aus, was er in der Beziehung fühlt und denkt. Dadurch löst er systematisch die Fixierung an ein eventuell unangemessenes Selbstbild und die Fixierung in die *Abwehr durch Introjektion* auf. Im äußeren Rollentausch tritt der Protagonist dann aber innerlich *ganz in die innere Welt* seiner »Konfliktpartnerin« ein. Er mentalisiert in ihrer Rolle *ihr* Denken, Fühlen und Wollen in der Beziehung. Er handelt gestisch und mimisch so, wie seine Konfliktpartnerin handeln würde, und antwortet so, wie sie antworten würde. Er löst so eine eventuell vorhandene Fixierung in ein starres Objektbild auf und erkennt, wie seine Konfliktpartnerin tickt. Eine eventuell vorhandene *Abwehr durch Projektion* löst sich auf (siehe Fallbeispiel 1).

Der Protagonist nimmt durch die Veränderung seines inneren Objektbildes seine Konfliktpartnerin *in der nächsten realen Begegnung* »mit anderen Augen« wahr. Er weiß jetzt, dass die Konfliktpartnerin auf sein *altes* Handeln wieder in *alter* Weise reagieren wird. Er wird dadurch potenziell mitverantwortlich für das Verhalten seiner Konfliktgegnerin im realen Alltag. Er *kann* sich in der Beziehung in *alter* Weise verhalten und bei ihr immer die gleiche *alte, nicht gewünschte* Reaktion hervorrufen. Er *kann* sein altes Verhalten aber auch weglassen. Er kann sich in der Beziehung neu orientieren und versuchen (siehe Fallbeispiel 1), mit sich selbst und der Konfliktpartnerin neu und *angemessener* umzugehen. Die Beziehung wird dadurch *kooperativer.* Der Betroffene verwirklicht bei dieser inneren Arbeit den Bewusstseinszustand der *Achtsamkeit* als Prozess.

Zentraler Gedanke

Patienten oder Klienten können die psychodramatische Selbstsupervision mit ihren zwölf Schritten als *Mentalisationsübung* nutzen. *Mentalisation* ist die »Fähigkeit, innere mentale Zustände in sich selbst und in anderen zu reflektieren und zu verstehen. Mentalisation umfasst die Fähigkeit, über Gedanken, Emotionen, Wünsche, Sehnsüchte und Bedürfnisse in sich selbst und in anderen Menschen nachzudenken und mentale Zustände als getrennt vom Verhalten anzusehen. Dazu gehört auch die Fähigkeit, affektive Zustände zu identifizieren und zu verbalisieren« (Schnabel, 2018). Die Fähigkeit zur Mentalisation ist in Konflikten *definitionsgemäß* mehr oder weniger stark eingeschränkt, so lange, bis der Konflikt gelöst ist.

10–20 % der Menschen haben bei der psychodramatischen Selbstsupervision keinen Erfolg. Ein Grund dafür kann sein: Sie sind aufgrund von Defiziten in der Fähigkeit zu mentalisieren (siehe Kap. 4) *nicht ausreichend rollentauschfähig.* Sie können deshalb im äußeren Rollentausch die Differenz zwischen ihrem eigenen Identitätserleben und dem Identitätserleben ihres Konfliktpartners nicht ausreichend herausarbeiten. In einem solchen Fall kann der Betroffene sich therapeutische Hilfe holen, um die Werkzeuge seines Mentalisierens und die Fähigkeit zum Rollentausch nachzuentwickeln.

Die meisten Menschen machen mithilfe der psychodramatischen Selbstsupervisions in 20 Minuten erstaunliche Fortschritte in der inneren Verarbeitung ihres Konflikts. Alle Menschen haben aber trotzdem *einen inneren Widerstand* gegen diese Arbeit. Der Grund für diesen Widerstand ist: Jeder Mensch hat in einem Konflikt Mühe, *sich selbst* in der Beziehung zu orientieren, *sich selbst* gegenüber seinem Konfliktpartner abzugrenzen und *sich selbst* zu behaupten. Das gehört zur *Definition* eines Konflikts. In der psychodramatischen Selbstsupervision soll der Protagonist sich aber im Rollentausch *für die Bedingungen und Motivationen seines Konfliktgegners* interessieren. Er soll »seinem Konfliktgegner« in seiner Freizeit *zusätzlich* Zeit opfern. Das ist gefühlsmäßig eine Zumutung. Die Idee löst Unlust aus und lässt den Einzelnen denken: »Die Selbstsupervision wird mir nichts Neues bringen. Ich kriege das auch ohne Selbstsupervision hin.« Das stimmt auch meistens. Der Betroffene geht dann seinen *alten* Weg der Konfliktbewältigung. Dieser alte Weg dauert aber meistens länger und kostet insgesamt mehr Kraft. Ein hoher Leidensdruck im Konflikt oder der Wunsch, im Konflikt rollentauschfähig zu werden und systemisch denken zu lernen, helfen, den natürlichen Widerstand gegen die psychodramatische Selbstsupervision zu überwinden.

Angeregt durch das Vorbild einer Psychodramatherapeutin aus Budapest habe ich mich 2016 entschieden, die Methode der psychodramatischen Selbstsupervision *selbst* jede Woche einmal zu praktizieren. Ich habe dieses Versprechen mir selbst gegenüber zwei Jahre lang eingehalten. Die Übung war für mich eine Art Exerzitium, ein Übungsweg wie das tägliche Meditieren. Probieren Sie als Leserin oder Leser das auch einmal ein halbes Jahr lang! Sie werden dadurch *spontaner, lebendiger und beziehungsfähiger.* Sie verwirklichen in sich immer wieder neu das *psychodramatische Menschenbild des spontan-kreativen Menschen* und entwickeln es in sich weiter. Ich empfehle die Methode oft Teilnehmerinnen in Einführungsseminaren, Therapeutinnen, Psychodramatikerinnen oder Ausbildungskandidatinnen zur eigenen Persönlichkeitsentwicklung und zur eigenen Psychohygiene. Ich lehre die Methode aber *oft auch Patienten,* manchmal schon am Anfang der Therapie, meistens aber erst im letzten Drittel (siehe Kap. 5.11). Wenn Patienten zu Hause jede Woche einmal Selbstsupervision machen, sparen sie wertvolle Therapiesitzungen.

Zentraler Gedanke

Die erstaunliche therapeutische Wirkung der psychodramatischen Selbstsupervision lässt sich begründen: Im Konflikt ist die Fähigkeit zum inneren Rollentausch mehr oder weniger stark durch die Abwehr durch Introjektion und Projektion blockiert. Das gehört zur Definition eines Konflikts. Sie verwirklichen als Leserin oder Leser mithilfe der zwölf Schritte der Selbstsupervision in ihrem Konflikt den Rollentausch im Als-ob-Modus des Spiels aber *frei als Psychodramatechnik.* Sie heben so die Blockade ihrer inneren Konfliktverarbeitung durch Projektion und Introjektion auf.

Therapeutinnen können die psychodramatische Selbstsupervision auch zur Diagnostik bei Störungen in der therapeutischen Beziehung anwenden. Sie lösen dadurch erfahrungsgemäß etwa 40 % ihrer Supervisionsfälle *ohne Hilfe durch eine Supervisorin oder einen Supervisor.* In weiteren 50 % der Fälle gelangen sie zwar vielleicht zu einer neuen Erkenntnis oder es wird ihnen etwas deutlicher. Ihr innerer Spannungszustand und ihr negativer Affekt in der Beziehung zu dem Patienten verringern sich aber nicht. Das ist ein *diagnostischer Hinweis* darauf, dass Ihre Gegenübertragungsreaktion *eine angemessene Reaktion* auf Spaltungsvorgänge in der Selbststeuerung des Patienten ist, zum Beispiel bei Patienten mit Persönlichkeitsstörungen. Das heißt: Der Patient delegiert durch sein Agieren *in der therapeutischen Beziehung* einen abgespaltenen Selbstanteil auf die Therapeutin. Die Therapeutin introjiziert durch ihre Empathie seinen abgespaltenen Selbstanteil aber *unbewusst* in ihr Ich. Das löst bei ihr *reaktiv* den negativen Affekt aus (siehe Kap. 4.8). Die Therapeutin sollte in einem solchen Fall die psychodramatische Selbstsupervision mit den folgenden *fünf zusätzlichen Schritten* fortsetzen (siehe Kap. 4.8):

13. Die Therapeutin vollzieht innerlich einen Paradigmenwechsel und zentriert ihre Aufmerksamkeit *nicht mehr auf den Patienten, sondern auf sich selbst.* Sie gibt ihrer *eigenen* Störung in der Beziehung Berechtigung.
14. Sie erinnert sich an den *eigenen negativen Affekt* dem Patienten gegenüber, *bevor* sie die zwölf Schritte der Selbstsupervision gemacht hatte, und benennt ihn, zum Beispiel: »Ich habe Angst gehabt, war ärgerlich, ohnmächtig, verwirrt« oder Ähnliches. Das Erfassen des eigenen Affekts ist schwer. Denn der Patient tabuisiert durch seine Abwehrprozesse, dass die Therapeutin wahrnimmt, was sie fühlt.
15. Die Therapeutin erfasst, *mit welchem konkreten äußeren Handeln* der Patient diesen negativen Affekt in ihr hervorgerufen hatte. Dabei zentriert sie ihre Aufmerksamkeit *nicht auf die Inhalte* seiner Mitteilungen, sondern auf das *allgemeine metakognitive Prinzip,* mit dem der Patient diese dysfunktionalen Inhalte produziert hatte. Sie schreibt das allgemeine Prinzip hinter seinem äußeren Handeln innerlich einem von sechs möglichen dysfunktionalen Ich-Zuständen zu (siehe Kap. 4.7): dem selbstverletzenden Denken des Patienten, seinem »Selbstschutzverhalten durch Anpassung oder Grandiosität«, »seinem inneren traumatisierten oder verlassenen Kind«, »seinem inneren wütenden Kind«, seinem »traumatisierten Ich« (siehe Kap. 5.8) oder seinem »süchtigen Denken und Fühlen« (siehe Kap. 10.5). Sie erfasst also *nicht die Inhalte* seiner Selbstentwertung (»Das ist bei mir immer so! Ich nehme mich dann zurück. Ich kann das nicht anders! Ich bin unfähig!«). Stattdessen zentriert sie ihre Aufmerksamkeit auf den von ihm agierten *dysfunktionalen metakognitiven Prozess* des »selbstverletzenden Denkens« (siehe Kap. 4.7) und antwortet: »Ich nenne das selbstverletzendes Denken, was Sie

mit sich gerade machen. In Ihnen gibt es eine selbstentwertende Stimme, die zu Ihnen sagt: ›Was? Du hast einen eigenen Willen? Schäm dich! Du bist rücksichtslos und egoistisch! Komm, verschwinde! Dich will hier niemand!‹« Bei der Auswahl des Ich-Zustands besteht die Gefahr, dass die Therapeutin einer eigenen Interpretation folgt und nicht den Ich-Zustand benennt, der bei ihr selbst *den negativen Affekt hervorruft*. Sie nimmt den Patienten dann zum Beispiel als bedürftiges Kind wahr, blendet aber den von dem Patienten agierten Selbstschutz durch Grandiosität aus, der die Störung in der therapeutischen Beziehung verursacht und mit dem er seine Gefühle der Bedürftigkeit verleugnet.

16. Die Therapeutin setzt die Selbstsupervision fort. Sie repräsentiert den gefundenen dysfunktionalen Ich-Zustand des »Patienten« nach dem Prinzip »Aller Schiet muss raus!« als leeren Stuhl außen im Therapiezimmer (siehe Kap. 4.7). Sie stellt den Stuhl für das selbstverletzende Denken *ihm gegenüber* auf, den Stuhl für einen der anderen Ich-Zustände neben ihm. Bei einem Verdacht auf eine *Borderline-Persönlichkeitsstörung* des Patienten stellt die Therapeutin neben ihn einen zweiten Stuhl auf für seine »anhänglich bedürftige Seite«, wenn er gerade autoritär unabhängig agiert. Wenn er gerade seine bedürftige Seite lebt, stellt sie neben ihn einen zweiten Stuhl für seine konträre »autoritär unabhängige Seite« (siehe Kap. 4.9).
17. Die Therapeutin setzt den psychodramatischen Dialog zur Selbstsupervision fort. Sie bezieht dabei im Rollentausch in beiden Rollen *innerlich* den leeren Stuhl für das dysfunktionale Agieren des Patienten in ihre Wahrnehmung mit ein. Wenn sich der innere Spannungszustand und der negative Affekt der Therapeutin gegenüber ihrem »Patienten« durch die Schritte 13–17 der Selbstsupervision auflösen, ist das ein diagnostischer Hinweis darauf, dass der Patient an einer Persönlichkeitsstörung leidet oder dass er in ein starres Abwehrsystem fixiert ist. Durch die Repräsentation des dysfunktionalen Ich-Zustands des Patienten als zweiten Stuhl neben ihm und seine Benennung gewinnt die Therapeutin Distanz zu dem Agieren des Patienten und befreit sich aus der komplementären Gegenreaktion.

Wenn sich das Problem in der therapeutischen Beziehung durch die Schritte 13–17 der Selbstsupervision auflöst, setzt die Therapeutin diese Schritte auch *in der realen Therapie des Patienten als Interventionstechniken* ein. Die Therapeutin kann in der psychodramatischen Selbstsupervision auch *andere therapeutische Interventionen erproben*. Sie kann zum Beispiel versuchsweise Dinge ansprechen, bei denen sie fürchtet, dass der Patient darauf *in der realen Begegnung* allergisch reagieren würde. Sie überprüft dann im Rollentausch mit dem

»Patienten«, ob ihre Intervention *sie in der Rolle des »Patienten«* innerlich positiv berührt oder ob sie als Patient gekränkt ist und überlegt, die Therapie abzubrechen. Bei einer negativen Reaktion wendet sie diese Intervention *in der realen Begegnung mit dem Patienten nicht* an. Sie können als Leserin oder Leser die Schritte 13–17 der Selbstsupervision bei Bedarf auch zur Klärung von *privaten Konflikten* nutzen. Das hilft Ihnen zum Beispiel in einer Arbeitsbeziehung mit einem Kollegen, das Problem in Ihrer Beziehung auf eine schwierige Charaktereigenschaft Ihres Konfliktpartners zurückzuführen. Stellen Sie sich anschließend in der Begegnung mit Ihrem Konfliktpartner *im Alltag* immer den Stuhl für dessen dysfunktionalen Ich-Zustand neben ihm vor. Sie werden merken: Das befreit Sie aus Ihrer Fixierung in ein starres Objektbild. Sie werden ihm gegenüber von allein spontaner und finden neue Lösungen (siehe Kap. 8.4.2). Es fällt Ihnen leichter, den anderen in der Realität des Alltags so zu akzeptieren, wie er ist, ohne sich selbst zu verraten. Ihre Kooperation verbessert sich.

Marlok, Török, Martos und Czigány (2016) haben für Beraterinnen und Berater in einer experimentellen Wirksamkeitsuntersuchung nachgewiesen: Die *psychodramatische Selbstsupervision* macht die Beratungsarbeit mit Klientinnen und Klienten wirksamer. Die Autoren verglichen in ihrer Untersuchung die psychodramatische Selbstsupervision mit einer Selbstsupervisionstechnik, die auf dem Schreibparadigma von Pennebaker (1997) beruht. In der *Selbstsupervision nach Pennebaker* schreibt die Beraterin oder der Berater unkontrolliert ihre/seine eigenen Gedanken und Gefühle zu einer Beratung auf. *Beide Techniken* der Selbstsupervision tragen »zur Abnahme der Gefühle von emotionaler Belastung und Blockade bei […] Bei der psychodramatischen Selbstsupervision *mit Rollentausch* verbesserte sich aber signifikant stärker die Fähigkeit, sich dem […] Klienten zuzuwenden und ihn … wirklich hilfreich zu beraten.«

Eine von mir selbst koordinierte qualitative Untersuchung bestätigt dieses Ergebnis *auch für die Psychotherapie:* Sechs Therapeutinnen und Therapeuten machten jeweils für drei ihrer Patientinnen und Patienten fünf Monate lang nach jeder vierten Sitzung 10–20 Minuten lang eine psychodramatische Selbstsupervision. Sie schrieben die Ergebnisse auf. Sie verglichen den Verlauf dieser drei Therapien *mit drei anderen Therapien* mit ähnlichem Schweregrad, bei denen sie *keine psychodramatische Selbstsupervision* machten. Die Frage war: Gab es Unterschiede zwischen den Therapien und, wenn ja, welche?

Die einzelnen Aussagen wiesen insgesamt auf eine qualitative Änderung in der therapeutischen Beziehung hin. Sie trafen aber nicht für jeden der Patienten zu. Im Folgenden fasse ich die Antworten der Therapeutinnen zusammen:

1. In den Therapien mit psychodramatischer Selbstsupervision fühlten die Therapeutinnen sich ihren Patienten insgesamt *stärker verbunden* im Sinne von

vorbehaltloser Annahme. Die Verständigung und die Begegnung waren tiefer. Die Angst der Therapeutin, durch die eigene Empathie mit in das Leiden des Patienten hineingesogen zu werden, verringerte sich. Auf der Basis des sicheren Bezugs zu sich selbst entstand wahres Mitgefühl mit dem Patienten. 2. Durch die Selbstsupervision wurden eigene Introjektionen, Projektionen, Gegenübertragungsreaktionen und bisweilen auch Übertragungen der Therapeutin aufgelöst. 3. Die Therapeutinnen verstanden durch das leiblich-seelische Erleben in beiden Rollen *diagnostisch* die inneren dynamischen Prozesse ihrer Patientinnen und Patienten besser. 4. Die Therapeutinnen waren nicht so schnell unterschwellig genervt. Sie hingen weniger an vorgefassten Hypothesen fest. Die realen Begegnungen mit den Patienten wurden dadurch spontaner und kreativer. Die Therapeutinnen staunten häufiger und waren neugieriger auf ihre Patienten und mehr authentisch interessiert. 5. Die Therapeutinnen nahmen ihre eigenen Affekte in der Beziehung leichter wahr und sprachen diese ihren Patienten gegenüber häufiger aus. Sie hatten zum Beispiel mehr Mut, ihre Patienten empathisch zu konfrontieren. Dabei fühlten sich die Patienten aber trotzdem verstanden und unterstützt. Die Patienten wurden offener und herzlicher. Sie trauten sich *auch selbst* eher, ihre eigenen Irritationen in der therapeutischen Beziehung anzusprechen und in ihrem Alltag Neues zu erproben. 6. Die Therapeutinnen wurden geduldiger mit ihren Patienten und mit sich selbst. Ein Therapeut zum Beispiel hatte sich in der Behandlung einer traumatisierten chronischen Schmerzpatientin ohnmächtig und inkompetent gefühlt. Er hatte keinen Therapiefortschritt gesehen. In der Selbstsupervision erkannte er aber, dass die Patientin ihn und seine Arbeit sehr schätzte.

Die Untersuchungsergebnisse *für die psychodramatische Selbstsupervision ohne Leitung durch eine professionelle Fachkraft* gleichen in erstaunlicher Weise den Ergebnissen einer qualitativen Studie über die Wirksamkeit des Rollentauschs in der *Einzelsupervision mit Leitung durch eine Supervisorin oder einen Supervisor* (Daniel, 2016). Die psychodramatische Selbstsupervision ist therapeutisch wirksamer als Selbstreflexion (Krüger, 2017). Denn sie verwirklicht die *metakognitiven* Werkzeuge des Mentalisierens *als Psychodramatechniken in freier Form* und hebt so die Blockaden des Mentalisierens durch Abwehr auf.

Die beschriebene *mentalisationsorientierte psychodramatische Selbstsupervision* mit ihren 17 Schritten ist aus diesem Grund auch ein Modell für die *psychodramatische Supervision* durch einen Supervisor oder eine Supervisorin. Die Supervisorin lässt ihren Supervisanden im psychodramatischen Spiel die oben beschriebenen 12 bzw. 17 Schritte der psychodramatischen Selbstsupervision gehen. Der Supervisand soll seine Patientin nicht verbal beschreiben. Denn das führt leicht zu voreiligen Annahmen oder Interpretationen. Im Mittelpunkt der supervisorischen Arbeit steht ganz *das innere Bild* des Therapeuten von der therapeutischen Beziehung zu seiner Patientin. Die Schritte des Vorgehens sind: 1. Die Supervisorin lässt den Supervisanden mit seiner »Patientin« einen psychodramatischen Dialog nach den zwölf Regeln der Selbstsupervision führen. 2. Wenn sich dadurch die negativen Gefühle des Therapeuten *nicht* ausreichend auflösen, hilft die Supervisorin dem Therapeuten, die Schritte 13–17 der psychodramatischen Selbstsupervision zu gehen. 3. Es kann sein, dass der Therapeut nach dieser Arbeit immer noch keine Idee hat, wie er in der Therapie seiner Patientin *praktisch* weiter vorgehen kann. In der Einzelsupervision kann *die Supervisorin* in einem solchen Fall in dem psychodramatischen Dialog *selbst die Rolle des Therapeuten* übernehmen. Der Therapeut spielt die Rolle seiner Patientin. Der Supervisor versucht dann *im Spiel, stellvertretend für den Therapeuten* ein angemessenes therapeutisches Vorgehen zu finden. Der Therapeut aber bezeugt *in der Rolle seiner Patientin,* ob die Interventionen des Supervisors hilfreich sein könnten oder nicht. In der Gruppensupervision übernehmen *andere Gruppenmitglieder* stellvertretend die Rolle des Therapeuten, nicht die Supervisorin selbst.

2.4 Die Entwicklung der Modi des Mentalisierens in der Psychodramatherapie

Die zentralen Psychodramatechniken verwirklichen direkt die Werkzeuge des Mentalisierens (siehe Kap. 2.2). Die Werkzeuge des Mentalisierens entwickeln sich in der Kindheit. Die Entwicklungsschritte des Mentalisierens wurden von Fonagy, Gergeley, Jurist und Target (2004) »*Modi* des Mentalisierens« genannt. Im Folgenden integriere ich die Theorie der Modi des Mentalisierens nach Fonagy, Gergeley, Jurist und Target (2004) mit den sieben Schritten der mentalisationsorientierten Theorie der Kindheitsentwicklung von Schacht (2009, S. 22 ff.). Schacht verband in seiner Entwicklungstheorie die Theorie der Rollenentwicklung des Kindes nach Moreno (1946, 1985, S. 64, S. 74 ff.) mit den »psychoanalytische[n] Erkenntnisse[n] der Operationalisierten Psychodynamischen Diagnostik zur Persönlichkeitsstruktur (Arbeitskreis OPD, 2006)« (Schacht, 2009, S. 13), mit den psychoanalytischen »Arbeiten zur strukturbezogenen Psychotherapie von Rudolf (1998, 2004, 2006)« und mit den Entwicklungsniveaus von Selman (1984). Auf diesem Hintergrund komme ich zu einem Konzept von sieben verschiedenen Modi des Mentalisierens.

Zentraler Gedanke
Der Mensch benutzt im Prozess des Mentalisierens *aufeinander aufbauend* sieben verschiedene Modi des Mentalisierens: den Traummodus, den Äquivalenzmodus, den Als-ob-Modus des Spiels, den Als-ob-Modus des Denkens, den systemischen Modus, den metaperspektivischen Modus und den narrativen Modus (Krüger 2017 a, S. 135 ff.).

Tabelle 1: Die Verwirklichung der Modi des Mentalisierens durch Psychodramatechniken

Modi des Mentalisierens nach Krüger	Rollenebenen nach Schacht	Modi des Mentalisierens nach Fonagy	Psychodramatechniken
Traummodus			Doppelgängerdialog, Hilfswelt-Technik
Äquivalenzmodus	psychosomatische Rollenebene	Äquivalenzmodus	Szenenaufbau Doppelgängertechnik
Als-ob-Modus des Spiels	psychodramatische Rollenebene	Als-ob-Modus	Rollenspiel, verbalisierendes Doppeln
Als-ob-Modus des Denkens	soziodramatische Rollenebene Niveau 1	mentalisierender oder reflektierender Modus	Selbstgespräch, Rollenfeedback
systemischer Modus	soziodramatische Rollenebene Niveau 2		Rollentausch
metaperspektivischer Modus	soziodramatische Rollenebene Niveau 3		Spiegeln
narrativer Modus	soziodramatische Rollenebene Niveau 4		Szenenwechsel, Sharing, Amplifikation

1. Das Denken im *Traummodus des Mentalisierens* (siehe Kap. 9.4) ist eine wichtige Grundlage der Kreativität des Menschen. Der Mensch erlebt beim Denken im *Traummodus* seine inneren Gedanken als *äußere* Wahrnehmung. Er integriert *durch Handeln* energiereiche *Fragmente des Selbst* mit anderen Elementen aus seinen inneren Bildern und kreiert zwischen ihnen Wirkungszusammenhänge. Es entstehen scheinbar willkürlich neue Sinneinheiten. Fragmente des Selbst können sein: innere Selbstrepräsentanzen, Objektrepräsentanzen, Ich-Zustände, Affekte, Interaktionsmuster und innere Symbole. Die Aufmerksamkeit kann bei dieser Integrationsarbeit von einem *wichtigen* Objekt auf ein *unwichtiges* Objekt *verschoben* werden. Subjekt und Objekt der Interaktion werden eventuell vertauscht.

Das Mentalisieren im Traummodus macht *gesunde* Menschen *in besonderer Weise kreativ* (siehe Kap. 9.4). Im Unterschied zu Psychosekranken kontrollieren *gesunde* Menschen die Arbeit des Traummodus im Wachzustand aber mithilfe der bei ihnen gut entwickelten anderen Modi des Mentalisierens. Sie wissen, dass ihre absurden Fantasien nicht die Realität der Außenwelt widerspiegeln und *nur innere Fantasien* sind. Ihr Mentalisieren im Traumodus geschieht also *im Dienste ihres Ichs* (Balint, 1970, S. 187 f.). Der Traummodus erweitert unsere Wahrnehmungen und Erfahrungen *alogisch*. Das führt zu einer Freiheit des Denkens, die für das Kreieren neuer Lösungen erforderlich ist (siehe Kap. 9.4).

Das Mentalisieren im Traummodus wird im Psychodrama durch den Szenenaufbau, den Doppelgängerdialog und die Hilfswelt-Technik (siehe Kap. 9.6.2 und 9.6.5) verwirklicht.

2. Das Denken im *Äquivalenzmodus* lässt den Menschen seine im Traummodus entwickelten inneren Bilder *auf die gegenwärtige Situation* projizieren. Das ordnet seine Wahrnehmungen räumlich und zeitlich. Der Betroffene unterscheidet in der Situation aber *noch nicht* zwischen seinem inneren Bild und der äußeren Wirklichkeit. Das Kind entwickelt die Fähigkeit zum Denken im Äquivalenzmodus in der Zeit *bis zum* 15.–18. Lebensmonat. Diese Entwicklung ist noch an das äußere Handeln in Erwärmungszonen gebunden und somit abhängig von der unterstützenden Interaktion mit Bezugspersonen. Kleinkinder denken im *Äquivalenzmodus.* Sie mentalisieren nach Schacht (2009, S. 24) auf der *psychosomatischen Rollenebene.* »Sehr kleine Kinder verhalten sich so, als ob ihre eigenen Gedanken und die Gedanken anderer Menschen die reale Welt originalgetreu widerspiegeln [...] Was kleine Kinder glauben, ist ihrer Meinung nach wirklich so« (Fonagy, Gergeley, Jurist und Target 2004, S. 264).

Wichtige Definition

Im Äquivalenzmodus denkende *erwachsene Patienten* gehen, ohne es zu merken, davon aus, dass ihre durch ihr Mentalisieren entstehende *innere* Realitätskonstruktion (siehe Kap. 2.2) die *äußere* Realität angemessen widerspiegelt. Sie verwechseln also, wie Fonagy, Gergeley, Jurist und Target (2004, S. 96 ff.) sagen, »innere Zustände (wie Gedanken, Phantasien und Gefühle) mit der äußeren Realität und empfinden diese als Realität statt als bloße innere Repräsentationen der Realität«.

Das hat zur Folge, dass Patienten bei einer *unangemessenen inneren Realitätskonstruktion* dann in der *äußeren* Realität auch unangemessen handeln. Wenn ein Patient zum Beispiel innerlich in einen Traumafilm hineingerät, erlebt er die Realität in der Gegenwart so, als ob das Trauma jetzt stattfinden würde (siehe Kap. 5.4). Er denkt im Äquivalenzmodus. Er *handelt* dann aber in der gegenwärtigen Situation auch so wie in der traumatisierenden Situation. Sein innerer Traumafilm bestimmt sein äußeres Handeln. Ein Patient, der ein eigenes *inneres* Bild mit der *äußeren* Realität verwechselt, kann auch *symbolische* Bilder nicht angemessen verstehen. Zum Beispiel teilte ein Patient am Anfang einer Gruppensitzung seinem Therapeuten ganz ernsthaft mit: »Herr Krüger, es ist wieder so weit: Ich bin nicht mehr da!« (siehe Fallbeispiel 74 in Kap. 9.7). Er dachte im Äquivalenzmodus. Der Patient verstand seine Aussage »Ich bin nicht mehr da!« erst nach der störungsspezifischen therapeutischen Arbeit (siehe Kap. 9.7) als *symbolisches Bild für sein Gefühl der Überforderung* bei seiner Arbeit.

Der Äquivalenzmodus wird im psychodramatischen Spiel durch den *Szenenaufbau* und die Doppelgängertechnik (Krüger, 2013b, S. 221 ff.) verwirklicht. Es entsteht im Spiel *funktionell* eine Äquivalenz zwischen der *inneren* Welt des Betroffenen und der *Außenwelt* auf der Zimmerbühne (siehe Abb. 2). Sein *inneres* Konfliktbild wird in der Gegenwart zur *äußeren* Wahrnehmung.

3. Ab dem Alter von 15–18 Monaten lernt das Kind, im *Als-ob-Modus des Spiels* zu denken. Das ist nach Schacht (2009, S. 24) die *psychodramatische Rollenebene*. Das Denken im Als-ob-Modus *des Spiels* ist anders als die weiter unten beschriebenen, komplexeren Modi des Mentalisierens noch *mit äußerem Handeln im Spiel verbunden*. Das Kind braucht dazu reale Objekte wie eine Puppe, ein Stofftier, Holzklötze oder auch eine Bezugsperson, die unterstützend mitspielt. Das Kind kreiert durch *äußeres Handeln im Als-ob-Modus* des Spiels eigene Fantasien und lernt, diese im Spiel eigenbestimmt zu steuern. Es entwickelt durch das Handeln im Spiel »den Aspekt des Schöpfers zu seinem eigenen Leben« (Moreno, 1970, S. 78).

Kinder im Alter von drei Jahren können *im Spiel* »zwischen [...] Gedanken und realen Dingen unterscheiden; sie beginnen mit Als-ob-Spielen und erkennen mühelos, wenn sich jemand darum bemüht, so zu tun, ›als-ob‹ – etwa wenn Papa so tut, als sei er ein Hund« (Fonagy, Gergeley, Jurist und Target, 2004, S. 262). Sie können also *im Spiel* über innere Zustände und falsche, alternative oder sich wandelnde Überzeugungen nachdenken und innere Vorstellungen weiterentwickeln. Sie können das aber nach Fonagy, Gergeley, Jurist und Target (2004, S. 268) noch nicht allein im Denken, *ohne äußerlich zu handeln*. »Im Spiel ist das Kind seinem Durchschnittsalter, seinem Alltagsverhalten, immer voraus! Im Spiel scheint es einen Kopf größer zu sein, als es tatsächlich ist« (Vygotsky, 1978, S. 102, zitiert nach Fonagy, Gergeley, Jurist und Target, 2004, S. 266). Es kommt im Rollenspiel zu einem Surplus-Reality-Effekt (siehe Kap. 2.6). Dem Kind fehlt in diesem Alter aber noch das »Verständnis dafür, dass es sich bei Gedanken über Ereignisse und darauf basierende Überzeugungen lediglich um subjektive, interpretierende Konstruktionen dieses Geschehens handelt« (Schacht, 2009, S. 25). Im Alter von 15 Monaten bis zum 4. Lebensjahr denkt das Kind folglich *entweder* im Äquivalenzmodus *oder* im Als-ob-Modus des Spiels (Fonagy, Gergeley, Jurist und Target, 2004, S. 262). Im psychodramatischen Spiel wird der Als-ob-Modus des Spiels durch das *Rollenspiel* und durch das *verbalisierende Doppeln* verwirklicht.

4. Das Kind integriert ab dem 4.–6. Lebensjahr den Als-ob-Modus *des Spiels* allmählich in das innere Denken. Es entwickelt den *Als-ob-Modus des Denkens.* Fonagy, Gergeley, Jurist und Target (2004, S. 268) nennen diesen Funktionsmodus des Mentalisierens ganz allgemein »den *reflektierenden Modus*« des Mentalisierens oder den »mentalisierenden Modus«.

Wichtige Definition

Der »Als-ob«-Modus des Denkens ist nach Fonagy, Gergeley, Jurist und Target (2004, S. 297 f.) im Gegensatz zum Stadium der psychischen Äquivalenz »durch ein Gewahrsein des repräsentationalen Charakters innerer Zustände gekennzeichnet: Indem das Kind eine Abtrennung oder ›Entkoppelung‹ [...] seiner mentalen Repräsentationen von der Realität vornimmt, kann es Gedanken und Phantasien von der Wirklichkeit unterscheiden.«

Das Kind kann jetzt Handlungsabläufe ohne äußere Hilfsmittel *allein in der Vorstellung* ausgestalten. Es denkt szenisch. Im freien psychodramatischen Rollenspiel sucht das Kind, wenn es eine Mutter spielt, nach jemandem, der die *komplementäre Gegenrolle* des Kindes einnimmt. Es handelt mit dem Mitspieler *seine Rollenerwartung* verbal aus. Als »Cowboy« braucht es zum Spiel einen »Indianer«, als »Indianer« einen »Cowboy«. Es erkennt, dass eigene Ansichten und Gefühle *subjektiv* sind und dass *andere* Menschen *andere* Auffassungen haben können. Das ist nach Schacht (2009, S. 24, 30) das *Niveau 1 der soziodramatischen Rollenebene.*

Im psychodramatischen Spiel helfen die Psychodramatechniken *Selbstgespräch* in der jeweils gespielten Rolle, das Interview während des Spiels und das *Rollenfeedback,* den Als-ob-Modus des Spiels in das Denken zu integrieren. Diese Techniken machen es möglich, die *inneren* Konfliktbilder *ohne äußere Hilfsmittel allein in der Vorstellung* im Als-ob-Modus zu denken.

Moreno (1946/1985, S. 70 ff.) hat schon 1946 eine Theorie der *Entwicklung des Mentalisierens in der Kindheit* entwickelt. Er nannte sie »die Theorie der Rollenentwicklung des Kindes«. Darin beschrieb er die Entwicklung vom Denken im psychischen Äquivalenzmodus zum Mentalisieren im Als-ob-Modus des Denkens (Moreno, 1946/1985, S. 72) zwar mit anderen Begriffen, aber gedanklich ganz ähnlich wie Fonagy, Gergeley, Jurist und Target: Er nannte damals den psychischen Äquivalenzmodus noch das »Stadium der All-Identität« (Moreno, 1946/1985, S. 70). Im Stadium der All-Identität seien Realität und Fantasie noch nicht getrennt. Wer auf diesem Entwicklungsniveau mentalisiert, handelt nach Moreno (1946/1985, S. 73) in seiner »psychosomatischen Rolle«. Mit dem Beginn des »zweiten Universums« im vierten Lebensjahr des Kindes trennen sich nach Moreno (1946/1985, S. 72) Fantasie und Realität. Es »entstehen zwei Zustände des Erwärmungsprozesses – einer hin zu Handlungen in der Realität und der andere hin zu Handlungen in der Fantasie – und fangen an, sich zu organisieren«. Beide laufen zueinander parallel. »Das Problem ist nicht, dass man die Fantasie zugunsten der Realität aufgeben könnte oder umgekehrt« (Moreno, 1946/1985, S. 77). Die Kunst sei eher, Mittel und Wege zur Bewältigung der Lebenssituationen zu etablieren, mit denen das Individuum »zwischen dem einen und dem anderen Weg hin- und herwechseln kann«.

5. Ab dem 10. Lebensjahr entwickeln Kinder den *systemischen Modus des Mentalisierens.* Dieser baut auf dem Denken im Als-ob-Modus auf. Die Kinder lernen die Fähigkeit zum *inneren Rollentausch* und zur selbstreflexiven und reziproken Perspektivübernahme. Sie wechseln beim inneren Rollentausch im Alltag in der Interaktion mit ihrer Bezugsperson innerlich immer wieder in die Rolle ihrer zugehörigen inneren Objektrepräsentanz. Sie vollziehen dabei das Mentalisieren ihres gegenwärtigen Interaktionspartners innerlich mit. Sie können sich in der aktuellen Situation *selbst mit den Augen des anderen sehen.* Sie denken in einer Beziehung rückbezüglich auf sich selbst. Sie erkennen dadurch die gegenseitige Bedingtheit des Handelns der am Konflikt beteiligten Interaktionspartner. Sie übernehmen bei Bedarf Mitverantwortung für das Verhalten ihres Konfliktgegners. Aus dem Entweder-oder wird ein Sowohl-als-auch. Das ist nach Schacht (2009, S. 25 ff.) das *Niveau 2 der soziodramatischen Rollenebene.* Der *systemische Modus* des Mentalisierens wird im psychodramatischen Spiel durch den *äußeren Rollentausch* verwirklicht (siehe Abb. 2).

6. Ab dem 15. Lebensjahr entwickeln Jugendliche den *metaperspektivischen Modus des Mentalisierens.* Sie lernen, sich selbst und die eigenen Interaktionen *innerlich* auch aus einer Metaperspektive anzusehen und sich »aus der Perspektive eines unparteiischen Dritten« zu betrachten. Sie erreichen nach Schacht (2009, S. 33) das *Niveau 3 der soziodramatischen Rollenebene.* Der *metaperspektivische Modus* des Mentalisierens wird im psychodramatischen Spiel durch das *Spiegeln* verwirklicht (siehe Abb. 2).

7. Der Mensch entwickelt im Alter von 15–20 Jahren die Fähigkeit, eigene Konflikte auch im *narrativen Modus des Mentalisierens* zu denken. Er erreicht das *Entwicklungsniveau 4* der soziodramatischen Rollenebene (Schacht, 2009, S. 33).

Der *narrative Modus* integriert im Denken die Informationen des Konfliktgeschehens zu einer ganzheitlichen, persönlichen Geschichte. Normalerweise synthetisieren Menschen, »wenn sie Informationen aufnehmen, […] diese […] automatisch mit ihrem Vorwissen. Wenn das Ereignis persönlich bedeutsam ist, dann schreiben sie diese Empfindungen zu einer Geschichte um, ohne sich des Prozesses dieses […] Umschreibens bewusst zu sein« (van der Kolk, Burbridge und Suzuki, 1998, S. 72). Dabei legt der Mensch fest, wie der Konflikt angefangen und wie er geendet hat. Es wird klar, was in den Geschehnissen des Konflikts wichtig und was unwichtig war. Die unwichtigen Informationen können vergessen werden. Der Betroffene integriert in seine Geschichte *andere eigene* Erfahrungen aus anderen Zeiten und von anderen Orten. Er gelangt in seiner Konfliktverarbeitung so zu einem subjektiv stimmigen Gestaltschluss. Er gibt den eigenen Erfahrungen Bedeutung auf dem Hintergrund *allgemein menschlicher* Erfahrungen, *der Gesellschaft als Ganzer, ökologischer Zusammenhänge* oder *spiritueller Erfahrungen.* Dadurch wird seine Narration zu einer *im tieferen Sinne wahren Geschichte.*

Der narrative Modus des Mentalisierens wird im psychodramatischen Spiel verwirklicht durch die Psychodramatechniken *Szenenwechsel, Sharing* und *Amplifikation* (siehe Abb. 2). Der Szenenwechsel kreiert im Spiel neue Sinnzusammenhänge zwischen dem gegenwärtigen Konflikt und mit Vorerfahrungen des Protagonisten. Die Handlungsabläufe im Konflikt erhalten dadurch eine *symbolische* Bedeutung. Auch das *Sharing anderer Gruppenteilnehmer* und *Amplifikationen der Therapeutin* mithilfe von Bildern aus Märchen, Mythen und gesellschaftlichen Zusammenhängen vermitteln neue Sinnerfahrungen und Bedeutungen.

Das therapeutische psychodramatische Spiel mit allen seinen Techniken dient dazu, innere Konfliktbilder und leidvolle Erinnerungen zu ganzheitlichen, *subjektiv sinngebenden* Narrationen zu verarbeiten (siehe Kap. 3.2). Psychodramatechniken verwirklichen, wenn sie angemessen eingesetzt werden, die Modi des *inneren* Mentalisierens vollständig, koordiniert und frei. Sie lösen deshalb im Konflikt die Werkzeuge des Mentalisierens aus ihren Fixierungen durch Abwehr (siehe Kap. 2.6). Der Mensch wird dadurch zum Regisseur in seiner eigenen inneren Konfliktverarbeitung.

Fallbeispiel 2: *Ein Patient mit Borderline-Persönlichkeitsstörung, Pornosucht und einer schweren Depression (ICD-10 F33.3, F60.31, F63.9) war von seiner Mutter als Kind und Jugendlicher narzisstisch missbraucht worden. Auch in der Schule wurde er vielfach schwer gedemütigt. Die Mutter hatte den Patienten nach seinen Angaben real auf das Ziel hin erzogen, einmal Ministerpräsident zu werden. Am Ende* *der Therapie meinte der Patient: »Ich vertraue jetzt mehr auf meine eigene Intuition. Meine ›Schultermutter‹ (die Mutter, die ihm im Nacken sitzt) ist nicht mehr da. Ich bin jetzt wirklich Ministerpräsident geworden. Aber nicht wie meine Mutter das wollte in der äußeren Welt, sondern in meiner inneren Welt!« Der Patient konnte am Ende der Therapie seine guten intuitiven und kognitiven Fähigkeiten in seinem Leben angemessen nutzen. Er feierte seine neue Spontaneität und Freiheit mit Freunden durch ein Fest. Er beschrieb das Ergebnis der Therapie zusammenfassend mit den Worten: »Ich habe mich selbst gefunden!«*

Zentraler Gedanke
Moreno (1970, S. 77) hat die therapeutische Wirkung des Psychodramas in dem Satz zusammengefasst: »Jedes wahre zweite Mal befreit vom ersten.«

Der Patient denkt zunächst im Äquivalenzmodus. Ein Depressiver fühlt in sich grauen Nebel und denkt, dass die Welt grau und voller Nebel ist. Der wütende Patient fühlt sich ohnmächtig und denkt, dass die Welt ihn ohnmächtig macht. Der Patient verwandelt im Psychodrama aber sein inneres *Denken im Äquivalenzmodus* mithilfe des *Als-ob-Modus des psychodramatischen Spiels* in ein *Denken im Als-ob-Modus*. Er merkt, dass er *im Spiel* die Welt, die seine Innenwelt ist, aus eigenem Willen verändern kann. Er lernt, seine Innenwelt im Als-ob-Modus zu denken. Er nimmt den Unterschied wahr zwischen seiner inneren Realität und seiner äußeren Realität. Er nimmt dadurch die Außenwelt *neu* wahr. Er wird spontan im Sinne von Moreno (1974, S. 13) und kann sich in der alten Situation angemessener verhalten.

Moreno hat die therapeutische Wirkung des psychodramatischen Spiels unter anderem bei seiner Arbeit im Stegreiftheater entdeckt. Er hat die Geschichte viele Male erzählt (Marineau 1989, S. 74).

Fallbeispiel 3 (Moreno, 1959, S. 14 f.): *»Wir hatten eine junge Schauspielerin, die besonders erfolgreich in der Darstellung von Heiligen, Heldinnen und romantischen zarten Geschöpfen war.« Einer ihrer Verehrer verliebte sich in sie und sie heirateten. Eines Tages kam ihr neuer Ehemann sehr bedrückt zu Moreno und erklärte, seine Frau sei in der Ehe unerträglich. »Sie lasse sich in jeder Weise gehen, sei streitsüchtig, gebrauche die gewöhnlichsten Ausdrücke, und wenn er sie ärgerlich zurechtweise, werde sie sogar tätlich.« Moreno forderte den Mann auf, abends in das Theater zu kommen wie sonst auch. Er wolle versuchen, ihm und seiner Frau zu helfen. Moreno schlug der Schauspielerin vor, an diesem Abend einmal eine ganz andere Rolle zu spielen. Er bot ihr die Rolle eines Straßenmädchens an. Sie griff den Vorschlag begeistert auf. Sie »spielte die Rolle mit einer solchen echten Ordinärheit, dass sie* *nicht wiederzuerkennen war. Das Publikum war fasziniert, der Erfolg groß. […] Von da an trat sie vorzugsweise in ähnlichen Rollen auf. Ihr Mann begriff sofort.«*

Der Ehemann suchte Moreno täglich auf und berichtete ihm schon nach einigen Tagen: »Es ist eine Wandlung eingetreten […], sie bekommt zwar noch immer ihre Zornesausbrüche, aber sie haben an Intensität verloren. Sie sind auch von kürzerer Dauer, und manchmal beginnt sie plötzlich zu lächeln, weil sie sich selbst an die Szenen ähnlicher Art erinnert, die sie auf der Bühne spielt. Und ich lache mit ihr aus dem gleichen Grund. […] Manchmal beginnt sie sogar schon zu lachen, bevor sie ihren Anfall bekommt, weil sie genau weiß, wie er sich abspielen wird. Sie steigert sich zwar unter Umständen noch hinein, aber in viel schwächerer Form als früher.«

Moreno beschrieb die therapeutische Wirkung dieses Vorgehens 1923 in dem Buch »Das Stegreiftheater« (Moreno, 1970, S. 77 f.) mit den folgenden Worten: »Jedes wahre zweite Mal ist die Befreiung vom ersten. Befreiung ist eine idealisierende Benennung, denn restlose Wiederholung macht ihren Gegenstand lächerlich. Man gewinnt zu seinem eigenen Leben, zu allem, was man getan hat und tut, den Aspekt des Schöpfers – das Gefühl der wahren Freiheit, der Freiheit von seiner Natur. Das erste Mal bringt durch das zweite Mal zum Lachen. Auch das zweite Mal wird – zum Schein – gesprochen, gegessen, getrunken, gezeugt, geschlafen, gewacht, geschrieben, gestritten, gekämpft, erworben, verloren, gestorben. Doch […] jede Gestalt aus Sein wird durch sich selbst im Schein aufgehoben und Sein und Schein gehen in einem Lachen unter. […] Dieser Schein ist die Entfesselung des Lebens. […] Prometheus hat sich bei den Fesseln gepackt, nicht um sich selbst zu überwinden oder umzubringen. Er bringt sich selbst noch einmal hervor und beweist durch den Schein, dass sein Dasein in Fesseln die Tat seines freien Willens war.«

2.5 Neurophysiologische Grundlagen des psychodramatischen Spiels

Das psychodramatische Spiel aktiviert, differenziert und erweitert im Gehirn der Protagonistin oder des Protagonisten über den Regelkreis zwischen dem Prozess des inneren Mentalisierens und dem Spielprozess auf der äußeren Bühne die neurophysiologischen Prozesse, die die Konfliktverarbeitung vermitteln. Diese Prozesse sind ungeheuer komplex. Die folgenden Ausführungen vermitteln einen Eindruck von dieser Komplexität: Das psychodramatische Spiel greift in das Zusammenspiel des unbewussten »Proto-Selbst« mit dem bewusstseinsfähigen »Kern-Selbst« und dem »autobiographischen Selbst« (Damasio, 2001,

S. 210) ein. Dieses Zusammenspiel ist geprägt von »umfangreichen Möglichkeiten für Meta-Repräsentationen von Informationsverarbeitungsprozessen [...] (zum Beispiel im präfrontalen Kortex): Das Gehirn modelliert sein eigenes Funktionieren«. Es gibt »strukturelle und funktionelle Schleifen und rekursiv aufeinander bezogene Repräsentationen«, die »Hirnkarten über reziproke Verknüpfungen zeitlich und räumlich koordinieren, sensorische und motorische Ereignisse integrieren und zu Schaltkreisen verbinden. Daraus resultieren Repräsentationen und Meta-Repräsentationen. Im Sinne der Synergetik handelt es sich um multipel parallel vernetzte und hierarchisch integrierte Systeme, die ihre Selbstorganisationsdynamik aufeinander beziehen und Synchronisationsmuster (Ordner) über weitverzweigte Hirnareale erzeugen« (Schiepek, 2006, S. 11 f.).

Das psychodramatische Spielen fördert *die Entwicklung der Spontaneität und Kreativität* in der psychischen Selbstorganisation des Menschen und damit die Fähigkeit, auf eine neue Situation *angemessen* und auf eine alte Situation *neu* zu reagieren (Moreno, 1974, S. 13). Diese befreiende Wirkung des eigenbestimmten Spiels ist offenbar nicht nur bei Menschen zu finden, sondern auch bei Tieren. In der Süddeutschen Zeitung (1./2. März 2008, Nr. 52, S. 22) schrieb *Breuer* unter der Überschrift »Spielen hat offenbar einen ernsthaften Sinn – es hilft, das Leben in der komplexen Welt zu meistern«: »Der Spieldrang ist den meisten Säugetieren angeboren; auch bei einigen Vogelarten findet er sich und sogar Schildkröten schlagen mitunter mit einem Ball die Zeit tot. [...] Beim Scheinkampf, dem junge Ratten, Löwen oder Füchse frönen, wechseln sich zudem Jäger und Gejagte in ihren Rollen ab.« Das Spielen von Tieren stellt aber offenbar *nicht*, wie häufig angenommen wird, *ein Verhaltenstraining* für den bitteren Ernst des Erwachsenenlebens dar. Kätzchen, bei denen jedes Spielen unterbunden wurde, stellten sich später bei der Jagd genauso geschickt an wie solche, die spielen durften (Tim Caro, University of California). Andererseits stellte aber Pellis (Sergio Pellis, University of Lethbridge in Alberta, Canada, 2007) bei Ratten, die sich bis zur Pubertät *nicht* hatten balgen dürfen, fest, dass bei ihnen im Gegensatz zu anderen Ratten, die hatten spielen dürfen, der *mediale präfrontale Kortex deutlich unterentwickelt* war. Breuer schreibt weiter: »Dieses Hirnareal ist mit zuständig für die soziale Kompetenz. Pellis vermutet deshalb, dass diese Tiere etliche Aufgaben ihres Lebens nur mühsam hätten bewältigen können.« Ohne Spielen seien die Tiere »später wohl weniger anpassungsfähig, als es normalerweise der Fall wäre«. Bekoff (Marc Bekoff, University of Colorado) erkenne deshalb »den evolutionären Sinn der Spielfreude darin, für das Unerwartete zu trainieren«. Statt nur bestimmte Bewegungsabläufe für absehbare Situationen zu erlernen, gehe es darum, in einer neuen Situation das eigene Verhalten körperlich und geistig schnell angemessen *umzustellen* – und dieses Talent fördere nur das freie Spiel. Alles andere ließe sich notfalls auch auf anderem Weg erlernen. Für diese Ansicht sprechen einige Indizien: So stellte Anthony Pellegrini (2002, S. 991 ff.) fest, dass »Jungen, die sich bei Kampf- und Tobespielen geschickt zeigten, auch sozial kompetenter waren. Auch würden verspielte Kinder im Vorschulalter psychisch belastende Situationen besser meistern«. In vielen Untersuchungen schneiden »Kinder, die im dritten Lebensjahr [...] sich [...] gern auf gemeinsames Als-ob-Spiel einlassen, bei Aufgaben, die Gedankenlesen und emotionales Verstehen voraussetzen, souverän ab« (Fonagy, Gergeley, Jurist und Target, 2004, S. 55). Nach Lillard (1993, zitiert nach Fonagy, Gergeley, Jurist und Target, 2004, S. 56) könne »das symbolische Spiel als eine ›Zone der proximalen Entwicklung‹ jener Kompetenzen dienen, [...] die der Fähigkeit zugrunde liegen, die Gedanken des anderen zu lesen«.

Moreno (1985, S. 132 f.) stellte dazu passend fest, dass beim *Spontaneitätstraining* von Schulkindern mithilfe von Rollenspielen diese anschließend auf Außenstehende »intelligenter« wirkten. Die Bedeutung des Spielens für die Entwicklung der Fähigkeiten des Mentalisierens wird auch in der *Psychodramatherapie mit Kindern* deutlich: Wenn Kinder mit psychisch bedingten Symptomen an einer nondirektiv geleiteten psychodramatischen Gruppentherapie teilnehmen, können sie *am Anfang ihrer Behandlung* meistens noch nicht spielen. Sie übernehmen die Rollen im Spiel nur für kurze Zeit und stehen sonst oft »nur« beobachtend außerhalb der Bühne. Wenn sie aber nach sechzig Gruppensitzungen gelernt haben, zu spielen, haben sie oft auch keine Krankheitssymptome mehr. Sie haben offensichtlich ihre inneren Konflikte in symbolisierter Form verarbeitet. Sie haben dabei die Defizite der Entwicklung der metakognitiven Werkzeuge ihres Mentalisierens ausreichend ausgeglichen und Blockaden ihres Mentalisierens aufgelöst. Dadurch sind sie freier geworden, sich in aktuellen Konflikten angemessen zu orientieren und *schon spontan* für sich persönlich angemessene Lösungen zu finden.

Zentraler Gedanke

Auch in der Psychotherapie von Erwachsenen ist nach Winnicott (1985, S. 63) die Fähigkeit, zu spielen, eine zentrale Voraussetzung für den Therapieerfolg: »Menschen, die nicht spielen können, müssen zuerst lernen zu spielen. Zu frühe Deutungen sind einfach nutzlos oder wirken verunsichernd. [...] Sie führen zur Anpassung.« Um eine Deutung zu verstehen, muss der Patient gleichsam im Konjunktiv denken: »Wenn das, was die Therapeutin sagt, stimmen *würde, würde* das für mich in dieser Situation bedeuten, dass ...« Der Patient wechselt dabei, im Als-ob-Modus denkend, innerlich zwischen verschiedenen Beziehungsbildern hin und her und kreiert zwischen ihnen Sinnkontexte. Er *spielt* also innerlich.

2.6 Der Abstimmungs- und Einigungsprozess zwischen dem Patienten und der Therapeutin während des psychodramatischen Spiels

Während Sie als Leserin oder Leser die vorhergehenden Kapitel gelesen haben, hat sich wahrscheinlich Ihr innerer Sokrates wieder gemeldet und gefragt: »Es gibt im psychodramatischen Spiel also einen Regelkreis zwischen dem Mentalisieren des Patienten und seiner äußeren Spielproduktion. Was ist dann aber im psychodramatischen Spiel die Aufgabe *der Therapeutin oder des Therapeuten?*« Die Therapeutin und der Patient verwirklichen in der Psychodramatherapie miteinander das Grundprinzip der Begegnung (Hutter, 2009, S. 206 f.; Krüger, 2000, S. 66). Wenn die Begegnung *nicht spontan gelingt,* und das ist bei psychisch Kranken oft der Fall, hilft der störungsspezifische Gebrauch von Psychodramatechniken, die Begegnung doch noch gelingen zu lassen.

Übung 5

Erkunden Sie, wenn Sie Psychodramatikerin oder Psychodramatiker sind, einmal selbst, worauf Sie in Ihrer praktischen Arbeit als Therapeutin achten: Leiten Sie ein Psychodramaspiel und folgen Sie dabei Ihrer Intuition! *Wann wenden Sie dabei weshalb welche Psychodramatechnik wie an?* Sie werden merken:

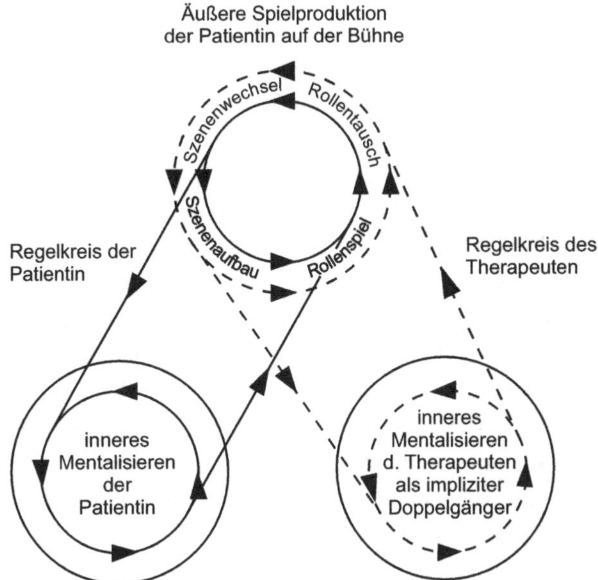

Abbildung 3: Die metakognitive Kooperation des Patienten und der Therapeutin bei der Konfliktverarbeitung im psychodramatischen Spiel (Krüger, 2012, S. 300, überarbeitet)

Zentraler Gedanke

Der intuitive Impuls der Therapeutin, eine bestimmte Psychodramatechnik einzusetzen, ist das Ergebnis eines intuitiven, halb bewussten, halb unbewussten kreativen Abstimmungs- und Einigungsprozesses mit dem Patienten. Die Psychodramatherapeutin verbindet während des psychodramatischen Spiels des Patienten innerlich *ihre eigene* Intuition mit dem Prozess der Intuition *des Patienten* bei der Steuerung seiner Konfliktverarbeitung. Sie geht innerlich gleichsinnig Schulter an Schulter mit in den kreativen Prozess *seines* Mentalisierens hinein und hilft ihm, den Prozess seiner Konfliktverarbeitung mithilfe der Psychodramatechniken außen im Therapiezimmer im Als-ob-Modus des Spiels handelnd zu verwirklichen.

Während der Leitung des Spiels setzt die Therapeutin immer dann eine Psychodramatechnik ein, wenn sie innerlich als Doppelgängerin des Patienten beim gemeinsamen Mentalisieren seines Konflikts *selbst nicht weiß*, wie es in seiner Konfliktgeschichte und seiner Konfliktverarbeitung weitergeht. Wenn die Therapeutin sich zum Beispiel *selbst* fragt, was der *Protagonist* seiner Konfliktpartnerin gegenüber denkt und fühlt, fordert sie ihn auf: »Wollen Sie Ihrer Ehefrau im Spiel auf der Bühne einmal sagen, was Sie ihr gegenüber fühlen?«

Die Therapeutin weiß dann selbst nicht, *was* die *Konfliktpartnerin* des Protagonisten ihm antworten würde. Sie möchte das aber wissen. Sie fordert ihn deshalb zu einem *Rollentausch* auf und lässt ihn aus der Rolle seiner Konfliktpartnerin heraus *sich selbst* antworten. Die Therapeutin folgt bei der Leitung des psychodramatischen Spiels also eigentlich den Impulsen *ihrer eigenen inneren Konfliktverarbeitung*. Sie verwandelt die Werkzeuge *ihres eigenen* Mentalisierens in Psychodramatechniken um und setzt sie im Spiel des Protagonisten ein. Sie hilft dadurch *dem Patienten,* die Funktionen *seines* inneren Mentalisierens als Psychodramatechniken zu nutzen (siehe Abb. 3).

Bei einer psychischen Erkrankung ist aber das Mentalisieren des Patienten im Konflikt definitionsgemäß blockiert, defizitär oder zerfallen. Die Werkzeuge seines Mentalisierens sind in ihrer Arbeit in einem alten metakognitiven Prozessmuster fixiert und arbeiten im Sinne von Abwehrmechanismen (siehe Abb. 2). Zum Beispiel ist bei einem depressiv neurotischen Patienten die kausalitätsorganisierende Funktion des Mentalisierens (siehe Kap. 2.2 und Abb. 2) blockiert. Diese Funktion arbeitet dann im Sinne der unbewussten Identifizierung mit dem Angreifer (siehe Kap. 8.4.1).

Zentraler Gedanke
Die Therapeutin und der Patient *kooperieren* im psychodramatischen Spiel *metakognitiv* bei der *Konfliktverarbeitung* des Patienten (siehe Abb. 3). Sie verwirklichen mithilfe der Psychodramatechniken die Funktionen des Mentalisierens *in frei arbeitender Form.* Wenn ein metakognitives Werkzeug des Mentalisierens des Protagonisten in seiner Arbeit blockiert ist und sich im Kleid eines Abwehrmechanismus zeigt (siehe Abb. 2), setzt die Therapeutin dieses Werkzeug intuitiv als Psychodramatechnik *frei* ein und löst so diese spezielle Blockade seines Mentalisierens auf. Die Protagonistin oder der Protagonist wird dadurch in seinem Konflikt spontan im Sinne Morenos (1974, S. 13). Die Therapeutin berücksichtigt dabei intuitiv das *Prinzip der Analogie* zwischen den Psychodramatechniken, den Funktionen des Mentalisierens und den Abwehrmechanismen (siehe Abb. 2 und Kap. 2.2). *Jede* der acht zentralen Psychodramatechniken verwirklicht *frei ein bestimmtes* Werkzeug des Mentalisierens im Als-ob-Modus des Spiels und befreit es dadurch aus *seiner speziellen* Abwehrform. Das ist das *Spontaneitätsprinzip* der psychodramatischen Arbeit.

Zum Beispiel bringt der Rollentausch zwischen dem Protagonisten und seinem Konfliktpartner therapeutisch wenig, wenn der Patient *abwehrt durch Spaltung.* Denn die Therapeutin kann eine Abwehr durch Spaltung bei Borderline-Organisation nur dadurch auflösen, dass sie neben den pseudo-autonom willkürlich agierenden Patienten einen leeren Stuhl aufstellt für seinen konträren anhänglich bedürftigen Ich-Zustand. Wenn er dann unbewusst wieder in seinen anhänglich bedürftigen Ich-Zustand »flippt«, markiert sie das dadurch, dass sie ihn äußerlich auf diesen anderen Stuhl wechseln lässt (siehe Kap. 4.9). Der *unbewusste* Rollenwechsel bei Abwehr durch Spaltung wird durch das Aufstellen der beiden konträren Ich-Zustände und den *bewussten, freien* Rollenwechsel zwischen ihnen aufgelöst.

Bei der Abwehr durch *Identifizierung mit dem Angreifer* aber ist die kausalitätsorganisierende Funktion des Mentalisierens blockiert (siehe Abb. 2). Die Konfliktverarbeitung des Patienten hängt fest im *unbewussten* »Austausch zwischen dem Angreifer und dem Angegriffenen« (Freud, A. 1984, S. 92). Die Therapeutin begleitet den Protagonisten dann im Spiel gleichsam als Doppelgängerin *konkordant in seiner eigenen Rolle* und *im Rollentausch komplementär* in der Rolle seines Konfliktpartners bei seinem Mentalisieren des Konflikts. Sie verwirklicht die kausalitätsorganisierende Funktion des Mentalisierens *frei als äußeren Rollentausch.*

Zentraler Gedanke

Spontan ist, wer in seiner Konfliktverarbeitung die Werkzeuge seines Mentalisierens *frei von Fixierung in eine Abwehr* nutzen kann. Die Therapeutin hilft dem Protagonisten mithilfe der Psychodramatechniken, in seiner Konfliktverarbeitung das *Prinzip der Spontaneität* prozesshaft zu verwirklichen.

Die Therapeutin vollzieht in dem Fall einer Abwehr des Patienten *intuitiv* die folgenden Schritte: 1. Sie spürt ihre innere Blockade und gibt ihr Berechtigung. 2. Sie wechselt spielerisch in die Haltung eines naiven, neugierigen Kindes bzw. in die Sokrates-Haltung (Krüger, 1997, S. 160 ff.): »Ich weiß, dass ich nicht weiß. Ich möchte aber gern wissen!« 3. Sie erkundet mit dem Patienten zusammen kleinschrittig sehr genau den Weg *seiner durch Abwehr blockierten* Konfliktverarbeitung. Zum Beispiel lässt sie ihn bei *Abwehr durch Introjektion* (siehe Kap. 8.4.1) intuitiv ein Selbstgespräch halten, um zu erfahren, warum das *für sie* fremde Denken des Patienten *für ihn selbst* die beste Lösung ist. Oder sie doppelt ihn und spricht dabei aus, was *sie in der Identifikation mit ihm in sich selbst* fühlt: »Ich fühle mich taub, ratlos, verwirrt.« Oder sie fragt ihn im Interview in der Spielszene nach seinem aktuellen Denken, Fühlen und Wollen. Bei *Abwehr durch Projektion* lässt die Therapeutin den Patienten intuitiv die Rollen tauschen und fragt ihn nach seinem inneren Erleben *in der Rolle seiner Konfliktpartnerin.* Bei einer Blockade der Konfliktverarbeitung des Patienten durch *Verdrängung* erlebt die Therapeutin, dass sie nicht versteht, warum der Protagonist in der aktuellen Szene so unangemessen denkt, fühlt und handelt. Sie sucht dann Schulter an Schulter mit ihm nach einer Lebenserfahrung in der Kindheit, in der sein abweichendes Fühlen, Denken und Handeln angemessen war. Sie lässt ihn diese *innere* Suche durch *äußeren* Szenenwechsel verwirklichen.

Zentraler Gedanke

Die Psychodramatechniken bauen *in ihrer Arbeit* aufeinander auf. Sie werden in der Reihenfolge Szenenaufbau, Rollenspiel, Rollentausch und Szenenwechsel *immer komplexer* (Krüger, 1997, S. 224 f.) (siehe Abb. 2). Wenn die intuitive Anwendung einer Psychodramatechnik die Konfliktverarbeitung des Patienten im Spiel nicht voranbringt, wendet die Therapeutin intuitiv zunächst weniger komplexe Techniken an. Der Rollentausch zum Beispiel kann seine spezifische therapeutische Wirkung erst entfalten, wenn das Rollenspiel, das Selbstgespräch und das Rollenfeedback gelingen (siehe Abb. 4). Die therapeutische Wirkung des Rollenspiels, des Selbstgesprächs und des Rollenfeedbacks wiederum sind davon abhängig, dass der Protagonist durch Szenenaufbau und durch Doppeln seinen inneren Konflikt *angemessen erfasst* hat.

Das meinte wahrscheinlich auch Moreno (1985, S. 222), wenn er sagte: »Der archimedische Punkt der Behandlung ist das physiologische Niveau des Patienten, auf dem dieser wirklich spontan ist.«

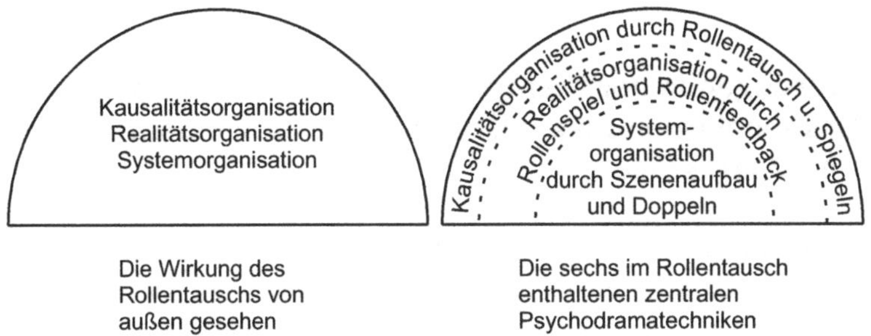

Abbildung 4: Die im Rollentausch mitenthaltenen Psychodramatechniken

Viele Psychodramatherapeuten sind *bei Störungen* im Abstimmungs- und Einigungsprozess im psychodramatischen Spiel verführt, nach immer neuen und komplizierteren Spieltechniken zu suchen. Das Verständnis des Psychodramas als eine Methode des Mentalisierens durch psychodramatisches Spiel hilft der Therapeutin, sich nicht verwirren zu lassen. Sie verlangsamt bei Störungen des Spielprozesses die Arbeit an der richtigen Stelle und benutzt intuitiv weniger komplexe Psychodramatechniken, auf denen die höher komplexen Techniken aufbauen.

Die Therapeutin kann eine bestimmte Psychodramatechnik nur einsetzen, wenn sie in der Lage ist, das Werkzeug des Mentalisierens, das durch diese Technik verwirklicht wird, selbst *in ihrer eigenen Konfliktverarbeitung* frei zu nutzen. Wenn sie selbst innerlich nicht rollentauschfähig ist und nicht systemisch denken kann, wird sie in der Therapie ihrer Patienten den Rollentausch *nicht frei* einsetzen können. Wenn sie selbst ein eigenes Trauma *nicht ausreichend verarbeitet* hat, kann sie dem Patienten zwar aus der Rolle der Helferin heraus Gutes tun. Sie wird aber Mühe haben, das dominante dysfunktionale metakognitive Funktionsmuster des Patienten mit einem Stuhl neben ihm zu symbolisieren und zum Gegenstand der therapeutischen Kommunikation zu machen (siehe Kap. 4.8 und 5.8). Die Probleme bei der Aufstellung von dysfunktionalen Ich-Zuständen mit Stühlen helfen der Therapeutin dann, *Lücken in ihrer eigenen Selbsterfahrung* zu erkennen. Ein Fortschritt in der Selbsterfahrung führt dann zu einem Fortschritt in der Fähigkeit, die Psychodramatechniken auf den verschiedenen Konfliktebenen (siehe Kap. 3.4) angemessen einzusetzen. Das führt wieder zu einem Fortschritt im mentalisationsorientierten Verständnis des Psychodramas. Die Fortschritte in der Selbsterfahrung, in der Anwendung der Psychodramatechniken und im Verständnis der mentalisationsorientierten Theorie des Psychodramas verstärken sich gegenseitig (siehe Kap. 2.3).

2.7 Störungen in der therapeutischen Beziehung und in den Gruppenbeziehungen; Übertragung, Gegenübertragung und Widerstand

Die Psychodramatechniken verwirklichen die Werkzeuge des inneren Mentalisierens im Als-ob-Modus des Spiels. Die Therapeutin vollzieht im Spiel innerlich Schulter an Schulter das Denken, Fühlen und Handeln des Protagonisten in seinem Konfliktbild in seiner *eigenen Rolle* und im Rollentausch auch in der *Rolle seines Konfliktgegners* mit. Sie setzt intuitiv *immer an der Stelle* eine Psychodramatechnik ein, an der ihre *eigenen* Werkzeuge des Mentalisierens blockieren, wenn sie nicht weiß, aber wissen möchte, oder wenn sie den Patienten nicht versteht. Voraussetzung für die Anwendung der Psychodramatechniken ist, dass die Therapeutin den Protagonisten in seiner Konfliktverarbeitung im Spiel *Schulter an Schulter* gleichsinnig begleitet (siehe Kap. 2.6) und dass die therapeutische Beziehung fließt und sich nicht verhakt.

Zentraler Gedanke

Störungen in der therapeutischen Beziehung behindern die »normale« psychodramatische Arbeit. Wenn der Protagonist in eine negative Übertragung fixiert ist und/oder die Therapeutin mit einer Gegenübertragung reagiert, stehen sich die Therapeutin und der Protagonist innerlich *antagonistisch Gesicht zu Gesicht* gegenüber. Die Therapeutin kann mit dem Protagonisten *nicht kooperativ Schulter an Schulter* seinen Konflikt im Als-ob-Modus des Spiels verarbeiten. Ihre Spontaneität ist blockiert. Sie »vergisst« zum Beispiel, den Rollentausch einzusetzen, wenn sie unbewusst mit dem Protagonisten *oder* mit seinem Konfliktgegner identifiziert ist. Bei einer Störung in der therapeutischen Beziehung hat deshalb *die Arbeit an der Störung Vorrang* vor protagonistzentrierten Spielen.

Wie soll eine Psychodramatherapeutin aber mit einer *Störung in der therapeutischen Beziehung* umgehen? Von Moreno ist bekannt, dass er einen eher direktiven Leitungsstil hatte. Er (Moreno, 1946/1985, S. VIII) vertrat die Auffassung: Operational verstanden »bedeutet Widerstand nichts anderes, als dass der Protagonist nicht wünscht, sich an der Produktion zu beteiligen. Es ist eine Herausforderung an die Fähigkeiten des Therapeuten, diesen anfänglichen Widerstand zu überwinden«. Heute nennen wir das »Abwehr«, was Moreno früher »Widerstand« nannte. Ein Patient, der in einer *Abwehr* fixiert ist, nutzt in der gegenwärtigen Beziehung *unbewusst* ein in der Kindheit gelerntes Lösungsmuster, obwohl dieses alte Lösungsmuster zur gegenwärtigen Situation nicht passt. Abwehr wird erst dann zum *Widerstand,* wenn der Patient seine Abwehr in der therapeutischen Beziehung *interpersonell* agiert *und wenn* die Therapeutin darauf komplementär mit einer *Gegenübertragung* reagiert. Ein Widerstand besteht also aus zwei Teilen, aus einer Übertragung des Patienten und einer reaktiven Gegenübertragung der Therapeutin. Die Kombination der beiden Prozesse behindert den Fortschritt in der Therapie. Wenn die Therapeutin ihre Gegenübertragung erkennt und die Gegenübertragung nicht mehr agiert, löst sich der »Widerstand des Patienten« oft fast von allein auf (Dieckmann, 1981, S. 56; Klüver, 1983, S. 830 f.).

Als ich selbst 1974 zum ersten Mal Psychodrama in einer Gruppentherapie anwandte, leitete ich die Gruppe zunächst ähnlich wie Moreno direktiv. Ich wollte die Methode anwenden. Ich ließ die Patientinnen und Patienten ihre Probleme in *großen* protagonistzentrierten Spielen darstellen. In den ersten zehn Sitzungen brachen vier Patientinnen und Patienten die Therapie ab. Ich hatte die Abwehr der Patienten mit den psychodramatischen Spieltechniken überrollt. Diese Erfahrung führte dazu, dass ich mich mit den Themen Abwehr und Widerstand beschäftigte (Krüger, 1980). Ich hatte zu lernen: Die Seele des Patienten macht nichts umsonst. Ich muss in der Therapiegruppe anders als in Ausbildungsgruppen für Psychodrama *kleinschrittig* vorgehen. Es geht um die Menschen und erst im zweiten Schritt um die Methode Psychodrama.

In der therapeutischen Beziehung und in Gruppenbeziehungen laufen ständig Abstimmungs- und Einigungsprozesse ab. Wenn dieser Prozess gelingt, entsteht nach Moreno eine *Telebeziehung* (Krüger, 2010c, S. 231 ff.). Die Beziehungspartner nehmen sich in einer Telebeziehung gegenseitig *realitätsgerecht* wahr. Eine *Telebeziehung* entsteht durch einen *Teleprozess* (Moreno, 1937, S. 16) mit vier aufeinander aufbauenden Schritten: 1. Anziehung und Abstoßung, 2. Interaktion, 3. Integration bei der gemeinsamen Klärung des Konflikts und 4. Einigung auf eine *gemeinsame* Interpretation oder auf eine Kompromissbildung (Krüger, 1997, S. 80 ff.). Psychisch Kranke haben mit der Abstimmung und Einigung in der therapeutischen Beziehung definitionsgemäß mehr Schwierigkeiten als gesunde Menschen. Es kommt zu Störungen durch eine Abwehr oder eine Übertragung des Patienten oder/und durch eine Gegenübertragung der Therapeutin. Der Teleprozess hängt fest auf der Ebene der Interaktion. Die Phase der Integration durch einen inneren Rollentausch mit dem Konfliktpartner gelingt nicht. Der Patient agiert bei einer *Übertragung* in der therapeutischen Beziehung unbewusst ein *altes* Interaktionsmuster, das er in der Kindheit gelernt hat. Bei einer *positiven Übertragung* sieht er in der Therapeutin zum Beispiel einseitig die gute Mutter, die er nicht gehabt hatte. Er verhängt über die Therapeutin ein Tabu, negative Gefühle zu entwickeln. Wenn die Therapeutin dann immer weiter lieb und versorgend ist, *obwohl* sie dazu keine Lust mehr hat, agiert sie eine *Gegenübertragung.* Ihre Gegenübertragung behindert den weiteren Fortschritt in der Therapie. Bei einer *negativen Übertragung* erlebt der Patient die Therapeutin ähnlich wie seine unzureichende Bezugsperson in seiner Kindheit.

Die Störungen in der therapeutischen Beziehung lassen sich unterteilen in: 1. eine Störung, die *durch eine Abwehr* des Patienten bedingt ist, 2. eine Störung, die *durch eine Übertragung* des Patienten bedingt ist, und 3. eine Störung, die durch die Übertragung des Patienten *und eine Gegenübertragung* der Therapeutin bedingt ist. Je schwerer gestört ein Patient ist, desto mehr wird die Therapeutin in die dysfunktionale Konfliktverarbeitung des Patienten und seine Abwehrprozesse mit hineingezogen. Desto eher reagiert sie dann auch konkordant oder komplementär mit einer Gegenübertragungsreaktion. Das lässt sich *nicht* vermeiden. Wichtig ist nur, dass die Therapeutin irgendwann ihrem Gefühl von Unwohlsein in der Beziehung zu dem Patienten Berechtigung gibt und ihr negatives Gefühl für die Therapie fruchtbar macht. Die Konzepte von Übertragung, Gegenübertragung, Abwehr und Widerstand helfen der Therapeutin, *die jeweilige Qualität* der Störung leichter zu erfassen und sie mit den passenden Mitteln aufzulösen.

Zentraler Gedanke

Die Psychodramatechniken schützen die Therapeutin und den Patienten am *Anfang der Therapie* noch relativ gut vor einer Störung in der therapeutischen Beziehung. Denn sie vollziehen gezielt die Wege des Mentalisierens nach und lösen dabei die Abwehrprozesse des Patienten auf, die die Konfliktverarbeitung des Patienten blockieren (siehe Kap. 2.6). Die allgemeinen Wirkfaktoren der Psychotherapie bleiben wirksam.

Zum Beispiel helfen das »psychodramatische Gespräch« (siehe Kap. 1 und Abb. 1) und der psychodramatische Dialog mit Rollentausch (siehe Kap. 8.4) der Therapeutin, sich *nicht einseitig* mit dem Patienten oder mit seinem Konfliktgegner zu identifizieren. Denn die Therapeutin trennt dabei im Therapiezimmer *räumlich* die Interaktion in der therapeutischen Beziehung von der Interaktion in der Symptomszene des Patienten und betrachtet die Symptomszene zusammen mit dem Patienten immer wieder auch aus der Metaperspektive. Oder sie repräsentiert bei Patienten mit Persönlichkeitsstörungen (siehe Kap. 4), psychotischen Erkrankungen (siehe Kap. 9), Traumafolgestörungen (siehe Kap. 5) und Suchterkrankungen (siehe Kap. 10) die *dysfunktionalen metakognitiven Ich-Zustände* des Patienten nach dem Prinzip »Aller Schiet muss raus« als leere Stühle im Therapiezimmer und macht sie auf diese Weise der therapeutischen Kommunikation zugänglich (siehe Kap. 2,3, 4.7, 5.5, 9.6.4 und 10.6.1). Das psychodramatische Antworten (siehe Kap. 4.13) hilft ihr in chaotisierenden Beziehungen, dem Agieren des Patienten angemessen zu begegnen.

Je mehr es im Verlauf der Therapie aber um die *zentralen* Konflikte des Patienten geht, desto häufiger und stärker treten Störungen in der therapeutischen Beziehung auf. Das ist in allen Psychotherapieverfahren ähnlich. Die Therapeutin wird in die dysfunktionale Konfliktverarbeitung des Patienten zunächst mit hineingezogen. Der Patient *agiert seine Abwehr* in der therapeutischen Beziehung aus. Die Therapeutin *reagiert, oft ohne es zu merken,* mit einer Gegenübertragung oder einer eigenen Übertragung. Es kommt zu einem gemeinsamen *Widerstand* gegen den Fortschritt in der Therapie. Die Therapeutin kann eine unbewusste *einseitige* Identifikation *mit dem Patienten* oder eine unbewusste einseitige Identifikation *mit seinem Konfliktgegner* mithilfe der Schritte 1–12 der psychodramatischen Selbstsupervision (siehe Kap. 2.3) auflösen. Der psychodramatische Dialog mit Rollentausch stellt die Fähigkeit der Therapeutin zum *inneren Rollentausch* wieder her. Wenn die Therapeutin in ein starres Abwehrmuster eines strukturell gestörten Patienten mit hineingezogen wird, kann sie darüber hinaus mithilfe der Schritte 13–17 der psychodramatischen Selbstsupervision (siehe Kap. 2.3) seinen dominanten dysfunktionalen Ich-Zustand erfassen und benennen. Sie wird sich dadurch ihrer jeweils speziellen Gegenübertragung bewusst.

Wenn die Therapeutin sich *in einer Gruppentherapie* in ihrer Arbeit gestört fühlt, macht sie nach der Gruppensitzung für sich allein »mit dem Patienten«« eine psychodramatische Selbstsupervision, der sie in der Gruppe am meisten stört. Sie kann dadurch gegebenenfalls ihre Gegenübertragung oder ihre eigene Übertragung gegenüber dem Patienten auflösen. Sie erkennt in dem Protest des störenden Patienten vielleicht die ergänzende Wahrheit, die sie selbst in ihrem Handeln verdrängt, und integriert diese Wahrheit in ihre eigene Wahrnehmung der Situation. Sie gelangt dadurch aus der therapeutisch *ungünstigen* Alphaposition der Gruppe wieder in die therapeutisch *günstigere* Beta-Position (siehe Kap. 2.9.5, Schindler, 1957/1958, S. 310 ff.; Krüger, 2011, S. 194 ff.).

Die Therapeutin versteht bei Beziehungsstörungen *zwischen Gruppenmitgliedern* die Gruppe als ein sich selbst organisierendes System (siehe Kap. 2.9.5). Sie legt zur Diagnostik für die Gruppenmitglieder und für sich selbst die gruppendynamischen Positionen nach Schindler fest (Krüger, 2011, S. 191 ff., siehe Kap. 2.8.5). In den folgenden Gruppensitzungen wartet sie, bis die Kontrahenten, die sich in der Omega-Position und in der Alpha-Position (siehe Kap. 2.8.5) befinden, spontan miteinander interagieren, und fordert sie zu einer Beziehungsklärung auf. Denn in der *Interaktion zwischen* dem Patienten in der Alpha-Position und dem in der Omega-Position zeigt sich definitionsgemäß das aktuell verdrängte Gruppenthema.

Die Therapeutin kann bei Bedarf von sich aus bewusst die Interaktion zwischen dem Gruppenmitglied in der Omega-Position und dem in der Alpha-Position aktivieren: 1. Sie fragt den Patienten in der Omega-Position: »Wie fühlen Sie sich heute hier?« Patient: »Es geht mir nicht gut. Die Gruppe hilft mir nicht.« 2. Therapeutin: »Was macht es Ihnen schwer, hier von sich zu erzählen?« Patient: »Die anderen sind immer schneller. Ich weiß auch nicht, wie ich mein Problem vorbringen soll.« 3. Therapeutin: »Wer hier in der Gruppe nimmt Ihnen *am ehesten* den Raum, von sich etwas zu sagen?« Patient: »Das bin ja ich selbst, ich hindere mich selbst.« Therapeutin: »Nein, versuchen Sie einmal festzulegen, wer hier in der Gruppe Sie am ehesten hindert!« Patient: »Naja, Gerhard vielleicht.« 4. Therapeutin: »Sagen Sie das bitte direkt Gerhard!« Patient: »Gerhard, du nimmst dir hier immer so viel Raum.« 5. Therapeutin: »Gerhard, was fühlen Sie, wenn Max das zu Ihnen sagt?« Gerhard: »Ich habe große Probleme. Das macht mir nur noch mehr Schuldgefühle.« 6. Therapeutin: »Gerhard, sagen Sie das direkt zu Max!« 7. Gerhard: »Max, du machst mir Schuldgefühle.« 8. Therapeutin: »Max, was fühlen Sie, wenn Gerhard das zu Ihnen sagt?« Max: »Ich habe das gleich gewusst, dass das nichts bringt.« Therapeutin: »Sagen Sie bitte zu Gerhard direkt: ›Ich habe das gewusst, dass das nichts bringt, wenn ich dir das sage‹«.

Wenn die beiden Gruppenmitglieder ausreichend miteinander interagiert haben, ordnet die Therapeutin zwischen diesen beiden Kontrahenten einen Rollentausch an. Die Kontrahenten sollen in ihren Gegenrollen zeigen, wie sie ihren Konfliktpartner in der aktuellen Auseinandersetzung erlebt haben. Sie sollen die Auseinandersetzung aus den Gegenrollen heraus auch noch *über die bisherige Realität hinaus* weiterführen. Die anderen Gruppenmitglieder teilen mit, ob sie die *beiden Protagonisten, die sich selbst gegenseitig* im Rollentausch dargestellt haben, ähnlich wahrnehmen oder anders. Unterschiede in der Wahrnehmung werden so der therapeutischen Kommunikation zugänglich.

Die Therapeutin nutzt darüber hinaus die Spiegelfunktion des Rollentauschs und fragt gezielt jeden der *beiden* Protagonisten in der Gruppe: »*Wie haben Sie sich selbst aus der anderen Rolle heraus wahrgenommen?* Kennen Sie das auch aus anderen Beziehungen, dass Sie jemand so sieht?« Je unangemessener das Verhalten eines Patienten in der Gruppe ist, desto wahrscheinlicher ist es, dass er dieses problematische Verhalten auch in anderen Beziehungen in seinem Alltag agiert. Andere Bezugspersonen des Betroffenen haben mit ihm dann Ähnliches erlebt wie sein Konfliktpartner in der Gruppe. Eine solche psychodramatische Beziehungsklärung hilft, die Übertragungsanteile an der Beziehungsstörung in der Gruppe zu erfassen.

Fallbeispiel 4 (Krüger, 1997, S. 246 f., etwas verändert): *In einer Gruppentherapie antwortet der Teilnehmer Jürgen in der Nachbesprechung von einer psychodramatischen Beziehungsklärung mit der Teilnehmerin Maria: »In Marias Rolle war ich empört und erstaunt. Ich fand Jürgen hysterisch und dachte: ›Schon wieder dieser Zirkus!‹ Als Maria wusste ich: ›Ich gehe meinen eigenen Weg!‹« Der Therapeut nutzt das in dieser Antwort enthaltene Interaktionsmuster, um daraus die Übertragungsfrage zu formulieren: »Jürgen, kennen Sie das, dass jemand zu Ihnen sagt: ›Schon wieder dieser Zirkus!‹ Und dass jemand Sie hysterisch findet?« Jürgen antwortet erstaunt: »Ja, von meiner Schwester. Die unterbricht mich häufig, wenn ich mit anderen rede, und meint einfach: ›Ach, dieser psychologische Kram, das ist doch wirklich nicht so wichtig!‹ Dann stehe ich da und weiß überhaupt nichts mehr.« Jürgen hatte durch die Frage des Therapeuten erkannt, dass er seine schwierige Beziehung zu seiner Schwester auf das Gruppenmitglied Maria übertragen hatte. Der Therapeut ließ den Protagonisten Jürgen anschließend eine Episode aus der problematischen Beziehung zu seiner Schwester nachspielen und danach vergleichen, was bei seiner Kontrahentin Maria ähnlich war wie bei seiner Schwester, was aber auch anders.*

Die psychodramatische Beziehungsklärung zwischen zwei Gruppenmitgliedern mithilfe des Rollentauschs scheitert immer wieder einmal. Einer der Konfliktpartner kommt zum Beispiel nicht in die Rolle des anderen hinein. Oder er bittet relativ schnell, in seine eigene Rolle zurückkehren zu dürfen. Die Therapeutin geht in einem solchen Fall folgendermaßen vor: 1. Sie bittet die beiden Kontrahenten: »Nehmen Sie sich bitte jeder ein Gruppenmitglied als Ihren Rechtsanwalt. Ihr Anwalt soll hier in der Gruppe gegenüber Ihrem Konfliktgegner Ihre Interessen vertreten.« Jeder der Kontrahenten wählt sich ein Gruppenmitglied als Anwalt. 2. Die Therapeutin wendet sich an die beiden »Anwälte« als Doppelgänger der Konfliktpartner: »Sprechen Sie jetzt bitte als Anwalt mit ihrem Klienten! Fragen Sie ihn, was er hier von seinem Konfliktpartner braucht, damit es ihm besser geht.« Die beiden »Anwälte« besprechen sich in zwei Ecken des Therapieraums mit ihrem »Klienten«. 3. Therapeutin: »Jetzt gehen die beiden Anwälte bitte in die Mitte des Raums und verhandeln mit dem Anwalt der

Gegenpartei. Schließen Sie einen Vertrag miteinander, der sicherstellt, dass die Interessen Ihres Klienten hier in der Gruppe besser berücksichtigt werden!« Die »Anwälte« verhandeln miteinander. 4. Therapeutin: »Wenn Sie eine Einigung miteinander erzielt haben, besprechen Sie das Verhandlungsergebnis bitte mit Ihrem jeweiligen Klienten.« Die »Anwälte« tun das. 5. Therapeutin: »Wenn Ihr Klient mit dem Vertrag *nicht* einverstanden ist, sagen Sie ihrem Gegenanwalt, dass Ihr Klient an dem Vertrag noch etwas ändern möchte.« 6. Jeder der beiden »Anwälte« teilt der Gruppe am Ende der stellvertretenden Vertragsverhandlungen das Verhandlungsergebnis mit.

Bei einer Beziehungsstörung *zwischen dem Patienten und der Therapeutin* selbst arbeitet die Therapeutin zusammen mit dem Patienten heraus, was in der problematischen Beziehung Realkonflikt ist und was Übertragungskonflikt (Krüger, 1997, S. 244 ff.). Sie geht dabei folgendermaßen vor:

1. Wenn sie sich in der Beziehung unwohl fühlt, benennt sie dem Patienten gegenüber offen ihren Affekt und beschreibt ihm gegenüber sein Handeln, das in ihr diesen Affekt ausgelöst hat (siehe Kap. 4.13).
2. Das führt oft dazu, dass die *positive Übertragung* des Patienten sich in eine *negative Übertragung* verwandelt oder dass sich seine negative Übertragung verstärkt. Der Patient hatte durch seine positive Übertragung vorher über die Therapeutin ein Tabu verhängt. Sie sollte in der Beziehung immer wohlwollend sein und auf ihn eingehen. Bei der Beziehungsklärung geschieht jetzt eventuell das, was der Patient in seiner Kindheit bei einer Bezugsperson schon genug gehabt hat: Die Therapeutin zeigt sich wie die Mutter hilflos, wütend, desorientiert, traurig, enttäuscht, lustlos oder ohnmächtig.
3. Die Therapeutin spricht eine einspringende negative Übertragung des Patienten möglichst früh an. Sie stellt dem Patienten die Übertragungsfrage. Dabei benennt sie seinen negativen Affekt und *beschreibt auch das Interaktionsmuster,* das seinen negativen Affekt ausgelöst hat (siehe Fallbeispiele 4 und 5). Sie fragt zum Beispiel: »Woher kennen Sie das noch, dass Sie Angst bekommen, verlassen zu werden, wenn jemand Ihnen gegenüber die Stirn runzelt?«
4. Die Therapeutin stellt im Therapiezimmer drei Meter von sich entfernt einen zusätzlichen leeren Stuhl auf für die von dem Patienten genannte negative Übertragungsfigur (siehe Abb. 14 in Kap. 4.13).
5. Die Therapeutin lässt sich *in der Einzeltherapie* die Interaktion des Patienten mit der Übertragungsfigur in der Vergangenheit konkret beschreiben. Sie nutzt dabei die beiden Stühle für die Symptomszene und weist im Gespräch einmal mit der Hand auf den Stuhl der Selbstrepräsentanz des Patienten, ein anderes Mal auf den Stuhl der Übertragungsfigur. *In der Gruppentherapie* lässt die Therapeutin den Patienten bei Bedarf in einem protagonistzen-

trierten Spiel zeigen, was in der Interaktion mit der Übertragungsfigur in der Kindheit geschehen ist (siehe Fallbeispiele 4 und 5).

6. Die Therapeutin beschreibt zusammen mit dem Patienten das problematische Interaktionsmuster in seiner Kindheit. Sie passt es wie eine Schablone in die therapeutische Beziehung ein, um mit dem Patienten zusammen zu überprüfen, *was speziell* der Patient in der gegenwärtigen therapeutischen Beziehung zu ihr als Wiederholung erlebt hatte.
7. Die Therapeutin vergleicht zusammen mit dem Patienten aktiv, wo sie selbst ähnlich ist wie die Übertragungsfigur und wo sie *aber auch anders* ist (siehe Fallbeispiel 5). Meistens ist etwas am *äußeren Verhalten* der Therapeutin *real* ähnlich gewesen wie bei dem äußeren Verhalten der negativen Übertragungsfigur. Aber die *Motivation der Therapeutin,* sich so zu verhalten, *war real eine andere.* Zum Beispiel wollte sie den Patienten anders als die Bezugsperson in der Kindheit *nicht* allein lassen. Sie wollte ihn ernst nehmen oder zu ihm ehrlich sein (siehe auch Kapitel 4.13 und 4.14).
8. Die Therapeutin überlegt zusammen mit dem Patienten, welches Handeln für ihn in der therapeutischen Beziehung alt wäre *und* welches Handeln neu und ein Fortschritt wäre. Die Therapeutin und der Patient einigen sich also darauf, wie sie die Störung in der therapeutischen Beziehung verstehen wollen. Durch die gegenseitige Verständigung und Einigung entsteht zwischen beiden eine Telebeziehung.
9. Die Therapeutin schließt mit dem Patienten einen Vertrag: Der Patient darf in der therapeutischen Beziehung empfindlich reagieren, wenn die Interaktion mit der Therapeutin seine neurotische Wunde berührt. Er soll aber *anders als in seiner Kindheit* versuchen, der Therapeutin in Zukunft mitzuteilen, wenn er in der therapeutischen Beziehung wieder allergisch neurotisch reagiert. Die Therapeutin verspricht, ihm dann Auskunft zu geben, *was* sie fühlt und *warum* sie sich in dieser Situation so verhalten hat.
10. Es kann sein, dass dieses Vorgehen die Störung in der therapeutischen Beziehung *bei strukturell gestörten Patienten* nicht ausreichend auflöst. Die Therapeutin gibt in einem solchen Fall ihrem negative Gefühl Berechtigung. Sie arbeitet weiter wie in der Therapie von Menschen mit Persönlichkeitsstörungen und stellt den dominanten dysfunktionalen Ich-Zustand des Patienten auf (siehe Kap. 4.8).

Insgesamt gilt: Das Ziel der therapeutischen *Beziehungsklärung* ist, in der therapeutischen Beziehung Realbeziehung und Übertragungsbeziehung zu unterscheiden. Die Psychodramatherapeutin sollte therapeutische Handlungsmöglichkeiten lernen und entwickeln, mit denen sie eine Übertragung, eine

Gegenübertragung und einen Widerstand angemessen auflösen kann. Ohne solche Handlungsmöglichkeiten wird sie versuchen, Störungen in der therapeutischen Beziehung durch Einführen rigider Regeln zu verhindern. Sie handelt dann kontraphobisch und ist nicht mehr spontan im Sinne von Moreno.

Zentraler Gedanke
In jedem Übertragungskonflikt ist auch ein Realkonflikt enthalten (Kellermann, 1996, S. 104; Blatner, 2010, S. 7). Deshalb muss bei einem Übertragungskonflikt auch der Realanteil an dem Konflikt herausgearbeitet werden. Die Bestätigung des realen Anteils am Konflikt wirkt auf den Patienten ich-stärkend und fördert seine Autonomieentwicklung.

Fallbeispiel 5 (Krüger, 1997, S. 256 f., gekürzt): *In einem fünftägigen Seminar ging der Leiter trotz soziometrischer Wahl des Protagonisten durch die Gruppe nicht gleich auf den Spielwunsch des 34-jährigen Ralf ein. Ralf beschwert sich in der folgenden Sitzung gegenüber dem Leiter: »Sie sind genau wie mein Vater! Der war auch nie für mich da!« Der Leiter bietet Ralf an: »Wollen Sie mir einmal zeigen, wie Ihr Vater war? Dann können wir hinterher vergleichen, wo ich ähnlich bin, wo aber auch vielleicht anders!« Es entwickelt sich ein protagonistzentriertes Psychodramaspiel. Ralf spielt eine Szene aus seinem fünften Lebensjahr: Der »Vater« sitzt im Wohnzimmer in seinem Sessel und liest in einem religiösen Buch. Ralf baut als Kind auf dem Boden mit Bauklötzen ein großes Schiff und fordert den »Vater« stolz auf: »Guck mal, Papa!« Der »Vater« beachtet den Jungen aber nicht und liest weiter. Der Junge wiederholt: »Papa, guck doch mal, was ich gebaut habe!« Der »Vater« reagiert abweisend. Er sieht aus dem Fenster, wird ganz starr und kann offensichtlich nur mit Mühe einen Wutausbruch unterdrücken. Ralf geht enttäuscht in die Küche zu seiner Mutter. Als sein kleiner Bruder ihm später ins Wohnzimmer folgt, zerstört Ralf vorsorglich selbst das so mühsam erbaute Schiff. In der Nachbesprechung ist die Gruppe emotional sehr bewegt.*

Protagonisten bekommen bei dem protagonistzentrierten Spiel eines Kindheitskonflikts vom Leiter und von den Gruppenmitgliedern so viel Aufmerksamkeit, Verständnis und Anteilnahme, dass sie meistens den ursprünglichen Plan der *Beziehungsklärung mit dem Therapeuten* vergessen. Der Leiter muss in dem Fall die Gruppe aktiv an das ursprüngliche Ziel der gemeinsamen Arbeit erinnern, auch wenn er *subjektiv* zunächst keine Ähnlichkeit zwischen sich selbst und der negativen Übertragungsfigur sieht. Bei der Beziehungsklärung vollzieht der Leiter zusammen mit der Gruppe aus der Erinnerung heraus das interaktionelle Geschehen in der Gruppe entlang dem roten Faden der Zeit genau nach. Er wechselt dabei innerlich in die Rolle des Patienten und sucht aus der Perspektive des Patienten gleichsam Schulter an Schulter mit ihm aktiv nach eigenen äußeren Handlungen, die denen der Übertragungsfigur des Patienten *ähnlich waren.*

Fallbeispiel 5 (Fortsetzung): *Der Therapeut fragt den Protagonisten in der Nachbesprechung des Spiels verabredungsgemäß: »Wo haben Sie mich als Therapeut ähnlich wie Ihren Vater und wo aber auch anders wahrgenommen?« Der Patient und der Therapeut finden zusammen die folgenden Handlungen des Leiters, die dem Verhalten des Vaters ähnelten: 1. Wie der Vater in der Kindheit, so hat der Leiter Ralf in der Gruppensitzung vorher tatsächlich zurückgewiesen, als er auf dessen Spielwunsch nicht einging. Sein äußeres Verhalten ähnelte also real dem Verhalten des Vaters. Die Absicht des Leiters war dabei allerdings eine andere als die des Vaters. Der Leiter war nach einem Leiterwechsel gerade neu in die Gruppe gekommen. Die Gruppe hatte Ralf nach dem Prinzip »Hannemann, geh du voran!« in einer völlig ungeklärten Gruppensituation dazu benutzen wollen, die Arbeitsweise des Leiters auszukundschaften. Der Leiter hatte Ralf davor schützen wollen, von der Gruppe benutzt zu werden. 2. Der Leiter hatte die Angewohnheit, aus dem Fenster zu sehen, ganz ähnlich wie Ralfs Vater es getan hatte. Die plausible Erklärung des Leiters war aber: »Ich kann dann freier spüren, was in der Gruppe ist.« 3. Der Leiter hatte am Vortag vor den Seminarteilnehmern einen Vortrag gehalten zu dem Thema »Religiosität im Psychodrama«. Das war ähnlich dem Lesen des Vaters in einem religiösen Buch. 4. Der Leiter erinnerte sich, dass er in der vorhergehenden Gruppensitzung innerlich tatsächlich noch mit dem Inhalt seines Vortrages beschäftigt gewesen war. Er teilte dies offen mit: »Ihr Spiel, Ralf, und Ihr Wunsch nach voller Aufmerksamkeit haben mich nach dem anstrengenden Vortrag eigentlich erst richtig in die Gruppe geholt.« Der Leiter erkannte erst durch den Vergleich seines Verhaltens mit dem von Ralfs Vater, dass Ralfs Übertragung auf ihn auch einen Realkonflikt umfasste. Er forderte den Protagonisten Ralf deshalb am Ende der Gruppensitzung auf: »Anders als in Ihrer Kindheit dürfen Sie hier auch in Zukunft ruhig sensibel reagieren, wenn Sie zurückgewiesen werden. Warum sollen Sie sich hier in der Gruppe noch einmal so behandeln lassen wie in der Kindheit von Ihrem Vater?«*

Empfehlung

Die Therapeutin sollte dem Patienten bei der Klärung einer Störung in der therapeutischen Beziehung den Realanteil des Beziehungskonflikts immer explizit als *realitätsgerechte* Wahrnehmung bestätigen. Die Beziehungsklärung ist *erst dann als gelungen anzusehen,* wenn die Therapeutin und der Patient sich am Ende *miteinander geeinigt* haben (Krüger, 2010c, S. 228), was sie an der Störung in der therapeutischen Beziehung als Übertragungsanteil und was sie als Realkonflikt verstehen wollen.

Das beschriebene Vorgehen bei Störungen in der therapeutischen Beziehung erfordert von der Therapeutin die Bereitschaft, im Spiegel der Reaktionen des Patienten auch immer wieder ihr eigenes Bild von sich selbst zu überdenken, ihre eigene persönliche Haltung zu überprüfen und über sich etwas Neues dazuzulernen. Die *Realität* in der therapeutischen Beziehung ist immer eine *intersubjektive Realität.*

2.8 Das Geheimnis der therapeutischen Wirkung des Psychodramas

Die mentalisationsorientierte Theorie des Psychodramas lässt sich in einigen Leitsätzen zusammenfassen:

1. Psychodramatikerinnen und Psychodramatiker benutzen in ihrer praktischen Arbeit Psychodramatechniken. Das ist das, was sie zu Psychodramatikern macht. Die Anwendung von Psychodramatechniken unterscheidet das Psychodrama von anderen Psychotherapieverfahren. Das Geheimnis der therapeutischen Wirkung des Psychodramas muss etwas mit der Anwendung der Psychodramatechniken zu tun haben. Es wäre also gut, wenn wir Psychodramatiker erklären könnten, was wir im Psychodrama tun, wenn wir Psychodramatechniken einsetzen. Marineau (2011, S. 43), der eine Biographie über Moreno verfasst hat, fordert, dass Psychodramatiker klarer beschreiben sollten, »was sie tun, wenn sie tun, was sie tun«.
2. Die Psychodramatherapeutin arbeitet kognitiv *und* metakognitiv. Sie erfasst mit dem Patienten oder Klienten zusammen einerseits seine Kognitionen und verändert sie. Kognitionen sind die bewussten *Inhalte* des Denkens. Wenn der Protagonist der Gruppenleiterin mitteilt, was sein Konflikt ist, dann teilt er ihr seine Kognitionen mit. Zu den Kognitionen gehören seine Gedanken, Meinungen, Einstellungen, Urteile, Wünsche und Absichten im Konflikt. Die Therapeutin kann versuchen, *verbal* mit dem Patienten zusammen unangemessene Denkinhalte zu erfassen und diese durch *verbale* Interventionen zu verändern. So arbeitet die kognitive Verhaltenstherapie. Die Psychodramatherapeutin arbeitet mit den Psychodramatechniken aber an dem *metakognitiven* Prozess, mit dem der Patient seine unangemessenen Denkinhalte hervorbringt (siehe Kap. 2.2 und 2.11), also nicht daran, *was* er denkt, sondern daran, *wie* er denkt.

3. Die Psychodramatechniken verwirklichen die natürlicherweise vorhandenen *metakognitiven* Werkzeuge der inneren Konfliktverarbeitung des Menschen im Als-ob-Modus des Spiels (siehe Kap. 2.2). Sie verändern mit ihrer Arbeit die bewussten Inhalte des Denkens, die Kognitionen (siehe Fallbeispiel 1).
4. Die Psychodramatherapeutin begleitet den Patienten Schulter an Schulter auf dem Weg seines Mentalisierens (siehe Kap. 1). Sie identifiziert sich mit ihm im Prozess seiner Konfliktverarbeitung und wandelt im Spiel die Werkzeuge seines Mentalisierens in Psychodramatechniken um. Sie folgt bei dieser Umwandlung ihrer Intuition (siehe Kap. 2.2). Schon eine gute *naive* Intuition der Therapeutin reicht aus, um psychodramatherapeutisch zu arbeiten (siehe Kap. 2.2). Sie zentriert dabei ihre Aufmerksamkeit auf die unangemessenen Kognitionen des Patienten und verändert sie mithilfe des psychodramatischen Spiels. Die Psychodramatherapeutin weiß dann aber nicht, dass sie mit den Psychodramatechniken *metakognitiv* arbeitet. Sie muss das zwar auch nicht wissen! Psychodrama ist ohne diese Theorie aber wie ein Haus ohne Dach. Es bleibt unklar, wie im Psychodrama die Veränderungen der Kognitionen des Patienten zustande kommen.
5. Manche Psychodramatiker vermuten dann, dass die Entwicklung der neuen Denkinhalte des Protagonisten vom Format der Gruppentherapie abhängig ist (siehe Kap. 2.9.5). Die Gruppenmitglieder helfen dem Protagonisten als Hilfs-Ichs oder Doppelgänger, im Spiel neue Kognitionen zu entwickeln. Sie bestätigen *nach dem Spiel* durch ihr Sharing und durch ihre Rollenfeedbacks die neuen Denkinhalte des Patienten und verändern sie bei Bedarf. Wie aber entstehen die *neuen kognitiven Inhalte* des Patienten im Spiel? Diese Frage bleibt unbeantwortet.
6. Meine Antwort ist: Es gibt während des psychodramatischen Spiels einen *Regelkreis zwischen dem inneren Mentalisieren des Patienten und seinem äußeren psychodramatischen Spiel* (siehe Kap. 2.2). Das innere Mentalisieren des Patienten steuert sein äußeres Spiel. Sein äußeres Spiel aber *erweitert mithilfe der Psychodramatechniken sein inneres Mentalisieren.*
7. Das *Geheimnis der therapeutischen Wirkung des Psychodramas* ist: Die Psychodramatechniken verwirklichen die im Konflikt blockierten metakognitiven Werkzeuge der Konfliktverarbeitung *frei.* Wenn ein Werkzeug des Mentalisierens in seiner Arbeit blockiert ist, befreit die analoge Psychodramatechnik dieses Werkzeug aus seiner Form als Abwehrmechanismus (siehe Abb. 2 und Kap. 2.6). Die Protagonistin oder der Protagonist wird dadurch wieder *spontan.* Die Abwehr des Patienten gelangt im Als-ob-Modus des Spiels unter die Kontrolle seines Ichs. Die *freie* Anwendung der Werkzeuge der Konfliktverarbeitung im Spiel verwirklicht das *Spontaneitätsprinzip der*

psychodramatischen Arbeit (siehe Kap. 2.6). Moreno (1970, S. 77) beschrieb das Spontaneitätsprinzip mit dem Satz: »Jedes wahre zweite Mal ist eine Befreiung vom ersten.« Das Spontaneitätsprinzip zeigt sich beispielhaft in der psychodramatischen Selbstsupervision (siehe Kap. 2.3). Die erstaunliche heilende Wirkung der Selbstsupervision kommt *ohne Hilfe* durch eine Therapeutin zustande. Der Protagonist muss dabei nur die beschriebenen zwölf Schritte vollziehen. Er löst die Abwehr durch Identifizierung mit dem Angreifer dadurch auf, dass er den Rollentausch im Spiel *häufig und frei* praktiziert (siehe Kap. 8.4.2 und Fallbeispiel 1).

8. Die Therapeutin berücksichtigt beim Einsatz der Psychodramatechniken intuitiv das *Prinzip der Analogie* zwischen 1. den acht zentralen Psychodramatechniken, 2. den acht zentralen Abwehrmechanismen und 3. den Werkzeugen des Mentalisierens (siehe Abb. 2 und Kap. 2.6). Wenn ein Werkzeug des Mentalisierens durch Abwehr in seiner Arbeit blockiert ist, setzt die Therapeutin intuitiv die *analoge* Psychodramatechnik frei ein (siehe Kap. 3.4).
9. Die zentralen Psychodramatechniken sind *direkt metakognitiv* wirksame therapeutische Interventionen. Das ist ein *Alleinstellungsmerkmal des Psychodramas* gegenüber anderen Psychotherapiemethoden.
10. Wir Psychodramatikerinnen und Psychodramatiker gewinnen durch das Verständnis der Psychodramatechniken als *metakognitiv* wirkende therapeutischen Interventionen die *Definitionshoheit über unsere therapeutischen Interventionstechniken* zurück (siehe Kap. 2.11). Das Haus des Psychodramas bekommt durch diese Theorie ein Dach. Es ist nicht mehr nur ein Handwerkskasten mit Werkzeugen, aus dem andere Psychotherapieverfahren sich für ihre praktische Arbeit bedienen können (siehe Kap. 2.11).
11. Das Wissen um das Analogieprinzip zwischen den metakognitiven Werkzeugen der Konfliktverarbeitung und den Psychodramatechniken hilft, scheinbar einfache psychodramatische Methoden, *die viele Psychodramatiker schon kennen,* in ihrer Bedeutung zu erkennen und sie zu präzisieren und weiterzuentwickeln. So beschreibe ich in diesem Buch zum Beispiel einige Methoden des Psychodramas neu: das *psychodramatische Gespräch* (siehe Kap. 1), die *psychodramatische Selbstsupervision* (siehe Kap. 2.3), die *sechs Schritte des psychodramatischen Dialogs* mit Rollentausch (siehe Kap. 8.4.2), *das psychodramatische Antworten* mithilfe der drei Ich-Zustände der Therapeutin (siehe Kap. 4.13) und den *Doppelgängerdialog* in der Psychosetherapie (siehe Kap. 9.6.2).
12. Das Analogieprinzip zwischen den Psychodramatechniken und den Abwehrmechanismen hilft der Therapeutin, bei einzelnen Krankheiten störungsspezifisch angemessen jeweils auf den Konfliktebenen zu intervenieren, auf

denen die Mentalisation der Patienten gestört ist (siehe Kap. 3.3). Daraus ergeben sich die in diesem Buch beschriebenen *störungsspezifischen Therapiemanuale und Therapiemodelle.*

13. Die Therapeutin arbeitet bei Störungen auf der Ebene von Beziehungskonflikten *implizit metakognitiv.* Sie lässt den Patienten mithilfe der Psychodramatechniken die metakognitiven Blockaden seines Mentalisierens auflösen, *ohne* mit dem Patienten über diese Blockaden zu reden. Bei Persönlichkeitsstörungen, Traumapatienten, Abhängigkeitskranken und Psychosekranken bestehen aber Störungen auf der Ebene der Identität (siehe Kap. 3.3). Die im Spiel entwickelten neuen Kognitionen der Patienten werden durch ein starres Abwehrsystem immer wieder verzerrt. Die Therapeutin arbeitet bei diesen Patienten deshalb zusätzlich *explizit metakognitiv.* Sie macht die metakognitiven Blockaden der Patienten durch Aufstellung als Ich-Zustände *explizit* zum Gegenstand der therapeutischen Kommunikation (siehe Kap. 2.11 und Kap. 4).
14. Eine erfahrene Psychodramatherapeutin ordnet ihr theoretisches Wissen in ihrer praktischen Arbeit ihrer Intuition unter (siehe Kap. 2.2). Das hilft ihr, in ihrer praktischen Arbeit die intersubjektive Beziehung zu *diesem speziellen* Patienten in *dieser* Situation *hier und jetzt* zu halten. Sie darf in der Leitung eines Psychodramaspiels *nicht wissen* und muss *nicht alles sofort* wissen. Sie wird durch ihr scheinbar naives *Nichtwissen* zur Hebamme bei der Entwicklung des Mentalisierens des Patienten im psychodramatischen Spiel.

2.9 Folgen der mentalisationsorientierten Theorie für die psychodramatische Arbeit

Zentraler Gedanke

Das mentalisationsorientierte Verständnis der Psychodramatherapie differenziert und erweitert die Theorie und Praxis des Psychodramas *und verändert diese.*

2.9.1 Psychodrama ist ein Therapieverfahren und nicht nur eine Methode der Gruppentherapie

Viele Therapeutinnen und Therapeuten verstehen Psychodramatherapie als ein Therapieverfahren, das in seiner therapeutischen Wirkung vom *Format der Gruppentherapie abhängig* ist. Buer (2005, S. 289) unterscheidet zwischen *Verfahren* und *Format.* Ein Format ist ein Setting wie Gruppentherapie, Einzeltherapie, Supervision, Coaching oder Teamentwicklung. In einem *Format* wie der Gruppentherapie können *verschiedene Verfahren* genutzt werden, zum Beispiel das Psychodrama, die Psychoanalyse, die themenzentrierte interaktionelle Methode, die Gruppendynamik und andere. Psychodrama ist ein *Psychotherapieverfahren, das* in *verschiedenen Formaten* angewendet werden kann. Psychodramatherapeuten, die die *Psychodramatherapie als Verfahren* an das *Format Gruppentherapie* binden, engen sich in ihren therapeutischen Handlungsmöglichkeiten unnötig ein. Das Markenzeichen des Psychodramas ist nicht »die Gruppe«, sondern die direkte Arbeit an den metakognitiven Prozessen. Denn auch andere Psychotherapiemethoden arbeiten im Format Gruppentherapie therapeutisch erfolgreich, zum Beispiel die Psychoanalyse oder die Verhaltenstherapie.

Zentraler Gedanke

Patientinnen und Patienten bringen ihre unangemessenen Denkinhalte *in der Einzeltherapie und Einzelberatung ebenso* wie in der Gruppentherapie durch ihre *metakognitiven* Prozesse hervor. Die Therapeutin kann deshalb *auch im Einzelsetting* mithilfe der Psychodramatechniken die metakognitiven Prozesse des Patienten verändern. Psychodramatikerinnen, die die metakognitive Wirkweise der Psychodramatechniken verstanden haben, benutzen anders als andere Psychodramatiker in 50–80 % ihrer Einzelsitzungen Psychodramatechniken.

Schwer gestörte Patienten sind *in der Einzeltherapie* sogar leichter zu behandeln als in der Gruppe. *Moreno* hat im Jahre 1936 eine kleine psychiatrische Klinik in Beacon gegründet. Dort benutzte er in der stationären Behandlung seiner schwer kranken Patienten das Psychodrama hauptsächlich als Einzeltherapie. Straub (2010, S. 28) berichtete, dass sie sich 1954 als Praktikantin acht Monate lang in Morenos Sanatorium in Beacon aufgehalten hat. In der Klinik waren von den zwölf Patientinnen und Patienten jeweils etwa acht psychotisch erkrankt gewesen. In ihrer Zeit dort habe Moreno die Patienten *kein einziges Mal zu einer Therapiegruppe* zusammengefasst. Auch in Morenos Standardwerken (Moreno, 1959; J. L. Moreno und Z. T. Moreno, 1975a, 1975b; Moreno, 1946/1985) sind nur Fallbeispiele zu finden, in denen Moreno *einzeltherapeutisch* arbeitete. Leutz (2013, mündliche Mitteilung) berichtete, dass Moreno zwar oft an einer Gruppentherapiesitzung *seiner Schülerinnen und Schüler* teilnahm. Er übernahm in dieser Gruppensitzung jeweils die Leitung. Er ließ die Psychodramatherapeutin oder den Psychodramatherapeuten *in den darauffolgenden Sitzungen* die Gruppe aber wieder allein weiterführen.

Wenn Psychodramatikerinnen und Psychodramatiker heute Psychodrama als *gruppenpsychotherapeutisches Verfahren* definieren, meinen sie, dass die

»Triade Soziometrie, Gruppentherapie, Psychodrama« (Moreno, 1959, S. 55, 72; Leutz, 1974, S. 1, 4) ein untrennbares Ganzes bildet. Deshalb seien diese drei Methoden auch immer *gemeinsam* einzusetzen. Die Einengung des Psychodramas auf das Format der *Gruppentherapie* hat ihren Grund in einem Theoriedefizit. Die Gruppentherapeutin benutzt die Psychodramatechniken zwar, um den Protagonisten im Spiel neue Denkinhalte hervorbringen zu lassen. Sie glaubt aber, dass diese neuen Denkinhalte des Patienten »durch die Gruppe« zustande kommen. Sie merkt: Die Gruppenmitglieder nehmen ihr die Arbeit ab, *nach dem Spiel* durch das Sharing und durch Rollenfeedbacks die neuen Denkinhalte und Erkenntnisse des Patienten aus dem Spiel zu betätigen oder sie vorsichtig zu korrigieren. Auch helfen die Teilnehmer dem Protagonisten im Spiel als Hilfs-Ichs, die neuen Denkinhalte hervorzubringen. Die Psychodramatherapeutin zentriert ihre Aufmerksamkeit bei dieser Sichtweise aber nur auf das *Ergebnis* der psychodramatischen Arbeit, auf die Kognitionen des Patienten (siehe Kap. 1). Sie weiß nicht, dass sie selbst mit Psychodramatechniken direkt *den metakognitiven Prozess* verändert, mit dem der Patient die neuen Denkinhalte in seiner Konfliktverarbeitung hervorbringt.

Die Definition des Psychodramas als hauptsächlich gruppentherapeutisches Verfahren hatte negative Folgen: 1. Sie blockierte die Theorieentwicklung. Marineau (2011, S. 43) forderte noch 2011, dass Psychodramatikerinnen und Psychodramatiker klarer beschreiben müssen, »was sie tun, wenn sie tun, was sie tun«. 2. *Ambulant* arbeitende Psychotherapeutinnen und Beraterinnen arbeiten heute mit ihren Patientinnen und Patienten zu etwa 95 % *im Einzelsetting.* Im *stationären* Bereich sind mindestens 50 % der Patienten in Einzeltherapie. Psychodrama als Gruppentherapieverfahren ist deshalb nur für wenige Therapeuten interessant. 3. Viele Psychodrama-Ausbildungsinstitute lehren das Psychodrama hauptsächlich *als Gruppenverfahren.* Die zukünftigen Psychodramatherapeutinnen lernen dadurch zu wenig, das Psychodrama auch in der Einzeltherapie anzuwenden.

Empfehlung

Die Therapeutin sollte in der Psychodramatherapie die Auswahl des Settings abhängig machen von der Fähigkeit des Patienten zu mentalisieren. Je schwerer das Mentalisieren des Patienten gestört ist, desto eher ist Psychodrama *als Einzeltherapie* indiziert.

Menschen mit schweren Defiziten im Mentalisieren sollten sich zunächst in der Einzeltherapie *selbst* in ihrer dysfunktionalen Selbstorganisation verstehen (siehe Kap. 4 und 9). Sie profitieren von einer psychodramatischen Gruppenpsychotherapie erst, *nachdem* sie in einer störungsspezifischen Einzeltherapie Problembewusstsein für ihre dysfunktionale Konfliktverarbeitung entwickelt haben (siehe Kap. 4.8). In der *stationären* Psychodramatherapie sind *krankheitsbezogene* Gruppenpsychotherapien möglich, zum Beispiel eine Gruppe, in der alle Patientinnen und Patienten an einer Traumafolgestörung leiden (Sáfrán und Czáky-Pallavicini, 2013) *oder* an einer Abhängigkeitserkrankung (Waldheim-Auer, 2013, S. 196; Waniczek, Harter und Wieser, 2005).

2.9.2 Die Verbindung zwischen dem Mentalisieren des Patienten und seinem psychodramatischen Spiel darf nicht reißen

In der mentalisationsorientierten Psychodramatherapie achtet die Therapeutin darauf, dass der Regelkreis zwischen dem Mentalisieren des Patienten und seinem psychodramatischen Spiel *nicht reißt.* Denn wichtig ist, dass der Patient am Ende einer Therapiesitzung durch den Spielprozess die Blockaden und Defizite seines Mentalisierens in seinem Konflikt aufgelöst bzw. ausgeglichen hat und dass seine *inneren* Beziehungsbilder erweitert wurden. Dazu muss der Spielprozess *nicht* eindrucksvoll oder kompliziert sein. Er muss auch nicht in einer Katharsis enden.

Wenn im Spiel die Verbindung zwischen dem inneren Mentalisieren des Patienten und seinem äußeren Spiel reißt, ist die psychodramatische Arbeit nutzlos. Das kann zum Beispiel eintreten, wenn ein Patient eine traumatisierende Erfahrung auf der Bühne nachspielt, *ohne* dass die Psychodramatherapeutin dabei störungsspezifisch vorgeht (siehe Kap. 5.10). Die Therapeutin merkt dann oft nicht, dass der Patient dissoziiert und dass sein Mentalisieren während seines psychodramatischen Spiels im Schockzustand blockiert ist.

Fallbeispiel 6: *Eine Psychodramatherapeutin berichtete in der Supervision von einer schwierigen Gruppensitzung. Sie hatte eine körperlich missbrauchte Patientin zwei Stunden lang ihre Gewalterfahrung durch ihre Mutter psychodramatisch bearbeiten lassen. In der Nachbesprechung hatte die Patientin dann aber nur lapidar gesagt: »Da war nichts Neues für mich im Spiel. Ich wusste das schon alles!« Die Therapeutin fühlte sich entwertet und war hilflos. Der Supervisor vermutete, dass die Protagonistin im Spiel dissoziiert hatte und ihre Affekte abgespalten hatte. Sie war dadurch in ihrem Spiel innerlich gleichsam gar nicht dabei gewesen. Sie vollzog das Spiel nur kognitiv. Die Therapeutin erlebt in einem solchen Fall beim Nachspielen der Traumaerfahrung selbst zwar viel, die Patientin spürt sich aber gar nicht. Sie passt sich wegen ihres Dissoziierens nur äußerlich an die Vorgaben der Therapeutin an. Deshalb ist bei einer Traumaverarbeitung ein störungsspezifisches Vorgehen angezeigt, wie es im Kapitel 5.10 beschrieben wird.*

Auch bei der Therapeutin darf während des Spiels des Patienten die Verbindung zwischen ihrem inneren Mentalisieren und den Psychodramatechniken nicht reißen. Denn die Therapeutin kann die Psychodramatechniken nur dann *angemessen* einsetzen, wenn sie als implizite Doppelgängerin des Patienten mit in *seine* innere Konfliktverarbeitung hineingeht und in *ihrer* Vorstellung *seinen* Konflikt *selbst* im Als-ob-Modus mentalisiert. Der Impuls, eine Psychodramatechnik einzusetzen, tritt auf, wenn *sie selbst diese zum eigenen Mentalisieren des Konflikts des Patienten braucht* (siehe Kap. 2.6). Sie folgt dabei *ihrer eigenen Intuition* (siehe Kap. 2.1). Eine Therapeutin, die die Psychodramatechniken nur als ein Therapiemanual und als Werkzeuge aus einem Handwerkskasten benutzt, ist intuitiv blind. Sie hat große Mühe, die jeweils empfohlenen Psychodramatechniken differenziert, achtsam und *passend zum gegenwärtigen Erleben des Patienten* einzusetzen.

2.9.3 Die Anwendung der Psychodramatechniken wird einfacher

Psychodramatikerinnen und Psychodramatiker, die in ihrer Arbeit mentalisationsorientiert denken (siehe Kap. 2.2), halten sich in ihrer praktischen Arbeit *eng an die Wege der natürlichen inneren Konfliktverarbeitung.* Sie gehen bei ihrer Arbeit weniger Umwege. Das Spiel wird einfach, auch wenn es hoch komplex ist. Die Psychodramatherapeutin braucht Mut, um sich bei der Leitung des psychodramatischen Spiels eines Patienten auf die eigene Intuition zu verlassen. Der gemeinsame Spielprozess ähnelt bisweilen einer gemeinsamen Bootsfahrt auf einem Wildwasserfluss. Viele Psychodramatherapeuten neigen deshalb dazu, sich vor dem Sog des Spiels zu schützen. Sie erfragen *vor dem Spiel* von ihren Patienten möglichst viele Informationen über den zu spielenden Konflikt. Viele Psychodramatiker lassen ihren Protagonisten zum Beispiel beim Aufbau seiner Spielszene die Mitspielerin *»eindoppeln«*, die als Hilfs-Ich die Rolle seiner Konfliktpartnerin spielt. Der Protagonist tritt dabei hinter die Mitspielerin in der Gegenrolle und die Therapeutin fragt ihn dort: »Wie alt sind Sie als Ihre Ehefrau?« »Wie geht es Ihnen hier Ihrem Mann gegenüber?« »Wie lange sind Sie schon verheiratet?« »Sind Sie berufstätig?« Ein solches »Eindoppeln« unterbricht den inneren Erwärmungsprozess des Patienten für sein protagonistzentriertes Spiel.

Denn beim »Eindoppeln« wechselt der Patient *innerlich* aus seiner eigenen Rolle *in die seiner Konfliktpartnerin.* Dadurch stellt er sich *seinem eigenen Handlungsimpuls* entgegen und blockiert diesen innerlich. Wenn der Protagonist anschließend *in seiner eigenen Rolle* das Spiel anfängt, muss er zuerst wieder sein *eigenes* Fühlen und Wollen in sich lebendig machen. Zu viele Vorinformationen verführen die Therapeutin auch dazu, innerlich schon vor dem Spiel Hypothesen aufzustellen und festzulegen, um was es im Spiel des Patienten gehen könnte. Solche Vorannahmen blockieren leicht den frei-kreativen Prozess des Mentalisierens *der Therapeutin*. Sie führen dadurch zu Störungen im Abstimmungs- und Einigungsprozess mit dem Patienten während des psychodramatischen Spiels.

Empfehlung

Die Therapeutin sollte den Patienten das Geschehen in seinem Konflikt *nicht vor dem Spiel* erzählen lassen. Dann gelingt es ihr besser, neugierig zu bleiben und die Sokrates-Haltung einzunehmen, aus der heraus sie die jeweils passenden Psychodramatechniken findet (siehe Kap. 2.1).

Die Therapeutin kann sich vor dem eigentlichen Spiel auf wenige Fragen und Anweisungen beschränken: 1. Sie lässt den Protagonisten im Szenenaufbau die Gegenrolle besetzen oder die Gegenrolle mit einem leeren Stuhl repräsentieren: »Wer ist oder war an dem Konflikt beteiligt?« 2. Sie spricht ihn *in seiner eigenen Rolle* an und fragt weiter: »Wie alt ist Ihre Frau?« 3. »Was strahlt sie aus?« 4. »In welcher Körperhaltung sitzt sie da?« Das Hilfs-Ich, das die »Ehefrau« des Protagonisten spielt, soll aus diesen Informationen im Spiel *selbst* eine Idee für die Ausgestaltung der Rolle der Ehefrau entwickeln. Natürlich trifft die Mitspielerin dabei die Wirklichkeit ihrer Rolle nicht immer sofort. Die Therapeutin lässt den *Patienten* deshalb immer wieder einmal mit seinem Hilfs-Ich die Rolle tauschen und im Spiel in der Rolle seiner Ehefrau »zeigen«, wie diese ist, wie sie reagiert hat oder wie sie antworten würde.

Einige Therapeuten haben noch andere Gewohnheiten, die die Spontaneität und Kreativität der psychodramatischen Arbeit einengen. Manche Psychodramatiker legen zum Beispiel beim Doppeln dem Patienten *immer* die Hand auf die Schulter. In Ausnahmefällen kann das eine Nähe bezeugende Geste der Therapeutin sein, die wichtig ist. Das *regelhafte Handauflegen* beim Doppeln ist aber zu vermeiden.

Übung 6

Erkunden Sie als Psychodramatikerin oder Psychodramatiker einmal zusammen mit einem Kollegen in einem Rollenspiel das Doppeln *mit Handauflegen* und das Doppeln *ohne körperliche Berührung* des Protagonisten. Prüfen Sie als Leiterin und als Protagonist, ob Sie einen Unterschied zwischen den beiden Arten zu doppeln erleben. Sie werden merken: Wenn Sie in der Rolle des Protagonisten sind, lenkt Sie das Handauflegen der doppelnden Therapeutin *von sich selbst* und *Ihrem eigenen* spontanen Mentalisieren ab. Sie verschieben Ihre Aufmerksamkeit *auf die Therapeutin,* die Ihnen vermeintlich »etwas geben« will. Damit wird aber das originäre Ziel des Doppelns verfehlt. Das besteht darin, die innere Konfliktverarbeitung des *Patienten* zu aktivieren und zu erweitern.

Ähnlich fragwürdig ist das viel praktizierte regelhafte *»Entrollen«* der Mitspieler nach einem psychodramatischen Spiel. Leutz (2013, mündliche Mitteilung) hat diese Technik in die praktische Arbeit mit dem Psychodrama eingeführt. Das Entrollen ist zwar erforderlich, wenn ein Gruppenmitglied als Hilfs-Ich über *lange* Zeit die Rolle eines *schwierigen Menschen* übernommen hatte. In allen anderen Fällen finden die Gruppenteilnehmer in der Nachbesprechung des Spiels aber *schon spontan* aus der Hilfs-Ich-Rolle zu sich selbst zurück. Denn sie formulieren ihr *Rollenfeedback* in der *Vergangenheitsform:* »In dem Spiel *war* ich als Ehefrau ärgerlich.« Auch durch das *Sharing* kommen sie wieder zu sich selbst. Denn sie berichten dabei von *ihren eigenen* ähnlichen Erfahrungen. Manche Therapeuten fordern nach dem Spiel den Protagonisten sogar auf, beim »Entrollen« seinen Mitspielern die Rollen mit den Händen von ihren Schultern nach unten an ihrem Körper entlang *abzustreifen.* Das soll unter anderem »die Entwicklung von Übertragungen verhindern«. Diese Annahme ist naiv. Übertragungen sind immer *unbewusst.* Wenn eine Übertragung aufgrund von szenischen Auslösern entsteht, bleibt diese auch bestehen, wenn der Protagonist nach seinem Spiel seine Mitspielerin »entrollt«. Übertragungen sind im Übrigen therapeutisch *nicht als negativ* anzusehen. Sie sind sogar wertvoll, wenn die Psychodramaleiterin sie therapeutisch angemessen nutzt (siehe Kap. 2.7). Aus diesen Ausführungen wird deutlich:

Zentraler Gedanke

Psychodramatische Arbeit ist hochkomplex, auch wenn sie von außen gesehen ganz einfach erscheint. Psychodramatiker, die in ihrer praktischen Arbeit *viele* Regeln aufstellen und mit einem großen, komplizierten Technikrepertoire imponieren, folgen oft *eigenen* theoretischen Konzepten und *nicht* den inneren Mentalisierungsprozessen ihrer Patienten. In der mentalisationsorientierten Psychodramatherapie versucht die Therapeutin nicht, das Richtige zu tun. Sie lässt vielmehr das Falsche und Überflüssige weg.

2.9.4 Die Therapeutin denkt systemisch und prozessorientiert

Konflikte sind im Mentalisieren von Natur aus immer »dyadisch beziehungsweise dialogisch strukturiert« (Dornes, 2013, S. 79). Sie sind deshalb systemisch zu verstehen als *Beziehungskonflikt zwischen* der inneren Selbstrepräsentanz des

Patienten und seiner dazugehörigen Objektrepräsentanz (siehe Kap. 2.2). Bei einer Borderline-Organisation oder einer Suchterkrankung können das auch *Konflikte zwischen* alternierenden Ich-Zuständen sein (siehe Kap. 4.3 und 10.5). Die Psychodramatherapeutin achtet deshalb während ihrer praktischen Arbeit *innerlich* von Augenblick zu Augenblick auf die energetischen *Kräfte und Gegenkräfte* im Prozess der Konfliktverarbeitung. Dabei stellt sie sich diese immer wieder als Aktion und Reaktion im Konfliktsystem vor. Der Raum der Konfliktverarbeitung kann sein: 1. die systemische Selbstorganisation der Gruppe, 2. die Beziehung zwischen den Gruppenmitgliedern, 3. der Selbstorganisationsprozess des einzelnen Patienten, 4. der kreative Abstimmungs- und Einigungsprozess zwischen der Therapeutin und dem Patienten in der *realen* Begegnung und 5. der Abstimmungs- und Einigungsprozess zwischen der Therapeutin und dem Protagonisten *während seines Spiels.*

Der Konfliktraum wird im Psychodrama oft als »psychodramatische Szene« bezeichnet. In Anlehnung an Hutter (2009, S. 27) definiert Kriz (2014, S. 123) die psychodramatische Szene als »die stets ganzheitliche Verflechtung von körperlichen, psychischen, interaktiv-mikrosozialen, makrosozialen und kulturellen Prozessaspekten […], deren Dynamik wegen ihrer nichtlinearen Vernetzung letztlich nicht planbar oder vorhersagbar ist, sondern kreative Momente enthält, die […] therapeutisch nutzbar gemacht werden können.« Das geschieht im psychodramatischen Spiel durch den psychodramatischen Szenenaufbau, das Rollenspiel und den Rollentausch. Diese Techniken verwirklichen den dialogischen Charakter des jeweiligen Konfliktraums. Im protagonistzentrierten Psychodrama ist das die Interaktion in dem inneren Beziehungsbild des Patienten. Der Rollentausch wandelt das individuumzentrierte Denken des Menschen zu einem systemischen Denken um. Der Patient erweitert durch das Spiel und den Rollentausch seine innere Selbstrepräsentanz im Konflikt *und aber auch seine innere Objektrepräsentanz* (siehe Kap. 8.4.1 und 8.4.2).

Fallbeispiel 7: *Eine depressiv neurotische Patientin, Frau C., erzählte in der Gruppentherapie resigniert: »Mein Mann verbietet mir, mich mit meiner Freundin zu verabreden!« Die Gruppenmitglieder protestierten: »Das darfst du doch nicht mit dir machen lassen!« Der Therapeut bot Frau C. an, ihren Ehekonflikt psychodramatisch zu spielen. Die Patientin lehnte das aber ab. Der Therapeut fühlte sich dem Leidensgefühl der Patientin ausgeliefert. Er forderte deshalb die Gruppenteilnehmerinnen, die am lautesten protestiert hatten, auf, stellvertretend für Frau C. die Auseinandersetzung mit ihrem Mann psychodramatisch zu spielen. Das geschah auch. Eine andere Gruppenteilnehmerin übernahm als Doppelgängerin die Rolle der Patientin, eine weitere die Rolle des Ehemannes. Die Doppelgängerin richtete im Szenenaufbau* *das Wohnzimmer von Frau C. ein, so wie sie sich dieses vorstellte. Frau C. korrigierte sie dabei von außen! Als die andere Gruppenteilnehmerin die Rolle des Ehemannes »falsch« spielte, protestierte Frau C.. Der Therapeut forderte Frau C. deshalb auf, in dem Spiel selbst die Rolle ihres Ehemannes zu übernehmen. Ohne es bewusst zu merken, erkundete sie im Spiel in dieser Rolle, was ihr Mann ihr gegenüber wohl fühlte und dachte und wie er auf ein verändertes Verhalten ihrerseits reagieren würde. Frau C. reagierte im Spiel in der Rolle ihres Mannes zwar missmutig und unwillig. Als aber ihre Doppelgängerin ihren Wunsch klar vorbrachte, unterband sie den Wunsch doch nicht autoritär.*

Vierzehn Tage später berichtete Frau C., dass sie nun doch mit ihrer Freundin zum Italiener essen gegangen war: Als sie ihrem Mann ihren Wunsch vorgetragen hatte, habe der zwar tatsächlich sein Gesicht mürrisch verzogen. Er habe ihr das Treffen mit ihrer Freundin aber nicht untersagt. Die Patientin hatte durch das Spiel ihre innere Objektrepräsentanz ihres Mannes erweitert. Sie hatte in der Rolle ihres Mannes leiblich und seelisch erfahren, dass dieser bei einer offenen Auseinandersetzung ihrem Wunsch zustimmen würde, wenn sie selbst nur ausreichend standhält und nicht gleich nachgibt. Und so war es geschehen. Ohne es zu merken, hatte die Patientin durch das psychodramatische Spiel gelernt, das mürrische Gesicht ihres Ehemannes von dem zornigen Gesicht ihres Vaters zu unterscheiden. Der Vater hatte bei Widerworten immer cholerisch aufbrausend reagiert. Die Patientin hatte durch das Spiel die Vaterübertragung auf ihren Ehemann aufgelöst. Frau C. hatte im Spiel die innere Objektrepräsentanz ihres Mannes verändert. Sie hatte ihn deshalb im realen Alltag anders wahrgenommen. Sie konnte sich dadurch ihrem Mann gegenüber besser behaupten, ohne dass sie selbst im Spiel ein neues Verhalten ausprobiert oder geübt hätte.

Psychodramatherapeutinnen und Psychodramatherapeuten sind mit ihren Aktionen und Reaktionen letztlich immer ein *Teil des Systems der therapeutischen Beziehung* bzw. der Gruppenbeziehungen. Die Therapeutin erlebt das besonders deutlich bei *Störungen* in der therapeutischen Beziehung. Störungen in der Beziehung behindern die Spontaneität und Kreativität im psychodramatischen Spiel. Das »Spiel« findet unbemerkt schon in der Realität der therapeutischen Beziehung statt. Es muss deshalb auch *auf der Bühne der therapeutischen Beziehung* psychodramatisch weiter ausgestaltet und sinngebend zu Ende geführt werden (siehe Kap. 2.7).

Zentraler Gedanke

Die therapeutische Beziehung gelingt, wenn die Therapeutin *ihrem Patienten gerecht wird und sich selbst.* Die Seele des Patienten macht nichts umsonst.

Aber auch die Seele der Therapeutin macht nichts umsonst. Im mentalisationsorientierten Psychodrama gibt es kein »*entweder* hat der Patient ein Problem *oder* ich als Therapeutin habe ein Problem«. Es gibt nur ein »sowohl als auch«. Die Therapeutin und der Patient bzw. die Gruppe sitzen zusammen in demselben Boot. Das ist die Aufgabe und das Drama der Psychotherapie. Die Rollen der Therapeutin als Helferin und des Patienten als dem Bedürftigen haben sich in die *intersubjektive* Begegnung zwischen zwei Menschen auf Augenhöhe zu integrieren.

2.9.5 Die Gruppe ist als ein sich selbst organisierendes System zu verstehen

Zentraler Gedanke

In der psychodramatischen Gruppentherapie erweitert sich die Aktualisierungstendenz des Selbst *des Menschen* zu der Aktualisierungstendenz des Selbst *der Gruppe.* Das Menschenbild des *kreativen Menschen* wird zum Konzept der *kreativen Gruppe* als ein sich selbst organisierendes System. Die Therapeutin versteht sich als Teil dieses Systems.

Viele Psychodramatikerinnen und Psychodramatiker haben von ihren Ausbildungsleitern und Ausbildungsleiterinnen gelernt, dass ein bestimmter Ablauf der Sitzung »zur Methode des Psychodramas gehört«: Die Gruppensitzung beginnt mit einer Befindlichkeitsrunde. Anschließend rücken die Gruppenmitglieder, die *heute* an einem Thema arbeiten wollen, ihre Stühle etwas in die Mitte. Die Gruppenmitglieder wählen dann aus diesen Spielwilligen soziometrisch den Protagonisten für das Spiel in dieser Sitzung aus. Es folgt das protagonistzentrierte Spiel und später das Sharing, das Rollenfeedback und am Ende das Identifikationsfeedback. Wenn noch Zeit ist, schließt sich eine Abschlussrunde an.

Regeln können helfen, am Beginn einer geschlossenen Gruppe den Gruppenmitgliedern Sicherheit zu geben. Die Teilnehmerinnen und Teilnehmer überwinden in der Kennenlernphase dadurch leichter ihre Isolation und ihren neurotischen Rückzug und fassen schnell Vertrauen.

Eine Reglementierung des Sitzungsablaufes wird aber spätestens dann problematisch, wenn sich in der Gruppe die Themen Unterlegenheit, Macht und Rivalität aktualisieren oder wenn schließlich die Themen Autonomie und Ablösung vorherrschen. Einengende Vorgaben der Psychodramatherapeutin führen dann zu einer Abwehr der Gruppenmitglieder, die auf diese Vorgaben am ehesten allergisch reagieren. Die Therapeutin gerät dann in der Gruppendynamik durch Aktion und Reaktion leicht in die Alpha-Position. Das heißt, sie wird offen oder latent zur Aktionsführerin in der Gruppe. Nach *Schindler* (1957/1958, S. 311) sollten Gruppentherapeuten nur in Ausnahmefällen die Alpha-Position der Gruppe einnehmen. Denn »wo der […] Leiter der Gruppe sich in der Alpha-Position befindet, stellt sich die Gruppe nach seinem eigenen Unbewussten dar, und er vermag nur sich selbst in ihr zu analysieren […] Er hat in diesem Fall eine eminent erzieherische Chance […] Dort wo es gilt, die Über-Ich-Gestaltung zu fördern, wäre eine solche Position daher indiziert. Das wäre also bei Verwahrlosten der Fall.« Die Patientinnen und Patienten in einer Gruppentherapie sind aber in der Regel *nicht verwahrlost*. Eine Therapeutin in der Alpha-Position wird die Entwicklung der Gruppenteilnehmer deshalb eher behindern als fördern. Denn sie blendet ihre *eigene unbewusste Beteiligung* an den Störungen in den therapeutischen Beziehungen aus. Das führt zu Störungen im Abstimmungs- und Einigungsprozess mit den Patienten. Die Beziehungsstörungen blockieren über kurz oder lang die Mentalisierungsprozesse der Patienten *und auch der Therapeutin selbst* und behindern den therapeutischen Fortschritt in der Gruppe.

Die Therapeutin kann einen solchen *Widerstand der Gruppe* erkennen an Verstößen einzelner Gruppenteilnehmer gegen die Gruppenziele und Gruppenregeln: Jemand fehlt, kommt zu spät, will die Gruppentherapie abbrechen, schläft während der Sitzung fast ein oder anderes. Oder die Gruppenmitglieder wählen soziometrisch das von ihnen am stärksten abgelehnte oder das kränkste Gruppenmitglied zum Protagonisten. Sie erwarten von der Therapeutin unausgesprochen, dass sie auch noch dieses »letzte« Gruppenmitglied im protagonistzentrierten Psychodrama von seinen Leiden erlöst und errettet. Wenn die Therapeutin sich in einer solchen Situation gerechterweise *auch selbst* an die von ihr vorgegebene Regel der soziometrischen Auswahl des Protagonisten hält, scheitert sie gewöhnlich bei der Leitung des Spiels. Sie gerät mit dem Protagonisten zusammen während des Spiels in die Omega-Position (Krüger, 2011, S. 198 f.). Ein Gruppenmitglied in der Omega-Position protestiert, so ist diese Position definiert (Heigl-Evers, 1968, S. 283), gegen die Gruppenaktion *auf der Basis von Unterlegenheit und Schwäche*. Die Therapeutin sollte in einem solchen Fall ihre Aufmerksamkeit zusammen mit den Teilnehmern auf die aktuellen Konflikte in den gegenwärtigen *Gruppenbeziehungen* richten. Sie sollte therapeutisch an den Störungen der Gruppenbeziehungen arbeiten (siehe Kap. 2.7) und in den Beziehungen den Übertragungsanteil und den Realanteil voneinander differenzieren (Krüger, 2011, S. 192 ff., 204 f.).

Zentraler Gedanke

Die Therapeutin vermeidet bei einem *systemisch und prozessorientierten Leitungsstil,* den Ablauf einer Gruppensitzung zu reglementieren. Sie versteht die Gruppe als ein lebendiges, *sich selbst organisierendes System* (Krüger, 2011). Sie setzt die Psychodramatechniken ein, wenn sie indiziert sind. Sie folgt dabei ihrer eigenen Intuition und Spontaneität.

Die Therapeutin lässt die Gruppenteilnehmer zum Beispiel die Sharings *spontan* geben. Sie fordert sie nur dann *von sich aus* dazu auf, wenn sie spürt, dass der Protagonist nach seinem Spiel wieder als Gleicher unter Gleichen in die menschliche Gemeinschaft der Gruppe aufgenommen werden müsste. Die Therapeutin erfragt von dem Protagonisten und seinen Mitspielern *nur dann Rollenfeedbacks,* wenn sie merkt, dass der Protagonist seine Erfahrung im *äußeren* Spiel an bestimmten Stellen noch nicht ausreichend *innerlich* mentalisiert hat. Die Psychodramatechniken sollten in der Situation *prozesshaft und störungsspezifisch indiziert* sein. Wenn sie nicht wirklich indiziert sind, hält die Therapeutin sich eher zurück. Sie lässt die Gruppenteilnehmer dann mit den Folgen ihres Handelns oder Nichthandelns leben. Die Therapeutin bleibt in der Gruppe auf diese Weise eher in der therapeutisch wertvollen Beta-Position (Heigl-Evers, 1967, S. 95). Das ist die Position des Fachmanns, der in Gruppenkonflikten systemisch orientiert aus einer Ja-aber-Haltung heraus in die Interaktionen des Beziehungssystems der Gruppe eingreift und aktiv vermittelt.

2.9.6 Die mentalisationsorientierte Theorie stärkt die Wirkfaktoren der psychodramatischen Therapie und Beratung

Die mentalisationsorientierte Theorie verbessert die Qualität der therapeutischen Beziehung in der Psychodramatherapie. Denn die Therapeutin setzt die Psychodramatechniken innerlich als Doppelgängerin des Patienten in seiner Konfliktverarbeitung ein (siehe Kap. 2.4). Die Therapeutin denkt durch die Technik des psychodramatischen Gesprächs (siehe Kap. 1) und durch die Anwendung des Rollentauschs (siehe Kap. 8.4.2) von allein systemisch (siehe Kap. 2.8). Sie versteht sich selbst als Teil der therapeutischen Beziehung. Bei Störungen in der therapeutischen Beziehung löst sie den Gegenübertragungsanteil auf durch psychodramatische Selbstsupervision (siehe Kap. 2.3).

Grawe (1995) hat vier allgemeine Wirkfaktoren der Psychotherapie herausgearbeitet, die Grundlage sind für die Wirksamkeit *von allen Psychotherapieverfahren:* die Problemaktualisierung, die Ressourcenaktivierung, die motivationale Klärung und die Problembewältigung. Diese Wirkfaktoren sind zwar für *jede*

Psychotherapiemethode unabhängig von den jeweils angewandten therapeutischen Techniken gültig. Die allgemeinen Wirkfaktoren der Psychotherapie werden aber in der Begegnung mit psychisch Kranken durch Fixierungen in der therapeutischen Beziehung immer wieder blockiert. Die je eigenen therapeutischen Interventionen der verschiedenen Psychotherapiemethoden helfen, solche Fixierungen in der therapeutischen Beziehung zu verhindern oder sie aufzulösen. Die Psychodramatechniken sind dazu besonders gut geeignet. Denn sie vollziehen, wenn sie störungsspezifisch eingesetzt werden, die Wege des natürlichen Mentalisierens der Patienten im Als-ob-Modus des Spiels nach. Dann gelingt es auch bei Patienten mit schweren psychischen Erkrankungen, die eventuell blockierten *allgemeinen* Wirkfaktoren der Psychotherapie wieder zu aktivieren:

1. Problemaktualisierung: Die Patienten verwirklichen im Psychodrama die *innere* psychische Prozessarbeit in ihrem Konflikt *außen* auf der Zimmerbühne oder Tischbühne im Spiel. Dadurch werden die Probleme *und die Verarbeitungsprozesse,* die in der Therapie verändert werden sollen, *erlebnismäßig aktualisiert,* in ihren Zusammenhängen erfasst und ausdifferenziert. Sie werden dem Patienten *und der Therapeutin* hier und jetzt in der Gegenwart unmittelbar zugänglich und erfahrbar.
2. Ressourcenaktivierung: Die Therapeutin betrachtet in der mentalisationsorientierten Psychodramatherapie nicht die Defizite des Patienten. Sie geht aus von dem Menschenbild des kreativen Menschen. Die Grundhaltung der Therapeutin ist: »Warum nicht?« Das gilt sogar auch für die Therapie von psychotisch erkrankten Menschen (siehe Kap. 9). Die Therapeutin sieht die positiven Eigenarten, Fähigkeiten und Motivationen der Patienten und wertet sie als in bestimmten Situationen *positive Lösungen und Ressourcen.* So kann zum Beispiel der Selbstschutz durch Anpassung oder der Selbstschutz durch Verleugnung eines Traumas (siehe Kap. 5.9 und 7.2) dem Patienten helfen, psychisch nicht zu dekompensieren. Die Therapeutin gibt transpersonalen Erfahrungen der Patienten angemessene Bedeutung (siehe Kap. 2.1 und 5.9). Sie fordert sie dazu auf, das Besondere an dem eigenen Menschsein aktiv zu leben.
3. Motivationale Klärung: Der Patient bringt im Psychodrama im Als-ob-Modus des Spiels unbewusste krankheitswertige Prozesse in den Als-ob-Modus des Denkens. Die Prozesse werden dadurch der bewussten Kontrolle des Patienten zugänglich (siehe Kap. 2.4). Der Patient arbeitet den subjektiv positiven Sinn seines abweichenden Denkens, Fühlens und Handelns heraus (siehe Kap. 9.6.2, 10.12.1 und 11.2). Er klärt in seinen inneren Konfliktbildern die Motivation für seine spezielle Art der Konfliktlösung und ver-

steht sich selbst. Er lernt, in seinen Konflikten zwischen alten Lösungen und neuen Lösungen zu unterscheiden.

4. Problembewältigung: Die Therapeutin setzt die Werkzeuge des *inneren* Mentalisierens des Patienten *außen* im Spiel als Psychodramatechniken ein (siehe Kap. 2.2). Es besteht ein Regelkreis zwischen dem *inneren* Mentalisieren und dem *äußeren* psychodramatischen Spiel. Der Patient spielt seinen Konflikt nicht nur nach. Er bringt seine innere Konfliktverarbeitung auf die Bühne und löst in seinem Konfliktbild mithilfe der Therapeutin seine Fixierungen in alte Lösungsmuster auf. Er verarbeitet seinen Konflikt *im Spiel* also über die Realität hinaus progressiv zu Ende. Ein klassisches Beispiel dafür sind die sechs Schritte des psychodramatischen Dialogs in der Behandlung von depressiven Menschen (siehe Kap. 8.4.2). Das Spiel löst die alten Lösungsmuster des Patienten in seinem *inneren Konfliktbild* auf. Der Patient nimmt dadurch die Wirklichkeit *in seinem realen Alltag* neu wahr. Er wird spontan und findet in seinem alten Konflikt von allein eine *neue, angemessenere* Lösung (siehe Kap. 2.6).

2.10 Vergleich zwischen dem individuumbezogenen und dem systembezogenen Leitungsstil in der Gruppe

Die Tabelle 2 verdeutlicht die Unterschiede zwischen dem rollenbezogenen Leitungsstil und dem mentalisationsorientierten Leitungsstil.

Tabelle 2: Unterschiedliche Leitungsstile

Individuumbezogener Leitungsstil	Systembezogener Leitungsstil
Die Leiterin versteht sich auch bei Störungen in der therapeutischen Beziehung als Helferin *einzelner Individuen* und arbeitet psychodramatisch vorwiegend protagonistzentriert.	Die Leiterin zentriert bei *Störungen in der therapeutischen Beziehung* ihre Arbeit auf das *System* der therapeutischen Beziehung bzw. der Gruppenbeziehungen und klärt auch die realen Beziehungskonflikte mit psychodramatischen Mitteln.
Die Leiterin versucht, Gefühle der eigenen Verunsicherung zu vermeiden. Sie handelt *bei Konflikten in der therapeutischen Beziehung* bzw. in der Gruppe eher direktiv.	Die Leiterin gibt *eigenen* Gefühlen von Unsicherheit, Unlust oder Unwohlsein Berechtigung und versucht bei Bedarf, sich neu und offen zu orientieren. Sie vertraut auf ihre Intuition und handelt systembezogen und prozessorientiert.

Individuumbezogener Leitungsstil	**Systembezogener Leitungsstil**
Die Leiterin *interpretiert* das Verhalten des anderen bzw. der anderen. Sie macht im Konflikt Rollenzuschreibungen nach dem Familienmodell, zum Beispiel »Sie will mich als gute Mutter« oder »Sie verhält sich wie ein Kind«.	Die Leiterin zentriert ihre Aufmerksamkeit auf *die Beziehung zwischen* sich selbst und dem anderen bzw. zu den anderen. Sie macht außerhalb der Therapiesitzung systembezogene Selbstsupervision (siehe Kap. 2.3) mit dem fiktiven psychodramatischen Dialog. Sie versucht, in der therapeutischen Beziehung das Prinzip zu verwirklichen, dem *anderen* gerecht zu werden *wie sich selbst.*
Sie interpretiert Weigerungen von Patienten, zu machen, was sie empfiehlt, als Widerstand.	Sie definiert Widerstand als Fixierung des Patienten bzw. der Gruppe *und der Therapeutin* in eine *gemeinsame* Übertragungs-Gegenübertragungs-Beziehung, die den Fortschritt in der Therapie behindert.
Sie denkt bei Konflikten in der therapeutischen Beziehung nach dem Muster: *Entweder* der Patient hat ein Problem *oder* ich habe ein Problem.	Sie denkt bei Konflikten in der therapeutischen Beziehung nach dem Muster: *Sowohl* der Patient bzw. die Gruppe hat ein Problem *als auch* ich habe ein Problem. Wir haben also ein *gemeinsames* Problem.
Sie denkt nach dem Bewertungsprinzip falsch/richtig.	Sie hält sich an den Grundsatz: »Die Seele des Patienten macht nichts umsonst *und* auch meine Seele macht nichts umsonst.« Sie gibt den eigenen Gefühlen *und* den Gefühlen des anderen Berechtigung.
Sie denkt hierarchisch. Sie nimmt bei Störungen in der therapeutischen Beziehung die Haltung der Wissenden ein und ist bei Konflikten verführt, den Patienten für unwissend, unfähig oder nicht motiviert zu halten.	Sie versucht, *auch bei Störungen in der therapeutischen Beziehung* dem anderen auf Augenhöhe zu begegnen. Sie ist bereit, in der Beziehung vorübergehend auch genau andersherum zu denken und »den kleinen Tod zu sterben«. Sie nimmt *auch bei Störungen* in der Beziehung immer wieder die Haltung eines gesunden, naiven Kindes bzw. des Sokrates ein: »Ich weiß, dass ich nicht weiß. Ich möchte aber gern wissen.« Das ist gruppendynamisch gesehen die Beta-Position (siehe Kap. 2.9.5).
Sie sichert sich beim Einsatz der Psychodramatechniken ab, indem sie vor einem protagonistzentrierten Spiel viele Informationen sammelt.	Die Therapeutin setzt die Psychodramatechniken intuitionsgeleitet so ein, dass der Patient mit ihnen die metakognitiven Werkzeuge seines inneren Mentalisierens im Spiel auf der Bühne verwirklicht (siehe Kap. 2.2). Dadurch wirkt die psychodramatische Arbeit »einfach«. Die Erinnerungen werden *nicht zuerst erzählt,* sondern sofort gespielt.

Individuumbezogener Leitungsstil	**Systembezogener Leitungsstil**
In einem Beziehungskonflikt begründet die Therapeutin ihr Vorgehen methodenbezogen: »Das ist so im Psychodrama.«	Bei Beziehungskonflikten begründet die Therapeutin ihr *eigenes* Handeln beziehungsbezogen. Sie versucht aktiv, den beidseitigen Übertragungsanteil *und Realanteil* an dem Beziehungskonflikt voneinander zu differenzieren (siehe Kap. 2.7).
Sie versucht, durch feste Regeln für den Ablauf einer Gruppe die Patienten *und* sich selbst vor »Fehlern«, »unnötigem Leiden« und Störungen in den Beziehungen zu bewahren.	Die Therapeutin folgt in der Leitung ihrer eigenen Intuition. Sie ist bereit, mit den *Folgen* ihres eigenen Handelns zu leben. Sie stellt bei Bedarf also *auch ihr eigenes Handeln* infrage. Sie lässt aber *auch den Patienten* mit den Folgen seines Handelns leben. Sie weiß, dass sie das Entstehen von Übertragungsbeziehungen nicht vermeiden kann und dass diese therapeutisch sogar ein Fortschritt sein können (siehe Kap. 2.7).
Die Therapeutin erlebt Beziehungskonflikte in der therapeutischen Beziehung bzw. in den Gruppenbeziehungen als störend. Sie hat Mühe, mit Beziehungskonflikten *psychodramatisch* umzugehen.	Sie wertet Beziehungskonflikte in der therapeutischen Beziehung bzw. in den Gruppenbeziehungen als mutig und hat sich psychodramatische Möglichkeiten erarbeitet, sie handlungsnah zu klären (siehe Kap. 2.7).
Sie denkt, sie steht als Leiterin *außerhalb* der Gruppendynamik. Sie wendet zur Klärung der Gruppendynamik soziometrische Methoden an, *ohne sich selbst* in die Wahlen einzubeziehen.	Sie versteht die Gruppe als ein sich selbst organisierendes System und *sich selbst dabei als Teil des Gruppensystems.* Sie wendet deshalb zur Diagnostik der Gruppendynamik das systemische Konzept der Schindler*schen Gruppenpositionen Alpha, Beta, Gamma und Omega an (Schindler, 1957/58) (siehe Kap. 2.9.5) und erfasst damit das latent agierte Gruppenthema. Anschließend arbeitet sie dieses zusammen mit den Gruppenmitgliedern mit soziometrischen Methoden weiter aus (Krüger, 2011, S. 203f.).
Die Leiterin wechselt bei Beziehungskonflikten in der Gruppe, ohne es zu merken, aus der unparteiischen Beta-Position in die *direktive* Alpha-Position (siehe Kap. 2.9.5).	Die Leiterin versucht, bei Gruppenkonflikten in der Beta-Position der Gruppe (siehe Kap. 2.9.5) zu bleiben. Sie wechselt aber bei Bedarf *bewusst spielerisch* auch in die zurzeit von den Gruppenmitgliedern nicht vertretenen Gruppenpositionen.

Individuumbezogener Leitungsstil	Systembezogener Leitungsstil
Bei Gruppenkonflikten drängt die Leiterin *unbewusst* durch ihr Handeln *jeweils den Patienten in die Omega-Position,* der die *von ihr selbst verdrängten* Wünsche und Affekte am stärksten auslebt. In Gruppenspielen spiegeln die Gruppenmitglieder dann oft die intrapsychischen Konflikte der Leiterin reziprok komplementär wider.	Im Konflikt versteht die Leiterin den im Agieren des Omega enthaltenen *Protest* als die *ergänzende Wahrheit* zu der Wahrheit des Alpha. Wenn sie *selbst* in der Alpha-Position war, kommt sie dadurch wieder in die Beta-Position.

2.11 Vergleich zwischen der mentalisationsorientierten und der rollentheoretisch begründeten Psychodramatherapie

Psychodramatherapeutinnen und Psychodramatherapeuten haben in der Tradition von Moreno (1946/1985, S. II ff., 153 ff.) oft versucht, ihr praktisches Vorgehen mit Rollentheorien zu erklären (Leutz, 1974, S. 36 ff., 153 ff.; Petzold und Mathias, 1982; Hochreiter, 2004; S. 128 ff.; Stelzig, 2004; Schacht, 2009). Rollentheoretische Konzepte begründen aber nicht, was Psychodramatiker oder Psychodramatikerinnen tun, wenn sie Psychodramatechniken einsetzen.

Wichtige Definition

Moreno (1985, S. IV) definierte »Rolle« als »the functioning form the individual assumes in the specific moment he reacts to a specific situation in which other persons or objects are involved«. Sinngemäß übersetzt meint dieser Satz: »Rolle ist die funktionelle Gestalt, die ein Mensch einnimmt, wenn er in einer spezifischen Situation auf andere Personen oder Objekte reagiert.«

Morenos Rollendefinition ist die Grundlage für das theoretische *Konzept der Rollenpathologien* und das *Konzept der Rollenentwicklung.* Die Rollenpathologien beschreiben individuumzentriert Konflikte und *Defizite* im Denken, Fühlen und Handeln des Menschen. Das kann ein »Rollendefizit« sein, ein »zu geringes Rollenrepertoire«, ein »Rollenmangelsyndrom«, eine »Rollenfixierung«, eine »Rollenkonfusion«, ein »Intra-Rollenkonflikt«, ein »Inter-Rollen-Konflikt« oder eine »mangelnde Rollenflexibilität« (Leutz, 1974, S. 153 ff.; Stelzig, 2004). Die Begriffe der Rollenpathologie sind nützlich zur kognitiven Therapie in Beziehungskonflikten, in der Supervision, im Coaching, in der Teamsupervision oder in der Organisationsberatung. Die Psychodramatikerin erfasst mithilfe dieser Begriffe die Probleme der *realen Rollenausübung des Klienten in der Gegenwart.* Sie überlegt mit ihm zusammen, wie er in der aktuellen realen

Lebenssituation angemessener fühlen, denken und handeln könnte. Sie arbeitet mit dem Klienten also an seinen Kognitionen. Eventuell folgt ein Rollentraining.

Zentraler Gedanke

Die rollenpathologischen Begriffe benennen die *kognitiven Ergebnisse* des kreativen Prozesses der inneren Konfliktverarbeitung. Die Psychodramatechniken verwirklichen aber *die metakognitiven Prozesse,* die diese kognitiven Ergebnisse *hervorbringen* (siehe Abb. 5). Eine Psychodramaleiterin, die versucht, mithilfe von Psychodramatechniken den rollenpathologischen Befund eines Patienten *direkt* zu verändern, wandelt das Psychodrama automatisch in *übendes Rollenspiel* um.

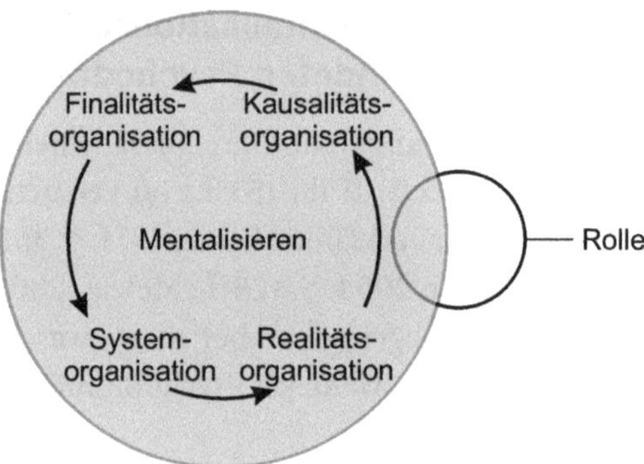

Abbildung 5: Der Prozess des Mentalisierens und die Rolle als das von außen wahrnehmbare *Ergebnis des Mentalisierens*

Psychodramatherapeuten, die ihre praktische Arbeit mit Rollentheorien begründen, unterscheiden nicht zwischen dem *metakognitiven Prozess* des Mentalisierens und dem *Ergebnis* des Prozesses des Mentalisierens, den *kognitiven Inhalten.* So behandelt zum Beispiel Hudgins (2000, S. 240 f.) in der Therapie von *Menschen mit Traumafolgestörungen* den *metakognitiven Prozess* des Dissoziierens (siehe Kap. 5.10.2) wie einen unangemessenen *kognitiven* Denkinhalt. Die Patientin soll, wenn sie dissoziiert, *in sich* das Denken, Fühlen und Handeln einer »Sammlerin der Dissoziationen« entwickeln. Hudgins verdeutlicht ihr Vorgehen an dem Fallbeispiel einer *fiktiven Patientin* mit dem Namen »Greta«. Die Therapeutin lässt die Gruppenmitglieder insgesamt *elf* stabilisierende *Rollen* spielen. Als »Greta« trotzdem dissoziiert, veranlasst die Therapeutin »ein trainiertes Hilfs-Ich die Rolle derer zu übernehmen, die die Dissoziation in den Händen hält. Colette […] nahm diese Rolle und fing an, im Raum mit einem weißen Schal herumzulaufen. Sie schwang ihn in der Luft hin und her und rief: ›Ich sammle alle Dissoziationen im Raum ein und fasse sie. Greta, hilf mir, sie zusammenzubekommen, dass ich sie hier festhalte. Du kannst sie zurückhaben, wenn du sie brauchst. Aber ich glaube, für dich ist es im Augenblick sicherer, wenn du siehst, was passiert!‹ Die Direktorin […] sagte: ›Ja, Greta, sammle die Anteile deiner Verwirrtheit ein, die im Raum herumschwirren, und lege sie in den weißen Schal. Dann sage der Sammlerin der Dissoziation, was sie damit tun soll!‹«

Dissoziieren ist aber ein dysfunktionaler *metakognitiver* Prozess (Wurmser, 1998, S. 425 f.). Das Dissoziieren kann deshalb nicht durch das Spielen der Rolle der »Sammlerin der Dissoziation« beendet werden. Die Patientin muss den *metakognitiven Prozess des Dissoziierens im Als-ob-Modus des Spiels vollziehen,* um Kontrolle über ihr Dissoziieren zu bekommen (siehe Kap. 5.10). Dieser Prozess besteht aus drei Schritten: 1. Beim Dissoziieren ist das Ich der Patientin *gespalten in ein beobachtendes und ein handelndes Ich* (Wurmser, 1998, S. 425 f.). Die Therapeutin stellt bei der Traumaverarbeitung im Therapiezimmer deshalb *außen neben* der Patientin einen zweiten Stuhl auf für »ihr traumatisiertes Ich«. Die Therapeutin blickt Schulter an Schulter mit der Patientin *aus der Beobachterposition* auf diesen traumatisierten Selbstanteil der Patientin (siehe Kap. 5.10.6). Die Spaltung in ein beobachtendes und ein handelndes Ich wird auf diese Weise *psychodramatisch* außen im Therapiezimmer konkret verwirklicht. 2. Zum Dissoziieren gehört auch der Abwehrprozess der *Verleugnung* dieser Spaltung (Wurmser, 1998, S. 425 f.). Die Gegenwart des »traumatisierten Ichs« löst bei der Patientin Angst oder Ekel aus. Die Therapeutin verwirklicht die *Verleugnung* des Traumas, indem sie zunächst den leeren Stuhl des »traumatisierten Ichs« der Patientin ergreift und weit entfernt in die Ecke des Zimmers stellt. Oder sie entfernt das »traumatisierte Ich« ganz aus dem Raum (siehe Kap. 5.8). 3. Die Therapeutin hilft der Patientin darüber hinaus, sich durch eine *positive Gegenfantasie* (Wurmser, 1998, S. 425 f.) selbst zu stabilisieren. Sie entwickelt dazu mit der Patientin zusammen einen »sicheren Ort« (siehe Kap. 5.10.5).

Rollentheoretisch denkende Psychodramatiker nehmen an, dass es im Gedächtnis des Menschen »*innere* Rollen« und »Rollencluster« gibt (Moreno, 1947, S. 9; Schwehm, 2004, S. 140). Diese würden *im psychodramatischen Spiel* von innen nach außen gelangen und durch das psychodramatische Spiel therapeutisch sinnvoll verändert. Die Rollen seien *im realen Alltag* dann bei Bedarf *in dieser therapeutisch veränderten* Form abrufbar. Diese Theorie setzt die Rollenausübung des Patienten *in seinem realen Alltag* mit seiner Rollenausübung *im psychodramatischen Spiel* gleich. Sie führt zu einem psychodramatischen Vorgehen, das dem Vorgehen in der *kognitiven Verhaltenstherapie* ähnelt. Der Patient soll im psychodramatischen Spiel seiner Konfliktsituation ein ungünstiges Denken, Fühlen und Handeln durch ein angemesseneres Denken, Fühlen und Handeln ersetzen.

Ein Beispiel für eine solche *kognitive Psychodramatherapie* ist das Vorgehen von Schwehm (2004, S. 139, 146 ff.) in der Behandlung von abhängigkeitskranken Patienten. Alkoholkranke Menschen können aufgrund von dysfunktionalen inneren Einstellungen, Gedanken und Gefühlen ihre Handlungen *nicht ausreichend steuern*. Schwehm interpretiert die Unfähigkeit, sich selbst zu steuern, als ein »Rollendefizit« für die *»Rolle des Regisseurs«*. Er schlägt deshalb vor, die Steuerungsfähigkeit des Patienten durch das Training der »Rolle eines Regisseurs« zu verbessern. Der Therapeut geht dazu mit dem Patienten im psychodramatischen Spiel in einen von der Spielbühne abgetrennten »Regieraum«. Er lässt ihn mithilfe der Psychodramatechnik des Spiegelns aus der »Rolle des Regisseurs« heraus seine problematische Lebenssituation von außen betrachten. Das aktiviert die Kognition des Patienten. Der Patient nimmt aus der Distanz die Problematik seines Denkens, Fühlens und Handelns wahr. Er soll als »Regisseur« sich selbst vorschlagen, wie er in der Situation angemessener denken, fühlen und handeln kann.

In der mentalisationsorientierten Psychodramatherapie von Abhängigkeitskranken (siehe Kap. 10) versteht die Therapeutin das Defizit der Selbststeuerung bei Suchtkranken als Ergebnis eines dysfunktionalen, *metakognitiven* Prozesses, nämlich als Ergebnis der Abwehr durch Spaltung. Suchtkranke wechseln im Konflikt, ohne es zu merken, aus dem Ich-Zustand des *gesunden Erwachsenendenkens* in den konträren Ich-Zustand des *süchtigen Denkens, Fühlens und Handelns* (siehe Kap. 10.5). Ihr *süchtiges* Denken und Fühlen bestimmt dann ihre Wahrnehmung der äußeren Realität so, wie ihre »süchtige« Realitätskonstruktion es verlangt: »Meine Ehefrau schimpft schon wieder. Dabei habe ich doch nur *ein Bier* getrunken. Bei so einer herrschsüchtigen Frau muss man ja trinken! Deshalb gehe ich jetzt in die Kneipe und trinke mit meinen Freunden richtig!« Am nächsten Tag hat der Patient dann Schuldgefühle wegen seines Trinkens. Er ist wieder in den Ich-Zustand des gesunden Erwachsenendenkens gewechselt. Der Patient entwickelt die Abwehr durch Spaltung *sekundär* aufgrund von beschämenden Erlebnissen durch seine Sucht. Der abhängigkeitskranke Patient verleugnet dann unbewusst seinen jeweils konträren Ich-Zustand.

In der mentalisationsorientierten Psychodramatherapie von Abhängigkeitskranken arbeitet die Therapeutin deshalb *explizit metakognitiv* (siehe Kap. 2.8). Sie macht den dysfunktionalen *metakognitiven* Prozess, die starre Abwehr durch Spaltung, zum Gegenstand der therapeutischen Kommunikation: 1. Die Therapeutin repräsentiert den süchtigen Ich-Zustand des Patienten mit einem leeren Stuhl außen *neben ihm* im Therapiezimmer. 2. Sie benennt den Stuhl, auf dem er sitzt, als Stuhl für sein gesundes Erwachsenendenken. 3. Sie zeigt immer dann, wenn der Patient *innerlich* wieder zwischen seinem gesunden Erwachsenendenken und seinem süchtigen Denken hin und zurück wechselt, mit ihrer Hand auf den entsprechenden Stuhl. Auf diese Weise macht sie ihn auf den jeweiligen *Wechsel in seinen konträren anderen Ich-Zustand* aufmerksam. 4. Sie lässt ihn bei Bedarf *sein inneres Alternieren* zwischen seinen beiden konträren Ich-Zuständen sogar *äußerlich handelnd* vollziehen. Dazu fordert sie ihn auf, von dem einen Stuhl auf den anderen Stuhl zu wechseln.

Der Patient lernt auf diese Weise, sein *unbewusstes* »Flippen« zwischen seinem süchtigen Denken und seinem gesund erwachsenen Denken *im Als-ob-Modus zu denken* (siehe Kap. 2.4). Er bemerkt dann leichter, wenn er wieder süchtig denkt. Er muss nicht gleich *auch süchtig handeln* und wieder trinken. Er kann *im Als-ob-Modus süchtig denken* und die positiven und negativen Konsequenzen eines eventuellen süchtigen Handelns *im Als-ob-Modus zu durchdenken.* Das hilft ihm potenziell, sein süchtiges Denken und Handeln wegzulassen. Er wird frei, sich in der aktuellen Situation *neu zu orientieren* und gesund erwachsen zu denken. Der Patient wird auf diese Weise *auf der metakognitiven Prozessebene* zum »Regisseur« in seinem Suchtkonflikt (siehe Kap. 10.6.1 und Fallbeispiel 97 in Kapitel 10.6.4).

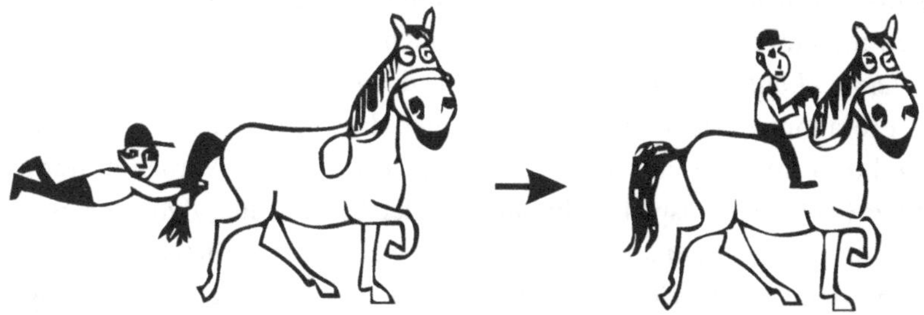

Abbildung 6: Vom Objekt des Konfliktgeschehens zum Regisseur in der eigenen Konfliktverarbeitung werden

Die Annahme, dass die Rolle des Patienten *in seinem realen Alltag* mit seiner Rolle *im psychodramatischen Spiel* gleichzusetzen ist, entspricht nicht der Wirklichkeit. Denn der Protagonist bringt *im psychodramatischen Spiel* immer »nur« *den augenblicklichen Verarbeitungszustand seines Konflikts* auf die Bühne. Neurophysiologisch betrachtet macht es »keinen Sinn […], das Gehirn mit einem seriellen Computer zu vergleichen und das Gedächtnis mit einem Vorgang, bei dem Dateien abgespeichert und wieder abgerufen werden« (Schiepek, 2006, S. 5). Die Erinnerungen an einen Konflikt verändern sich bei jedem Menschen durch die halb bewusste, *halb unbewusste* innere Konfliktverarbeitung *schon innerhalb von einem Tag.* Deshalb lassen zum Beispiel Lehrerinnen und Lehrer die Schüler nach Gewalterfahrungen in der Schule ihre Erlebnisse immer *sofort* mitteilen und aufschreiben. Je gestörter das Mentalisieren eines Patienten ist und je länger das erinnerte Ereignis zurückliegt, desto mehr wird das *erinnerte* Konfliktgeschehen von der *Realität des Konflikts im Alltag* abweichen. Desto weniger spiegelt deshalb der *im psychodramatischen Spiel dargestellte Konflikt* die Realität der konflikthaften Auseinandersetzung *im Alltag* wider.

Zentraler Gedanke

In der mentalisationsorientierten Psychodramatherapie weiß die Therapeutin, dass sie im psychodramatischen Spiel »nur« an den *inneren Bildern* von Konflikten arbeitet und *nicht* an dem Denken, Fühlen und Handeln des Patienten *in seinem realen Alltag.* Was dem Patienten *im Spiel* als Realität erscheint, ist »nur« seine *innere Vorstellung von der Realität des Alltags.*

Diese Erkenntnis verändert in der Therapie den Fokus der Aufmerksamkeit. Die Therapeutin zentriert zum Beispiel ihre Arbeit im psychodramatischen Dialog mit Rollentausch nicht *nur auf die Entwicklung der Selbstrepräsentanz* des Protagonisten *gegenüber* seinem »Konfliktgegner«. Sie lässt den Protagonisten im äußeren Rollentausch gezielt auch *die Wege des inneren Mentalisierens seines »Konfliktgegners«* erkunden, die dessen äußeres Handeln bestimmen. Der Protagonist erlebt dabei zum Beispiel, dass sein »Oberarzt« sich in der Interaktion mit ihm innerlich mit seinem distanzierten Verhalten nur *selbst* schützt (siehe Fallbeispiel 1). Er spürt in der Rolle seines »Oberarztes«, dass dieser durch die *vielen Ideen* seines Assistenzarztes innerlich chaotisiert wird. Er weiß dann in der nächsten Begegnung mit seinem Oberarzt *im Alltag,* wie dieser tickt. Er will vermeiden, dass dieser immer wieder nur negativ auf ihn reagiert. Er wartet deshalb eine günstige Gelegenheit ab und äußert nur *eine einzige neue Idee.*

Zentraler Gedanke

Die therapeutische Wirkung des psychodramatischen Dialogs in der Therapie von Beziehungskonflikten beruht zu 50 % auf der therapeutischen Veränderung der Objektrepräsentanz durch den Rollentausch.

Der Protagonist befreit im *äußeren psychodramatischen Rollentausch* sein eigenes Mentalisieren *in der Rolle seines »Oberarztes«* von der Fixierung in sein starres Objektbild. Er löst die Projektion auf: »Der mag mich nicht.« Das verändert dann automatisch sein *eigenes* Verhalten gegenüber seinem Oberarzt im Alltag. Der Betroffene vollzieht in der Begegnung mit seinem Oberarzt im Alltag *im inneren Rollentausch* das Mentalisieren seines Konfliktgegners *frei von der Fixierung in das starre Objektbild* mit. Er merkt dabei, was er tun müsste, damit sein Oberarzt sich wieder selbst durch Distanzierung schützt. Er will aber diese Reaktion nicht hervorrufen. Er sucht in der Beziehung deshalb neu nach einem eigenen Verhalten, das diese Reaktion nicht hervorrufen würde, und handelt neu. Die Therapeutin braucht mit dem Protagonisten *nicht mehr* an seinen Kognitionen zu arbeiten. Sie lässt ihn *nicht* im Rollentraining ein neues Verhalten einüben.

Viele Psychodramatherapeuten kennen die große therapeutische Potenz des Rollentauschs. Sie berücksichtigen diese Erkenntnis aber nicht immer ausreichend in ihrer Arbeit. Zum Beispiel fragt Schacht depressive neurotischen Patienten bei der Auseinandersetzung mit einem Konfliktgegner im psychodramatischen Spiel *in der Rolle ihrer Selbstrepräsentanz verbal* »immer wieder, ob sie wirklich ›am längeren Hebel sitzen‹«. Er erklärt ihnen: »Nur wenn dies der Fall ist, sollte man versuchen, ein Ziel gegen die Interessen von anderen durchzusetzen« (Schacht, 2009, S. 325). Schacht will mit dieser Intervention die Fähigkeit des Protagonisten *zum inneren Rollentausch* fördern. Im mentalisationsorientierten Psychodrama erkundet der Protagonist aber *im Rollentausch* in der Rolle seines Konfliktpartners *psychodramatisch handelnd selbst,* ob sein Konfliktpartner eventuell bereit ist, seinen Wünschen entgegenzukommen und eine gerechte Beziehungsgestaltung zuzulassen (siehe Kap. 2.3 und 8.4.2). Der *äußere freie Rollentausch* im Als-ob-Modus des Spiels befreit den Patienten aus seiner Fixierung in ein starres Objektbild und ein starres Selbstbild. Die Abwehr durch Introjektion, Projektion und Identifizierung mit dem Angreifer (siehe Kap. 8.4.2 und Fallbeispiel 57) wird aufgelöst. Dadurch wird der Patient *in seinem Konflikt im Alltag* spontan im Sinne von Moreno (1974, S. 13). Er gewinnt *Distanz zu seinem alten dysfunktionalen Rollenverhalten.*

Schacht hat eine mentalisationsorientierte Entwicklungstheorie des Kindes entwickelt (siehe Kap. 2.4). Dieser Theorie folgend richtet er seine Aufmerksamkeit im psychodramatischen Dialog auf die Nachentwicklung der *Rolle der Selbstrepräsentanz* des Protagonisten. Er nutzt aber bei seinem entwicklungsbezogenen Vorgehen die therapeutische Potenz des Rollentausches nicht voll aus. Die Therapeutin soll dem Patienten mit ihren therapeutischen Interventionen helfen, im Spiel *in seiner eigenen Rolle jeweils den nächstfolgenden Schritt der Rollenentwicklung* zu gehen. In der Gruppentherapie mit Kindern zum Beispiel unterbricht die Therapeutin immer wieder einmal das freie Spiel eines Kindes und versucht, dem Kind nährend und übend den nächsten Schritt der Rollenentwicklung zu ermöglichen (Wicher, 2014, S. 56 f.). Die Therapeutin unterscheidet dabei anders als Aichinger und Holl (2010, S. 91 f.) nicht, ob das Kind gerade die Rolle seiner inneren *Objektrepräsentanz* oder die Rolle seiner inneren *Selbstrepräsentanz* spielt (Krüger, 2017, S. 146). Die Therapeutin fördert die Rollenentwicklung des Patienten *oft verbal.* Sie spiegelt den Patienten *verbal markierend,* gleichsam wie eine gute Mutter. Dazu lässt sie sich in ihrem Denken und Fühlen spielerisch auf das jeweilige strukturelle Niveau des Mentalisierens des Patienten ein (Schacht, 2009, S. 319), passt sich in Mimik und Gestik dem Erleben des Patienten an und antwortet ihm *verbal komplementär* (Schacht, 2009, S. 270 f.), gleichsam als gutes unterstützendes Hilfs-Ich. Das Vorgehen führt zum individuellen »Nachnähren« (Wicher, 2014, S. 56 f., 85) des Patienten im Spiel oder auch in der realen therapeutischen Beziehung.

Zentraler Gedanke

In der Psychodramatherapie lassen sich die *metakognitiven* Blockaden des Patienten aber *mithilfe von Psychodramatechniken* auflösen (siehe Abb. 2 und Kap. 2.4). Das ist das Geheimnis der therapeutischen Wirkung des Psychodramas.

Das gilt auch für die Therapie von Menschen mit Persönlichkeitsstörungen. Diese hängen in einem starren Abwehrsystem fest (siehe Kap. 4.2). Dieses Abwehrsystem ist die Folge einer *in der Kindheit* erworbenen Entwicklungsstörung des Mentalisierens. Die Therapeutin macht die metakognitiv bedingte Identitätsstörung des Patienten durch Aufstellung seiner Blockade als Ich-Zustand *explizit* zum Gegenstand der therapeutischen Kommunikation: 1. Sie erfasst den dominanten *dysfunktional arbeitenden metakognitiven Prozess* des Patienten als Ich-Zustand (siehe Kap. 4.7–4.11). 2. Sie repräsentiert ihn mit einem leeren Stuhl auf der Zimmerbühne. 3. Der Patient wechselt auf den Stuhl seines dysfunktionalen Ich-Zustands und vollzieht die dysfunktionale Arbeit dieses Ich-Zustands *psychodramatisch nach.* 4. Er wechselt wieder zurück auf den Stuhl seines gesunden Erwachsenendenkens. 5. Er erkennt auf diese Weise die Dysfunktionalität seines Denkens und entwickelt Problembewusstsein. Er lernt, seinen dysfunktionalen Ich-Zustand im Als-ob-Modus zu denken, und muss ihn nicht mehr ausagieren. 6. Er gewinnt im Laufe der Zeit die Kontrolle über sein *altes dysfunktionales* Denkmuster. Das macht es ihm leichter, auf neue Weise zu denken und zu handeln. Das folgende Fallbeispiel veranschaulicht, wie die Therapeutin *explizit metakognitiv* ein starres Abwehrsystem auflöst.

Fallbeispiel 8: *Ein 20-jähriger Patient, Herr B., berichtete im Erstgespräch von quälenden Zwangsgedanken. Er hatte beim Autofahren bei jeder Bodenwelle Angst, dass er mit seinem Auto eine fremde Person überfahren hätte. Er überprüfte das dann* *im Rückspiegel. Immer wieder einmal fuhr er mit dem Auto auch zurück, um seine Befürchtung zu entkräften. Er tat das, obwohl er »natürlich wusste, dass er den Passanten ja hätte sehen müssen und dass das Überfahren von einem Menschen sich anders angefühlt hätte«. Der Therapeut konkretisierte mit leeren Stühlen das starre Abwehrsystem des Patienten, das die Zwangsgedanken und Zwangshandlungen des Patienten metakognitiv steuerte: Er positionierte gegenüber von Herrn B. einen »sadistischen Quälgeist, der ihm die Bedrohungsgedanken eingibt«. Er stellte für diesen die Handpuppe eines aggressiv blickenden roten Teufels auf den Stuhl. Der Therapeut stellte dem Patienten an die Seite einen anderen Stuhl für seine Zwangshandlungen und interpretierte diese positiv um in ein Selbstschutzverhalten: »Diese Handlungen helfen Ihnen, aktiv zu überprüfen, ob Sie die von dem Quälgeist genannten Taten wirklich begangen haben. Dadurch bewahren Sie sich vor dem Vorwurf der Fahrerflucht und dem Führerscheinentzug.« Der Therapeut deutete mit der Hand auf Herrn B. selbst: »Zusätzlich gibt es Sie aber auch noch als jemanden, der gesund erwachsen denkt. Wie Sie sagten, wissen Sie natürlich, dass das Überfahren eines Menschen sich eigentlich anders anfühlen würde. Sie finden diese bedrohlichen Gedanken schon selbst realitätsfern.« Herr B. staunte über diese neue Interpretation seiner ich-fremden seelischen Prozesse und fühlte sich erleichtert. Das Zurückfahren mit dem Auto war ihm vor der Aufstellung der beteiligten dysfunktionalen Ich-Zustände sinnlos erschienen. Denn er wusste ja, dass er eigentlich keinen Menschen überfahren haben konnte. Durch die Aufstellung bekamen seine sich widersprechenden Ich-Zustände im Gesamtzusammenhang des kreativen Prozesses seiner Konfliktverarbeitung jetzt jeder einen eigenen Sinn. Der Patient erlebte sich neu als Regisseur in seiner dysfunktionalen metakognitiven Prozessarbeit. Er gewann »den Aspekt des Schöpfers zu seinem eigenen Leben« (Moreno, 1970, S. 78). Im Verlauf der weiteren Therapie erkannte Herr B., dass der »Quälgeist« in seiner Kindheit durch eine Traumatisierung durch seine Schwester entstanden war* (Fortsetzung in Kapitel 7.2). *Die Zwangsgedanken und Zwangshandlungen des Patienten erwiesen sich als das masochistische Agieren eines Traumafilmes im Kleide einer Ersatzfantasie.*

In dem *Konzept* der *mentalisationsorientierten Entwicklungstheorie* von Schacht (2009) fehlt in der Theoriebildung eigentlich nur ein letzter Schritt. Schacht (2009, S. 22 ff.) selbst erklärt die verschiedenen Niveaus der Rollenentwicklung des Kindes schon mit unterschiedlichen Fähigkeiten, *innerlich spontan* bestimmte Psychodramatechniken anzuwenden. Zum Beispiel sei das Niveau 1 der soziodramatischen Rollenebene gebunden an die Fähigkeit zum *inneren Rollenwechsel.* Das Niveau 2 der soziodramatischen Rollenebene sei dadurch definiert, dass der Patient im Konflikt *zum inneren Rollentausch* fähig ist. Das Niveau 3 der soziodramatischen Rollenebene sei an der Fähigkeit zum *inneren Spiegeln* zu erkennen (siehe Kap. 2.4).

Zentraler Gedanke
Das Geheimnis der therapeutischen Wirkung des Psychodramas aber ist: Die Psychodramatechniken verwirklichen, störungsspezifisch angewendet, *schon durch sich selbst* die von Schacht angestrebten Schritte der Rollenentwicklung der Patientinnen und Patienten (siehe Kap. 2.4).

Der Szenenaufbau und das Doppeln vollziehen die *psychosomatischen Rollenebene* und das Denken im Äquivalenzmodus. Das Rollenspiel entwickelt die *psychodramatische Rollenebene* und die Fähigkeit, einen Konflikt im Als-ob-Modus des Spiels zu verarbeiten. Das Selbstgespräch in der jeweils gespielten Rolle, das Interview während des Spiels und das Rollenfeedback verwirklichen das Niveau 1 der soziodramatischen Rollenebene. Der Rollentausch lässt den Patienten das Niveau 2 und das Denken im systemischen Modus entwickeln. Das Spiegeln vollzieht das Niveau 3 der soziodramatischen Rollenebene und den metaperspektivischen Modus des Mentalisierens (siehe Kap. 2.4). Der Szenenwechsel und das Sharing verwirklichen das Niveau 4 der soziodramatischen Rollenebene und den narrativen Modus des Mentalisierens (siehe Kap. 2.4).

Bei einer *rollentheoretischen* Begründung der intuitionsgeleiteten Psychodramatherapie tauchen die folgenden Probleme auf:

1. Es ist schwer, *mit Rollenbegriffen zu beschreiben*, was Psychodramatiker tun, wenn sie *Psychodramatechniken anwenden*. Denn *der Begriff »Rolle«* erfasst das *inhaltliche Ergebnis* der inneren psychischen Prozessarbeit des Menschen. Rollentheoretisch orientierte Psychodramatiker zentrieren ihre Arbeit auf die *Kognitionen* der Patienten. Die Psychodramatechniken verwirklichen aber die *metakognitiven Prozesse*, mit denen der Mensch seine neuen Kognitionen, seine neuen Denkinhalte und sein neues Fühlen im Konflikt hervorbringt. Rollentheoretisch orientierte Psychodramatiker sollten analog zur kognitiven Verhaltenstherapie ein in sich schlüssiges Konzept der *kognitiven Psychodramatherapie* entwickeln.
2. Rollentheoretisch orientierte Psychodramatiker können das Alleinstellungsmerkmal des Psychodramas gegenüber anderen Psychotherapieverfahren *nicht* beschreiben. Das Alleinstellungsmerkmal ist: Die Psychodramatechniken verwirklichen *frei* die natürlicherweise vorhandenen *metakognitiven* Werkzeuge der inneren Prozessarbeit des Menschen im Als-ob-Modus des Spiels (siehe Kap. 2.8).

3. Rollentheoretisch denkende Psychodramatiker kennen nicht die Analogie zwischen der Wirkweise der natürlicherweise vorhandenen Werkzeuge des Mentalisierens und der Wirkweise der Psychodramatechniken (siehe Kap. 2.8). Die Indikation der einzelnen Psychodramatechniken bleibt für sie deshalb diffus. Im mentalisationsorientierten Psychodrama berücksichtigt die Therapeutin beim Einsatz der Psychodramatechniken das *Prinzip der Analogie* zwischen den acht zentralen Psychodramatechniken, den acht zentralen Abwehrmechanismen und den Funktionen des Mentalisierens (siehe Abb. 2).
4. Die mentalisationsorientierte Theorie des Psychodramas macht es möglich, die verfahrensspezifischen therapeutischen Interventionen des Psychodramas auf dem Hintergrund einer *in sich systematischen* Theorie zu begründen. Das Psychodrama erfüllt damit eine wichtige Forderung zur Anerkennung des Psychodramas als eigenständiges Therapieverfahren.
5. *Rollenpathologien,* wie zum Beispiel ein Rollendefizit oder eine Rollenkonfusion, beschreiben dysfunktionale Kognitionen und Gefühle eines Individuums. Die Orientierung an den Konzepten der Rollenpathologie wandelt die praktische Psychodramatherapie in ein rein *kognitiv orientiertes* Therapieverfahren um.
6. Rollentheoretisch denkende Psychodramatherapeutinnen und Psychodramatherapeuten setzen die Rollenausübung des Patienten *im psychodramatischen Spiel* mit seiner Rollenausübung *im realen Alltag* gleich. Das psychodramatische Spiel arbeitet aber »nur« an den *inneren Bildern* des Protagonisten (siehe Fallbeispiel 1 im Kap. 2.3).
7. Rollentheoretisch denkende Psychodramatherapeuten wissen nicht, dass sie mithilfe der Psychodramatechniken das *Prinzip der Spontaneität* in der Konfliktverarbeitung *prozessual* verwirklichen. Das Spontaneitätsprinzip besagt: Einzelne Psychodramatechniken verwirklichen *frei* die Arbeit des natürlicherweise vorhandenen analogen Werkzeugs der Konfliktverarbeitung. Sie befreien dieses Werkzeug des Mentalisierens gegebenenfalls aus seiner Abwehrform. Der Rollentausch zum Beispiel befreit die kausalitätsorganisierende Funktion des Mentalisierens aus ihrer Abwehrform der Identifizierung mit dem Angreifer. Der Protagonist gewinnt dadurch die *Kontrolle des Ichs* über seine individuelle Abwehr. Er lernt, seine Abwehr im Als-ob-Modus zu denken. Er merkt in immer früherer Zeit, wenn er wieder auf alte Weise denkt. Er wird dadurch automatisch frei, sich in einer neuen Konfliktsituation neu zu orientieren. Er hat dadurch die Wahl: Er kann sich auf die alte Weise verhalten. Oder er kann neu und realitätsangemessener handeln. Er wird also spontan im Sinne von Moreno (1974, S. 13).

8. Rollentheoretisch denkende Psychodramatherapeuten versuchen im psychodramatischen Spiel, speziell die *innere Selbstrepräsentanz* des Patienten in seinem Konflikt weiterzuentwickeln. Sie vernachlässigen aber die *Weiterentwicklung der inneren Objektrepräsentanz* durch den äußeren Rollentausch. Diese macht in Beziehungskonflikten aber 50 % der therapeutischen Wirkung des Psychodramas aus: Der Protagonist erkundet und erweitert im psychodramatischen Dialog im Rollentausch die innere Realität seines »Konfliktpartners« (siehe Fallbeispiel 1 in Kap. 2.3 und Kap. 8.4.2). Sein Ich bekommt Kontrolle *über sein inneres Bild seines Konfliktgegners.* Er wird indirekt mitverantwortlich für das Verhalten seines Konfliktgegners im Alltag. Denn er weiß, wie er seinen Konfliktgegner durch sein eigenes *altes* Verhalten zu der bekannten *alten* Reaktion veranlassen kann. Er kann sein altes Verhalten aber auch weglassen und sich in der Beziehung neu orientieren. Er nimmt den Konfliktpartner dann eventuell zum ersten Mal angemessen wahr. Das verändert ganz von allein auch *sein Handeln* dem Konfliktgegner gegenüber.

Therapeutinnen und Therapeuten *anderer Psychotherapieschulen* erkennen *oft intuitiv,* dass am Psychodrama etwas Besonderes ist. Sie integrieren dann eventuell einzelne Psychodramatechniken in ihre eigenen Methoden. Ich halte das für wünschenswert. Je mehr Psychotherapeutinnen und Psychotherapeuten in ihrer Arbeit auch Psychodramatechniken nutzen, desto besser. Diese Therapeuten interpretieren ihr *psychodramatisches* Vorgehen dann aber mit den *in ihren eigenen Schulen* üblichen Theorien. Sie verstehen die Psychodramatechniken dadurch als therapeutische Interventionen, die zu *ihren eigenen* Methoden gehören. Das geschieht zum Beispiel in der systemischen Therapie (Bleckwedel, 2008; Klein, 2010; Lauterbach, 2007; Liebel-Fryzer, 2010), in der integrativen Therapie (Petzold, 2004), in der Pesso-Therapie (Pesso 1999) oder in der Dramatherapie (Jennings, Cattanach, Mitchell, Chesner und Meldrum, 1994). Die Hälfte der therapeutischen Interventionen in der Schematherapie (Arntz und van Genderen, 2010) sind Psychodramatechniken.

Zentraler Gedanke
Die mentalisationsorientierte Theorie des Psychodramas hilft uns Psychodramatikerinnen und Psychodramatikern, die Definitions- und Deutungshoheit über unsere psychodramatischen Interventionstechniken wiederzugewinnen und zu behalten.

3 Der Prozess der Krankheitsentwicklung

3.1 Symptomdiagnose und Prozessdiagnose

Psychotherapeutinnen und Psychotherapeuten orientieren sich bei der Diagnostik und der Einteilung der psychischen Erkrankungen in Deutschland mehrheitlich an der ICD-10 (2004). Das ist die »International Statistical Classification of Diseases and Related Health Problems«. Die ICD teilt die psychischen Erkrankungen vorwiegend nach Art und Schwere der *Krankheitssymptomatik* ein. Die Diagnosebegriffe der ICD sind nützlich zur Kennzeichnung dessen, was man als Krankheit verstehen will, zur wissenschaftlichen Verständigung, zur Organisation der Therapie und zur Klärung der Kostenübernahme für die Behandlung mit den Krankenkassen.

In der praktischen psychotherapeutischen Arbeit zentrieren Psychotherapeutinnen und Psychotherapeuten ihre Aufmerksamkeit aber weniger auf die Krankheitssymptome, sondern mehr auf die *Prozesse,* die die Krankheitssymptome hervorrufen. Diese Prozesse aktualisieren sich *in der Therapie* 1. in dem kreativen Prozess der *inneren Konfliktverarbeitung* des Patienten, 2. in dem kreativen Prozess seines *psychodramatischen Spiels,* 3. in dem kreativen *Abstimmungs- und Einigungsprozess zwischen* der Therapeutin und dem Protagonisten *während des psychodramatischen Spiels* und 4. in dem kreativen Prozess der *realen Beziehung zwischen* dem Patienten und seiner Therapeutin und gegebenenfalls den Gruppenmitgliedern.

Krankheitssymptome sind das *Ergebnis* von Störungen des kreativen Prozesses des Mentalisierens und der Konfliktverarbeitung des Betroffenen. Sie können auch Folge einer *angemessenen* Anpassungsreaktion auf belastende äußere Lebensumstände oder auf eine *körperliche* Erkrankung sein. In der mentalisationsorientierten Psychodramatherapie wandelt die Therapeutin den kreativen Prozess des dysfunktionalen Mentalisierens des Patienten zusammen mit ihm in den kreativen Prozess des psychodramatischen Spiels um. Der Patient verwirklicht mithilfe der Psychodramatechniken im Als-ob-Modus des Spiels die

Werkzeuge seines Mentalisierens in seiner Konfliktverarbeitung. Seine Konfliktverarbeitung wird durch den freien Einsatz der Werkzeuge seines Mentalisierens zu einem frei kreativen Prozess (siehe Kap. 2.2). Die Therapeutin orientiert sich bei der Planung ihres *störungsspezifischen* psychodramatischen Vorgehens an den metakognitiven Prozesspathologien des Patienten. Sie versteht, anders als wenn sie sich nur an den Symptomen eines Patienten orientieren würde, »psychische Störungen, auch die schwersten unter ihnen, […] nicht nur als Ausfallserscheinungen oder Defizite und Dysfunktionalitäten; sie sind in gewissem Sinne auch aktiv, wenn auch […] Prozesse mit eigenen, defensiven und/oder kompensatorischen Funktionen, und dürfen deswegen auch als funktionale dynamische Gebilde betrachtet werden« (Mentzos, 2011, S. 283).

Die therapeutische Arbeit an *psychischen Prozessen* führt anders als die Arbeit an *Symptomen* zu einem Verständnis des einzelnen Individuums als ein sich psychisch selbst organisierendes *ganzheitliches System*. Ein Individuum ist eine »Person«, wie Kriz (2014, S. 129) es in seinem Konzept der Personenzentrierten Systemtheorie definiert. Die »Person« eines Individuums ist zu verstehen »als die einem je einzelnen Menschen zugeschriebene ganzheitliche organisierte Struktur seiner Individualität. Damit ist die Einmaligkeit gemeint, mit der jeder Mensch im Vollzug seiner Lebensprozesse seine Beziehungen zur Welt insgesamt, zu anderen Menschen und zu sich selbst gestaltet. Hierbei lassen sich je nach Interesse und Fragestellung unterschiedliche Teilprozesse unterscheiden, zum Beispiel seine Wahrnehmungen, deren Bewertungen, seine (semantischen, autobiographischen, prozeduralen etc.) Gedächtnisprozesse, sein Bewusstsein und die mentalen Prozesse, sein Verhalten und Handeln, seine kommunikativen und interaktiven Prozesse, seine Teilhabe an medialen und kulturellen Prozessen.«

Die Therapeutin versteht in ihrer Arbeit den Patienten und *auch sich selbst* als sich psychisch selbst organisierende Systeme. Sie verwirklicht bei ihrer Arbeit die Idee *des spontan-kreativen Menschen* als Prozess. Diese misst »den selbstregulativen Prozessen auf allen Ebenen menschlichen (Er-)Lebens besondere Bedeutung bei« (Kriz, 2012, S. 317). Die Adaption dieser Prozesse findet »unter hinreichend günstigen Bedingungen ständig im Sinne von Assimilation und Akkommodation statt. […] Es geht also […] um das Aufgeben inadäquat gewordener zugunsten neuer, weniger leidvoller Prozessstrukturen. […] Unter weniger günstigen Entwicklungsbedingungen können einzelne Prozessebenen Muster […] aktualisieren, die als Notoder nur Partial-Lösungen zur Bewältigung der Herausforderung dienen, die aber dysfunktional zu den anderen Prozessebenen und/oder nicht adaptiv für weitere Entwicklungen sind. So können beispielsweise die Strukturen des Selbstverstehens (also des reflexiven Bewusstseins) weniger das organismische Erleben oder gespürte Bedürfnisse symbolisieren, sondern *Deutungen und Verstehensweisen der sozialen Umwelt* (›Introjekte‹) [...]. In Aktualisierung solcher dysfunktionalen (Teil-)Lösungen kommt es somit gegebenenfalls zur Symptombildung« (Kriz, 2012, S. 319).

3.2 Der kreative Prozess der Konfliktverarbeitung und seine vier verschiedenen Aspekte

Der kreative Prozess der Konfliktverarbeitung umfasst wie alle Prozesse der Selbstorganisation immer vier zeitlich nacheinander auftretende Phasen (siehe Abb. 7): 1. Ein *dynamisches Gleichgewicht* der psychischen Selbstorganisation gerät durch einen inneren oder äußeren Anpassungszwang in einen Konflikt. 2. Der Betroffene versucht in der *Konfliktphase*, den Konflikt mit den ihm bekannten *alten* Lösungen zu bewältigen. Wenn die alten Lösungen in dem gegenwärtigen Konflikt unzulänglich sind, kommt es zu inneren Konfliktspannungen und zur Symptombildung. 3. Wenn die Konfliktspannungen immer weiter zunehmen, bricht irgendwann das alte Gleichgewicht in sich zusammen. Der Betroffene gerät in seiner Konfliktverarbeitung in eine *krisenhafte Chaosphase*. Er steuert sich vorübergehend nach dem Prinzip Versuch und Irrtum. Diese Phase der Konfliktverarbeitung wird im Psychodrama »status nascendi« oder »Spontaneitätslage« genannt (Moreno, 1946/1985, S. 104; Schacht, 2009, S. 72). 4. Dabei entstehen spontan immer wieder *neue Lösungen*. Wenn eine dieser neuen Lösungen von außen und/oder innen *positiv bestätigt* wird, verstetigt sich diese neue Lösung zeitlich. 5. Der Betroffene integriert die neue

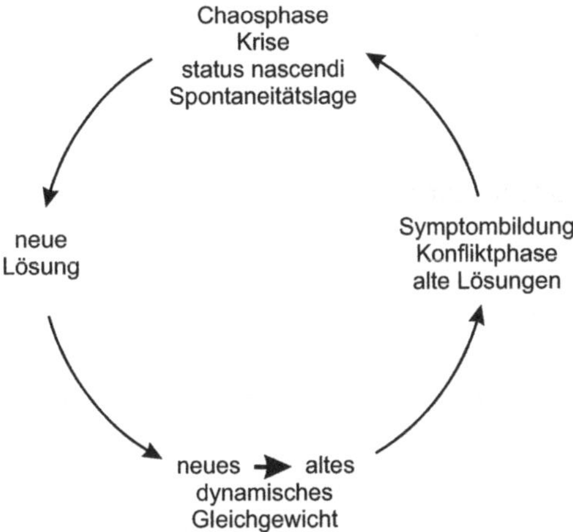

Abbildung 7: Die vier Phasen eines kreativen Prozesses der Selbstorganisation

Lösung als neues Prozessmuster in das Repertoire seiner verfügbaren Konfliktlösungsstrategien. Er entwickelt in seiner psychischen Selbstorganisation ein *neues dynamisches Gleichgewicht.* Seine inneren Strukturen gewinnen dadurch an Komplexität (siehe Abb. 7) (Schacht, 1992, S. 100; 2003, S. 21).

Zentraler Gedanke

Der kreative Prozess der Konfliktverarbeitung ist so komplex, dass es hilfreich ist, *vier verschiedene Aspekte der Konfliktverarbeitung zu unterscheiden.* Sie sollten als Leserin oder Leser *zu einem Zeitpunkt immer nur je einen davon einnehmen* (siehe Abb. 8). Man kann einen kreativen Prozess betrachten: 1. aus dem Blickwinkel der *strukturellen* Entwicklung, das ist die Entwicklung der Komplexität der Gedächtnisinhalte und inneren Prozesse, 2. aus dem der *energetischen* Austauschprozesse, 3. aus dem Blickwinkel des *Handelns* und der Interaktion in den inneren Strukturen und 4. aus dem Aspekt der *funktionellen* Organisation (Krüger, 1997, S. 24 ff.).

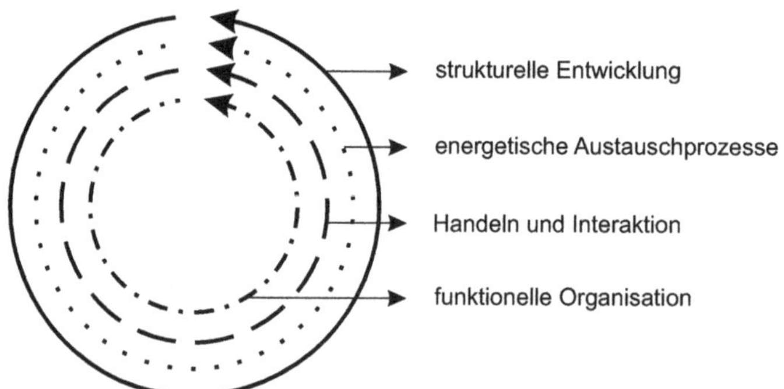

Abbildung 8: Die vier verschiedenen Aspekte des kreativen Prozesses der Konfliktverarbeitung (Krüger, 1997, S. 25)

3.2.1 Der strukturelle Aspekt des Selbstorganisationsprozesses

Zentraler Gedanke

Der kreative Prozess der Konfliktverarbeitung differenziert und erweitert die an dem Konflikt beteiligten inneren Bilder zu einer umfassenden, sinngebenden Struktur und integriert sie. »Alle therapeutischen Vorgehensweisen führen Komplexität ein« (Kriz, 2014, S. 133).

Psychoseerkrankte Patienten zum Beispiel »denken« ihren Wahnkonflikt in der störungsspezifischen Psychodramatherapie mithilfe des Doppelgängerdialogs und der Hilfswelt-Technik zu sinngebenden Geschichten zu Ende (siehe Kap. 9.6.5 und 9.6.6). Sie entwickeln dadurch in ihrer Konfliktverarbeitung komplexere Strukturen. Je komplexer die inneren Beziehungsbilder oder Prozessstrukturen eines Menschen sind, desto konfliktfähiger ist dieser. Denn der Umfang und die Ausdifferenzierung der spontan-kreativen Prozesse in den inneren Strukturen werden mit der wachsenden Komplexität der inneren Strukturen größer (Sabelli, 1989, S. 166 f.; Schacht, 1992, S. 127). Umgekehrt gilt: Der Mensch ist wenig konfliktfähig und dekompensiert in Krisen leichter, wenn seine inneren seelischen Strukturen, seine Gedächtnisinhalte und seine inneren Prozessmuster wenig integriert sind.

3.2.2 Der Aspekt der energetischen Austauschprozesse

Wenn ein Mensch in einen Konflikt gerät, kommt es zu psychophysischen und emotionalen Spannungen in seinen inneren Repräsentationen des Konfliktsystems. Die Energien seines Konfliktverarbeitungssystems zentrieren sich in diesem Konfliktsystem. Zum Beispiel sind bei einem drohenden Arbeitsplatzverlust die dazugehörigen Gedanken, Bilder und Gefühle eines Betroffenen energetisch so aufgeladen, dass er sich zu Hause nur schwer auf das Spiel mit seinen Kindern konzentrieren kann. Hohe Spannungen im Konfliktsystem lassen den Betroffenen in seinem Mentalisieren nach einer Konfliktlösung suchen. Je geringer die Energiepotenziale im inneren Konfliktsystem eines Betroffenen sind, desto geringer ist sein Leidensdruck und desto geringer sind damit auch seine Chancen zur Konfliktbewältigung. Je höher hingegen das in seinem Konflikt gebundene Energiepotenzial ist und je »lärmender« seine Symptomatik ist, desto besser sind auch seine Chancen zur Konfliktbewältigung.

Der therapeutische Umgang mit den energetischen Potenzialen in Konflikten wird in der psychodramatischen Arbeit unter dem *Stichwort »Erwärmung«* (Leutz, 1974, S. 95 ff.), warming up, abgehandelt. Die Therapeutin kann zum Beispiel die Gruppenmitglieder am Beginn einer Therapiesitzung in Anwärmübungen durch Handeln die Energiepotenziale ihres Fühlens und Denkens aktivieren lassen. Das steigert die Energiepotenziale in ihren inneren Konfliktfeldern. Das Energiepotenzial in dem inneren Konfliktsystem des Patienten vergrößert sich noch zusätzlich im psychodramatischen Spiel: Die Therapeutin und die Gruppenmitglieder sehen und verstehen den Patienten in seinem Konflikt. Sie doppeln ihn empathisch und begleiten ihn haltgebend. Sie dynamisieren als Hilfs-Ichs in seinem psychodramatischen Spiel aus den jeweiligen Gegenrollen heraus den kreativen Prozess seiner inneren Konfliktverarbeitung. Der Protagonist nutzt diese therapeutisch vergrößerten Konfliktenergien *zu seiner inneren Konfliktverarbeitung im Spiel* (siehe Kap. 2.2). Sein Denken, Fühlen, Handeln und Wahrnehmen im Spiel wird aktiviert. Das vergrößert die Zahl der an seinem Mentalisieren beteiligten Prozessstrukturen in seinem Gehirn.

Schon Moreno (1959, S. 251) stellte fest: »Jeder krankhafte Erwärmungsprozess, der ein kleines Gebiet der Persönlichkeit betrifft, kann aufgesaugt und aufgehoben werden durch einen Erwärmungsprozess, der eine weitere Ausdehnung hat, aber diesen kleineren Teil in sich einschließt.« Moreno nannte dieses Prinzip »Erwärmungsregel«. Hohe energetische Spannungen in dem Konfliktsystem können sich bei der Umwandlung der inneren Strukturen in einer integrativen Katharsis mit Weinen oder Lachen entladen.

3.2.3 Der Aspekt der Handlung in kreativen Prozessen

Je weniger ein Mensch in der Realität und in der Fantasie handelt, desto weniger konfliktfähig ist er. Handeln kreiert Interaktionszusammenhänge. Es hilft, die Realität in dem Konfliktsystem zu erfassen und die Realität von Fantasien und unzutreffenden Interpretationen zu unterscheiden. Schulte-Markwort berichtete einmal von einer Längsschnittstudie (Schulte-Markwort, 2002, mündliche Mitteilung über die Kauai-Längsschnittstudie von Werner und Smith, 2001), in der man versucht hat, schon bei Säuglingen Kriterien zu finden, die helfen, vorauszusagen, wie ihre psychische Gesundheit im Erwachsenenalter sein würde. Das aussagekräftigste Kriterium, das man fand, war das *Aktivitätsniveau der Kinder:* Je höher das Aktivitätsniveau eines Säuglings war, desto seltener traten später psychische Krankheiten auf. Dieser Zusammenhang lässt sich aus der einfachen Tatsache erklären, dass man innerlich und äußerlich *handeln* muss, um Konflikte zu verarbeiten und zu lösen. Menschen mit einem geringen Aktivitätsniveau sind zum Beispiel in einer schwer zu bewältigenden Stresssituation stärker als andere gefährdet, traumatisiert zu werden. Wenn ein Betroffener in einer solchen Situation nicht kämpfen und aber auch nicht fliehen kann und somit also nicht handelt, wirkt sich diese Situation auf ihn traumatisierend aus (siehe Kap. 5.2).

3.2.4 Der funktionelle Aspekt

Ein vierter Aspekt des kreativen Prozesses ist der Blickwinkel der *funktionellen* Prozessorganisation. Die funktionelle Prozessorganisation wird durch die Arbeit der Funktionen des Mentalisierens vollzogen (siehe Kap. 2.2). Mentalisieren ist die halb bewusste, halb unbewusste, kreative innere psychische Prozessarbeit, mit der der Mensch sich selbst und andere situationsbezogen versteht, mit der er Konflikte verarbeitet, nach angemessenen bzw. neuen Konfliktlösungen sucht und seine Handlungen plant.

Zentraler Gedanke

Die Fähigkeit zum angemessenen Mentalisieren kann bei psychischen Erkrankungen gestört sein: 1. durch *Blockaden des Mentalisierens* bei neurotischer Konfliktverarbeitung (siehe zum Beispiel Kap. 8.4.1), 2. durch *Defizite des Mentalisierens,* wenn zum Beispiel bei strukturellen Störungen die Werkzeuge des Mentalisierens nicht ausreichend entwickelt sind (siehe Kap. 4.4), oder 3. durch den *Zerfall des Mentalisierens,* wie er zum Beispiel bei einer psychotischen Dekompensation eintritt (siehe Kap. 9.2).

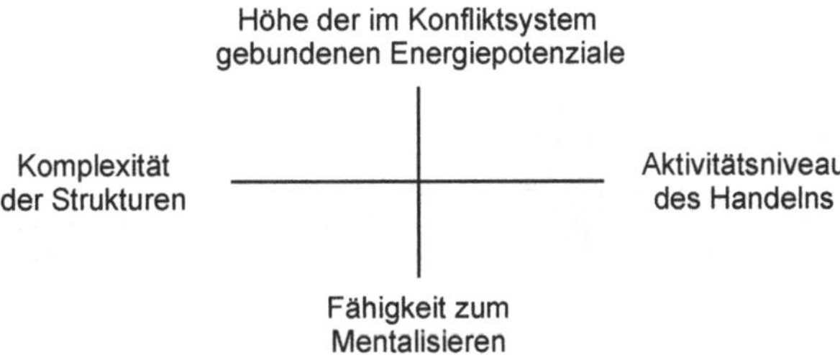

Abbildung 9: Die Faktoren der Fähigkeit zur Konfliktbewältigung

Man kann die unterschiedliche Größe der *Fähigkeit der Konfliktbewältigung* für einzelne Patienten bildhaft veranschaulichen (siehe Abb. 9 und 10): Die Therapeutin malt dazu auf ein Blatt Papier ein Koordinatenkreuz. Jede der vier Achsen steht für einen der vier Aspekte der psychischen Selbstorganisation. Vom Schnittpunkt des Koordinatensystems aus betrachtet nimmt die Ausprägung des jeweiligen Aspektes des Selbstorganisationsprozesses auf jedem Schenkel von 0 bis zum Maximalwert 100 stetig zu. Die Therapeutin schätzt jeden der vier Faktoren der Selbstorganisation auf dieser 100-Punkte-Skala quantitativ ein: 1. die Komplexität der am Konflikt beteiligten inneren Strukturen des Patienten, 2. die Höhe des in seinem Konfliktsystem gebundenen Energiepotenzials, 3. das Aktivitätsniveau seines Handelns in der Realität und in der Fantasie und 4. seine Fähigkeit zum angemessenen Mentalisieren. Dann trägt sie diese Werte in ihrer jeweiligen Größe im Koordinatensystem ein. 5. Sie verbindet die für ihren Patienten auf den vier Schenkeln zutreffenden Markierungen miteinander. Es entsteht eine Fläche mit vier Ecken. Die Größe dieser Fläche gibt der Therapeutin Auskunft über die Größe der Fähigkeit ihres Patienten zur Konfliktverarbeitung und Konfliktbewältigung.

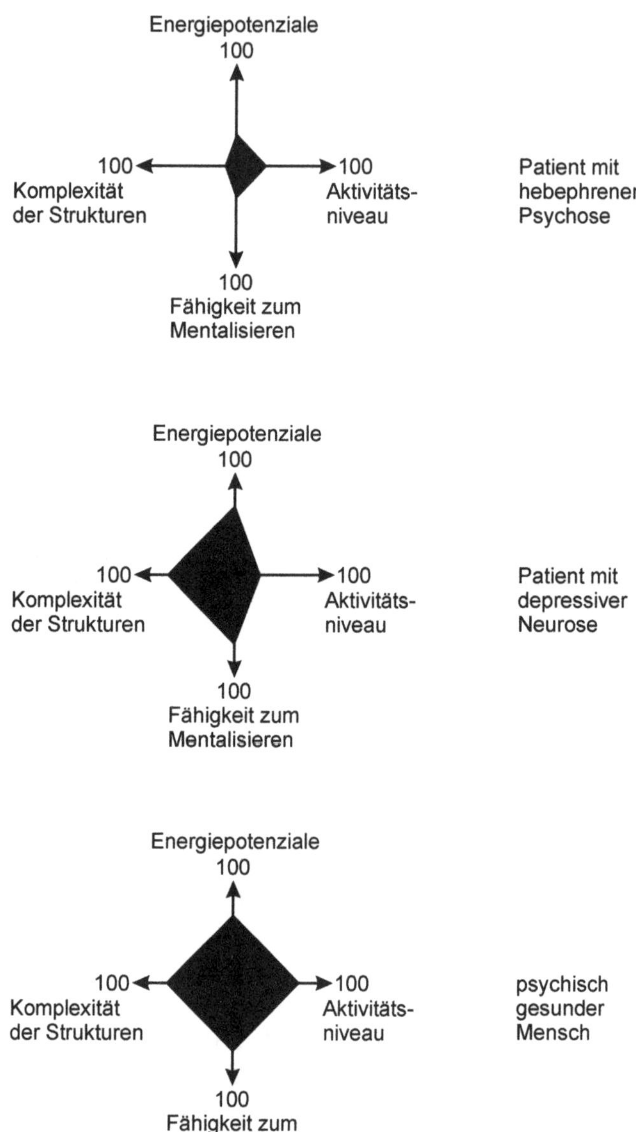

Abbildung 10: Die Fähigkeit zur Konfliktbewältigung bei einem Menschen mit hebephrener Psychose (a), bei einem Menschen mit einer depressiven Neurose (b) und bei einem gesunden Menschen (c)

Bei einem hebephren psychotischen Patienten zum Beispiel sind *alle vier Faktoren* der Konfliktbewältigung relativ *gering entwickelt,* die Komplexität der psychischen Strukturen, die Höhe der Energiepotenziale in seinen Konflikten, sein Aktivitätsniveau *und* die Differenzierung seines Mentalisierens (siehe Abb. 10a). Die Fläche um den Nullpunkt herum ist relativ klein. Das weist darauf hin, dass der Patient nur sehr geringe Fähigkeiten zur Konfliktbewältigung hat. Bei einem Gesunden, der gut konfliktfähig ist, ist die Fläche des Vierecks um den Nullpunkt herum sehr viel größer (siehe Abb. 10c). Ein geringer Wert in einem *einzelnen* Aspekt des kreativen Prozesses der psychischen Selbstorganisation ist jedoch nicht automatisch gleichbedeutend mit einer verminderten Fähigkeit *auch in den anderen* drei Aspekten. Zum Beispiel hat jemand, der neurotisch depressiv ist, ein vermindertes Aktivitätsniveau im Handeln. Das Energiepotenzial in seinem Konfliktsystem ist aber hoch. Seine funktionelle Organisation ist gut ausdifferenziert. Seine inneren Strukturen sind komplex (siehe Abb. 10b).

3.3 Die Störungen des Mentalisierens und die sich daraus ergebenden Konfliktqualitäten

Die Schwere einer psychischen Erkrankung wird durch die Schwere der Störung des Mentalisierens mitbestimmt. Viele Psychotherapeutinnen und Psychotherapeuten stellen bei ihren Patientinnen und Patienten deshalb inzwischen *zwei qualitativ verschiedene Diagnosen,* eine an den *Symptomen* orientierte Diagnose nach der ICD-10 und dazu eine *strukturelle* Diagnose, die das Ausmaß der Störung des Mentalisierens verdeutlicht. Das Ausmaß der Störung des Mentalisierens wird in der tiefenpsychologisch orientierten Psychotherapie als Ausmaß der *strukturellen Störung* beschrieben (siehe Kap. 4.4). Die strukturelle Diagnose richtet die Aufmerksamkeit der Therapeutin *nicht* auf die Symptome des Patienten, sondern »auf spezifische psychische Funktionsweisen bzw. Dysfunktionen« des Patienten (Rudolf, 2006, S. 3).

Ich unterscheide fünf verschiedene Störungsgrade des Mentalisierens. Diese lehnen sich an die vier verschiedenen Integrationsniveaus in der Operationalisierten Psychodynamischen Diagnostik an (OPD-2) (Stasch, Grande, Janssen, Oberbracht und Rudolf, 2014, S. 23).

Zentraler Gedanke

Die Therapeutin erfasst den Störungsgrad des Mentalisierens mithilfe der Diagnostik der Konfliktqualität des Patienten (siehe Tab. 2). Die Konfliktqualität sagt aus, auf welcher Mentalisationsebene die Konfliktverarbeitung des Patienten blockiert ist. Sie bestimmt, welche psychodramatische Vorgehensweisen indiziert sind.

1. *Beziehungskonflikt ohne neurotisches Lösungsmuster.* Das Mentalisieren des Patienten ist durch einen akuten Beziehungskonflikt blockiert. Auslösend sind *real vorhandene* Belastungs- oder Umstellungssituationen, zum Beispiel ein Ehekonflikt, der Tod einer Bezugsperson oder ein Arbeitsplatzkonflikt. Der Patient nimmt den Konflikt zwar angemessen wahr, kann ihn aber nicht bewältigen *oder/und* sich selbst nicht ausreichend wertschätzen für das, was er bei seiner Konfliktbewältigung leistet (siehe Kap. 8.3). Der Patient ist *strukturell gut integriert.* Die Therapeutin verschafft sich mit der Symbolarbeit auf der Tischbühne (siehe Kap. 8.3) diagnostisch einen Überblick über die Konflikte des Patienten. Sie bearbeitet den akuten Beziehungskonflikt mit dem psychodramatischen Gespräch (siehe Kap. 1) und/oder mit den Schritten 2, 3, und 4 des psychodramatischen Dialogs mit Rollentausch (siehe Kap. 8.4.2). Sie löst dadurch die Blockade seines Mentalisierens in dem akuten Konflikt auf. Die Therapeutin arbeitet mit ihm das *reale* Ausmaß und die *realen Folgen* des Konfliktgeschehens differenziert heraus. Sie erfasst die von dem Patienten schon selbst gefundenen Bewältigungsmöglichkeiten und würdigt diese angemessen. Sie aktiviert dadurch therapeutisch die gesund erwachsenen Konfliktlösungskompetenzen des Patienten.
2. Beziehungskonflikt *mit neurotischem Lösungsmuster.* Das Mentalisieren des Patienten ist in allen Beziehungen durch ein altes *neurotisches Lösungsmuster* blockiert. Das alte neurotische Lösungsmuster hindert den Patienten oder den Klienten, diesen Konflikt angemessen auszutragen. Der Betroffene kann sich in Beziehungen nicht ausreichend abgrenzen oder behaupten. Er stellt kein gerechtes Gleichgewicht zwischen Geben und Nehmen her (siehe Kap. 8.4.2). Der Patient ist aber strukturell *gut integriert.* Die Therapeutin zentriert die therapeutische Arbeit auf den Beziehungskonflikt, der das Leiden des Patienten oder Klienten ausgelöst hat. Sie löst *in* dem auslösenden Beziehungskonflikt mithilfe der *sechs Schritte* des psychodramatischen Dialogs mit Rollentausch (siehe Kap. 8.4.2) die *seit der Kindheit bestehende* Blockade des Mentalisierens auf.
3. *Ein leichtes Defizit des Mentalisierens* führt durch die Fixierung an ein starres Abwehrmuster zu *leichten Selbstbildkonflikten* in allen Beziehungen. Ein solches Defizit des Mentalisierens findet sich zum Beispiel bei Menschen mit Persönlichkeitsstörungen, Traumafolgestörungen oder Abhängigkeitserkrankungen. Der Patient ist strukturell *mäßig integriert.* Die Therapeutin benutzt zwar die vorher genannten psychodramatischen Techniken. Sie macht aber *zusätzlich auch* das dominante dysfunktionale Prozessmuster des Patienten zum Gegenstand der therapeutischen Kommunikation. Sie benennt es und

repräsentiert es mit einem leeren Stuhl als Ich-Zustand auf der Zimmerbühne (siehe Kap. 4.8). Der Patient entwickelt durch diese *explizit metakognitive* Therapie (siehe Kap. 2.8) Problembewusstsein für das dysfunktionale Agieren seiner starren Abwehrhaltung (siehe Kap. 4.8).

4. *Ein schweres Defizit des Mentalisierens* führt zu *schweren Selbstbildkonflikten* in allen Beziehungen. Der Patient ist strukturell nur *gering integriert.* Seine metakognitiven Prozessstrukturen sind fragmentiert und arbeiten nicht aufeinander bezogen (siehe Kap. 4.10). Die Therapeutin stellt deshalb das ganze System der metakognitiven dysfunktionalen Ich-Zustände des Patienten mit Stühlen auf (siehe Kap. 4.7). Sie fördert die Zusammenarbeit zwischen den dysfunktionalen Ich-Zuständen durch psychodramatische Dialoge mit Rollentausch. Sie befreit so das gesunde Erwachsenendenken des Patienten aus seinen Fixierungen.
5. Ein *Zerfall des Mentalisierens* tritt ein bei der Dekompensation in ein psychosenahes Zustandsbild oder in eine Psychose. Der Patient ist *strukturell desintegriert.* Das Ich des Patienten und sein Identitätsgefühl sind nur noch in der Steuerung des Symptoms zu finden (siehe Kap. 9.2). Die therapeutische Arbeit an den *auslösenden* Konflikten würde die Desintegration des Patienten verstärken. Die Therapeutin mentalisiert deshalb *stellvertretend für den Patienten* sein Denken, Fühlen und Wollen in seiner Symptomsteuerung (siehe Kap. 8.6 und 9.3). *Bei Psychosekranken* zum Beispiel geht sie im Doppelgängerdialog (siehe Kap. 8.6 und 9.6.2) mit in den Wahn hinein. Sie entwickelt mithilfe der Hilfswelt-Technik (siehe Kap. 9.6.5) das Mentalisieren des Patienten in seinem Wahnkonflikt nach. Der Patient lernt dadurch, Realität und Fantasie wieder zu unterscheiden.

3.4 Diagnostik und Planung in der Beratung und im Coaching

Viele Sozialpädagoginnen und Sozialpädagogen, Lehrerinnen oder Pastorinnen arbeiten als Beraterinnen und Berater in Schulen, in kirchlichen Einrichtungen, in Familien und Erziehungsberatungsstellen, in der Seelsorge oder im Coaching. Sie haben sich weitergebildet zum Beispiel in Psychodrama oder in der systemischen Beratung. An manchen Universitäten gibt es eine berufsbegleitende Weiterbildung für Beratung, zum Beispiel an dem Institut für Mentalhygiene an der Semmelweis-Universität in Budapest. In Deutschland bieten die Psychodrama-Institute eine zweijährige Weiterbildung an mit dem Abschlusstitel »Psychodrama-Praktiker«. Diese hat einen Umfang von 464 Unterrichtsstunden.

Die Aufgaben und Ziele von Beratung sind vielfältig. Beraterinnen und Berater sind tätig in der Krisenintervention, in der Erziehungs- oder Eheberatung oder in der Suchtberatung. Sie begleiten den Klienten psychologisch bei einer chronischen Krankheit und vermitteln andere Hilfsangebote. Eine Beratung dauert ein bis zehn Sitzungen, nur in Ausnahmefällen zwanzig Sitzungen und mehr. Die Beraterinnen arbeiten mit ihren Klientinnen und Klienten konfliktzentriert *auch psychotherapeutisch.* Sie überweisen ihre Klienten bei schweren psychischen Erkrankungen aber an Psychotherapeuten. Denn sie können in 10–20 Sitzungen natürlich nicht das leisten, was Psychotherapeuten in 50–100 Sitzungen erreichen. Andererseits arbeiten Berater aber niedrigschwellig an den Orten, wo die Probleme der Menschen auftauchen, zum Beispiel in Schulen oder in der Kirchengemeinde. Auch begleiten sie schwer psychisch Kranke stützend und vermitteln die erforderlichen Hilfsangebote (siehe Tabelle 3, rechte senkrechte Spalte). Das Ziel der Beratung richtet sich nach dem *Beratungsauftrag* des Klienten.

Beraterinnen und Berater stehen unter einem hohen Leistungsdruck: 1. Die Beratung soll manchmal eine Psychotherapie ersetzen. 2. Die Menschen müssen in vielen Ländern eine *Psychotherapie selbst bezahlen.* Viele *können das aber nicht.* Beratung aber ist eventuell kostenfrei oder billiger. 3. Es gibt auf dem Land meistens nur wenige Psychotherapeuten. 4. Oder die Psychotherapeuten haben Wartezeiten von einem Jahr. 5. Psychiater beschränken sich oft nur auf die Diagnostik und die Verschreibung von Psychopharmaka. Ihre Patienten brauchen dann zusätzliche Hilfe, um sich in ihren Konflikten selbst zu verstehen.

Manche Psychotherapeuten verlangen von den Beratern, dass sie sich in der Diagnostik von psychischen Erkrankungen auskennen. Ich halte das für unangemessen. Denn die Diagnoseschemata der ICD-10, die von den Psychotherapeuten benutzt werden, sind für Beraterinnen eher verwirrend und zu wenig handlungsleitend. Beraterinnen und Berater sollen nicht »kleine Therapeuten« werden. Sie sollen als Beraterin eine eigene positive Identität entwickeln. Dazu gehört, dass sie schon in dem ersten Beratungsgespräch das Ziel und den Umfang der Beratung planen. Das gelingt durch die folgenden Schritte:

1. Die Beraterin fokussiert die Beratung auf den Kern der Störung des Klienten. Sie erfasst diesen durch die Diagnostik der Konfliktqualität des Klienten (siehe Tabelle 3). Die sieben verschiedenen Konfliktqualitäten beschreiben das strukturelle Niveau der Konfliktverarbeitung des Klienten.
2. Die Beraterin arbeitet in der Beratung mit den psychodramatischen Interventionstechniken, die zu der diagnostischen Konfliktqualität ihres Klienten passen (2. und 3. Spalte in Tabelle 3).

3. Die Beraterin bespricht mit dem Klienten im Erstgespräch die voraussichtliche Zahl der Beratungsstunden und die Zeitdauer der Beratung. Je klarer diese Absprache ist, desto erfolgreicher ist erfahrungsgemäß die Beratung.
4. Die Beraterin hält sich in der Beratung an die für die spezielle Konfliktqualität ihres Klienten erforderlich Zahl der Sitzungen (siehe 4. Spalte in der Tabelle 3).
5. Die Beraterin beschränkt ihre Beratung auf die *gegenwärtigen Konflikte* und die *gegenwärtige Selbststeuerung* ihrer Klienten.
6. Sie stellt bei Klienten mit Persönlichkeitsstörung, Traumafolgestörung oder Abhängigkeitserkrankung zusätzlich zu dem Stuhl des gesunden Erwachsenendenkens (siehe Kap. 4.7) *immer nur einen* dysfunktionalen Ich-Zustand des Klienten als Stuhl auf. Der Klient soll »nur« lernen, den *dominanten* dysfunktionalen metakognitiven Prozess in seiner Konfliktverarbeitung zu relativieren, zum Beispiel seine Abwehr durch Grandiosität. Das verändert dann sein Verhalten *in allen seinen Beziehungskonflikten.* Die Stühlearbeit *mit einem Ich-Zustand* erfordert 10–20 Sitzungen. Die Stühlearbeit mit *mehreren Ich-Zuständen* (siehe Konfliktqualität 6 in der Tabelle) sollte Teil einer Psychotherapie von 50–100 Sitzungen sein.

Tabelle 3: Konfliktqualitäten und die dazugehörigen psychodramatischen Interventionstechniken

Störungen des Mentalisierens	**Konfliktqualitäten**	**Interventionen**	***Beratung und Coaching:* Zahl der Sitzungen, Überweisen zu anderen**
1. verschieden	soziales Problem (z. B. Schulden, Kriminalität, Migration, Obdachlosigkeit)	konkrete Hilfen auf der realen sozialen Bühne (z. B. beim Stellen von Anträgen, bei der Arbeitsvermittlung)	1–10, weiterschicken an zuständige Ämter, Personen und Hilfsvereine
2. verschieden	akute psychische Krise (z. B. Suizidalität, Zusammenbruch der Familie)	Tischbühne mit Steinen, psychodramatisches Antworten	2–10, wöchentlich, eventuell stationäre Therapie
3. vorübergehende Blockade des Mentalisierens, strukturell gut integriert	Beziehungskonflikt *ohne* neurotisches Lösungsmuster (Ehekonflikt, Trauer, Ablösung, Arbeitsplatz)	psychodramat. Gespräch, psychodramat. Dialog 2.–4. Schritt, psychodramat. Selbstsupervision des Klienten, Selbststeuerungskreis	2–10, wöchentlich

Störungen des Mentalisierens	**Konfliktqualitäten**	**Interventionen**	***Beratung und Coaching:* Zahl der Sitzungen, Überweisen zu anderen**
4. dauerhafte Blockade des Mentalisierens, strukturell gut integriert	Beziehungskonflikt *mit* neurotischem Lösungsmuster, neurotisches Lösungsmuster in allen Beziehungen	psychodramatischer Dialog 1., 5. und 6. Schritt, Dialog mit dem inneren Kind, systemische Familienauf-stellung, Aufstellen des dominanten dysfunktionalen Ich-Zustands	bis zu 20, wöchentlich bis 14-tägig, eventuell Überweisung zur Psychotherapie
5. leichte Defizite des Mentalisierens, strukturell mäßig integriert	leichter Selbstbildkonflikt, der zu Beziehungskonflikten führt (Persönlichkeitsstörung, Borderline, Trauma, Sucht, Krebserkrankung)	Zwei-Stühle-Technik mit Aufstellen des dominanten dysfunktionalen Ich-Zustands, bei Bedarf Traumatherapie oder Suchttherapie	bis zu 20, wöchentlich bis 14-tägig, eventuell Überweisung zur Psychotherapie
6. schwere Defizite des Mentalisierens, strukturell gering integriert	schwerer Selbstbildkonflikt, der zu Beziehungskonflikten führt (Persönlichkeitsstörung, Borderline, Trauma)	Aufstellen des ganzen Systems der Ich-Zustände, störungsspezifische Therapie	bis 10, 14-tägig, stützend, Überweisung zur ambulanten oder stationären Psychotherapie
7. Zerfall des Mentalisierens, strukturell desintegriert	Identitätskonfusion (psychosenahe Zustände, Psychose, schwere Sucht)	stellvertretendes Mentalisieren in der Symptomsteuerung, Doppelgängerdialog, Hilfswelt-Technik	stützende Beratung alle 2 bis 4 Wochen, Parallelbehandlung durch Psychiater und andere

Die in der Tabelle 3 in der 3. Spalte genannten psychodramatischen Interventionstechniken bauen von oben nach unten gelesen aufeinander auf. Je stärker das Mentalisieren des Klienten gestört ist (1. Spalte in der Tabelle 3), desto mehr verschiedene Interventionstechniken (siehe 3. Spalte) setzt die Beraterin *nacheinander* ein. Ein Beispiel: Eine 39-jährige Klientin kommt wegen großer Ängste in die Beratung. Sie ist in Panik, weil sie nicht weiß, ob sie ihren Freund heiraten will oder nicht. Es handelt sich also scheinbar um einen »akuten Konflikt ohne neurotisches Lösungsmuster«. Die Klientin ist allerdings *allgemein* ein wenig gehemmt. Sie hat Angst, nach einer Heirat irgendwann ihren dominanten Schwiegervater pflegen zu müssen. Die Beraterin arbeitet im Erstkontakt mit der

Tischbühne. Sie nutzt in der zweiten Sitzung aber auch das psychodramatische Gespräch (siehe Kap. 1): Sie lässt sich darin von der Klientin eine *Erinnerung* an eine Auseinandersetzung mit ihrem Freund schildern. In den *darauffolgenden* Sitzungen setzt die Beraterin *in dem Konflikt der Klientin mit ihrem Partner* auch den 3. Schritt des psychodramatischen Dialogs *mit Rollentausch* ein. Die Klientin sagt darin ihrem »Partner« über die bisherige Realität hinaus im Spiel, was sie in ihrer Rolle fühlt, denkt und will, und antwortet sich selbst im Rollentausch aus der Rolle ihres Partners. Die Klientin überlegt in der Nachbesprechung (4. Schritt des psychodramatischen Dialogs, siehe Kap. 8.4.2), was für sie in diesem Spiel *neu war* oder was ihr *deutlicher geworden* ist. Dabei zeigt sich: Die 39-jährige Klientin ist in der Auseinandersetzung mit ihrem »Partner« *durch ein neurotisches Lösungsmuster* blockiert. Deshalb sind in dem psychodramatischen Dialog auch die Schritte 5 und 6 erforderlich (siehe Kap. 8.4.2): Die Beraterin übernimmt dabei *als Doppelgängerin* die Rolle der Klientin, *die Klientin* spielt die Rolle ihres Partners. Die Beraterin spricht im 5. Schritt *stellvertretend für die Klientin* dem »Partner« gegenüber aus, was sie in deren Rolle denkt und fühlt. Sie versucht im 6. Schritt, stellvertretend für die Klientin, mit dem »Partner« angemessene Bedingungen für eine Heirat auszuhandeln. Sie teilt dem »Partner« zum Beispiel mit, dass sie den Schwiegervater im Alter *nicht* pflegen möchte. Die *Klientin selbst* prüft *in der Rolle ihres Partners,* wieweit dieser diese Bedingung wohl akzeptieren würde.

Beraterinnen mit *wenig* Weiterbildung sollten sich in der Beratung auf Klienten mit den Konfliktqualitäten 1, 2, 3 und 7 in der Tabelle 3 beschränken. Beraterinnen mit abgeschlossener Weiterbildung zum Psychodrama-Praktiker können auch die zu den Konfliktebenen 4 und 5 gehörigen Interventionstechniken einsetzen. Die Beraterin kann zur Diagnostik der Konfliktqualität ihres Klienten die psychodramatische Selbstsupervision nutzen (siehe Kap. 2.3). Wenn die Beraterin den Klienten mithilfe der Schritte 1–12 der psychodramatischen Selbstsupervision versteht und neugierig wird auf das nächste Gespräch, besteht die Konfliktqualität »Beziehungskonflikt ohne oder mit neurotischem Lösungsmuster«. *Klienten mit Konflikten auf der Ebene der Selbstbildkonflikte* dagegen agieren ein starres Abwehrsystem. Ihr Agieren führt zu Störungen auch *in der Beziehung zur Beraterin.* Die Beraterin kann die Konfliktqualität eines »Selbstbildkonflikts in allen Beziehungen« (siehe Tabelle 3) folgendermaßen diagnostizieren (siehe Kap. 2.3): 1. Sie gibt ihrem Gefühl der Störung in der Beziehung zu dem Klienten Berechtigung. 2. Sie prüft, welcher dysfunktionale Ich-Zustand des Klienten ihren eigenen negativen Affekt hervorruft. 3. Sie symbolisiert diesen dominanten dysfunktionalen Ich-Zustand des Klienten mit einem leeren Stuhl und stellt diesen auf der Zimmerbühne auf (siehe Abb. 11 und Kap. 4.8). 4. Wenn ihr negatives Gefühl sich dadurch auflöst, ist das ein wichtiger Hinweis, dass der Klient einen Selbstbildkonflikt in allen Beziehungen hat. Der Klient ist dann wahrscheinlich *strukturell* nur mäßig oder sogar nur gering integriert (OPD, 2006).

Die helfende Beziehung von Beraterinnen und Beratern zu ihren Klientinnen und Klienten sind *schon durch sich selbst* entwicklungsfördernd und haltgebend. Bei einer *akuten Krise* vereinbart die Beraterin mit dem Klienten deshalb nach einem Erstgespräch möglichst immer auch einen zweiten Beratungstermin. Das stabilisiert den Erfolg des Erstgesprächs. Nach einer Überweisung an eine Psychotherapeutin gibt die Beraterin dem Klienten so lange weitere Beratungsgespräche, bis der Klient ihr erzählt, dass das erste Gespräch mit der Psychotherapeutin *real* stattgefunden hat. Denn Klienten kommen bei einer Überweisung bei der Psychotherapeutin oft gar nicht an. Die Beraterin sollte bei Beratungen, die mehr als zwei Sitzungen brauchen, wenigstens einmal eine psychodramatische Selbstsupervision machen (siehe Kap. 2.3). Diese Selbstsupervision verbessert ihre Fähigkeit, sich dem Klienten zuzuwenden und ihn wirklich hilfreich zu beraten (Marlok, Török, Martos und Czigány, 2015).

4 Persönlichkeitsstörungen und strukturelle Störungen

4.1 Was sind Persönlichkeitsstörungen?

Die diagnostische Kategorie der »Persönlichkeitsstörungen« (ICD-10 F60–F62) umfasst Krankheitsbilder, die weder zu den Psychosen noch zu den Neurosen gehören. Das Besondere an ihnen ist, dass sie sich *nicht durch Symptome* oder Kombinationen von Symptomen definieren. Sie stellen vielmehr »überdauernde Muster von Erlebens- und Verhaltensweisen dar, welche [...] von den Erwartungen der soziokulturellen Umgebung abweichen und [...] mehr durch Charakterzüge und weniger durch Funktionsstörungen definiert werden« (Mentzos, 2011, S. 149). Nach dem DSM-IV manifestieren sich solche überdauernden Muster »in mindestens zwei der folgenden vier Bereiche: Kognition, Affektivität, Gestaltung zwischenmenschlicher emotionaler Reaktionen, Impulskontrolle [...]. Die Muster sind stabil und lang dauernd und beginnen spätestens in der Adoleszenz« (Mentzos, 2011, S. 151 f.). Zu den heute als »Persönlichkeitsstörungen« bezeichneten Krankheitsbildern gehören nach Mentzos (2011, S. 150) die *früher* so bezeichneten »Borderline-Zustände«, »Psychopathien«, »abnorme Persönlichkeiten« und »Charakterneurosen«. Bei den Persönlichkeitsstörungen unterscheidet Mentzos (2011, S. 157 ff.) die paranoide Persönlichkeitsstörung, die schizoide, die schizotypische, die dissoziale, die narzisstische, die hyperthyme, die abhängige, die histrionische, die selbstunsichere, die depressive, die zwanghafte und die Borderline-Persönlichkeitsstörung. Die häufigste Form sei die Borderline-Persönlichkeitsstörung. Bei dieser findet man nach der ICD-10 F60.31 zusätzlich zu einer emotionalen Instabilität und mangelnder Impulskontrolle auch Störungen des Selbstbildes, der Ziele und der inneren Präferenzen, ein chronisches Gefühl der Leere, intensive, aber unbeständige Beziehungen und eine Neigung zu selbstdestruktivem Verhalten mit parasuizidalen Handlungen und Suizidversuchen. Menschen mit Borderline-Persönlichkeitsstörung sind je nach Studie zu 30–90 % traumatisiert (Gunkel, 1999, S. 54 ff.). In der Phase der Diagnostik ist deshalb immer auch nach Beziehungstraumata in der Kindheit und/oder Traumaerfahrungen im Erwachsenenalter zu suchen, um gegebenenfalls Elemente der Traumatherapie (siehe Kap. 5) mit in die Behandlung aufzunehmen. Die Therapeutin sollte ihre Patientinnen und Patienten immer auch aktiv nach Alkoholmissbrauch oder anderen Süchten sowie nach abnormen Gewohnheiten (ICD-10 F10–F19, F63 und F65) fragen. Diese sind bei etwa 30 % der Patienten mit Persönlichkeitsstörungen zu finden. Suchtstörungen sind schon am Anfang mit in die Behandlung einzubeziehen (siehe Kap. 10.6.6). Denn unbehandelt verhindern sie den Erfolg der Therapie.

4.2 Das Besondere in der Behandlung von Patienten mit Persönlichkeitsstörungen

Menschen mit Persönlichkeitsstörungen leiden unter einer Störung der *metakognitiven Prozesse* ihrer inneren Realitätskonstruktion und Konfliktverarbeitung. Diese sind geprägt durch eine stabile Abwehr. Abwehr ist ein altes, meistens in der Kindheit entstandenes *metakognitives* Prozessmuster, das in der inneren Realitätskonstruktion des Patienten immer wieder die gleichen dysfunktionalen Denkinhalte hervorbringt. Menschen mit Persönlichkeitsstörungen haben *sekundär* stabile Abwehrmuster entwickelt, um Defizite in der Entwicklung der Werkzeuge ihres Mentalisierens (siehe Kap. 1) und Traumaerfahrungen zu verdecken und zu kompensieren. Sie identifizieren sich im Laufe der Zeit mit ihrem Anderssein und erleben ihre dysfunktionale Art der Realitätskonstruktion als Teil ihrer Identität und als ihren persönlichen Charakter. Die stabile Abwehr von Menschen mit Persönlichkeitsstörungen hat die Funktion, eine Identitätsproblematik, eine Selbstwertproblematik oder schwere Beziehungsproblematiken zu verdecken (Mentzos, 2011, S. 154). Die dysfunktionalen Charakterzüge von Menschen mit Persönlichkeitsstörungen sind psychodynamisch »in gewisser Hinsicht sinnvolle, zur Zeit ihrer Entstehung sogar wahrscheinlich notwendige, wenn auch leider auf Dauer nicht nur fehlerhafte, sondern auch Leid hervorrufende Pseudolösungen von Grundkonflikten« (Mentzos, 2011, S. 152 f.).

Zentraler Gedanke

Neurotische Patienten wissen um ihr Problem, dass sie in Konflikten *unangemessen* denken, fühlen und handeln. *Patienten mit Persönlichkeitsstörungen* haben aber *kein Problembewusstsein* für ihr dysfunktionales Fühlen, Denken und Handeln in ihrem starren Abwehrverhalten. Sie erleben, dass sie anders sind als andere. Sie kennen aber nur ihre *durch Abwehr geprägte Art* der inneren Realitätskonstruktion. Ihr Anderssein gehört zu ihrem Selbstbild.

Daraus resultiert die geringe Flexibilität der Betroffenen (Young, Klosko und Weishaar, 2008, S. 32 f.): »Oft äußern sie, dass sie keinerlei Hoffnung auf irgendeine Möglichkeit haben, sich zu verändern. Ihre charakterologischen Probleme sind ich-synton. Ihre selbstschädigenden Muster sind offenbar ein derart fester Bestandteil ihres Seins, dass sie sich nicht vorstellen können, sie zu verändern. Weil ihre Probleme für ihr Identitätsgefühl zentral sind, erscheint es ihnen wie eine Art Tod, sie aufzugeben – wie der Tod eines Teils ihrer selbst. Versucht man, diese Patienten mit dem Problem zu konfrontieren, halten sie vehement, reflexhaft und manchmal sogar aggressiv an dem fest, was sie ohnehin bezüglich ihrer selbst und der Welt für wahr halten. [...] Weil Schwierigkeiten im zwischenmenschlichen Kontakt häufig das zentrale Problem sind, ist die therapeutische Beziehung sowohl für die Einschätzung als auch für die Behandlung dieser Patienten einer der wichtigsten Aspekte [...].«

Die stabilen Abwehrmuster von Menschen mit Persönlichkeitsstörungen sind ein Selbstschutz, der sie in ihrem labilen dysfunktionalen psychischen Gleichgewicht stabilisiert. Sie führen zu Störungen in ihren Beziehungen im Alltag und relativ schnell auch zu Störungen in der Beziehung zwischen der Therapeutin und dem Patienten. Patienten mit Persönlichkeitsstörungen verhalten sich in Beziehungen oft unangemessen und sogar provokant. Denn Beziehungskonflikte *stabilisieren sie* in ihrer alten Abwehr. Gerade *in den Beziehungskonflikten* fühlen sie sich mit sich selbst identisch. Die dysfunktionalen Charakterzüge rufen *in ihrem sozialen Umfeld* zwar mehr oder weniger großes Leid hervor. Die Patienten kommen meistens aber erst dann in die Therapie, wenn ihre Problematik *sekundär* »in klinisch bedeutsamer Weise zu Leiden oder Beeinträchtigung in sozialen oder beruflichen und anderen wichtigen Funktionsbereichen« (Mentzos, 2011, S. 152) geführt hat. Spontan berichten sie der Psychotherapeutin anfangs meistens »nur« diese *sekundären* Probleme. Sie möchten gern, dass die Psychotherapeutin sie in ihrer unangemessenen Realitätswahrnehmung unterstützt (siehe Kap. 4.13). Wenn die Therapeutin diese Erwartung nicht erfüllt, kommt es in der therapeutischen Beziehung zu einem mehr oder weniger offenen Machtkampf. Patienten mit einer *depressiven Persönlichkeitsstörung* wehren zum Beispiel ab durch masochistisches, selbstverletzendes Denken. Sie entwerten sich ständig selbst. Die Therapeutin antwortet dann oft spontan: »Ja, gut. Aber wenn Sie wirklich so leistungsschwach wären, wie Sie sagen, dann würden Sie ihre anspruchsvolle Arbeit doch gar nicht schaffen können! Dann hätten Sie doch auch keine Leistungszulage bekommen!« Die Therapeutin verstrickt sich auf diese Weise in der dysfunktionalen Selbstorganisation des Patienten.

Patienten mit Persönlichkeitsstörungen sind anders zu behandeln als neurotische Patienten (Rudolf, 2006, S. 2), also *nicht nur* »haltgebend, emotionales

Erleben fördernd, unbewusste Konflikte und Widerstände deutend.« Denn sonst besteht die Gefahr, dass Psychotherapeutinnen »gegen Ende der verfügbaren Behandlungszeit« feststellen, »dass die Patienten zwar einige Veränderungsschritte vollziehen konnten, aber insgesamt in vielen unlösbaren Schwierigkeiten stecken, einschließlich solcher, die aus einer zunehmend verwickelten und ungelösten Übertragungsbeziehung stammen« (Rudolf, 2006, S. 2).

Zentraler Gedanke

Die Therapeutin läuft bei einer *nur auf die Denkinhalte* des Patienten gerichteten Therapie seinen wechselnden Konfliktthemen immer hinterher, von einer Krisenintervention zur anderen. Sie kann dadurch zwar die Auswirkungen der Krisen des Patienten abmildern. An der *zugrunde liegenden Problematik* hat sich am Ende der Therapie aber wenig geändert.

Fallbeispiel 9: *Ein 42-jähriger zeitweise suizidaler Verwaltungsangestellter mit einer schizoiden Persönlichkeitsstörung (ICD-10 F60.1) rief an seinen Arbeitsstellen durch arrogantes Verhalten immer wieder »Mobbingsituationen« seitens seiner Vorgesetzten hervor. Dabei hielt er in Konfliktsituationen den entwürdigenden Anfeindungen so ungerührt stand, wie kein anderer das gekonnt hätte. In der therapeutischen Beziehung verlangte er meistens ohne affektive Beteiligung rein funktional nach »konkreten Perspektiven und Hilfen«. Der Therapeut begleitete den Patienten durch seine immer wieder neuen Krisensituationen. Er erarbeitete mit ihm in den vielen »Mobbingsituationen« immer wieder sozial verträgliche Lösungen.*

Geplant war eine Psychotherapie von fünfzig Sitzungen. Am Ende der Therapie wurde dem Patienten nach einem ersten Arbeitsplatzverlust auch eine zweite Arbeitsstelle wieder gekündigt. Der Patient dekompensierte in eine schwere depressive Episode. Der Therapeut kam erst aufgrund des unbefriedigenden Therapieergebnisses am Ende der Behandlung auf die Idee, die vielfältigen Beziehungsproblematiken des Patienten mit seinen frühen Kindheitserfahrungen zu verknüpfen: Eine eineinhalb Jahre ältere Schwester des Patienten war kurz vor seiner Geburt ertrunken. Die traumatisierte Mutter wollte damals ins Kloster gehen. Sie wurde aber von einem Priester daran gehindert. Vermutlich war der kurz darauf gezeugte Patient für seine Mutter, die sich nach ihrer verunglückten Tochter sehnte, das »falsche Kind«. Der Patient war latent nicht gewollt. Er hatte als Säugling seine Mutter in ihrem Schockzustand wahrscheinlich emotional nicht erreichen können. Er lernte nicht, seine Affekte zu lesen und zu regulieren. Er reagierte in der Gegenwart auf Angstsituationen mit einem nach außen arrogant wirkenden Selbstschutzverhalten (siehe Kap. 4.7). Das half ihm, die dahinterstehende Panikreaktion des in ihm aktualisierten »kleinen, nicht gewollten Kindes« nicht fühlen zu müssen.

Der besondere Charakter und das Selbstbild von Menschen mit Persönlichkeitsstörungen sind durch eine stabile Dysfunktionalität ihrer inneren Realitätskonstruktion geprägt. Das Therapieziel muss deshalb sein, dass sie Problembewusstsein für ihre dysfunktionale Charaktereigenschaft entwickeln (siehe Kap. 4.8). Dazu reicht es nicht, mithilfe des psychodramatischen Dialogs nur *implizit metakognitiv* an den Beziehungskonflikten der Patienten zu arbeiten (siehe Kap 2.8 und 8.4.2). Die Therapeutin muss zusätzlich auch *explizit metakognitiv* die dysfunktionale Charaktereigenschaft des Patienten zum Gegenstand der gemeinsamen therapeutischen Kommunikation machen.

Wenn die Therapeutin ihre Aufmerksamkeit nur *auf die Denkinhalte* des persönlichkeitsgestörten Patienten zentriert, verfängt sie sich in seinem Agieren. Der Patient sagt zum Beispiel: »Ich bin nichts.« Die Therapeutin antwortet: »Aber Sie haben doch studiert und sind als Ingenieur tätig!« Der Patient: »Aber ich kann nichts.« Die Therapeutin: »Ihr Chef hat sich bei Ihnen noch nicht beschwert. Es ist also wahrscheinlich, dass Sie doch etwas können!« Der Patient: »Aber ich tauge nichts.« Die Therapeutin: »Aber Sie sind nicht alkoholkrank. Sie sind für Ihre Kinder da. Ihre Frau hält zu Ihnen.« Die Therapeutin geht in diesem Beispiel auf die *einzelnen Denkinhalte* ein. Sie versucht, den Patienten Problembewusstsein für jeden einzelnen dysfunktionalen Denkinhalt entwickeln zu lassen.

In der *explizit metakognitiven Therapie* macht die Therapeutin aber das *allgemeine metakognitive Prinzip* zum Gegenstand der therapeutischen Kommunikation, das den Patienten seine unangemessenen Denkinhalte produzieren lässt. »Metakognitive Therapie konzentriert sich darauf, dysfunktionale kognitive Prozesse zu reduzieren, und verlegt die Auseinandersetzung mit kognitiven Inhalten auf die metakognitive Ebene … Metakognitive Therapie beschäftigt sich mit den metakognitiven Faktoren, die zu perseverierenden kognitiven Prozessen und fehlgeleiteten Bewältigungsstrategien führen» (Wells 2011, S. 18). Das ist in dem Fallbeispiel 9 der metakognitive Prozess des »selbstverletzenden Denkens«. Die Therapeutin benennt den dysfunktionalen metakognitiven Prozess, sie repräsentiert ihn mit einem Stuhl, sie mentalisiert stellvertretend in seiner »Rolle» und sie lässt den Patienten die »Rolle» seines dysfunktionalen metakognitiven Prozesses im Als-ob-Modus spielen. Die Therapeutin antwortet dann zum Beispiel: »Sie denken selbstverletzend.« Sie stellt dem Patienten gegenüber einen Stuhl auf: »Das ist der Stuhl für Ihr selbstverletzendes Denken. Es gibt da in Ihnen eine innere Stimme, die sagt zu Ihnen: ›Du bist nichts, du kannst nichts, du taugst nichts!‹«

Wichtige Definition

Charaktereigenschaften eines Menschen sind das Ergebnis der Arbeit von *metakognitiven Prozessen* des Mentalisierens. Sie sind äußerlich erkennbar an einer individuell geprägten Art, in Konflikten zu denken, zu fühlen und zu handeln. Bei Menschen mit Persönlichkeitsstörungen ist die Konfliktverarbeitung durch die starre Fixierung in eine Abwehr geprägt. Ein metakognitiver Prozess oder mehrere arbeiten dysfunktional. Ich bezeichne das allgemeine metakognitive Prinzip, das der dysfunktionalen Charaktereigenschaft eines persönlichkeitsgestörten Menschen zugrundeliegt, als »dysfunktionalen metakognitiven Ich-Zustand«, auf Englisch »dysfunctional metacognitive ego-state«.

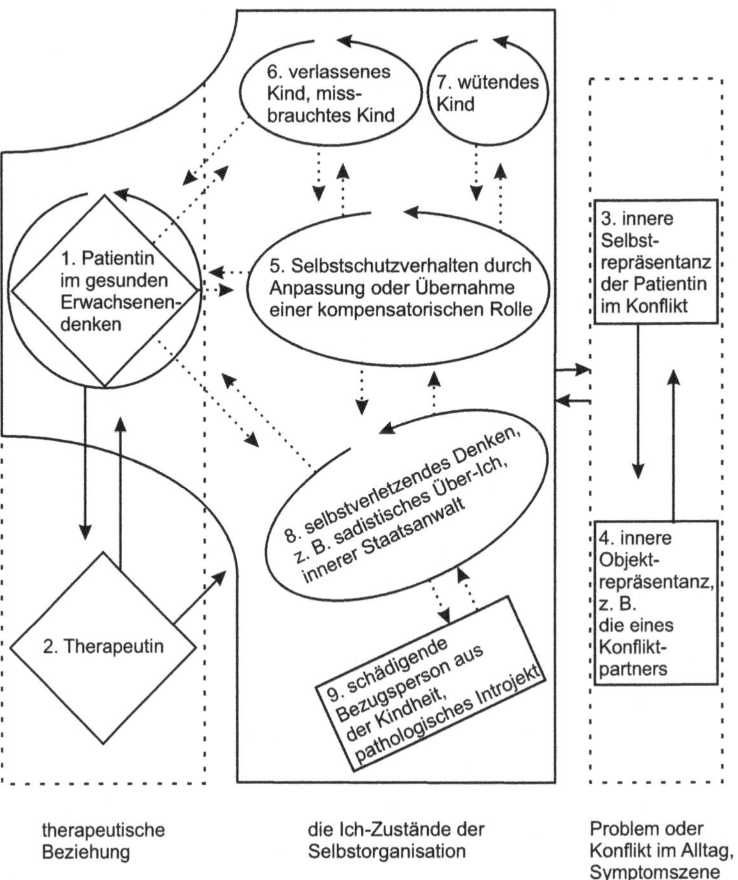

Abbildung 11: Das System der metakognitiven Ich-Zustände von Patienten mit Persönlichkeitsstörungen und ihre Aufstellung mit leeren Stühlen im Therapiezimmer

Wichtige Definition

Watkins und Watkins (2003, S. 45) definieren einen Ich-Zustand »als ein organisiertes Verhaltens- und Erfahrungssystem, dessen Elemente durch ein gemeinsames Prinzip zusammengehalten werden und das von anderen Ich-Zuständen durch eine mehr oder weniger durchlässige Grenze getrennt ist«. Putnam (1988, S. 24 ff.) spricht von Zuständen des individuellen Bewusstseins, die sich um spezifische Affekte, Körperbilder, Arten der Kognition und der Wahrnehmung und um zustandsabhängige Erinnerungen und Verhaltensweisen zentrieren, die sich wiederholen und relativ stabil zu sein scheinen. Sie sind offenbar selbstorganisierende und selbststabilisierende Strukturen. Diese Definitionen differenzieren noch nicht zwischen den *kognitiven* Inhalten eines Ich-Zustands und dem *metakognitiven Prozess,* der diese kognitiven Inhalte hervorbringt. Das gemeinsame Prinzip, das die Elemente eines bestimmten Ich-Zustands zusammenhält, ist aber immer ein spezifischer *metakognitiver* Prozess. Die Therapeutin macht in der Therapie von Menschen mit Persönlichkeitsstörungen diese *metakognitiven* Prozesse des Patienten zum Gegenstand der therapeutischen Kommunikation. Ich nenne diese *metakognitiven* Prozesse »metakognitive Ich-Zustände».

Übung 7

Sie können als Leserin oder Leser mithilfe der Übung »projektive Personalisierung« (siehe Kap. 7.3) *in eigener Selbsterfahrung* lernen, was ein metakognitiver Ich-Zustand ist, und mit ihm konstruktiv arbeiten: 1. Suchen Sie nach einem *eigenen* Charakterzug oder nach einer eigenen Eigenschaft oder Reaktionsweise, die Sie nicht mögen oder problematisch finden. 2. Projizieren Sie diese Ihre Eigenschaft innerlich auf eine fremde, fiktive Gestalt oder Person, die Ihren Charakterzug in ihrem anderen Lebenszusammenhang wie selbstverständlich auslebt. Sie können zum Beispiel Ihre eigene automatische Helfer- und Retterhaltung einer fiktiven Heldenfigur zuschreiben. 3. Wählen Sie sich aus einer Sammlung von Puppen oder Handpuppen eine zu dieser fiktiven Figur passende Puppe aus. 4. Geben Sie dieser Figur einen passenden Namen, zum Beispiel: »Das ist der weiße Ritter in mir« oder »Das ist meine innere Mutter Theresa«. 5. Lassen Sie die Handpuppe in der Ich-Form eine Episode aus *seinem/ihrem* Leben erzählen: »Einmal als ich …« Eine Erlebnisepisode umfasst immer einen Anfang, einen kleinen Konflikt oder etwas, das in Staunen versetzt, und ein Ende. Schreiben Sie die Geschichte auf. 6. Denken Sie sich in den nächsten zehn Wochen weitere zehn Geschichten aus dem Leben Ihrer fiktiven Gestalt oder Person aus und notieren Sie sich diese Geschichten.

Sie repräsentieren und erfassen durch diese Übung eine eigene nicht geliebte Reaktions- und Handlungsweise *als metakognitiven Ich-Zustand.* Sie geben Ihrem Ich-Zustand aber einen stimmigen *anderen* Rahmen in einer *anderen* Lebenswelt.

Sie differenzieren und erweitern durch die Geschichten Ihr Wissen um die *metakognitive* Funktionsweise Ihres ungeliebten Charakterzugs. Sie lernen, ihn *im Als-ob-Modus zu denken.* Sie merken dadurch in immer kürzerer Zeit, wenn sie wieder in Ihrem alten dysfunktionalen Ich-Zustand denken. Sie werden freier, Ihren negativen metakognitiven Ich-Zustand wegzulassen. Sie orientieren sich dann in einer neuen auslösenden Konfliktsituation automatisch neu. Vielleicht freunden Sie sich mit dem von Ihnen abgelehnten Charakterzug auch an und erkennen an ihm eventuell positive Seiten (siehe Kap. 7.3).

Jeder Mensch hat mehr oder weniger stark ausgeprägte individuelle *Charakterzüge.* Ein besonderer Charakterzug macht den Menschen aber nicht zu einem persönlichkeitsgestörten Menschen. Charakterzüge sind nur dann *krankheitswertig,* wenn der Betroffene 1. durch die Besonderheit seiner inneren Realitätskonstruktion Schaden anrichtet oder/und selbst Schaden nimmt *und wenn* er 2. nicht in der Lage ist, aus dem Schaden zu lernen. Patienten mit einer Persönlichkeitsstörung gelangen durch ihre durch Abwehr geprägte, *unangemessene* innere Realitätskonstruktion immer wieder zu derselben *einseitigen* Interpretation der Welt.

Menschen mit einer *narzisstischen Persönlichkeitsstörung* zum Beispiel tendieren dazu, ihre Bezugspersonen narzisstisch zu missbrauchen. Das hilft ihnen, ihre Abwehr durch Grandiosität zu stabilisieren. *Oder* sie lehnen sich an eine Autorität oder eine Leitfigur an, stabilisieren ihr eigenes Selbstwertgefühl in deren Glanz und spornen sie missbräuchlich zu immer neuen Höchstleistungen an. Wenn die Grandiosität des Patienten dann aber von außen nicht bestätigt wird, gerät der Betroffene in eine Krise. Er fühlt wieder die Selbstzweifel, die Scham und die Ängste, die er seit der Kindheit kompensiert und abgespalten hatte. Seine Selbstzweifel aktualisieren in ihm selbstverletzende Gedanken: »Du bist nichts! Du kannst nichts! Du taugst nichts!« Sein innerer Seelentöter suggeriert ihm in der Gegenwart: »Wenn du nicht den gewünschten Erfolg hast, hast du dich nicht genug angestrengt. Wenn du *nur normale* Ziele erreichst, bist du ein Nichts. Kein Mensch denkt noch an dich, wenn du tot bist.« Der Patient vernachlässigt als Folge davon die Anforderungen des Alltags.

4.3 Das Besondere in der Behandlung von Patienten mit einer Borderline-Persönlichkeitsstörung

Wichtige Definition

Die dysfunktionale Charaktereigenschaft von Menschen mit Borderline-Persönlichkeitsstörungen ist die *Widersprüchlichkeit* ihres Fühlens und Handelns. Sie haben nach Mentzos (2011, S. 167) »per Definition […] labile Zustände und Strukturen. […] Das Wechselhafte […] stellt sein wichtigstes Charakteristikum

[…] dar«. Die Wechselhaftigkeit ist *in sich selbst konstant.* Denn im Vordergrund der Störung steht das Alternieren von zwei konträren Ich-Zuständen infolge der Abwehr durch Spaltung (siehe Abb. 12). Man spricht deshalb von einer »stabilen Instabilität des Borderline« (Mentzos, 2011, S. 167).

In einem Fortbildungsseminar habe ich Therapeutinnen und Therapeuten einmal gefragt: »Was macht die Therapie von Menschen mit Borderline-Persönlichkeitsstörungen eigentlich so schwer?« Die Teilnehmer antworteten: 1. Diese Patienten fordern Hilfe gegen ihre Konfliktgegner und erwarten, dass die Therapeutin ihnen diese Hilfe bedingungslos gibt. 2. Sie idealisieren die Therapeutin blind schon in der ersten Begegnung. 3. Sie brechen unvermittelt die Therapie ab. 4. Sie klagen die Therapeutin aus heiterem Himmel an und entwerten sie. 5. Sie denken in Schwarz-Weiß-Mustern. Zwei Wahrheiten nebeneinander gibt es nicht. Der Patient versteht zum Beispiel eine *an Bedingungen geknüpfte* Hilfe als *Verweigerung* der Hilfe. 6. Die Patienten setzen immer wieder die Regeln des Settings außer Kraft. Sie verstoßen zum Beispiel gegen die Gruppenregeln. 7. Unvermittelt treten negative Übertragungen auf. 8. Sie agieren scheinbar ohne Problembewusstsein. 9. Die Therapeutin hat das Gefühl, sie muss in jeder Sitzung von Neuem anfangen, obwohl man sich doch in der letzten Stunde *gut* verständigt hatte. 10. Die Therapeutin fühlt sich in dem Schwarz-Weiß-Denken der Patienten gefangen. Sie weiß nicht, was sie glauben soll. Sie vermutet, dass der Patient lügt, weil er sich immer wieder selbst widerspricht. 11. Die Patienten reagieren auf eine vermeintliche Zurückweisung mit Wut und Gleichgültigkeit und sind dann für die Therapeutin emotional nicht mehr erreichbar. 12. Die Therapeutin schwankt zwischen Mitgefühl und Wut hin und her. Sie fühlt sich nicht selten hilflos und als Fachkraft unfähig.

Kernberg (1981, 1991) hat die Psychotherapie von Menschen mit Borderline-Syndrom entscheidend entwickelt. Dazu war es wichtig, die »stabile Instabilität« dieser Patientinnen als »zeitlich aufeinanderfolgende Aktivierung zwischen konträren Ich-Zuständen« (Kernberg, 1981, S. 14) zu verstehen (siehe Abb. 12). Die Patienten alternieren zwischen dem anhänglich bedürftigen Ich-Zustand und dem pseudo-autonomen, autoritären Ich-Zustand hin und her.

Zentraler Gedanke

Bei Patienten mit Borderline-Persönlichkeitsorganisation ist der Prozess der *metakognitiven Konstruktion des Konfliktsystems* gestört. Die metakognitive innere Realitätskonstruktion ist durch die Abwehr durch Spaltung dysfunktional. Die Patienten leben gleichsam in zwei konträren Welten, die sich zeitlich abwechseln.

Ihr *Wechsel* zwischen diesen beiden konträren Ich-Zuständen ist als Selbstschutzreaktion zu verstehen und nicht als Versuch, die Therapeutin zu manipulieren. Das Alternieren hilft den Patienten, innere Spannungen abzureagieren, die bei der Aktualisierung von frühen Defiziterlebnissen, Verlusterlebnissen oder Traumaerfahrungen auftreten. Die Patienten fühlen, wenn sie ihre Bedürftigkeit in Beziehungen längere Zeit zulassen, dass sie abhängig werden. Sie reagieren auf Abhängigkeitsgefühle aber *vorsorglich* mit Wut, willkürlichem Verhalten und Pseudoselbstständigkeit, weil sie in ihrer Kindheit gelernt haben, *nicht* zu vertrauen. Sie vertreiben dadurch ihre Bezugspersonen aus ihrer Nähe. In der Folge sind sie aber allein. Sie fühlen wieder ihre Bedürftigkeit und leben diese aus.

Patienten mit einer Borderline-Persönlichkeitsstörung begründen den schnellen Wechsel ihrer Gefühle meistens mit dem Handeln ihrer *gegenwärtigen* Beziehungspartner. Das heißt, *sie denken im Konflikt im Äquivalenzmodus* (siehe Kap. 2.4): Wenn sie sich gerade bedürftig fühlen, idealisieren sie den Beziehungspartner und sehen diesen als Helfer in ihrem Kampf gegen die böse Welt an. Wenn ihre illusionären Erwartungen aber enttäuscht werden, reagieren sie mit Wut. Sie schließen aus ihren Wutgefühlen, dass ihr Beziehungspartner etwas getan hat, was sie wütend macht. Deshalb bekämpfen sie diesen unvermittelt. Ihre Wut kann nach Abreaktion des Affektes jedoch übergangslos wieder in den

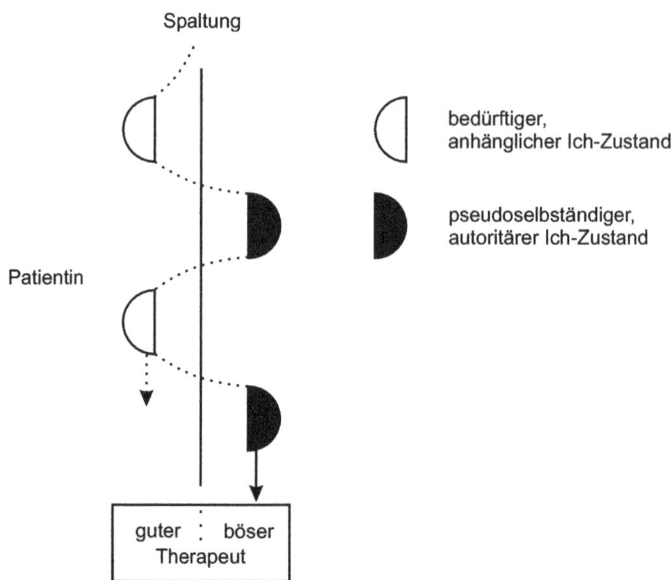

Abbildung 12: Das zeitversetzte Alternieren zwischen den zwei konträren Ich-Zuständen bei Abwehr durch Spaltung

anhänglich bedürftigen Ich-Zustand umschlagen. Als Folge dieser inneren Instabilität gibt es für sie in der Welt nur *entweder* Freund *oder* Feind. Sie befinden sich entweder in einer guten *oder* in einer bösen Welt. Das Leiden dieser Patienten »resultiert [...] weniger aus den blockierten Ansätzen des eigenen Handelns (wie im neurotischen Konflikt) als vielmehr aus dem Tun der anderen, das schwer zu ertragen ist. Es ist die von den anderen versagte Befriedigung, die verweigerte Bestätigung, die entzogene Zuwendung, die gerichtete Forderung, die Leiden verursacht. Das Leiden wird als unerträgliche Erregungsspannung mit ängstlicher oder ärgerlicher Gefühlstönung erlebt. Es ist ein Leiden, das wegen seiner Unerträglichkeit zu raschem Handeln zwingt« (Rudolf, 2006, S. 50).

Kernberg (1991, S. 49) versteht die Abwehr durch Spaltung als »das aktive Auseinanderhalten konträrer Introjektionen und Identifizierungen«. Mit dem bedürftig anhänglichen Ich-Zustand lebt der Patient das Denken, Fühlen und Handeln des »verlassenen oder missbrauchten Kindes« aus, das sich durch Introjektion anpasst (siehe Kap. 4.7). In dem konträren pseudo-selbstständigen, autoritärem Ich-Zustand verschmelzen die Ich-Zustände (siehe Kap. 4.7) des »wütenden Kindes«, des »Selbstschutzverhaltens« und des »pathologischen Introjekts« (siehe Abb. 11). Das kann so weit gehen, dass in der Kindheit traumatisierte Patienten, ohne es zu merken, im unbewussten Rollentausch zeitversetzt das Drama ihrer Traumaerfahrung *reinszenieren.* Sie leben zuerst die Rolle ihres pathologischen Täterintrojektes aus. Wenig später fühlen sie sich *durch die Reaktionen ihres sozialen Umfeldes* auf ihr dysfunktionales Verhalten dann ebenso zurückgewiesen, entwertet oder »geschlagen« wie in ihrer Kindheit. Sie sind wieder das »traumatisierte Kind«, das sie gewesen waren.

Wichtige Definition

Die Abwehr durch Spaltung manifestiert sich nach Kernberg (1991, S. 49) klinisch »in der Weise, dass [...] gegensätzliche Seiten eines Konfliktes abwechselnd die Szene beherrschen, wobei der Patient in Bezug auf die jeweils andere Seite eine blande Verleugnung zeigt und über die Widersprüchlichkeit seines Verhaltens und Erlebens überhaupt nicht betroffen zu sein scheint.«

Die Therapeutin reagiert auf die Widersprüchlichkeit des Patienten oft mit dem Gefühl, dass der Patient sie manipuliert. Sie glaubt, dass er »lügt« und ihr *bewusst* nur die Hälfte erzählt.

Fallbeispiel 10: *Eine Psychotherapeutin berichtete in der Supervision: »Die stationäre Therapie mit meiner 35-jährigen Patientin, Frau E., geht nicht weiter! Ich mag die Frau. Aber sie macht mich ratlos und hilflos. Immer dann, wenn sie in der Therapie einen*

Fortschritt gemacht hat und endlich ihre Einsamkeit und Bedürftigkeit zulässt, flippt sie plötzlich wieder herum. Sie bekommt dann Wutausbrüche und zerdeppert auf der Station Sachen. Hinterher tut sie dann aber so, als ob sie das gar nicht gewesen wäre!« Das Agieren der Patientin hatte die Therapeutin hilflos gemacht und sie an sich selbst zweifeln lassen. Die Patientin hatte sich selbst aber wahrscheinlich gar nicht als widersprüchlich erlebt. Der Supervisor ließ die Therapeutin eine typische Begegnung mit der Patientin psychodramatisch nachspielen. Dabei zeigte sich: Die Therapeutin hatte die Patientin bisher wie eine Neurotikerin behandelt. Sie hatte das Leiden der Patientin bis dahin einseitig »nur« als Leiden des »verlassenen Kindes« interpretiert, das die Patientin in ihrer Kindheit gewesen war.

Zentraler Gedanke
Patienten mit Borderline-Persönlichkeitsstörung wehren die Wahrnehmung ihrer *Widersprüchlichkeit* unbewusst ab durch Verleugnung (Rohde-Dachser, 1979, S. 70). Sie blenden diese aktiv aus ganz nach dem Motto: »Und so schloss er messerscharf, dass nicht sein *kann,* was nicht sein *darf.*« Dieser Satz stammt aus dem Gedicht »Die unmögliche Tatsache« von Christian Morgenstern. Wenn die Therapeutin versucht, die *Widersprüche* in der therapeutischen Beziehung anzusprechen und die Ursachen für »Missverständnisse« zu klären, erlebt der Patient den Klärungsversuch oft als Angriff und streitet seine Widersprüchlichkeit ab. Der Patient verhängt über die Therapeutin ein »Double Bind«.

Wichtige Definition
Eine *Doppelbindung* ist definitionsgemäß vorhanden, wenn ein Mensch in einer Beziehung implizit oder explizit eine in sich widersprüchliche Forderung stellt *und zusätzlich* auch noch den Versuch seiner Bezugsperson ablehnt, *über diesen Widerspruch* miteinander zu reden.

Die Therapeutin fühlt sich absolut hilflos, wenn sie in der Doppelbindung eines Borderline-Patienten gefangen ist. Wenn sie versucht, in der Widersprüchlichkeit des Patienten einen Sinn zu finden, wird sie selbst »verrückt«. Das kann so weit gehen, dass sie am Ende anfängt, an ihren eigenen Fähigkeiten als Therapeutin zu zweifeln, und ernsthaft überlegt, ob sie ihren Beruf aufgeben soll. Eine solche Reaktion ist nach Rohde-Dachser (1975, mündliche Mitteilung) ein diagnostisches Kriterium dafür, dass der Patient an einer Borderline-Persönlichkeitsstörung leidet. Die Stimmungswechsel des Patienten lassen sich *ursächlich nicht* mit dem realen Geschehen in der therapeutischen Beziehung erklären. Das Wechseln des Patienten zwischen seinen konträren Ich-Zuständen hat in Wahrheit den Sinn, seine inneren Konfliktspannungen abzureagieren und sein labiles intrapsychisches Gleichgewicht zu stabilisieren. In einer solchen Situation hat die Therapeutin oder der Therapeut nur die Möglichkeit, die Widersprüchlichkeit des Patienten bewusst als solche zu akzeptieren und den Patienten durch die Aufstellung seiner konträren Ich-Zustände damit zu konfrontieren (siehe Kap. 4.9).

4.4 Die strukturelle Störung als Grundproblem und Zusatzdiagnose von Menschen mit Persönlichkeitsstörungen

Empfehlung

In der Psychotherapie von Menschen mit Persönlichkeitsstörungen ist neben der deskriptiven Diagnose »Persönlichkeitsstörung« immer die Zweitdiagnose »strukturelle Störung« zu stellen. Die strukturelle Diagnose beschreibt das Ausmaß der Defizite in ihrer Fähigkeit zu mentalisieren (siehe Kap. 3.3).

Mentalisieren ist der innere Prozess der Realitätskonstruktion, mit der der Mensch sich selbst und andere situationsbezogen versteht, mit der er Konflikte verarbeitet und nach angemessenen oder neuen Konfliktlösungen sucht und mit der er seine Handlungen plant (siehe Kap. 1). Der Begriff »strukturelle Störung« (Rudolf, 2006, S. 48 ff.) betont vom Wortsinn her die *strukturellen* Defizite in den Selbstorganisationsprozessen der Patienten (siehe Kap. 3.2.1). Diese entstehen aber durch *funktionelle* Defizite der Mentalisation. So sagt auch Rudolf (2006, S. 50), dass mit »Struktur […] nicht Inhalte […], sondern das Organisationsniveau der psychischen Funktionen, die das Selbsterleben und das Beziehungsverhalten regulieren«, gemeint ist: »Die diagnostische Frage lautet nicht: ›Was beschäftigt diesen Menschen inhaltlich?‹, sondern ›Wie funktioniert seine Persönlichkeit in bestimmten Situationen?‹«

Wichtige Definition

Rudolf (2006, S. 49) definiert den Begriff »strukturelle Störung« als »eingeschränkte Verfügbarkeit über jene Funktionen, die zur Regulation des Selbst und seiner Beziehungen erforderlich sind. Die strukturellen Funktionen betreffen die Fähigkeiten, sich selbst und andere kognitiv differenzieren zu können, sich selbst, sein Handeln, Fühlen und den Selbstwert steuern zu können, sich selbst und die anderen emotional verstehen zu können, zu anderen in emotionalen Kontakt zu treten, emotional wichtige Beziehungen innerlich zu bewahren, sich selbst im Gleichgewicht zu halten und eine Orientierung zu finden.«

Empfehlung
In der störungsspezifischen Therapie von Menschen mit Persönlichkeitsstörungen richtet die Therapeutin ihre Aufmerksamkeit immer auch auf die mehr oder weniger stark ausgeprägte strukturelle Störung seiner psychischen Selbstorganisation. Sie versucht, seine Fähigkeit, zu mentalisieren, nachzuentwickeln (siehe Kap. 2.9).

Die mangelhafte Fähigkeit zum Mentalisieren entsteht meistens durch Beziehungstraumata in der Kindheit (siehe Kap. 5.2). Menschen mit strukturellen Störungen hatten in den ersten Lebensjahren zu wenig positive Beziehungserfahrungen in haltgebenden *und* flexiblen Beziehungen. Bei *schweren* Störungen des Mentalisierens ist es nach Rudolf (2006, S. 22) zwecklos, nach negativen Erinnerungen in der Kindheit zu fragen. Denn die Patienten konnten die negativen Beziehungserfahrungen nicht als solche *wahrnehmen.* Sie konnten sie deshalb auch nicht *als Erinnerungen* repräsentieren. Ihre negativen Beziehungserfahrungen der Kindheit sind »nur« indirekt *»gespeichert« als Defizite des Mentalisierens.* Patienten mit Persönlichkeitsstörungen und strukturellen Störungen können deshalb ihre Bezugspersonen und sich selbst nicht angemessen wahrnehmen und verstehen. Sie haben wenig Zugang zur Aktualisierungstendenz ihres Selbst. Sie können ihre Konflikte in ihrer Vorstellung nicht angemessen repräsentieren. Sie geraten bei affektiver Erregung in massive innere Konfliktspannungen. Diese Patienten haben *sekundär* eine stabile Abwehr entwickelt, um Defizite in der Entwicklung der Werkzeuge ihres Mentalisierens (siehe Kap. 1) und Traumaerfahrungen zu kompensieren oder abzuspalten. Ihre Abwehr erschwert in Konflikten das Ausdifferenzieren der Selbstrepräsentanz und der Objektrepräsentanz.

Schwer strukturell gestörte Patienten sind wegen der Defizite der Entwicklung der Werkzeuge ihres Mentalisierens in der *psychodramatischen* Konfliktverarbeitung wenig spielfähig und schnell überfordert. Während des »normalen« psychodramatischen Spiels reißt bei ihnen nicht selten der Faden zwischen ihrem inneren Mentalisieren und ihrem *äußeren* psychodramatischen Spiel (siehe Kap. 2.2). Die innere *Ich-Konfusion* der Patienten wird zur äußeren *Szenenkonfusion.* Die Patienten kommen im psychodramatischen Spiel oft in ihre eigene Rolle oder in die Rolle ihres Konfliktpartners *nicht* hinein und sind *nicht* rollentauschfähig. Die Unfähigkeit zum Rollentausch ist deshalb diagnostisch ein Hinweis auf eine strukturelle Störung.

Fallbeispiel 11: *Herr A., ein 48-jähriger Patient, leidet an einer Borderline-Persönlichkeitsstörung, einem Zustand nach chronischem Alkoholmissbrauch bis vor zehn Monaten und einer schweren strukturellen Störung (ICD-10 F60.31, F10.2). Er klagt in* *einer Zeit relativen Wohlergehens in der Therapiestunde über »Schuldgefühle« gegenüber seinem 23-jährigen Sohn: »Der redet nicht mit mir. Er macht gerade Abitur. Aber ich fürchte, der schafft sein Leben nicht. Ich versuche, gut zu ihm zu sein. Ich mache alles für ihn. Ich räume sein Zimmer auf, koche Essen und bringe es ihm hoch. Ich versuche, ihn zu verwöhnen.« Der Therapeut fordert Herrn A. auf: »Wollen Sie Ihrem Sohn in einem Rollenspiel einmal mitteilen, dass Sie sich Sorgen um ihn machen und ihm gegenüber Schuldgefühle haben?« Herr A. folgt der Aufforderung widerwillig. Er antwortet im Rollentausch in der Rolle seines Sohnes sich selbst: »Aber ich habe doch meine Lehre geschafft und danach auch die Schichtarbeit. Und jetzt bin ich in der Abendschule in den Zensuren auf drei!« Herr A. ist verwirrt und merkt: »Eigentlich weiß ich gar nicht, was mein Sohn von mir erwartet!« Der Therapeut: »Fragen Sie Ihren Sohn doch hier im Rollenspiel einfach danach!« Herr A. ist überrascht: »Stimmt eigentlich! Aber kann ich das denn?« Der Therapeut: »Warum nicht! Sie haben doch erzählt, dass Sie selbst als Kind im Kinderheim aufgewachsen sind und dass sich da keiner für Sie interessiert hat. Wenn Sie jetzt Ihren Sohn fragen, merkt er, dass Sie sich als Vater für ihn interessieren. Das ist das, was Kinder dann als Liebe erleben!« Herr A. überwindet sich und fragt seinen »Sohn«:*

»Was willst du eigentlich von mir?« Der Therapeut übernimmt in dem darauffolgenden psychodramatischen Dialog selbst die Rolle des Protagonisten. Er fragt über die Realität hinaus den »Sohn«, der von Herrn A. gespielt wird: »Was brauchst du von mir? Merkst du eigentlich, dass ich mir Mühe gebe?« Herr A. sucht in der Rolle seines Sohnes mit viel Zeit erlebnisnah, was der Sohn ihm gegenüber wohl spürt, denkt, fühlt und will. Der Patient vollzieht im Als-ob-Modus des Spiels (siehe Kap. 2.4) den äußeren Rollentausch auch innerlich. Er entwickelt eine theory of mind über die innere Wirklichkeit seines Sohnes. Am Ende der Therapiesitzung stöhnt er: »Das ist ja eine anstrengende Arbeit hier! So habe ich mir das nicht vorgestellt!« Er lacht den Therapeuten halb verzweifelt an: »Das bringt mich ja richtig ins Schwitzen!« (Fortsetzung in den Kapiteln 4.6, 4.13 und 4.14).

4.5 Die verschiedenen Schritte der Behandlung im Überblick

Die störungsspezifische Therapie von Patientinnen oder Patienten mit Persönlichkeitsstörungen braucht wegen der Komplexität der Umstellungsprozesse viel Halt und Zeit *in der therapeutischen Beziehung.* Deshalb findet die Therapie der dysfunktionalen metakognitiven Ich-Zustände, wenn möglich, im Einzelsetting statt.

1. Die Therapeutin *diagnostiziert* die Persönlichkeitsstörung anhand der Symptomatik des Patienten und seiner stabilen dysfunktionalen Charaktereigen-

schaft in seinem Alltag und in der therapeutischen Beziehung. Sie arbeitet mit dem Patienten versuchsweise mithilfe der *Tischbühne* oder mit dem *psychodramatischen Dialog.* Hinweise auf eine strukturelle Störung sind: Der Patient kann bei der Arbeit mit der Tischbühne nicht symbolisieren. Oder er ist nicht rollentauschfähig (siehe Kap. 4.4). Die Therapeutin fragt aktiv nach begleitenden Suchterkrankungen und Traumaerfahrungen. Sie bezieht diese gegebenenfalls in die Behandlung mit ein.

2. *Psychopharmaka* sollten während der Psychotherapie von Patienten mit Persönlichkeitsstörungen nur so viel gegeben werden wie nötig. Denn »es gibt Hinweise, dass Psychopharmaka mit emotionalen und kognitiven Veränderungsprozessen interferieren und die Gesundung verzögern« (Giesen-Bloo et al., 2006, zitiert nach Arntz und van Genderen, 2010, S. 116). Bei medikamentöser Mitbehandlung durch einen Nervenarzt ist auf eine enge Zusammenarbeit zu achten. Nervenärzte dosieren die Medikamente zur eigenen Absicherung *oft zu hoch.*
3. Die Therapeutin arbeitet im *»normalen« psychodramatischen Spiel* sehr kleinschrittig und wendet dabei in vielfältiger Weise die Doppelgängertechnik an (siehe Fallbeispiel 11 und Kap. 4.6). Dabei mentalisiert die Therapeutin als Hilfs-Ich im Konflikt des Patienten stellvertretend sein Erleben.
4. Die Therapeutin benutzt immer wieder die psychodramatische Selbstsupervision (siehe Kap. 2.3), um sich aus eigenen Gegenübertragungsreaktionen zu befreien. Dabei erfasst sie mithilfe der Stühlearbeit mit den Schritten 13–17 (siehe Kap. 2.3) auch den *dominanten* dysfunktionalen Abwehrzustand des jeweiligen Patienten (siehe Kap. 2.3 und 4.8). Sie stellt zum Beispiel bei dem Verdacht auf eine Borderline-Persönlichkeitsstörung (siehe Fallbeispiel 17 in Kap. 4.9) für den »Patienten« *zwei* leere Stühle hin, einen für seinen pseudo-selbstständig-autoritären Ich-Zustand und einen anderen für seinen anhänglich bedürftigen Ich-Zustand.
5. Die Therapeutin arbeitet *in der Therapiesitzung explizit metakognitiv* an der *dominanten* dysfunktionalen Charaktereigenschaft des Patienten (siehe Kap. 4.2).

Zentraler Gedanke

Die explizit metakognitive Arbeit an einem metakognitiven Ich-Zustand umfasst die folgenden Schritte: 1. Die Therapeutin *benennt* den dysfunktionalen Ich-Zustand. 2. Sie *repräsentiert* ihn mit einem Stuhl und einer Puppe. 3. Sie *mentalisiert stellvertretend* in seiner »Rolle». 4. Sie lässt den Patienten den Ich-Zustand im Als-ob-Modus spielen. 5. Sie sucht zusammen mit dem Patienten einen individuell passenden Namen für den Ich-Zustand.

5.1 Die Therapeutin markiert die dysfunktionale Charaktereigenschaft des Patienten als Ich-Zustand, wenn er diese gerade agiert, indem sie ihn *explizit benennt.*

5.2 Sie *repräsentiert* den dominanten dysfunktionalen Ich-Zustand mit einem leeren Stuhl oder mit einem Stein auf dem Tisch. Sie macht ihn so *explizit* zum Gegenstand der gemeinsamen therapeutischen Kommunikation (siehe Kap. 4.8). Es kann zum Beispiel sein, dass ein Patient, der masochistisch agiert, zu der Therapeutin ernsthaft sagt: »Mich will sowieso keiner! Ist ja klar, ich mache ja auch immer wieder Fehler! Ich bin eben ein Loser!« Die Therapeutin richtet ihre Aufmerksamkeit dann *nicht* empathisch auf die *einzelnen Inhalte* seiner Aussagen. Sie widerspricht ihm auch *nicht inhaltlich.* Sie erfasst vielmehr das *allgemeine dysfunktionale metakognitive Prinzip,* das seine einzelnen dysfunktionalen Denkinhalte hervorbringt. Sie benennt dieses Prinzip dem Patienten gegenüber: »Sie denken selbstverletzend,« Dann symbolisiert sie sein »selbstverletzendes Denken« als Ich-Zustand durch einen Stuhl im Therapiezimmer. Die Therapeutin kennzeichnet sein masochistisches Denken, Fühlen und Handeln dadurch *äußerlich wahrnehmbar als abweichend* von seinem gesunden Erwachsenendenken.

5.3 Die Therapeutin lässt den Patienten auf den anderen Stuhl seines dominanten dysfunktionalen Ich-Zustands wechseln und diesen im Als-ob-Modus des Spiels (siehe Kap. 2.4) *handelnd* ausdifferenzieren. Dadurch wird dem Patienten die Differenz zwischen seiner dysfunktionalen inneren Realitätskonstruktion und dem »gesunden erwachsenen Denken« deutlich (siehe Kap. 4.8). Der Patient lernt im Laufe der Therapie, seinen dominanten dysfunktionalen Ich-Zustand *im Als-ob-Modus zu denken* (siehe Kap. 2.4). Er gewinnt so die Kontrolle des Ichs über die Dysfunktionalität seiner inneren Realitätskonstruktion. Er muss seinen dominanten dysfunktionalen Ich-Zustand im Alltag nicht mehr automatisch in gleicher Dauer und Intensität ausleben. Sein Selbstbild verändert sich. Ein Patient braucht zehn bis zwanzig Therapiesitzungen, *bis* er seinen dominanten dysfunktionalen Ich-Zustand im Als-ob-Modus denken und sein Ausagieren im Alltag besser kontrollieren kann (siehe Kap. 3.4).

6. Die Therapeutin stellt bei Bedarf zusätzlich zu dem dominanten dysfunktionalen Ich-Zustand auch *die qualitativ anderen drei metakognitiven Ich-Zustände* des Patienten (siehe 4.7) mit leeren Stühlen auf. Je schwerer ein Patient *strukturell* gestört ist, desto früher bezieht sie die anderen metakognitiven Ich-Zustände in die Arbeit mit ein. Manchmal geschieht das schon in einer der ersten Sitzungen (siehe Fallbeispiel 14 in Kap. 4.7).

Zentraler Gedanke
Die vier qualitativ verschiedenen dysfunktionalen Ich-Zustände stabilisieren und verstärken sich *gegenseitig* in ihrer Dysfunktionalität (siehe Kap. 4.10). Die Therapeutin arbeitet in einer Langzeittherapie deshalb an *allen vier* metakognitiven Ich-Zuständen eines Patienten. Der Patient soll am Ende der Therapie *jeden* seiner vier qualitativ verschiedenen metakognitiven Ich-Zustände (siehe Kap. 2.3) im Als-ob-Modus denken können.

7. Die Therapeutin lässt den Patienten seine metakognitiven Ich-Zustände *mithilfe des psychodramatischen Dialogs* im Als-ob-Modus des Spiels miteinander interagieren (siehe Kap. 4.10). Das Spiel fördert die Integration ihrer Arbeit in dem Gesamtprozess der inneren Konfliktverarbeitung und befreit sie aus ihrer Dysfunktionalität. Es hilft, Defizite in der Entwicklung des Mentalisierens auszugleichen. Die Nachentwicklung der Zusammenarbeit der metakognitiven Ich-Zustände kann bei strukturell gestörten Patienten ein bis drei Jahre dauern.
8. Die Therapeutin verbindet die Arbeit an den metakognitiven Ich-Zuständen bei Bedarf mit Elementen der Traumatherapie (siehe Kap. 5). Sie lässt den Patienten zum Beispiel einen sicheren Ort (siehe Kap. 5.10.5) und ein Bewältigungsmärchen (siehe Kap. 5.14) entwickeln. Oder sie verarbeitet mit ihm alte Beziehungstraumata aus der Kindheit (siehe Kap. 5.10.10).
9. Der Patient integriert die Fortschritte seiner Entwicklung in seine familiären und sozialen Beziehungen. Die Therapeutin unterstützt ihn dabei mithilfe des psychodramatischen Dialogs und anderer Methoden. Diese werden im Kapitel 4.12 beschrieben.

4.6 Die Doppelgängertechnik im »normalen« psychodramatischen Spiel

Bei Menschen mit einer schweren strukturellen Störung sind die Werkzeuge des Mentalisierens definitionsgemäß nicht ausreichend entwickelt. Der Patient denkt oft im Äquivalenzmodus (siehe Kap. 2.4) und kann Spiel und Wirklichkeit nicht unterscheiden. Er versteht dann zum Beispiel das *verbalisierende Doppeln* der Therapeutin (siehe Kap. 2.2) nicht als Angebot, sondern als Forderung, so zu denken und zu fühlen wie die Therapeutin. Die Therapeutin kann aber *zur Krisenintervention* trotzdem den psychodramatischen Dialog mit Rollentausch nutzen (siehe Kap. 2.8 und 8.4.2). Sie muss ihr Vorgehen dann an die geringe Mentalisationsfähigkeit des Patienten anpassen (siehe Fallbeispiel 11 in Kap. 4.4).

Zentraler Gedanke

Je weniger spielfähig ein persönlichkeitsgestörter Patient ist, desto mehr muss die Therapeutin *als Doppelgängerin* (siehe Kap. 2.2) mit in das psychodramatische Spiel seiner Konfliktsituation eintreten (Krüger, 1997, S. 117 ff.). Sie verbalisiert *stellvertretend ihr* Erleben in *seiner Rolle* und handelt für ihn stellvertretend. Sie »bespricht« den Konflikt mit dem Patienten bei Bedarf *im Als-ob-Modus des Spiels.*

Fallbeispiel 11 (1. Fortsetzung, siehe Kap. 4.4): *Herr A. hat bei der Wiedereingliederung in den Arbeitsprozess nach einem Jahr Dienstunfähigkeit große Probleme mit seinem Vorgesetzten: »Ich sollte nach jetzt drei Wochen Arbeit eine Beurteilung unterschreiben. In der Beurteilung stand, dass ich bei der Fallbearbeitung Rückstände habe und dass mir elementares Wissen fehlt. Das habe ich verweigert. Mein Chef will mich loswerden! Ich habe schon wieder massive Magenschmerzen.« Der Therapeut versucht vergeblich, den sichtlich erregten Mann auf die Realität seiner Arbeitsplatzsituation hinzuweisen: »Sie sind doch Beamter! Sie schaffen 95 % der geforderten Arbeit! Ihr Chef kann Ihnen nichts!« Die Worte kommen bei Herrn A. nicht an. Er reagiert als in der Kindheit nicht gewolltes Kind auf die Zurückweisung am Arbeitsplatz panisch und wütend. Er denkt im Äquivalenzmodus und ist ärgerlich auf den Therapeuten, weil dieser scheinbar seine Not nicht erkennt. Der Therapeut hat Sorge, dass Herr A. durch seine blinde Verweigerungshaltung seinen Arbeitsplatz als Beamter verliert. Denn er braucht seine Arbeit, um sich seelisch zu stabilisieren.*

Der Therapeut überführt das gemeinsame Gespräch über den Konflikt zur Krisenintervention in den Als-ob-Modus des psychodramatischen Spiels. Er stellt zwei leere Stühle einander zugewandt auf die Bühne: »Führen sie doch einmal ein fiktives Gespräch mit Ihrem Chef und teilen Sie ihm Ihre Wut und Ihren Ärger mit.

Vielleicht kann Sie das gefühlsmäßig entlasten!« Herr A. folgt dieser Aufforderung verlegen und unbeholfen. Er verhält sich im Spiel seinem Chef gegenüber überraschenderweise eher bescheiden und keineswegs aufbrausend. Der Therapeut übernimmt die Rolle des Patienten, als Herr A. in die Rolle seines Chefs tauscht. Er wiederholt das, was Herr A. dem Chef vorhergesagt hat. Er verbalisiert darüber hinaus aber stellvertretend für ihn, was er, der Therapeut, in der Rolle des Patienten fühlt, denkt und will. Dabei integriert er als Doppelgänger in sein Spiel die Informationen, die der Patient vorher im Gespräch gegeben hatte: »Ich bin enttäuscht und ärgerlich. Wenn ich jeden meiner bearbeiteten Fälle einem der fünf Teamleiter vorstellen soll, kostet das Zeit! Die fehlt mir dann bei der Arbeit. Rechnen Sie doch die Besprechungszeit einmal mit ein. Dann bin ich ganz gut in meiner Arbeitsleistung! Außerdem: Erst verdonnern Sie mich dazu, Sie bei Unklarheiten zu fragen, und dann legen Sie mir das als Unwissen aus. Ich frage die Teamleiter ja aber nicht deshalb, weil mir Grundwissen fehlt. Das ist nicht gerecht! Sie behandeln mich schlecht!« Herr A. kommt im Spiel gar nicht richtig in die Rolle seines jungen ehrgeizigen Chefs hinein. Er antwortet unbeholfen und fällt immer wieder zurück in seine eigene Rolle. Er hört dem Therapeuten als seinem Doppelgänger aber mit allen Sinnen hoch aufmerksam zu. Er korrigiert bei Bedarf dessen Aussagen. Manchmal coacht er ihn sogar wie ein Trainer seinen Schützling. Am Ende des psychodramatischen Spiels meint er spontan: »Oh, mir geht es tatsächlich schon besser: Meine Magenschmerzen sind weg!« In der Nachbesprechung fassen der Patient und der Therapeut noch einmal die im Spiel erarbeiteten Handlungsmöglichkeiten des Patienten in seinem Konflikt mit dem Chef zusammen. Der Therapeut: »Tun Sie einfach weiter das, was dran ist, und lassen Sie sich nicht beirren. Es geht darum, dass Sie lernen, im Konflikt standzuhalten. Das ist sehr schwer für Sie. Es bringt aber auch viel, zum Beispiel Selbstbewusstsein und im Monat 1000 Euro mehr Gehalt als bei einer Frühpensionierung« (Fortsetzungen in Kap. 4.13 und 4.14).

Bei dem *stellvertretenden Mentalisieren* mit der Doppelgängertechnik gibt es drei verschiedene Formen:

1. Fuhr (1991, mündliche Mitteilung) empfiehlt ganz allgemein: »Je kränker ein Patient ist, desto mehr muss man ihm als Therapeutin am Anfang der Therapie seine Konflikte vorspielen.« Das geht so weit, dass die Therapeutin zu Beginn der Therapie vielleicht das psychodramatische Spiel sogar *allein* bestreitet, auch mit Rollentausch. Der Patient wird die Therapeutin dabei dann gewöhnlich *spontan* korrigieren und coachen.
2. Die Therapeutin übernimmt *in der psychodramatischen Spielszene* die Rolle des Patienten und spricht als seine Doppelgängerin stellvertretend für ihn aus, was *sie in seiner Rolle* wahrnimmt, denkt, fühlt und will. Der Patient spielt dabei die Rolle seines Konfliktgegners (siehe Kap. 8.4.2).
3. Scharnhorst (Ursula Scharnhorst, 1987, mündliche Mitteilung) schlug vor, als Therapeutin bei Bedarf *direkt in der realen Beziehung* in die Rolle des Patienten zu wechseln und für ihn stellvertretend zu mentalisieren. Die Therapeutin erkundet, wie es ist, der Patient zu sein, indem sie ihn nachspielt (siehe Fallbeispiel 12). Dieses Vorgehen ist indiziert, wenn die Therapeutin den Patienten trotz beidseitigen ernsthaften Bemühens nicht versteht und ihn aber gern verstehen möchte. Das ist auch im Gruppensetting möglich.

Fallbeispiel 12 (Krüger, 1997, S. 144 f.): *Die zwanzigjährige Frau B. leidet an einer Borderline-Persönlichkeitsstörung (ICD-10 F60.31). Sie teilt in ihrer zehnten Gruppensitzung mit, dass sie die Gruppentherapie beenden will: »Die Gruppe hilft mir nicht. Mir geht es immer schlechter.« Frau B. wird wütend und entwertet jeden,* *der sie anspricht. Die Gruppenmitglieder reagieren zunächst hilfreich, dann aber zunehmend aggressiv. Versuche der Beziehungsklärung verunsichern die Patientin nur noch weiter. Sie zieht sich schließlich verwirrt zurück und wirkt sehr angespannt. Der Therapeut ist ratlos. Er versteht nicht, was in Frau B. vorgeht. Deshalb fragt er sie: »Kann ich mit Ihnen einmal die Rolle tauschen? Ich möchte gern wissen, wie es ist, Sie zu sein und wie ich mich in Ihrer Rolle fühlen würde.« Frau B. ist überrascht. Sie stimmt aber zu. Sie setzt sich auf den Platz des Therapeuten, ohne dessen Rolle zu übernehmen. Der Therapeut seinerseits setzt sich auf ihren Stuhl und nimmt ihre Körperhaltung ein: Er schlägt die Beine übereinander, fingert mit der rechten Hand an seinem Mund herum und wiederholt: »Alles ist so verkrampft hier. - Keiner hat etwas mit dem anderen zu tun. - Es passiert nichts. Es geht mir immer schlechter!« Während der Therapeut sie nachspielt, spürt er bewusst in sich hinein und merkt, dass er sich zunehmend gelähmt fühlt. Er spielt die Rolle der Patientin dann aber über die Realität hinaus weiter aus. Dabei mentalisiert er stellvertretend und verbalisiert, was er erlebt: »Ich merke, ich werde ganz taub. Ich sacke richtig weg. Das ist ein ganz diffuses Gefühl. Ich will das nicht!« Mit einer inneren Kraftanstrengung zieht er sich aus dem averbalen Lähmungszustand heraus und wird wütend: »Ich habe das hier satt! Ich will hier heraus! Das stinkt mir! Das hilft mir nicht! Ich will in eine Klinik! Alle sitzen hier nur verkrampft herum! Mir geht es immer schlechter!«*

Frau B. schaut dem Therapeuten interessiert und offen zu. Sie bestätigt ihn in seiner Ausgestaltung ihrer Rolle bisweilen durch Kopfnicken. Schließlich wechselt der Therapeut mit ihr wieder die Plätze. In der Nachbesprechung teilt er mit, was er in ihrer Rolle erlebt hat: »Zunächst saß ich ganz normal da und sagte, dass ich aus der Gruppe heraus wollte. Da war das Gefühl noch recht flach. Als ich dann aber kritisiert wurde, spürte ich, wie ich zunehmend taub wurde. Ich sackte weg in irgendeinen Abgrund oder ein Dunkel hinter mir. Das machte mir Angst. Ich wollte das nicht und ich fing an zu kämpfen. Ich sah dabei überhaupt nicht, wen ich angriff. Alle sahen für mich gleich aus, Mann oder Frau oder Therapeut. Ich wollte nur aus der Lähmung herauskommen. Das Kämpfen gab mir Kraft. Die Lähmung war dann weg.« Frau B. erkennt sich in dem vom Therapeuten geschilderten Bild wieder. Ihre seelische Taubheit ist verschwunden: »So ist es auch!« Sie fängt an zu weinen: »In der letzten Woche ist es mir schlecht gegangen. Schon am Donnerstag, als ich hier in der Gruppe saß. Gleich zu Beginn hatte es angefangen, dass ich plötzlich meinen Körper nicht mehr spürte. Das war, wie wenn alles weg war unter mir. Ich wusste nicht, ob Stockwerke unter mir sind oder nicht. Ich dachte, ich falle. Das Einzige, was ich wusste, war, dass ich mich nicht fühle. Wie wenn kilometerweit unter mir nichts wäre.« Frau B. weint eine ganze Weile lang weiter. Mit der Zeit atmet sie ruhiger und entspannt sich allmählich.

Auch die *Arbeit mit der Tischbühne* (Krüger, 2005, S. 266 f.) fördert gezielt die Mentalisierungsarbeit des Patienten. Dabei repräsentiert die Therapeutin zusammen mit dem Patienten das, was in dem gemeinsamen therapeutischen Gespräch wichtig ist, mit Steinen und Holzklötzen auf der Tischbühne: das Ich des Patienten, die anderen Personen, *aber auch alle seine Gefühle,* seine Eigenschaften, die Gegenstände und anderes. Die Therapeutin fühlt sich spielerisch in die innere Prozessarbeit des Patienten ein. Sie hilft ihm implizit als Doppelgänger in und Hilfs-Ich, die Dinge beim Namen zu nennen, sie zu differenzieren und seine Affekte zu »lesen«. Der Patient bringt auf diese Weise auf der Tischbühne im Als-ob-Modus des Spiels die Wahrheit seiner Seele zum Ausdruck und entwickelt sie im Spiel mit den Steinen weiter.

Fallbeispiel 13: *Der 41-jährige Herr D. litt an einer narzisstischen Persönlichkeitsstörung, einer schweren depressiven Episode und Computerspielsucht (ICD-10 F60.8, F32.2, F63.8) bei einer strukturellen Störung mittleren Grades. Er kam nach einem langen Klinikaufenthalt suizidal in die ambulante Therapie. Er hasste sich masochistisch selbstverletzend. Die störungsspezifische Behandlung seiner Internetsucht und seine Entscheidung zur Abstinenz verminderten seine Scham und Schuldgefühle. Er machte innerhalb von zwei Jahren gute therapeutische Fortschritte. Dabei wurde für ihn das Bild einer »eigenen Zauberkiste« zu einem Symbol für seinen eigenen freien Willen. Seine Mutter hatte den Patienten als Kind narzisstisch missbraucht. Seine Fortschritte in der Therapie brachten ihn intrapsychisch aber in Konflikt mit seinem pathologischen Mutterintrojekt, sodass er wieder depressiv dekompensierte.*

Emotionslos stellt Herr D. in der Therapiesitzung fest: »Ich habe keine Zauberkiste mehr. Ich habe kein Recht darauf.« Er erkennt mithilfe des Therapeuten, dass seine innere »Schultermutter«, der Ich-Zustand seines selbstverletzenden Denkens (siehe Kap. 4.7), ihm wie früher wieder blind jedes Recht auf eigene Wünsche abspricht: »Du bist ein Blödmann, du bist schlecht! Du bist egoistisch! Wenn du krank wirst, ist das nur deine Schwäche. Andere sind auch angestrengt!« Herr D. erzählt bei dem Gespräch über den wieder verloren gegangenen eigenen Willen von seinem Interesse für Puppenhäuser: »Ich weiß noch genau, wie ich als Kind mit etwa acht Jahren bei einem Besuch einer anderen Familie zum ersten Mal ein Puppenhaus sah: Ich staunte. Da waren lauter kleine Stühle und Teller, Lampen und Schränke, alles ganz echt in klein. Ich war fassungslos. Meine Hände wollten wie von allein die Sachen greifen. Ich war fasziniert und begeistert. Die Tochter der Familie stand aber davor und ließ mich nicht damit spielen. Da kam meine Mutter in das Zimmer und holte mich unter irgendeinem Vorwand weg. Ich glaubte ihr!«

Der Therapeut möchte den Patienten aus der Identifikation mit seiner Mutter befreien. Er lässt ihn deshalb die erinnerte Kindheitsszene mit Steinen und Bau-

klötzen auf der Tischbühne aufbauen, mit Steinen für sich selbst, für seine Gefühle, für das Mädchen, für seine Mutter und für die Puppenstube. Herr D. spielt die Kindheitserinnerung mit den Steinen nach. Der Therapeut möchte, dass der Patient in dem Spiel anders als als Kind auch Zugang zu sich selbst findet. Er nimmt deshalb das Symbol für die Mutter vom Tisch, einen großen runden Stein, und legt ihn auf einen zwei Meter entfernten Stuhl: »Was hätten Sie in dieser Situation als Kind stattdessen gebraucht? Was hätte ihrer Meinung nach eine gute Mutter tun sollen? Ich wechsle hier den Stein für Ihre Mutter aus und lege für die fiktive gute Mutter diesen anderen grünen Stein auf den Tisch!« Herr D. zögert: »Die wäre gekommen und hätte das Puppenhaus bewundert. Sie hätte vielleicht das Mädchen überredet, dass ich einmal mit der Puppenstube spielen kann!« Der Therapeut mentalisiert stellvertretend als impliziter Doppelgänger in der Wunschwelt des Patienten: »Ja. Und vorher hätte die gute Mutter Sie angesehen, Ihre leuchtenden Augen bemerkt und vielleicht gesagt: ›Oh, Daniel, die Puppenstube ist schön, findest du nicht auch? Da staunst du!‹ Dann hätte die gute Mutter sich an das Mädchen gewandt: ›Darf Daniel einmal den kleinen Stuhl in die Hand nehmen?‹« Herr D. ist sehr berührt: »Ja, die gute Mutter hätte sich für mich interessiert!« Therapeut: »Ja, sie hätte Ihre leuchtenden Augen gesehen, mit Ihnen mitgefühlt und Ihre Begeisterung empathisch in Worten widergespiegelt.« Herr D. fühlt sich tief verstanden. Der Therapeut und Herr D. einigen sich, dass seine reale Mutter ihm in seiner Kindheit seinen eigenen Willen und die Fähigkeit zu wünschen »gestohlen« hat: »Eine gute Mutter hätte Ihre Wünsche zustimmend geteilt und Sie nicht durch einen Trick von Ihren eigenen Wünschen entfremdet!«

In der nächsten Therapiestunde berichtet Herr D.: »Seit der letzten Stunde habe ich wieder so ein Sinnlosigkeitsgefühl, wie ich es kenne, wenn ich absacke. Am Tag nach unserer Stunde fühlte ich: Ich müsste jetzt arbeiten. Aber da war gleichzeitig der Impuls: ›Tu es nicht!‹ Da habe ich die Aufgaben einfach schleifen lassen.« Der Therapeut stellt zwei Stühle im Behandlungszimmer auf, einen für den »Selbstschutz durch Anpassung« und einen für das »missbrauchte Kind der Kindheit« (siehe Kap. 4.7). Er deutet mit der Hand auf den zweiten Stuhl des »missbrauchten Kindes«: »Ich glaube, das Gefühl von Sinnlosigkeit gehört noch in Ihre Geschichte mit dem Puppenhaus vom letzten Mal. Ihr Sinnlosigkeitsgefühl ist wahrscheinlich das Gefühl, das Sie als Kind empfunden haben, als Ihre Mutter Sie unter einem Vorwand von dem Puppenhaus wegholte und sich gar nicht dafür interessierte, was Sie selbst wollten! Wenn Sie jetzt wagen, die Sinnlosigkeit so klar zu fühlen, ist das ein Fortschritt!« Körperlich erlebt Herr D. das Gefühl der Sinnlosigkeit »im Oberbauch, giftig grün, wie eine Flüssigkeit, die hineinsickert in alle Bereiche seines Lebens«. Der Therapeut: »Sie fühlen, wie sich die Sinnlosigkeit in Ihnen ausbreitet, wenn Ihre Mutter das, wonach Sie sich sehnen und was Sie wünschen, auf Null setzt.«

Erst jetzt erzählt Herr D. zum ersten Mal, dass er sich in seinem 14. Lebensjahr aus Streichholzschachteln und Eierschalen selbst ein Puppenhaus gebastelt hatte: »Ich habe mir dazu auch selbst kleine Brote gebacken. Aber eines Tages war das Puppenhaus plötzlich weg! Mit achtzehn Jahren habe ich mir dann aber in einem Laden einfach Puppenstubenmöbel gekauft. Ich habe die unter meinem Mantel versteckt und heimlich ins Haus geschmuggelt. Ich verstehe das jetzt besser, dass meine Mutter und das Sinnlosigkeitsgefühl sich miteinander so wohlfühlen!«

In der folgenden Therapiesitzung meint Herr D. spontan: »Ich bin heute irgendwie dauernd ärgerlich. Auf Autofahrer, die mich auf der Autobahn geschnitten haben. Und auch auf eine Frau am Telefon, die unfreundlich zu mir war. Der werde ich das morgen sagen, dass sie nicht so schroff sein soll! Ich fühle mich wieder selbstbestimmt. Ich habe wieder Zugang zu meinem Puppenhaus! Das ist meine Zauberkiste. Statt Trauer verbinde ich jetzt Freude mit dem Puppenhaus!« Therapeut: »Ihr Sinnlosigkeitsgefühl und Ihre Wut gehören zusammen! Wir haben letzte Stunde zusammen archäologische Ausgrabungen gemacht und nach Ihrem eigenen Willen gesucht.« Der Therapeut und der Patient formulieren zusammen einen Therapiefokus (Kämmerer, 1989, mündliche Mitteilung): »Meine Depression hilft mir, mein Sinnlosigkeitsgefühl wahrzunehmen. Das Sinnlosigkeitsgefühl tritt immer dann ein, wenn ich es wage, meinen Wünschen Berechtigung zu geben. Oder wenn ich mir von jemandem Empathie und Mitgefühl wünsche. Bis ich das Sinnlosigkeitsgefühl der Beziehung zu meiner Mutter zuordne und mir meine Puppenstube aus den Händen meiner Mutter zurückhole.«

4.7 Die Repräsentation des Arbeitssystems der Ich-Zustände mit Stühlen

Patientinnen oder Patienten mit Persönlichkeitsstörungen gelangen in Konflikten durch die Dysfunktionalität ihrer metakognitiven Prozesse zu einer unangemessenen inneren Realitätskonstruktion. Die Dysfunktionalität ihrer inneren Realitätskonstruktion blockiert relativ schnell auch den Abstimmungs- und Einigungsprozess in der therapeutischen Beziehung. Dadurch wird *die gegenwärtige therapeutische Beziehung selbst* zum Ort der Konfliktregulation des Patienten. Je gestörter der Patient ist, desto früher und stärker. »Der neurotische Modus ist der des Internalising. […] Der strukturelle Modus ist der des Externalising, da die Spannungen dem Außen zugeschrieben und dort bekämpft werden. […] Hier wird die Erregungsspannung vorwiegend im Handeln und im interpersonellen Raum wirksam« (Rudolf, 2006, S. 50). Der Patient delegiert in der Interaktion den von seiner Abwehr unterdrückten *Selbstanteil* auf die Therapeutin. Ein masochistisch agierender Patient zum Beispiel denkt und handelt in Identifikation mit dem Angreifer *selbstverletzend.* Er delegiert dadurch sein unterdrücktes Selbst, sein traumatisiertes inneres Kind, *auf die Therapeutin.* Die Therapeutin identifiziert sich *spontan* mit dem »inneren Kind« des Patienten. Sie ist verführt, dem selbstverletzenden Denken des Patienten verbal zu widersprechen. Es kommt zu einem latenten Machtkampf zwischen dem Patienten und der Therapeutin.

Die Therapeutin arbeitet in der *störungsspezifischen* Therapie von Patienten mit Persönlichkeitsstörungen nicht nur an den dysfunktionalen *Inhalten* seines Denkens, sondern *explizit metakognitiv* auch an den starren metakognitiven Abwehrprozessen (siehe Kap. 2.8 und 2.11), die seine dysfunktionalen Denkinhalte hervorbringen. Sie symbolisiert dazu *außen* im Therapiezimmer mit Stühlen drei verschiedene Bereiche der inneren Realitätskonstruktion und Konfliktverarbeitung (siehe Abb. 11).

1. Der Patient sitzt auf der *Bühne der gegenwärtigen therapeutischen Beziehung* (Krüger, 1997, S. 250 ff.; Pruckner, 2002, S. 151) der Therapeutin gegenüber und denkt mehr oder weniger gesund erwachsen (in der Abbildung 11 der Stuhl 1). Das »gesunde Erwachsenendenken« ist der Zustand der *Spontaneität,* in dem der Patient in seiner inneren Realitätskonstruktion *frei ist* von der Fixierung in eine dysfunktionale Charaktereigenschaft.
2. Die Therapeutin repräsentiert das *innere* Bild des Konfliktes, über den der Patient gerade redet, mit zwei Stühlen im Therapiezimmer *außen* auf der *Bühne für die Symptomszene* (siehe Abb. 1 und Abb. 11, Stühle 3 und 4). Der eine Stuhl symbolisiert die *innere Selbstrepräsentanz* des Patienten in seinem Konflikt, der zweite Stuhl seine *innere Objektrepräsentanz.* Bei einem Ehekonflikt des Patienten stehen sich zum Beispiel der Stuhl für den »Patienten« und der Stuhl für seine »Ehefrau« gegenüber (siehe Abb. 1 in Kap. 1). Die Symptomszene symbolisiert die kognitiven Inhalte des *von dem Patienten genannten* Problems oder Konflikts.
3. Die Therapeutin repräsentiert auf der *Bühne der metakognitiven Prozesse* die *verschiedenen metakognitiven Ich-Zustände* des Patienten (Abb. 11, Stühle 5–9). Diese symbolisieren die *individuellen* metakognitiven Prozesse des Patienten, die seine innere Realitätskonstruktion und Konfliktverarbeitung *dysfunktional* werden lassen.

Zentraler Gedanke

Die explizit metakognitive Therapie soll immer *bezogen sein* auf den aktuellen Konflikt des Patienten in seinem Alltag, der *in der Symptomszene* symbolisiert ist, *oder* auf die Interaktion zwischen dem Patienten und der Therapeutin hier und jetzt. Sie verliert sich sonst in Raum und Zeit und wird diffus.

Die explizit metakognitive psychodramatische Therapie sieht von außen relativ einfach aus. Die Therapeutin vollzieht dabei *innerlich* aber eine sehr komplexe Arbeit. Handlungsleitend sind ihre Gegenübertragungsreaktionen in der therapeutischen Beziehung (siehe Kap. 4.8).

Zentraler Gedanke
Die *Zahl* der metakognitiven Ich-Zustände *eines einzelnen Patienten* ist begrenzt durch die Zahl der beteiligten Abwehrprozesse des Patienten (siehe Kap. 4.10). Die Therapeutin sollte aus diesem Grund die Zahl der metakognitiven Ich-Zustände eines Patienten nicht über die in der Abbildung 11 dargestellten Ich-Zustände hinaus erweitern und ihre Funktion auch nicht umdefinieren. Die explizit metakognitive Therapie mit der Stühlearbeit hilft dann auch bei der Diagnostik.

Empfehlung
Wenn Sie als Leserin oder Leser die therapeutische Arbeit an den metakognitiven Ich-Zuständen in die Behandlung einer Ihrer Patientinnen oder Patienten integrieren wollen, fotokopieren Sie sich die Abbildung 11 im Kapitel 4.2 als Vorlage. Legen Sie die Kopie während der Arbeit vor sich auf den Tisch. Die Landkarte der metakognitiven Prozesse des Patienten hilft Ihnen, sich in den metakognitiven Prozessen Ihres Patienten zu orientieren und innerlich flexibel zu bleiben.

Die verschiedenen metakognitiven Ich-Zustände des Patienten sind folgendermaßen definiert:

1. Das »*Selbstschutzverhalten*« ist der Oberbegriff für die metakognitiven Ich-Zustände von Patienten, deren Dysfunktionalität auf der Abwehr durch *Verleugnung* beruht. Der Patient tut so, als ob nichts wäre. Er blendet die Wahrnehmung störender eigener Gefühle oder des störenden Verhaltens des Konfliktpartners aus. Zu den metakognitiven Ich-Zuständen der Kategorie des Selbstschutzverhaltens gehören: 1. Der Patient muss sich selbst *durch eine Abwehr durch Anpassung* an die Erwartungen seines Interaktionspartners davor schützen, seine eigenen Gefühle zu spüren. 2. Bei dem *Selbstschutz durch Grandiosität* muss der Patient unbewusst die Rolle eines Helden oder eines tollen Kerls spielen. Nichts kann ihm etwas anhaben. Ein Held zeigt keine Schwäche. 3. Patienten mit Traumafolgestörungen müssen oft ihre Traumaerfahrung vor sich selbst und anderen verleugnen. Sie haben *Selbststabilisierungstechniken* entwickelt, die ihnen helfen, diese Verleugnung aufrechtzuerhalten. Ihr selbststabilisierendes Handeln ist aber in der *gegenwärtigen* Situation oft unangemessen. Patienten

mit einer Traumafolgestörung neigen zum Beispiel dazu, sich abzulenken durch 80 Stunden Arbeit in der Woche. Oder sie müssen die aktuelle Situation unangemessen kontrollieren. Sie versuchen dadurch, zu vermeiden, dass sie in Situationen kommen, die sie oder ihre Bezugspersonen hilflos und ohnmächtig machen und einen Flashback auslösen (siehe Kap. 5.4). 4. Der Patient muss eine *Rolle in einem autoritären politischen oder religiösen System* einnehmen und diese Rolle auch nach außen vertreten (Parin, 1977). Das autoritäre System gratifiziert seine Rolleneinnahme mit narzisstischer Aufwertung. Das hilft ihm, Gefühle von Selbstzweifel, Angst, Unsicherheit, Desorientierung oder Ohnmacht auszublenden und einen Selbstbildkonflikt zu verleugnen.

Die Therapeutin deutet dem Patienten gegenüber *jedes* Selbstschutzverhalten durch Verleugnung positiv als »eine von mehreren möglichen Lösungen« im Umgang mit sich selbst und mit anderen. In der Schematherapie wird der dysfunktionale Ich-Zustand des Selbstschutzverhaltens »distanzierender Selbstschutzmodus« genannt (Arntz und van Genderen, 2010, S. 12): Die Patientin »wirkt relativ erwachsen und ruhig. Der Therapeut könnte annehmen, der Patientin geht es gut. Tatsächlich setzt die Patientin diesen schützenden Modus ein, um ihre Gefühle der Angst (verlassenes Kind), Unterlegenheit (Bestrafung) oder Wut (impulsives Kind) nicht erleben oder zeigen zu müssen. [...] Es ist gefährlich, Gefühle zu zeigen, Wünsche zu äußern und seiner Meinung Ausdruck zu verleihen. Die Patientin hat Angst, die Kontrolle über ihre Gefühle zu verlieren. [...] Dies wird besonders deutlich, wenn sie Bindungen zu anderen Menschen eingeht. Der Selbstschutzmodus hält andere auf Abstand.«

2. Die Therapeutin benennt jedes *angemessene* Denken, Fühlen und Handeln des Patienten in seinem Konflikt sofort als *gesundes Erwachsenendenken* (Stuhl 1 in Abb. 11). Sie erklärt den Stuhl, auf dem der Patient ihr gegenüber im Gespräch sitzt, explizit zum »Stuhl, der sein gesundes Erwachsenendenken repräsentiert«. Das gesunde Erwachsenendenken ist der Zustand der *Spontaneität* im Sinne von Moreno (1974, S. 13): »Spontaneität treibt den Einzelnen zu angemessenen Reaktionen auf eine neue Situation oder zu neuen Reaktionen auf eine alte Situation.« Ein »gesund erwachsenen denkender« Patient kann im Konflikt die Realität innerlich *frei von Abwehr angemessen* repräsentieren und seine Konflikte *angemessen* verarbeiten.

Zentraler Gedanke

Das »gesunde Erwachsenendenken« entwickelt sich in der Therapie erst allmählich. Denn es ist das *Ergebnis* der Befreiung der metakognitiven Prozesse aus ihrer Fixierung in eine Abwehrform. Ein *persönlichkeitsgestörter* Patient denkt gesund erwachsen, wenn er seine dysfunktionalen Ich-Zustände *nicht mehr* im Äquivalenzmodus (siehe Kap. 2.4) ausagieren muss und sie innerlich in seiner Vorstellung im Als-ob-Modus vollziehen kann, getrennt vom Handeln in der Außenwelt. Er kann dann lernen, seine dysfunktionale Charaktereigenschaft wegzulassen oder abzuschwächen. Er ist in der aktuellen Situation freier, nach einem *neuen, angemesseneren Weg* des Fühlens, Handelns und Denkens zu suchen.

In der Schematherapie ist der gesunde Erwachsenenmodus »genau dieser Modus, den die Patientin kultivieren und schließlich beibehalten sollte. [...] Er hat [...] in der Anfangsphase der Therapie nur selten eine hohe Ausprägung. [...] Der Rückstand der Entwicklung der Patientin in Bereichen wie Beziehungsgestaltung, Selbstständigkeit, Fähigkeit, sich auszudrücken, oder Selbstwertgefühl und eine mangelnde Erfahrung im Umgang mit realistischen Grenzen machen es erforderlich, dass der Therapeut als Vertreter der ›gesunden Seite‹ handelt. Dies [...] besonders zu Beginn der Therapie. [...] Während späterer Phasen hilft dieser Modus, [...] gesunde Ziele zu erreichen« (Arntz und van Genderen, 2010, S. 17).

3. Der dysfunktionale Ich-Zustand des *»inneren traumatisierten oder verlassenen Kindes«* ist der Oberbegriff für die dysfunktionalen Ich-Zustände von Patienten, deren Dysfunktionalität durch das Ausagieren von kindlichen Reaktionsmustern entsteht. Sie sind eine Folge von Defiziterfahrungen oder Traumata in der Kindheit. Die Therapeutin markiert ein solches kindliches Reaktionsmuster, indem sie den dysfunktionalen Ich-Zustand benennt als »inneres traumatisiertes Kind«, als »inneres verlassenes Kind«, als »inneres beschämtes Kind« *oder* als »inneres nicht gesehenes Kind«.

Die Therapeutin fragt den Patienten zum Beispiel: »Wie alt ist eigentlich Ihr Selbstschutzverhalten? Woher kennen Sie das noch, dass Sie sich in einer Stresssituation mit aller Kraft bemühen, Ihre Gefühle *nicht* zu zeigen und *nicht* aufzufallen?« Der Patient erinnert sich vielleicht, dass er als Kind vom Vater immer geschlagen wurde. Der Vater wollte ihn anders haben, als er war. Sein Weinen hätte den Vater nur noch mehr gereizt. Oder er hat die schlechte Behandlung durch seine Großeltern heldenhaft ausgehalten und den Eltern nichts davon erzählt. Denn er wollte den Eltern nicht noch mehr Kummer machen. Die Therapeutin repräsentiert eine solche leidvolle Kindheitserinnerung des Patienten im Therapieraum mit einem zusätzlichen leeren Stuhl für das *»verlassene Kind«* (Stuhl 6 in Abb. 11). Dieser Stuhl steht für die abgespaltenen Gefühle des Patienten.

Die Therapeutin nennt die krankmachende Qualität der leidvollen Kindheitserfahrung beim Namen und spricht Klartext. Sie benennt zum Beispiel traumatisierende Situationen dem Patienten gegenüber explizit als »Traumaerfahrung« (siehe Kap. 5.5). Wenn die Therapeutin das innere »traumatisierte Kind« neben dem Patienten mit einer Puppe auf einem leeren Stuhl repräsentiert, fühlen sich Patienten, die *in der Kindheit traumatisiert* wurden, hier und jetzt oft bedroht. Die Gegenwart des »traumatisierten Kindes« wirkt wie eine Traumaexposition. Die Therapeutin fragt den Patienten deshalb immer sofort: »Was löst es in Ihnen aus, wenn Sie Ihr traumatisiertes Kind dort ansehen?« *Bei negativen Gefühlen* des Patienten stellt sie den Stuhl mit der Kindpuppe weit weg in die Ecke des Zimmers oder sogar vor die Tür (siehe Kap. 5.8).

Das *lebensgeschichtliche* Verständnis erleichtert es der Therapeutin, sich an dem Selbstschutzverhalten des Patienten in der Gegenwart nicht mehr zu stören. Auch der Patient versteht sich durch die Verknüpfung seines Selbstschutzverhaltens mit seiner Kindheit besser.

Zentraler Gedanke

Der metakognitive Ich-Zustand des »missbrauchten oder verlassenen Kindes« soll sich innerhalb der Psychotherapie allmählich zum Ich-Zustand des *»gesunden* inneren Kindes« *weiterentwickeln.* Er wird dann zu einem Symbol für das »Selbst« des Patienten.

Ich habe den Namen des Ich-Zustands »das missbrauchte oder verlassene Kind« von der Schematherapie übernommen. In diesem Modus ist die Patientin »traurig, verzweifelt, untröstlich und oft total panisch, […] verändert […] häufig die Stimme […] zu der eines kleinen Kindes. Ihre Gedanken und ihr Verhalten werden die einer Vier- bis Sechsjährigen. Sie fühlt sich allein in der Welt. […] Jeder wird sie ausnutzen und schließlich im Stich lassen. Die Welt ist ein bedrohlicher, gefährlicher Ort. Die kleine Nora unterteilt die Welt in Schwarz und Weiß. Sie fordert sofortige und konstante Bestätigung und Lösung ihrer Probleme« (Arntz und van Genderen, 2010, S. 14).

4. Der metakognitive Ich-Zustand des »wütenden Kindes« symbolisiert eine starre Abwehr des Patienten oder auch das nachtentwickelte »gesunde innere Kind«. Ein Patient lebt den metakognitiven Ich-Zustand des *»blind wütenden Kindes«* aus, wenn er durch wütendes Verhalten leidvolle Gefühle seiner Kindheit und passive Wünsche blind abwehrt. Die Therapeutin stellt bei einem solchen Agieren neben den Stuhl des »verlassenen oder traumatisierten Kindes« den leeren Stuhl für sein *»inneres blind wütendes Kind«* (Stuhl 7) auf. Sie versteht den destruktiven Wutaffekt des Patienten als berechtigt im Sinne der Abwehr der negativen Gefühle des »traumatisierten oder verlassenen Kindes«. Das Verständnis des »inneren wütenden Kindes« als starre Abwehr ist hilf-

reich für die Behandlung von Patienten mit Borderline-Persönlichkeitsstörung. Diese Patienten wechseln relativ blind hin und her zwischen dem Agieren eines »anhänglich bedürftigen Ich-Zustands« und dem konträren »pseudoautonomen, autoritären Ich-Zustand». In dem »anhänglich bedürftigen Ich-Zustand ist das »innere traumatisierte Kind« mit enthalten, in dem pseudoautonomen, autoritären Ich-Zustand das »innere wütende Kind« (siehe Kap. 4.3 und 4.9). Das innere » wütende Kind« entwickelt sich bei anderen Persönlichkeitsstörungen meist erst im Verlaufe der Therapie. Es ist dann Ausdruck einer inneren Nachreifung des »traumatisierten, verlassenen Kindes«. Dieses soll sich im Laufe der Therapie zu einem »gesunden inneren Kind« weiterentwickeln (siehe Fallbeispiele 16, 48 und 54).

Arntz und van Genderen (2010, S. 15) nennen in der Schematherapie den zunächst noch *dysfunktionalen* Ich-Zustand des »wütenden Kindes« das »wütende, impulsive Kind«: »Die ›zornige Nora‹ verhält sich wie ein wütendes, frustriertes und ungeduldiges kleines Kind (ungefähr vier Jahre alt), das keinen Gedanken an andere verschwendet. [...] Die Patientin ist verbal und manchmal auch körperlich aggressiv und gibt bissige Kommentare gegenüber anderen, ihren Therapeuten eingeschlossen. Sie ist aufgebracht, da ihre Bedürfnisse nicht gestillt werden und ihre Rechte unbeachtet bleiben. [...] Sie ist nicht nur aufbrausend, sondern will auch, dass jeder merkt, wie schlecht sie behandelt wird. Dies erreicht sie, indem sie andere angreift [...], sich selbst verletzt, versucht, sich oder sogar andere aus Rache zu töten [...]. In abgeschwächter Weise wird Nora [...] ihren Ärger zeigen, indem sie Sitzungen schwänzt oder die Therapie ganz abbricht. [...]«

5. Der dysfunktionale Ich-Zustand des *»selbstverletzenden Denkens«* ist der Oberbegriff für die dysfunktionalen Ich-Zustände, deren Dysfunktionalität durch die Abwehr durch Identifizierung mit dem Angreifer entsteht. Manche Patienten entwerten sich in der Beziehung zu anderen Menschen selbst *masochistisch.* Sie fühlen sich minderwertig und schuldig, *schon bevor* sie von anderen kritisiert oder angegriffen werden. Masochismus ist nach Rohde-Dachser (1976, mündliche Mitteilung) »der Schrei nach Empathie«. Damit ist gemeint, dass masochistisch handelnde Patienten *sich* in gegenwärtigen Beziehungen in Identifizierung mit dem Angreifer *selbst auf ähnliche Weise entwerten oder schädigen,* wie sie früher als Kind *von einer Bezugsperson* entwertet oder geschädigt *worden* sind. Die Therapeutin antwortet darauf, indem sie dem Patienten *räumlich gegenüber* einen zusätzlichen leeren Stuhl aufstellt für sein *»selbstverletzendes Denken und Handeln«* (Stuhl 8). Die Kategorie des »selbstverletzenden Denkens« umfasst mehrere dysfunktionale Ich-Zustände. Diese unterscheiden sich nach dem *Ausmaß* ihrer Autoaggression. Ein einzelner Patient agiert immer

nur einen dieser Ich-Zustände: das »sadistische Über-Ich«, den »blinden sadistischen Kritiker«, den »blinden inneren Staatsanwalt«, die »blinde innere Gouvernante«, den »inneren Seelentöter« *oder* den »Quälgeist, der ihm schlechte Gedanken eingibt«.

Zentraler Gedanke
Das »selbstverletzende Denken« von Patienten mit Persönlichkeitsstörungen darf im Verlauf der Psychotherapie »sterben«. Es half dem Kind *damals in der Kindheit,* sich in der Interaktion mit den schädigenden Bezugspersonen durch eine Art von Selbstzensur *vorbeugend* so zu verhalten, dass es nicht auf Minen trat, die explodierten. Das »selbstverletzende Denken« hat in der Gegenwart aber seine Schutzfunktion verloren. Der Patient soll in der Therapie lernen, in jetzt der Gegenwart nicht *selbst* mit sich das zu machen, was früher *ein Täter oder eine Täterin* mit ihm gemacht hat.

Der »Ich-Zustand des selbstverletzenden Denkens oder Handelns« wird in der Schematherapie als der »bestrafende oder überkritische Modus« (Arntz und van Genderen, 2010, S. 16) bezeichnet. Die Patientin ist sich selbst gegenüber »höhnisch, missbilligend und demütigend. […] Der Modus bezeichnet Nora als Angeberin. Wenn sie etwas nicht schafft, dann nur, weil sie sich nicht genug angestrengt hat. Für Gefühle hat der bestrafende Modus wenig Interesse. […] Wenn etwas schiefgeht, ist es ihr Fehler. In ihrer Vorstellung ist ihr Erfolg ausschließlich von ihrem Willen zum Erfolg abhängig. Wenn sie versagt oder etwas nicht funktioniert, hat sie es offensichtlich nicht gewollt. […] Sie provoziert überall Bestrafung, auch bei ihrem Therapeuten. Sie lehnt es ab, an ihrer Behandlung mitzuarbeiten. Dies hat häufig einen vorzeitigen Therapieabbruch zur Folge.«

6. Die Therapeutin stellt hinter den Stuhl für das »selbstverletzende Denken« bei Bedarf noch einen weiteren leeren Stuhl auf für die *innere Objektrepräsentanz der Bezugsperson des Patienten aus seiner Kindheit* (Stuhl 9), die ihn durch Missbrauch oder Vernachlässigung *geschädigt* hat. Bei traumatisierten Patienten kann dieser Stuhl auch ein *pathologisches Introjekt* (siehe Kap. 5.12) repräsentieren.

In der Abbildung 11 sind die Positionen der metakognitiven Ich-Zustände im Raum und die Richtung der Pfeile für die verschiedenen »Blickrichtungen« der Stühle nicht zufällig. Die Ausrichtung der Stühle gibt Auskunft darüber, ob der betreffende Ich-Zustand der *Selbstrepräsentanz des Patienten* zuzuordnen ist *oder aber seiner Objektrepräsentanz.* Das Selbstschutzverhalten, das »verlassene Kind« und das »wütende Kind« blicken *Schulter an Schulter* in dieselbe Richtung wie der Patient in seinem »gesunden Erwachsenendenken«. Der Patient verbindet sie dadurch innerlich mit der Aktualisierungstendenz seines Selbst. Der Stuhl für das selbstentwertende Denken (Stuhl 8) steht dem Patienten aber immer *Gesicht zu Gesicht als Objekt gegenüber.* Denn der Patient hat das selbstverletzende Denken und die innere Objektrepräsentanz der schädigenden Bezugsperson aus der Kindheit (Stuhl 9) *in der Interaktion mit* einem *Beziehungsobjekt* entwickelt.

Zentraler Gedanke

Die Therapeutin *konfrontiert* den Patienten zwar, wenn sie seine dysfunktionale Charaktereigenschaft und sein starres Abwehrmuster benennt und mit einem Stuhl auf der Zimmerbühne repräsentiert. Die Therapeutin blickt bei dieser Konfrontation aber den zusätzlichen zweiten Stuhl an, der die dysfunktionale Charaktereigenschaft des Patienten symbolisiert. Sie delegiert mit dem Patienten zusammen *innerlich Schulter an Schulter* seine dysfunktionale Charaktereigenschaft auf diesen *anderen* Stuhl. Die Konfrontation wirkt auf den Patienten dadurch *nicht verletzend oder entwertend.* Der Patient fühlt sich vielmehr gesehen und ernst genommen.

Sie können als Leserin oder Leser diese Feststellung in einer Übung *selbst* überprüfen. Probieren Sie dazu in einem Rollenspiel mit einem Kollegen *zwei Arten der konfrontativen Deutung* aus: Konfrontieren Sie den »Patienten« in einem ersten Durchgang *rein verbal. Blicken Sie ihn an* und benennen Sie sein dysfunktionales Denken, Fühlen und Handeln ihm gegenüber Gesicht zu Gesicht. In einem zweiten Durchgang benennen Sie bitte den von dem Patienten agierten dysfunktionalen Ich-Zustand ebenfalls verbal. Sie stellen dabei für den Ich-Zustand aber zusätzlich einen Stuhl neben oder vor dem Patienten auf und blicken den Stuhl an.

Fallbeispiel 14: *Der 26-jährige Fliesenleger Herr C. leidet an rezidivierenden depressiven Episoden, Computerspielsucht (internet gaming addiction disorder), einer narzisstischen Persönlichkeitsstörung (ICD-10 F33.2, F63.8, F60.8) und einer mittleren strukturellen Störung. Er ist seit einem halben Jahr in Einzeltherapie. Er behauptet, dass er mit seiner Einmannfirma »alle Aufträge bekommt, die er haben will«. Der Therapeut erkennt im Laufe der Therapie: Das gelingt dem Patienten nur, weil er seinen Kunden immer den billigsten Kostenvoranschlag macht. Er kommt bei der Kalkulation auf geringere Summen, weil er für seine Arbeit viel zu wenig Zeit einplant. Aus Angst vor der Kritik seiner Kunden arbeitet er aber trotzdem immer sehr exakt. Er hält deshalb sein Zeitkontingent fast nie ein. Das Scheitern an seinem Zeitplan löst bei ihm jeweils schwere Selbstwertkrisen aus. Das geht bis hin zu Suizidgedanken. Denn Herr C. gerät dann in einen Traumafilm aus seiner Kindheit. Seine Familie war* *zerrüttet gewesen. Herr C. saß zwischen seinem vierten und zehnten Lebensjahr als kleiner Junge nachts oft allein weinend im Hausflur auf der Treppe und wartete auf seine Eltern. Die Nachbarn erbarmten sich oft und nahmen das Kind zu sich in die Wohnung. Herr C. besuchte als Kind wegen der Vernachlässigung durch seine Familie und wegen einer neurotischen Lernstörung trotz guter Intelligenz drei Jahre lang die Sonderschule. Der Patient ist jetzt als Erwachsener durch seine Symptomatik nur vermindert arbeitsfähig. Er hat durch Geldsorgen immer wieder Streit mit seiner Ehefrau. Seine Frau will sich in nächster Zeit von ihm trennen.*

Herr C. wirkt in der Therapiesitzung verzweifelt und wieder suizidgefährdet. Er ist auf der Ebene der rein verbalen Kommunikation nicht zu erreichen. Es ist so, als ob zwischen dem Therapeuten und dem Patienten eine Glaswand wäre. Der Therapeut entschließt sich in dieser Situation zu einer Krisenintervention mithilfe der Stühlearbeit. Er arbeitet zusammen mit dem Patienten dessen dysfunktionale Selbstregulation heraus. Der Beziehungskonflikt mit seiner Ehefrau ist als Symptomszene mit zwei Stühlen repräsentiert (siehe Abb. 11 die Stühle 3 und 4). Der Therapeut stellt neben Herrn C. einen Stuhl für sein Selbstschutzverhalten durch Grandiosität (Stuhl 5): »Herr C., Sie versuchen mit der Planung Ihrer Arbeitszeiten heldenhaft, die Grenzen des Menschen zu erweitern. Sie berechnen die Zeitpläne bei der Arbeit viel zu kurz. Sie sind dann stolz, alle Aufträge zu bekommen. Sie wollen dann die Arbeit in der geplanten Zeit trotzdem perfekt ausführen. Sie sorgen darüber hinaus wie ein weißer Ritter für Gerechtigkeit in Konflikten von anderen Menschen.« Herr C.: »Ja das kann ich gut, für andere kann ich mich total einsetzen! Das klappt dann auch! Ich habe meine Stieftochter aus der Drogenszene herausgeholt. Nur für mich selbst kann ich das nicht!« Der Therapeut: »Wenn jemand anderes ungerecht behandelt wird, dann kommt in Ihnen Wut hoch. Ich stelle für das wütende Kind in Ihnen (Stuhl 7) diesen Stuhl neben Sie. Aber wenn jemand Sie kritisiert, zum Beispiel ein Kunde oder Ihre Frau, dann sind Sie nicht wütend, dann sind Sie wieder das verlassene und beschämte Kind aus Ihrer Kindheit (Stuhl 6). Ich stelle für das verlassene Kind, das Sie waren, hier diesen anderen Stuhl hin. Setzen Sie sich doch einmal auf diesen Stuhl!« Herr C. folgt der Aufforderung. Der Therapeut weist mit der Hand auf den jetzt frei gewordenen Stuhl des Patienten: »Das ist der Stuhl für Ihr gesundes Erwachsenendenken (Stuhl 1). Von dem Stuhl des gesunden Erwachsenendenkens aus fühlen Sie hier in der Therapiestunde gerade: ›Ich möchte ja alles können, aber es geht nicht!‹«

Der Therapeut positioniert gegenüber von Herrn C. einen weiteren Stuhl für sein »selbstverletzendes Denken und Fühlen« (Stuhl 8). Er stellt sich hinter diesen und verbalisiert als Hilfs-Ich die Arbeitsweise dieses dysfunktionalen Ich-Zustands: »Gleichzeitig sagen Sie als Ihr innerer Zensor zu sich: ›Du sagst, es geht nicht? Da machst du es dir aber einfach! Irgendwann muss es doch einmal klappen! Ich finde dich ziemlich mickrig.‹« Der Therapeut lässt den Patienten wieder auf den Stuhl seines gesunden

Erwachsenendenkens (Stuhl 1) wechseln und doppelt ihn verbal: »Aber es geht wirklich nicht. Ich will ja! Aber ich sitze da und komme nicht in Gang! Stimmt das so?!« Herr C.: »Ja, ich will etwas machen. Aber wenn ich es will, ist mein Gehirn plötzlich wie eingefroren. Plötzlich geht nichts mehr!« Der Therapeut tritt wieder neben den Stuhl des sadistischen Über-Ichs (Stuhl 8): »Dann meldet sich wieder diese Seite Ihrer Seele und sagt: ›Na, das ist doch auch klar, du bist eben ein Loser!‹« Herr C.: »Genau, dann denke ich: Das ist nichts für dich! Du warst auf der Sonderschule. Du kannst ja nicht einmal richtig schreiben! Zuletzt habe ich das 2001 von meinem Vater gehört: ›Das schaffst du sowieso nicht!‹ Da wollte ich Vertreter werden, weil ich die schriftlichen Prüfungsaufgaben meiner Frau damals fünfzigmal mit ihr durchgearbeitet hatte und alles konnte!« Der Therapeut stellt hinter den Stuhl des »inneren Kritikers« des Patienten einen zusätzlichen Stuhl auf (Stuhl 9), der den Vater des Patienten symbolisiert: »Ich glaube, dass Sie sich heute selbst genauso entwerten, wie Sie früher von Ihrem Vater entwertet worden sind! Vielleicht können Sie mit der Zeit lernen, diese Selbstentwertung wegzulassen! Die brauchen Sie eigentlich nicht!« Am Ende der Therapiestunde ist die Glaswand in der therapeutischen Beziehung verschwunden. Die Glaswand taucht auch in den nächsten Therapiesitzungen nicht wieder auf. Das Aufstellen des selbstverletzenden Ich-Zustands und der anderen metakognitiven Ich-Zustände mit leeren Stühlen half dem Patienten, sich in sich selbst zu orientieren und sich selbst zu verstehen.

Ich empfehle, bei der Aufstellung der metakognitiven Ich-Zustände die folgenden Regeln einzuhalten: 1. Die Therapeutin stellt *zunächst nur den dominanten dysfunktionalen Ich-Zustand* auf. Das öffnet ihr die Tür zu der dysfunktionalen inneren Realitätskonstruktion und Konfliktverarbeitung des Patienten (siehe Kap. 4.8). 2. Je schwerer ein Patient strukturell gestört ist, desto länger braucht er dazu, sich in seiner dysfunktionalen metakognitiven Prozessarbeit selbst zu verstehen. Zu viele Stühle auf einmal verwirren den Patienten. Die Therapeutin muss eventuell drei Sitzungen lang immer *nur mit dem dominanten* metakognitiven dysfunktionalen Ich-Zustand arbeiten. Sie nimmt andere Ich-Zustände erst später dazu. 3. Je akuter die Notlage des Patienten ist, desto aktiver handelt die Therapeutin bei der Aufstellungsarbeit als Doppelgängerin. So musste der Therapeut in dem Fallbeispiel 14 als Doppelgänger *stellvertretend für den Patienten* die dysfunktionale Arbeit seiner metakognitiven Ich-Zustände sehr aktiv verdeutlichen.

Zentraler Gedanke

Jeder Mensch nimmt wahr, dass er über Konflikte nachdenkt. Er hat in seinem Kopf aber kein Denkmodell, mit dem er die *metakognitiven Prozesse* seines Mentalisierens erfassen und verstehen kann (Sattelberger, 2013, mündliche Mitteilung). Die Therapeutin muss dem Patienten deshalb aktiv helfen, sein *eigenes* Erleben mit dem *Denkmodell der metakognitiven Ich-Zustände* zu verbinden.

Die Therapeutin hilft dem Patienten mit den folgenden Mitteln, das Denken in Ich-Zuständen in sein eigenes Mentalisieren zu integrieren:

1. Sie *benennt* den jeweiligen metakognitiven Ich-Zustand des Patienten, wenn er *aktuell* auftritt. Sie gibt der Arbeit des metakognitiven Ich-Zustands so einen Rahmen in dem äußerlich als Symptomszene repräsentierten aktuellen Konflikt des Patienten *oder* in der aktuellen Interaktion zwischen dem Patienten und der Therapeutin. Der Patient teilt der Therapeutin bei dem Gespräch über seine Ehekrise zum Beispiel mit: »Ich hasse es, traurig zu sein.« Die Therapeutin formuliert dann seine Aussage um und weist mit der Hand auf den Stuhl seiner Selbstrepräsentanz und seiner Objektrepräsentanz in der Symptomszene: »Sie verachten sich, weil Ihre Frau sich von Ihnen getrennt hat. Sie reißen sich zusammen«. Der Patient antwortet: »Aber von der Traurigkeit will doch keiner etwas hören!« Die Therapeutin: »Sie haben die Erfahrung gemacht, dass es in Ihrer Familie keinen interessiert, was Sie fühlen.« Sie zeigt mit der Hand auf den Stuhl für sein »selbstverletzendes Denken«: «Und jetzt verbieten Sie sich Ihre Traurigkeit *schon selbst* und denken: ›Traurigkeit ist doch Quatsch!‹ Für diese Ihre innere Stimme steht hier der selbstverletzende Stuhl Ihnen gegenüber.« Die Therapeutin fügt hinzu: »Wenn Sie traurig werden, gibt es in Ihnen aber auch das nicht gesehene traurige Kind, das Sie früher einmal waren? Ich stelle für Ihr inneres verlassenes Kind noch diesen anderen Stuhl hin.«
2. Die Therapeutin symbolisiert die Ich-Zustände mit Handpuppen oder passenden Bildern. Die Puppen sollen die *spezielle Eigenschaft* des jeweiligen metakognitiven Ich-Zustands verdeutlichen. Auf dem Stuhl des selbstverletzenden Denkens steht dann zum Beispiel ein grinsender Teufel, eine Hexe, ein finster blickender Räuber oder ein Bürokrat. Oder die Therapeutin symbolisiert das traumatisierte Kinden auf dem entsprechenden Stuhl mit einer Kindpuppe. Der Patient erlebt seinen metakognitiven Ich-Zustand auf diese Weise *außen auf der Objektebene als Interaktionspartner.* Der *äußerlich sichtbare Interaktionsraum zwischen* dem Selbst des Patienten und der Handpuppe lädt den Patienten ein, mit diesem Ich-Zustand innerlich und äußerlich im Als-ob-Modus des Spiels zu interagieren (siehe Kap. 4.10).
3. Die Therapeutin und der Patient benennen zusammen den vom Patienten im Augenblick gerade agierten metakognitiven Ich-Zustand *mit einem individuell passenden* Namen. Aus dem selbstverletzenden Denken wird dadurch der »Kinderkaputtmacher« oder die »Gouvernante«.

4. Die Therapeutin zeigt, immer wenn der Patient *im Augenblick gerade wieder* in einen anderen metakognitiven Ich-Zustand wechselt, mit ihrer Hand auf den Stuhl dieses anderen Ich-Zustands. Sie benennt ihn und sagt zum Beispiel: »Jetzt fühlen und reden Sie gerade aus der Rolle ihres Selbstschutzes heraus!« Oder: »Sie passen sich dann an und tun so, als ob nichts wäre.« Oder: »Ihr innerer Seelentöter sagt jetzt wieder: ›Du bist nichts, du kannst nichts, du taugst nichts!‹«
5. Der Patient agiert seinen dominanten dysfunktionalen Ich-Zustand oft *in der Gegenwart in der therapeutischen Beziehung* im Äquivalenzmodus weiter aus, auch wenn der Ich-Zustand als Stuhl neben ihm repräsentiert ist. Die Therapeutin lässt den Patienten in einem solchen Fall außen auf den anderen Stuhl des dominanten Ich-Zustands wechseln und diesen Ich-Zustand dort im Als-ob-Modus des Spiels ausspielen (siehe Kap. 4.8).

Die Therapeutin kann, wenn ihr Therapiezimmer sehr klein ist, die verschiedenen metakognitiven Ich-Zustände auch *mit Steinen und Holzklötzen auf der Tischbühne aufstellen* statt mit Stühlen auf der Zimmerbühne. Der Patient erlebt die Arbeit seiner einzelnen Ich-Zustände dann zwar *nicht leiblich seelisch mit allen Sinnen.* Andererseits symbolisiert er seine Ich-Zustände aber mit Steinen von *verschiedenen Größe, Farbe und Form* und er kann die persönlichen Symbole in der nächsten Therapiestunde wiederverwenden (Zilch-Purucker, 2012, mündliche Mitteilung). *In der Gruppentherapie* sollte die Therapeutin immer *nur den dysfunktionalen Ich-Zustand* des Patienten mit einem Stuhl repräsentieren, *den er aktuell agiert* (siehe Kap. 4.8). Mehrere Stühle verwirren den Patienten und die Gruppe.

Therapeutinnen und Therapeuten sollten einmal *selbst* zehn Sitzungen lang im Einzelsetting mithilfe der Stühlearbeit an ihren eigenen Charaktereigenschaften arbeiten, sie benennen, sie symbolisieren und sie im Als-ob-Modus ausspielen. Sie lernen dadurch, sie im Als-ob-Modus zu denken, und gewinnen Kontrolle über sie (siehe Übung 7). Die Therapeutin versteht sich dadurch selbst in ihren Besonderheiten. Sie wird innerlich flexibler und kreativer.

Die Aufstellungsarbeit ist eine schon lange bekannte Handlungsmethode des Psychodramas. Die Therapeutin repräsentiert zum Beispiel beim Aufstellen des »kulturellen Atoms« die Angst des Patienten mit einem Stein auf der Tischbühne oder sie stellt neben ihn einen Stuhl für sein »ängstliches inneres Kind«. Sie repräsentiert bei dieser Aufstellung aber nur die von dem Patienten genannten *Inhalte* seines Denkens. Die Therapeutin arbeitet bei der Aufstellung des kulturellen Atoms also mehr oder weniger »nur« an den Kognitionen des Patienten. In der *explizit metakognitiven* Therapie zentriert die Therapeutin ihre Aufmerksamkeit aber klar auf die dysfunktionalen *metakognitiven* Prozesse des Patienten. Ausgangspunkt für die therapeutische Arbeit an den metakognitiven Ich-Zuständen ist die negative Gegenübertragungsreaktion der Therapeutin auf das dominante starre Abwehrmuster des Patienten (siehe Kap. 4.8).

4.8 Problembewusstsein für das starre Abwehrmuster entwickeln

Patientinnen und Patienten mit Persönlichkeitsstörungen kennen nur ihre *durch starre Abwehr geprägte Art* ihrer inneren Konfliktverarbeitung. Ihr jeweiliges Anderssein gehört zu ihrem Selbstbild (siehe Kap. 4.1). Die Patienten müssen am Anfang der Therapie deshalb zunächst *Problembewusstsein für die Einseitigkeit und Dysfunktionalität* ihrer Denk-, Fühl- und Handlungsmuster entwickeln.

Zentraler Gedanke

Das innere Gleichgewicht von Menschen mit Persönlichkeitsstörungen wird von einer starren Abwehr abgesichert. Diese Abwehr verschließt der Therapeutin als dominanter metakognitiver Ich-Zustand den Zugang zur Selbstregulation des Patienten. Der *dominante* metakognitive Ich-Zustand ist bei den *unterschiedlichen* Persönlichkeitsstörungen *verschieden.* Bei einer *depressiven Persönlichkeitsstörung* zum Beispiel dominiert das *selbstverletzende Denken.* Bei einer *narzisstischen Persönlichkeitsstörung* steht der Selbstschutz durch *Grandiosität* im Vordergrund. Menschen mit einer *Borderline-Organisation* wechseln hin und her zwischen dem Ich-Zustand des inneren *wütenden* Kindes und dem Ich-Zustand des inneren *verlassenen* Kindes (siehe Kap. 4.9).

Fallbeispiel 15: *Herr E. leidet an einer sozialen Phobie bei einer ängstlich vermeidenden Persönlichkeitsstörung (ICD-10 F60.6). Er fühlt sich von seiner Arbeit »immer erschöpft«. Er entwertet sich selbst in allen Beziehungen. Er kommt damit im Konflikt einer möglichen Kritik seiner jeweiligen Bezugspersonen zuvor. Er ist gefangen in einem Hilflosigkeitssyndrom. Er agiert seine Hilflosigkeit masochistisch auch in der Beziehung zum Therapeuten. Der Therapeut macht das masochistische Agieren des Patienten störungsspezifisch zum Gegenstand der therapeutischen Kommunikation: »Ich erlebe es so, dass Sie sich blind selbst entwerten. Ich stelle Ihnen gegenüber hier einen Stuhl hin für Ihr ›selbstverletzendes Denken‹.« Herr E.: »Aber ich dachte, das ist doch wahr, dass ich keinen Grund habe, erschöpft zu sein.« Der Therapeut: »Wechseln Sie doch bitte einmal auf diesen anderen Stuhl Ihrer Selbstentwertung! Was fällt Ihnen dort alles ein? Was können Sie nicht?« Herr E. setzt sich auf den*

»Stuhl seiner Selbstentwertung« und antwortet mit Blick auf seinen eigenen Stuhl: »Eigentlich ist das ein Wunder, dass der seine Arbeit überhaupt noch schafft! Aber lange hält der das bestimmt nicht mehr durch. Andere sind viel besser als der!« Der Therapeut: »Das hört sich so an, als ob Sie sich selbst verachten!« Herr E.: »Ja, das stimmt wohl!« Therapeut: »Tauschen Sie doch bitte wieder zurück auf Ihren ersten Stuhl. Ich nenne das den Stuhl für Ihr gesundes Erwachsenendenken. Ich habe den Eindruck, dass Ihr innerer Selbstkritiker hier auf dem anderen Stuhl gar nicht hinguckt, wer Sie sind und was Sie gerade tun. Der weiß schon im Voraus, dass Sie minderwertig sind. Der ist blind!« Der Therapeut stellt zwei andere leere Stühle für die Symptomszene des Patienten auf (siehe Abb. 1 in Kap. 1). Er weist mit der Hand auf den Stuhl der Selbstrepräsentanz des Patienten: »Beschreiben Sie doch bitte einmal, was der Herr E. dort an seiner Arbeitsstelle gerade alles tut. Was macht er da und was erlebt er?« Am Ende der Stunde meint Herr E.: »Ich wusste gar nicht, was für eine große Last ich dauernd mit mir herumschleppe. Ich glaube, ich bin depressiv.« Der Patient hat durch das störungsspezifische Vorgehen Problembewusstsein für sein selbstverletzendes Denken entwickelt.

Fallbeispiel 16: *Die 52-jährige Frau F. (ICD-10 F60.31, F33.2) leidet an einer Borderline-Persönlichkeitsstörung. Sie ist von ihrem Arbeitgeber fristlos gekündigt worden. Nach einem kurzen Klinikaufenthalt sitzt sie ohne jede Selbstreflexion erregt und wütend vor dem Therapeuten. Sie schimpft über ihren früheren Chef. Sie erzählt aber nicht, was an ihrem Arbeitsplatz vorgefallen ist. Unausgesprochen fordert sie vom Therapeuten blindes Verständnis für ihre Wut. Der Therapeut identifiziert sich innerlich zunächst spontan mit dem Vorgesetzten der Patientin. Er kritisiert die Patientin aber nicht wegen ihrer mangelnden Selbstreflexion. Er erfasst stattdessen das allgemeine metakognitive Prinzip ihres Agierens und repräsentiert dieses als Ich-Zustand außen im Therapiezimmer: »Ich stelle hier neben Sie einen Stuhl hin für das ›wütende Kind‹ in Ihnen, das Sie gerade sind. Setzen Sie sich einmal auf diesen Stuhl?« Frau F. folgt der Aufforderung und meint spontan: »Stimmt! Ich fühle mich auch wie ein Kind! Mein Chef hat sich wirklich schlecht benommen!« Wie ausgewechselt schildert die Patientin jetzt ruhig die Ereignisse, die ihrer Kündigung vorausgingen. Die Geschichte erweist sich als eine merkwürdige Mobbinggeschichte. Der Therapeut kann die emotionale Reaktion der Patientin jetzt besser verstehen. Er entwickelt Mitgefühl mit ihr. Er kann sie hilfreich unterstützen* (Fortsetzung in Kap. 4.13).

Zentraler Gedanke

Der Patient entwickelt mithilfe der *explizit metakognitiven* Therapie (siehe Kap. 2.8 und 2.11) Problembewusstsein für sein Denken in seinem *dominanten* dysfunktionalen Ich-Zustand. Er soll lernen, zu merken, wenn er dysfunktional denkt. Er muss dazu sein dysfunktionales Denken und Fühlen im Als-ob-Modus denken können und vom Handeln *in der Realität* im Alltag entkoppeln.

Wie kann die Therapeutin den *dominanten dysfunktionalen Abwehrmodus* des jeweiligen Patienten erfassen? Patienten mit einer Persönlichkeitsstörung agieren ihre dominante dysfunktionale Charaktereigenschaft *auch in der therapeutischen Beziehung.* Das führt zu Störungen in der Beziehung zwischen dem Patienten und der Therapeutin. Die Therapeutin reagiert darauf mit einer Gegenübertragung. Ihre Gegenübertragungsreaktion ist der Ausgangspunkt für das weitere therapeutische Vorgehen

Ein Patient mit einer *narzisstischen Persönlichkeitsstörung* zum Beispiel ist stabil fixiert in den Selbstschutz durch Grandiosität. Er erwartet eine grandiose Therapeutin. Die Therapeutin versucht zunächst, den grandiosen Erwartungen des Patienten zu entsprechen. Ihre Hilfsangebote lassen *ihn* aber seine Bedürftigkeit spüren. Der Patient muss seine Bedürftigkeit aber verleugnen, um nicht in einen Traumafilm aus der Kindheit abzurutschen. Er weist deshalb die Hilfsangebote der Therapeutin zurück. Die Therapeutin fühlt sich zurückgewiesen. Sie fühlt sich zunehmend hilflos und minderwertig. Sie macht neue Hilfsangebote. Je mehr Angebote sie macht, desto stärker weist der Patient sie zurück. Die Therapeutin ist enttäuscht und wütend. Sie entwertet ihn mehr oder weniger offen. Sie agiert also eine Gegenübertragung aus. Sie kann ihre therapeutischen Fähigkeiten nicht mehr voll nutzen.

Zentraler Gedanke

Patienten mit Persönlichkeitsstörungen rufen durch das Agieren ihrer starren Abwehr bei der Therapeutin über kurz oder lang *negative* Gefühle hervor. Die Therapeutin fühlt sich unwohl, hilflos, sie wird ungeduldig oder sie ärgert sich. Diese negativen Gefühle sind bei Menschen mit dysfunktionalen Charaktereigenschaften eine *angemessene Reaktion* auf das Verhalten des Patienten. Die Therapeutin sollte in einem solchen Fall deshalb ihre negativen Gefühle *nicht privatisieren* und sich für eine schlechte Therapeutin halten. Sie vollzieht stattdessen einen *Paradigmenwechsel in ihrem eigenen Denken* (siehe Kap. 2.3). Sie macht *ihre eigenen negativen Gefühle* für die Therapie des Patienten fruchtbar.

Das gelingt mit dem folgenden Vorgehen:

1. Die Therapeutin gibt ihrem Gefühl der Störung in der therapeutischen Beziehung *Berechtigung.*
2. Sie differenziert und *benennt* den *eigenen Affekt,* den der Patient *in ihr* auslöst. Sie gibt sich also innerlich die Erlaubnis und den Raum, zu fühlen,

was sie fühlt. Das allein verringert schon ihren negativen Affekt. Denn der Patient tabuisiert durch sein Agieren, dass die Therapeutin ihren eigenen Affekt zulässt.

3. Die Therapeutin fragt sich: »*Mit welchem konkreten Handeln* ruft der Patient dieses negative Gefühl in mir hervor?« Sie beschreibt für sich *innerlich* dieses Verhalten des Patienten erlebnisnah als *Handlungsablauf*.

Zentraler Gedanke

Relativ viele Therapeuten verwechseln bei diesem Schritt das *konkrete äußere Handeln* des Patienten mit *einer eigenen Interpretation* seines Handelns. Sie erfassen dabei den Ich-Zustand des Patienten, der *abgewehrt wird,* aber *nicht sein konkretes Handeln,* mit dem der Patient den abgespaltenen Ich-Zustand abwehrt. Sie erleben zum Beispiel einen Patienten mit einer narzisstischen Persönlichkeitsstörung empathisch als »latent bedürftig« und stellen dann neben ihm einen Stuhl auf für seinen Ich-Zustand des »nicht gesehenen, verlassenen Kindes«. Sie machen dann *nicht das dominante Abwehrmuster* des Patienten zum Gegenstand der therapeutischen Kommunikation, das bei ihnen die negative Gegenübertragungsreaktion hervorruft. Sie übersehen sein großspuriges Auftreten als toller Kerl, mit dem er die Therapeutin hilflos macht.

4. Die Therapeutin ordnet zunächst nur *innerlich* das konkrete dysfunktionale Verhalten des Patienten *einem metakognitiven Ich-Zustand* zu (siehe Abb. 11 in Kap. 4.2). Dabei gibt es sechs Möglichkeiten: 1. das »Selbstschutzverhalten«, 2. das »selbstverletzende Denken und Handeln«, 3. das »wütende Kind«, 4. das »verlassene oder traumatisierte Kind«, 5. den Wechsel zwischen einem pseudoselbstständigen, wütendem und einem abhängigen, bedürftigen Ich-Zustand oder 6. den Ich-Zustand des süchtigen Denkens. Aus einer gewohnheitsmäßigen Selbstentwertung wird so der Ich-Zustand des »selbstverletzenden Denkens« (Stuhl 8 in Abb. 11). Der übertriebene Perfektionismus des Patienten wird dem Ich-Zustand des «Selbstschutzverhaltens durch Anpassung« zugeordnet (Stuhl 5). Aus dem Bekunden von Bedürftigkeit wird der Ich-Zustand des »verlassenen oder traumatisierten Kindes« (Stuhl 6). Wütende Anschuldigungen sind oft Ausdruck des Ich-Zustands des »wütenden Kindes« (Stuhl 7). Bei dem Agieren einer süchtigen Abhängigkeit stellt die Therapeutin innerlich einen Stuhl für das »süchtige Ich« neben den Patienten (siehe Kap. 10.5).
5. Der Patient agiert seinen dominanten starren Abwehrmodus meistens in jeder Therapiestunde aus. Die Therapeutin nutzt eine solche Gelegenheit und *markiert* sein starres Abwehrverhalten, indem sie es als metakogniti-

ven Ich-Zustand *benennt* und *mit einem leeren Stuhl* außen auf der Zimmerbühne *repräsentiert:* »Ich finde, Sie denken und handeln selbstverletzend. Für Ihr selbstverletzendes Denken stelle ich hier diesen Stuhl hin.« Die Therapeutin benennt dabei also immer *auch den Rahmen,* in dem der Patient seinen dysfunktionalen Ich-Zustand agiert. Das kann der von dem Patienten vorgebrachte Konflikt im Alltag sein, oder es ist die therapeutische Beziehung selbst.

6. Die Therapeutin stellt eine passende Handpuppe oder Fingerpuppe auf den Stuhl für seinen dominanten dysfunktionalen Ich-Zustand. Sie symbolisiert zum Beispiel den Ich-Zustand seines »sadistischen Über-Ichs« mit der Handpuppe eines Bürokraten, eines Teufels oder einer Hexe: »Das ist Ihr innerer Kritiker. Der weiß schon immer im Voraus, dass alles falsch ist, was Sie denken, fühlen und tun. Der Kritiker ist aber *blind* und guckt gar nicht hin, *in welcher Situation* Sie sich gerade befinden!« Die Patientin des Fallbeispiels 16 reagierte auf das Symbolisieren ihres dominanten dysfunktionalen Ich-Zustands mit einer Handpuppe mit den Worten: »Sie haben das ja schon immer gesagt. Es wird mir durch diese Figur aber so deutlich!«
7. Die Therapeutin gibt als Doppelgängerin dem dominanten dysfunktionalen Ich-Zustand des Patienten eine Stimme und *mentalisiert stellvertretend* sein Denken und Fühlen in diesem Ich-Zustand *im Als-ob-Modus des Spiels.* Sie zeigt zum Beispiel mit der Hand auf den *äußerlich* repräsentierten Ich-Zustand des »inneren sadistischen Kritikers« und spricht passende, charakteristische Sätze: »Der ist blind und sagt zu Ihnen: ›Du bist nichts, du kannst nichts, du taugst nichts!‹«
8. Der Patient fällt im weiteren Gespräch mit der Therapeutin oft wieder in sein dominantes starres Abwehrverhalten zurück. Er denkt zum Beispiel wieder selbstverletzend und sagt: »Natürlich weiß ich eigentlich noch viel zu wenig ...« Die Therapeutin schreibt eine solche Aussage immer sofort dem passenden dysfunktionalen Ich-Zustand zu. Sie deutet *mit der Hand auf den Stuhl* seines »selbstverletzenden Denkens«: »Ihr selbstverletzendes Denken sagt *jetzt gerade wieder:* ›Genau! Die anderen sind viel besser informiert als du! Die sind auch viel intelligenter als Du!‹«
9. Die Therapeutin sucht zusammen mit dem Patienten nach einem *persönlich passenden symbolischen Namen* für seinen dysfunktionalen Ich-Zustand. Aus seinem »masochistischen Denken« wird dadurch sein »blinder innerer Kritiker«, seine »Gouvernante«, sein »blinder innerer sadistischer Staatsanwalt« oder sein »innerer Seelentöter«.
10. Oft ist der Patient so stark in sein dominantes starres Abwehrmuster fixiert, dass er dieses in der therapeutischen Beziehung immer weiter ausagiert.

Die Therapeutin fordert ihn in einem solchen Fall auf:: »Sie denken gerade selbstverletzend. Wechseln Sie deshalb auch bitte auf den Stuhl Ihres blinden sadistischen Über-Ichs!« »Sie denken gerade als der tolle Kerl. Wechseln Sie dann bitte auch auf den Stuhl Ihres Selbstschutzes durch Grandiosität.«

11. Der Patient sitzt dann *auf dem anderen Stuhl* seines dominanten dysfunktionalen metakognitiven Ich-Zustands. Er soll diesen mithilfe der Therapeutin dort *im Als-ob-Modus des Spiels weiter ausleben.* Er integriert in den metakognitiven Ich-Zustand dabei leiblich und seelisch die *zugehörigen* kognitiven, affektiven und sensomotorischen Gedächtnisinhalte. Die Therapeutin hilft ihm als Doppelgängerin und fordert ihn auf: »Sagen Sie als Ihr sadistisches Über-Ich bitte dem Johannes einmal, was an ihm alles minderwertig ist!« Die Therapeutin bittet den Patienten dann am Ende der Therapiestunde: »Sammeln Sie bitte zu Hause alle Aussagen Ihres blinden sadistischen Über-Ichs! Schreiben Sie diese auf eine Liste! Nummerieren Sie die Aussagen durch. Irgendwann müssten die Aussagen sich eigentlich wiederholen!« Ein Patient fand auf diese Weise 42 selbstverletzende Anklagen seines sadistischen Über-Ichs. Diese widersprachen sich zum Teil. Er las sie in der Gruppentherapie vor. Ein anderes Gruppenmitglied, ein Schriftsteller, rief begeistert: »Das ist ja Literatur, was du da geschrieben hast!« Der Patient fuhr drei Wochen später mit der Liste an den Heimatort seiner Kindheit. Er kroch dort als 50-jähriger gut gekleideter Herr im Wald zwischen die Bäume an dem kleinen Bach. Er hatte dort als Kind immer gespielt. Er nahm die Liste seiner Selbstentwertungen aus der Tasche, zündete sie mit einem Streichholz an und verbrannte sie in einer rituellen Handlung.
12. Der Patient sitzt immer noch auf dem Stuhl seines dominanten dysfunktionalen metakognitiven Ich-Zustands. Die Therapeutin deutet mit der Hand auf den leeren Stuhl, auf dem der Patient *anfangs* gesessen hatte: »Das ist der Stuhl für Ihr gesundes Erwachsenendenken. Sehen Sie hin, der Stuhl ist im Augenblick leer!« Die *äußere* Distanz zum Stuhl für sein »gesundes Erwachsenendenken« und das spielerische Ausleben seines dysfunktionalen metakognitiven Ich-Zustands lassen ihn spüren, dass es einen Unterschied gibt *zwischen seinem dysfunktionalen Denken und seinem »gesunden Erwachsenendenken«.*
13. Der Patient wechselt wieder auf den Stuhl seines »gesunden Erwachsenendenkens« zurück. Das bringt ihn *äußerlich* und dadurch auch *innerlich* in die Metaposition zu seinem dominanten Abwehrmuster. Die Therapeutin blickt mit dem Patienten *Schulter an Schulter* seinen dysfunktionalen Ich-Zustand an. Sie arbeitet mit ihm heraus, welche seiner *Gedanken und Gefühle in seinem aktuellen Konflikt* zu seinem *dysfunktionalen* Abwehrverhalten gehören und welche zu seinem *gesunden* Erwachsenendenken.

14. Strukturell schwer gestörte Patienten wissen oft nicht, wie es ist, »gesund erwachsen« zu denken. Sie wurden in ihrer Kindheit in Notsituationen in ihrem eigenen Denken und Fühlen nicht ausreichend gesehen und unterstützt. Sie unterwerfen sich deshalb auch in der Gegenwart noch blind ihrem »*inneren* blinden Ankläger«, um ihm keinen Anlass zu geben, sie anzugreifen. Die Therapeutin wehrt sich in einem solchen Fall als Doppelgängerin *stellvertretend* für den Patienten gegen *seinen »inneren Ankläger«*. Sie schreit diesen zum Beispiel direkt an (Arntz und van Genderen, 2010, S. 53 ff.) und weist ihn in die Schranken: »Sehen sie nicht, wie Christa leidet? Warum quälen Sie sie so! Lassen Sie das! Sie hat als Kind schon genug gelitten. Sie braucht das nicht länger! Ich finde Ihre Anklagen unnötig und überflüssig. Am besten wäre es, Sie verschwinden einfach!« Die Therapeutin dreht den Stuhl des sadistischen Anklägers bei Bedarf um, so dass der »Ankläger« gegen die Wand guckt. Oder sie trägt ihn mit seinem Stuhl sogar aus dem Zimmer. Meistens wundert sich der Patient über eine solche *direkte* Parteinahme der Therapeutin gegen sein »selbstverletzendes Denken«. Er ist irritiert und lacht ein wenig. In der Nachbesprechung berichtet er dann aber, dass er plötzlich »freier atmen« konnte. Oft merkt ein Patient durch eine solche Hilfestellung zum ersten Mal, dass sein Umgang mit sich selbst selbstverletzend und nicht gesund erwachsen ist.
15. Der nächste Therapieschritt erfolgt erst, wenn der Patient in der Therapiestunde sein *dysfunktionales* Abwehrverhalten *außen auf einen anderen Stuhl* delegieren kann und die Differenz zwischen seinem von Abwehr geprägten Denken und seinem »gesunden Erwachsenendenken« erkennt. Die Therapeutin fordert den Patienten in einem solchen Fall auf: »Besorgen Sie sich doch bitte für Ihren ›inneren sadistischen Kritiker‹ eine ähnliche Puppe oder drucken Sie sich ein passendes Bild im PC aus. Stellen Sie diese Puppe zu Hause irgendwo hin. Gucken Sie die Puppe jeden Tag einmal zwei Minuten lang an! Sie lernen auf diese Weise, sich innerlich von Ihrem selbstverletzenden Denken zu distanzieren.« Der Patient kann sich bei Bedarf von seinem »sadistischen Kritiker« mithilfe einer symbolischen Handlung befreien. Eine Patientin hatte ihren »inneren Staatsanwalt« mit der Handpuppe eines Räubers symbolisiert. Wenn sie abends nicht schlafen konnte, stellte sie diesen vor sich hin und ließ den Anblick bewusst auf sich wirken. Dann ergriff sie ihren »inneren Staatsanwalt« und trug ihn aus dem Zimmer. Sie schloss ihn in der äußersten Ecke ihrer Wohnung in einen Schrank ein. Daraufhin ging sie wieder in ihr Schlafzimmer zurück und legte sich in ihr Bett. Dieses Ritual half ihr, ihre nächtlichen psychosomatischen Krisen zu lindern.
16. Die Therapeutin kann den dominanten dysfunktionalen Ich-Zustand des Patienten auch mithilfe der Schritte 13–17 der *psychodramatischen Selbst-*

supervision (siehe Kap. 2.3) erfassen. Dabei repräsentiert sie den dominanten dysfunktionalen metakognitiven Ich-Zustand des Patienten außen neben dem »Patienten« mit einem zweiten leeren Stuhl. Wenn sich dadurch *ihr negativer Affekt und ihre eigene Anspannung* in der therapeutischen Beziehung auflösen, weist das darauf hin, dass sie das unangemessene Verhalten des Patienten *dem richtigen* Ich-Zustand zugeordnet hat.

Die Therapeutin macht bei der Arbeit mit den metakognitiven Ich-Zuständen Aussagen und stellt keine Fragen. Sie sagt: »Ich verstehe es so, dass Ihr inneres wütendes Kind sich gemeldet hat. Ich stelle für Ihr inneres wütendes Kind hier diesen Stuhl hin.« Sie *fragt* den Patienten *nicht,* ob sie einen Ich-Zustand aufstellen *darf.* Denn der Patient weiß nicht, was Ich-Zustände sind. Er weiß deshalb nicht, *zu was* er zustimmen oder *was* er ablehnen würde. Eine Aussage dagegen gibt dem Patienten die Freiheit, zu widersprechen. Die Therapeutin nimmt, wenn nötig, den Stuhl für das » innere wütende Kind« des Patienten einfach wieder weg: »Ja, ich merke, Sie sehen das anders. Ich stelle den Stuhl für Ihr inneres ›wütendes Kind‹ wieder zurück zu den anderen Stühlen im Stuhlkreis! Ich probiere manchmal einfach etwas aus und denke laut, um mir etwas klar zu machen.«

Die *therapeutische Wirkung* der Arbeit mit dem dominanten dysfunktionalen Ich-Zustand kommt durch die folgende Entwicklung zustande:

1. Der Patient agiert sein starres Abwehrmuster zunächst im Äquivalenzmodus aus (siehe Kap. 2.4). Er unterscheidet nicht zwischen seiner dysfunktionalen inneren Realitätskonstruktion und der äußeren Realität. Er handelt deshalb in der äußeren Realität auch unangemessen.
2. Der Patient lernt, sein unbewusstes Abwehrverhalten *im Als-ob-Modus zu denken:* Der dominante Abwehrmodus wird getrennt vom gesunden Erwachsenendenken als Stuhl *symbolisiert.* Es wird subjektiv passend *benannt.* Der Patient erkennt ihn dadurch als eine *spezielle Art* zu denken, die sich von anderen Arten zu denken unterscheidet. Der Patient *wechselt in die Rolle* seines dominanten Abwehrmodus und agiert ihn im *Als-ob-Modus des Spiels* (siehe Kap. 2.4) leiblich seelisch aus. Er integriert dabei die zugehörigen Gedächtnisinhalte in sein spezielles Abwehrverhalten. Die Therapeutin unterstützt ihn als Doppelgängerin. Beide zusammen übertreiben paradox ein wenig den speziellen Charakter des Denkens im Abwehrmodus. Das *bewusste* Ausleben der starren Abwehr lässt den Patienten und die Therapeutin lachen.
3. Der Patient wechselt wieder auf den Stuhl seines gesunden Erwachsenendenkens zurück. Er spürt jetzt innerlich, dass er zwar dysfunktional den-

ken *kann,* dass er aber nicht dysfunktional denken *muss.* Er merkt, dass es auch eine andere Art zu denken geben *könnte.* Er kommt dadurch in eine Ja-aber-Position zu seinem dysfunktionalen einseitigen Lösungsmuster. Er gewinnt Problembewusstsein für seine starres Abwehrverhalten. Was vorher Ausdruck seiner Identität war, wird für ihn jetzt zu *einer Möglichkeit,* zu denken und zu handeln, unter anderen Möglichkeiten.

4. Die *dysfunktionale innere* Realitätskonstruktion des Patienten entkoppelt sich auf diese Weise von der *äußeren* Realität. Der Patient kann als Folge davon die äußere Realität *neu* wahrnehmen. Er sieht die Realität nicht mehr nur durch die Brille seines starren Abwehrmusters. Das hilft ihm, sich in der äußeren Realität auch neu und angemessener *zu verhalten.* Der Patient wird spontan im Sinne von Moreno (1974, S. 13). Der Patient lernt innerhalb eines Jahres, in immer früherer Zeit zu merken, wenn er wieder auf dem falschen Weg ist. Die explizit metakognitive Therapie von Menschen mit Persönlichkeitsstörung ist spezifischer und wirkt therapeutisch starker als eine auf die Denkinhalte des Patienten zentrierte rein kognitive Therapie. Denn das neue Problembewusstsein des Patienten für sein starres Abwehrmuster verändert sein Fühlen und Denken *in allen Beziehungen.* Wenn ein Patient mit einer narzisstischen Persönlichkeitsstörung in allen Beziehungen um »nur« 20 % weniger grandios und cool ist, wird er vielleicht an seiner Arbeitsstelle nicht entlassen und seine Ehe nicht geschieden.

Die therapeutische Arbeit an dem starren Abwehrmuster des Patienten hilft auch der Therapeutin. Die therapeutische Beziehung fließt wieder. Indem die Therapeutin den inneren blinden sadistischen Kritiker des Patienten als leeren Stuhl *außen gegenüber dem Patienten* symbolisiert, nimmt sie das sadistische Über-Ich des Patienten *räumlich getrennt von ihm* wahr. Die Therapeutin richtet ihren negativen Affekt jetzt gegen den sadistischen Kritiker des Patienten und nicht mehr gegen den Patienten *selbst.* Der Patient wird dadurch in der Wahrnehmung der Therapeutin zu einem *potenziell* gesund erwachsen denkenden Menschen. Die Therapeutin und der Patient verbünden sich *miteinander Schulter an Schulter gegen* seinen inneren sadistischen Kritiker. Die Störung in der therapeutischen Beziehung löst sich auf.

Die Therapeutin kann das hier geschilderte explizit metakognitive Vorgehen *auch in der Gruppentherapie* anwenden: Sie repräsentiert dabei *jeweils nur den dominanten* dysfunktionalen metakognitiven Ich-Zustand des Patienten. Sie positioniert zum Beispiel sein *Selbstschutzverhalten* durch Anpassung durch einen leeren Stuhl *im Stuhlkreis neben ihm.* Oder sie repräsentiert sein *selbstverletzendes* Denken durch einen Stuhl *auf der ihm gegenüberliegenden Seite.*

Übung 8
Erproben Sie als Leserin oder Leser dieses Vorgehen einmal selbst in der Behandlung eines persönlichkeitsgestörten Patienten. Sie werden merken: Es wirkt sich auf die therapeutische Beziehung befreiend aus, wenn Sie das starre Abwehrverhalten Ihres Patienten als metakognitiven Ich-Zustand mithilfe eines Stuhls außen im Therapiezimmer repräsentieren.

4.9 Die Abwehr durch Spaltung bei Patienten mit einer Borderline-Persönlichkeitsstörung auflösen

Das dominante dysfunktionale Abwehrmuster von Patienten mit einer Borderline-Persönlichkeitsstörung ist das unbewusste Wechseln *zwischen zwei konträren dysfunktionalen Ich-Zuständen* (siehe Kap. 4.3). Die Patienten wehren ab durch Spaltung. Sie wechseln unbewusst zwischen ihrem anhänglich bedürftigen Ich-Zustand und ihrem *konträren* pseudo-selbstständigen, autoritären Ich-Zustand hin und her (siehe Abb. 12). Dieser Wechsel ist *sekundär* abgesichert durch die Abwehr durch Verleugnung.

Zentraler Gedanke
Bei Patienten mit Borderline-Persönlichkeitsstörungen ist der Prozess der *metakognitiven Konstruktion des Konfliktsystems* gestört. Das ist die *am wenigsten komplexe Kategorie* der metakognitiven Prozesse, auf der die *höher komplexen* metakognitiven Prozesse aufbauen (siehe Kap. 4.2). Die Dysfunktionalität des *basalen* Prozesses der inneren Konstruktion des Konfliktsystems hat zur Folge, dass auch die *höher komplexen* metakognitiven Prozesse dysfunktional arbeiten. Sie ist andererseits aber auch das Ergebnis von Defiziten in der Entwicklung der Werkzeuge des Mentalisierens.

Patienten mit Borderline-Persönlichkeitsstörung leben gleichsam in zwei konträren Welten, die sich zeitlich abwechseln. Die Therapeutin muss bei Patienten mit Borderline-Persönlichkeitsorganisation deshalb zunächst (siehe Kap. 2.8 und 2.11) an dem *Wechsel zwischen den beiden konträren Ich-Zuständen* arbeiten. Die Arbeit an den höher komplexen Prozessqualitäten Zeit, Logik und Sinn (siehe Abb. 2) beseitigt *nicht* die *zentrale* Störung dieser Patienten.

Fallbeispiel 17: *Eine 35-jährige Krankengymnastin, Frau M., litt durch eine Borderline-Persönlichkeitsstörung an schweren Beziehungsproblemen. Sie kam zu fast jeder Gruppentherapiesitzung bis zu zwanzig Minuten zu spät. Oft »musste« sie als Alleinerzie-*

hende wegen ihrer Tochter früher nach Hause gehen. Als die Gruppenteilnehmerinnen und Gruppenteilnehmer sich zu Hause einen »sicheren Ort« (siehe Kap. 10.5.5) überlegen sollten, hatte sie sich »dafür nicht die Zeit genommen«. Auf Nachfragen reagierte sie oberflächlich schuldbewusst. Sie änderte aber ihr Verhalten nicht. Die anderen Gruppenteilnehmerinnen resignierten und machten inzwischen kleine Witze, wenn sie wieder zu spät kam. Sie fürchteten sich vor der latenten Willkür und Aggressivität von Frau M. Sie verhielten sich ihr gegenüber umso angepasster, je provokativer Frau M. in der Gruppe auftrat. Frau M. gewöhnte sich schließlich an, Verstöße gegen das Setting in der Gruppe gar nicht mehr zu begründen.

Am ersten Abend eines schon ein Jahr vorher angekündigten Intensivwochenendes teilte Frau M. dem Therapeuten mit, dass sie am folgenden Tag »leider den ganzen Morgen nicht da« sei. Auf Nachfrage ergänzte sie: »Ich muss arbeiten.« Der Therapeut fühlte sich der Patientin gegenüber hilflos und wütend. Er konnte sich auf die übrigen Gruppenmitglieder zunehmend weniger konzentrieren. Er machte zu Hause Selbstsupervision mithilfe eines fiktiven psychodramatischen Dialogs (siehe Kap. 2.3), um seine innere Spannung zu vermindern und besser schlafen zu können. Anders als sonst kam er aber dadurch nicht zu einer neuen Erkenntnis, die die Beziehungsstörung mit Frau M. aufgelöst hätte. Da kam ihm die Idee, dass Frau M. vielleicht zwischen zwei konträren Ich-Zuständen hin- und herwechselte. Er stellte deshalb in der Selbstsupervision neben »sie« einen zweiten Stuhl. Ihr erster Stuhl repräsentierte jetzt die »anhängliche, bedürftige Frau M., die gern kommt und ernsthaft Fortschritte machen will«. Der Leiter war für sie »der gute Therapeut, von dem sie lernen möchte«. Auf ihrem zweiten Stuhl aber saß »die radikal autonome, autoritär handelnde Frau M.«. Der Therapeut wechselte in der Selbstsupervision in ihre autoritäre Rolle und spielte sie aus. Er erlebte, dass er in dieser Rolle durch die Reibung und den Streit mit den Gruppenmitgliedern innerlich aktiviert wurde. Er nahm sich als Frau M. wahr als »einen lächerlichen Korinthenkacker, der hier irgendwelche Regeln durchsetzen will, die er gelesen oder gelernt hat!« Der Therapeut wechselte in die Rolle der »anhänglichen, bedürftigen Frau M.«. Er merkte, dass er in der anderen Rolle das vorherige provozierende Verhalten innerlich ausblendete. Wieder in der Rolle der autoritären Frau M. erlebte er die eigene Bedürftigkeit als »Schnee von gestern« und die eigene Willkür als bloße Reaktion auf das Handeln des Therapeuten: »Ihre Kritik ist ja lächerlich! Ich habe für das Wochenende bezahlt. Dann kann ich hier auch selbst entscheiden, was ich mache und was nicht! Genau das sollen wir hier doch lernen!« Der Therapeut tauschte wieder zurück in seine eigene Rolle und antwortete in dem fiktiven psychodramatischen Dialog: »Ich erlebe das als Willkür! Dabei verhalten Sie sich geschickterweise so, dass jede Handlung für sich allein gar nicht so schlimm ist. Wenn Sie hier wirklich etwas lernen wollen, brauche ich von Ihnen aber auch eine gewisse Verlässlichkeit. Ich bitte Sie, dass Sie versuchen, die Gruppenregeln einzuhalten!«

Der Therapeut fühlte sich am nächsten Tag in der Gruppe deutlich freier. Er hatte wieder Interesse an den anderen Gruppenmitgliedern. Sein Chaosgefühl war verschwunden. Er fühlte sich durch das Agieren von Frau M. nicht mehr verunsichert und konnte ihr gegenüber in akzeptierender Distanz bleiben: »Sie lebt einfach authentisch und ehrlich aus, was sie im Augenblick gerade fühlt und denkt, ohne sich an eigenen Widersprüchen zu stören.« Erstaunlicherweise kam Frau M. zu den nächsten Sitzungen pünktlich, ohne dass der Therapeut ihr seine neuen Erkenntnisse mitgeteilt hätte. Sie hielt die wohlwollende Distanz des Therapeuten aber nicht lange aus. Vier Wochen später sprach sie in der Gruppensitzung die Störung in der Beziehung zum Therapeuten selbst an. Der Therapeut nutzte die Gelegenheit, um mit ihr die Beziehung zu klären. Er teilte ihr mit: »Ich habe mich entschieden, Ihnen voll zu glauben, dass Sie hier Vertrauen suchen und an sich arbeiten wollen. Aber es gibt in Ihnen auch eine selbstständige, autoritäre Seite, mit der Sie sich selbst dabei behindern! Ich stelle für diese willkürliche Seite in Ihnen hier einen zweiten leeren Stuhl neben Sie.« Der Therapeut und Frau M. arbeiteten miteinander heraus, dass ihr willkürliches Verhalten Ausdruck ihres »inneren wütendes Kindes« war. Die Wut hatte ihr früher immer geholfen, Gefühle von Verletzung und Traurigkeit wegzuschieben.

Die *explizit metakognitive* Arbeit an dem Wechsel zwischen dem anhänglich bedürftigen Ich-Zustand und dem *konträren* pseudo-selbstständigen, autoritären Ich-Zustand des Patienten (siehe Abb. 12) umfasst die folgenden Schritte:

1. Der Patient verstößt gegen das Setting der Therapie oder er provoziert, obwohl er *auch* Bedürftigkeit ausstrahlt. Dadurch entsteht eine Störung in der therapeutischen Beziehung oder in den Gruppenbeziehungen.
2. Die Therapeutin fühlt sich von den widersprüchlichen Erwartungen des Patienten zunehmend verwirrt, sie ist verärgert und hilflos.
3. Die Therapeutin gibt ihren Gefühlen Berechtigung und macht für die Beziehung zu dem »Patienten« psychodramatische Selbstsupervision mithilfe des psychodramatischen Dialogs (siehe Kap. 2.3). Dabei stellt sie für den Patienten aber anders als sonst *zwei Stühle* auf, einen für seinen anhänglich bedürftigen und einen anderen für seinen pseudo-selbstständigen, autoritären Ich-Zustand. Wenn sich die negativen Gefühle der Therapeutin dadurch auflösen, schließt sie daraus, dass ihre Diagnose einer Borderline-Persönlichkeitsstörung zutrifft. Das Aufstellen der zwei konträren Ich-Zustände des Patienten befreit die Therapeutin aus dem von dem Patienten verhängten »Double Bind« (siehe Kap. 4.3). Sie wird therapeutisch wieder handlungsfähig.
4. Die Therapeutin arbeitet in der direkten Therapie mit dem Patienten zunächst *»nur« in ihrer Vorstellung* mit dem Konzept der *zwei* konträren Ichs und dem Bild der *zwei* Stühle für den Patienten.

5. Die Therapeutin wartet auf eine passende Gelegenheit, die Zwei-Stühle-Technik auch *direkt in der Therapiesituation* anzuwenden. Diese ist indiziert, wenn das Agieren des Patienten hier und jetzt zu einer Störung in der therapeutischen Beziehung führt oder wenn der Patient *von sich aus* eine Störung in der therapeutischen Beziehung anspricht. Manche Patienten sind zum Beispiel irritiert, weil die Therapeutin durch ihre Selbstsupervision nicht mehr aversiv auf sie reagiert (siehe Fallbeispiel 17). Eine Indikation für die Zwei-Stühle-Technik besteht auch, wenn der Patient sich in der Therapie zwar bedürftig verhält, wenn er aber in seinem Alltag ohne jedes Problembewusstsein *dissozial* agiert.
6. Die Therapeutin macht das Alternieren des Patienten zwischen seinen zwei konträren Ich-Zuständen *explizit* zum Gegenstand der gemeinsamen therapeutischen Kommunikation. Sie *markiert* sein Alternieren zwischen den beiden konträren metakognitiven Ich-Zuständen, wenn es gerade geschieht, indem sie es *benennt* als »Wechsel zwischen seinem bedürftigen Ich und seinem autonomen Ich«.
7. Sie repräsentiert sein Alternieren mithilfe eines zweiten Stuhls konkret *äußerlich wahrnehmbar:* Wenn der Patient *pseudo-autonom autoritär agiert,* stellt sie neben ihn »den Stuhl für seine bedürftige Seite, mit der er hier zu kurz kommt«. Wenn er gerade *bedürftig agiert,* stellt sie neben ihn den »Stuhl für seinen wütenden, unabhängigen Ich-Zustand, den er gerade nicht lebt«.
8. Immer wenn der Patient wieder in seinen *konträren* Ich-Zustand wechselt, zeigt die Therapeutin mit der Hand auf den Stuhl dieses anderen Ich-Zustands: »Ich glaube, Sie denken und fühlen jetzt gerade wieder aus Ihrem bedürftigen Ich heraus« oder »aus Ihrem zornigen, willkürlichen Ich heraus«.

Zentraler Gedanke

Der Patient sieht seinen jeweils gegenteiligen Ich-Zustand *außen neben sich* stehen. Er erlebt den konträren Ich-Zustand dadurch als *real zu sich gehörig.* Er repräsentiert ihn dadurch *jetzt auch in seinem Denken.* Der Patient erlebt sich neu als zerrissen. Die unbewusste *sekundäre Verleugnung* seiner Abwehr durch Spaltung löst sich auf.

9. Die Therapeutin benennt den »pseudo-autonomen, autoritären Ich-Zustand« und den »abhängig-bedürftigen Ich-Zustand« des Patienten *in der praktischen Arbeit* mit einem *individuellen Namen,* der zum Fühlen und Denken des Patienten in der aktuellen Situation passt. Die konträren Ich-Zustände heißen dann zum Beispiel »der autoritäre Karl« und »der liebe Karl« *oder* »die unabhängige Seite« und »die bedürftige Seite«.

10. Die Therapeutin lässt den Patienten bei Bedarf den *inneren* Rollenwechsel in den konträren Ich-Zustand im Als-ob-Modus des Spiels auch *konkret äußerlich* vollziehen (siehe Fallbeispiel 18). Sie fordert ihn auf: »Sie sind jetzt gerade wieder wütend. Setzen Sie sich dann doch auch auf den wütenden Stuhl!« Der äußere Rollenwechsel im *Als-ob-Modus des Spiels* hilft dem Patienten, diesen Rollenwechsel zwischen seinen konträren Ich-Zuständen auch *im Als-ob-Modus zu denken* (siehe Kap. 2.4). Er erlebt seine Zerrissenheit bewusst. Durch das Verdeutlichen dieser Wahrheit fühlt der Patient sich ernst genommen und tief verstanden.
11. Die Therapeutin gibt dem Wechsel des Patienten von einem Ich-Zustand in seinen konträren anderen Ich-Zustand jeweils *aktiv einen positiven Sinn* auf dem Hintergrund seiner Selbstregulation: »Sie sind gerade wütend, *weil Sie* hier mit ihrer bedürftigen Seite zu kurz kommen. Sie erleben hier nicht die Geborgenheit, die Sie brauchen!« Oder: »Sie spüren gerade Traurigkeit und Leere. Aber wenn Ihnen jemand nahekommt so wie vorhin, dann reagieren Sie allergisch. Sie wollen nicht abhängig werden. Damit haben Sie schlechte Erfahrungen gemacht.« Der Patient soll im Laufe der Zeit verstehen, *warum er gerade jetzt wieder* in den gegenteiligen Ich-Zustand wechselt.
12. Der Patient lernt in der Therapie, den Rollenwechsel zwischen seinen beiden Ich-Zuständen im Als-ob-Modus *zu denken.* Er agiert den Wechsel vielleicht noch. Er *merkt* aber, dass er wechselt. Er gewinnt allmählich eine gewisse Kontrolle über sein Alternieren. Sein Agieren wird kürzer und schwächer. Er lacht vielleicht schon selbst manchmal, bevor er wieder destruktiv agiert (siehe Fallbeispiel 3 in Kap. 2.4). »Die neue Spaltung, psychodramatisch hervorgerufen, ermöglicht es, die früheren defensiven Spaltungen zu überwinden« (Powell 1986).

Manche Patienten mit Borderline-Persönlichkeitsstörung leiden *ohne äußeren Grund* unter starken Stimmungsschwankungen. Die Therapeutin spricht dann von dem Wechsel zwischen seinem »traurigen Gefühl« und seinem »wütenden Gefühl«.

Fallbeispiel 18 (Powell, 1986, zitiert nach Krüger, 1997, S. 101): *»Jane teilt dem Direktor mit, dass sie sich durcheinander fühlt. Sie kann nicht beschreiben, was ist, weil ›es durcheinander ist‹. Aber sie weiß: Es geht um ihre Familie. Ihr Gesicht ist gerötet vor Aufregung. Sie sieht zornig aus und ist zugleich den Tränen nahe. Der Direktor schlägt ihr vor, ihre Gefühle eines nach dem anderen anzusehen. Diese Ermutigung, freundlich vorgebracht, bringt Jane dazu, loszuweinen. Sie meint, sie habe das Bedürfnis, traurig zu sein. Der Direktor stellt für sie einen ›traurigen Stuhl‹*

hin und fordert sie auf, sich auf den Stuhl zu setzen. Er selbst entfernt sich einige Schritte von ihr. Jane setzt sich. Sie presst ihr Taschentuch zusammen und stellt fest: ›Das ist nicht gut so. Ich bin viel zu wütend.‹ Der Direktor lässt sie sich auf einen ›wütenden Stuhl‹ setzen und meint: ›Lass auf diesem Stuhl ruhig zu, was da ist. Sei so wütend, wie es nötig ist!‹ Jane fällt plötzlich ein, was sie sagen möchte und wo sie es sagen möchte: Ihre Familie hat Weihnachtsgeschenke eingekauft und steht vor Selfridges. Die Straße ist voller Menschen. Jane sucht sich Gruppenmitglieder aus, um die Rollen ihrer Familie zu besetzen. Der Rest der Gruppe übernimmt die Rolle der Menschenmenge. Dann klagt Jane in voller Öffentlichkeit (dies ist wichtig, weil ihre Familie immer den Anspruch aufrechterhält, gut miteinander auszukommen) die Familie an, immer wieder zu heucheln und unehrlich zu sein. Jane macht einen Rollentausch mit ihrem Vater, der Mutter und so weiter. Es kommt heraus, dass diese alle ihr Verhalten in keiner Weise bereuen. Sie schämen sich vielmehr nur für Janes Ausbruch und versuchen, sie zu beruhigen. Diesmal schreit Jane aber zurück. Sie teilt mit, warum sie froh ist, nicht wie der Vater zu sein, nicht wie die Mutter zu sein und so weiter. Sie verteidigt tapfer ihre Individualität. Aber dann zeigt sie dem Therapeuten an, dass sie den Stuhl verlassen möchte. Traurigkeit überflutet sie und sie beginnt zu weinen. Jetzt auf dem ›traurigen Stuhl‹ offenbart Jane ihre Sehnsucht nach Liebe und Vertrautheit gegenüber ihrer Familie. Wieder fällt ihr eine Szene ein, die ihre Bedürfnisse widerspiegelt. Sie möchte nicht körperlich umarmt werden, das würde sie ersticken und verschlingen. Stattdessen wählt sie eine Szene an Weihnachten. Die Familie sitzt um den Weihnachtsbaum. Jane erlebt sich als Teil der ganzen Familie, kann dabei aber ihre Unabhängigkeit bewahren.«

Das Alternieren zwischen den beiden konträren dysfunktionalen Ich-Zuständen hilft Patienten mit Borderline-Persönlichkeitsstörung, die Dysfunktionalität ihrer metakognitiven Selbstregulation und die Defizite in der Entwicklung der Werkzeuge ihres Mentalisierens vor sich selbst und anderen zu verbergen. Das *gesunde Erwachsenendenken* ist im Konflikt noch nicht vorhanden. Es ist gefangen in dem unbewussten Wechsel zwischen den beiden konträren dysfunktionalen Ich-Zuständen. Der Patient entwickelt durch die Arbeit an dem Wechsel zwischen seinen beiden konträren Ich-Zuständen eine *erste neue* Qualität von gesundem Erwachsenendenken.

Die Therapeutin und der Patient differenzieren dann in einem zweiten Schritt die beiden konträren Ich-Zustände des Patienten.

Zentraler Gedanke

Der anhänglich bedürftige Ich-Zustand ist eine *Mischung* aus dem gesunden Erwachsenendenken und dem metakognitiven Ich-Zustand des »verlassenen oder traumatisierten Kindes«. Der konträre pseudo-selbstständige, autoritäre Ich-Zustand ist eine *Mischung* aus den metakognitiven Ich-Zuständen des »inneren wütenden Kindes«, des »Selbstschutzverhaltens« und des »selbstverletzenden Denkens«.

Die Therapeutin trennt diese metakognitiven Ich-Zustände voneinander durch das folgende Vorgehen: Sie symbolisiert bei Gelegenheit die in dem »bedürftigen Ich-Zustand« enthaltenen Kindheitserfahrungen des Patienten neben ihm mit einem leeren Stuhl für sein »inneres traumatisiertes verlassenes Kindes«. Außerdem stellt sie bei Gelegenheit neben den Stuhl seines »pseudoautonomen autoritären Ich-Zustands« einen Stuhl auf für das in seiner Kindheit entstandene »distanzierende Selbstschutzverhalten« oder für sein »inneres wütendes Kind«. Die Therapeutin hält sich dabei an das therapeutische Prinzip: Die Seele des Patienten macht nichts umsonst. Die Wut eines Patienten mit Borderline-Persönlichkeitsstörung ist meistens eine *allergische Reaktion* auf die Aktualisierung einer negativen Erfahrung, die er in seiner Kindheit gemacht hat. Die Therapeutin deutet das pseudo-autonome, wütende Verhalten des Patienten positiv um. Sie versteht es als Ausdruck seines »inneren wütenden Kindes« oder seines »Selbstschutzverhaltens«.

Zentraler Gedanke
Die Therapeutin hilft dem Patienten durch die Aufstellung seines »inneren traumatisierten Kindes« und seines »inneren wütenden Kindes« als Stühle *außen neben ihm im Therapiezimmer, innerlich* Distanz zu seinem bedürftigen Agieren und seinem pseudo-autonomen, wütenden Agieren zu bekommen. Er gelangt durch diese Distanz in den Ich-Zustand des gesunden Erwachsenendenkens.

Die Therapeutin fördert diese Entwicklung, indem sie dem Patienten erklärt, was mit dem Ich-Zustand des »wütenden Kindes« *interaktionell* gemeint ist (siehe Fallbeispiel 16 in Kap. 4.8): »Ihre Wut ist berechtigt. Ihre Erinnerungen an Ihre Kindheit aktualisieren in Ihnen viele alte negative Gefühle. Sie haben schon als Kind wütend reagiert, um die negativen Gefühle nicht zu spüren. Sie haben sich damit selbst stabilisiert und konnten Ihr Leben als Kind meistern. Ihr inneres wütendes Kind soll hier in der Therapie aber bekommen, was es braucht! Sagen Sie hier in der Therapie bitte ›stopp‹, wenn in Ihnen wieder schlimme Gefühle hochkommen. Ich verspreche Ihnen, dass ich dann das Thema wechseln und mit Ihnen über Fußball reden werde.« Der Patient kann sich für sein »inneres wütendes Kind« eine Puppe kaufen und die Puppe in seiner Wohnung sichtbar hinsetzen. Er soll den »wütenden kleinen Jungen« jeden Tag einmal ansehen und vielleicht sogar mit ihm sprechen. Das hilft ihm, einerseits seiner Wut

Berechtigung zu geben, die Wut aber andererseits auch als persönliche allergische Reaktion auf ein Tagesereignis zu verstehen.

4.10 Die Integration des dominanten dysfunktionalen Ich-Zustands in den ganzheitlichen Prozess der Metakognition

Metakognitive Prozesse sind innere Prozesse der Realitätskonstruktion, mit denen der Mensch seine Denkinhalte produziert und mit denen er seine Konflikte verarbeitet. Die *verschiedenen metakognitiven Prozesse* eines Menschen sind Teile eines *ganzheitlichen Prozesses der Metakognition.* Die Intuition des Einzelnen (siehe Kap. 2.1) steuert die *Zusammenarbeit zwischen* den einzelnen Teilen dieses ganzheitlichen Prozesses. Der *dominante* dysfunktionale Ich-Zustand behindert die Arbeit der anderen metakognitiven Ich-Zustände und die angemessene Zusammenarbeit zwischen ihnen.

Zentraler Gedanke
Die explizit metakognitive psychodramatische Arbeit an den dysfunktionalen metakognitiven Ich-Zuständen eines Patienten ist eine *systemische Therapie* des ganzheitlichen Prozesses seiner Metakognition.

Die Arbeit an dem *dominanten* starren Abwehrverhalten öffnet gleichsam die Luke zu dem Kellerraum der metakognitiven Prozesse des Patienten. Die Therapeutin muss zuerst diese jeweils spezielle Tür öffnen. Dann kann sie die dysfunktionale Arbeit *auch der anderen* Ich-Zustände erfassen. Der Patient muss also zunächst Problembewusstsein für das Agieren seines dominanten Abwehrmodus entwickeln (siehe Kap. 4.8).

Wenn eine Beratung oder Therapie nur 10–20 Sitzungen umfasst, sollte die Therapeutin oder Beraterin *nur an dem dominanten* dysfunktionalen Ich-Zustand arbeiten (siehe Kap. 3.4). In *Langzeittherapien* oder bei Patienten mit schweren strukturellen Störungen arbeitet die Therapeutin aber auch an der Dysfunktionalität der *anderen* metakognitiven Ich-Zustände. Sie befreit dadurch den Prozess der Metakognition *ganzheitlich* aus seiner Dysfunktionalität. Das gelingt mithilfe der drei Schritte der Stühlearbeit: 1. Repräsentation der metakognitiven Ich-Zustände, 2. des Rollenwechsels zwischen ihnen und 3. des psychodramatischen Dialogs mit Rollentausch zwischen ihnen.

1. Die Therapeutin stellt zusätzlich zu dem dominanten dysfunktionalen Ich-Zustand auch die übrigen drei metakognitiven Ich-Zustände des einzel-

nen Patienten auf (siehe Abb. 11). Sie benennt sie und gibt ihnen eine Stimme. Die Therapeutin fragt den Patienten zum Beispiel nach dem Alter seines Selbstschutzverhaltens: »Wie lange machen Sie das in Konfliktsituationen schon so, dass Sie sich anpassen, Ihre Gefühle wegdrücken und nur funktionieren?« Der Patient verknüpft auf diese Weise zum Beispiel sein »Selbstschutzverhalten« mit dem Ich-Zustand des »verlassenen Kindes« (siehe Kap. 6.4). Es war für das Kind *ursprünglich eine kreative* Lösung, so zu tun, als ob nichts wäre. Das hatte dem Kind geholfen, nicht aufzufallen, wenn der Vater in alkoholisiertem Zustand wieder herumschrie. Der Patient kann durch eine solche Verknüpfung seine automatische Anpassung, seine Abwehr durch Grandiosität oder seine Kontrollsucht *in seinen Gegenwartskonflikten* zugunsten des gesunden Erwachsenendenkens relativieren.

2. Die Therapeutin lässt den Patienten *selbst* immer wieder auf den Stuhl seines *aktuell gerade gelebten* dysfunktionalen Ich-Zustands wechseln und diesen Ich-Zustand ausspielen. Der Patient lernt dadurch die spezielle Arbeitsweise des jeweiligen Ich-Zustands im Als-ob-Modus des Spiels kennen (siehe Kap. 2.4). Je stärker der Patient strukturell gestört ist, desto wichtiger ist dieser Therapieschritt. Ein Patient meinte, nachdem er die Rolle seines »inneren Seelentöters« *als Handpuppe* kreativ ausgestaltet hatte: »Das ist gut, dass der Seelentöter so Facetten kriegt. Da wird der für mich klarer! Ich hatte vorher das Gefühl, ich kann mich gegen den nicht gut wehren, weil ich nicht wusste, wann er auftaucht!« Ein anderer Patient, ein 50-jähriger Handwerker, dachte während seiner Psychotherapie oft masochistisch selbstverletzend. Er suchte sich schließlich am Anfang der Therapiestunde immer *schon selbst* die Handpuppe des grinsenden roten Teufels wieder aus dem Schrank heraus. Er positionierte diese auf dem Stuhl des »selbstverletzenden Denkens« und teilte dem Therapeuten so mit, dass er wieder in seinen Traumafilm »weggekippt« war.

Die Arbeit an den dysfunktionalen metakognitiven Prozessen kann drei bei zwölf Monate dauern, bis sie die innere Selbstregulation des Patienten spürbar verändert. Viele Patienten fördern den Prozess ihrer inneren Umstellung, indem sie konfliktzentriert täglich daran arbeiten. Sie kaufen sich für ihr »verlassenes Kind«, für ihr »selbstverletzendes Denken« oder für ihren »Selbstschutz durch Grandiosität« *selbst* eine Handpuppe oder ein passendes Playmobilmännchen. Sie stellen sie sich *zu Hause* hin und reden mit ihnen. Manchmal legen sie ihr »Kind-Ich« auch zu Hause in ein kleines »Bett« und decken es mit einem Kissen zu. Eine Patientin ließ ihr »traumatisiertes inneres Kind« als Puppe zu Hause mit in ihrem Bett schlafen. Wenn es ihr selbst schlecht ging, klagte sie ihrer Puppe ihr Leid. Dann drückte sie die Puppe an sich und tröstete sie. Dadurch ging es der Patientin *selbst* wieder besser (siehe Kap. 5.8).

3. Patienten mit Persönlichkeitsstörungen wechseln in ihrem Denken, ohne es zu merken, relativ schnell zwischen ihren verschiedenen metakognitiven Ich-Zuständen hin und her. Dieser Wechsel *geschieht* dem Patienten. Seine Intuition ist in dem schnellen Wechsel gefangen und kann den Wechsel nicht angemessen steuern. Die metakognitiven Ich-Zustände stabilisieren sich durch diesen inneren »Rollenwechsel« gegenseitig in ihrer Dysfunktionalität. Der Patient kann aber die metakognitiven Ich-Zustände mithilfe *psychodramatischer Dialoge* mit Rollentausch aus ihrer Dysfunktionalität befreien. Seine metakognitiven Ich-Zustände »lernen» dadurch, kreativ zusammenzuarbeiten. Jeder Ich-Zustand bekommt ein eigenes Existenzrecht. Zwischen den Ich-Zuständen werden neue Kompromisse möglich (siehe Fallbeispiel 49 in Kap. 6.6). Der hinter der Dysfunktionalität der einzelnen metakognitiven Ich-Zustände verborgene Sinn und die Funktion der einzelnen Ich-Zustände im Arbeitssystem der inneren Konfliktverarbeitung werden deutlich.

Bei den psychodramatischen Dialogen *zwischen* den metakognitiven Ich-Zuständen zeigt sich: 1. Das »Selbstschutzverhalten« und das »selbstverletzende Denken« arbeiten meistens gut zusammen (siehe unten Fallbeispiel 19). Sie stabilisieren sich gegenseitig im Sinne eines Abwehrsystems im Kampf gegen das »gesunde Erwachsenendenken« und gegen das »wütende Kind«. 2. Das »selbstverletzende Denken« und das »wütende Kind« können *nicht nebeneinander* existieren. Entweder ist nur das eine da *oder* das andere. 3. Das »selbstverletzende Denken« und »das verlassene bzw. traumatisierte Kind« leben miteinander häufig in einer pathologischen Symbiose. 4. Das »Selbstschutzverhalten« handelt gegenüber dem inneren »missbrauchten oder verlassenen Kindes« überbeschützend. Das »traumatisierte Kind« versteckt sich hinter dem »Selbstschutzverhalten« und nutzt es aus. 5. Das »verlassene Kind« und das »wütende Kind« treten bei Patienten mit Borderline-Organisation zunächst *zeitversetzt* alternierend in Erscheinung. Sie können in der Therapie aber lernen, sich gegenseitig zu helfen.

In der Abbildung 13 sind die metakognitiven Ich-Zustände, die sich in ihrer dysfunktionalen Arbeit *gegenseitig verstärken,* jeweils in den *nebeneinanderliegenden* Kreissegmenten zu finden. Die metakognitiven Ich-Zustände aber, die sich *gegenseitig bekämpfen oder ausschließen,* stehen sich auf dem Kreis gegenüber.

Die Therapeutin spielt in den psychodramatischen Dialogen zwischen den metakognitiven Ich-Zuständen des Patienten aktiv als Hilfs-Ich mit. Sie übernimmt bei einem Rollentausch des Patienten jeweils die Gegenrolle. Sie spielt dabei die jeweilige Rolle nach, wie der Patient sie in seinem Spiel vorgelebt hat. Sie geht aber immer wieder auch einen kleinen Schritt über die vorgegebene

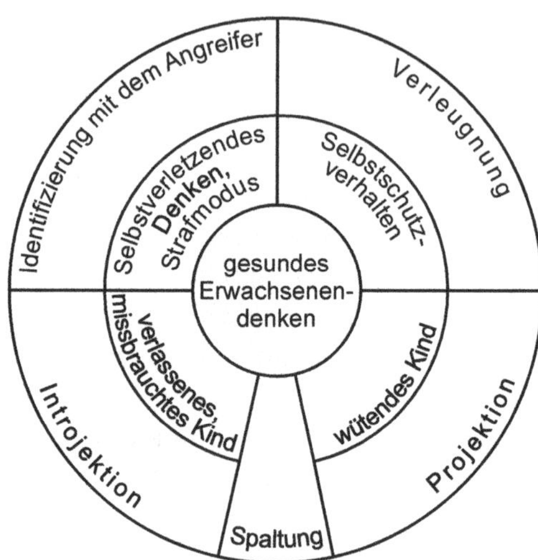

Abbildung 13: Die vier dysfunktionalen Ich-Zustände der Konfliktverarbeitung und die in ihnen enthaltenen Abwehrmechanismen

Realität hinaus. Sie akzentuiert zum Beispiel in dem Dialog des Kind-Ichs mit dem Erwachsenen-Ich des Patienten in der jeweiligen Rolle die *kindliche Logik* oder die *Erwachsenenlogik* des Denkens. Der Patient arbeitet im Dialog zwischen seinem inneren »verlassenen Kind« und seinem »gesunden Erwachsenendenken« heraus, was sein Erwachsenen-Ich und sein inneres Kind sich gegenseitig mitzuteilen haben. Das »Kind-Ich« möchte von dem »Erwachsenen-Ich« gesehen werden und will seine Bedürfnisse *sofort* erfüllt haben. In der Rolle seines »Erwachsenen-Ichs« soll der Patient den Gefühlen und Wünschen seines »Kind-Ichs« Berechtigung geben. Er behält als lebenserfahrener Mensch aber auch den Überblick über die Lebenssituation. Er erklärt dem »verlassenen Kind« die Welt und hilft ihm, die Notwendigkeiten des Alltagslebens ernst zu nehmen.

Ein »traumatisiertes Kind« ist in seiner Angst vor Konflikten oft zunächst blind. Das »Erwachsenen-Ich« soll aber nicht aus Rücksicht auf das »traumatisierte Kind« zum »Angsthasen« werden und allen Konflikten aus dem Wege gehen. Das »verlassene Kind« oder das »traumatisierte Kind« soll sich in der Therapie zum »gesunden inneren Kind« weiterentwickeln. Es kann schließlich zum *Berater für das Erwachsenen-Ich* werden. Ein 60-jähriger Patient zum Beispiel merkte an seiner Arbeitsstelle nachmittags um 16 Uhr, dass »es ihm schlecht ging«. Er nahm seinen »inneren kleinen Johannes« aus seinem Rucksack und fragte ihn, warum er sich so schlecht fühlte. Sein »Kind-Ich« antwortete: »Aber das ist doch klar! Du hast heute von morgens 8 Uhr bis 16 Uhr *durch-*

gehend gearbeitet. Du hast in der ganzen Zeit keine Pause gemacht und auch noch nichts gegessen!« Der Patient ließ sofort alles stehen und liegen und ging im nahen Park spazieren. Sein Kind-Ich hatte ihm geholfen, aus seinem blinden Selbstschutz durch Anpassung an die Erwartungen anderer herauszukommen.

Der »Strafmodus« bzw. das »selbstverletzende Denken« soll an der Integrationsarbeit mithilfe der psychodramatischen Dialoge *nicht teilnehmen.* Der Ich-Zustand des selbstverletzenden Denkens ist für die Selbstregulation des Patienten überflüssig (siehe Kap. 4.7). Bei guter Entwicklung des Patienten verschwindet er oft. Es kann in Krisen allerdings wiederauftauchen. Oft versteckt es sich dann in einer bisher nicht bekannten »Verkleidung««. »Inneres Reifen ist die Fähigkeit, in immer kürzerer Zeit zu merken, dass ich auf dem falschen Weg bin« (Dürckheim, 1985, mündliche Mitteilung). Der Patient lernt mithilfe der hier dargestellten prozessorientierten therapeutischen Arbeit an den metakognitiven Ich-Zuständen, den »falschen Weg« in immer kürzerer Zeit *in sich leiblich und seelisch* zu erkennen. Ohne diese Erfahrung bleiben die *Wege seiner dysfunktionalen* Konfliktverarbeitung für ihn eine Blackbox.

Zentraler Gedanke

Patienten mit Persönlichkeitsstörungen lösen durch den *äußeren bewussten psychodramatischen Rollentausch zwischen* ihren dysfunktionalen Ich-Zuständen im Laufe der Zeit die gegenseitige Fixierung der Ich-Zustände in der Dysfunktionalität auf. Sie lernen mithilfe der Stühlearbeit, *auch innerlich* in der Vorstellung im Als-ob-Modus zwischen ihren verschiedenen metakognitiven Ich-Zuständen hin- und herzuwechseln. Sie lernen so, den unbewussten Rollenwechsel zwischen ihren Ich-Zuständen mit ihrer Intuition zu kontrollieren.

Die Patienten können die Arbeit mit ihren vier persönlichen Ich-Zuständen *auch selbst in ihrem Alltag* anwenden. Das hilft ihnen bei Bedarf, sich in sich selbst zu orientieren. Ein Patient berichtete am Ende seiner Therapie: »Meine vier Ichs helfen mir sehr. Wenn es mir schlecht geht, prüfe ich innerlich, in welchem Ich ich gerade bin. Dann finde ich innerlich wieder mein Gleichgewicht.« Der Patient meinte mit seinen vier Ichs sein »inneres Kind«, seinen »inneren Seelentöter«, seinen »Selbstschutz durch Anpassung« und sein »gesundes Erwachsenendenken«. Der Patient erkennt und benennt bei einer solchen autonomen Orientierungsarbeit den von ihm gerade gelebten *dysfunktionalen* Ich-Zustand. Er kann ihn dadurch im Als-ob-Modus denken und muss ihn nicht mehr ausagieren. Er überlegt, welche *andere* Art zu denken und zu fühlen er gerade vernachlässigt. Er nimmt innerlich Beziehung auf zu dieser anderen Art zu denken.

Zentraler Gedanke
Der Patient lernt durch die Stühlearbeit, die dysfunktionalen metakognitiven Prozesse seiner Konfliktverarbeitung auch schon *in seiner Vorstellung im Als-ob-Modus* ablaufen zu lassen. Dadurch gewinnt er Distanz zu der speziellen Art seiner dysfunktionalen inneren Realitätskonstruktion und Konfliktverarbeitung. Er kann das Ausagieren seines dysfunktionalen metakognitiven Ich-Zustands potenziell weglassen und sich in der aktuellen Situation neu orientieren. Er wird frei zu wählen, ob er den alten Weg gehen oder ob er sich neu verhalten will.

Fallbeispiel 19: *Eine 38-jährige Patientin mit einer emotional-instabilen Persönlichkeitsstörung (ICD-10 F60.31) hatte in ihrer achtwöchigen stationären Psychotherapie gelernt, dass sie »mehr auf sich und ihre Gefühle achten soll«. Bei der Wiedereingliederung in das Arbeitsleben geriet sie bei einem Konflikt in einen hohen psychophysischen Erregungszustand. Sie klagte in der Therapiesitzung: »Ich habe in der Auseinandersetzung mit meiner Kollegin wieder nicht ausreichend auf mich und mein inneres Kind geachtet. Ich ärgere mich über mich!« Die Patientin schrieb sich allein die Verantwortung für die Probleme am Arbeitsplatz zu. Der Therapeut und die Patientin arbeiteten zusammen die Dysfunktionalität ihrer Selbststeuerung in ihrem Konflikt heraus. Die Patientin repräsentierte ihr »selbstverletzendes Denken« mit der Handpuppe eines »entwertenden, blind agierenden Bürokraten« und ihr »Selbstschutzverhalten durch Anpassung« mit der Handpuppe einer »Streberin«. Der Therapeut: »Ihr blind entwertender Bürokrat und ihre innere Streberin arbeiten wunderbar zusammen!« Die Patientin: »Ja, ich merke immer an meinen Erregungszuständen, dass mein ›innerer Bürokrat‹ und meine ›Streberin‹ schon wieder am Werk sind«.*

Die Patientin hielt es nur schwer aus, von außen die Handpuppen ihrer inneren »Streberin« und ihres inneren »Bürokraten« anzusehen: »Herr Krüger, sagen Sie mir, wie ich das lösen soll!« In der nächsten Therapiestunde hatte sie aber schon allein eine Lösung gefunden: »Ich bin innerlich beiseitegetreten und habe mir die Konfliktsituation mit meiner Arbeitskollegin noch einmal von außen angesehen. Da habe ich gemerkt: ›Was wäre denn so schlimm daran, wenn ich ihretwegen den Bus nach Hause erst eine Stunde später erreiche? Nichts wäre schlimm! Es würde nichts passieren! Ich habe dann die Kollegin aber trotzdem noch einmal gebeten, dass sie pünktlicher aufhört. Da konnte ich in Ruhe das Büro abschließen und habe meinen Bus noch erreicht!‹« Der Therapeut: »Sie sind also innerlich beiseitegetreten und haben den Konflikt aus seiner anderen Perspektive von außen betrachtet. Sie haben in Ihrem Konflikt selbst eine Lösung gefunden und gesund erwachsen gedacht. Ich gratuliere Ihnen!«

Die Selbstregulation von Patienten mit Persönlichkeitsstörungen ist nicht selten auch durch *transpersonale* Erfahrungen oder Überzeugungen mitgesteuert.

Den betroffenen Patienten ist das oft nicht bewusst. Sie *entwerten* dann oft die transpersonal mitbestimmte Besonderheit ihrer Selbstregulation. Eine Patientin zum Beispiel klagte darüber, dass sie »für die Welt viel zu sensibel« sei: »Ich mache in der Beziehung zu allen Menschen, denen ich begegne, immer blind einen Ausverkauf von allen positiven Kräften, die ich in mir habe. Hinterher bin ich dann völlig erschöpft. Mein Mann meint schon, ich sei zu gut für diese Welt!« Eine solche Charaktereigenschaft lässt sich nicht durch die therapeutische Arbeit an den metakognitiven Prozessen relativieren.

Zentraler Gedanke

Eine *transpersonale* Charaktereigenschaft muss in ihrer *transpersonalen* Qualität erkannt und benannt werden. Sonst gewinnt der Patient nicht die Kontrolle über sein Denken, Fühlen und Handeln aus seiner *transpersonalen* Identität heraus.

Die Therapeutin deutet eine transpersonale Eigenschaft dem Patienten gegenüber bei Bedarf radikal positiv um. Sie versteht sie als *Verwirklichung einer transpersonalen Idee.* Der Therapeut forderte zum Beispiel die Patientin des Fallbeispiels (siehe oben) entsprechend der Methode der projektiven Personalisierung (siehe Kap. 7.3) auf: »Schreiben Sie bitte die von Ihnen als belastend erlebte Charaktereigenschaft einer fiktiven Person zu, für die es im Rahmen ihrer Lebenswelt selbstverständlich ist und Sinn macht, ›zu gut für die Welt zu sein‹.« Die Patientin fand dafür die Figur einer Nonne in einem Kloster: »Diese ist nur Seele, fast so etwas wie eine Heilige. Ihr Name ist Klara.« Der Therapeut forderte die Patientin auf, eine Episode aus dem Leben der »Klara« zu erzählen. Die Patientin legte fest: »Die Nonne pflegt eine alte Frau auf der Krankenstation und beglückt diese durch ihre bloße Anwesenheit. Wenn sie erschöpft ist, breitet sie in ihrem Kräutergarten ihre Arme aus und lässt das Licht des Himmels in ihren Körper strömen.« Der Therapeut forderte die Patientin auf, sich in den folgenden Wochen zehn weitere Episoden aus dem Leben der »heiligen Klara« auszudenken und diese aufzuschreiben.

Die Patientin brach bei dieser therapeutischen Arbeit in Tränen aus. Sie verstand ihr Weinen mithilfe des Therapeuten als Trauer darüber, dass die Welt nicht so gut ist, wie sie eigentlich sein sollte. Die transpersonale Deutung und die Symbolisierung ihres besonderen Charakterzugs als »heilige Klara« halfen der Patientin, mehr Kontrolle über das äußere Ausagieren ihrer transpersonalen Identität zu gewinnen. Eine innere transpersonale Identität ist Ausdruck eines *transpersonalen Gewissens.* Dieses muss erkannt und benannt werden. Der Therapeut hat die besondere Charaktereigenschaft der Patientin in diesem Fallbeispiel bewusst *nicht als dysfunktionales Abwehrmuster* und Selbstschutz durch

Grandiosität verstanden (siehe Kap. 4.7). Diese Interpretation hätte der Patientin nicht geholfen.

Zentraler Gedanke
Das gesunde Erwachsenendenken ist der Zustand der *frei kreativen* Zusammenarbeit zwischen den metakognitiven Prozessen, die die Denkinhalte hervorbringen. Ein Patient mit einer Persönlichkeitsstörung denkt dann gesund erwachsen und ist spontan, wenn er in der aktuellen Situation in seinem Denken, Fühlen und Handeln innerlich frei und bewusst zwischen seinen verschiedenen dysfunktionalen Ich-Zuständen *hin- und herwechseln* kann. Er orientiert sich bei Bedarf, im Als-ob-Modus denkend, in seiner Selbstregulation und prüft, in welchem metakognitiven Ich-Zustand er mit seinem Denken, Fühlen und Handeln in der Situation eventuell festhängt. Dadurch, dass er diesen dysfunktionalen Ich-Zustand dann in der Fantasie und nicht mehr in der Realität ausagiert, ist er frei, angemessener zu denken, zu fühlen und zu handeln.

Die Therapeutin kann die Entwicklung des »gesunden Erwachsenendenkens« bei Bedarf zusätzlich noch fördern mit *Amplifikationen* oder mit der Technik des *fiktiven unterstützenden Doppelgängers:* Sie erzählt dem Patienten zum Beispiel, wie *andere Patientinnen und Patienten* in ihrer Therapie zu sich selbst gefunden haben. Oder sie stellt neben den Stuhl des Patienten einen zweiten Stuhl für einen *fiktiven unterstützenden* Doppelgänger. Sie bittet den Patienten, sich darauf einen guten Freund oder einen alten weisen Mann vorzustellen, und fordert ihn auf, in die Rolle des »Freundes« zu wechseln: »Was würde Ihr Freund Ihnen in dieser Situation raten?« Der Patient tritt dann mit dem »Freund« in einen psychodramatischen Dialog ein. Er macht im Rollentausch in der Rolle des Freundes in sich *dessen Ideen* spielerisch lebendig und gibt sich selbst Ratschläge (Leutz, 1980, S. 17 ff.). Die Therapeutin kann den Patienten auch auffordern, sich eine Märchenfigur zur Unterstützung für sein »gesundes Erwachsenendenken« zu suchen: »Stellen Sie sich vor, dass diese Märchengestalt auf dem Stuhl neben Ihnen sitzt.« Die Märchenfigur soll das individuelle Leid des Patienten schon selbst erfahren haben. Märchen gehen anders als die Leidensgeschichte von Patienten meistens gut aus. »Aschenputtel« zum Beispiel kann deshalb für die Patientin oder den Patienten ein Vorbild sein. Sie hat sich selbst nie aufgegeben und weiter gehofft, dass sich etwas ändern könnte, auch als sie in der Asche schlafen musste. Sie hat den Tauben ihr Leid geklagt. Und sie pflanzte den vom Vater mitgebrachten Zweig trotz der Demütigungen durch die Schwestern am Grab der Mutter in die Erde ein.

Scheinbare Rückfälle von Patienten in altes Verhalten sind oft ein Hinweis darauf, dass die Patienten die neuen Methoden der Selbstregulation, die sie in der Therapie gelernt haben, falsch oder unzureichend anwenden. In diesen Fällen bestehen noch Lücken in der Entwicklung des Patienten. Das zeigen die folgenden drei Fallbeispiele:

1. Eine Patientin kam in einem starken inneren Erregungszustand in die Therapiestunde. Sie berichtete von massiven Konflikten mit ihrer Schwiegertochter. Diese sprach nicht mehr mit ihr. Die Patientin war dadurch in ihren Traumafilm aus der Kindheit geraten. In diesem seelischen Zustand hatte sie ihre Kindpuppe, die ihr »inneres traumatisiertes Kind« symbolisierte, *in ihr eigenes Bett gelegt.* Sie wollte ihr »inneres Kind« »beschützen«. Der Therapeut empfahl ihr dringend, ihr »Kind-Ich« in ein anderes Zimmer zu bringen und ihm dort ein »kuscheliges Bett« zu machen. Die äußere Nähe zu ihrem »traumatisierten inneren Kind« hatte die Patientin in ihrem Flashback festhängen lassen (siehe Kap. 5.8).
2. Eine andere Patientin teilte dem Therapeuten ohne jedes Problembewusstsein mit: »Mein inneres Kind ist stumm. Das redet nicht!« Der Therapeut wollte den Grund dafür wissen. Er wechselte äußerlich im Therapiezimmer in die Rolle ihres inneren Kindes und hielt in dieser Rolle stellvertretend für die Patientin ein Selbstgespräch (siehe Kap. 4.6). Er arbeitete stellvertretend heraus, warum es für das »Kind-Ich« der Patientin die beste Lösung war, nicht zu sprechen. In der nächsten Therapiesitzung hatte das »innere Kind« der Patientin angefangen zu reden. Es entwickelte sich im Laufe der Zeit zu einem »gesunden inneren Kind« weiter.
3. In einem anderen Fall merkte der Therapeut kurz vor Ende der Langzeittherapie, dass der Patient den *persönlichen* Namen für sein selbstverletzendes Denken (siehe Kap. 4.7) noch nicht festgelegt hatte. Der Therapeut erlebte, dass ihm *in Identifikation mit dem Patienten* dadurch der Zugriff auf den selbstverletzenden Ich-Zustand des Patienten fehlte. Der Patient und der Therapeut brauchten zusammen dreißig Minuten, um das selbstverletzende Denken des Patienten mit dem *persönlichen* Begriff »Kinderkaputtmacher« zu benennen. Dieser Name gab dem Patienten neu das Gefühl von Macht über sein inneres selbstverletzendes Denken.

Therapeutinnen und Therapeuten brauchen für ihre therapeutische Arbeit mit Menschen mit Persönlichkeitsstörungen *auch selbst* eine gute Beziehung zwischen ihrem *eigenen* inneren Kind und ihrem Erwachsenen-Ich. Denn die Therapeutin muss ihre *eigenen* Affekte in der Beziehung *wie ein Kind unmittelbar fühlen* und ihnen ohne Vorannahmen Berechtigung geben. Das ist die Voraussetzung dafür, dass sie Störungen in der therapeutischen Beziehung und den dazugehörigen dominanten dysfunktionalen Ich-Zustand *des Patienten* erfasst (siehe Kap. 4.8). Der Zugang zu dem eigenen inneren Kind-Ich ist bei Therapeuten nicht selten durch Anpassung, Abwehr durch Grandiosität oder durch selbstverletztendes Denken blockiert. Die Therapeutin sollte in einem solchen Fall ihrem eigenen dysfunktionalen metakognitiven Ich-Zustand einen Namen geben und ihn durch eine Handpuppe symbolisieren. Sie kann zum Beispiel ihren »blinden inneren Antreibers« als solchen benennen. Dieser verlangt von ihr, absolut perfekt zu sein und macht die Bedürfnisse ihres »inneren Kindes« immer wieder nieder. Sie stellt ihren »inneren Antreiber« in ihrem Arbeitszimmer auf und prüft immer wieder einmal, ob und wann sie in ihrem Alltag ihm vielleicht wieder gehorcht und dysfunktional gedacht und gefühlt hat. Die Therapeutin verbessert dadurch die Beziehung zu ihrem inneren kleinen Mädchen. Sie bekommt wieder Zugang zu sich selbst. Die Macht des Antreibers schwindet. Die Therapeutin wird innerlich flexibler und kreativer. Die Therapeutin kann bei Bedarf auch bei einer fachkundigen Therapeutin konfliktzentriert zehn Sitzungen Selbsterfahrung machen.

4.11 Ähnlichkeiten und Unterschiede zur therapeutischen Arbeit in der Schematherapie

Ursprünglich haben Psychodramatikerinnen und Psychodramatiker die Aufstellungsarbeit in die Welt der Psychotherapie eingeführt. Sie entwickelten Techniken wie das Aufstellen von inneren Rollen im *»kulturellen Atom«* oder das äußere Symbolisieren von gegensätzlichen Stimmungen (Powell 1986, siehe Fallbeispiel 18). Sie lassen die Patienten mithilfe von Gegenständen oder mithilfe von Mitspielern eigene negative Gefühle, eigene schmerzende Körperteile oder eigene innere Haltungen symbolisieren (Krüger, 2007a) und zwischen ihnen psychodramatische Dialoge führen. Die Therapeutin symbolisiert zum Beispiel die Angst des Patienten oder sein »ängstliches inneres Kind« neben ihm mit einem Stuhl. Sie repräsentiert bei einer solchen Aufstellung die *Inhalte* des Denkens des Patienten, die er selbst explizit ausspricht. Die Therapeutin zentriert ihre Aufmerksamkeit dabei also auf die *Kognitionen* des Patienten. In der *explizit metakognitiven* Therapie zentriert die Therapeutin ihre Aufmerksamkeit aber auf die dysfunktionalen *metakognitiven* Prozesse des Patienten. Grundlage für das therapeutische Handeln ist die negative Gegenübertragungsreaktion der Therapeutin auf das dominante starre Abwehrmuster des Patienten (siehe Kap. 4.8).

Die Schematherapeuten (Young, Klosko und Weishaar, 2008) haben die Techniken der Aufstellungsarbeit auf dem Hintergrund psychoanalytischer und verhaltenstherapeutischer *Theorien systematisiert* und für die metakognitive

Therapie von Menschen mit Persönlichkeitsstörungen fruchtbar gemacht. Sie sagen selbst: Die Schematherapie »ist eine innovative, integrative Therapie. [...] Sie verbindet Elemente der kognitiven Verhaltenstherapie, der Bindungstheorie, der Gestalttherapie, der Objektbeziehungstheorie, der konstruktivistischen Psychotherapie und der psychoanalytischen Schulen zu einem facettenreichen Gesamtkonzept und Behandlungsmodell« (Young, Klosko und Weishaar, 2008, S. 29). Die Hälfte der Techniken der Schematherapie sind im Psychodrama als Psychodramatechniken bekannt: die Stühlearbeit mit den Ich-Zuständen des Patienten, der psychodramatische Dialog mit Rollentausch mit Bezugspersonen *aus der Kindheit,* der psychodramatische Dialog mit Konfliktpartnern *aus der Gegenwart* und auch die Doppelgängertechnik.

Zentraler Gedanke

Die Psychodramatechniken verwirklichen die natürlicherweise vorhandenen *metakognitiven* Werkzeuge der inneren Realitätskonstruktion und Konfliktverarbeitung. Psychotherapieverfahren, die mit ihren Techniken *direkt* die dysfunktionalen *metakognitiven* Prozesse von Patienten verändern wollen, setzen deshalb oft direkt oder indirekt Psychodramatechniken ein.

In diesem Buch habe ich mich anders als früher (Krüger, 2007a) *bei der Benennung der metakognitiven Ich-Zustände* an die Namen in der Schematherapie angelehnt (Arntz und van Genderen, 2010, S. 10 ff.; Young, Klosko und Weishaar, 2008). Die Namen sind ichnah. Das macht es leicht, mit den Patientinnen und Patienten über ihre *metakognitiven* Prozesse zu kommunizieren. Die in den Kapiteln 4.7 bis 4.10 dargestellte *psychodramatische Arbeit* an den dysfunktionalen metakognitiven Ich-Zuständen von Patienten unterscheidet sich aber in einigen Punkten von der *schematherapeutischen Arbeit:*

1. Die *Psychodramatherapeutin* erweitert die Aufstellung der metakognitiven Ich-Zustände (siehe Kap. 4.7) um die Aufstellung der zwei Stühle für die *Symptomszene des Patienten* (siehe in Abbildung 11 die Stühle 3 und 4). Die Symptomszene repräsentiert *außen* im Therapiezimmer den *inneren* aktuellen Konflikt des Patienten. Sie kreiert Raum und Zeit in seiner inneren Realitätskonstruktion. Die Psychodramatherapeutin und der Patient arbeiten in der explizit metakognitiven Therapie also durchaus *kognitiv* an dem von dem Patienten selbst genannten Konflikt in der Symptomszene. Sie arbeiten darüber hinaus aber eben auch an den dysfunktionalen metakognitiven Ich-Zuständen des Patienten. Die metakognitive Arbeit soll immer *konkret bezogen* sein auf den äußerlich repräsentierten aktuellen Konflikt des Patienten *oder* bezogen auf die Interaktion zwischen dem Patienten und der The-

rapeutin hier und jetzt. Die Arbeit an den dysfunktionalen metakognitiven Prozessen des Patienten verschwimmt dann nicht in Raum und Zeit.

2. Die Therapeutin stellt in dem hier vorgeschlagenen Vorgehen *zwei verschiedene Stühle* auf für das »selbstverletzende Denken« des Patienten (Stuhl 8 in Abb. 11) *und* für die innere Objektrepräsentanz der schädigenden Bezugsperson des Patienten aus seiner Kindheit (Stuhl 9). Der Stuhl für die schädigende Bezugsperson steht hinter dem Stuhl für das selbstverletzende Denken. Diese Differenzierung macht deutlich, dass der Patient jetzt *in der Gegenwart* unangemessen *selbst mit sich das macht,* was seine schädigende Bezugsperson in der Kindheit mit ihm gemacht hat.
3. Die Schematherapeutinnen und Schematherapeuten unterscheiden *gleichwertig nebeneinander* zehn (Young, Klosko und Weishaar, 2008) oder sogar achtzehn verschiedene dysfunktionale Modi der inneren Konfliktverarbeitung (Jacob und Arntz, 2011, S. 44 ff.; Roediger, 2011, S. 110 ff.). Ich unterteile die dysfunktionalen metakognitiven Ich-Zustände qualitativ in *vier verschiedene Kategorien.* Diese repräsentieren vier verschiedene Qualitäten der metakognitiven Abwehrprozesse. Die Dysfunktionalität eines dysfunktionalen Ich-Zustands ist jeweils bedingt durch die Fixierung in eine spezielle Abwehr. Das *Selbstschutzverhalten* zum Beispiel verwirklicht den Abwehrprozess der *Verleugnung* durch aktives Ausblenden der Realität (siehe Abb. 13). Das *»selbstverletzende Denken«* verwirklicht den Abwehrprozess der *Identifizierung mit dem Angreifer.* Patienten mit Borderline-Organisation wechseln zeitversetzt zwischen den Ich-Zuständen des *»verlassenen Kindes«* und des *»wütenden Kindes«* hin und her. Sie vollziehen auf diese Weise den Abwehrprozess der *Spaltung* (siehe Abb. 13 in Kap. 4.10).

Empfehlung

Die Therapeutin stellt in der explizit metakognitiven Therapie (siehe Kap. 4.7–4.10) für jeden einzelnen Patienten jeweils *nur maximal vier dysfunktionale Ich-Zustände* auf, also nur einen individuellen Ich-Zustand für jede der vier Qualitäten der metakognitiven Abwehrprozesse.

4. Die Psychodramatherapeutin *antwortet* in der Therapie von Patienten mit einer Persönlichkeitsstörung bei Bedarf *psychodramatisch* (siehe Kap. 4.13). Sie benennt explizit auch die eigenen metakognitiven Prozesse, aus denen heraus sie gerade denkt, fühlt und handelt, und symbolisiert sie äußerlich als Stühle (siehe Kap. 4.13 und Krüger, 2007a). Sie unterscheidet dabei drei verschiedene aufgabenbezogene eigene metakognitive Ich-Zustände: den »begegnenden Menschen«, den »grandiosen Therapeuten« und die »Thera-

peutin als kompetente Fachkraft«. Sie *antwortet dem Patienten psychodramatisch,* indem sie im therapeutischen Gespräch passend zwischen diesen drei Stühlen *äußerlich* hin und her wechselt. Das löst bei dem Patienten das Denken in Schwarz-Weiß-Mustern auf.

5. Die Schematherapeuten Arntz und van Genderen (2010, S. 67 ff.) lassen ihre Patienten *traumatische* Kindheitserfahrungen psychodramatisch nachspielen. Nach einer Zwischenbesprechung sollen die Patienten ihre Kindheitsszenen dann ein zweites Mal spielen und sich aber *als Kind in der Szene mutiger* verhalten. Der Therapeut übernimmt bei dieser »Überarbeitung der Situation« die Rolle der schädigenden Bezugsperson der Kindheit. Er spielt diese in der Wiederholungsszene aber *anders als damals.* Er ist zum Beispiel als Mutter ausreichend aufmerksam und liebevoll zugewandt. Psychodramatiker fordern einen Protagonisten niemals auf, in einer *eigenen* Kindheitsszene *als Kind* mutiger aufzutreten. Gerade Patienten mit Persönlichkeitsstörungen folgern aus einer solchen Anweisung oft, dass der Therapeut meint, dass sie sich damals *als Kind falsch verhalten* hätten. Die Patienten haben nach einer solchen Arbeit oft mit Schuldgefühlen zu kämpfen (Arntz und van Genderen, 2010, S. 70 f.), »weil sie in der damaligen Situation nicht angemessen reagiert haben«. Psychodramatherapeuten lassen ihre Patienten deshalb immer *aus der Rolle der Erwachsenen heraus,* die sie heute sind, ihre inneren Beziehungsbilder der Kindheit im psychodramatischen Dialog *verändern* (siehe Kap. 4.12). Oder sie führen in die Kindheitsszenen unterstützende fiktive Doppelgänger ein, zum Beispiel *andere fiktive gute Eltern* (siehe Kap. 5.14). Auch Schematherapeuten machen das inzwischen. Sie nennen dieses Vorgehen »imaginatives Umschreiben durch eine Hilfsperson« (Jacob und Arntz, 2011, S. 134 ff.).
6. Die Schematherapeuten Roediger und Jacob (2011, S. 35) unterscheiden einerseits zwischen »dem niedrigeren Funktionsniveau alter, desintegrierter Modi, die sich bei starker Anspannung isoliert zeigen und das Erleben und Verhalten dominieren«, und andererseits den Funktionsmustern des *gesunden Erwachsenen.* Sie sehen die Notwendigkeit, die dysfunktionalen metakognitiven Ich-Zustände in ihrem Entstehungszusammenhang zu verstehen »und nachträglich in ein kohärentes Selbst zu integrieren« (Roediger, 2011, S. 55 ff.). Das in den Kapiteln 4.7 bis 4.10 beschriebene Vorgehen nutzt für diese Integrationsarbeit *psychodramatische* Techniken. Der Patient vollzieht dabei die Arbeit seiner dysfunktionalen metakognitiven Ich-Zustände *im Als-ob-Modus des Spiels leiblich-seelisch* nach. Er lernt dadurch, sie im Als-ob-Modus des Denkens (siehe Kap. 2.4) zu erkennen und sie auch schon allein in der Fantasie zu agieren, statt sie im Alltag auszuagieren. Er inte-

griert die metakognitiven Ich-Zustände durch psychodramatische Dialoge untereinander zu einem ganzheitlichen Prozess seiner Metakognition (siehe Kap. 4.11). Der Patient lernt dadurch, sich in sich selbst gesund erwachsen zu orientieren. Das hilft ihm bei Bedarf, sich neu oder angemessen zu verhalten.

4.12 Die Integration der inneren Umstellung in die inneren Beziehungsbilder

Die metakognitive Prozessarbeit von *Patienten mit Persönlichkeitsstörungen* ist mehr oder weniger stark desintegriert. Die starre Abwehr der Patienten blockiert die therapeutische Arbeit mit dem psychodramatischen Dialog an ihren Beziehungskonflikten. Sie sind zum Beispiel wenig rollentauschfähig. Die Therapeutin arbeitet bei diesen Patienten deshalb *zuerst* an den dysfunktionalen metakognitiven Prozessen in ihren *gegenwärtigen* Konflikten (siehe Kap. 4.7–4.10). Der Patient gewinnt so Problembewusstsein für sein starres Abwehrverhalten, *versteht sich selbst* (siehe Fallbeispiel 8 in Kap. 2.11 und Kap. 7.2) und entwickelt sein gesundes Erwachsenendenken nach. Er nimmt dann die aktuelle äußere Realität nicht mehr nur durch die Brille seiner starren Abwehr wahr. Die Therapeutin hilft dem Patienten anschließend mithilfe psychodramatischer Dialoge, sein neues Verständnis von sich selbst in seine alten inneren Beziehungsbilder zu integrieren. Denn sonst besteht die Gefahr, dass der Patient bei der Aktualisierung alter innerer Beziehungsbilder immer wieder in seine *alten* Abwehrmuster zurückfällt. Bei dieser Integrationsarbeit haben sich die folgenden Möglichkeiten bewährt:

1. Der Patient schreibt zu Hause in einer stressfreien Umgebung einen *fiktiven Brief* an eine Bezugsperson aus seiner Kindheit. Die Bezugsperson soll *nicht* eine Täterin oder ein Täter sein, der den Patienten missbraucht hatte. Denn das käme einer Traumaexposition gleich. Der Patient soll den Brief *auf keinen Fall abschicken.* Er erklärt der Bezugsperson aus der Kindheit in dem Brief, was er inzwischen über den Zusammenhang zwischen seinen gegenwärtigen Problemen und seinen Kindheitserfahrungen erkannt hat. Er nennt darin die Dinge beim Namen (siehe Fallbeispiel 49 in Kap. 6.6). Er legt in dem Brief fest, wie *er selbst* die Entwicklung seiner Krankheitssymptome und ihre Ursachen verstehen *will.* Der Patient integriert auf diese Weise seine in der Therapie erarbeiteten neuen Einsichten in die *inneren Beziehungsbilder* zu Bezugspersonen aus seiner Kindheit und verändert diese.

Der Patient gibt der Therapeutin den Brief zum Lesen. Die Therapeutin macht sich anhand des Inhalts diagnostisch ein Bild über seine Fortschritte und erkennt eventuelle Lücken in der Therapie. Der Patient selbst kann den Brief in *späteren*

Krisen wieder hervorholen und darin die Gründe für seine innere Umstellung noch einmal nachlesen. Das hilft ihm, sich in sich selbst wieder angemessen zu orientieren (siehe Kap. 2.11). Eine Patientin war durch die Aufforderung ihrer Therapeutin, einen solchen Brief zu schreiben, zu Tränen gerührt. Sie merkte sofort: Der Brief würde ihr die Möglichkeit und Erlaubnis geben, sich selbst in ihren Gefühlen anzunehmen. Sie durfte sich in dem Brief *innerlich* den immer wiederkehrenden Entwertungen ihrer Ursprungsfamilie entgegenstellen.

2. Der Patient erinnert sich beim Schreiben eines solchen fiktiven Briefes meistens auch an einige traumatische Erlebnisse aus seiner Kindheit, die in der Therapie *noch nicht* zur Sprache gekommen sind. Die Therapeutin nutzt diese Gelegenheit und lässt den Patienten die verletzenden Erfahrungen aus der Kindheit traumatherapeutisch verarbeiten (siehe Kap. 5).

Empfehlung

Die Therapeutin und der Patient überlegen zusammen (siehe Fallbeispiel 13 in Kapitel 4.6), was der Patient bei dem damaligen Leidenserlebnis als Hilfe *gebraucht hätte* (Sáfrán und Czáky-Pallavicini, 2013). Sie suchen zum Beispiel nach einer *fiktiven Hilfsperson,* die ihm im Spiel in seiner Leidensgeschichte als Doppelgänger Schutz und Halt gibt (Kellermann, 2000, S. 31; Arntz und van Genderen, 2010, S. 29 ff.; Grimmer, 2013). Sie arbeiten mithilfe der Tischbühne heraus, wie das Handeln der *fiktiven* Hilfsperson hätte sein sollen und was der Patient dabei als Kind gefühlt hätte (siehe Kap. 5.10.10).

3. Die Therapeutin kann den Patienten auch auffordern, ein *Bewältigungsmärchen* (Krüger, 2013a; Sáfrán und Csáky-Pallavicini, 2013) zu schreiben. Diese Technik wird im Kapitel 5.14 ausführlich dargestellt. Der Patient erzählt darin die Geschichte eines Leidensereignisses aus seiner Kindheit und wandelt sie im *zweiten* Teil märchenhaft um. Im *dritten* Teil sollen sich seine Wünsche erfüllen. Die Arbeit mit dem Bewältigungsmärchen ist indiziert, wenn der Patient wenig Zugang zu seinen eigenen Wünschen hat (siehe Fallbeispiel 33 in Kapitel 5.14).

Zentraler Gedanke

Patienten mit strukturellen Störungen nehmen schwierige Lebensumstände oft einfach klaglos hin. Das Leben geschieht ihnen. Sie haben in der Kindheit nichts anderes kennengelernt. Sie haben keine Vorstellung von dem, was »normal« ist. Das »Normale« erscheint ihnen deshalb oft als illusionärer Wunsch.

Das Schreiben eines Bewältigungsmärchens aktiviert therapeutisch das natürliche Selbstheilungssystem des Patienten (Hartmann, 1996). Der Patient erweitert seine Leidensgeschichte dabei um haltgebende Fantasien, die die lebensgeschichtliche Wahrheit stimmig ergänzen. Die Arbeit mit dem Bewältigungsmärchen hilft, die therapeutischen Fortschritte des Patienten diagnostisch zu erkennen oder aber auch eventuelle Lücken in seiner Entwicklung zu sehen (siehe Kap. 5.14).

4. Der Patient integriert sein in der Therapie gewonnenes neues Selbstverständnis in das innere Beziehungsbild zu einer engen Bezugsperson *aus seiner Kindheit.* Er spricht in *einem fiktiven psychodramatischen Dialog mit Rollentausch als der Erwachsene,* der er jetzt ist, mit dieser Person (siehe Kap. 4.11). Er wählt als Bezugsperson jemanden, der sein Schicksal in der Kindheit miterlebt hat, zum Beispiel einen Bruder oder eine Großmutter. Diese Person darf auf keinen Fall der Täter oder die Täterin sein, die den Patienten traumatisiert hat (siehe Kap. 5.11). Der Patient verbalisiert dieser Bezugsperson gegenüber seine neuen Erkenntnisse über sich selbst und seine Kindheit. Er untersucht im psychodramatischen Dialog in der Rolle der Bezugsperson *im Rollentausch,* weshalb die jeweilige Bezugsperson ihn *in der Kindheit nicht ausreichend* unterstützen konnte. Das hilft ihm, sich mit der damaligen Bezugsperson in der Gegenwart eventuell zu versöhnen. Eine solche Arbeit schließt bei Bedarf auch die Stühlearbeit mit den dysfunktionalen Ich-Zuständen mit ein.

5. Der Patient integriert sein neu erworbenes gesundes Erwachsenendenken mithilfe psychodramatischer Dialoge *auch in die Beziehungen zu seinen gegenwärtigen Konfliktpartnern* (siehe Kap. 5.11). Der Patient lernt dabei, sich selbst und den anderen differenziert wahrzunehmen. Er verbalisiert das eigene Erleben und die *eigene* innere Wahrheit in der Beziehung zu seinem Konfliktgegner. Er erkennt im Rollentausch aber auch die innere Wahrheit *des »Konfliktpartners«.* Oft staunen die Patienten, wie verschieden die anderen Menschen innerlich »ticken«.

6. Die Therapeutin lehrt die Patientinnen und Patienten die Methode der *psychodramatischen Selbstsupervision* (siehe Kap. 2.3) (Krüger, 2011, S. 201 f.). Die Patienten können damit zu Hause in gegenwärtigen Beziehungskonflikten selbstständig ihre innere Selbstrepräsentanz und ihr inneres Bild ihres Konfliktpartners differenzieren und erweitern. Sie sparen dadurch Therapiesitzungen. Sie lösen selbstständig in ihren Konflikten eigene Projektionen und Introjektionen auf und erkennen klarer sich selbst und den anderen.

Fallbeispiel 20: *Eine in der Kindheit traumatisierte Frau bekam immer wieder Schwindelgefühle, wenn sie sich in Beziehungen nicht ausreichend abgegrenzt hatte. Sie lernte in der Therapie die psychodramatische Selbstsupervision (siehe Kap. 2.3). Nach vier Wochen regelmäßiger Selbstsupervision berichtete sie: »Das mit den Stühlen ist wirklich toll! Ich benutze das, um meine eigene Position zu klären. Mein Schwindel kommt jetzt deutlich seltener. Ich habe gemerkt: ›Die Menschen sind* *manchmal gar nicht gegen mich, die zentrieren ihre Aufmerksamkeit nur auf sich selbst!‹ Ich habe immer gedacht, ich bin spießig, wenn ich nicht großzügig bin. Bei der Arbeit mit dem leeren Stuhl lerne ich aber, meinen Gefühlen Berechtigung zu geben. Aus der Rolle des anderen heraus verstehe ich oft gar nicht, was ich selbst will. Ich muss in Beziehungen meine eigene Position deutlicher machen!«*

7. Patienten mit Persönlichkeitsstörungen haben oft Mühe, ihre *innere Umstellung zeitlich zu verstetigen.* Ihre Wut oder die Wünsche ihres »inneren Kindes« werden immer wieder einmal von ihrem »Selbstschutz« und ihrem »selbstverletzenden Denken« gelähmt (siehe Kap. 4.10). Die Therapeutin lässt den Patienten in einem solchen Fall seine Wut als »*Wutstein*« oder sein »inneres Kind« als *kleine Fingerpuppe symbolisieren.* Der Patient soll sich zu Hause einen »Wutstein« suchen und ihn *sich in die Hosentasche stecken.* Im Konflikt fast er den »Wutstein« an und gibt dadurch seinem Ärger innerlich Berechtigung. Oder der Patient kauft sich für sein »inneres Kind« eine Fingerpuppe und steckt sie sich in die Hosentasche. Er zieht sie bei Bedarf heraus und redet laut mit seinem »kleinen Johannes«. Die konkrete *äußere* Gegenwart seines Wutsteins oder seines »Kind-Ichs« verändert sein *inneres* Fühlen und Denken. Das *äußere* gegenständliche Symbol wird für sein gesundes Erwachsenendenken zu einem Anker. Es hilft dem Patienten, sich in Konfliktsituationen des Alltags *nicht gleich wieder* in alter Weise anzupassen oder sich selbst zu entwerten. Die zeitliche Verstetigung der neuen Erkenntnis fördert die Entwicklung neuer Verschaltungen in den Gedächtniszentren des Gehirns. Patienten mit psychosomatischer Beschwerdebildung zum Beispiel weichen Auseinandersetzungen mit ihren Konfliktpartnern gern aus: »Meine Frau kann sowieso besser reden als ich!« Wenn der Patient auf die Auseinandersetzung mit seiner Frau verzichtet, *verschwindet* aber oft auch seine Wut. Er entwickelt dadurch psychosomatische Beschwerden. Der Wutstein oder das Playmobilmännchen für sein »inneres wütendes Kind« helfen dem Patienten dann, den Affekt *innerlich lebendig zu halten.* Der Patient muss die Wut nicht »rauslassen«. Es reicht schon, wenn er seiner Wut nur *innerlich* treu bleibt. Das öffnet in seinem Gehirn die Tür zu anderen Lösungen.

4.13 Das psychodramatische Antworten in chaotisierenden Beziehungen

Patientinnen und Patienten mit Persönlichkeitsstörungen ziehen die Therapeutin oder die Beraterin schnell in ihre *dysfunktionale* metakognitive Prozessarbeit mit hinein. Die Therapeutin schwimmt dann mit in dem Sog der Abwehrmuster des Patienten. Je hoffnungsloser ein persönlichkeitsgestörter Patient die Welt erlebt, desto mehr hält er die Therapeutin in dem Ich-Zustand des *empathisch mitleidenden Menschen* fest. Je fordernder und grandioser ein Patient auftritt, desto eher versucht die Therapeutin, in der Behandlung *selbst* grandios ihre Grenzen als Mensch zu erweitern und das Unmögliche möglich zu machen. Je sachlicher und emotionsloser der Patient seine Probleme beschreibt, desto eher reagiert die Therapeutin *selbst* einseitig als kompetente Fachfrau mit frühen Interpretationen und Sachinformationen. Je mehr ein Patient zwischen zwei konträren Ich-Zuständen hin- und herwechselt (siehe Kap. 4.3), desto mehr fühlt sich die Therapeutin *selbst* hin- und hergerissen zwischen Mitgefühl und Wut. Die Therapeutin gelangt durch das dysfunktionale Agieren des Patienten innerlich in die antagonistische Gesicht-zu-Gesicht-Position. Ihr eigenes Mentalisieren blockiert. Sie kann ihre therapeutischen Fähigkeiten nicht mehr voll nutzen.

Die Therapeutin kann die Blockade ihrer eigenen metakognitiven Prozesse in der Therapiesituation aber auflösen mithilfe der Technik des »psychodramatischen Antwortens«. Dabei wechselt sie bewusst zwischen drei verschiedenen aufgabenbezogenen Ich-Zuständen hin und her (siehe Abb. 14): 1. Im Ich-Zustand des *»begegnenden Menschen«* folgt sie empathisch den Mitteilungen des Patienten. Sie gibt ihren eigenen Gefühlen in der Beziehung Berechtigung und spricht sie aus. 2. Als *»kompetente Fachkraft«* informiert sie den Patienten sachlich über die Bedingungen der Therapie und allgemeine therapeutische Erfahrungen. Sie stellt diagnostische Fragen und interpretiert. 3. Als *grandiose Therapeutin* handelt sie nach dem Motto: »Warum nicht?» Sie folgt ihren Idealen als Heilerin und Helferin. Sie sucht für den Patienten kreativ nach einem Weg der Heilung, auch wenn sie wenig Hoffnung hat, dass es einen Weg gibt, und sie am Ende dabei scheitert.

In der praktischen Arbeit repräsentiert die Therapeutin diese drei aufgabenbezogenen eigenen Ich-Zustände im Therapiezimmer *mit drei verschiedenen Stühlen.* Sie stellt *rechts* neben sich einen Stuhl auf für sie als *fachlich-kompetente Therapeutin* und *links* einen anderen Stuhl für sie als *grandiose Therapeutin.* Der Stuhl in der Mitte, auf dem sie gerade sitzt, steht für sie *als begegnender Mensch.* Die Therapeutin achtet im Gespräch mit dem Patienten darauf, aus welchem Ich-Zustand heraus sie gerade denkt, fühlt und handelt. Wenn sie *innerlich* gerade in einen anderen Ich-Zustand wechselt, markiert sie das gegenüber dem Patienten dadurch, dass sie auch *äußerlich* auf den betreffenden *anderen* Stuhl wechselt. Sie macht diesen Wechsel jeweils verbal kenntlich: »Als kompetente Therapeutin aber meine ich …« (Krüger, 2007a).

Fallbeispiel 11 (2. Fortsetzung, siehe Kap. 4.4 und 4.6): *Herr A. kam im Alter von 39 Jahren in ambulante psychiatrische Behandlung wegen schwerer Depressionen* *und Suizidgedanken. Der Therapeut diagnostizierte eine Borderline-Persönlichkeitsstörung (ICD-10 F60.31) und einen chronischen Alkoholmissbrauch (ICD-10 F10.2) bei einer schweren strukturellen Störung. Herr A. war im ersten Lebensjahr von seiner Mutter in ein katholisches Kinderheim gegeben worden. Er wurde von Nonnen großgezogen. Seine Betreuerinnen schlossen ihn in seinem 17. Lebensjahr wegen einer sexuell ausgelebten Liebesbeziehung mit einer Praktikantin zwangsweise aus dem Kinderheim aus. Herr A. hatte bei aggressiven Durchbrüchen seine Ehefrau schon mehrfach körperlich verletzt. Im Erstgespräch antwortet Herr A. auf die Frage nach seinem Therapieziel: »Ich komme ein bisschen bange hierher. Ich bin gar nicht therapierbar!« Er sieht sich selbst in der therapeutischen Beziehung »als Playmobilzwerg«, den Therapeuten aber »als einen zehn Meter hohen Riesen«. Der Patient wünscht sich von dem Therapeuten: »Sie sollen mich total durchschauen. Dann können Sie mich schnell reparieren! Ich möchte gern meine Kindheit aufarbeiten!« Der Therapeut erschrickt. Er fühlt sich von den Erwartungen des Patienten überfordert.*

(In dem folgenden Text fehlen aus Platzgründen manche der Reaktionen des Patienten.) Der Therapeut antwortet dem Patienten vom mittleren Stuhl des »begegnenden Menschen« aus: »Ich finde es freundlich von Ihnen, dass Sie mir so viel zutrauen.« Der Therapeut stellt rechts neben sich noch einen zweiten Stuhl hin und setzt sich darauf: »Als fachlich kompetenter Therapeut, der ich auch bin, sage ich: Es wird Ihnen gegen Ihre Depression nicht helfen, Ihre Kindheit aufzuarbeiten. Im Gegenteil, es wird Ihnen vermutlich eher schaden. Denn dabei werden in Ihnen Ihre früheren Mangelerfahrungen wieder lebendig werden. Das macht Sie dann wahrscheinlich nicht stabiler, sondern eher noch labiler.« Der Therapeut stellt einen dritten leeren Stuhl links neben sich (siehe Abb. 14) und setzt sich auf diesen: »Das ist der Stuhl für mich als grandioser Therapeut. Als grandioser Therapeut möchte ich Ihnen Ihren Wunsch, die Kindheit aufzuarbeiten, gern erfüllen. Warum nicht! Wo ein Wille ist, ist auch ein Weg!« Der Therapeut setzt sich wieder auf den mittleren Stuhl zurück: »Diese Aufgabe macht mir als Mensch aber Angst. Denn meine Erfahrung ist: Wenn ich als Therapeut zu viel wollte, bin ich gescheitert. Ich bin dann als Tiger gestartet und als Bettvorleger geendet!« Der Therapeut wechselt auf den rechten Stuhl: »Dabei sehe ich mich durchaus als kompetenten Therapeuten an! Als solcher meine ich: ›Lassen Sie uns doch bitte Ihre vielen Probleme eines nach dem anderen angehen!‹« Herr A. ist irritiert: »Ich fühle einen richtigen depressiven Schub, da ist wieder ein Druck im Bauch, in meinem Kopf, in den Beinen! Ich fühle mich allein gelassen. Ich kriege nicht die Hilfe, die ich wollte. Ich sehe schon: Ich bin Ihnen zu kompliziert, ich bin nicht therapierbar!«

Der Therapeut wertet diese Feststellung des Patienten als Einspringen einer negativen Übertragung. Er stellt etwas weiter entfernt noch einen zusätzlichen leeren Stuhl auf. Dieser symbolisiert die negative Übertragungsfigur des Patienten: »Das ist der Stuhl für Ihre Mutter, die Sie in das Kinderheim weggegeben hat. Und ich sehe da auch Ihre Lehrerin sitzen, die Sie nicht als Pflegekind annehmen wollte. Auch ich als Therapeut erfülle Ihre Erwartungen nicht! Aber anders als ihre Mutter in Ihrer Kindheit schiebe ich Sie nicht weg. Ich lasse Sie nicht allein! Ich möchte mit Ihnen arbeiten. Ich will mit Ihnen aber an den Problemen arbeiten, die Sie in der Gegenwart haben. Ich möchte mit Ihnen schrittweise vorgehen und ein Problem nach dem anderen ansehen!«

Der Therapeut spricht mit dem Patienten in den letzten zwanzig Minuten der Therapiestunde über dessen Alkoholproblem. Er symbolisiert dieses mithilfe eines zusätzlichen leeren Stuhls (siehe Kap. 10.5): »Ich stelle hier neben Sie noch einen Stuhl hin für Sie als jemand, der zu viel Alkohol trinkt. Vielleicht kommen Ihre Depressionen ja auch von Ihrem Trinken. Sie haben immer wieder mehr getrunken, als Sie wollten, und Ihre guten Vorsätze nicht eingehalten. Das macht Schuldgefühle und Minderwertigkeitsgefühle. Sie werden dadurch depressiv!« Der Therapeut lässt den Patienten einen Fragebogen mit den 30 Jellinek'schen Fragen (siehe Kap. 10.4) ausfüllen. Dabei kreuzt Herr A. 17 der 30 Fragen mit »Ja« an. Fünf Zustimmungen reichen schon, um anzunehmen, dass man »wahrscheinlich Alkoholiker ist«. Herr A. ist zutiefst erschrocken: »Mein Vater war Alkoholiker und ist daran zugrunde gegangen.« Herr A. schließt sich einer Therapiegruppe für Suchtkranke an.

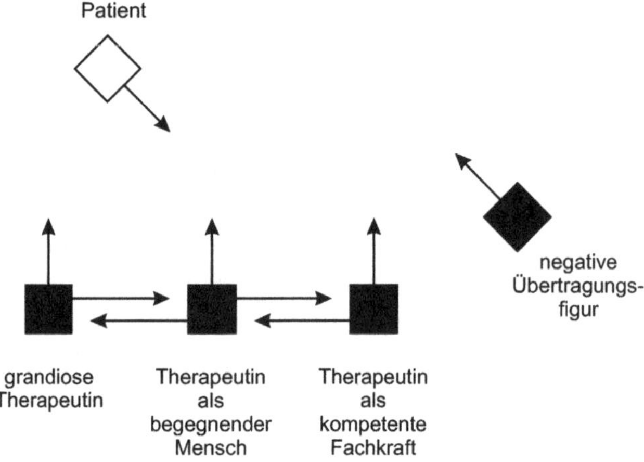

Abbildung 14: Die drei verschiedenen metakognitiven Ich-Zustände *der Therapeutin* und der Stuhl für die negative Übertragungsfigur

Übung 9

Sie können als Leserin oder Leser die Technik »psychodramatisches Antworten« nur verstehen, wenn Sie das Vorgehen *selbst* einmal in einem Rollenspiel erprobt haben. Bitte erproben Sie die Technik deshalb einmal in einem Rollenspiel: Imaginieren Sie in Ihrem Therapieraum vor sich auf einem leeren Stuhl einen ihrer persönlichkeitsgestörten Patienten. Reden Sie mit dem »Patienten« einige Sätze als »*begegnende Therapeutin*«. Ziehen Sie nun rechts neben sich einen leeren Stuhl heran für sich selbst als »kompetente Therapeutin«. Fassen Sie den Stuhl an und vergewissern Sie sich so Ihrer *eigenen Kompetenz*. Spüren Sie in die Beziehung zu Ihrem »Patienten« hinein. Entfernen Sie jetzt diesen zweiten Therapeutenstuhl wieder. Reden Sie mit dem Patienten einige Sätze. Spüren Sie nach, wie Sie sich als »*begegnende Therapeutin*« fühlen, *ohne* den »kompetenten Stuhl« neben sich zu haben, der Ihr theoretisches und praktisches Fachwissen repräsentiert. Stellen Sie jetzt den Stuhl der »kompetenten Therapeutin« wieder neben sich und prüfen Sie erneut, ob das für Sie in der Situation etwas verändert. Wenn ja, was ist anders?

Sie werden merken: Es entspannt Sie, wenn Sie als Therapeutin auf dem Stuhl als »begegnender Mensch« den Stuhl für die »kompetente Therapeutin« *real äußerlich* neben sich stehen haben. Sie fühlen sich als Therapeutin spontaner, kontaktfähiger, neugieriger und mitfühlender. Auch erlauben Sie sich eher, hilflos zu sein und auch einmal *nicht alles zu wissen*. Sie bleiben aber trotzdem weiter handlungsfähig.

Übung 9 (Fortsetzung)
Im nächsten Schritt setzen Sie sich bitte auf den Stuhl der »*kompetenten Therapeutin*«. Entfernen Sie jetzt für eine Weile den Stuhl für die »Therapeutin als begegnender Mensch«. Geben Sie dem »Patienten« einige Sachinformationen aus der Rolle der kompetenten Therapeutin heraus. Spüren Sie, wie es für Sie *ohne* den anderen Stuhl der Therapeutin als »begegnender Mensch« ist. Stellen Sie jetzt den Stuhl der »begegnenden Therapeutin« wieder neben sich. Spüren Sie wieder in sich hinein. Machen Sie dasselbe Experiment auch mit dem Stuhl der »grandiosen Therapeutin«. Stellen Sie ihn zuerst neben sich. Danach setzen Sie sich auf den »grandiosen Stuhl«. Spüren Sie in die Beziehung zu dem Patienten hinein. Setzen Sie sich dann wieder zurück auf den Stuhl der Therapeutin als »begegnender Mensch« und *entfernen* Sie den Stuhl für die »grandiose Therapeutin«.

Sie werden merken: Wenn Sie *nur grandios* sind, *ohne* rechts den Stuhl für die »Therapeutin als begegnender Mensch« und noch weiter rechts den für die »kompetente Therapeutin« neben sich zu haben, fühlt sich das an wie eine Wanderung auf einem schmalen Grat im Hochgebirge. Wenn Sie auf dem Stuhl für den »begegnenden Menschen« sitzen und der Stuhl für die »grandiose Therapeutin« nicht vorhanden ist, fehlt Ihnen aber auch etwas Wichtiges. Ihnen fehlen Ihre eigene therapeutische Vision und der Grund, weshalb Sie Therapeutin geworden sind. Ihre spirituelle Identität und Ihr inneres Feuer gehen Ihnen verloren. Der Ich-Zustand der »grandiosen Therapeutin« steht für die *bewusste, spielerische* Identifizierung mit dem Heilergott (Hillmann, 1980, S. 107), also für den Traum, eine *ideale* Therapeutin zu sein. Auch ein grenzenloses empathisches Mitleiden mit dem Patienten bis in den eigenen Burn-out ist Ausdruck des Ich-Zustands der »grandiosen Therapeutin«. Manche *Therapeutinnen oder Therapeuten* finden den Stuhl für die »grandiose Therapeutin« überflüssig. Wenn Sie als Leserin aber einmal in die Rolle des Patienten tauschen, merken Sie: *Für den Patienten* ist es wichtig, dass die Therapeutin wie eine gute Mutter in der Not *wenigstens versucht,* das Unmögliche möglich zu machen, auch wenn sie dabei scheitert. Die grandiosen Fantasien der Therapeutin geben dem Patienten das Gefühl, dass er in seinen Wünschen ernst genommen wird.

Die Therapeutin geht bei der Technik »psychodramatisches Antworten« in der Begegnung mit dem Patienten die folgenden Schritte:

1. Sie verbalisiert vom zentralen Stuhl des »begegnenden Menschen« aus dem Patienten gegenüber ihren *in der aktuellen Situation ausgelösten Affekt,* zum Beispiel: »Ich bin traurig«, »Ich bin hilflos« oder »Ich fühle mich überfordert«. Der Affekt der Therapeutin ist oft negativ. Denn er ist eine angemessene Reaktion der Therapeutin auf das *dysfunktionale* Agieren des Patienten.
2. Die Therapeutin erfasst die Erwartung des Patienten an sie als Therapeutin. Sie sucht *aus den drei aufgabenbezogenen Ich-Zuständen* nach dem eigenen Ich-Zustand, mit dem sie die Erwartung des Patienten *erfüllen würde.*
3. Sie stellt einen Stuhl neben sich für diesen gewünschten Ich-Zustand. Sie wechselt auf diesen Stuhl und spielt diesen aus. Bei einem Patienten mit einer narzisstischen Persönlichkeitsstörung zum Beispiel wechselt sie auf den Stuhl der »grandiosen Therapeutin«. Sie bestätigt dem Patienten, dass sie »als grandiose Therapeutin« gern versuchen will, seine Wünsche zu erfüllen. Sie überlegt laut, wie das eventuell möglich wäre und welche Konsequenzen das hätte.
4. Dann aber wechselt sie auf den *Stuhl des gegenteiligen Ich-Zustands.* Bei dem Patienten mit einer narzisstischen Persönlichkeitsstörung wechselt sie zum Beispiel auf den Stuhl des »begegnenden Menschen« und spielt diesen aus. Sie teilt dem Patienten mit: »Als Mensch muss ich Ihnen aber sagen: Ich habe schon oft versucht, Unmögliches zu vollbringen. Ich bin dann aber meistens gescheitert!« Bei einem *masochistisch agierenden* Patienten verbalisiert die Therapeutin zuerst ihre eigenen Gefühle in der Situation: »Ich fühle Druck auf meiner Brust. Wenn Sie so hilflos und initiativlos dasitzen, werde ich selbst auch ganz hilflos und ohnmächtig.« Sie wechselt anschließend auf den Stuhl der von dem Patienten gewünschten »Therapeutin als

kompetente Fachkraft« und widerspricht der »begegnenden Therapeutin« neben sich direkt: »Als kompetente Therapeutin denke ich: Renate, das geht so nicht! Du kannst doch Herrn B. nicht *auch noch* kritisieren. Der klagt sich doch *schon selbst* genug an. Du bist die Therapeutin! Du musst ihm helfen!«

5. Die Therapeutin deutet bei einem inneren Wechsel in einen anderen Ich-Zustand bei Bedarf *auch nur mit der Hand* auf den jeweiligen anderen Stuhl, statt real den Stuhl zu wechseln: »Als grandiose Therapeutin, die ich auch bin, meine ich …«
6. Wenn die Therapeutin dem Patienten als »begegnender Mensch« authentisch ihre eigenen Gefühle mitteilt, löst das bei dem Patienten gelegentlich eine *negative Übertragung* aus. Die Therapeutin macht eine negative Übertragung sofort mit einem *vierten* Stuhl kenntlich und benennt die *negative Übertragungsfigur* (siehe Fallbeispiel 11, 2. Fortsetzung). Sie stellt den vierten Stuhl drei Meter von sich entfernt auf, dem Patienten gegenüber (siehe Abb. 14). Dann arbeitet sie zusammen mit dem Patienten heraus, wo sie als Therapeutin *real ähnlich* gehandelt hat wie die Übertragungsfigur und wo sie aber *auch anders* ist (siehe Kap. 2.7 und 4.14 und oben Fallbeispiel 11, 2. Fortsetzung).
7. Die Therapeutin führt in Gegenwart des Patienten *psychodramatische Dialoge* zwischen ihren eigenen drei Ich-Zuständen und tauscht dabei zwischen ihnen hin und her. Sie wechselt zum Beispiel auf den Stuhl der »grandiosen Therapeutin«, blickt den Stuhl der Therapeutin als »begegnender Mensch« an und sagt: »Du könntest dir ruhig mehr Mühe geben und deine Regeln einmal außer Kraft setzen. Du siehst doch: Es geht Herrn A. schlecht! Er leidet!« Die Therapeutin tauscht die Rolle mit dem »begegnenden Menschen« und spricht die »grandiose Therapeutin« an: »Ich möchte dich, Renate, als Mensch daran erinnern, dass du schon oft versucht hast, Unmögliches möglich zu machen. Und dann bist du aber gescheitert. Denke bitte auch daran, dass du nicht 24 Stunden am Tag arbeiten kannst. Wenn du im Burn-out landest, hat Herr A. auch nichts davon!« Oder die Therapeutin wechselt auf den Stuhl der *kompetenten* Therapeutin und spricht zur »grandiosen Therapeutin«: »Als kompetente Therapeutin sage ich dir aber: Mache dem Patienten nichts vor. Ich weiß aus Erfahrung, dass das in fünf oder zehn Sitzungen nicht zu schaffen ist. Herr A. braucht eine Langzeittherapie von wenigstens 100 Sitzungen.« Die Therapeutin gibt dem Patienten auf diese Weise Sachinformationen, *ohne sie ihm direkt Gesicht zu Gesicht* mitzuteilen.

Zentraler Gedanke

Patienten mit Persönlichkeitsstörungen blockieren durch ihr Agieren oft die innere Prozessarbeit *der Therapeutin*. Die Technik des »psychodramatischen

Antwortens« hilft der Therapeutin, *ihre eigene* innere Blockade aufzulösen. Die Therapeutin verwirklicht dabei ihre drei aufgabenbezogenen Ich-Zustände *getrennt voneinander* im Als-ob-Modus des Spiels (siehe Kap. 2.4). Sie gewinnt dadurch auch innerlich wieder Kontrolle über die Arbeit ihrer eigenen metakognitiven Ich-Zustände. Sie löst sich aus der Einengung ihres Denkens und Fühlens. Sie kann innerlich wieder frei wählen, aus welchem der drei Ich-Zustände heraus sie dem Patienten *hier und jetzt begegnen will.* Sie wird dem Patienten gegenüber wieder spontan. Ihre therapeutischen Fähigkeiten stehen ihr wieder frei zur Verfügung.

Die Technik der »psychodramatischen Antwort« hilft *depressiv strukturierten Therapeutinnen,* ihr Gefühl der Hilflosigkeit nicht zu privatisieren und ihr Ohnmachtsgefühl nicht auf eine *eigene* Problematik zurückzuführen. Andere Therapeutinnen können sich durch dieses Vorgehen davor schützen, ihre Patienten zu entwerten oder zu pathologisieren.

Das psychodramatische Antworten wirkt therapeutisch aus den folgenden Gründen:

1. Bei rein *verbalem Vorgehen* löschen sich gegensätzliche Aussagen der Therapeutin in der Wahrnehmung des persönlichkeitsgestörten Patienten gegenseitig aus. Denn dieser *denkt im Äquivalenzmodus.* Bei dem psychodramatischen Antworten aber bleiben gegensätzliche Aussagen für den Patienten *innerlich* durch die *äußere* Zuordnung zu den drei Stühlen *nebeneinander existent.*

Zentraler Gedanke

Die Therapeutin nimmt das Agieren des Patienten in seinem dominanten Abwehrmodus zwar konkordant an. Sie protestiert aber anschließend aus einem anderen Ich-Zustand *gegen ihre eigene Aussage.* Oder sie protestiert zuerst gegen das Agieren des Patienten und nimmt anschließend aus einem anderen eigenen Ich-Zustand heraus sein Agieren konkordant an. Sie erweitert dadurch *ihr eigenes Handeln* in der therapeutischen Beziehung um den *Als-ob-Modus des Spiels.* Die Therapeutin vollzieht das »Ja-aber« ihrer Aussagen durch den *äußeren* Stuhlwechsel zwischen ihren Ich-Zuständen. Der innere Widerspruch wird im Rollenwechsel zur äußeren Wahrnehmung. Der im Äquivalenzmodus denkende Patient erlebt das »Ja-aber» der Therapeutin dadurch als »Sowohl-als-auch« und kann es im Als-ob-Modus denken.

Übernehmen Sie als Leserin oder Leser in der Übung 9 (siehe oben) einmal die *Rolle des Patienten* und fühlen Sie nach, wie es Ihnen in der Interaktion mit der »Therapeutin» geht, wenn diese zwischen den drei Stühlen hin und her wechselt.

Sie werden merken: Sie möchten als Patient Ihre »Therapeutin» *nicht nur* als empathischen Menschen erleben. Sie soll sich auch als kompetente Fachkraft erweisen. Auch die »grandiose Therapeutin« darf nicht fehlen. Sie fühlen sich als Patient frei und lachen, wenn die »Therapeutin» auch einmal wagt, sich als »grandiose Therapeutin« verrückte Dinge zu wünschen.

2. Die Therapeutin gewinnt durch das »psychodramatische Antworten« ihre Fähigkeit wieder, in der therapeutischen Beziehung *frei* zwischen ihren drei ausgabenbezogenen Ich-Zuständen hin und her zu wechseln. Sie löst ihre Gegenübertragungsreaktion auf, denkt wieder gesund erwachsen und kann therapeutisch angemessen handeln.

3. Die Therapeutin bringt *stellvertretend* für den Patienten im Als-ob-Modus des Spiels gleichsam *als seine Doppelgängerin* ihre in der Interaktion mit dem Patienten aktualisierten widersprüchlichen Gedanken *miteinander* in Interaktion. Der Patient identifiziert sich mit *den gegensätzlichen* Haltungen der Therapeutin und macht sie *in sich selbst* lebendig. Das hilft ihm, sein Denken in Schwarz-Weiß-Mustern aufzulösen. In ihm werden die widersprüchlichen Gefühle und Gedanken *nebeneinander* existent.

Auch Heigl-Evers, Heigl, Ott, und Rüger (1997, S. 176 ff.) haben in der Therapie von persönlichkeitsgestörten Menschen schon das »Prinzip Antwort statt Deutung« empfohlen.

Zentraler Gedanke

Bei dem *psychoanalytischen »Antworten statt Deuten«* verbalisiert die Therapeutin ihre Empfindungen und Gefühle in der aktuellen Interaktion mit dem Patienten ebenfalls *als Ich-Aussage*. Sie benennt ihren Affekt und beschreibt, wie ihr Affekt in der Interaktion mit dem Patienten entstanden ist: »Wenn ich mit Ihnen mitschwinge und mir das vorstelle, was Sie erzählen, fühle ich mich hilflos und ohnmächtig.« »Ich bin ganz verwirrt, wenn ich Ihnen zuhöre. Ich glaube, ich fühle damit etwas, was Sie auch selbst spüren.« Die Therapeutin benennt also gleichsam als Hilfs-Ich stellvertretend für den Patienten (siehe Kap. 4.6) *die von diesem* abgewehrten Gefühle in verdauter Form. Sie interagiert mit dem Patienten im Ich-Zustand des »begegnenden Menschen«. Sie lebt in der Interaktion aber nicht bewusst auch die Haltungen der »grandiosen Therapeutin« oder der »kompetenten Fachkraft«.

Fallbeispiel 21: *Eine 45-jährige Patientin mit sozialer Phobie und Beziehungstraumata in der Kindheit berichtet im Erstgespräch lächelnd ohne emotionale Beteiligung von schwierigen Kindheitserlebnissen. Eines ist erschreckender als das andere. Plötzlich unterbricht sie ihren Redefluss und fragt munter: »Ich kann Ihnen noch viel mehr* *solche Geschichten erzählen, soll ich?!« Der Therapeut vermeidet es, die Patientin auf die emotionslose Art ihrer Mitteilung aufmerksam zu machen. Er identifiziert sich bewusst mit dem von ihr abgewehrten Ich-Zustand des »verlassenen, nicht gesehenen Kindes« und stellt sein inneres Erleben als Ich-Aussage zur Verfügung: »Nein, bitte nicht, ich kann nicht mehr! Ich stelle mir das, was Sie erzählen, ja wirklich vor und fühle mit Ihnen mit!« Erst jetzt fängt die Patientin auch selbst an zu weinen: »Mir wird das auch zu viel!« Die Antwort des Therapeuten hat der Patientin geholfen, ihre eigenen abgewehrten Gefühle in sich zu spüren.*

Zentraler Gedanke

Die Technik des »psychodramatischen Antwortens« erweitert mithilfe der Aufstellung der drei metakognitiven Ich-Zustände der Therapeutin mit Stühlen das psychoanalytische »Prinzip Antwort statt Deutung«. Es führt in die Interaktion mit dem Patienten zusätzlich zu dem Ich-Zustand des »begegnenden Menschen« im Als-ob-Modus des Spiels *auch* die Ich-Zustände der »grandiosen Therapeutin« und der »fachkundigen Therapeutin« ein. Es erweitert so störungsspezifisch die Interaktion mit dem Patienten.

Therapeutinnen und Therapeuten können die Technik »psychodramatisches Antworten« auch in der Gruppentherapie oder anderen Gruppensettings anwenden. Besonders bewährt hat sich die Differenzierung zwischen der Therapeutin als »begegnender Mensch« und der Therapeutin als »kompetente Fachfrau«.

Fallbeispiel 22: *Eine Schulpsychologin arbeitete mit in einem Kriseninterventionsteam. Sie hatte nach einem Amoklauf in einer Schule die Kinder seelisch stabilisiert und kommt anschließend zur Supervision. Sie berichtet: »Ich habe das Problem, dass ich in der Begegnung mit den Kindern und Jugendlichen oft selbst weinen muss. Das stört mich!« Der Supervisor erlebt diese Reaktion der Therapeutin in Identifikation mit den Kindern als angemessen und kostbar. Er möchte überprüfen, ob seine eigene Interpretation der Situation der Psychologin weiterhelfen kann. Er lässt die Supervisandin ihre Begegnung mit einer 10. Klasse nachspielen: Die Therapeutin hört den Schülerinnen und Schülern zu. Sie ist dabei selbst den Tränen nahe. Der Supervisor fordert sie auf, hier jetzt im Nachspielen der Krisenintervention ihre Gefühle über die Realität hinaus zuzulassen. Die Schulpsychologin teilt im psychodramatischen Spiel den »Kindern« mit: »Es tut mir so leid, dass ihr das erleben musstet. Eigentlich seid ihr für Gewalterfahrungen, für Terror und Tod noch viel zu jung!« Die Supervisandin ist in der Nachbesprechung des Spiels verunsichert und meint: »Ich kann doch aber in der Situation nicht einfach als Mensch handeln! Ich bin doch in die Schule gerufen worden, um die Kinder psychologisch zu unterstützen!«*

Der Supervisor: »Darf ich einmal eine Alternative ausprobieren und versuchen, an Ihrer Stelle mit Ihrer Erschütterung anders umzugehen?« Die Psychologin wechselt in die Rolle eines 16-jährigen Schülers. Der Supervisor spielt die Rolle der Psychologin aus. Er wiederholt: »Das macht mich sehr traurig, dass ihr solche Gewalt erleben musstet. Wenn ich euch da sitzen sehe, so jung, gerade erst auf dem Weg ins Leben. Und dann dieser Terror und diese Gewalt! Das nimmt mich sehr mit!« Der Supervisor lässt ähnlich wie vorher die Psychologin seine Erschütterung im Spiel innerlich voll zu. Dann aber stellt er einen zweiten leeren Stuhl rechts neben sich und fasst diesen an: »Aber ich bin hier auch als Fachkraft zur Krisenintervention hergekommen, ich möchte euch helfen, wo ihr mich braucht.« Der Supervisor setzt sich auf diesen anderen Stuhl: »Als Fachkraft würde ich gern von euch wissen, wie ihr mit dieser schlimmen Erfahrung bisher umgegangen seid. Der eine oder andere von euch hat sicher schon selbst eine Möglichkeit gefunden, um sich zu beruhigen und innerlich von den schlimmen Ereignissen gestern Abstand zu gewinnen. Wie habt ihr gestern den Nachmittag verbracht? Wir können einmal sammeln, was für Möglichkeiten der Selbststabilisierung ihr schon selbst gefunden und genutzt habt. Danach kann ich euch bei Bedarf auch noch andere Möglichkeiten zeigen, wie man nach einer solchen Gewalterfahrung mit sich gut umgehen kann.«

In der Nachbesprechung meint die Supervisandin: »Wenn Sie das so machen, ist das mit dem Weinen tatsächlich gar nicht so schlimm. Ich habe mich als Schüler zwar gewundert, Sie als Psychologen so erschüttert zu sehen. Aber das hat mir gutgetan. Ich fand das auch gar nicht komisch. Sie haben ja als Berater mit dem zweiten Stuhl Ihren Job doch noch gemacht!« Der Supervisor: »Ich bin sicher, dass Ihr Weinen das Kostbarste ist, was Sie den Schülern geben können. Wenn Sie Ihre Gefühle authentisch verbalisieren und benennen, machen Sie das ja auch stellvertretend für die Jungen und Mädchen, die sich cool geben müssen. Gerade durch Ihre Gefühlsreaktion sind Sie aber ein Vorbild. Sie helfen den Schülerinnen, sich selbst wiederzufinden und ihr inneres Chaos gefühlsmäßig zu ordnen.«

Die Psychologin erkundet in einem weiteren Rollenspiel, wie es sich für sie selbst in der Rolle der Beraterin anfühlt, wenn sie den zweiten Stuhl für die »kompetente Therapeutin« neben sich stellt. Anschließend stellt sie den Stuhl für die »kompetente Fachkraft« wieder weg und spürt nach, wie sie die Situation ohne diesen zweiten Stuhl erlebt. Am Ende meint sie erstaunt: »Dass das so einfach ist!« Der Supervisor: »Das erscheint nur äußerlich einfach. Eigentlich ist das eine sehr komplexe Methode. Durch das Aufstellen Ihrer beiden Ich-Zustände nebeneinander mit Stühlen zeigen Sie den Kindern: Man kann in sich zwei Seiten nebeneinander haben, eine sensible, verletzte Seite und eine kompetente, coole Seite. Diese beiden Seiten schließen sich gegenseitig nicht aus. Sie werden dadurch für die Kinder zum Vorbild. Versuchen Sie doch bei einer erneuten Krisenintervention einmal, diesen zweiten Stuhl für sich selbst als ›kompetente Fachkraft‹ wirklich neben sich zu stellen. Probieren Sie aus, ob das vielleicht etwas für Sie verändert!«

Empfehlung

Die Technik »psychodramatisches Antworten« ist *auch außerhalb der Psychotherapie* vielfältig anwendbar, zum Beispiel bei einem berufsbezogenen Kommunikationstraining von Erziehern, Medizinstudenten, Psychologiestudenten, Lehrern oder Altenpflegern. Die Technik hilft Menschen, die mit Menschen arbeiten, ihre berufliche Identität zu entwickeln.

Zentraler Gedanke

Therapeutinnen und Therapeuten und Beraterinnen und Berater erfahren mithilfe der Technik »psychodramatisches Antworten«, dass Sie selbst *mit ihrer eigenen inneren Haltung* in der Beratung die Reaktion des Patienten oder des Klienten mitbestimmen.

Fallbeispiel 23: *In einer Lehrveranstaltung für Psychotherapeutinnen und Psychotherapeuten zeigte der Leiter die Technik »psychodramatisches Antworten««. Eine Teilnehmerin und ein Teilnehmer spielten suchtkranke Patienten aus ihrer eigenen Patientenklientel. Der Leiter wechselte im ersten Spiel in der Behandlung einer »Patientin« mehrfach zwischen den drei eigenen Stühlen und den drei eigenen Haltungen hin und her. Die Therapeutin spürte dabei in der Rolle der Patientin nach, wie sie auf den Stuhlwechsel des Leiters jeweils innerlich reagierte. Der Leiter äußerte auf dem »grandiosen Stuhl«: »Als Therapeut kann ich Ihnen sagen: Wir werden das schon hinkriegen. Ich habe fünfundzwanzig Jahre Erfahrung als Suchttherapeut. Also, wo wollen Sie anfangen?« Die Kursteilnehmerin spürte in der Rolle der süchtigen Patientin: Das selbstbewusste Therapeutenverhalten entmächtigte sie als Frau und ließ sie in eine passive Haltung gehen: »Als Patientin fühlte ich mich plötzlich klein und hatte Angst!« In der zweiten Demonstration spielte ein anderer Therapeut einen suchtkranken Mann. Die gleiche Intervention des Leiters animierte den »Patienten«, spontan auf den Stuhl seines »Selbstschutzverhaltens durch Grandiosität« zu wechseln und sofort mit dem Therapeuten zu rivalisieren: »Na, nicht schlecht! Versuchen Sie es doch! Bisher hat es allerdings noch keiner geschafft, mich zu knacken!«*

4.14 Der psychodramatische Umgang mit Störungen in der therapeutischen Beziehung

Patienten mit Persönlichkeitsstörungen ziehen die Therapeutin in ihre dysfunktionale metakognitive Prozessarbeit mit hinein. Die Therapeutin reagiert darauf oft mit einer Gegenübertragung. Das unbewusste Agieren des Patienten und die unbewusste negative Gegenübertragung der Therapeutin blockieren den Fortschritt in der Behandlung. Die Therapeutin sollte sich dann mit dem Patienten mit viel Zeit über die Ursache der Störung abstimmen und einigen, damit die therapeutische Beziehung wieder frei fließt. Die Therapeutin nutzt dafür bei Patienten mit Persönlichkeitsstörungen die Arbeit an den dysfunktionalen metakognitiven Ich-Zuständen des Patienten (siehe Kap. 4.7-4.10), die psychodramatische Selbstsupervision (siehe Kap. 2.3) und das psychodramatische Antworten (siehe Kap. 4.13). In der therapeutischen Beziehung gibt es letztlich kein Falsch und Richtig, es gibt nur die *Realität in der Beziehung.* Die Seele *des Patienten* macht nichts umsonst, aber auch die Seele *der Therapeutin* macht nichts umsonst. Manche Patienten reagieren auf die Arbeit mit ihren metakognitiven Ich-Zuständen am Anfang offen oder versteckt mit Unwillen. Die Therapeutin muss den Patienten in einem solchen Fall geduldig und liebevoll in diese Arbeit hinein begleiten. Der Patient fühlt sich dann meistens doch irgendwann verstanden. Die Empathie der Therapeutin und seine eigene neue Selbstempathie berühren ihn tief. Das ist für die Therapeutin jedes Mal ein beglückendes Gefühl.

Der Abstimmungs- und Einigungsprozess mit dem Patienten ist oft mühsam. Strukturell *schwer* gestörte Patienten verführen die Therapeutin durch ihre lärmende Symptomatik oft, ihre Aufmerksamkeit *auf die Inhalte* ihrer Konflikte zu zentrieren (siehe Fallbeispiel 9). Das kann so weit gehen, dass die Therapeutin trotz ihres Wissens um die störungsspezifischen Vorgehensweisen in der Therapie von Persönlichkeitsstörungen »vergisst«, therapeutisch an den dysfunktionalen metakognitiven Prozessen des Patienten zu arbeiten (siehe Kap. 4.8).

Fallbeispiel 16 (Fortsetzung von Kap. 4.8): *Die 52-jährige Frau F. war von ihrem Arbeitgeber fristlos entlassen worden. Das hatte sie retraumatisiert. Sie dekompensierte erneut in eine schwere Depression. Sie musste lange krankgeschrieben werden. Der Therapeut arbeitete zwar mithilfe der Stühlearbeit an ihrer dysfunktionalen metakognitiven Prozessarbeit. Er ging dabei aber aufgrund der mangelnden Resonanz der Patientin nicht konsequent genug vor. Der Therapeut merkte erst an einem Suizidversuch der Patientin, dass er ihr in ihren Konflikten nur empathisch mitfühlend gefolgt war.*

In einer ruhigen Stunde versuchte er mithilfe der psychodramatischen Selbstsupervision (siehe Kap. 2.3), ihre dysfunktionale metakognitive Prozessarbeit noch einmal neu zu verstehen. In den folgenden Therapiesitzungen arbeitete er konsequenter mit den Ich-Zuständen der Patientin. Er stellte die folgenden Ich-Zustände in jeder Stunde mit Stühlen neben ihr auf: 1. Rechts neben der Patientin stand der Stuhl für ihren Selbstschutz. Die Patientin hatte sich zeitlebens immer bemüht, die an sie gestellten Erwartungen perfekt zu erfüllen, zum Beispiel die Erwartungen an sie als Sozialpädagogin, als Mutter und als Ehefrau. Der Therapeut symbolisierte ihren Selbstschutz mit der Handpuppe einer hübschen Frau. 2. Der Therapeut repräsentierte mit einem anderen Stuhl zusätzlich den immer wieder auftauchenden »präverbalen Panikzustand« der Patientin. Er stellte diesen weit entfernt in die Ecke des Zimmers und symbolisierte ihn mit der Handpuppe eines feinsinnigen Mädchens in einem zerschlissenen Kleid. 3. Er stellte der Patientin gegenüber einen dritten Stuhl auf mit der Handpuppe eines Wolfs mit großen scharfen Zähnen. Der Wolf symbolisierte ihr Gefühl einer »diffusen Bedrohung«. Die äußere Repräsentation ihrer dysfunktionalen Abwehrmuster half der Patientin in den folgenden Sitzungen, sich aus dem Ich-Zustand des traumatisierten Kindes herauszuarbeiten. Sie benannte ihre inneren Panikzustände als »ganz diffuse Angst« und ordnete sie ihrer Kindheit zu: »Der Wolf rutscht bei mir aber immer wieder in die Gegenwart und bedroht mich!« Der Therapeut fühlte, dass er die wahre Not der Patientin zum ersten Mal wirklich verstanden hatte.

Patientinnen und *Patienten mit Borderline-Persönlichkeitsstörung* entwickeln in der Therapie *oft sehr plötzlich* eine negative Übertragung auf die Therapeutin. Sie ist als eine »allergische Reaktion« auf ein bestimmtes *reales* Handeln der Therapeutin zu verstehen und führt leicht zum Abbruch der Therapie. Sie sollte deshalb möglichst früh therapeutisch bearbeitet werden (siehe Fallbeispiel 11, 2. Fortsetzung in Kap. 4.13 und unten 3. Fortsetzung). Das gelingt auf dem folgenden Weg: 1. Die Therapeutin spricht die Störung in der therapeutischen Beziehung von sich aus an. 2. Sie stellt etwas entfernt von sich einen leeren Stuhl auf für die *negative Übertragungsfigur,* die der Patient auf sie projiziert (siehe Abb. 14 und unten Fallbeispiel 11, 3. Fortsetzung): »*Sie haben das in ihrer Kindheit schon genug gehabt,* dass Sie allein gelassen wurden. *Sie brauchen das nicht noch einmal!*« 3. Die Therapeutin beschreibt den *Realanteil* an der Störung in der therapeutischen Beziehung. Sie arbeitet heraus, an welcher Stelle ihr eigenes Handeln *äußerlich tatsächlich ähnlich* war dem Verhalten der schädigenden Bezugsperson in der Kindheit des Patienten. 4. Anschließend teilt sie dem Patienten aber mit, dass ihre *Motivation,* so zu handeln, eine andere war als die seiner schädigenden Bezugsperson aus seiner Kindheit. Die Motivation der Therapeutin ist oft eine andere: »Ich möchte Ihnen gegenüber ehrlich sein.« »Ich will Sie ernstnehmen!« »Ich möchte mich nicht überfordern. Sonst werde ich krank und ich würde Sie am Ende genauso allein lassen, wie Ihre Eltern Sie allein gelassen haben.« Die Therapeutin bestätigt dem Patienten explizit: »Wir haben ein Problem in unserer Beziehung. Aber ich lasse Sie nicht allein. Das verspreche ich Ihnen. Wir sitzen in der Therapie zusammen in einem Boot und versuchen, miteinander zurechtzukommen.« 5. Die Therapeutin zeigt bei dieser *Differenzierung zwischen Realkonflikt und Übertragungskonflikt* (siehe Kap. 2.7) abhängig davon, über wen sie gerade redet, mit der Hand wechselnd auf den Stuhl für die Übertragungsfigur aus der Kindheit *oder* ein anderes Mal auf ihre eigene Person. Sie erlaubt dem Patienten bei diesem Vorgehen, zu fühlen, was er fühlt.

Fallbeispiel 11 (3. Fortsetzung, siehe Kap. 4.4, 4.6 und 4.13): *Herr A. machte fünf Jahre nach einer 50-stündigen Therapie eine zweite Therapie bei demselben Therapeuten. Er war als Alkoholkranker wieder rückfällig geworden. Er wurde vorübergehend berentet. Nach einer Rehabilitationstherapie arbeitete er seit einem halben Jahr wieder in seiner alten Dienststelle. Herr A. will jetzt auch die zweite Therapie wieder nach fünfzig Stunden beenden: »Es bringt mir nichts mehr. Die weite Anfahrt ist unbequem. Ich will auch nicht abhängig von Ihnen werden.« Der Therapeut bietet Herrn A. aber eine Verlängerung der Therapie an, um mit ihm an seinen strukturell bedingten schweren Beziehungsstörungen zu arbeiten: »Ich habe den Eindruck, dass Sie die Therapie schon vorsorglich selbst beenden, weil das Ende der Beziehung zu mir als Therapeut droht.« Der Therapeut deutet mit der Hand auf den leeren Stuhl des »selbstverletzenden Denkens« (Stuhl 8 in Abb. 11): »Sie erleben das dann zwar selbst als freie Entscheidung. Ich sehe das aber als selbstverletzendes, masochistisches Handeln an. Sie wollen sich selbst davor schützen, so wie in der Kindheit wieder ein nicht gewolltes Kind zu sein.«« Der Therapeut deutet mit der Hand auf den Stuhl der »schädigenden Bezugsperson in der Kindheit« (Stuhl 9 in Abb. 11): »Damals wurden Sie ja von Ihrer Mutter in das Kinderheim gegeben!« Der Therapeut zeigt mit der Hand auf sich selbst: »Sie vollziehen in der Beziehung zu mir jetzt selbst das, was früher mit Ihnen gemacht worden ist.« Der Therapeut deutet mit der Hand auf den Stuhl für »das selbstverletzende Denken«: »Wenn Sie selbst bestimmen, wann Sie gehen, schaden Sie sich zwar. Sie schützen Sie sich aber vor dem Gefühl, nicht gewollt zu sein. Sie haben dann ja selbst entschieden, die Beziehung zu beenden!« Der Patient fängt an zu weinen, er ist sehr berührt: »Oh, jetzt weiterzumachen, das würde aber hart! Ich wüsste dann nicht, wie ich mit meinen Gefühlen von Alleinsein umgehen sollte!« Therapeut: »Genau darum ginge es in einer Fortsetzung der Therapie, dass Sie erkennen, dass sie diese Gefühle haben und dass Sie lernen, damit umzugehen. Überlegen Sie sich doch, ob Sie das lernen wollen!« Der Patient hat die Therapie* *nicht verlängert. Die Auflösung der negativen Übertragung half dem Patienten und dem Therapeuten aber, in Würde auseinanderzugehen.*

Patienten mit Borderline-Organisation und Beziehungstraumata in der Kindheit reagieren gelegentlich therapeutisch negativ auf die Empathie der Therapeutin. Manchmal dekompensieren sie sogar in eine psychotische Episode (siehe unten Fallbeispiel 24).

Empfehlung
Auch wenn der Therapeut sich subjektiv in der Therapie alle erdenkliche Mühe gegeben hat, sollte er bei einer *negativen therapeutischen Reaktion* des Patienten die Ursache immer *auch in der therapeutischen Beziehung* suchen. Es gilt das Prinzip: »Die Seele des Patienten macht nichts umsonst.«

Fallbeispiel 24 (Krüger, 1997, S. 97 f., 103 f.): *Eine 32-jährige Hausfrau, Frau L., leidet an einer emotional-instabilen Persönlichkeitsstörung. Sie war vor der Psychotherapie »wegen einer Psychose« schon zweimal kurz in stationärer psychiatrischer Behandlung gewesen. Sie ist deutlich kontaktgestört und wirkt in ihrem Verhalten insgesamt künstlich und marionettenhaft. Frau L. spielt in ihrer Gruppentherapie nach einem Jahr zum ersten Mal ein protagonistzentriertes Spiel. Sie bearbeitet den Konflikt mit ihrer Schwiegermutter. Diese wohnt mit in ihrem Haus bei ihrer Familie. Der Konflikt ist ein gewöhnlicher Familienkonflikt ohne besondere Brisanz. Einige Gruppenmitglieder ermutigen Frau L. in der Nachbesprechung, sich ihrer Schwiegermutter weniger unterzuordnen. Andere Gruppenmitglieder verstehen auch die Nöte der Schwiegermutter.*

Drei Tage später wird Frau L. von ihrem Ehemann notfallmäßig in die Praxis gebracht. Sie ist hochpsychotisch und im Denken völlig zerfahren. Sie schwankt zwischen Krankheitseinsicht und absolutem Misstrauen hin und her. Sie wirkt dabei wie ein verstörtes Kind. Was war der Grund für die psychotische Dekompensation der Patientin? Frau L. hatte sich vor der psychodramatischen Auseinandersetzung mit ihrer Schwiegermutter stabilisiert mithilfe der Abwehr durch Spaltung. In den früheren psychotischen Episoden hatte sie ihren Ehemann zwar aggressiv entwertet. Wenn sie wieder »gesund« war, idealisierte sie den Ehemann aber immer nach dem Motto: »Wenn die Schwiegermutter nicht da wäre, wäre Frank der ideale Ehemann.« Frau L. konnte sich auf diese Weise in der Beziehung zu ihrem Ehemann ihr »gutes« Selbstbild bewahren: Sie war das gutwillige Opfer der »bösen« Schwiegermutter. Sie bekam von ihrem Ehemann für ihre Anpassungsleistung narzisstische Gratifikationen und konnte ihre »böse« Seite vor sich selbst verleugnen. Die psychodramatische Auseinandersetzung mit der Schwiegermutter aktualisierte in Frau L. aber ihren abgespaltenen Ärger und ihre Abgrenzungswünsche. Ihr Ärger rief in ihr innerlich das pathologische Introjekt ihres gewalttätigen Vaters auf den Plan. Sie agierte in ihrer Psychose, als ob ihr Vater anwesend wäre. In der Ursprungsfamilie von Frau L. gab es viele Beziehungsabbrüche, Alkoholmissbrauch und Gewalt.

Der Therapeut deutete seine eigene wohlmeinende Anteilnahme und die Unterstützung der Gruppenteilnehmer der psychotischen Patientin gegenüber als zwar gut gemeint, aber doch auch böse: »Für andere Menschen wäre eine solche Unterstützung in Ordnung. Sie aber haben als Kind viel Verlassenheit und Gewalt erlebt. Sie haben gelernt, ihre Sehnsucht nach Verständnis zur Seite zu schieben. Ich stelle für Ihre sehnsüchtige Seite hier neben Sie einen zweiten Stuhl hin. Wenn sich jetzt in der Gruppe auf einmal Ihre Sehnsucht erfüllt, dann ist das gefährlich für Sie. Denn die Erfüllung der Sehnsucht lässt Sie wieder Ihre Verlassenheit als Kind spüren. Die Verlassenheitsgefühle überschwemmen Sie dann. Die Gruppenmitglieder und ich haben es in der Therapiesitzung mit Ihnen zwar gut gemeint. Wir haben aber doch böse an Ihnen gehandelt.« Der Therapeut stellt neben sich einen zweiten Stuhl: »Das ist der Stuhl für mich als Therapeut, der Sie durch seine Zuwendung und sein Verständnis überfordert hat.«

Die Patientin konnte die Aufstellung ihrer inneren Spaltung mit Stühlen offenbar gut für sich nutzen. Sie erkannte ihr inneres Dilemma. Nach einer geringen medikamentösen neuroleptischen Behandlung von insgesamt nur einer Woche war die psychotische Desintegration von Frau L. verschwunden. Als sie vierzehn Tage später nach einem Urlaub wieder in die Gruppe kam, war der Therapeut sehr überrascht: Frau L. hatte sich auffallend verändert. Sie wirkte weicher, authentischer und viel mehr eins mit ihren Gefühlen. Die marionettenhafte, distanzierte Ausstrahlung war verschwunden und kam auch im weiteren Verlauf der Therapie nicht wieder.

5 Traumafolgestörungen

5.1 Das Besondere an der Traumatherapie

Psychische Traumata können *verschiedene* Krankheitsbilder zur Folge haben: posttraumatische Belastungsstörungen, Angststörungen, Depressionen, Persönlichkeitsstörungen, psychosomatische Beschwerdebildung, Suchterkrankungen und auch psychotische Episoden (siehe Kap. 5.3). Die Therapeutin sollte gegebenenfalls in die Psychotherapie auch Elemente der Traumatherapie integrieren.

> **Zentraler Gedanke**
> »Alle Fachleute auf dem Gebiet der Traumatherapie sind sich einig, dass die herkömmlichen psychotherapeutischen Methoden den Erfordernissen, die sich durch traumatischen Stress ergeben, angepasst werden müssen. [...] Das heißt, eine herkömmliche psychoanalytische oder Verhaltenstherapie entspricht nicht den Erfordernissen, aber auch keine herkömmliche Familientherapie, Gestalttherapie, Körpertherapie usw.« (Reddemann und Dehner-Rau, 2004, S. 77). Der Grund dafür ist der komplexe Abwehrprozess der Dissoziation bei Traumafolgestörungen (siehe Kap. 5.10.2).

Das Besondere in der Behandlung von Menschen mit Traumafolgestörungen ist:

1. Die Betroffenen dissoziieren, sobald ihre Traumaerfahrungen durch äußere Auslöser »angetriggert« werden. Sie erleben die aktuelle Situation dann so, als ob die Traumatisierung *gegenwärtig* stattfinden würde. 2. Flashbacks führen immer wieder zu Krisen in der therapeutischen Beziehung. Der erreichte therapeutische Fortschritt bricht zusammen. 3. *Unerkannte* Flashbacks entmutigen die Therapeutin und auch den Patienten. Es kommt zu negativen Übertragungs- und Gegenübertragungsreaktionen. 4. Patienten mit Traumafolgestörungen leiden zwar unter den Folgen ihrer Traumatisierung. Sie geben ihrem Trauma aber oft *keine Bedeutung* in ihrer Krankheitsentwicklung. 5. Manche Verhaltens-

weisen und Denkweisen von Traumapatienten wirken zunächst neurotisch. Sie sind für den Patienten aber in Wahrheit sinnvoll und hilfreich. Denn sie sind Selbststabilisierungstechniken, die ihn vor dem Einspringen eines Traumafilms schützen. 6. Flashbacks werden oft schon ausgelöst durch *sehr kleine* szenische Reize. Diese Reize ähneln Erinnerungsfragmenten aus der traumatisierenden Situation. Manchmal löst zum Beispiel schon ein bestimmter Geruch oder der Anblick eines Mannes in einem weißen Kittel einen Flashback aus.

Fallbeispiel 25: *Der 67-jährige Herr A. kam wegen rezidivierender depressiver Episoden mittleren Grades (ICD-10 F33.1) in ambulante Psychotherapie. Fünf Jahre vorher war ihm wegen einer Krebserkrankung die Schilddrüse entfernt worden. Der Patient war vor vier Wochen wieder in eine Depression dekompensiert. Auslösend war eine Kontrolluntersuchung wegen seiner Krebserkrankung. Er stöhnt in der Psychotherapiestunde gequält: »Den ganzen Sommer über war es gut! Ich konnte die Zeit richtig genießen! Aber jetzt bin ich wieder kraftlos, resigniert und hilflos. Ich habe Angst!« Der Therapeut versteht die Depression des Patienten als Folge einer Retraumatisierung: Der Patient war im vierten Lebensjahr an einer Meningitis bei Kinderlähmung erkrankt. Er musste im Krankenhaus acht Monate lang allein in einem Isolierzimmer verbringen. Seine Familie durfte ihn nicht besuchen. Weiß bekittelte Ärzte und Pfleger »überfielen« ihn in regelmäßigen Abständen. Sie hielten ihn mit körperlicher Gewalt fest und stachen ihn in den Rücken, um ihm mit einer Spritze Nervenwasser aus dem Wirbelkanal zu entziehen. Wenn Herr A. einen Mann in einem weißen Kittel sieht, gerät er auch jetzt noch nach mehr als fünfzig Jahren wieder in einen Flashback. Der Therapeut erkennt den Traumafilm an der großen negativen Wirkung des kleinen spezifischen szenischen Auslösers. Der Traumafilm tritt auf, wenn der Patient einen Mann im weißen Kittel sieht. Er tritt nicht auf, wenn eine Frau einen weißen Kittel trägt oder wenn der Arzt einen grünen Kittel anhat.*

Herr A. hasst sich in seiner Depression wegen seiner »Schwäche«. Er kommentiert das neue Einspringen seines Traumafilms sarkastisch mit den Worten: »Ich bin wieder folgsam.« Der Therapeut fühlt sich hilflos angesichts der Depression des Patienten. Er fragt Herrn A., warum er die Nachuntersuchungen wegen der Krebserkrankung auch jetzt noch macht, fünf Jahre nach seiner Operation. Der Therapeut interpretiert sein Verhalten als neurotische Anpassung: »Bei Ihnen sind nie Metastasen gefunden worden. Wenn die Ärzte Ihnen Kontrolltermine anbieten, gehorchen Sie denen blind! Sie merken doch an ihrer Depression, dass Sie den falschen Weg gehen!«

Zwei Wochen später berichtet Herr A.: »Ich habe die letzte Untersuchung doch noch abgesagt. Ich habe das aber wegen einer Grippe getan. Meine Frau hat mich darin bestärkt. Ich selbst fühlte mich hilflos und abhängig wie ein Kind! Ich brauchte jemand, der mir das erlaubt!« Der Therapeut erkennt erst jetzt, dass der Patient sich in der letzten Therapiesitzung wie der kleine Junge von vier Jahren im Krankenhaus gefühlt und verhalten hatte. Er war in seinem Traumafilm unfähig gewesen, gesund erwachsen (siehe Kap. 4.7) zu denken. Der Therapeut entschuldigt sich: »Es tut mir leid! Es war von mir ungerecht, dass ich ärgerlich geworden bin und von Ihnen verlangte, dass Sie sich weniger angepasst verhalten. Sie konnten gar nicht anders! Wenn Sie in Ihrem Traumafilm sind, haben Sie keine Möglichkeit zu wählen. Sie sind dann wie ein Schlafwandler unter Hypnose.« Der Therapeut stellt einen leeren Stuhl neben den Patienten. Er setzt die Kindpuppe eines kleinen Jungen darauf und deutet mit der Hand auf diesen zweiten Stuhl: »Der Stuhl steht für den kleinen vierjährigen Jungen in Ihnen, der traumatisiert ist. Ich merke, der Stuhl steht zu nah bei Ihnen. Ich stelle ihn hier in die Ecke des Zimmers. Wie können Sie Ihrer Erfahrung nach merken, dass Sie wieder der vierjährige Junge mit Kinderlähmung sind?« Der Therapeut und der Patient arbeiten zusammen Hinweise für das Einspringen des Traumafilms heraus: 1. »Wenn ich mich wieder wie ein Kind fühle.« 2. »Wenn ich wieder lethargisch bin.« 3. »Wenn ich innerlich fühle: Du musst lieb sein!« (Fortsetzungen in Kap. 5.5 und 5.8).

5.2 Definitionen einer Traumafolgestörung und einer traumatisierenden Situation

Eine posttraumatische Belastungsstörung (ICD-10 F43.1) (PTBS) entsteht nach der ICD-10 (2004, S. 187) »als eine verzögerte oder protrahierte Reaktion auf ein belastendes Ereignis oder eine Situation kürzerer oder längerer Dauer mit außergewöhnlicher Bedrohung oder katastrophenartigem Ausmaß, die bei fast jedem eine tiefe Verzweiflung hervorrufen würde. [...] Der Beginn folgt dem Trauma mit einer Latenz, die wenige Wochen bis Monate dauern kann. [...] In wenigen Fällen nimmt die Störung über viele Jahre einen chronischen Verlauf und geht dann in eine andauernde Persönlichkeitsveränderung über (F62.0).«

Zentraler Gedanke
Es gibt zwei Hauptformen der *Bewältigung* von seelischen Traumata, die Internalisierung und die Dissoziation. Man kann analog dazu zwei Grundformen der Traumafolgestörungen unterscheiden, Beziehungstraumata in der Kindheit und die posttraumatische Belastungsstörung im Erwachsenenalter.

1. *Beziehungstraumata in der Kindheit* geschehen meistens in der Familie. Die Betroffenen bewältigen die Traumata durch Internalisierung (Hirsch, 2004, S. 2). »Es persistiert ein traumatisches Introjekt, das wie ein feindliches, archaisches Über-Ich sein Unwesen treibt (Symptome und pathologisches Verhalten

verursacht) und nur partiell durch verschiedene Formen der Identifikation mit dem Aggressor (primär verschmelzende und sekundär imitierende) notdürftig in Schach gehalten wird« (Hirsch, 2004, S. 1). Die Betroffenen internalisieren gleichsam den Täter-Opfer-Komplex. Weil sie das Trauma definitionsgemäß nicht verarbeiten können, entwickeln sie gegen die Traumaerinnerung innerlich ein starres Abwehrsystem (siehe Kap. 4.8). Ihr *dominanter* dysfunktionaler metakognitiver Prozess ist der Selbstschutz durch Verleugnung mithilfe von Anpassung, Grandiosität oder kompensatorischem selbststabilisierendem Handeln (siehe Kap. 4.7). Der Selbstschutz wird stabilisiert durch ein mehr oder weniger stark ausgeprägtes selbstverletzendes Denken (siehe Kap. 4.7).
2. Die andere Hauptform der Bewältigung ist die »Dissoziation von Selbstanteilen, Abspaltung von Affekten und des Körper-Selbst infolge Extremtraumatisierungen, die [...] durch Gewalteinwirkung eintritt. Die unmittelbaren Folgen der plötzlichen, extremen Gewalteinwirkung, die den psychischen Apparat gleichsam überrollen [...], sind der *posttraumatischen Belastungsstörung* [...] zuzuordnen« (Hirsch, 2004, S. 2). Die Betroffenen spalten ihr handelndes Ich und ihre Affekte ab und sind mehr oder weniger einseitig fixiert in ihr beobachtendes Ich (siehe Kap. 5.4).

Beziehungstraumata treten auf, wenn ein Kind sexuellen Missbrauch, Gewalt, Nichtgewolltsein oder schwere Verlusterlebnisse erlebt. Kinder können auch *sekundär traumatisiert* werden durch eine schwer psychisch kranke Mutter oder einen psychisch kranken Vater. Das Kind kann dann die Werkzeuge seiner inneren Konfliktverarbeitung nicht ausreichend entwickeln. Das führt zu Defiziten beim Mentalisieren. Die Betroffenen leiden als Erwachsene eventuell an einer Borderline-Persönlichkeitsstörung (Mentzos, 2011, S. 170), an einer anderen Persönlichkeitsstörung, an Depressionen oder an einer Angststörung. Diese Krankheitsbilder sind Ausdruck *defensiver und kompensatorischer Mechanismen* (Mentzos, 2011, S. 39), die das Kind als Reaktion auf sein Trauma entwickelt hat.

Wichtige Definition
Eine traumatisierende Situation ist definiert durch zwei Bedingungen: 1. Der Betroffene wird in der Situation seelisch von Panik, Verwirrung oder Scham überwältigt. 2. Er kann in der seelisch überwältigenden Situation nicht kämpfen und nicht fliehen. Er kann also nicht handeln, um sich selbst zu schützen.

Fallbeispiel 26: *Kurt Lewin (Hans-Ulrich Wolf, 1999, mündliche Mitteilung) berichtete von Kindern einer Schulklasse, die bei einer Höhlenbesichtigung in einer Höhle eingeschlossen wurden. Die Lehrerin hielt sich außerhalb der Höhle auf, als der Eingang* *zur Höhle einstürzte. Alle Kinder litten nach ihrer Rettung unter einer posttraumatischen Belastungsstörung. Nur ein Junge war davon nicht betroffen. Man untersuchte, warum dieses Kind das Ereignis anders verarbeitet hatte als die anderen Kinder. Es stellte sich heraus: Dieser Junge hatte sich nicht wie die anderen von Panik überwältigt hingesetzt und nur passiv gewartet. Er hatte ständig weiter nach einem Ausgang aus der Höhle gesucht. Er hatte schließlich sogar einen Ausgang gefunden und die anderen Kinder aus der Höhle herausgeführt. Kurze Zeit später war die Höhle komplett eingestürzt. Der Junge war also nicht vor Schreck erstarrt. Er hatte immer weiter gehandelt und versucht, die bedrohliche Situation zu verändern. Ähnlich erging es einem Kassierer und seiner Kollegin bei einem Banküberfall. Der Kassierer verhandelte mit dem Täter immer weiter über die Geldübergabe. Die Kollegin verkroch sich panisch unter einem Tisch und befürchtete, der Täter könnte sie jeden Augenblick entdecken und auf sie schießen. Der Kassierer entwickelte hinterher im Gegensatz zu seiner Kollegin keine posttraumatische Belastungsstörung.*

Empfehlung

Therapeutinnen und Therapeuten sollten wissen, *welche* Ereignisse einen Menschen *potenziell* traumatisieren *können.*

Gunkel (1999, S. 54 ff.) hat dazu auf der Basis der internationalen Literatur eine Aufstellung gemacht: Holocaust-Opfer sind zu 46–78 % traumatisiert. Soldaten, die Kampfeinsätze miterlebten, leiden im Nachhinein zu 30 % an einer Traumafolgestörung, Soldaten ohne Kampfeinsatz zu 12 %, Vietnamveteranen zu 16–35 %, kanadische UNO-Soldaten zu 10–20 %, Flüchtlinge zu 25–50 %, Opfer von staatlicher Repression oder Gewalt zu 31 %, politische Häftlinge aus Vietnam, die Folter erlebt haben, zu 90 %. Drei Monate nach einem sexuellen Missbrauch oder einer Vergewaltigung besteht bei 48–80 % der Betroffenen eine Traumafolgestörung, bei *sexuell* missbrauchten Kindern viermal so häufig wie bei *physisch* missbrauchten Kindern. 10–23 % der Busfahrer, die im Fahrdienst angegriffen wurden, leiden unter einer Traumafolgestörung. Polizisten entwickeln nach Rettungseinsätzen oder Gewalterfahrungen zu 7–34 % Traumafolgestörungen, zum Beispiel nach dem Einsturz einer Zuschauertribüne zu 31 %. Nach einem Herzinfarkt bilden 16 % der Betreffenden eine posttraumatische Belastungsstörung aus, nach Herztransplantationen sind es 13 % und nach einer Blutkrebsbehandlung etwa 10 %. Nach Behandlung eines krebskranken Kindes leiden zwischen 30 und 40 % der Eltern an einer Traumafolgestörung, nach Verkehrsunfällen zwischen 18 und 23 %, nach einem Flugzeugabsturz 22 %, nach Naturkatastrophen wie Erdbeben 5–42 %, nach Verlust einer nahestehenden Bezugsperson 14 %. Ein hohes traumatisierendes Potenzial birgt auch, als Kind nicht gewollt gewesen zu sein, eine eigene Krebserkrankung erleben zu müssen oder die langjährige Pflege einer schwer kranken Bezugsperson. Patienten mit einer posttraumatischen Belastungsstörung (PTSB) haben in ihrem Leben oft nicht nur ein Trauma erlebt, sondern mehrere Traumata.

Zentraler Gedanke
Traumaerfahrungen durch Gewalt von *Menschen* führen zu Beziehungs- und Vertrauensproblemen und dadurch deutlich häufiger zu einer PTSP als Naturkatastrophen.

Nicht *jeder* Mensch wird durch ein *potenziell* traumatisierendes Ereignis *tatsächlich* traumatisiert. Das zeigen die Prozentzahlen in der obigen Liste. Die Folgen von traumatisierenden Ereignissen sind abhängig 1. von dem Lebensalter, in dem das traumatisierende Ereignis auftritt, 2. von der Schwere und Dauer der traumatisierenden Ereignisse und 3. von der Zahl der Traumata, die der Einzelne erleben musste. Psychische Vorerkrankungen können die Schwelle für die Entwicklung einer Traumafolgestörung senken. Wichtige protektive Faktoren sind die persönliche psychische Belastbarkeit des Patienten und die individuell vorhandene Resilienz. Sensible Menschen werden leichter traumatisiert.

Fallbeispiel 27: *Eine Studentin, die immer wieder einmal monatelang depressiv war, suchte Hilfe in einer esoterisch orientierten Gruppe, in der man »Rückführungen« durchführte. Die Gruppenmitglieder suchten unter der Anleitung einer offenbar selbst traumatisierten »Gurufrau« in ihrem »früheren Leben« nach eigenen Gewalterfahrungen. Wer bei den »Rückführungen« nicht mitmachte oder ausscherte, galt in der Gruppe als »böse und teuflisch«. Die Studentin dekompensierte nach einem halben Jahr in dieser Gemeinschaft in eine paranoide Psychose. Die sensible junge Frau hatte die Konfliktspannung zu der idealisierten »Meisterin« nicht aushalten können und war seelisch zusammengebrochen. Sie war überzeugt, die Führerin der Sekte sei beeinflusst durch Außerirdische und dadurch »böse« geworden. Das war eigentlich ein stimmiges symbolisches Bild für die Handlungen der »Meisterin«. Die Studentin erlebte dieses symbolische Bild aber im Äquivalenzmodus als äußere Wirklichkeit.*

5.3 Symptome bei Traumafolgestörungen

Nach Gunkels Literaturübersicht (1999, S. 54 ff.) entwickeln etwa 5 % der männlichen und 10 % aller weiblichen Amerikaner irgendwann einmal in ihrem Leben infolge eines traumatischen Ereignisses eine posttraumatische

Belastungsstörung. Etwa 26 % der Bulimie-Patientinnen haben eine Vergewaltigung erlebt und leiden unter einer Traumafolgestörung, ebenso 68 % der Prostituierten und insgesamt 52 % der Patientinnen und Patienten mit Essstörungen. Bei Psychotikern leiden 35–52 % vier bis elf Monate nach einer akuten Krankheitsphase unter einer Traumafolgestörung, unter anderem auch durch »invasive psychiatrische Behandlungen«. Menschen mit Borderline-Persönlichkeitsstörung sind je nach Studie zu 30–90 % traumatisiert. Nach einer neueren Übersichtsarbeit (über 53 Studien) von Simpson und Miller (2002) (zitiert nach Schäfer und Reddemann, 2005) sind 27–67 % der suchtkranken Frauen in der Kindheit sexuell missbraucht worden und 9–29 % der Männer. 33 % der suchtkranken Frauen wurden in der Kindheit körperlich misshandelt und 24–33 % der Männer. In einer holländischen Studie an alkoholkranken Patienten wurde nachgewiesen, dass 28 % der Männer und 46 % der Frauen in der Kindheit körperliche *oder* sexuelle Gewalt erfahren haben bzw. körperliche *und* sexuelle Gewalt.

Traumatisierte Menschen leiden nach Reddemann (1999, S. 88) unter einer ständigen Übererregung (DSM-IV-Kriterium D: »hyperarousal«), Schlafstörungen, sie sind leicht verletzlich, übermäßig schreckhaft und können sich schlecht beruhigen. Sie stehen ständig unter Angstdruck, sind leicht kränkbar und wenig konfliktfähig, das insbesondere dann, wenn Themen der traumatischen Erfahrung berührt werden. »Typische Merkmale sind das wiederholte Erleben des Traumas in sich aufdrängenden Erinnerungen (DSM-IV-Kriterium B: Intrusionen) […] vor dem Hintergrund eines andauernden Gefühls von Betäubtsein« (ICD-10). Im Flashback ist »das Broca-Sprachzentrum nicht oder nicht ausreichend aktiviert, d. h., Sprache steht dann nicht oder kaum zur Verfügung« (van der Kolk und Fisher, 1995). Traumatisierte Menschen zeigen eines oder mehrere der folgenden Symptome: akute Angstzustände, Depressionen, multiple psychosomatische Symptombildungen, Somatisierungsstörungen, phobisches oder zwanghaftes Verhalten, ein andauerndes Gefühl von Betäubtsein und emotionaler Stumpfheit, wiederkehrende Albträume und Flashbacks, Wutausbrüche, Gleichgültigkeit in zwischenmenschlichen Beziehungen und die Unfähigkeit zu lieben, magisches Verhalten, Medikamenten- oder Alkoholabusus, reizintensive, ablenkende, »sensation-seeking« Lebensführung und/oder dissoziative Zustände mit Depersonalisation und Derealisation bis hin zu Minipsychosen. Ausgeprägt ist auch das Vermeiden (DSM-IV-Kriterium C) von Aktivitäten und Situationen, die Erinnerungen an das Trauma wachrufen könnten. Suizidgedanken sind nicht selten. Oft besteht der unbewusste Wunsch, alles kontrollieren zu wollen, um nur nicht wieder hilflos einer bedrohlichen oder chaotischen Situation ausgeliefert zu sein.

5.4 Das Dissoziieren als zentrales Kennzeichen von Traumafolgestörungen

Wichtige Definition

Nach van der Kolk und Fisher (1995) ist die »Natur des Traumas, dissoziativ zu sein«. Auch Menschen mit Beziehungstraumata in der Kindheit diissoziieren, wenn ihre Traumaerfahrung bei ihnen getriggert wird. Sie fühlen sich dann so, als ob die traumatisierenden Ereignisse in der Gegenwart geschehen würden (siehe Fallbeispiel 25).

Zentraler Gedanke

Das Dissoziieren ist für traumatisierte Menschen wie »alles, was wir später als Pathologie beschreiben können, [...] zunächst normales Traumacoping« (Reddemann, 1999, S. 87). Es half den Betroffenen *in der ursprünglichen traumatisierenden Situation,* sich von dem überwältigten Selbstempfinden und den vernichtenden Affekten loszulösen und das Trauma zu erleben, als ob das Trauma jemand anderem geschieht (Putnam, 1988, S. 53).

»Wenn die physiologischen Mechanismen von Kampf und Flucht nicht mehr greifen, bleibt dem Menschen nur noch die Dissoziation als quasi psychischer Fluchtmechanismus. [...] Traumatisierte beschreiben diese Erfahrungen häufig damit, dass sie berichten, sie hätten ihren Körper in der traumatischen Situation verlassen« (Reddemann, 1999, S. 87). »Dissoziation führt dazu, dass die Erinnerungen an das Trauma [...] als sensorische Fragmente und als intensive emotionale Zustände [...] organisiert werden« (van der Kolk, McFarlane und Weisaeth, 1996). Die Betroffenen können mithilfe ihres Dissoziierens in der traumatisierenden Situation zwar *äußerlich noch weiter funktionieren* und zum Beispiel ihr Leben retten (siehe Fallbeispiel Jill in Kap. 5.16.2). Das Dilemma ist: Die Traumaerfahrung wird später nicht wie andere Erlebnisse verarbeitet. Denn der Patient dissoziiert beim Versuch der Traumaverarbeitung sofort. Seine Konfliktverarbeitung friert ein. Wenn die Gefahr vorbei ist, treten die traumatischen Erinnerungen in der neuen, geschützten Umgebung deshalb *unverarbeitet* ins Bewusstsein. Die Betroffenen geraten in den Strudel ihrer nicht verarbeiteten Traumaerinnerungen und werden von ihren Traumabildern gequält. Das Dissoziieren tritt bei kleinen Auslösern wieder auf und wird zum *Symptom* »Dissoziation«.

Das Quälende an den Flashbacks ist nach Reddemann (1999, S. 89), »dass sie erlebt werden, als seien sie jetzt, d. h. das Wiedererleben traumatischer Zustände ist kein Erinnern, sondern eine Retraumatisierung.« »Ausgelöst durch eine

Erinnerung kann das Vergangene mit solch einer plötzlichen sensorischen und emotionalen Intensität lebendig werden, dass das Opfer sich so fühlt, als ob das gesamte Ereignis wieder stattfände. Patienten mit PTSD scheinen in ihrem Trauma gefangen zu sein und können es nicht von der Gegenwart unterscheiden« (van der Kolk, Burbridge und Suzuki, 1998, S. 58 f.).

Die Dissoziation ist ein »komplexer psycho-physiologischer Prozess, bei dem es zu einer Desintegration und Fragmentierung des Bewusstseins und [...] des Gedächtnisses, der Identität und der Wahrnehmung von sich selbst und der Umwelt kommt« (Gast, 2000, S. 170). Nach Gast unterscheidet man fünf dissoziative Hauptsymptome: Amnesie, Depersonalisation, Derealisation, Identitätsunsicherheit und Identitätswechsel. Das Dissoziieren führt zu einer unkontrollierbaren Full-blown-Stressreaktion. Bei unkontrollierbarer Angst fängt der Hippocampus im Gehirn des Menschen an, Fortsätze seiner Nervenzellen einzuziehen (Hüther, 2002, mündliche Mitteilung). Bei Menschen mit schweren posttraumatischen Belastungsstörungen kann sich das Hippocampus-Volumen um 8–22 % verringern (van der Kolk, Burbridge und Suzuki, 1998, S. 69). Das führt zu Übererregbarkeit und Enthemmung des Verhaltens. Denn emotional erregende Informationen können bei verringertem Hippocampus-Volumen schwerer ertragen und verarbeitet werden. Die Betroffenen schätzen neue Erregungsreize oft pauschal als Bedrohung ein und reagieren sofort mit Aggression oder Rückzug (van der Kolk, Burbridge und Suzuki, 1998, S. 72).

5.5 Der Therapeut als Zeuge der Wahrheit

Viele Patienten mit Traumafolgestörungen schreiben den traumatisierenden Ereignissen in ihrer eigenen seelischen Selbstorganisation *keine Bedeutung zu.* Sie sprechen auch nicht darüber. Denn wenn sie das täten, würden sie in einen Flashback geraten. Sie würden die unverarbeitete Panik, den Horror und die Entfremdungsgefühle der traumatisierenden Situation wiedererleben. Traumatisierte Patientinnen und Patienten haben bei einem Flashback oft Angst, verrückt zu werden. Oder sie wollen »andere Menschen mit ihren Problemen nicht belasten«. Sie *schämen sich* wegen ihres »unnormalen« Fühlens und Denkens. Sie merken, dass sie anders sind als andere, und fürchten, aus der Gemeinschaft ausgeschlossen zu werden. Soldaten der deutschen Bundeswehr leiden nach einem Einsatz in Afghanistan angeblich nur zu 2,9 % an einer posttraumatischen Belastungsstörung (Schulte-Herbrüggen und Heinz, 2012, S. 557). Aber 9–20 % der amerikanischen Soldaten entwickelten nach Afghanistan-Einsätzen eine Depression oder eine posttraumatische Belastungsstörung (Wittchen, Schönfeld,

Kirschbaum, Thurau et al., 2012, S. 559), 14 % davon erkrankten sogar schwer (Süddeutsche Zeitung vom 20.12.2011, S. 9). Viele Arbeitgeber in den USA zögern mit der Einstellung von Veteranen aus den Irakkriegen, weil ihnen der Ruf seelischer Instabilität vorauseilt. Vermutlich sprechen deutsche Afghanistanveteranen auch deshalb nur selten über ihre Traumaerfahrungen, weil sie zu Recht Nachteile für ihre Beförderungen in der Bundeswehr befürchten.

Zentraler Gedanke

Die Therapeutin darf eine Depression oder Gehemmtheit im Rahmen einer Traumafolgestörung *nicht als neurotisch bedingt* interpretieren und behandeln. Denn das verstärkt oft die Depression des Patienten. Die Therapeutin informiert den Patienten stattdessen so früh wie möglich, dass seine Gehemmtheit eine Folge einer Traumaerfahrung ist: »Sie haben Angst, offen zu protestieren, weil ihr Konfliktpartner dann ärgerlich werden könnte. Das vertragen Sie aber nicht. Denn dann taucht in Ihnen das Bild Ihres gewalttätigen Vaters auf und Sie geraten in Ihren Traumafilm. Ich empfehle Ihnen: Protestieren Sie lieber nicht!« Eine solche Interpretation ist zugleich annehmend und konfrontativ. Sie gibt dem Patienten seine Würde als Mensch zurück. Sie erleichtert aber auch den therapeutischen Zugang zu dem Patienten.

Fallbeispiel 25 (1. Fortsetzung, siehe Kap. 5.1): *Herr A. hatte sich im Erstgespräch wegen seiner inneren depressiven Lähmung massiv selbst entwertet: »Eigentlich will ich nur meine Ruhe haben! Aber meine Frau macht mir immer Vorwürfe, dass ich so kontaktarm bin. Ich soll Sport machen und Hobbys nachgehen. Ich will das ja, aber es geht nicht! Wir streiten uns ganz oft.« Bei der Anamneseerhebung entdeckte der Therapeut die Traumaerfahrung des Patienten in seinem vierten Lebensjahr. Er stellte einen zweiten Stuhl neben ihn und setzte die Puppe eines kleinen Jungen darauf: »Herr A., das ist der kleine Junge in Ihnen, der im Alter von vier Jahren im Kinderkrankenhaus acht Monate lang allein in einem Isolationszimmer zubringen musste. Ich vermute, dass Sie durch diese schlimme Erfahrung als Kind traumatisiert worden sind! Wie geht es Ihnen, wenn Sie den kleinen Jungen sehen, der Sie waren?« Herr A.: »Nicht so gut.« Der Therapeut stellt den Stuhl des »traumatisierten Kindes« in die andere Ecke des Zimmers hinter die Gardine des Fensters: »Ich glaube, so ist es besser für Sie! Sonst kommen die alten Erinnerungen in Ihnen wieder hoch.« Der Therapeut stellt einen zweiten leeren Stuhl neben ihn und setzt die Handpuppe eines Ritters darauf: »Der Stuhl steht da für Ihren Selbstschutz durch Anpassung und Grandiosität. Sie haben in der Kindheit gelernt, Ihrer Traumaerfahrung keine Bedeutung zu geben. Sie waren ein tapferer Held, der alles kann und alles aushält.« Der Therapeut deutet mit der Hand auf das »traumatisierte Kind«*

hinter der Gardine: »Aber wenn Sie jetzt zur Nachuntersuchung in die Klinik gehen und die weißen Kittel der Ärzte sehen, rutschen Sie in Ihren alten Traumafilm hinein. Sie fühlen und denken dann wieder so wie damals mit vier Jahren! Lesen Sie doch einmal im Internet bei Wikipedia nach, was ein Trauma und was ein Flashback ist!« Herr A. reagierte zunächst skeptisch. Er erzählte dann aber weitere Einzelheiten über seine Erlebnisse im Alter von vier Jahren. Er war nach dem Krankenhausaufenthalt nach Hause gekommen und hatte sich als vierjähriger Junge nach Geborgenheit und Sicherheit gesehnt. Seine Mutter schickte ihn aber sofort mit der Großmutter in den Schwarzwald zur Kur. Er sollte dort nach der Kinderlähmung wieder laufen lernen. Die Eltern des Patienten waren damals noch starr auf die alten Werte aus dem Zweiten Weltkrieg fixiert gewesen. Für sie zählte nur Leistung. Sein Vater war im Krieg ein Held gewesen.

Nach zwei Jahren Einzeltherapie verstand auch der Patient sich endlich als »traumatisiert.« Die »Depressionen« des Patienten waren verschwunden mit Ausnahme jeweils der einen Woche, in der er zu medizinischen Nachuntersuchungen ging. Herr A. genoss sein Leben und spielte zum Beispiel kreativ mit seinen Enkeln. Seine Frau, eine frühere Krankenschwester, verstand ihn jetzt ebenfalls. Sie gestand ihm zu, anders zu sein als andere und sich bei Bedarf zurückzuziehen. Der Patient entwertete sich nicht mehr masochistisch. Er hatte eine gute Beziehung zu seinem inneren traumatisierten kleinen Jungen entwickelt. Herr A. berichtete jetzt auch den Krankenhausärzten von seiner Traumaerkrankung. Er handelte für sich Sonderbedingungen aus. Er setzte zum Beispiel durch, dass er nicht wie sonst in der Ambulanz fünf Stunden auf die Untersuchung warten musste. Dort waren ihm immer viele Männern in weißen Kitteln begegnet. Er wurde von dem Arzt als erster Patient gleich morgens um acht Uhr untersucht. Der Arzt bot ihm von sich aus an, seinen weißen Kittel auszuziehen. Der Patient hielt sich bei seinen Nachuntersuchungen zwar weiterhin jeweils drei Tage lang im Krankenhaus allein in einem Isolierzimmer auf. Denn ihm wurden zur Bekämpfung von möglichen Metastasen vorsorglich radioaktive Substanzen gespritzt. Er bekam aber ein Krankenzimmer einen Stock höher mit einem weiten Ausblick. Er durfte jeweils am dritten Tag im Park spazieren gehen, sollte sich aber wegen seiner radioaktiven Strahlung an diesem Tag anderen Menschen nicht nähern. Der Patient machte also die Erfahrung, dass er anders als in der Kindheit seine Situation im Krankenhaus aus eigenem Willen verändern konnte (Fortsetzung in Kap. 5.9).

Die Therapeutin wird mit dem Benennen des Traumafilms als »Traumafilm« *Zeugin der Wahrheit* für die *existenzielle* Not des Patienten. Sie handelt in der Gegenwart *nachträglich* so, wie die nahen Bezugspersonen des Patienten in der Vergangenheit hätten handeln *sollen.* Oft *fehlte* während des Traumaereignisses oder danach eine Zeugin oder ein Zeuge der Wahrheit. Die Bezugspersonen sahen weg. Sie waren bequem oder hatten Angst vor Aggressionen. Eine Zeugin der Wahrheit guckt hin. Sie nennt die Gewalt »Gewalt«, das Unrecht »Unrecht«, den Missbrauch »Missbrauch«. Sie steht dem Opfer zur Seite. Das vermindert bei dem Betroffenen erfahrungsgemäß die Folgen der Traumatisierung (Mentzos, 2011, S. 38 f.). Manchmal blendet eine Mutter aktiv aus, wenn ihre *Tochter* vom Vater sexuell missbraucht wird. Das Alltagsleben geht in der Familie einfach so weiter, als ob nichts geschehen wäre. Das missbrauchte Mädchen fängt dann an zu zweifeln, ob die Tat überhaupt stattgefunden hat. Oder das Mädchen glaubt dem Täter, dass sie den sexuellen Übergriff *»selbst gewollt«* oder »ihn selbst provoziert« hat. Das Opfer entwickelt in einem solchen Fall ein falsches Selbstbild. Jemand muss den Gefühlen des Verrats, der Angst und der Scham des Opfers *Berechtigung geben* und *unberechtigten* Schuldgefühlen entgegentreten.

Zentraler Gedanke

Die Therapeutin sollte anders als die Bezugspersonen in der Kindheit die Traumatisierung eines Patienten immer aktiv bezeugen. Sie nennt als Zeugin der Wahrheit die Dinge beim Namen. Das hebt die Verwirrung und Verunsicherung der Patientin *wenigstens nachträglich* auf.

Fallbeispiel 28: *Eine 42-jährige Patientin gab dem Therapeuten im Abschlussgespräch der Therapie die Rückmeldung: »Die Arbeit an der Beziehung zu meinem Partner am Anfang war eigentlich Geplänkel. In der Therapie trat für mich aber eine Zäsur ein, als Sie zu mir sagten, dass meine Erfahrungen mit meinem Vater in der Kindheit ein Trauma waren. Da wurden meine Erfahrungen für mich erst wirklich. Das gab mir die Berechtigung, zu fühlen, was ich fühle. Ich glaubte mir, dass meine Todesangst (bei dem körperlichen Missbrauch durch den Vater) wirklich Todesangst war. Dass das stimmte! Vorher hatte ich geglaubt: ›Du musst beten! Anderen ergeht es noch schlimmer!‹ Mit der Mitteilung ›Trauma‹ haben Sie mich an die Hand genommen und sind ein Stück mit mir mitgegangen. Es hat mir wehgetan! Aber es war ein entscheidender Moment. Ich bin dadurch bei mir an den Kern gekommen. Ich habe die Tür zu meinem inneren Kind aufgemacht, das hinter der Tür sitzt: Ich habe zuerst die erste Tür geöffnet. Da war das Kind nicht. Dann machte ich die zweite Tür auf. Da war es auch nicht. Hinter der dritten Tür war es auch nicht. Aber hinter der vierten Tür saß es dann eingenässt und hatte Angst!«* (Fortsetzung in Kap. 5.15).

5.6 Die sechs Phasen der psychodramatischen Traumatherapie

Empfehlung

»Trauma ist Chaos und Chaos braucht Struktur« (Reddemann, 2007, mündliche Mitteilung). In der traumatisierenden Situation hatte der Patient keinen Einfluss auf das traumatisierende Geschehen. In der Therapie soll der Patient deshalb Kontrolle darüber haben, was mit ihm geschieht. Die einzelnen Schritte der Traumatherapie sind mit ihm offen und klar abzusprechen.

Das therapeutische Vorgehen lässt sich idealtypisch in sechs *aufeinander aufbauende* Phasen unterteilen (siehe Abb. 15): 1. in die *Vorphase* der Traumatherapie, 2. die *traumaspezifische Diagnostik,* 3. die *traumaspezifische Krisenintervention,* 4. das Erlernen von Techniken zur *Selbststabilisierung,* 5. die *Traumaverarbeitung mit Traumaexposition* und 6. die *Phase der Integration der inneren Umstellung* in die Beziehungen der Kindheit und in die Beziehungen der Gegenwart. Viele Patientinnen und Patienten mit Traumafolgestörungen kommen in die Therapie mit der Diagnose einer Persönlichkeitsstörung, einer Angststörung, einer Depression oder einer Sucht. *Die Therapeutin* merkt oft erst während der Behandlung, dass der Patient an einer Traumafolgestörung leidet. Die traumaspezifische Diagnostik (siehe Kap. 5.7) und das Erlernen von Selbststabilisierungstechniken erfordern mindestens zehn Einzelsitzungen. Diese Arbeit kann auch von Beraterinnen und Beratern aus helfenden Berufen geleistet werden. Die *Traumaverarbeitung* (siehe Kap. 5.10) sollte nur im Rahmen einer *Langzeittherapie* von mehr als 30 Sitzungen stattfinden. Sie setzt eine Weiterbildung zur Psychodramatherapeutin oder zum Psychodramatherapeuten voraus.

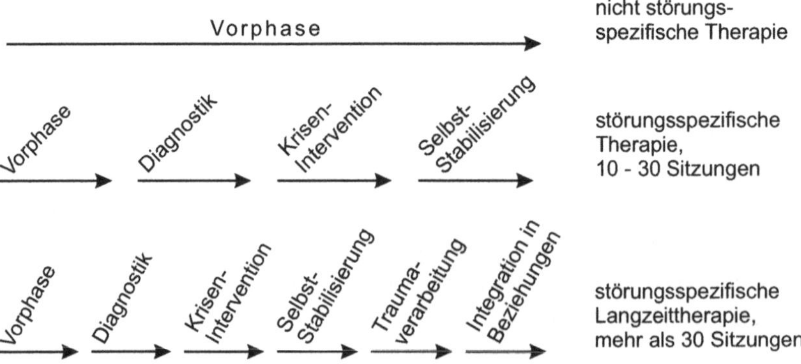

Abbildung 15: Die sechs Phasen der psychodramatischen Traumatherapie

Zentraler Gedanke
Die Therapeutin arbeitet in der mentalisationsorientierten Psychodramatherapie von Traumafolgestörungen immer auch *explizit metakognitiv.* Sie macht die dysfunktionalen metakognitiven Prozesse des Patienten zum Gegenstand der der therapeutischen Kommunikation mit dem Patienten (siehe Kap. 2.11 und 4.2).

Patienten, die in ihrer *Kindheit* Beziehungstraumata erlitten haben, dissoziieren zwar auch bei entsprechenden Auslösern. Sie haben aber dauerhafte Abwehr- und Kompensationsmechanismen entwickelt, um in ihrem Leben zurechtzukommen. Die starren Abwehrmuster führen oft zu schweren Beziehungsstörungen, schweren Depressionen oder Angststörungen. Die Patienten erleben die Abwehrmuster aber als Teil ihres Charakters (siehe Kap. 4.2). Sie haben als Kind Vernachlässigung, Beziehungsabbrüche oder Gewalt erleben müssen. Sie haben aber innerlich keine Vorstellung von einer wertschätzenden Beziehungsgestaltung entwickelt. Sie geben ihren traumatisierenden Kindheitserfahrungen deshalb keine Bedeutung. Sie sehen zum Beispiel ihre traumatisierenden Eltern oft als »liebevolle Eltern« an. Auch verstehen sie unglückliche Lebensumstände in der Gegenwart als »normal« und als ihr »persönliches Schicksal«. Die Patienten müssen deshalb zunächst Problembewusstsein für ihr starres Abwehrmuster und ihr Wegrutschen in ihr »traumatisiertes Ich« entwickeln (siehe Kap. 4.8). Die Therapeutin behandelt die metakognitive Störung, indem sie den Selbstschutz durch Anpassung oder Grandiosität und das »traumatisierte Ich« des Patienten benennt und sie mit Stühlen im Therapieraum repräsentiert (siehe Abb. 11).

Patienten, die erst im Erwachsenenalter einer posttraumatische Belastungsstörung entwickelt haben, sind in den Abwehrmodus durch Dissoziieren fixiert. Sie spalten schon bei kleinen Auslösern ihre Gefühle ab. Sie erleben sich selbst im Sinne der Depersonalisation als gefühlsmäßig taub und sich selbst fremd. Oder sie erleben ihre Umwelt im Sinne der Derealisation als unwirklich. Die Therapeutin kann den Patienten die Spaltung zwischen seinem handelndem und seinem beobachtenden Ich aufheben lassen, indem sie die Spaltung als solche benennt, sie mit zwei Stühlen repräsentiert und den Patienten zwischen beiden hin und her wechseln lässt. Komplex traumatisierte Menschen, die viele Traumata erlebt haben, zum Beispiel Folteropfer, brauchen als *Voraussetzung für die Wirksamkeit* der Traumatherapie *ein haltgebendes,* sicheres soziales Umfeld. Die Therapeutin interveniert in einem solchen Fall immer wieder *real als Doppelgängerin in dem realen sozialen Umfeld* des Patienten. Sie begleitet ihn zum Beispiel bei Behördengängen.

5.7 Traumaspezifische Diagnostik

Manche Patientinnen und Patienten suchen die Therapeutin oder den Therapeuten schon mit der Diagnose »Trauma« auf und wünschen von sich aus eine Traumatherapie. Patientinnen und Patienten *mit Beziehungstraumata* in der Kindheit kommen aber häufig zunächst wegen Ängsten, Depressionen, schweren Beziehungsstörungen oder einer Suchterkrankung. Sie wissen meistens nicht, dass sie an einer Traumafolgestörung leiden. Sie ziehen die Therapeutin in ihre dysfunktionalen metakognitiven Prozesse mit hinein. Die Therapeutin erkennt bei der Anamneseerhebung vielleicht noch die traumatische Qualität der Kindheitserfahrungen des Patienten. Sie geht aber während der Therapie mit dem Patienten empathisch mit. Sie übernimmt dann aber, ohne es zu merken, die Abwehr des Patienten und »vergisst«, seinen Traumaerfahrungen ausreichend Bedeutung zu geben. Erst die Hartnäckigkeit der Krankheitssymptome und die latente Störung der therapeutischen Beziehung machen die Therapeutin dann darauf aufmerksam, dass in der Therapie noch etwas Wesentliches fehlt. Die Therapeutin kann in einem solchen Fall mithilfe der Schritte 13–17 der psychodramatischen Selbstsupervision (siehe Kap. 2.3) die spezielle Art der metakognitiven Störung des Patienten erkennen. Ein kindliches Beziehungstrauma besteht, wenn dabei die Repräsentation des Selbstschutzes durch Anpassung oder Grandiosität und die Repräsentation des »traumatisierten Kindes« mit leeren Stühlen das negative Gefühl der Therapeutin auflöst.

Empfehlung
Wenn die Therapeutin im Verlaufe einer Therapie den Verdacht schöpft, dass die Symptome des Patienten Ausdruck einer Traumafolgestörung sein *könnten,* unterbricht sie die Arbeit an den *von dem Patienten* vorgebrachten Problemen und *überprüft neu* die Diagnose des Patienten. Bei der Diagnose einer Traumafolgestörung integriert sie sofort traumatherapeutische Vorgehensweisen in die Therapie.

Hinweise auf eine Traumafolgestörung sind: 1. Der Patient dekompensiert immer wieder psychisch. 2. Die psychischen Einbrüche sind für die Therapeutin in ihrem Ausmaß schwer einfühlbar und passen nicht zu den harmlos erscheinenden auslösenden Umständen. 3. Der Patient zeigt Symptome einer Traumafolgestörung (siehe Kap. 5.3). 4. Er ist in der verbalen Kommunikation ungewöhnlich distanziert oder emotional nicht wirklich erreichbar. 5. Die Therapeutin fühlt sich in der therapeutischen Beziehung unfähig, hilflos fremd oder mystifiziert. 6. Wenn die Therapeutin das »innere Kind« eines in der Kindheit traumatisierten Patienten auf einem zweiten Stuhl repräsentiert (siehe Kap. 4.7), lehnt der Patient selbst sein »inneres Kind« ab, statt sich ihm zuzuwenden (siehe Kap. 5.8).

Empfehlung

Die Therapeutin darf sich bei der Diagnosestellung »Traumafolgestörung« nicht *von der Zustimmung des Patienten abhängig* machen. Denn viele Patienten geben ihrer Traumaerfahrung keine Bedeutung. Wenn sie das täten, würden sie in ihren Traumafilm hineingeraten oder ihren inneren »blinden sadistischen Ankläger« aktivieren (siehe Kap. 4.7). Die Therapeutin entscheidet deshalb zunächst allein, ob sie den Patienten als traumatisiert ansehen will oder nicht.

Manche auffälligen, scheinbar krankhaften Verhaltensweisen des Patienten sind als notwendiger Selbstschutz durch selbststabilisierendes Handeln zu verstehen. Die Therapeutin deutet sie gegebenenfalls radikal positiv um. Die Therapeutin sieht bei einem *Neurotiker* zum Beispiel eine 90-Stunden-Arbeitswoche spontan als problematisch an und stellt sie infrage. Sie interpretiert sie bei einem *Traumapatienten* aber als eine »selbst gefundene Technik der Selbststabilisierung bei einer Traumaerkrankung«.

Bei der Diagnostik hilft die *Arbeit mit der Tischbühne* (siehe Kap. 5.10.10), einen Überblick über das Zusammenspiel der vorhandenen Konflikte zu gewinnen. Die *Stühlearbeit* ist indiziert (siehe Kap. 4.7), um das Problembewusstsein des Patienten für dysfunktionale Abwehrprozesse zu fördern. Die *Technik des Selbststeuerungskreises* (Krüger, 2010a) hilft, die Selbstregulation des Patienten in *sich wiederholenden Konflikten* zu erfassen und dabei auftretende Flashbacks zu erkennen.

Die Therapeutin geht bei der Diagnostik mit dem Selbststeuerungskreis folgendermaßen vor: 1. Sie legt ein Papier von der Größe DIN A3 auf den Tisch. Sie malt auf das Papier einen großen Kreis. 2. Sie markiert auf dem Kreis *rechts* mit einem Minuszeichen die Krise und *links* mit einem Pluszeichen das Wohlbefinden des Patienten. Sie kennzeichnet auf dem Kreis mit einem Pfeil die Richtung des zeitlichen Ablaufs des Konflikts vom positiven Pol zum negativen und vom negativen Pol zum positiven. 3. Sie lässt den Patienten in ich-nahen Formulierungen auf der einen Seite des Kreises sein Denken, Fühlen, Handeln und Wollen *in der Krise* und auf der gegenüberliegenden Seite des Kreises sein Denken, Fühlen und Handeln *im Wohlbefinden* aufschreiben. 4. Der Patient notiert danach entlang der Kreislinie Schritt für Schritt sein Fühlen, Denken und Handeln auf dem Weg in die Krise *hinein* und wieder *heraus:* »Was haben Sie getan? Was haben Sie dabei gefühlt? Was haben Sie gedacht? Was wollten Sie dann? Was ist dann geschehen? Was haben Sie dann getan? … gefühlt? …

gedacht? … usw.« Der Patient erfasst mit dem Selbststeuerungskreis seine *Selbststeuerung* in seinem Wiederholungskonflikt: Was ist sein Anteil daran, dass es zu der Krise kam? Was ist aber auch sein Anteil daran, dass es ihm wieder gut ging?

Fallbeispiel 29: *Die 28-jährige Frau A. kommt in die Sprechstunde zur Krisenintervention, weil es ihr »wieder schlecht geht«. Sie wurde in ihrer Kindheit und Jugend mehrfach traumatisiert. Sie leidet an einem Borderline-Syndrom mit reaktiv psychotischen Episoden (ICD-10 F60.31). Die kleine, apart wirkende Frau wirkt erschöpft und depressiv. Sie berichtet: »Ich habe 14 Tage lang fast nicht geschlafen. Bei der Arbeit im Supermarkt musste ich gestern nach Hause gehen. Ich brachte alles durcheinander. Alle Leute zeigen mit dem Finger auf mich. Die wollen mich testen!« Der Therapeut bietet ihr an: »Wir könnten zusammen das Geschehen bei ihren Stimmungsschwankungen einmal untersuchen und aufschreiben.« Die Patientin erstellt einen Selbststeuerungskreis. Am Ende der gemeinsamen Arbeit steht auf dem Papier auf der Kreislinie vom Wohlergehen hin zur Krise: 1. »Wir fahren unangemeldet zu meiner Oma. 2. Die freut sich. (Die Großmutter hatte der Patientin in ihrer Kindheit als einzige Halt und Geborgenheit gegeben in der zerrütteten Familie.) 3. Mein Mann ist nett, Oma geht es gut. Mir geht es gut. 4. Der Urlaub ist zu Ende. Wir fahren nach Hause. 5. Ich habe Angst, dass die auf der Arbeit mich nicht haben wollen. 6. Ich habe Schlafstörungen, Magenkrämpfe und Panik. 7. Ich habe Angst, zu versagen und eine schlechte Mutter zu sein für meinen Sohn. Ich habe Durchfall. 8. Ich habe Angst, als faul zu gelten. 9. Ich habe ständig Angst, dass andere Leute sehen, was mit mir ist, und dass die sich über mich amüsieren. 10. Ich spiele allen etwas vor. Die sollen nichts merken. 11. Zu Hause geht nichts mehr. 12. Bei der Arbeit geht nichts mehr. 13. Ich glaube, die anderen Leute testen mich.« Auf dem Weg von der Krise zum Wohlergehen notiert die Patientin: 14. »Die Scham spornt mich an, Leistung zu bringen. 15. Ich habe Angst, als böse zu gelten. Ich bemühe mich deshalb, ein guter Mensch zu sein. 16. Ich arbeite viel und mache ohne Bezahlung Überstunden. Ich bin zu Hause lieb, eine gute Mutter. 17. Mein Selbstwertgefühl steigt. Es geht mir gut. 18. Wenn ich nichts zu tun habe, geht es mir aber schlecht.« Der Therapeut interpretiert die unvollkommenen Lösungen der Patientin positiv um in »selbst gefundene Selbststabilisierungstechniken«. Das stabilisiert die Patientin. Sie fühlt sich verstanden und gewinnt Distanz zu ihrem dysfunktionalen Handeln und Fühlen in der Krise. Sie lächelt am Ende der Stunde sogar ein wenig. Sie nimmt das Papier mit dem Selbststeuerungskreis mit nach Hause.*

In der folgenden Therapiesitzung fünf Tage später berichtet Frau A. spontan: »Ich habe eine Entdeckung gemacht. Da fehlt noch etwas in dem Kreis: Als mein Mann und ich aus dem Urlaub zurückkamen, waren in unserer Wohnung im Hausflur die Laminatfliesen hochgekommen. Mein Mann hat mir vorgeworfen, dass ich beim Saubermachen Wasser darauf geschüttet hatte. Ich wusste genau, dass das nicht stimmte.

Ich habe ihm das auch gesagt. Aber er glaubte mir nicht. Hinterher stellte sich heraus, dass da in unserem Urlaub ein Wasserrohrbruch gewesen war. Das ist total oft, dass ich mich rechtfertigen muss für Sachen, für die ich gar nichts kann.« Der Therapeut und die Patientin fügen in den »Selbststeuerungskreis« zwischen den Schritten 4 und 5 noch vier zusätzliche Schritte ein: 4 A. »Mein Ehemann oder andere, in der Kindheit der Vater, glauben mir nicht. Was ich denke und fühle, zählt nicht. 4 B. Mein Traumafilm springt ein: Ich fühle, ich bin nichts und ich tauge nichts. 4 C. Ich bin verunsichert und entwerte mich selbst. 4 D. Ich fühle, ich werde manipuliert.« Die Patientin kennt das Gefühl der Manipulation aus ihrer Kindheit. Ihr alkoholkranker Vater und ihre Mutter hatten sie narzisstisch missbraucht.

Der Therapeut vermeidet bei der Arbeit an dem Selbststeuerungskreis jede Bewertung und hält sich strikt an die Überzeugung: »Die Seele des Patienten macht nichts umsonst.« Je unangemessener das Denken und Fühlen der Patientin in dem geschilderten Konflikt ist, desto eher ist es *Ausdruck eines Traumafilms*. Der Therapeut benennt gegebenenfalls das Trauma als solches. Er erkundet zusammen mit der Patientin, welcher äußere szenische Reiz den Traumafilm ausgelöst hat. Er geht dann aber auf die Traumaerfahrung *nicht* weiter ein, um die Patientin nicht zusätzlich zu labilisieren. Er interpretiert stattdessen das Abwehrverhalten der Patientin konsequent positiv um. Er nennt es eine von ihr selbst gefundene »Lösung« oder »Selbststabilisierungstechnik«, auch wenn die Lösung zunächst grotesk erscheint (siehe die Schritte 17, 18 und 19 im Fallbeispiel 29). Die Arbeit mit dem Selbststeuerungskreis stärkt die *Kognition* der Patientin. Denn sie beschreibt dabei das Konfliktgeschehen inhaltlich aus der Metaperspektive. Der Therapeut begleitet sie bei der Ausarbeitung *Schulter an Schulter* und mentalisiert bei Bedarf für sie stellvertretend. Er hilft ihr doppelnd, ihre Affekte zu benennen und zu differenzieren. Er aktiviert dadurch das innere Mentalisieren der Patientin in ihrem Wiederholungskonflikt und fördert ihre innere Konfliktverarbeitung. Die Patientin lernt mithilfe des Therapeuten, ihren Wiederholungskonflikt im Als-ob-Modus zu denken. Die Patienten werden durch diese Methode in ihrem Konflikt mutiger, hoffnungsvoller und in der Begegnung lebendiger. Das erwärmt das Herz des Therapeuten.

Übung 10

Erstellen Sie als Leserin oder Leser einmal *für sich selbst* einen Selbststeuerungskreis für einen *eigenen* Wiederholungskonflikt. Unterstreichen Sie darin mit Rot die *persönlich* bedeutsamen Aussagen. Markieren Sie auch die Handlungen, bei denen Sie denken: »Aber so kann es doch nicht bleiben!« Sie werden merken: Sie haben Ihr Problem bisher so verstanden, dass Sie zwischen zwei gegensätzlichen Polen hin- und herschwanken: »Es geht mir schlecht, jetzt geht es mir wieder gut, jetzt wieder schlecht«. Das Bild Ihres Selbststeuerungskreises verändert aber Ihre Selbstwahrnehmung in Ihrem Konflikt. Sie erkennen klarer die *eigene* Beteiligung an dem *Entstehen* Ihres Konfliktes und auch Ihre *eigene* Beteiligung an dessen *Bewältigung.*

5.8 Die Einleitung der Traumatherapie

Die traumaspezifische *Diagnostik, die Krisenintervention* und die *Einleitung der Traumatherapie* gehen ineinander über. Anlass für die Einleitung der Traumatherapie ist oft eine Störung oder Krise in der therapeutischen Beziehung (siehe Kap. 5.7) oder eine Krise des Patienten in seinem Alltag. Schon das therapeutische Gespräch über eine Traumaerfahrung kann bei einem Patienten die Symptomatik verstärken oder einen Flashback auslösen. Das gilt auch für Traumafolgestörungen infolge von Traumata in der Kindheit. Zum Beispiel bekam ein 36-jähriger Patient in einer psychosomatischen Klinik schon im Erstgespräch einen pseudoepileptischen Anfall, als er über seine Kindheit berichtete. Er geriet in einen Trancezustand, in dem er seine Vergewaltigung als Kind im Kinderheim »nachspielte«.

Zentraler Gedanke

Die Therapeutin befindet sich in der Traumatherapie in einem *Dilemma.* Sie hat von dem Patienten den Auftrag, seine Traumafolgestörung zu behandeln. Wenn der Patient seine Traumaerfahrung erinnert und darüber redet, geht es ihm aber oft schlecht und er rutscht in seinen Traumafilm hinein.

Die Therapeutin löst dieses Dilemma auf, indem sie explizit metakognitiv arbeitet. Sie macht mit den folgenden Schritten die dysfunktionalen *metakognitiven Prozesse* zum Gegenstand der therapeutischen Kommunikation mit dem Patienten:

1. Sie entscheidet sich, dass sie die Symptome des Patienten als traumabedingt verstehen will.
2. Sie erklärt als Zeugin der Wahrheit dem Patienten (siehe Kap. 5.5), dass seine Symptome durch eine »Traumaerfahrung« bedingt sind.
3. Die Therapeutin stellt dabei neben dem Patienten *sofort* einen *zweiten Stuhl* auf für den Ich-Zustand seines »traumatisiertes Ichs«. Sie setzt auf den zweiten Stuhl ein Playmobilmännchen, bei einem Beziehungstrauma in der Kindheit auch eine weibliche Kindpuppe oder eine männliche Kindpuppe: »Ich sehe es so, dass Ihre Depression der Ausdruck einer Traumafolgestörung ist. Sie wurden als Kind traumatisiert, als Sie acht Monate in einem Isolierzim-

mer im Krankenhaus waren. Der Stuhl mit der kleinen Puppe symbolisiert Sie als das vierjährige Kind.«

4. Der Anblick seines inneren »traumatisierten Kindes« kann bei dem Patienten einen Flashback auslösen. Die Therapeutin fragt den Patienten deshalb nach dem Aufstellen des zweiten Stuhls immer *sofort:* »Wenn Sie den seelisch verletzten, kleinen Jungen dort auf dem Stuhl sehen, was löst der in Ihnen gefühlsmäßig aus?« Je schwerer die Traumatisierung ist und je stärker der Patient strukturell gestört ist, desto mehr wird er sich hilfesuchend an die Therapeutin wenden: »Das macht mir Angst!« Oder: »Ich kann das Kind nicht ab, ich ekele mich vor ihm!« Eine solche Reaktion ist ein *diagnostisch* wertvoller Hinweis darauf, dass bei dem Patienten eine Traumafolgestörung vorliegt. Nicht traumatisierte Patienten antworten eher: »Der macht mich traurig.« »Ich habe ein bisschen Mitleid mit ihm.«
5. Wenn der Patient mit Panik oder Ekel reagiert, stabilisiert die Therapeutin *sofort* seine Abwehr durch Verleugnung: Sie ergreift den Stuhl des »traumatisierten Ichs« des Patienten und stellt diesen im Zimmer weit entfernt an einen anderen Platz.

Zentraler Gedanke

Sie handelt dabei *als Doppelgängerin* des Patienten und folgt ihren *eigenen* inneren Impulsen und ihrer *eigenen* Intuition. Denn der Patient kann sich *nicht aus eigenem Willen* von seinem Trauma distanzieren. Das würde bei ihm sadistische Über-Ich-Verbote aktualisieren. Er würde sich wegen seiner Schwäche schämen.

Die Therapeutin fragt den Patienten: »Soll der Stuhl vielleicht hier am anderen Ende des Raumes zwischen den Pflanzen stehen? Da können Sie den kleinen Jungen sehen und haben die Kontrolle über ihn. Reicht das?« Die Therapeutin macht dem »kleinen Jungen« auf dem Stuhl mit zwei Tüchern *ein kleines Bett* und streichelt ihm einmal vorsichtig über den Kopf.: »So, jetzt ist er gut versorgt.«

6. Die Therapeutin fragt den Patienten, wie es ihm geht. Der Patient ist über dieses Vorgehen meistens erstaunt. Er fühlt sich aber »wieder wohler«.
7. Die Therapeutin setzt sich wieder auf ihren eigenen Stuhl. Sie prüft, ob sie sich als Doppelgängerin des Patienten durch die Anwesenheit seines »traumatisierten Ichs« hinten im Raum *selbst immer noch* gelähmt fühlt. Denn ihr eigenes Bedrohungsgefühl in der therapeutischen Beziehung soll sich auflösen (siehe Kap. 5.15). Sie gibt gegebenenfalls dem eigenen Gefühl der Lähmung Berechtigung. Die Therapeutin trägt in einem solchen Fall den

Trauma-Stuhl aus dem Therapiezimmer durch die Tür hinaus in den Flur und erklärt: »Der Stuhl für Ihr traumatisiertes Ich lähmt mich immer noch.« Sie setzt sich dann wieder auf ihren eigenen Stuhl und spürt nach, ob *ihre eigene* Lähmung jetzt verschwunden ist: »So fühle ich mich besser!«

8. Oft atmet der Patient tief durch. Er *merkt erst jetzt,* dass die Anwesenheit seines »traumatisierten Ichs« *auch ihn* gelähmt hat. Er kann seine Gefühle wieder spüren.
9. Die Therapeutin bespricht mit ihm zusammen sein Empfinden und Fühlen zu dem Zeitpunkt, als der zweite Stuhl noch im Raum war.
10. Sie interpretiert die leibnahen Reaktionen des Patienten bei dem Anblick seines »traumatisierten Ichs« als »beginnenden Traumafilm«. Sie *informiert* den Patienten über die Definitionen eines psychischen Traumas und eines Flashbacks: »Sie *wollen* im Traumafilm zwar anders denken, fühlen und handeln. Sie *können* das aber nicht, weil Sie sich existenziell bedroht fühlen.«
11. Die Therapeutin stellt einen zweiten Stuhl schräg vor den Patienten: »Dieser Stuhl steht für Ihren Selbstschutz durch Verleugnung Ihres Kindheitstraumas und durch selbststabilisierendes Handeln. Sie haben schon als Kind herausgefunden, dass es Ihnen guttut, wenn Sie Ihre Traumaerinnerung ausblenden und sich ablenken.
12. Die Therapeutin praktiziert mit dem Patienten bei Bedarf eine Selbststabilisierungstechnik.
13. Die Therapeutin plant mit dem Patienten zusammen die nun folgende Traumatherapie.

Übung 11

Erproben Sie als Leserin oder Leser einmal mit einer Kollegin oder einem Kollegen *in einem Rollenspiel,* wie es sich anfühlt, einen Patienten mit der Diagnose »Traumafolgestörung« zu konfrontieren. Benutzen Sie dabei *zwei verschiedene Versionen:* Sie informieren den »Patienten« in einem ersten Übungsteil zunächst *direkt Gesicht zu Gesicht* über seine Traumafolgestörung und seinen rezidivierenden Traumafilm, *ohne den zweiten Stuhl* zu benutzten. Sie werden feststellen: Ihr Kollege fühlt sich *in der Rolle des Patienten ohne* den zweiten Stuhl zum Objekt der Betrachtung gemacht und entwertet. Im zweiten Teil der Übung stellen Sie bei der Konfrontation, wie oben geschildert, für das »traumatisierte Ich« des »Patienten« einen zweiten Stuhl neben ihn. Sie blicken diesen Stuhl *Schulter an Schulter mit dem »Patienten«* an. Sie handeln als Doppelgängerin und rücken den zweiten Stuhl stellvertretend für ihn weiter weg, wie oben beschrieben. Sie werden merken: Ihr Kollege fühlt sich in der Rolle als »Patient« *mit* dem zweiten Stuhl tief verstanden. Auch Ihnen *als Therapeutin* tut es gut, Ihr Mitgefühl mit dem »Patienten« als Doppelgängerin *handelnd* zu verwirklichen. Die therapeutische Beziehung fließt wieder. Sie können sich dem »Patienten« wieder einfühlsam zuwenden.

Zentraler Gedanke
Dissoziation ist nach Wurmser (1998, S. 425 f.) eine Form der »Spaltung zwischen beobachtendem und handelndem Ich … Diese Spaltung beinhaltet eine massive Verleugnung … der überwältigenden Affekte.« Das Benennen und Repräsentieren der dysfunktionalen metakognitiven Prozesse mit Stühlen und Puppen verwirklicht *im Als-ob-Modus des Spiels* (siehe Kap. 2.4) die beiden Abwehrprozesse der Ich-Spaltung und der Verleugnung und bringt diese dadurch unter die Kontrolle des Ichs (siehe Kap. 5.10.2).

Die Therapeutin hebt die *Abwehr durch »Spaltung* zwischen beobachtendem und handelndem Ich« auf, indem sie im Als-ob-Modus des Spiels neben dem »gesund erwachsen denkenden« Patienten einen zweiten Stuhl aufstellt für seine »schlimmen Gefühle«, »sein Trauma«, »sein traumatisiertes Ich« oder »sein traumatisiertes inneres Kind«. Das aktualisiert in ihm seine Traumaerinnerung. Der Patient beginnt beim Erinnern eventuell zu dissoziieren. Er spaltet die unerträglichen Affekte der Traumaerinnerung ab und zieht sich in sein beobachtendes Ich zurück. Die Therapeutin delegiert nun aber mit dem Patienten zusammen seine traumatischen Affekte im Als-ob-Modus *außen auf den zweiten Stuhl* seines »traumatisierten Ichs«. Sie ergreift den zweiten Stuhl für sein »traumatisiertes Ich« und stellt ihn weit entfernt in die Ecke des Therapieraums oder sogar vor die Tür. Es tut den Patienten meistens gut, wenn sie ihr »traumatisiertes Ich« nicht mehr sehen können. Die Therapeutin repräsentiert zusätzlich den Selbstschutz durch Verleugnung des Traumas durch einen leeren Stuhl und stellt ihn neben den Patienten. Das Wegstellen des Trauma-Stuhls ist eine Distanzierungstechnik ähnlich wie die Tresortechnik. Es löst die Panik des Patienten auf und stabilisiert seine Seele.

Zentraler Gedanke
Die Abwehr durch Verleugnung wird durch die Verwirklichung der Verleugnung im Als-ob-Modus des Spiels aufgelöst.

Die Therapeutin kann das Dissoziieren eines Patienten *auch in der Gruppentherapie* explizit metakognitiv stoppen.

Fallbeispiel 30: *Eine 45-jährige Frau teilt am Ende einer Gruppentherapiesitzung gequält mit: »Ich stehe irgendwie neben mir. Ich wollte heute üben, mich nicht mehr* *zu schämen, wenn ich mich zeigen muss. Aber jetzt geht es mir schlecht!« Der Therapeut spürt bei der Patientin eine latente Panik. Er ergreift einen leeren Stuhl und stellt diesen neben sie: »Sie sagen, dass Sie neben sich stehen. Sie stehen also neben der gesund erwachsen denkenden Margrit, die Sie sonst sind. Ich stelle deshalb neben Sie hier diesen Stuhl für die gesund erwachsene Margrit. Ich vermute, Sie sind in einen Traumafilm hineingeraten, als Sie sich gezwungen haben, durch Ihre Scham hindurchzugehen. Wechseln Sie doch bitte auf diesen anderen Stuhl Ihres gesunden Erwachsenendenkens!« Die Patientin setzt sich auf den anderen Stuhl neben sich. Der Therapeut: »Wenn Sie sich nicht zeigen mögen, ist das bei Ihnen keine neurotische Gehemmtheit. Ich glaube, wenn Sie Ihr Inneres vor anderen verbergen, ist das ein alter Selbstschutz. Der hat Ihnen früher geholfen, existenziellen Gefahren auszuweichen.« Die Patientin bestätigt die existenzielle Qualität ihrer Angst. Sie fühlt sich erleichtert. Die Interpretation der Angst als Selbstschutz bei einer Traumaerfahrung stabilisiert sie.*

Die Therapeutin kann für das *traumaspezifische Erstgespräch* auch die *Tischbühne* benutzen. Sie symbolisiert dabei den *zeitlichen* Ablauf der Krise des Patienten *als Zeitlinie* mit einem Stein für den Beginn der Krise und einem anderen für die Gegenwart. Danach repräsentiert sie zusammen mit dem Patienten *auf dem Tisch* mit Steinen und Holzklötzen sein Ich, die beteiligten Personen, seine Gefühle, seine Ideale, die beteiligten Institutionen und die relevanten Gegenstände. Sie lässt ihn so seine Seelenlandschaft kreieren.

Empfehlung
Die Therapeutin symbolisiert bei Patienten mit Traumafolgestörungen sein Ich auf dem Tisch aber *mit drei Steinen,* dem Ich-Stein für sein *»kompetentes Ich«,* dem Ich-Stein für sein »traumatisiertes Ich« und dem Ich-Stein für seinen »Selbstschutz durch Anpassung oder Grandiosität«.

Die Therapeutin erklärt dem Patienten den Prozess seines Dissoziierens psychodramatisch in einer symbolischen Handlung: Sie berührt mit einem Finger den Stein für sein »kompetentes Ich«: »Dieser Stein repräsentiert Ihr gesundes Erwachsenendenken.« Sie nimmt den Stein von der Tischbühne und legt ihn *unter den Tisch* auf den Fußboden: »Wenn Sie einen Flashback haben, verschwindet Ihr gesund erwachsen denkendes Ich.« Die Therapeutin zeigt mit der Hand auf den anderen Ich-Stein seines »traumatisierten Ichs« auf dem Tisch: »Im Traumafilm fühlen Sie sich nur noch minderwertig. Ihr Denken ist blockiert. Nichts geht mehr. In der Psychotherapie nennen wir das einen Traumafilm oder Flashback!« Die Therapeutin deutet mit der Hand wechselnd auf den Ich-Stein *auf dem Tisch* und dann auf den *anderen Ich-Stein unter dem Tisch:* »Ihr traumatisiertes Ich und Ihr kompetentes Ich existieren in Ihnen nebeneinander. Sie wechseln zwischen den beiden Ich-Zuständen zeitlich hin und her. Ich finde es wichtig, dass Sie in der Therapie lernen, in immer kürzerer Zeit zu merken, wenn Sie sich gerade wieder in Ihrem Traumafilm befinden und wann Sie aber auch gesund erwachsen denken.« Die Therapeutin legt einen dritten Ich-Stein auf den Tisch: »Dieser Stein repräsentiert Ihren Selbstschutz durch Ausblenden Ihrer Traumaerfahrung und Ihr selbststabilisierendes Handeln.« Sie zeigt auf das »traumatisierte Ich« des Patienten: »Woran würden Sie eigentlich merken, dass Sie wieder in Ihren Traumafilm weggerutscht sind?«

Empfehlung
Die Therapeutin gibt relativ ich-starken Patienten die Steine für sein »kompetentes Ich« und für sein »traumatisiertes Ich« eventuell nach Hause mit. Der Patient soll zu Hause üben, sein Alternieren zwischen den beiden Ich-Zuständen zu bemerken: »Stecken Sie sich diese Steine in Ihre Tasche oder legen Sie sie zu Hause auf Ihren Schreibtisch. Sehen Sie sich die Steine jeden Tag einmal an. Wenn Sie den Anblick Ihres ›traumatisierten Ichs‹ nicht ertragen, bringen sie den Stein in den Keller und schließen ihn dort in einen Schrank ein!«

Fallbeispiel 31: *Die in der Kindheit traumatisierte 38-jährige Frau C. kommt aus 300 Kilometer Entfernung für ein Krisengespräch zum Therapeuten. Sie klagt: »Ich fühle mich an meiner Arbeitsstelle zum ersten Mal an dem richtigen Platz. Aber mein Arbeitsvertrag ist auf ein Jahr befristet. Er läuft in vier Wochen aus. Ich müsste meinen Chef ansprechen. Aber ich habe davor Angst. Denn mein Chef ist sehr unsicher und willkürlich. Wenn ich dem sage, dass ich einen neuen Arbeitsvertrag möchte, dann kündigt der mich sofort!« Der Therapeut lässt Frau C. in einem fiktiven psychodramatischen Dialog mit Rollentausch ihr Anliegen dem »Chef« gegenüber vorbringen. Dabei zeigt sich, dass ihr Vorgesetzter wohl tatsächlich ein problematischer Mensch ist. Frau C. reagiert in dem fiktiven Spiel auf das Verhalten ihres »Chefs« zunehmend verunsichert und aggressiv. Sie »vergisst«, was sie will. Der Therapeut fragt sie deshalb: »Woher kennen Sie das noch, dass Sie so ins Chaos geraten und aggressiv werden, wenn sich jemand Ihnen gegenüber willkürlich verhält?« Frau C.: »Das ist genau wie bei meiner Mutter. Bei der war das, was heute richtig ist, am nächsten Tag falsch! Wenn das Holzbrett abends in das Spülbecken sollte, sollte es morgens nicht darin sein. Wenn ich sie daran erinnerte, stritt sie einfach alles ab: ›Das habe ich nie gesagt, das hast du geträumt.‹«*

Der Therapeut holt aus einem Schrank zwei Fingerpuppen und schlägt vor: »Besorgen Sie sich doch einmal zwei kleine Puppen wie diese, zwei Fingerpuppen oder zwei

Playmobilmännchen. Die Puppen sollen so klein sein, dass Sie sie in die Hand nehmen können. Die eine Puppe soll Sie als Erwachsene symbolisieren, die andere soll Ihr Kind-Ich darstellen. Sie werden ja wegen Ihres Arbeitsvertrags real zu Ihrem Chef gehen. Stecken Sie dann bitte die eine Puppe in Ihre rechte und die andere in Ihre linke Hosentasche. Sagen Sie vor der Tür ihres Chefs innerlich zu Ihrer Kind-Puppe als die Erwachsene, die Sie sind: ›Ja, ich weiß, dass du Angst hast und durcheinander bist. Du hast recht, der Chef ist blöd! Aber jetzt geht es darum, dass ich hier als Erwachsene meine Interessen bewahre und mein Ziel erreiche! Sonst haben wir bald kein Geld mehr, um uns Essen zu kaufen. Ich werde dich dann trösten, wenn das Gespräch vorbei ist!‹ Gehen Sie dann in das Zimmer Ihres Chefs und sagen Sie ihm, was Sie als Erwachsene sagen wollen!« Frau C. fährt nach der Therapiestunde nach Hause.

Ein halbes Jahr später erzählt Frau C. dem Therapeuten dankbar: »Das hat damals geklappt! Ich habe mit meinem Chef reden können und es ging gut! Ich hatte dabei die Puppe sogar in der Hand. Das hat mir sehr geholfen! Aber es war gut, dass ich auch die Puppe für mein kompetentes Ich mit dabeihatte! Einmal wurde die Puppe von meinem traumatisierten Kind für mich richtig bedrohlich. Ich konnte mich dann aber an der Puppe meines kompetenten Ichs festhalten.« Die äußerliche Anwesenheit der beiden Fingerpuppen hat der Patientin die Möglichkeit gegeben, innerlich ihren Traumafilm auf die Fingerpuppe ihres »traumatisierten Kindes« zu delegieren. Sie konnte dadurch in einer Situation, die bei ihr sonst ihren Traumafilm aktualisiert hätte, gesund erwachsen denken und handeln.

Zentraler Gedanke

Patienten mit Beziehungstraumata in der Kindheit sollen in der Traumatherapie im Laufe der Zeit eine angemessene Nähe zu ihrem *inneren traumatisierten Kind* entwickeln und ihm eine »ausreichend gute Mutter« oder ein »ausreichend guter Vater« werden. Aber auch das »innere traumatisierte Kind« soll in der Therapie dazulernen. Es entwickelt sich potenziell zu einem *»gesunden inneren Kind«* und berät den Patienten, wenn es ihm schlecht geht. Die Therapeutin unterstützt diese Entwicklung mit dem psychodramatischen Dialog zwischen dem Erwachsenen-Ich und dem Kind-Ich mit Rollentausch. Das »innere Kind« entwickelt sich in der Therapie potenziell weiter zu einem »gesunden inneren Kind«. Es wird zu einem Symbol für das Selbst des Patienten. Am Ende kann die Therapeutin an der *Qualität des Umgangs* des Patienten mit seinem »inneren Kind« diagnostisch ablesen, ob und wieweit die Traumatherapie erfolgreich war.

Die äußere Symbolisierung des Traumafilms als Stein oder als Puppe ist eine *Distanzierungstechnik.* Traumatisierte Patienten können diese Technik einsetzen, zum Beispiel, wenn sie nachts unter einem Erregungszustand oder starken Schlafstörungen leiden. Sie tragen die Puppe, die das traumatisierte Kind repräsentiert, nachts real aus ihrem Schlafzimmer in ihr Wohnzimmer. Sie machen der Puppe dort in einem Schrank ein kleines Bett und legen sie hinein. Sie gehen wieder zurück in ihr Schlafzimmer und versuchen dort, zu schlafen. Distanzierungstechniken sind Techniken zur Selbststabilisierung. Bei der *Tresortechnik* zum Beispiel fordert die Therapeutin den Patienten auf, sich in der Imagination an einem *nur für ihn* zugänglichen Ort einen Tresor vorzustellen. Nur der Patient selbst hat einen Schlüssel für den Tresor. Er geht in der inneren Vorstellung mit dem als Gegenstand symbolisierten »Trauma« zu dem Tresor. Er öffnet diesen mit seinem Schlüssel und legt sein »Trauma« hinein. Er schließt den Tresor wieder ab und versteckt den Schlüssel an einem Ort, den nur er selbst kennt. Danach kehrt er aus seiner Imagination wieder in die Realität zurück. Distanzierungstechniken können in Krisen den seelischen Zustand bessern. Die Erleichterung hält aber meist nur für einige Stunden oder Tage an. Psychodramatiker lassen ihre Patienten solche Distanzierungstechniken nicht nur in der Vorstellung, sondern *auch sensomotorisch handelnd* vollziehen. Der Patient konkretisiert zum Beispiel sein Trauma mit einem Gegenstand und schließt es im Keller in einen Schrank ein oder vergräbt es im Garten oder im Wald in der Erde.

5.9 Selbststabilisierung und dazugehörige Techniken

Reddemann (1999, mündliche Mitteilung) sagt: »Traumatherapie ist Selbststabilisierung, Selbststabilisierung, Selbststabilisierung! Viele Traumapatienten kommen in ihrer Psychotherapie *nicht* über die Selbststabilisierungsphase hinaus.« Sie profitieren aber trotzdem von ihrer Therapie. Die *Traumaverarbeitung* dient dazu, heilende Elemente in die innere Traumageschichte zu integrieren. Sie setzt voraus, dass der Patient vorher Techniken der Selbststabilisierung gelernt hat und diese anwenden kann.

In der Phase der Selbststabilisierung lernen Patientinnen und Patienten mithilfe ihrer Therapeutinnen und Therapeuten, wie sie bei einem Flashback ihre Selbststeuerung stabilisieren können. Viele traumatisierte Menschen finden dafür mit der Zeit schon autonom Möglichkeiten. »Tatsächlich sind wir zunächst durch unsere PatientInnen auf diese Möglichkeiten, in sich einen inneren sicheren Ort oder hilfreiche Wesen zu erschaffen, gekommen« (Reddemann, 1999, S. 90). Im Flashback ist wegen der existenziellen Qualität der seelischen Not alles gut, was den Patienten hilft, aus dem dissoziativen Bewusstseinszustand herauszukommen oder nicht wieder in einen solchen hineinzurutschen. Dabei ist manches, was *bei neurotisch erkrankten Menschen* ein Krankheitssymptom wäre, bei traumatisierten Patienten positiv umzubewerten in »eine schon selbst gefundene Möglichkeit zur Selbststabilisierung«.

Zentraler Gedanke

Burge (2000, S. 315) meint, in der Traumatherapie müsse manchmal sogar *antisoziales* Verhalten als Maßnahme zur Selbststabilisierung interpretiert werden, zum Beispiel der Rückzug aus Beziehungen. Übertriebene Ängstlichkeit und ein großes Kontrollbedürfnis könne man verstehen als Versuch, anders zu handeln als während des Traumaereignisses. Der Betroffene will wenigstens jetzt die Übersicht über die Situation behalten. Der Patient schützt sich und andere so vor Gefühlen des Ausgeliefertseins und der Bedrohung, die ihn an sein Trauma erinnern.

Viele Patienten lenken sich auch einfach ab, wenn es ihnen schlecht geht. Sie machen zum Beispiel PC-Spiele oder setzen sich vor den Fernseher. Die Therapeutin würde das bei anderen vielleicht kritisch sehen. Auch das Lesen von Büchern kann die Seele stabilisieren. Eine Patientin mit Beziehungstraumata war als Kind vielfach verlassen und von ihrem traumatisierten Vater terrorisiert worden. Sie las als Kind abends im Bett aber immer »Pucki«-Romane über die Tochter eines Försters. Sie stabilisierte dabei ihr Selbst in Identifikation mit »Pucki« in den Erlebnissen des Mädchens. Darin siegte immer das Gute über das Böse. Viele Patienten mit Traumafolgestörungen treiben auch Sport, das bisweilen sogar suchtartig. In angemessener Weise ausgeübt sind sportliche Aktivitäten ein wichtiger Teil jeder Traumatherapie. Denn körperliche Aktivitäten stabilisieren auch die Seele. Auch Arbeiten ist eine Selbststabilisierungstechnik. Der Patient muss sich bei der Arbeit auf den Gegenstand seiner Arbeit konzentrieren. Das lenkt ihn ab. Er knüpft an seinem Arbeitsplatz soziale Beziehungen. Er weiß bei seiner Arbeit, was falsch und was richtig ist. Er bekommt Anerkennung und verbessert dadurch sein Selbstwertgefühl. Das verdiente Geld macht ihn selbstständig.

Fallbeispiel 32: *Eine 55-jährige Lehrerin kam wegen Erschöpfung und Migräne in die Therapie. Sie war in der Kindheit von ihren Eltern »nicht gewollt« und wuchs in familiär zerrütteten Familienverhältnissen auf. Sie erlebte mit sieben Jahren in der Schule, dass ihre Lehrerin andere Schüler und Schülerinnen ungerecht behandelte. Sie entschied sich daraufhin: »Ich werde einmal eine gute Lehrerin!« Sie wurde tatsächlich eine gute Lehrerin. Im höheren Lebensalter aber verlor sie die Kraft, in ihrer Arbeit ihren eigenen grandiosen Idealen gerecht zu werden. Sie hielt es nicht aus, für* *ihre Schüler nur eine »normale« Lehrerin zu sein. Sie geriet in eine schwere, traumabedingte Identitätskrise.*

Ein Übermaß an Arbeit schützt traumatisierte Menschen davor, Gefühle zuzulassen und von anderen Menschen abhängig zu werden. *In der Kindheit* traumatisierte Menschen entwickeln aber oft im Alter *nach dem Ende ihrer Berufstätigkeit* traumabedingte Angstzustände und Depressionen. Radebold (2004, S. 33, 41) fand bei seinen Untersuchungen im Jahr 2004, dass in Deutschland 20 % der damals über 60-Jährigen an Depressionen und Angstzuständen litten. In anderen Ländern waren das »nur« 10 %. Diese Menschen waren als Kind in der Zeit des Zweiten Weltkriegs traumatisiert worden durch Erlebnisse zum Beispiel bei der Flucht, bei Bombenangriffen oder durch den Verlust von nahen Angehörigen. Sie hatten in der Zeit ihres Berufslebens vor dem 60. Lebensjahr »keine auffälligen Symptome […]; sie *funktionierten* lebenslang aufgrund der Vorgabe der an sie delegierten Aufgaben unauffällig bis sogar gut« (Radebold, 2004, S. 12). In der Kindheit traumatisierte Menschen werden im Alter oft *retraumatisiert* durch den Tod und Verlust naher Bezugspersonen oder durch das Gefühl der Hilflosigkeit und Abhängigkeit bei einer *eigenen* körperlichen Erkrankung (Kellermann, 2009, S. 30 f.)

Zentraler Gedanke

Manche Menschen erleben traumatisierende Erfahrungen und sind anders als andere in der Lage, diese angemessen zu verarbeiten (siehe Kap. 5.13). Sie gelangen bisweilen *ohne Therapie* zu einer tieferen, *transpersonalen* Ebene des Fühlens und Denkens. Die Betroffenen fühlen sich nach der Begegnung mit dem Tod oder mit dem Absurden unerwartet aufgehoben in etwas Überpersönlichem und erleben sich neu transpersonal mit etwas Größerem verbunden.

»Von guten Mächten wunderbar geborgen […]« Diese tiefere Wahrheit geschieht nicht mehr auf der Ebene des Wohls und der Wellness. Sie öffnet das Tor zu etwas Neuem, Wesentlichem, zu einer neuen *erweiterten* Identität, zum eigenen »inneren Wesen« (Dürckheim, 1984, S. 39 f., 168; 1985, mündliche Mitteilung). Dieser Entwicklungsschritt macht manche Betroffene neu menschlich und weise und führt zu einer »posttraumatischen Reifung« (Fooken, 2009, S. 65 ff.). Traumatherapie sollte deshalb möglichst auch die *existenzielle oder spirituelle* Ebene der Seele miteinschließen. Traumapatienten geben ihren transpersonalen Erfahrungen von sich aus nur selten die angemessene Bedeutung. Die Therapeutin sucht deshalb zusammen mit ihrem Patienten immer *aktiv* auch nach einer solchen transpersonalen Erfahrung. Sie würdigt diese Erfahrung gegebenenfalls explizit als »existenziell« oder als »im weiteren Sinne spirituell«. Sie fordert den Patienten auf, die Erfahrung als Ressource seiner Seele zu nutzen. Das verbessert seine Heilungschancen. Traumatisierende Erlebnisse führen den Betroffenen in die Grundängste des Menschen hinein (Dürckheim, 1995, mündliche Mitteilung). Der Durchgang durch eine Grundangst kann zu einer transpersonalen Erfahrung werden. Bei dem Durchgang durch die *Angst vor dem Tod* entsteht dann ein Gespür für das größere Leben in der Welt. Bei dem Durchgang durch die *absolute Einsamkeit* erfährt der Betroffene eine größere Liebe. Bei dem Durchgang durch die *Angst vor dem Verrückten* fühlt er einen größeren Sinn. Bei dem Durchgang durch die *Angst vor der absoluten Leere* erfährt er die Fülle des Seins. Transpersonale Erfahrungen kann man nach Dürckheim (1995, mündliche Mitteilung) machen in den Bereichen der Natur, der Kunst, der Liebe oder der Religion.

Fallbeispiel 25 (2. Fortsetzung, siehe Kap. 5.1 und 5.2): *Der im vierten Lebensjahr im Krankenhaus traumatisierte Patient zog sich während seiner gesamten Kindheit und Jugend gern aus allen Beziehungen zurück. Er baute sich mit den Holzabfällen eines nahen Zimmereibetriebs im Wald Baumhäuser. Die Baumhäuser waren für ihn ein Schutzraum und gleichsam ein »sicherer Ort« (siehe Kap. 5.10.5). Er streifte als Kind und Jugendlicher häufig allein durch die Felder und den Wald und beobachtete dort Tiere. Oft setzte er sich allein an einen kleinen See, der rundherum von Wald umgeben war. Er war dort einfach nur da und wurde eins mit der Natur. Keiner wollte etwas von ihm.*

Fallbeispiel 33: *Ein 40-jähriger Patient war in einer Familie aufgewachsen, die durch körperliche und sexualisierte Gewalt geprägt war. Er floh schon als Kind oft nachts heimlich in den Wald. Er schrie dort im Dunkeln so wie die Rabenvögel, die er im Wald hörte. Er wurde so eins mit der Natur. Er schrieb im Rahmen seiner Therapie ein Bewältigungsmärchen (siehe Kap. 5.14): Darin merkte die Lehrerin in seiner Grundschulzeit, dass »der kleine Karl in der Schule immer wieder völlig unkonzentriert war. Sie besuchte deshalb seine Familie zu Hause. Dort entdeckte sie die blauen Flecken seiner Mutter. Die Mutter war von seinem Vater misshandelt worden. Die Lehrerin benachrichtigte das Jugendamt. Der kleine Karl wurde in dem Märchen mit seiner Schwester in eine fürsorgliche Pflegefamilie gegeben.« Der heilsame Effekt des Bewältigungsmärchens verschwand aber nach einigen Wochen wieder. Es stellte sich heraus: »Der kleine Junge im Märchen wurde im Laufe der Zeit gegenüber seinen Pflegeeltern misstrauisch. Er konnte sich nicht vorstellen, dass die Pflegeeltern ihn wirklich liebten.« Der Patient erweiterte daraufhin sein Bewältigungsmärchen: »Der kleine Junge verließ nachts bei Bedarf das Haus der Pflegeeltern und ging in den*

Wald zu einem Rabenbaum. Er stieg auf den Baum und trat dort durch eine Tür in das Innere des Baumes in einen Flur ein. Wenn die Raben angeflogen kamen, traten Sie durch die Tür ein und verwandelten sich in Menschen. Wenn der kleine Junge kam, begrüßten die Rabenmenschen ihn immer herzlich als Mitglied ihres Clans. In dem großen Flur in dem Rabenbaum gab es sechs Türen. Diese führten in verschiedene Zimmer, in ein Zimmer zum Spielen, in ein anderes zum Schlafen, in ein Zimmer zum Essen usw. Der Junge ging jeweils in das Zimmer, das er gerade brauchte. Am Tag kehrte er immer wieder in seine Pflegefamilie zurück.« Der Patient erfand zur Selbststabilisierung mehrere Jahre lang bei Bedarf immer wieder neue Episoden aus seinem fiktiven Leben in der Pflegefamilie und in der Rabenwelt. Er erlebte dabei: »Ich bekomme dann Tiefe. In mir entsteht Seele. Ich bin nicht mehr so abhängig von anderen« (Fortsetzung in Kap. 5.14).

Fallbeispiel 34: *Eine beziehungstraumatisierte Frau war als Kind von ihren Eltern »nicht gewollt«. Sie bekam in ihrer Familie kein ausreichendes Echo auf ihre eigene Existenz. Sie fand das gewünschte Echo in religiösen Sinnzusammenhängen: Sie ging schon als fünfjähriges Mädchen immer wieder allein in die Kirche. Sie setzte sich vor den Altar und betete zu Gott. Sie erklärte dem Therapeuten als Erwachsene: »Da hatte ich jemanden zum Reden.«*

Fallbeispiel 13 (siehe Kap. 4.6, Fortsetzung): *Ein von seiner Mutter narzisstisch missbrauchter Patient hatte sich in seiner Kindheit gegen massive Widerstände der Mutter real eine Puppenstube gebaut. Am Ende der Therapie benutzte er diese zur Selbststabilisierung. Wenn er wieder in Sinnlosigkeitsgefühle wegkippte, stellte er sich die Puppenstube auf seinen Schoß und spielte darin. Er gewann durch das äußere Handeln im Spiel in seiner Puppenstube wieder Zugang zu seinen Gefühlen und zu seinen eigenen Wünschen. Der Patient bezeichnete seine Puppenstube dem Therapeuten gegenüber als »Zauberkiste«.*

Empfehlung

Die Therapeutin sucht in der Phase der Selbststabilisierung mit dem Patienten zusammen zuerst nach den »Techniken« der Selbststabilisierung, die der Patient *schon von allein* entwickelt hat. Sie benennt sie als solche und repräsentiert jede seiner Techniken gegenständlich mit einem Stein oder Holzklotz auf dem Tisch vor dem Patienten. Dadurch gibt sie den »schon selbst gefundenen Selbststabilisierungstechniken« die angemessene Bedeutung.

Die Therapeutin übt mit dem Patienten darüber hinaus noch andere Selbststabilisierungstechniken ein. Dabei haben sich bewährt:

1. Beim Dissoziieren nehmen die Patienten in der Gegenwart oft unwillkürlich wieder die Körperhaltung ein, in der sie sich *während des ursprünglichen Traumaereignisses* befunden haben, einschließlich der dazugehörigen Mimik und Gestik. Die Therapeutin fordert den Patienten deshalb auf, sich auf das zu konzentrieren, was er hier jetzt im Raum sieht, was er körperlich empfindet und was er riecht und hört (Christine Rost, 2013, mündliche Mitteilung): »Strecken Sie hier und jetzt ausgiebig Ihre Glieder und verändern Sie Ihre Atmung. Korrigieren Sie Ihre Körperhaltung hin zu einer Haltung, die Sie aus Situationen des Wohlgefühls, der Freude oder des sportlich lustvollen Wettkampfes kennen.« Das *sensomotorische* Handeln bei dieser Übung hilft dem Patienten oft erstaunlich schnell, in sein gesundes Erwachsenendenken zurückzukehren.
2. Die Selbststabilisierungstechnik »sicherer Ort« wird im Kapitel 5.10.5 beschrieben. Sie führt den Patienten in einen komplexen, individuell ausgestalteten fiktiven Erlebnisraum, in dem er sein Selbst *handelnd* stabilisieren kann. *Einige* Elemente der Technik des »sicheren Ortes« sind *auch einzeln* als Selbststabilisierungstechniken bekannt, zum Beispiel die Einführung von inneren Helfern oder von fiktiven guten Eltern (Grimmer, 2013, S. 194 f.).
3. Eine zentrale Technik der Selbststabilisierung ist die *Technik des hilfreichen fiktiven Doppelgängers.* Dieser tritt in der traumatisierenden Situation mit in die Spielszene des Protagonisten ein und hilft dem Patienten im Sinne der Surplus Reality, sein Selbst vor Desintegration zu bewahren. Die Doppelgängertechnik gehört im Psychodrama *schon seit Moreno* zum Standardrepertoire der Therapie von Menschen mit Traumafolgestörungen. Der hilfreiche fiktive Doppelgänger vertreibt den Täter, kreiert vor diesem einen Schutzraum oder hilft dem Protagonisten zu fliehen. Er gibt dem Selbst des Protagonisten auf diese Weise Halt. Die Integration der heilsamen Erfahrung in die Traumaerinnerung im Als-ob-Modus des Spiels differenziert und erweitert die Traumabewältigung (Kellermann, 2000, S. 31). Sie hilft dem Patienten, sich emotional zu vergewissern, 1., dass sein Trauma für ihn eine große Bedeutung hat und haben darf, und 2., dass er fühlen darf, was er fühlt (Kellermann, 2000, S. 27 f.).

Fallbeispiel 35: *Eine 26-jährige Studentin, Frau E., war im zweiten Lebensjahr durch einen Krankenhausaufenthalt traumatisiert worden. Sie teilte in der Gruppentherapie wiederholt voller Angst mit: »Ich mag mir gar nicht vorstellen, dass meine Mutter oder mein Vater einmal sterben. Ich kann das überhaupt nicht denken!« Der Therapeut bietet der Patientin an: »Wollen Sie einmal in einem protagonistzentrierten Spiel Ihrer Mutter mitteilen, dass Sie so viel Angst haben, sie könnte sterben?« Frau E. führt mit ihrer »Mutter« einen fiktiven psychodramatischen Dialog. Dabei antwortet sie im Rollentausch als Mutter der Tochter: »Aber auch ich werde irgendwann einmal* *sterben müssen. So ist das nun mal!« Dieser Satz löst bei Frau E. wieder die von ihr geschilderte Panik aus. Sie selbst versteht ihre Angst aber zunächst »nur« als Panik vor der Unausweichlichkeit des Todes.*

Der Therapeut: »Was macht Ihnen an der Aussage Ihrer Mutter eigentlich am meisten Angst?« Frau E. mit leiser Stimme: »Dann bin ich allein!« Der Therapeut: »Sie haben Angst vor dem Alleinsein!« Frau E.: »Ja!« Der Therapeut wundert sich: »Gegen die Angst hilft es Ihnen auch nicht, an Ihren Freund zu denken und daran, dass Sie bald heiraten wollen!« Frau E.: »Nein.« Der Therapeut: »Waren Sie als Kind einmal sehr allein, und Ihre Mutter und Ihr Vater waren für Sie nicht erreichbar? Frau E. zögernd: »Eigentlich nicht!« Doch dann fällt ihr ein: »Meine Mutter hat mir einmal erzählt, dass ich drei Wochen lang mit einer Lungenentzündung im Krankenhaus sein musste, als ich zwei Jahre alt war. Es ging bei mir um Leben und Tod. Meine Mutter sagte, wenn sie mich im Krankenhaus besuchte, habe ich mich immer die ganze Zeit mit dem Gesicht von ihr weggedreht und die Wand angeguckt. Meine Mutter ist dadurch sehr verunsichert gewesen. Sie wusste nicht mehr, ob ich sie als Kind überhaupt noch mochte.«

Die erwachsene Studentin spielt die von der Mutter erzählte Geschichte nach. Sie liegt als eineinhalbjähriges Mädchen schwer krank im Krankenhausbett. Sie wendet sich bei dem Besuch der »Mutter« von dieser weg und dreht ihr den Rücken zu. Zwei Gruppenmitglieder spielen die »Mutter« und den »Vater«. Sie spielen aber anders als die Mutter in der ursprünglichen Geschichte »gute Eltern«. Sie sprechen der kleinen Sabine also gut zu und streicheln ihr den Rücken. Sie hören nicht auf, ihr sanft Nähe und Liebe zu zeigen. Die Protagonistin liegt bis zum Ende des Spiels als Kind bewegungslos im »Bett« mit dem Gesicht zur Wand, ohne zu weinen. Im Rollenfeedback ist Frau E. aber trotzdem glücklich und erleichtert. Sie berichtet: »Das war so schön! Ich habe mich zwar nicht umgedreht. Aber ich habe die Nähe und Liebe von euch als Eltern voll gespürt! Das Wichtigste war aber: Ich habe gemerkt, wie sehr ich meine Mutter liebe. Ich habe sie lieb, total! Meine Mutter hat mir das so anders erzählt. Ich habe deshalb immer daran gezweifelt, dass ich sie liebe. Aber das stimmt überhaupt nicht!« Die Mutter der Patientin erkrankte tragischerweise ein halbes Jahr später tatsächlich an Krebs und starb. Frau E. konnte sie im Sterben in guter Weise begleiten, ohne selbst neu zu dekompensieren. Denn sie war sich jetzt sicher, dass sie ihre Mutter immer geliebt hatte.

4. Der Patient kann auch *imaginative Techniken* zur Selbststabilisierung einsetzen. Er schreibt zum Beispiel ein Bewältigungsmärchen (Krüger, 2013). Er vermindert mit der Imagery Rehearsal Therapy seine Albträume (Krakow, Kellner, Pathak und Lambert, 1995). Oder er entwickelt bewusst ein positives Gegenbild zu seinen negativen Affekten (Reddemann, 1999, S. 90). Ich beschreibe diese Techniken im Kapitel 5.14.

5.10 Die Traumaverarbeitung

5.10.1 Die Traumaerfahrung durch Handeln zu einer in sich stimmigen Geschichte verarbeiten

Normalerweise synthetisieren Menschen, »wenn sie Informationen aufnehmen, [...] diese [...] automatisch mit ihrem Vorwissen. Wenn das Ereignis persönlich bedeutsam ist, dann schreiben sie diese Empfindungen zu einer Geschichte um, ohne sich der Prozesse dieses Umschreibens [...] bewusst zu sein« (van der Kolk, Burbridge und Suzuki, 1998, S. 72). Aus der Logik und dem Sinn der Geschichte ergibt sich dann, welche Elemente des Ereignisses für die Konfliktbewältigung wichtig sind und welche nicht. Die unwichtigen können vergessen werden und in den neuronalen Verschaltungen des Gedächtnisses untergehen. Das spart im Gehirn Speicherplatz. Die zentrale Pathologie von traumatisierten Menschen ist aber das Dissoziieren.

Zentraler Gedanke

Durch das Dissoziieren bleibt das Traumaereignis »in isolierten Bildern, Körperempfindungen, Gerüchen und Geräuschen [...] gespeichert. [...]. Offenbar versagen die integrativen Funktionen, sodass die räumliche und zeitliche Zuordnung von eingehender Information gestört ist« (van der Kolk, Burbridge und Suzuki, 1998, S. 72). Traumatisierte Menschen sind nicht in der Lage, ihre Erinnerungen an das Trauma mit dem Vorwissen zu synthetisieren, sie zu kategorisieren und in eine persönliche Geschichte umzuschreiben, die die Erinnerungsbruchstücke integriert und ihnen auf dem Hintergrund größerer Zusammenhänge Bedeutung gibt (siehe Kap. 2.4).

Bei einer Traumatisierung werden zum Beispiel unabgeschlossene Bewegungen im Körpergedächtnis eingefroren. Wenn der Patient vor seinem Autounfall mit seinem Fuß auf die Bremse getreten hatte, tritt die Panik von damals bei der gleichen Beinbewegung in ähnlichen Situationen wieder auf. Manchmal empfindet ein Betroffener auch intensive Gefühle, er kann sich aber nicht an das dazugehörige Ereignis erinnern. Bei einer Traumaerfahrung bleiben die einzelnen Sinnesempfindungen und Gefühle in den Gedächtnisspeichern als Fragmente *unverändert* erhalten. Der Schock friert die Konfliktverarbeitung des Betroffenen ein. Die Fragmente werden nicht in eine Geschichte integriert. Sie treten wegen ihres hohen Energiepotenzials aber schon bei kleinen Auslösern wieder in das gegenwärtige Erleben ein. Der Betroffene erlebt das traumatisierende Ereignis dann im Äquivalenzmodus (siehe Kap. 2.2) so, als ob es hier und jetzt geschähe. Während eines Flashbacks steht Sprache nicht oder kaum zur Verfügung. Das Sprachzentrum in der linken Gehirnhälfte ist nicht oder nicht ausreichend aktiviert. Der Patient kann seine scheinbar sinnlose Reaktion nicht verstehen. Er ist verunsichert und zweifelt an sich selbst. Die zusammenhanglosen Gefühle und Reaktionen erschweren die Bewältigung des Alltags und binden Energie. *Traumaverarbeitung* beginnt deshalb schon damit, dass die Patientinnen und Patienten das Traumaereignis immer wieder neu erzählen (Kellermann, 2000, S. 28). Es bedarf, »damit eine traumatische Erfahrung verarbeitet, wir sagen auch synthetisiert oder integriert werden kann, [...] einer Integration von Kognition, Affekt, Körpererleben und Handlungserfahrungen« (Reddemann, 1997, S. 666).

Zentraler Gedanke

Traumaverarbeitung hat immer zum Ziel, dass der Patient seine eingefrorene Konfliktverarbeitung wieder ins Fließen bringt. Er soll die Traumaerinnerung zu einer in sich stimmigen Traumageschichte weiterentwickeln. Dazu muss der Betroffene das Traumaereignis innerlich ganzheitlich mit Kognition, Affekten, Körperempfindungen *und auch Handlungssequenzen* nachvollziehen, in Sprache fassen und integrativ zu Ende denken.

Die Indikation für das spezielle therapeutische Vorgehen hängt von dem Therapieziel ab. Wenn ein Patient sich nur noch an einige wenige Teile seiner Traumageschichte erinnert, reicht es manchmal aus, dass er die vorhandenen Puzzleteile mit der *Bildschirm- oder Videotechnik* zu einer in sich stimmigen *fiktiven Geschichte* weiterentwickelt. Der Patient geht dabei in die Rolle seines »beobachtenden Ichs« und sieht sein »handelndes Ich« von außen als »Film«. Der Patient integriert bei der Bildschirmtechnik *alle seine Erinnerungsfragmente* in den subjektiv stimmigen, ganzheitlichen Sinnzusammenhang der erfundenen Geschichte. Die Geschichte gibt den einzelnen Erinnerungsfragmenten eine angemessene Bedeutung in einem übergeordneten Erlebniszusammenhang. Das Gefühl der Sinnlosigkeit verschwindet.

Fallbeispiel 36: *Eine 48-jährige Patientin mit einer Bulimie (ICD-10 F50.2) erzählte immer wieder von einem Ereignis in ihrem fünften Lebensjahr. Sie war damals vom Einkaufen nach Hause gekommen und drei Tage völlig verwirrt gewesen. Die besorgten Eltern befragten sie. Sie erzählte als Fünfjährige den Eltern aber nur etwas von einem »roten Auto«. Es blieb unklar, was ihr damals passiert war. Der Therapeut verabredete mit der Patientin, das Ereignis im fünften Lebensjahr fiktiv zu einer in sich stimmigen, ganzheitlichen Geschichte weiterzuentwickeln. Er setzte sich dazu mit der Patientin* *vor einen fiktiven Bildschirm. Der Therapeut und die Patientin ließen das Geschehen aus dem fünften Lebensjahr nach dem Prinzip der Videotechnik vor sich als Film ablaufen. Die Patientin hatte die Fernbedienung für den »Videoapparat« in der Hand und ließ den imaginierten »Film« beginnen. Sie ließ ihn bei Bedarf vorlaufen oder spulte ihn zurück. Sie legte dabei mithilfe des Therapeuten fest, was damals gewesen war: Das fünfjährige Mädchen geht durch das Dorf zum Schlachter einkaufen. Ein rotes Auto hält neben ihr auf der Straße. Der Fahrer, ein mittelalter Mann, bietet ihr an, sie in die Stadtmitte mitzunehmen. Sie will erst nicht mitfahren, steigt dann aber zögernd ein. Der Mann fährt mit ihr aber aus der Stadt hinaus auf einen Feldweg. Er zieht das Mädchen aus dem Auto und eine Böschung hinunter. Er zieht sich vor ihr aus und zwingt sie, ihn oral zu befriedigen. Er droht dem Mädchen anschließend, sie zu bestrafen, wenn sie einem anderen Menschen etwas davon erzählen würde. Er fährt anschließend einfach weg und lässt sie allein zurück. Das Mädchen geht völlig verstört nach Hause. Die Eltern merken, dass mit dem Mädchen etwas nicht stimmt. Sie befragen sie sehr zugewandt und gehen mit ihr achtsam um. Das Mädchen kann den Eltern aber nichts erzählen. Der Täter, so die erfundene Geschichte, ist Vertreter für Staubsauger. Er fährt mit seinem Auto in eine 40 Kilometer entfernte Stadt. Er wohnt dort ganz normal als Familienvater mit seiner Frau und zwei eigenen Kindern.*

Bei anderen Patienten mit Traumafolgestörungen ist Reden und Imaginieren allein *nicht* ausreichend.

Zentraler Gedanke

Van der Kolk, McFarlane und Weisaeth (1996, S. 195) meinen: »Mit ihrer Neigung zum Handeln und ihrem Mangel an Wörtern können diese Patienten ihre inneren Zustände oft deutlicher in körperlichen Bewegungen oder in Bildern ausdrücken als in Sprache. Das Malen von Bildern und Psychodrama können ihnen helfen, eine Sprache zu entwickeln, die essenziell ist für wirksame Kommunikation und für das Symbolisieren, das sich in der Psychotherapie ereignet.«

Gerade traumatisierte Patienten bestätigen den sonst nur mit Einschränkung gültigen (Krüger, 1997, S. 71) Satz *Morenos* »Handeln ist heilender als Reden« (Pörtner, 1972, zitiert nach Leutz, 1974, S. 145). Zum Beispiel berichtet die Patientin Jill in dem Fallbeispiel von Karp (2000, S. 77 f.): »Im Krankenhaus hatte ich zwei Sitzungen pro Woche […], aber es war ein immerwährendes Rezitieren […], wie das Erzählen einer Story, während man es im Psychodrama wiedererlebt. […] Man geht durch die Emotionen. Wenn man darüber redet, ist es, wie wenn man aus einem Buch vorliest […], aber wenn man es nachspielt, muss man sich selbst steuern, weil man sagen muss: Gut, wenn ich eine Wahl gehabt hätte, das ist es, was ich getan hätte.« Die Patientin Maria im Fallbeispiel von Roine (2000, S. 86) äußert sich ganz ähnlich: »Ich [...] ging zu einem Psychologen über viele Jahre. Ich redete und redete, aber ich kam nie hinter die Worte und meine Gefühle, nicht weil ich nicht wollte, sondern weil ich es als Kind gut gelernt hatte, wie ich vor meinen Gefühlen weglaufen konnte [...]«

5.10.2 Die vier funktionellen Arbeitsräume der Traumaverarbeitung

Nach van der Kolk, van der Hart und Burbridge (1995) ist es die »Natur des Traumas«, dissoziativ zu sein. Das Dilemma der Traumatherapie ist: Traumapatienten müssen durch das Dissoziieren hindurchgehen, um *ihr Trauma zu verarbeiten.* Wenn der Patient durch das Dissoziieren hindurchgeht, *friert seine Konfliktverarbeitung aber ein. Die Therapeutin* erlebt dann bei dem Nachspielen des Traumaereignisses zwar das ganze Drama seiner Geschichte. *Der Patient selbst* erlebt aber nichts Neues, weil er im Dissoziieren seine Emotionen abspaltet (siehe Fallbeispiel 6). Deshalb reicht einfaches Erzählen und Nachspielen des Traumaereignisses oft nicht aus, um das Trauma zu verarbeiten.

Zentraler Gedanke

Dissoziieren ist ein komplexer metakognitiver Prozess. Es reicht nicht, wenn die Therapeutin *nur empathisch* auf die *Inhalte* der Traumageschichte eingeht. Denn die Konfliktverarbeitung von Traumapatienten ist durch die *metakognitiven* Abwehrprozesse des Dissoziierens bestimmt. Traumaverarbeitung geschieht erst, wenn die Therapeutin den Patienten bei der Traumaexposition die *metakognitiven* Abwehrprozesse seines Dissoziierens im Als-ob-Modus des Spiels verwirklichen lässt. Das löst das Dissoziieren auf. Der Patient gewinnt dadurch die Kontrolle des Ichs über seine Abwehrprozesse.

Wichtige Definition

Wurmser (1998, S. 425 f.) hat eine Definition des Dissoziierens entwickelt, die die *metakognitiven Vorgänge* beim Dissoziieren *als Prozesse* erfasst. Er verstand Dissoziation als »eine *Form der Spaltung zwischen beobachtendem und handelndem Teil des Ichs* und mit Depersonalisation als wichtigem Ereignis. Diese Spaltung oder *Verdoppelung* beinhaltet eine massive *Verleugnung* der inneren Realität, namentlich die der überwältigenden Affekte (als Affektblockierung). Andere Abwehrformen spielen mit, verblassen aber im Vergleich mit der Abwehr durch Verleugnung/Affektblockierung. Dazu gehört aber auch eine die Verleugnung unterstützende *Gegenfantasie, welche die Realitätswahrnehmung entkräften soll.*«

Das Dissoziieren umfasst also mehrere *metakognitive dysfunktionale Prozesse:* 1. Der Patient *spaltet,* wenn er dissoziiert, sein Ich unbewusst in ein *beobachtendes Ich* und ein *handelndes Ich.* Er geht innerlich in sein beobachtendes Ich und lässt seinen Panikaffekt in seinem handelnden Ich zurück. Dadurch entsteht das Gefühl der Depersonalisation. Der Patient steht dann »neben sich«. Er erlebt alles als »unwirklich« oder »wie in einem Film«. 2. Der Betroffene stabilisiert sich bewusst durch *Verleugnung* seiner Traumaerfahrung. Er *tut so, als ob nichts gewesen wäre:* »Was vergangen ist, ist vergangen. Ich gucke nach vorn!« Der Betroffene bleibt auf diese Weise in seinem Leben mehr oder weniger gut handlungsfähig. 3. Der Betroffene stabilisiert die Verleugnung seiner Traumaerfahrung durch eine *kompensatorische Gegenfantasie* (Mentzos, 2011, S. 39). Diese entwickelt sich bei Kindheitstraumata im Laufe der Zeit zu einer Reaktionsbildung. Der Patient gibt seinem Leben zum Beispiel einen Sinn durch Übernahme einer Rolle als Helfer oder als Mitglied in einer Gemeinschaft von Auserwählten. 4. Die Reaktionsbildung wird abgesichert durch ein vorbeugendes oder übertriebenes *Kontrollbedürfnis* und durch ideologische Rationalisierungen. Das übermäßige Kontrollieren dient dem Patienten dazu, szenische Reize zu vermeiden, die bei ihm wieder einen Traumafilm auslösen könnten. Eine Patientin zum Beispiel wurde als Jugendliche in Polen als politische Gefangene traumatisiert. Sie kontrollierte als 40-jährige Mutter ihre Kinder übertrieben ängstlich und engte sie ein. Denn jede *mögliche* Gefahr für die Kinder löste bei ihr einen Flashback aus. Sie konnte die Vorstellung *nicht ertragen,* dass die Kinder einer Bedrohung hilflos ausgeliefert sind, so wie *sie selbst* es in ihrer Jugend erlebt hatte.

Zentraler Gedanke

Ein traumatisierter Patient nimmt, wenn er dissoziiert, seine Außenwelt im Äquivalenzmodus (siehe Kap. 2.4) wahr, so als ob die traumatisierende Situation aus der Vergangenheit *jetzt gegenwärtig* geschähe. Er unterscheidet nicht zwischen dem inneren Traumafilm und der gegenwärtigen äußeren Realität. Dissoziieren ist ein komplexer dysfunktionaler *metakognitiver* Prozess. Es reicht nicht, *kognitiv therapeutisch* nur die *Inhalte des Denkens* zu verändern. Die Therapeutin muss die *metakognitiven* Prozesse verändern, die die dysfunktionalen Inhalte hervorbringen. Sie arbeitet deshalb *explizit metakognitiv* (siehe Kap. 2.8 und 2.11). Sie macht die dysfunktionalen Abwehrprozesse zum Gegenstand der therapeutischen Kommunikation.

Das Ziel der Traumatherapie ist: Der Patient soll in der Therapie im Laufe der Zeit die Kontrolle des Ichs über sein Dissoziieren gewinnen. Das gelingt auf dem folgenden Weg: 1. Die Therapeutin *benennt* die dysfunktionalen Abwehrprozesse des Patienten. 2. Sie *repräsentiert* sie mit Stühlen und macht sie zum Gegenstand der therapeutischen Kommunikation. 3. Sie lässt den Patienten bei der Traumaverarbeitung im *Als-ob-Modus des Spiels* (siehe Kap. 2.4) in jeden der vier verschiedenen *metakognitiven* Abwehrprozesse des Dissoziierens *wechseln* und jeden einzeln ausdifferenzieren. 4. Die Therapeutin lässt den Patienten im Als-ob-Modus des Spiels stimmig zwischen seinen dysfunktionalen Abwehrprozessen hin- und herwechseln. Das verbessert die Kohärenz seines Selbst.

In der praktischen Arbeit konkretisiert die Therapeutin die vier verschiedenen *inneren* dysfunktionalen Prozesse des Dissoziierens *außen* im Therapiezimmer als vier Arbeitsräume (Krüger, 2002, S. 133 ff.; Bender und Stadler, 2012, S. 100 ff.): 1. Die Spaltung zwischen dem *handelnden Ich* und dem *beobachtenden Ich* wird durch das Aufstellen von zwei Stühlen verwirklicht, von einem Stuhl für das »traumatisierte Ich« und einem Stuhl für das »beobachtende Ich«. Die Therapeutin stellt den Stuhl für das »handelnde Ich« in den *Interaktionsraum zwischen Täter und Opfer* (siehe Abb. 16). 2. Sie positioniert den Stuhl für das beobachtende Ich des Patienten in den *Erzähl- und Beobachtungsraum*. Der Patient spielt bei der Traumaverarbeitung im Beobachtungsraum die Rolle seines beobachtenden Ichs aus. Er blickt aus dem Beobachtungsraum auf sein »handelndes Ich« im Interaktionsraum und sieht dort sich selbst als »Opfer« in Interaktion mit dem »Täter«. Er nimmt innerlich Beziehung auf zu seinem »handelnden Ich« und löst so die Abwehr durch *Verleugnung* auf. Er tut nicht mehr so, als ob nichts gewesen wäre. Er integriert als Beobachter und Erzähler die zu seiner Traumageschichte zugehörigen Kognitionen, Affekte und Erinnerungen. 3. Die Therapeutin verwirklicht bei der Traumaverarbeitung die kompensatorische Gegenfantasie durch Aufstellen des *»sicheren Ortes«* (siehe Kap. 5.10.5). Der Patient stabilisiert sich in diesem Arbeitsraum mithilfe von Selbststabilisierungstechniken. 4. Das Kontrollbedürfnis wird bei der Traumaverarbeitung kreativ als *Informations- und Kontrollraum* verwirklicht. Der Patient und die Therapeutin sprechen in diesem Raum miteinander ab, was bei der Traumaverarbeitung im Als-ob-Modus des Spiels geschehen soll. Sie einigen sich zum Beispiel darauf, wie die traumatisierende Situation im Nachspielen umgeschrieben und ergänzt werden soll.

Zentraler Gedanke

Gesunde Menschen wechseln bei ihrer Konfliktverarbeitung *innerlich flexibel* und stimmig zwischen den vier metakognitiven Prozessen hin und her. Sie bewahren so die Kohärenz ihres Selbst. Traumatisierte Menschen aber hängen im Sinne der Abwehr *in einem* der vier metakognitiven Abwehrprozesse fest und leben diesen einen Abwehrprozess im Äquivalenzmodus aus. Die Therapeutin fordert in der Traumatherapie den Patienten deshalb zum passenden Zeitpunkt immer wieder auf, im Therapiezimmer von dem einen Arbeitsraum *im Als-ob-Modus des Spiels* in den anderen Arbeitsraum *zu wechseln.* Sie begleitet den Patienten dabei *als seine Doppelgängerin* und hilft ihm, seinen Ich-Zustand in dem jeweiligen Arbeitsraum im Als-ob-Modus des Spiels inhaltlich auszudifferenzieren und zu erweitern. Der Patient lernt dadurch mit der Zeit, die einzelnen *metakognitiven* Abwehrprozesse des Dissoziierens *im Als-ob-Modus zu denken* (siehe Kap. 2.4). Er gewinnt eine Ja-aber-Haltung zu den jeweiligen Abwehrprozessen. Er *kann* die spezielle Abwehr in der Außenwelt ausleben, er *muss* es aber nicht.

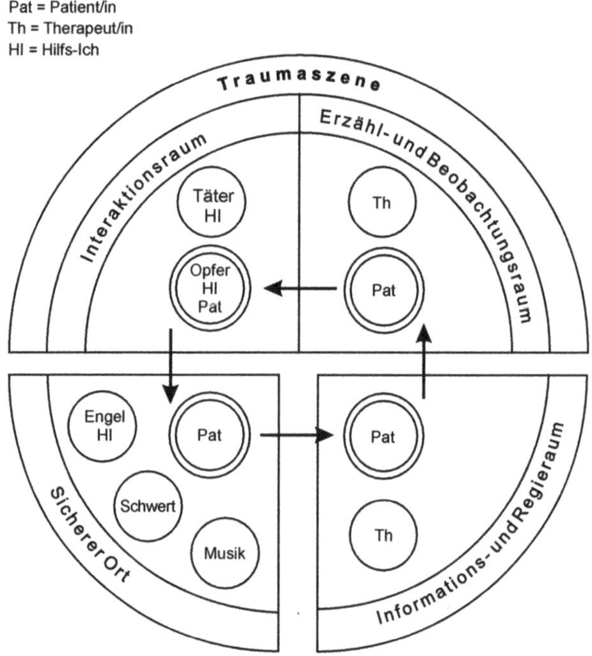

Abbildung 16: Die vier Arbeitsräume der störungsspezifischen psychodramatischen Traumatherapie

Übung 12

Sie können mit der folgenden Übung erlebnisnah ein Gefühl für das entwickeln, was Ihr Patient bei einer Traumaverarbeitung erlebt: Stellen Sie als Leserin oder Leser die vier verschiedenen Arbeitsräume der Traumatherapie (siehe Abb. 16) in Ihrem Therapiezimmer mit vier Stühlen konkret auf. Denken Sie dabei an einen Ihrer traumatisierten Patienten: 1. Teilen Sie dazu Ihr Zimmer entsprechend der Abbildung 16 mit einem Seil in vier Arbeitsräume auf. 2. Stellen Sie für Ihren »Patienten« *in den Interaktionsraum* zwei einander zugewandte leere Stühle hin, einen Stuhl für den Patienten und einen für dessen Täter bzw. das traumatisierende Ereignis. 3. Stellen Sie für Ihren Patienten in den Erzähl- und Beobachtungsraum einen Stuhl auf mit Blick auf sein Traumageschehen. 4. Stellen Sie in den dritten Quadranten des Kreises einen Stuhl auf für seine Rolle an seinem sicheren Ort. 5. Setzen Sie sich dann in den Informations- und Regieraum. Stellen Sie dort einen zweiten Stuhl vor sich. Imaginieren Sie, dass Ihr »Patient« Ihnen auf diesem Stuhl gegenübersitzt. Lassen Sie Ihren Patienten in Ihrer Vorstellung zwischen diesen vier Arbeitsräumen hin- und herwechseln. Was würde Ihr Patient dort jeweils tun?

Zentraler Gedanke
Das Konzept der vier Arbeitsräume hilft der Therapeutin, ihr Vorgehen in der *praktischen* Arbeit mit traumatisierten Menschen zu differenzieren. Sie merkt, in welchem »Arbeitsraum« sie sich mit ihrem Patienten *gegenwärtig* gerade befindet. Sie erkennt, welche therapeutischen Möglichkeiten sie *bisher* vielleicht noch vernachlässigt hat. Das Konzept der vier Arbeitsräume gibt ihr bei ihrer Arbeit Halt und Orientierung.

Die Therapeutin kann das Konzept der vier Arbeitsräume der Traumaverarbeitung in *drei verschiedenen Settings* nutzen: 1. bei der psychodramatischen Traumaexposition *mithilfe von Hilfs-Therapeuten* in der Einzeltherapie (siehe Kap. 5.10.3), 2. bei der psychodramatischen Traumaverarbeitung mithilfe der *Tischbühne* in der Einzeltherapie (siehe Kap. 5.10.10) und 3. bei der psychodramatischen Traumaverarbeitung *in der Gruppentherapie* (siehe Kap. 5.10.11).

5.10.3 Traumaverarbeitung mithilfe von Hilfs-Therapeuten

Eine psychodramatische Traumaverarbeitung *mithilfe von Hilfs-Therapeutinnen und Hilfs-Therapeuten* ist ein *Prozess in acht Schritten.* Der Prozess erfordert insgesamt sieben bis fünfzehn Therapiesitzungen. Die *vorbereitenden* Sitzungen sind therapeutisch genauso wichtig wie die Sitzung der eigentlichen Traumaverarbeitung.

1. Traumatisierte Patienten hatten in der traumatisierenden Situation definitionsgemäß keine Kontrolle über die Situation. Sie haben deshalb Angst vor der Traumaverarbeitung, auch wenn sie sich dazu entschieden haben. Die Therapeutin plant deshalb das Vorgehen bei der Traumaverarbeitung *gemeinsam mit dem Patienten* Schritt für Schritt vor. Beide zusammen suchen *ein spezielles*

Traumaereignis aus, das verarbeitet werden soll. Sie einigen sich, was dabei geschehen soll und was nicht. Die Therapeutin informiert den Patienten bei der Planung über die vier Arbeitsräume der Traumaverarbeitung. Sie erklärt die Stühle, auf denen sie beide sitzen, zum »Informations- und Regieraum«. Sie stellt auf der Zimmerbühne je einen anderen Stuhl auf für jeden der drei anderen Arbeitsräume. Sie wechselt mit dem Patienten von einem Arbeitsraum in den anderen und erklärt, wie der Patient bei der Traumaverarbeitung den jeweiligen Arbeitsraum nutzen kann. Die Therapeutin und der Patient setzen sich danach wieder auf die Stühle im Informations- und Regieraum zurück.
2. Der Patient lernt in drei bis sechs Einzelsitzungen die für die Traumaverarbeitung erforderlichen Selbststabilisierungstechniken. Dazu gehört auf jedem Fall auch der »sichere Ort« des Patienten (siehe Kap. 5.10.5).
3. Die Therapeutin und der Patient legen fest, was der Patient beim Nachspielen der traumatisierenden Situation braucht, damit *dabei das geschieht,* was damals nicht geschehen war, oder aber damit jetzt *das nicht geschieht,* was damals geschehen war.
4. Sie planen den *zeitlichen Ablauf* der eigentlichen Traumaexpositionssitzung und legen fest, welche Mitspieler und Gegenstände dabei benötigt werden.
5. Der Therapeut engagiert für die Traumaexpositionssitzung die erforderlichen Hilfs-Therapeutinnen und -therapeuten.
6. Der Patient bittet ein vertrautes Familienmitglied oder einen Freund, ihn vom Ort der Traumaverarbeitung nach Hause zu begleiten und in seiner Wohnung zu übernachten.
7. Die Traumaexpositionssitzung selbst dauert etwa drei bis vier Stunden. Das Ende ist *zeitlich offen.* In der Sitzung geschieht das Folgende:
   a. Der Patient und die Hilfs-Therapeutinnen lernen sich kennen.
   b. Die Haupttherapeutin unterteilt die Zimmerbühne und richtet zusammen mit dem Patienten wie geplant den Regieraum, den sicheren Ort, den Beobachtungs- und Erzählraum und den Interaktionsraum zwischen Täter und Opfer ein.
   c. Die Mitspieler übernehmen in diesen Arbeitsräumen die ihnen vom Patienten zugewiesenen Rollen.
   d. Der Patient und die Therapeutin setzen sich im Erzähl- und Beobachtungsraum auf zwei Stühle. Der Patient erzählt in Abschnitten seine Erinnerungen an die traumatisierende Situation in ihrem zeitlichen Ablauf.
   e. Die Hilfs-Therapeutinnen und -therapeuten spielen in seinen Erzählpausen die einzelnen Abschnitte seine Traumaerinnerung im Handlungsraum im Playback-Verfahren nach. Ein Hilfs-Therapeut übernimmt dabei als Doppelgänger die Rolle des Patienten.

f. Die Therapeutin lässt den Patienten aus dem Erzählraum heraus immer wieder einmal an seinen »sicheren Ort« wechseln, um ein eventuell vorhandenes Dissoziieren aufzulösen (siehe Kap. 5.10.5). Die Therapeutin ist sich dabei bewusst, dass sie selbst oft nicht merkt, dass der Patient gerade dissoziiert und nur äußerlich angepasst funktioniert.
g. Der Patient soll wenigstens einmal *auch selbst* in den Handlungsraum seiner Traumaszene gehen. Manchmal reicht dafür schon eine Dauer von nur 20 Sekunden. Der Patient übernimmt dort seine eigene Rolle *an dem Ort und in der Zeit* seiner Traumaerfahrung *und handelt* in seiner Rolle. Er tauscht dort *niemals* die Rolle mit dem Täter (siehe Kap. 5.10.9).
h. Das Geschehen in der Traumaszene wird in jedem Fall *erweitert um das Ausspielen der korrigierenden Fantasie* des Patienten. Der Patient hat diese zusammen mit der Therapeutin schon in den vorbereitenden Sitzungen erarbeitet.
i. Der Patient geht am Ende der Traumaexpositionssitzung an seinen »sicheren Ort«. Er bleibt dort, bis er wieder vollkommen zur Ruhe gekommen ist.
j. Es folgt eine Nachbesprechung Die an der Traumaexpositionssitzung Beteiligten geben ein Rollenfeedback und eventuell ein Sharing. Die Therapeutin macht dabei auf *neue Erkenntnisse* aufmerksam, die der Patient selbst oder die Mitspieler bei der Traumaverarbeitung gewonnen haben.

8. Der Patient wird von der Bezugsperson oder dem Freund in der Praxis abgeholt und von diesem nach Hause begleitet. Der Patient soll sich auf dem Heimweg geborgen fühlen und auch in der Nacht bei Bedarf jemanden zum Reden haben.
9. Der Patient und die Therapeutin verarbeiten in zwei bis drei weiteren Einzelsitzungen die *späteren Reaktionen* des Patienten auf seine Traumaexpositionssitzung (siehe Kap. 5.10.8).

5.10.4 Der Informations- und Regieraum

Menschen mit Traumafolgestörungen sind wegen der neurophysiologischen Veränderungen ihrer Hirnprozesse und wegen hormoneller Veränderungen dafür anfällig, Erregungsreize *pauschal als Bedrohung* einzuschätzen und sofort mit Aggression oder Rückzug zu reagieren (van der Kolk, Burbridge und Suzuki, 1998, S. 72). Eine genaue Planung der Traumaexpositionssitzung reduziert den Angstpegel des Patienten. Die Therapeutin und der Patient legen gemeinsam den *zeitlichen* Ablauf der Traumaexposition fest. Sie vereinbaren, *was* dabei geschehen soll und was nicht und wie lange der Patient auch selbst seine Rolle in dem Interaktionsraum der Traumaszene einnehmen soll. Die Therapeutin achtet *während der Traumaexpositionssitzung* darauf, dass die getroffenen Absprachen eingehalten werden. Die Traumaüberlebende Jill in dem Fallbeispiel von Karp (2000, S. 82) sagte sechzehn Jahre nach ihrer erfolgreichen psychodramatischen Traumaverarbeitung: »Being in control was the key, because when it happened I was not in control with anything.« Dayton (2000, S. 120) meint: »Psychodrama kann dem Einzelnen helfen, [...] die Oberhand und Kontrolle über seine Umgebung zu gewinnen.« Roine (2000, S. 94) hat die Erfahrung gemacht: »Durch das Wiederherstellen der traumatischen Ereignisse im Psychodrama wird der Protagonist ermutigt, die Situation auf eine neue Weise zu kontrollieren.« Burmeister (2000, S. 212) begründet sein Vorgehen in der Traumaarbeit mit Verkehrsopfern ganz ähnlich: »Der Protagonist soll ermächtigt werden, die Traumaexposition auf der Bühne zu kontrollieren. Sonst könnte eine Retraumatisierung die [...] heilende Wirkung der Arbeit zerstören.« Wenn ein Patient in der Traumaexpositionssitzung aus dem Regie- und Informationsraum in einen der anderen Arbeitsräume wechselt, bleiben die Stühle dort stehen. Das macht es dem Patienten und der Therapeutin leichter, bei Bedarf in den Regieraum zurückzukehren und den *weiteren* Ablauf der Sitzung zusammen zu planen.

Empfehlung
»Der Psychodramaleiter sollte wirklich alles unternehmen und sich dafür auch Zeit nehmen, um dem Traumaüberlebenden zu erklären, was in jedem Abschnitt des Prozesses geschehen soll, und um für jeden Teil der Arbeit das Einverständnis des Protagonisten einzuholen« (Kellermann, 2000, S. 35).

Fallbeispiel 37: *Eine 35-jährige Lehrerin war durch einen Krankenhausaufenthalt in ihrem fünften Lebensjahr traumatisiert worden. Sie wurde als Notfall am Blinddarm operiert. Die Eltern hatten vorher ein Jahr lang ihre nächtlichen Bauchschmerzen nur als Wunsch nach Zuwendung gedeutet. Ihre Eltern hatten sie im Krankenhaus nicht besucht. Die Krankenschwestern verboten ihr, zu weinen. Sie sagten: »Sonst darfst du nicht nach Hause.« Das Kind war nicht informiert worden, was mit ihm geschehen würde. Das Mädchen hatte ernsthaft geglaubt, dass sie »verkauft worden« sei. Der Therapeut und die Patientin vereinbarten bei der Planung der Traumaexpositionssitzung: Eine Doppelgängerin und Hilfs-Ichs sollten ihre Traumaerinnerung nachspielen. Die traumatisierende Situation sollte aber am Ende zu einer Wunschszene verändert werden. Eine »gute Mutter« sollte während ihres gesamten Krankenhausaufenthaltes bei ihr bleiben. Die gute Mutter sollte sie über alles informieren, was geschehen soll. Sie sollte sie trösten, sie beschützen und sich bei Bedarf bei dem Arzt erkundigen. Die Hilfs-Therapeutinnen spielten in der Traumaexpositionssitzung zunächst die Kran-*

kenhausszene nach, wie die Patientin sie erinnerte. Eine Doppelgängerin übernahm dabei die Rolle der Patientin. Die Patientin ging selbst erst in der geplanten Wunschszene in ihre Rolle im Handlungsraum der Traumaszene hinein. Die Patientin erkannte nach dem Spiel erstaunt: »Das ist ja komisch: Ich hatte gedacht, mein Wunsch, dass meine Mutter bei mir bleibt, ist völlig übertrieben und irreal. Ich habe jetzt im Spiel aber gemerkt: Das, was ich mir gewünscht habe, wird heute in Krankenhäusern als Rooming-in standardmäßig praktiziert. Das ist heute völlig normal, dass Mütter im Krankenhaus bei ihren Kindern übernachten!« (Fortsetzung in Kap. 5.11).

5.10.5 Der sichere Ort

Traumatisierte Menschen entwickeln oft schon spontan eine kompensatorische Gegenfantasie von einer Welt, in der die Gewalt und der Schrecken des Traumaereignisses nicht existieren. Diese Gegenfantasien helfen ihnen, aus dissoziativen Zuständen und aus Gefühlen der Ohnmacht, der Verwirrung oder der Beziehungslosigkeit zu sich selbst und zu anderen herauszukommen. Zum Beispiel stellen sich vernachlässigte Kinder oft vor, dass ihre Eltern nicht ihre wirklichen Eltern sind und dass ihre leiblichen Eltern irgendwann kommen und sie nach Hause holen. Dann können die Kinder die Gewalt oder Vernachlässigung durch ihre *gegenwärtigen* Eltern leichter ertragen. Oder sie lesen Bücher, in denen das Gute über das Böse siegt. Die Gegenfantasie hilft, die Realitätswahrnehmung zu entkräften (Wurmser, 1998, S. 425 f.). Sie macht die Betroffenen in ihrer *inneren* Konfliktverarbeitung wieder handlungsfähig. In der psychodramatischen Traumatherapie stellt der Patient eine solche kompensatorische Gegenfantasie mithilfe der Technik des »sicheren Ortes« außen im Therapiezimmer im Als-ob-Modus des Spiels konkret auf.

Wichtige Definition
Der sichere Ort ist ein *fiktiver* Fantasieraum auf der Bühne *und* in der inneren Vorstellung. Er soll *absoluten* Halt und Geborgenheit geben. Der Patient soll dort das erfahren, was er als Gegenbild zu seiner Traumaerfahrung braucht. Dieser Ort soll für die realen gegenwärtigen oder früheren Bezugspersonen des Patienten *nicht erreichbar sein.* Denn *reale* Bezugspersonen aus der Gegenwart oder Vergangenheit haben immer auch eine Schattenseite, zum Beispiel schon allein dadurch, dass ihre Macht begrenzt ist oder war, oder dadurch, dass sie gestorben sind.

Fallbeispiel 38: *Frau D. war eine Patientin mittleren Alters mit einer posttraumatischen Belastungsstörung (ICD-10 F43.1). Sie litt nachts unter massiven Schlafstörungen,*

Panikattacken mit Herzrasen und Todesfantasien. Diese Symptome waren zu verstehen als Flashbacks infolge eines zwanzig Jahre zuvor erlebten Vergewaltigungsversuchs. Der Täter war damals in ihr Auto eingedrungen, hatte ihr ein Messer an den Hals gedrückt und sie verbal mit dem Tod bedroht. Der Therapeut erarbeitet vor ihrer Traumaexpositionssitzung mit ihr zusammen ihren »sicheren Ort«. Er trennt dazu im Gruppenraum mit einem Seil einen Bereich ab: »Das ist der Bereich für Ihren sicheren Ort. Stellen Sie sich in diesem Raum eine andere Welt vor, in der Sie sich absolut sicher und geborgen fühlen.« Der Therapeut sucht zusammen mit Frau D. nach all den Elementen, die sie am sicheren Ort braucht. Am Ende hat Frau D. darin einen CD-Player installiert. Sie kann diesen anstellen, dann erklingt in dem Raum eine von ihr geliebte sehr einfache melodiöse Kantate von Bach. Die Patientin imaginiert dort außerdem einen Schutzengel. Dieser soll sie mit seinen Flügeln schützend einhüllen, wenn sie bei der Traumaverarbeitung bei Bedarf an ihren »sicheren Ort« flieht. Frau D. wechselt bei der Traumaexposition drei Wochen später am Ende der Sitzung noch einmal in diesen geschützten Arbeitsraum. Eine Hilfs-Therapeutin spielt den Schutzengel und umarmt sie mitfühlend und schützend. Frau D. beginnt, am ganzen Körper unkontrolliert grobmotorisch zu zucken. Ihr Zucken wird allmählich immer häufiger und heftiger. Schließlich weint sie kathartisch aus tiefster Seele heraus. Ihr über 20 Jahre eingefrorener Affekt des Grauens löst sich dabei auf. Es ist wie Ostern, wenn der Frühling kommt. Das Selbst der Patientin wird spürbar (Fortsetzungen in Kap. 5.10.6, 5.10.7, 5.10.8 und 5.16).

Bei einer *Traumatisierung im Erwachsenenalter* wählen Patienten oft einen »sicheren Ort« in der Natur *ohne menschliche Wesen.* Sie freunden sich dort mit Tieren an und nehmen Beziehung auf mit einem Baum oder einem Bach. Dieser Ort ist nur von ihnen selbst durch ein Zauberwort oder ein Handzeichen erreichbar. Bei *Beziehungstraumata in der Kindheit* sollte an dem »sicheren Ort« aber *auch eine fiktive Gestalt oder Person* leben, die dem Patienten Halt und Geborgenheit gibt. Die Therapeutin lässt den Patienten seinen persönlichen »sicheren Ort« folgendermaßen entwickeln:

1. Sie sitzt mit dem Patienten im Informations- und Regieraum. Sie grenzt mit einem Seil die »Welt des sicheren Ortes« ab und stellt für den Patienten in diesem Bereich einen leeren Stuhl auf: »Das dort ist eine Welt, in der Sie absolut sicher und geborgen sind.«
2. Sie fragt den Patienten nach einer *leidvollen Situation* in der Gegenwart oder der Vergangenheit, in der er Sicherheit und Geborgenheit gebraucht hätte.
3. Sie erspürt mit ihm zusammen seinen Affekt in der schwierigen Situation und benennt ihn: »Sie haben sich total ohnmächtig gefühlt«, »… total verlassen.« »Sie fühlten sich nicht mehr.« »Sie standen neben sich …«

4. Sie sucht mit dem Patienten zusammen nach einer *fiktiven* Situation, die in ihm den *entgegengesetzten* Affekt auslösen würde: »In dieser anderen Welt fühlen Sie sich absolut sicher und geborgen. Sie können sich dort wieder fühlen und kommen zu sich.«
5. Die Therapeutin deutet mit der Hand auf den abgetrennten Raum des »sicheren Ortes«: »Dort in dem anderen Teil des Zimmers ist ein Ort, an dem Sie alles finden, was Sie in dieser Situation gebraucht hätten. Was soll in dieser anderen Welt geschehen, damit sich Ihr Wunsch dort auch wirklich erfüllt? Was soll da alles vorhanden sein?«
6. Die Therapeutin fragt den Patienten: »Haben Sie selbst in Ihrem Leben schon einmal *Vertrauen, Halt und Geborgenheit* real erlebt?« Sie fragt auch nach *transpersonalen* Erfahrungen in der Natur, in der Musik oder Kunst, in der Religion oder in der Liebe (siehe Fallbeispiele 25, 33, 34 und 35).
7. Die Therapeutin lässt den Patienten handelnd in den abgetrennten Raum des »sicheren Ortes« hineingehen. Sie *selbst* bleibt aber auf der Grenze zwischen den beiden Welten stehen. Sie bezeugt dadurch *handelnd* die *existenzielle Qualität* des »sicheren Ortes«. Der »sichere Ort« soll dem Patienten in seinem Fühlen, Denken und Handeln seine Würde als Mensch und seine körperliche und seelische Unversehrtheit zurückgeben.
8. Die Therapeutin symbolisiert mit dem Patienten zusammen *die von ihm bereits genannten* Erfahrungen von Geborgenheit (siehe 6) mit Gegenständen. Der Patient stellt diese im Raum des »sicheren Ortes« auf.
9. Die Therapeutin und der Patient *ergänzen* in einem zweiten Schritt die Konstruktion des »sicheren Ortes« *um noch fehlende Elemente.* Sie suchen zum Beispiel nach einem Menschen oder einer Gestalt aus einem Märchen oder aus der Literatur, die den Patienten in dem Arbeitsraum des sicheren Ortes annimmt, wie er ist, und ihn konsequent unterstützt. Wenn Hilfs-Therapeuten oder Gruppenmitglieder anwesend sind, können diese als Hilfs-Ich am sicheren Ort eine Rolle übernehmen. Sie spielen dort zum Beispiel einen Baum oder einen Schutzengel.
10. Der Patient erkundet an seinem »sicheren Ort« in der eigenen Rolle im Als-ob-Modus des Spiels *handelnd* die Situation. Er soll zum Beispiel die imaginierten Seevögel *hören.* Er soll das Meer *ansehen* und *riechen.* Er *spürt* die tröstende oder beschützende Geste der weisen alten Frau leiblich und seelisch. In der Einzeltherapie ersetzt die Therapeutin die Umarmung der alten weisen Frau, indem sie dem Patienten eine Wolldecke gibt, »um sich darin zu wärmen«.
11. Der Patient soll an seinem »sicheren Ort« *nicht* in die Gegenrolle der unterstützenden fiktiven Gestalt oder eines Lebewesens wechseln, auch nicht, um

zu »zeigen, wie diese sich verhalten soll«. Das könnte bei ihm einen Flashback oder eine pathologische Regression auslösen. Denn der Protagonist sieht aus der Rolle der fiktiven guten Gestalt heraus sich selbst wie in einem Spiegel mit seiner Bedürftigkeit, absoluten Einsamkeit oder Verwirrtheit vor sich. Das löst in ihm intensives Mitgefühl aus und er wird eventuell von seinen Gefühlen überschwemmt. *In seiner eigenen Rolle* hat der Patient dagegen die Kontrolle darüber, wie weit er seine Gefühle zulässt. Er kann sich an die schutzgebende Person anlehnen, sich »nur« neben sie setzen oder auch einfach wieder weggehen.

Zentraler Gedanke

Der Patient bekommt an seinem »sicheren Ort« *in seiner eigenen Rolle* eventuell *von jemand anderem, was er braucht.* Er soll aber *auch die Kontrolle* über Nähe und Distanz zu diesem anderen haben.

12. Die Wünsche des Patienten bei dem Aufbau seines »sicheren Ortes« sind oft sehr zaghaft und bescheiden. Die Therapeutin fühlt eventuell die Gehemmtheit des Patienten als *eigenen* Schmerz. Die Therapeutin macht den Patienten in einem solchen Fall als Doppelgängerin auf die vielfältigen Möglichkeiten am »sicheren Ort« aufmerksam: »Ihr sicherer Ort ist eine Fantasiewelt. Sie dürfen sich Ihre Wünsche in dieser Fantasiewelt tatsächlich erfüllen! Sie haben gesagt, der weise alte Mann tröstet Sie. Sitzt er dann wirklich *nur neben Ihnen* und hört Ihnen zu? Oder *streicht er Ihnen* vielleicht auch fürsorglich über den Rücken?«
13. Manchmal tauchen bei dem Patienten als Reaktion auf seine Wünsche Schuldgefühle oder Schamgefühle auf. Die Therapeutin symbolisiert diese gegebenenfalls gegenständlich mit Bauklötzen und legt sie aber *außerhalb des »sicheren Ortes«* in die mit dem Seil abgetrennte »reale Welt«. Denn der »sichere Ort« soll ein Ort sein, wo das Wünschen noch hilft.
14. Wenn der sichere Ort fertig eingerichtet ist, fordert die Therapeutin den Patienten auf: »Gehen Sie bitte in dem Raum Ihres sicheren Ortes noch einmal herum. Nehmen Sie *mit jedem* der vorhandenen Elemente Kontakt auf. Spüren Sie dabei sich selbst!«
15. Die Therapeutin bittet den Patienten, über das Seil wieder in den Raum der »realen Welt« zurückzukehren.
16. Sie bespricht mit ihm seine Erfahrung an seinem »sicheren Ort« nach. Sie benennt dabei mit ihm zusammen, was er am »sicheren Ort« körperlich empfunden und gefühlt hat.
17. Sie fordert ihn auf: »Schreiben Sie sich in den nächsten zwei Stunden bitte

auf, was alles zu Ihrem sicheren Ort gehört und was dort geschieht. Sonst vergessen Sie vielleicht wichtige Elemente oder Handlungen.«

18. Sie empfiehlt dem Patienten: »Vergegenwärtigen Sie sich die Erfahrung Ihres sicheren Ortes zu Hause in der Imagination. Oder spielen Sie zu Hause die Begegnungen am sicheren Ort in Ihrem Wohnzimmer sogar so wie hier in der Therapie *handelnd* nach. Sie dürfen das Geschehen am sicheren Ort dabei ausschmücken und positiv erweitern. Üben Sie zu Hause die Technik des sicheren Ortes als Selbststabilisierungstechnik ein!« Das vielfältige Handeln und Wahrnehmen im Raum des »sicheren Ortes« *im Als-ob-Modus des Spiels* aktiviert das Erleben von Geborgenheit und Sicherheit *auch sensomotorisch.*

Empfehlung

Wenn Sie als Leserin oder Leser zusammen mit einem Patienten dessen »sicheren Ort« entwickeln wollen, fotokopieren Sie sich die folgende Liste der Elemente eines »sicheren Ortes«. Sie können sich dann *während* der Arbeit an dieser Liste orientieren:

1. *Elemente, die im inneren Denken des Patienten die innere Selbstrepräsentanz stabilisieren:*
   - 1a Die Therapeutin konkretisiert die *eigenen Fähigkeiten und Stärken* des Patienten einzeln mit Steinen oder Holzklötzen und legt sie in eine Ecke des sicheren Ortes auf den Fußboden. Viele Patienten haben Mühe, sich eigene positive Fähigkeiten zuzuschreiben. Die Therapeutin fragt in einem solchen Fall: »Was findet Ihr Freund, Ihre Tochter oder Ihre Mitarbeiterin an Ihnen gut?« Der Patient soll sich am sicheren Ort auf den Boden setzen. Er nimmt jede seiner »Fähigkeiten« in die Hand und vergewissert sich dieser Fähigkeit aktiv handelnd. Diese *Ressourcenarbeit* kann als Selbststabilisierungstechnik auch unabhängig von der Technik des »sicheren Ortes«« praktiziert werden.
   - 1b Der Patient repräsentiert an seinem »sicheren Ort« bei Bedarf sein eigenes *inneres gesundes Kind,* das er vor seiner Traumatisierung eventuell war, mithilfe eines Hilfs-Therapeuten oder einer Puppe. Er nimmt mit diesem handelnd Beziehung auf.
   - 1c Manche Patienten haben für sich die Fähigkeit entdeckt, sich durch handwerkliche oder künstlerische Aktivitäten zu stabilisieren. Sie erleben sich dabei als selbstwirksam und kreativ. Der Patient soll in einem solchen Fall das entsprechende Werkzeug, zum Beispiel die Säge, die Violine oder das Malbrett ebenfalls an seinen »sicheren Ort« legen. Er gibt seiner Selbstwirksamkeit dadurch Raum in seiner Seele.

Fallbeispiel 39: *Ein 52-jähriger Patient erinnert sich bei der Entwicklung seines »sicheren Ortes« an seine Fähigkeit, neue Lösungen beim Modellflugzeugbau zu erfinden. Für seine psychodramatische Traumaexpositionssitzung bringt der Patient eines seiner Modellflugzeuge mit und einen Fernseher mit einer Videoaufnahme seines Modellflugzeugs beim Fliegen. Das Gefühl von absoluter Geborgenheit hatte er, als er als Kind im vierten Lebensjahr auf den Treppenstufen seines Elternhauses saß und dem Wettstreit von zwei Kirchenglocken zuhörte: »Die eine war viel melodischer und am Ende gewann sie immer. Sie war zwar langsamer, läutete dafür aber länger als die anderen.« Der Patient lächelt bei dieser Erinnerung gelöst: »Daran habe ich mich früher öfter mal erinnert. Jetzt habe ich aber schon drei Jahre lang nicht mehr daran gedacht.« Der Patient bringt drei Wochen später für die Sitzung seiner Traumaexposition eine Tonbandaufnahme der Kirchenglocken aus seiner Kindheit mit. Er war in der Woche zuvor in seine 200 Kilometer entfernte Heimatstadt gefahren und hatte dort das Läuten der immer noch vorhandenen Kirchenglocken mit seinem Tonbandgerät aufgenommen: »Ich habe das zuerst morgens um 10 Uhr versucht. Da waren aber zu viele Autos, die haben das Läuten gestört. Ich habe dann eine Stunde gewartet. Um 11 Uhr sind die Aufnahmen gelungen«* (Fortsetzung in Kap. 5.10.8).

2. *Fiktive Personen, Lebewesen und Symbole, die dem Patienten an seinem sicheren Ort als Beziehungsobjekt Halt geben:*
   - 2a Das können transpersonale Rollen aus der Natur sein, ein Baum, ein Wald oder ein Fluss. Oder Figuren aus der Religion, zum Beispiel ein Schutzengel. Oder eine Gestalt aus der Literatur, aus Mythen oder aus Märchen, zum Beispiel die sieben Zwerge von »Schneewittchen« oder der Zauberer Gandalf. Oder Personen aus einem Film, Meister Yoda oder E. T. Oder symbolische Personen aus der Geschichte, Martin Luther King, Gandhi oder ähnliche.
   - 2b Der Patient kann sich auch ein von ihm geliebtes Musikstück auf eine CD brennen. Er lässt dieses an seinem »sicheren Ort« immer wieder erklingen (siehe Fallbeispiel 38).
   - 2c Am »sicheren Ort« können »Tiere« auf den Patienten warten. Diese helfen ihm ähnlich wie die Tauben im Märchen von Aschenputtel oder die sieben Tiere in dem Grimm'schen Märchen »Zwei Brüder«.
   - 2d Der Patient kann am »sicheren Ort« eine fiktive alte weise Frau oder einen alten weisen Mann auf einen Stuhl setzen. Oder er repräsentiert dort seine persönliche Idealfigur: Diese Person hat selbst ein seelisches Trauma überlebt. Sie hat ihr Schicksal gut verarbeitet und ist dadurch weise geworden.

2e Der Patient kann sich an seinem »sicheren Ort« durch Tanzen zu seiner persönlichen Musik oder durch andere körperliche Aktivitäten aus seinem Traumafilm *sensomotorisch* befreien.

3. *Elemente, die eine eigene heilsame, existenzielle Erfahrungen repräsentieren:* Manche Patienten haben in der Kunst, in der Natur, in der Religion oder in der Liebe eine tiefgehende heilsame Erfahrung gemacht. Die Therapeutin lässt den Patienten eine solche Erfahrung im Raum des sicheren Ortes mit einem Gegenstand oder durch ein Hilfs-Ich konkret symbolisieren. Das kann zum Beispiel ein Baum sein, ein Wald, ein Fluss oder ein Schutzengel.

Die Therapeutin hilft dem Patienten *Schulter an Schulter als Ko-Kreatorin* und Doppelgängerin bei der Entwicklung seines »sicheren Ortes«. Sie darf dabei auch *selbst* Einfälle äußern. *Schulter an Schulter* ausgesprochen wirken die Einfälle der Therapeutin nicht direktiv. Sie öffnen vielmehr den potenziellen Raum der Fantasie des Patienten. Sie aktivieren sein Mentalisieren und regen ihn an, *eigene* Ideen für seinen »sicheren Ort« zu finden.

Zentraler Gedanke

Manchen Patienten fällt es schwer, ihren »sicheren Ort« zu entwickeln. Gerade für diese Patienten ist diese Technik aber besonders heilsam. Die Therapeutin geht in einem solchen Fall sehr kleinschrittig vor. *Störungsspezifische* Traumatherapie ist geduldige Arbeit *an der richtigen Stelle.*

Die Technik »sicherer Ort« umfasst, wie hier dargestellt, mehrere Selbststabilisierungstechniken. Der Patient verwirklicht mit jeder dieser Techniken im Als-ob-Modus des Spiels eine positive Lebensidee. Der Patient begegnet den an seinem »sicheren Ort« lebenden Personen, Wesen oder Tieren *handelnd.* Das macht die Arbeit zu einer *seelischen und leiblichen* Erfahrung. Die sensomotorische Beteiligung hilft dem Patienten, abgespaltene sensorische oder motorische Fragmente an seinem »sicheren Ort« in seine Traumageschichte zu integrieren. Teilnehmerinnen und Teilnehmer *an einer Gruppentherapie oder in einer Weiterbildungsgruppe* für Psychodrama sollten jeder für sich einen »sicheren Ort« entwickeln (siehe Kap. 5.10.11).

5.10.6 Der Beobachtungs- und Erzählraum

Bei einem *unverarbeiteten* Trauma verfestigt sich das ursprüngliche Traumacoping durch Dissoziieren »immer mehr zu Symptomen. [...] Die lebensrettende

Dissoziation wird zum Symptom dissoziative Störung. Da der Organismus versucht hat, mit diesen Copingstrategien sich selbst zu heilen, gehen wir davon aus, dass man diese Copingstrategien nutzen kann« (Reddemann, 1999, S. 89). Bei einem Flashback frieren die metakognitiven Prozesse der Konfliktverarbeitung durch das Dissoziieren ein. Die störungsspezifische psychodramatische *Traumaverarbeitung* hilft dem Patienten, seine eingefrorenen metakognitiven Prozesse in der Traumaszene *durch Handeln im Als-ob-Modus des Spiels* (siehe Kap. 2.4) zu verflüssigen und unter die Kontrolle seines Ichs zu bringen (siehe Kap. 5.10.2). Die *passiv erlittene defensive Spaltung* zwischen dem handelnden Ich und dem beobachtenden Ich (Wurmser, 1998, S. 425) wird bei der Traumaverarbeitung kreativ aufgehoben 1. durch Aufstellen des handelnden Ichs und des beobachtenden Ichs *getrennt voneinander* mit zwei Stühlen, 2. durch ihr Benennen als »Beobachtungsraum« und »Handlungsraum« der Traumaszene, 3. durch ihr Ausleben und Ausdifferenzieren im Als-ob-Modus des Spiels und 4. durch den therapeutischen Rollenwechsel zwischen ihnen.

Die Therapeutin lässt den Patienten während der Traumaverarbeitung vorwiegend die Rolle seines beobachtenden Ichs im Erzähl- und Beobachtungsraum ausspielen und von dort aus seine Traumageschichte berichten. Der Patient geht meistens nur einmal für kurze Zeit in den Interaktionsraum der Traumaszene. Die meiste Zeit über spielt ein Doppelgänger die Rolle seines handelnden Ichs im *Interaktionsraum* zwischen Täter *und* Opfer. Der *Doppelgänger und Hilfs-Therapeutinnen* spielen die einzelnen Abschnitte seiner Geschichte im Interaktionsraum im Playback-Verfahren nach. Der Patient nimmt sich selbst dabei wie in einem Spiegel von außen wahr und gibt den Playback-Spielern bei Bedarf Anweisungen. Karp (2000, S. 79) berichtet über ihre Patientin Jill: »Die Distanz sorgte für Sicherheit. Die Protagonistin instruierte und beobachtete die Gruppenmitglieder, die ihre Szenen ausspielten, und betrat gelegentlich die Szene, um die Aktion zu korrigieren. Zum Beispiel, […] weil eine zerbrochene Flasche, die ihren Nacken berührte, […] an dem falschen Platz gehalten wurde. […] Es musste genauso dargestellt werden, wie es geschehen war, und mit ihr als derjenigen, die die Informationen kontrollierte.« Der Patient entwickelt *aus der Metaposition heraus* Selbstempathie mit seinem vom Trauma betroffenen handelnden Ich. Dadurch löst sich die starre Trennung zwischen dem handelnden Ich und dem beobachtenden Ich auf.

Kellermann (2000, S. 29) und Karp (2000, S. 68 ff.) lassen *akut traumatisierte Patienten* im Psychodrama hauptsächlich im Erzähl- und Beobachtungsraum arbeiten. Sie sollen von dort aus im Interaktionsraum der Traumaszene »sehen, was wirklich passierte […], dass sie […] Details erkennen, ohne überwältigt zu werden, […] und dass sie beginnen, die erhaltenen Informationen kognitiv durchzuarbeiten […]« Dieses Vorgehen »ermöglicht es […] den traumatisierten Menschen, der Welt wieder einen Sinn zu geben, wenn diese Welt für sie vorübergehend jede Struktur und Bedeutung verloren hatte« (Kellermann, 2000, S. 29). Ein akut traumatisierter Patient hatte zum Beispiel ein terroristisches Bombenattentat mit vielen Toten miterlebt (Kellermann, 2000, S. 1, 29). Er kam in einem dissoziativen Bewusstseinszustand zum Therapeuten. Er klagte: »Alles scheint so unwirklich zu sein, als ob ich in einem Traum wäre oder in einem Film.« Er hatte sein sensomotorisches Erleben und seine Affekte abgespalten und befand sich in seinem beobachtenden Ich (siehe Kap 5.10.2). Der Therapeut stellte zwei Stühle für ihn auf, einen für sein beobachtendes Ich und einen für sein handelndes Ich. Er ließ den Patienten aus seinem handelnden Ich in die Rolle seines beobachtenden Ichs in dem Erzähl- und Beobachtungsraum wechseln. Der Patient erzählte von dort aus seine Traumageschichte. Ein Doppelgänger und Hilfs-Ichs spielten im Interaktionsraum seine Traumageschichte *stellvertretend* nach. Der Patient gewann auf diese Weise Zugang zu seinen abgespaltenen Affekten. Er löste seinen dissoziativen Zustand der Derealisation in einer Katharsis auf.

Auch bei *Traumata, die länger zurückliegen,* halten sich die Therapeutin und der Patient *während der Traumaverarbeitung* vor allem im Beobachtungs- und Erzählraum auf. Der Patient wechselt nur selten in seine eigene Rolle im Interaktionsraum der Traumaszene. Die Therapeutin lässt den Patienten aus dem Beobachtungsraum heraus seine Traumaerfahrung erzählen. Währenddessen spielen die Hilfs-Therapeuten im Interaktionsraum als seine Doppelgänger die Traumageschichte Szene für Szene im Playback-Verfahren nach.

Zentraler Gedanke

Die Therapeutin sitzt oder steht während der Traumaverarbeitung zunächst *Schulter an Schulter* neben dem Patienten im Beobachtungsraum. Sie blickt mit ihm zusammen auf den Interaktionsraum der Traumaszene und hilft ihm *als Doppelgängerin,* die Dinge beim Namen zu nennen. Sie bezeichnet zum Beispiel Gewalt in dem Handlungsraum der Traumaszene als »Gewalt« und Missbrauch als »Missbrauch«. Das aktiviert und erweitert die *Kognition* des Patienten. Der Patient differenziert, erweitert und vervollständigt durch dieses Vorgehen seine Traumaerinnerung. Er *integriert* vergessene oder abgespaltene Elemente. Er erfasst Ursache und Wirkung während des traumatisierenden Geschehens. Der Patient entwickelt seine Traumaerfahrung so zu einer *in sich stimmigen* Geschichte weiter. »Jedes wahre zweite Mal ist die Befreiung vom ersten« (Moreno, 1970, S. 77).

Eine Traumafolgestörung führt durch die *im Flashback* auftauchenden Gefühle von Gelähmtheit und Entfremdung oft zum Verlust an Selbstachtung, zu Scham und zu Schuldgefühlen. Traumapatienten verfälschen deshalb oft die Logik in ihrer Traumaerinnerung *nachträglich* durch eine selbstverletzende Interpretation. Oder sie entwickeln ein unrealistisches Selbstbild. Die Hilfs-Ichs spielen bei der Traumaverarbeitung die Traumageschichte aber zeitlich Schritt für Schritt nach. Die Patientin und die Therapeutin decken dabei Widersprüche zwischen der *konkreten Erinnerung* der Patientin und ihrer *Interpretation* dieser Erinnerung auf. So *wusste* die Patientin Jill in dem Fallbeispiel von Karp (2000, S. 63 ff.) zwar *schon vor* der Traumaexpositionssitzung *kognitiv*, dass ihre Tochter und ihr Mann den Überfall und die Vergewaltigung in Afrika *real* überlebt hatten. Denn die Familie lebte ja schon wieder zusammen in England. Trotzdem konnte sie diese Tatsache erst nach der psychodramatischen Traumaverarbeitung *auch wirklich fühlen.* Der Patient des Fallbeispiels 33 berichtete zwei Jahre nach seiner Traumaverarbeitungssitzung: »Vor der Traumasitzung habe ich mich immer falsch und verkehrt gefühlt und gedacht: ›Du hast nichts hingekriegt.‹ In der Traumasitzung habe ich erfahren, wie schlau und klug ich als Kind eigentlich war. Der kleine Junge in mir ist wertvoll!« Die Patientin des Fallbeispiels 38 glaubte wegen ihrer seelischen Gelähmtheit *in ihren nächtlichen Albträumen,* dass sie sich *auch real* bei dem Vergewaltigungsversuch nicht gewehrt habe.

Fallbeispiel 38 (1. Fortsetzung, siehe Kap. 5.10.5): *Frau D. erzählt aus dem Beobachtungsraum heraus das Geschehen bei einer versuchten Vergewaltigung. Sie berichtet, was sie als Opfer tut und was der Täter sagt und macht. Sie hat als Opfer versucht, das Messer des Vergewaltigers von ihrem Hals wegzuziehen und dabei in das scharfe Messer gefasst. Sie hat mit dem Täter subjektiv eine unendliche Zeit gerungen und sich dabei Schnittverletzungen am Hals und an den Händen zugezogen. Die Hilfs-Therapeutin, die die Rolle der Patientin als Doppelgängerin übernimmt, spielt jeweils die gerade erzählte Interaktionssequenz im Handlungsraum nach. Der Täter wird in diesem Fall nur durch einen Stuhl repräsentiert. Die Doppelgängerin wehrt sich in der Rolle der Patientin auf der Bühne genauso, wie die Patientin es im Erzählraum von sich berichtet hat. Sie schreit in »Todesangst« so laut um Hilfe, dass alle Beteiligten die Todesangst real spüren.*

Der Therapeut steht dabei im Beobachtungsraum Schulter an Schulter neben der Patientin und verbalisiert als Doppelgänger aktiv, was er sieht: »Sie haben sich gewehrt! Und wie! Sie haben eine dreiviertel Stunde lang mit dem Mann gekämpft und gerungen und sogar in das Messer hineingefasst! Woher haben Sie so viel Kraft gehabt!« Frau D. meint in der Nachbesprechung erstaunt: »Ich habe gar nicht mehr gewusst, dass ich so gekämpft habe. In meinen Albträumen bin ich immer ganz erstarrt und kann mich nicht wehren!« Sie erzählt weiter, dass sie auf dem Autositz hinter dem Steuer nach einer Dreiviertelstunde des Kampfes mit dem Täter so erschöpft war, dass sie tatsächlich mit der Gegenwehr aufhörte: »Ich habe ihn dann gefragt: ›Was soll ich tun? Was soll jetzt geschehen?‹« Der Therapeut interpretiert auch dieses Handeln der Patientin als durchaus mutiges, angemessenes Handeln: »Als Sie nicht mehr konnten, haben Sie immer noch nicht resigniert. Sie haben immer weiter nach einer Lösung gesucht!« Acht Wochen nach der Traumaverarbeitung stellt die Patientin fest: »Ich hatte immer gedacht, der Täter konnte mit mir machen, was er wollte, dass ich für ihn ein Spielball gewesen war. Jetzt weiß ich, dass ich mich gewehrt habe. Eigentlich war ich sogar tapfer und mutig! Das weiß ich jetzt auch nachts. Ich kann mich wehren! Das war für mich immer das schlimmste Gefühl gewesen, gelähmt zu sein!« Die Patientin hat durch das Handeln im Spiel Anschluss an den sensomotorischen Teil ihres Selbst gewonnen. Das lässt sie jetzt auch in ihrem Alltag mutiger werden: »Ich habe jetzt endlich einem langjährigen Freund offen gesagt, dass seine anmaßende Selbstüberschätzung mich stört. Nach dem Telefonat ging es mir aber gar nicht gut. Ich muss aufpassen, dass ich nicht überschießend bin« (Fortsetzung in Kap. 5.10.7, 5.10.8 und 5.16).

5.10.7 Der Handlungsraum zwischen Opfer und Täter

Im Interaktionsraum spielen die Hilfs-Therapeutinnen und Hilfs-Therapeuten das von dem Patienten erzählte traumatisierende Ereignis schrittweise nach. Viele Psychodramatikerinnen und Psychodramatiker sind gern bereit, bei einer Traumaexposition gegen einen nur geringen Stundenlohn als Doppelgängerin und Hilfs-Ichs dabei zu sein. Sie sind oft von der existenziellen Dimension der Arbeit fasziniert. Die Therapeutin informiert die Hilfs-Therapeuten mit Zustimmung des Patienten *schon vor der eigentlichen Traumaexpositionssitzung* über die zu spielende Traumageschichte. Sie vereinbart mit ihnen, welche der zum Teil schwierigen Rollen sie übernehmen werden.

Empfehlung

Traumaverarbeitung erfordert von der Therapeutin eine klare Entscheidung ohne Wenn und Aber. Traumaverarbeitung ist wie eine *gemeinsame* Wildwasserfahrt mit dem Kanu. Man kann während der Fahrt im Wildwasser aus dem Boot nicht aussteigen. Bei der Traumaverarbeitung müssen alle Beteiligten mit dem Patienten zusammen durch das Herz seines Traumas hindurchgehen. Wenn die Therapeutin das vermeidet, spürt der Patient intuitiv, dass *nicht einmal die Therapeutin* den Horror seiner Traumaerfahrung ertragen kann. Das bestätigt ihn in seiner Überzeugung, dass er für die Welt »eigentlich eine Zumutung« ist.

Zentraler Gedanke
Während der Traumaverarbeitung begibt sich der Protagonist bzw. die Protagonistin wenigstens einmal für zwanzig Sekunden *auch selbst* in den Interaktionsraum der Traumaszene an den *damaligen Ort* und in die *damalige Zeit.* Das hilft ihm, im Als-ob-Modus des Spiels *handelnd* seine abgespaltenen motorischen und sensorischen Erinnerungsfragmente in seine Konfliktverarbeitung zu integrieren.

Der Patient braucht dabei dem »Täter« in der Traumaszene nicht unbedingt begegnen. So ließ zum Beispiel Karp (2000, S. 71 f.) ihre Patientin Jill im psychodramatischen Spiel erst dann in den räumlich abgetrennten Raum ihrer Gewalterfahrung hineingehen, als ihre Familienmitglieder in der nachgespielten Traumageschichte schon alle gerettet waren. Auch die »Gewalttäter« hatten den Ort des Überfalls und der Vergewaltigung schon verlassen. Sie sollte sich im Spiel »vor dem Umzug aus der afrikanischen Stadt nach England nur noch von ihren Bediensteten verabschieden«. Die Protagonistin betrat »geschützt durch die sichere Umgebung der Gruppe« den Handlungsraum ihrer Traumaszene. Sie begann sofort grobmotorisch zu zittern. Ihr viele Jahre lang aufgestauter Affekt entlud sich in einem einstündigen kathartischen Weinen. Die Patientin schlief anschließend ununterbrochen dreißig Stunden. Sie hatte vorher jahrelang unter schweren Schlafstörungen gelitten.

Fallbeispiel 38 (2. Fortsetzung, siehe Kap. 5.10.5 und 5.10.6): *Die Traumaverarbeitung von Frau D. erfolgte mehr als zwanzig Jahre nach der versuchten Vergewaltigung. Eine Hilfs-Therapeutin spielte als Doppelgängerin die Patientin im Interaktionsraum der Traumaszene nach ihren Vorgaben nach. Frau D. kam beim Erzählen ihrer Traumageschichte im Erzähl- und Beobachtungsraum zunächst noch nicht in das affektive und sensomotorische Erleben ihrer Traumaerinnerung hinein. Auch in diesem Fall war der Täter schon geflohen, als der Therapeut sie deshalb in ihre Rolle im Handlungsraum der Traumaszene hineinwechseln ließ. Frau D. merkte schon bei den wenigen Schritten im Therapiezimmer in den Handlungsraum der Traumaszene, dass in ihr Panik hochstieg. Sie nahm trotzdem in ihrem von zwei Stühlen repräsentierten »Auto« Platz, in dem der Vergewaltigungsversuch stattgefunden hatte. In dem Moment wurde ihr »schwindelig«. Sie bekam Herzrasen und Todesangst, ganz ähnlich wie bei ihren nächtlichen Flashbacks. Der Therapeut ließ die Patientin sofort an ihren »sicheren Ort« wechseln. Dort nahm ihr »Schutzengel« sie in seine Arme. Dieser wurde von einer Hilfs-Therapeutin gespielt. Die Musik der von ihr ausgesuchten Bachkantate erklang. Der zwanzig Jahre lang aufgestaute Affekt der Patientin entlud sich in einer intensiven integrativen Katharsis.*

In den folgenden Wochen wiederholten sich die Panik und die anschließenden kathartischen Zustände bei der Patientin zu Hause zwar noch dreimal. Sie habe dabei aber »anders als vorher immer schon gewusst, dass es am Ende gut ausgeht.« Die Flashbacks, die die Patientin zwanzig Jahre lang jede Nacht gequält hatten, waren acht Wochen lang verschwunden. Sie kamen dann zwar für einige Tage wieder. Die angemessene Verarbeitung der des auslösenden Konfliktes beendete dann aber schnell diesen »Rückfall« (Fortsetzung in Kap. 5.10.8 und 5.16).

Durch Traumaverarbeitung erweitern die Patienten ihr nur deklarierendes Sachwissen um ein prozessuales, emotionales Wissen (Markowitsch, 2001, S. 75).

Zentraler Gedanke
Beim Erinnern des Traumas bleiben durch das meistens prompt einsetzende Dissoziieren Affekt, Handeln und Empfinden getrennt. Die entsprechenden Informationen sind zwar durchaus in der linken Gehirnhälfte als *Sachwissen* gespeichert. Sie finden aber durch das Dissoziieren keinen Zugang zum Selbstempfinden und zu den Emotionen. Deshalb werden sie nicht in das rechtshirnige prozedurale Gedächtnis und in das autobiographisch-episodische oder kontextbezogene Gedächtnis integriert (Markowitsch, 2001, S. 75, 84 f.). Ohne *Traumaverarbeitung* bleiben die Lücken in der Traumaerinnerung oft auf Dauer bestehen und werden mit selbstverletzenden Annahmen gefüllt, um der fragmentierten Erfahrung Sinn zu geben.

5.10.8 Die Verarbeitung der späteren Reaktion auf die Traumaexpositionssitzung

Die Therapeutin begleitet den Patienten nach seiner Traumaverarbeitungssitzung noch mindestens acht Wochen lang und hilft ihm, die neuen Erfahrungen zu verarbeiten und in sein Selbstbild zu integrieren. Sie beugt so der Gefahr vor, dass der Patient bei einem eventuellen neuen Flashback seine neuen Erfahrungen während der Traumaexpositionssitzung unangemessen wieder infrage stellt.

Fallbeispiel 38 (3. Fortsetzung, siehe Kap. 5.10.5, 5.10.6 und 5.10.7): *Frau D. erwog eine Woche nach ihrer Traumaexpositionssitzung, die Therapie zu beenden: »Ich fühle mich wie im Himmel und möchte mir dieses Gefühl erhalten.« Umso mehr erschrak sie acht Wochen nach der Traumaexposition, als nachts ihre Flashbacks wieder auftauchten. Diese waren ausgelöst worden durch einen Ausflug mit Freundinnen mit auswärtigen Übernachtungen. Frau D. fühlte sich als Versagerin. Der Therapeut fand mit ihr zusammen die Ursache heraus: Die Patientin hatte ihren Freundinnen von* *ihrer Traumaverarbeitungssitzung erzählt. Die Freundinnen waren zwar interessiert gewesen. Sie hatten aber die existenzielle Tiefe der Erfahrung der Patientin nicht wirklich würdigen können. Ihre oberflächliche Reaktion hatte bei der Patientin wieder das Gefühl ausgelöst, anders zu sein als andere. Sie empfand sich als eine vom Schicksal Gezeichnete und fürchtete, dass sie das immer bleiben würde.*

Die Patientin hatte zu lernen, dass die existenzielle Dimension ihrer Erfahrung sie tatsächlich zu einer im positiven Sinne besonderen Persönlichkeit machte. Der Therapeut: »Sie dürfen die anderen Menschen nicht überfordern! Ihre Freundinnen haben Ihre Traumaverarbeitung nicht miterlebt. Meiner Erfahrung nach haben nur 10–20 % der Menschen selbst ähnliche existenzielle Erfahrungen gemacht wie Sie bei ihrer Traumaverarbeitung. Nur jeder fünfte Mensch kann verstehen, worüber Sie reden! Den anderen Menschen fehlt das Gespür für die existenzielle Dimension einer solchen Erfahrung. Prüfen Sie in Zukunft bitte, wem Sie Ihre Erfahrung erzählen, ob der oberflächlich reagiert oder Sie wirklich versteht!« Nach der Klärung dieses Zusammenhangs verschwanden die Flashbacks der Patientin wieder.

Frau D. symbolisierte auf Anraten des Therapeuten ihre erfolgreiche Traumaverarbeitung auch gegenständlich. Sie suchte sich einen kleinen hübschen Kasten und legte in diesen ein Symbol für die kostbare Erfahrung der Traumaexpositionssitzung. Sie band das Kästchen mit einem Wollband zu und stellte es auf ihren Schreibtisch: »Vor der Traumasitzung habe ich mich sehr viel allein gefühlt. Das Gefühl habe ich jetzt eigentlich nicht mehr, obwohl ich merke, dass ich einsamer werde« (Fortsetzung siehe Kap. 5.16).

Zentraler Gedanke

Traumaüberlebende haben ihr ganzes Leben lang die Harry-Potter-Narbe auf der Stirn. Erfolgreiche Traumaverarbeitung ist ein Gewinn und auch eine Last. Sie führt zwar oft zu einer posttraumatischen Reifung. Die Betroffenen fühlen sich aber wegen der darin verborgenen *transpersonalen* Wahrheit mit einem Teil ihrer Seele immer wieder einmal fremd in der Welt und befremden auch andere Menschen.

Bei Traumatisierungen in der Kindheit ist das kompensatorische Abwehrsystem eines Patienten manchmal so starr, dass einzelne Bruchstücke der Traumaerinnerung erst *einige Tage nach* der Traumaverarbeitungssitzung im Erleben des Patienten auftauchen. Es ist dann wichtig, sie *als Elemente der Traumaszene zu erkennen* und sie aktiv mit der Traumageschichte des Patienten zu verknüpfen.

Fallbeispiel 39 (1. Fortsetzung, siehe Kap. 5.10.5): *Der 40-jährige Herr B. litt an einer Dysthymie (ICD-10 F34.1), an Migräne und einer narzisstischen Persönlichkeitsstö-*

rung (ICD-10 F60.8). Seine Traumaexpositionssitzung dauerte drei Stunden. Es ging bei seiner Traumaerinnerung um die operative Entfernung eines Auges in seinem fünften Lebensjahr wegen Krebsverdacht. Der Patient war noch als erwachsener Mann davon überzeugt, dass die Operation »ohne Narkose durchgeführt« worden war. Nach der Traumaexpositionssitzung zweifelte Herr B. daran, dass ihm die intensive Arbeit etwas gebracht hatte. Denn bei ihm war die erwartete kathartische Reaktion ausgeblieben.

Drei Tage nach der Traumaverarbeitungssitzung bekam der Patient aber Angstzustände, wenn er sich zu Hause entspannte. Diese schossen plötzlich für jeweils eine Minute »vom Rücken her hoch und schnürten seinen Hals zu«. Der Therapeut ließ den Patienten einen seiner Angstanfälle psychodramatisch nachspielen. Dabei bat er den Patienten, nach einem symbolischen Bild zu suchen, das zu seinem Angstgefühl passen würde. Herr B. imaginierte einen langen Flur in einem Krankenhaus. Er ist allein. Er ist fünf Jahre alt. Die Wände rechts und links sind kahl. Der Gang ist mit einem beigen Linoleumfußboden ausgelegt. Der Flur ist dunkel, nur am Ende des Flurs ist ein helles Fenster zu sehen. Er fühlt sich als Kind *verloren, ausgeliefert und allein. Er weiß nicht, was mit ihm passiert ist und was man mit ihm vielleicht noch vorhat. Der Therapeut interpretierte daraufhin die Angstzustände des Patienten als Flashbacks. Die Verknüpfung der Angstzustände mit seiner Traumaerfahrung in der Kindheit befreite den Patienten aus seinen Selbstzweifeln. Er berichtete in der folgenden Therapiesitzung: »Ich habe angefangen, meine verwahrloste Wohnung aufzuräumen. Die sah genauso aus wie mein Inneres.« Der Patient wirkte zum ersten Mal seit Monaten lebendig und optimistisch. Er war nicht mehr depressiv.*

Empfehlung
Psychodramatherapeutinnen und Psychodramatherapeuten sollten wenigstens *ein einziges Mal* selbst *als Hilfs-Therapeutin oder Hilfs-Therapeut* an einer Traumaexpositionssitzung eines Patienten mitwirken. Denn der spielerische Umgang mit den vier Arbeitsräumen der psychodramatischen Traumaverarbeitung (siehe Abb. 16) verbessert das intuitive Gespür der Therapeutin für die Prozesse der Selbstregulation von traumatisierten Menschen. Die innere Vorstellung der vier Arbeitsräume macht es leichter, sich in der praktischen Arbeit *nicht* in Gegenübertragungsreaktionen zu verfangen.

5.10.9 Zur Kontraindikation des Rollentausches mit dem Täter

Der Rollentausch mit dem Täter ist für eine erfolgreiche Traumatherapie *nicht erforderlich.* Die neunzehn Autoren des Buchs »Psychodrama with Trauma Survivors« (Kellermann und Hudgins, 2000) berichten *in keiner einzigen ihrer vierzig Falldarstellungen* von einem Rollentausch mit einer Täterin oder einem Täter. Viele Psychodramatherapeuten halten einen Rollentausch mit dem Täter sogar für *kontraindiziert* (Kellermann, 2000, S. 37; Burmeister, 2000, S. 213; Pruckner, 2002, S. 106 f.). Dafür gibt es zwei Gründe: 1. Die Begegnung mit dem Täter im Spiel kommt *definitionsgemäß einer Traumaexposition gleich.* Sie lässt *den Patienten dissoziieren.* Durch das Dissoziieren reißt bei dem Patienten aber der Faden zwischen seiner inneren Konfliktverarbeitung und seiner äußeren Spielproduktion auf der Bühne. Die Therapeutin oder der Therapeut merkt das oft gar nicht. Der Patient funktioniert dann *äußerlich* zwar wie immer, seine innere Konfliktverarbeitung ist aber eingefroren (siehe Fallbeispiel 6 in Kap. 2.9.2). Er spaltet seine Affekte ab und ist im Spiel gleichsam gar nicht anwesend. 2. Traumapatienten verstehen die Anweisung, mit dem Täter die Rolle zu tauschen, oft falsch als subtile Botschaft der Therapeutin. Sie glauben, sie sollten lernen, die Motive des Täters besser zu verstehen, und sie sollten seine Motive akzeptieren (Kellermann, 2000, S. 37). Das verstärkt aber ihre Autoaggression, ihre Scham und ihre Schuldgefühle.

Keine der Autorinnen und keiner der Autoren des Buches »Psychodrama with Trauma Survivors« hat seine Patientin oder seinen Patienten in den Fallbeispielen einen Rollentausch mit dem Täter machen lassen. Viele von ihnen (Burge, 2000, S. 307; Karp, 2000, S. 70; Leutz, 2000, S. 190, 195; Roine, 2000, S. 95 f.) halten den Rollentausch in der Arbeit mit traumatisierten Menschen aber *theoretisch* trotzdem für eine »wichtige Technik«. Burge (2000, S. 307) vermutet zum Beispiel, dass ein Protagonist durch den Rollentausch die Gelegenheit habe, den Zugang zu seiner *eigenen* Wut wiederzugewinnen, wenn er im Rollentausch den Sadismus und die Wut eines Täters leiblich-seelisch erlebe. Diese Annahme ist aber reine Theorie (siehe Kap. 8.4). Denn Burge hat in den von ihm beschriebenen Traumaverarbeitungssitzungen den *Rollentausch* mit dem Täter *nicht* angewandt. Er ließ in den beiden Spielen den jeweiligen »Täter« gar nicht auftauchen. Ein Rollentausch mit dem Täter war deshalb gar nicht möglich. Karp und Leutz beschreiben in ihren Fallbeispielen nicht den Rollentausch *mit dem Täter,* sondern »nur« den *Rollentausch mit einer in dem Traumaereignis anwesenden dritten Person,* einem Mitopfer. Auch Roine (2000, S. 95 f.) vermutet theoretisch, dass traumatisierte Menschen mit einem geringen Rollenrepertoire im Rollentausch mit dem Täter »eine erweiterte Realität erfahren und anschließend besser in der Lage sind, ihr eigenes authentisches Selbst wiederzugewinnen«. Diese Annahme trifft zwar zu für *neurotisch* erkrankte Menschen, aber nicht bei dem Rollentausch *eines traumatisierten Patienten mit einem Täter.* Denn Traumapatienten dissoziieren schon, wenn sie den Täter direkt vor sich sehen.

Lesemann (1993, S. 83, 95) ist der einzige mir bekannte Autor, der in einer *eigenen* Falldarstellung den Rollentausch mit dem Täter beschreibt. Er ließ eine lange, insgesamt erfolgreiche Therapie von einer Supervisorin supervidieren. Die Supervisorin meinte, dass für einen erfolgreichen Abschluss der Therapie der Rollentausch mit dem Täter erforderlich sei. Lesemann versuchte, dieser Aufforderung zu folgen. Seine traumatisierte Patientin betrat bei dem ersten Versuch den Interaktionsraum der Traumaszene, brach dann aber sofort das Spiel ab und lief aus dem Gruppenraum hinaus auf den Flur. Bei dem zweiten Versuch einige Wochen später folgte sie den Anweisungen des Therapeuten und tauschte tatsächlich mit ihrem »Täter« die Rollen. Wenn man den Aufsatz von Lesemann genau liest, zeigt sich aber, dass der Rollentausch bei der Patientin *keine zusätzliche positive therapeutische Wirkung* hatte. Er hat der Patientin zum Glück auch nicht geschadet.

5.10.10 Die Traumaverarbeitung mithilfe der Tischbühne in der Einzeltherapie

Die Einzeltherapie eines traumatisierten Patienten beginnt mit der traumaspezifischen Diagnostik, der Krisenintervention (siehe Kap. 5.7 und 5.8) und dem Erlernen von Selbststabilisierungstechniken. Der Patient entwickelt dabei auch einen eigenen »sicheren Ort«. Die Therapeutin vollzieht die in den Kapiteln 5.10.3 bis 5.10.8 dargestellte psychodramatische Traumaverarbeitung in der Einzeltherapie aber *mithilfe der Tischbühne.* Sie plant dazu mit dem Patienten ein bis drei Sitzungen lang die eigentliche *Traumaverarbeitung* in allen dazugehörigen Handlungsschritten. Sie informiert ihn dabei über die vier Arbeitsräume der Traumaverarbeitung: Der *Interaktionsraum der Traumaszene* befindet sich auf dem Tisch. Die Therapeutin repräsentiert den *Erzählraum* drei Meter entfernt von dem Tisch mithilfe von zwei leeren Stühlen, einem Stuhl für den Patienten und einem Stuhl für die Therapeutin. Der Raum für den *»sicheren Ort«* wird in einem anderen Bereich des Therapiezimmers aufgebaut. Die Therapeutin und der Patienten legen zusammen fest, wie das Geschehen in der Traumaverarbeitungssitzung zeitlich ablaufen soll. Sie arbeiten heraus, was der Patient *in der traumatisierenden Situation gebraucht* hätte und was *nicht* geschehen sollen. Der Patient soll während seiner Traumaverarbeitung auf seinem Stuhl im Erzähl- und Beobachtungsraum sitzen und von dort aus seine Traumageschichte erzählen. Die Therapeutin spielt das, was er erzählt, *für ihn stellvertretend* auf der Tischbühne im Playback-Verfahren nach. Sie benutzt dabei Steine und Holzklötze (siehe Kap. 5.7).

Empfehlung
Die Therapeutin begrenzt bei der Traumaverarbeitung mit der Tischbühne die Inhalte der Traumaverarbeitung *in einer Sitzung* immer auf *nur ein Traumaereignis*. Das verringert die Gefahr, dass der Patient pathologisch regrediert. Der Patient kann *andere* Traumata später in *anderen* Sitzungen verarbeiten.

In der Traumaexpositionssitzung lässt die Therapeutin den Patienten ganz ähnlich wie bei der Arbeit mit Hilfs-Therapeuten (siehe Kap. 5.10.3–5.10.8) zwischen den verschiedenen Arbeitsräumen hin- und herwechseln. Die Therapeutin soll mit dem Patienten *gemeinsam* durch das Herz seines Traumas hindurchgehen. Die Therapeutin und der Patient vollziehen dabei zusammen die folgenden Schritte:

1. Der Patient baut am Anfang *auf der Zimmerbühne* seinen »sicheren Ort« auf.
2. Die Therapeutin stellt zwei leere Stühle nebeneinander weit entfernt von dem Tisch in den »Erzähl- und Beobachtungsraum«. Der erste Stuhl ist für den Patienten als Erzähler seiner Geschichte (Fuhr, 1995, mündliche Mitteilung) und repräsentiert aber auch sein »beobachtendes Ich«. Der zweite Stuhl ist ein Stuhl für die Therapeutin: »Das bin ich als Therapeutin. Ich helfe Ihnen von hier aus, Ihre Geschichte zu erzählen.«
3. Die Therapeutin setzt sich jetzt an den Tisch und legt einen »Ich-Stein« für den Patienten darauf. Sie blickt den Patienten an auf seinem Stuhl drei Meter entfernt: »Erkennen Sie von dort aus *hier den Stein auf dem Tisch?* Dieser Stein steht für *Ihr Ich in der traumatisierenden Situation.*«
4. Die Therapeutin steht auf und setzt sich Schulter an Schulter *neben den Patienten in den Erzählraum.* Sie fragt: »Wie geht es Ihnen, wenn Sie Ihr Ich dort auf dem Tisch ansehen? Halten Sie einmal ein Selbstgespräch hier *in Ihrer Beobachterposition!*«
5. Die Therapeutin: »Wenn ich von hier aus das Geschehen damals in Ihrer Schule wahrnehme, sehe ich den neunjährigen Rolf, der …« »Erzählen Sie Ihre Traumageschichte bitte in der 3. Person und nicht in der Ich-Form!« Der Patient spricht zusammen mit der Therapeutin also über den »kleinen Rolf, der …«, über »den Mann, der …«, »das Kind, das …«, »das kleine Mädchen« oder »die Frau, die …« Das hilft dem Patienten *und* der Therapeutin, sich innerlich von dem Sog der Traumaerfahrung zu distanzieren.
6. Der Patient berichtet von seinem Stuhl im Beobachtungsraum aus, wer in der traumatisierenden Situation *anwesend* war.
7. Die Therapeutin setzt sich wieder an den Tisch. Sie repräsentiert *auf dem Tisch* mit Steinen, Holzklötzen oder auch kleinen Puppen die Elemente sei-

ner Traumageschichte: 1. das handelnde Ich des Patienten, 2. seine Gefühle, 3. die beteiligten Personen und 4. die wichtigen Gegenstände.

8. Sie fragt ihn: »Was war damals in der traumatisierenden Situation für Sie *das schlimmste Gefühl«?* Therapeuten schätzen das Erleben des Patienten in der traumatisierenden Situation oft falsch ein. Sie glauben zum Beispiel, dass bei Schlägen in der Kindheit die Schmerzen für den Patienten das Schlimmste waren. Der Patient antwortet dann aber vielleicht: »Es war das Gefühl von Demütigung und Scham.«
9. Der Patient erzählt von seinem drei Meter entfernten Stuhl aus kleinschrittig *entlang dem roten Faden der Zeit,* was dem kleinen Jungen in der traumatisierenden Situation geschah und was er in der Situation damals gefühlt, gedacht und getan hat.
10. Die Therapeutin spielt als Doppelgängerin des Patienten mit den Symbolen auf dem Tisch mit Empathie und Fantasie das interaktionelle Geschehen in der traumatisierenden Situation nach. Sie handelt dabei ähnlich *wie bei dem Spiel mit einer Puppenstube* oder mit dem Szenokasten.
11. Sie spricht dabei als Doppelgängerin aus, was der kleine Junge auf dem Tisch in der Traumaszene im Handeln *fühlt und denkt.* Sie schreit und weint stellvertretend.
12. Die Therapeutin *unterbricht ihr Spiel* auf der Tischbühne gelegentlich und geht zu dem Patienten in den Erzählraum. Sie blickt von dort mit dem Patienten zusammen Schulter an Schulter die Tischbühne an. Sie kommentiert stellvertretend das dortige Geschehen aus der Beobachter- und Spiegelposition heraus: »Das ist Gewalt! Dafür gibt es in Schulen heute Programme für Gewaltprävention.« »Das ist gemein und hinterhältig.«
13. Der Patient wechselt immer wieder einmal an seinen vorher im Therapieraum aufgebauten »sicheren Ort«, um ein eventuelles Dissoziieren aufzulösen.

Zentraler Gedanke

Man kann als Therapeutin das Dissoziieren des Patienten von außen meistens *nicht* wahrnehmen. Die Therapeutin folgt deshalb *nicht nur ihrer Intuition, sondern auch ihrer Erfahrung,* wenn sie den Patienten auffordert, an seinen »sicheren Ort« zu gehen. Sie kann bei Bedarf auch andere Selbststabilisierungstechniken anwenden.

14. Der Patient soll wenigstens auch einmal den Erzählraum verlassen und zur Tischbühne gehen. Er fasst dort *selbst den Ich-Stein für sein »handelndes Ich« in der Traumaszene* auf der Tischbühne an. Er hält in dieser Rolle mithilfe

der Therapeutin ein Selbstgespräch. Die Therapeutin fragt ihn nach seinem zentralen Affekt in seinem Traumaereignis und benennt ihn: »Sie fühlen sich verraten«, »gedemütigt«, »als Nichts«.

15. Die Therapeutin lässt den Patienten nach kurzer Zeit wieder an den im Zimmer aufgebauten »sicheren Ort« wechseln. Er soll dort zur Ruhe kommen und ein eventuelles Dissoziieren auflösen.
16. Die Therapeutin kreiert auf der Tischbühne die Wunschszene. Sie folgt dabei dem *vorher* gemeinsam gefassten Plan. Sie repräsentiert dazu auf dem Tisch *die Helfer und Retter* mit Steinen oder Holzklötzen, die beim Spiel der Wunschszene in die Traumaszene mit eintreten.
17. Sie folgt *als Doppelgängerin* des Patienten in der gespielten traumatisierenden Situation ihren eigenen Affekten und ihren eigenen kreativen Impulsen. Sie mentalisiert stellvertretend die Gefühle in der Rolle des Patienten. Sie schimpft laut und lässt den »Täter« sich erschrecken. Sie spielt die *positiv* veränderten Handlungssequenzen der Traumaszene überdeutlich. Sie fragt den Patienten immer wieder einmal: »Geht das für Sie? Oder ist es Ihnen zu viel?«
18. Der Patient setzt sich einmal auch selbst an die Tischbühne. Er fasst *in der Wunschszene* seinen Ich-Stein an und spielt die Interaktionen in der Wunschszene zusammen mit der Therapeutin mit. Er erlebt auf diese Weise den *positiven Ausgang* seiner Traumageschichte ich-nah in der Rolle seines handelnden Ichs.
19. Er geht *nach* dem gemeinsamen Spiel der Wunschszene noch einmal an seinen »sicheren Ort«, um ganz zur Ruhe zu kommen.
20. Es folgt die gemeinsame Nachbesprechung.

Fallbeispiel 40: *Eine 40-jährige Patientin war als Kind in der Schule von anderen Kindern mehrfach gewalttätig geschlagen worden. Die Therapeutin spielt stellvertretend für sie mit Steinen und Holzklötzen auf der Tischbühne das Leidensereignis aus der Schule nach: Das Mädchen ist acht Jahre alt. Andere Schüler hänseln und schlagen sie. Die Patientin hat sich bei der Planung der Traumaverarbeitung gewünscht, dass in der Wunschszene zwei ältere Schüler kommen und sie verteidigen. Die Therapeutin legt die Steine für die an der Traumaszene Beteiligten für die Wunschszene auf den Fußboden und ergänzt sie um zwei Steine für die größeren und älteren Schüler. Die beiden älteren »Schüler« schützen das Mädchen, damit das nicht geschieht, was geschehen war, und damit das geschieht, was nicht geschehen war.*

Die Traumaverarbeitung auf der Zimmerbühne *mit Hilfs-Therapeuten* ist eher indiziert bei einer *einzelnen schweren* Traumaerfahrung. Die Traumaverarbeitung mithilfe der *Tischbühne* ist zu empfehlen bei *mehrfach traumatisierten* Menschen.

5.10.11 Traumaverarbeitung in der Gruppentherapie

Gruppenteilnehmerinnen oder Gruppenteilnehmer spielen in Selbsterfahrungsgruppen oder Therapiegruppen nicht selten *unerwartet* eigene Traumaerfahrungen, wenn sie Kindheitsszenen spielen. Die Protagonisten dissoziieren dann oft und spalten ihre Affekte ab. Ihre Konfliktverarbeitung wird eingefroren. Das protagonistzentrierte Spiel wird dadurch therapeutisch weitgehend nutzlos (siehe Fallbeispiel 6 in Kap. 2.9.2).

Zentraler Gedanke

Traumatisierte Menschen sind Weltmeister im »So tun als ob«. Die Therapeutin merkt nicht, wenn der Patient dissoziiert. Sie kann nicht wahrnehmen, wenn er seine Affekte innerlich abspaltet.

Die Gruppenmitglieder in einer Gruppentherapie, einer Selbsterfahrungsgruppe oder einer Weiterbildungsgruppe für Psychodrama sollten zur Vorbeugung für solche Krisen schon früh ihren jeweils persönlichen »sicheren Ort« entwickeln. Die Leiterin lässt dazu *in der Gruppe* einen einzelnen Teilnehmer seinen »sicheren Ort« ausarbeiten (siehe Kap. 5.10.5). Die anderen Teilnehmerinnen und Teilnehmer denken sich jeder *zu Hause für sich allein* einen »sicheren Ort« aus. Sie stellen in der darauffolgenden Sitzung ihre Ergebnisse *in der Gruppe* vor und ergänzen ihren »sicheren Ort« bei Bedarf um fehlende Elemente.

Wenn später in einem protagonistzentrierten Spiel *unvermutet* eine traumatisierende Situation auftritt, kann die Therapeutin ähnlich wie in der Einzeltherapie vorgehen (siehe Kap. 5.10.3–5.10.8 und Abb. 16): 1. Die Therapeutin nennt die Kindheitsszene des Patienten aktiv eine »Traumaerfahrung«. 2. Sie unterbricht das Spiel. Sie lässt ein Gruppenmitglied die Rolle des Protagonisten in der Traumaszene übernehmen und geht mit dem Patienten in die Beobachterposition zur Spielszene. Sie blickt von dort aus zusammen mit dem Protagonisten auf seine traumatisierende Kindheitsszene. 3. Sie grenzt mit einem Seil im Therapiezimmer *neben* der Traumaszene einen Raum für den »sicheren Ort« des Protagonisten ab. Sie lässt den Protagonisten dort seinen früher schon erarbeiteten »sicheren Ort« aufbauen. 4. Die Therapeutin und der Patient planen zusammen außerhalb der Spielszene, wie die Traumaverarbeitung ablaufen soll und wie die Wunschszene aussehen soll. 5. Es folgt die Traumaverarbeitung: Der Protagonist berichtet aus dem Erzählraum heraus seine Traumageschichte. 6. Der Doppelgänger in der Rolle des Protagonisten und die anderen Mitspieler in der Traumaszene spielen seine Geschichte in Abschnitten nach. 7. Der Protagonist wechselt einmal kurz *auch selbst wieder* in seine eigene Rolle *in der*

Traumaszene. Er tauscht dort aber niemals die Rolle mit dem Täter. 8. Während dieser Arbeit lässt die Therapeutin den Patienten gelegentlich an seinen »sicheren Ort« wechseln. Am Ende der Spielphase soll der Patient dort noch einmal zur Ruhe kommen. 9. Dann folgt die Nachbesprechung in der Gruppe.

5.11 Die Integration der inneren Umstellung in die Beziehungen

Menschen mit Traumafolgestörungen haben existenzielle Not erfahren und leiden unter Flashbacks. Sie verstehen sich selbst oft nicht in ihrer Andersartigkeit. Sie übernehmen deshalb leicht die Interpretationen ihres Verhaltens durch ihre *Bezugspersonen.* Der Patient des Fallbeispiels 25 zum Beispiel identifizierte sich nach seinem acht Monate langen Aufenthalt in der Kinderklinik mit den Normen und Werten seiner Mutter und seines Vaters. Bei diesen zählte nur Leistung und Erfolg. Der Patient lernte so, seine eigenen Wünsche nach Sicherheit und Geborgenheit als Schwäche zu tabuisieren und seine eigenen Gefühle masochistisch selbstverletzend als »falsch« zu entwerten. Das hatte zur Folge, dass er auch im Erwachsenenalter noch versuchte, einem perfektionistischen Leistungsideal zu entsprechen. Er konnte seine Erfolge nie genießen. Er verkaufte zum Beispiel ohne Not sein geliebtes Ferienhaus in Dänemark, nachdem er es jahrelang mit viel Mühe restauriert hatte. Auch zog er sich bei drohenden Beziehungskonflikten in vorauseilendem Gehorsam oft selbstschädigend zurück, *noch bevor er* von seinen Konfliktgegnern angegriffen wurde. Er wurde dadurch an seinem Arbeitsplatz zum Außenseiter.

Traumatisierte Patienten fühlen sich in Beziehungskonflikten schnell bedroht (van der Kolk, Burbridge und Suzuki, 1998, S. 72), weil Konflikte ihr altes *inneres »Täter-Opfer«-Interaktionsmuster* aktualisieren. Sie erleben zum Beispiel Kritik subjektiv als gewaltsame Schläge. Sie neigen dazu, Beziehungskonflikten aus dem Weg zu gehen, passen sich den Erwartungen ihres jeweiligen sozialen Umfeldes an und funktionieren gut im Sinne der Erwartungen ihres Beziehungssystems. Sie schützen sich durch grandiose Leistungsbereitschaft am Arbeitsplatz vor Vorwürfen, Schuldgefühlen oder Schamgefühlen und vor einer Aktualisierung ihres Traumafilms in Konflikten. Auch projizieren sie, wenn sie sich gegen eine Bezugsperson *angemessen abgrenzen oder durchsetzen,* ihre eigene frühere Opferrolle auf ihre Konfliktpartner. Sie interpretieren dann ihr eigenes *angemessenes* Fühlen und Wollen als »böse«, als ob sie *selbst* ein Täter oder eine Täterin wären.

Zentraler Gedanke
Traumatherapie mit Traumaverarbeitung löst die Blockaden in der inneren Konfliktverarbeitung auf. Die Handlungsfähigkeit und das Selbstwertgefühl der Patienten in Konflikten des Alltags verbessern sich. Die Patienten lassen sich weniger leicht ausnutzen und überfordern sich nicht mehr so stark. Dadurch kommt es zu *neuen* Beziehungskonflikten bei der Arbeit und im privaten Bereich.

Progressive Veränderungen müssen von außen positiv bestätigt werden, damit sie sich stabilisieren (siehe Kap. 3.2). Die Therapeutin würdigt deshalb von sich aus aktiv, wenn der Patient sich in einer Situation, die bei ihm früher einen Flashback ausgelöst hätte, *neu* verhalten hat. Traumatisierte Patienten bemerken die neue Qualität ihres Verhaltens *selbst* oft gar nicht. Die positiven Rückmeldungen verbessern dann ihr Selbstwertgefühl.

Fallbeispiel 37 (1. Fortsetzung, siehe Kap. 5.10.4): *Die 35-jährige Frau F. sprach am Ende ihrer Therapie mit ihrer Kollegin über die Arbeitsverteilung an ihrer gemeinsamen Arbeitsstelle. Die Kollegin guckte dabei »böse«. Das führte bei der Patientin zu einem inneren Erregungszustand, aber nicht wie früher zu einem Flashback. Frau F. konnte die Kollegin am folgenden Tag von sich aus ansprechen. Die Kollegin reagierte anders als der kriegstraumatisierte Vater der Patientin. Sie war sogar »erleichtert« und meinte: »Ich hatte dich auch schon ansprechen wollen. Ich habe gestern etwas völlig falsch verstanden. Das tut mir leid.« Die Frauen tauschten anschließend intensiv ihre Erfahrungen mit ihrer je eigenen Verletzlichkeit aus. In der folgenden Nacht geriet Frau F. wieder in einen Erregungszustand. Sie konnte die Alarmstimmung aber anders als früher selbst auflösen: Sie vergegenwärtigte sich einige Male aktiv den Unterschied zwischen der Person ihrer Kollegin und der ihres kriegstraumatisierten Vaters. Frau F. erzählte dem Therapeuten: »Ich habe meinen Vater dann wieder in die Vergangenheit zurückgeschickt an einen anderen Ort und in eine andere Zeit« (2. Fortsetzung siehe unten).*

Ein anderer Patient war von seinem älteren Bruder gewaltsam missbraucht worden. Er geriet am Ende der Therapie in einen starken inneren Erregungszustand, als er als Handwerker von einem Kunden demütigend behandelt wurde. *Anders als früher* regredierte er aber nicht in sein altes selbstverletzendes Denken und Handeln. Er stellte sich stattdessen vor seinem inneren Auge »alle Triggerboys nebeneinander vor, die ihn in der Gegenwart quälen«. Er weinte vor Wut eine halbe Stunde lang und gab seinem Gefühl von Trauer Berechtigung. Er verlor sich aber nicht in Selbstmitleid. Er trauerte, dass sein Leben wegen seiner

Traumaerfahrungen in der Kindheit so schwer ist. Reddemann (1999, S. 91) nennt diese letzte Phase der Traumatherapie die Phase der »Trauer und Neuorientierung«. Der Patient fuhr nach dieser inneren Arbeit aus eigenem Entschluss zu einer älteren mütterlichen Freundin und redete mit ihr über den schwierigen Kunden. Die Freundin kannte den Kunden und bestätigte ihn in seiner Wahrnehmung, dass dieser Mann tatsächlich ein sehr schwieriger Mensch ist. Das neue Verhalten des Patienten wurde von der Freundin also positiv bestätigt. Auch der Patient des Fallbeispiels 28 (siehe Kap. 5.5) hat am Ende der Therapie seine Triggersituationen aktiv so verändert, dass er beim Anblick eines Mannes in einem weißen Kittel nicht mehr in einen Flashback geriet.

Zentraler Gedanke

Bei einem traumatisierten Patienten löst eine Situation im realen Alltag, die seiner Traumaszene ähnelt, meistens einen Flashback aus. Wenn er gelernt hat, eine solche Situation *selbst in seinem Sinne* positiv zu beeinflussen und zu verändern, weist das darauf hin, dass er sein Trauma ausreichend verarbeitet hat.

Die Therapeutin unterstützt den Patienten bei der Integration seiner inneren Umstellung in die *Beziehungen in der Gegenwart* bei Bedarf mithilfe des psychodramatischen Dialogs mit Rollentausch.

Fallbeispiel 37 (2. Fortsetzung, siehe Kap. 5.10.4): *Die 35-jährige Frau F. wurde durch ihre Traumaverarbeitung in ihren Beziehungen konfliktfähiger. Sie lernte dadurch die Menschen in ihrem sozialen Umfeld zum ersten Mal wirklich kennen. Es gab bei ihnen drei verschiedene Reaktionen: 1. Die Frauen aus ihrer Frauengruppe waren dankbar und erleichtert, dass sie jetzt ihre Wünsche aussprach. Sie gingen sogar gern darauf ein. Sie beteiligten sich auf ihre verschämte Bitte hin voller Freude zum ersten Mal an der Bewirtung bei den Treffen in ihrem Haus. 2. Einige Arbeitskolleginnen waren bei Interessenkonflikten pragmatisch und sachlich zu Kompromisslösungen bereit. 3. Bei drei Frauen aber erkannte Frau F. jetzt, dass diese meist egoistisch und unangemessen einfach nur ihre eigenen Interessen durchsetzten.*

Der Therapeut lehrte Frau F. die Technik der psychodramatischen Selbstsupervision (siehe Kap. 2.3): »Sie sparen therapeutische Sitzungen, wenn Sie diese Methode zu Hause allein anwenden!« Die Patientin führte für sich allein zu Hause fiktive psychodramatische Dialoge mit ihren »Konfliktpartnerinnen«. Dabei erkannte sie, wie verschieden diese waren. Zum Beispiel hatten diese »manchmal nur noch nicht nachgedacht«. Ein anderes Mal war die Distanzierung des anderen »nur Selbstschutz« gewesen. Frau F. merkte aber auch, dass sie im Rollentausch in der Rolle der Konfliktpartnerin sich selbst oft gar nicht verstand: »Ich glaub, ich drücke meine eigenen Wünsche den anderen gegenüber gar nicht klar aus.«

Traumatisierte Patienten sollen ihre innere Umstellung *auch in ihre inneren Beziehungsbilder zu Bezugspersonen aus der Vergangenheit* integrieren. Denn Menschen neigen dazu, das dynamische Gleichgewicht in den Beziehungsbildern *der Gegenwart* dem Abwehrmuster in den alten Beziehungsbildern *aus der Vergangenheit* anzugleichen. Die innere Umstellung des Patienten wird in einem solchen Fall von der *alten* Beziehungsdynamik wieder blockiert und geht verloren (Dieckmann, 1991, S. 25). Zum Beispiel verändert das innere Täter-Opfer-Schema aus der Kindheit dann auch die Beziehungsbilder der Gegenwart im Sinne dieses Täter-Opfer-Schemas.

Die Integration der inneren Umstellung geschieht mit den folgenden Mitteln: Der Patient schreibt zunächst einen *fiktiven* Brief an eine Bezugsperson aus seiner Vergangenheit (siehe Fallbeispiel 49 in Kap. 6.6). Das soll aber *nicht die Täterin oder der Täter* sein. Besser sind Bezugspersonen, die das Geschehen aus einer ähnlich hilflosen Position miterlebt haben, zum Beispiel eine Schwester oder ein Bruder oder auch entferntere Bezugspersonen. Der Patient teilt anschließend als der Erwachsene, der er jetzt ist, *im psychodramatischen Dialog mit Rollentausch* dieser Bezugsperson mit, wie er seine Kindheitserfahrungen jetzt neu versteht. Er spricht dabei alles aus, was er schon immer einmal sagen wollte, und fragt, was er immer schon fragen wollte.

Zentraler Gedanke

Der Patient vertritt im psychodramatischen Dialog mit seiner Bezugsperson aus der Kindheit sein neues Selbstverständnis und verändert dadurch das Gleichgewicht in dem inneren Beziehungsbild. Er erkundet im Rollentausch aber auch das Denken und Fühlen seiner früheren Bezugsperson und erweitert so sein inneres Bild dieser anderen Person. Er merkt zum Beispiel im Rollentausch in der Rolle seiner Schwester, dass diese von seiner neuen Wahrheit nichts wissen will. Sie distanziert sich von ihm, um nicht selbst zusammenzubrechen. Diese Erfahrung hilft dem Patienten, anschließend in der *realen Begegnung* die Schwester realistisch wahrzunehmen und ihr gegenüber achtsam zu sein.

Der Patient hebt mithilfe einer solchen fiktiven *psychodramatischen* Beziehungsklärung oft Blockaden in der *realen* Beziehung auf. Er merkt eventuell im Rollentausch, dass die Bezugsperson an ihm und seinen Gedanken interessiert ist. Das motiviert ihn, mit seiner Tante oder seiner Schwester auch *real* wieder Kontakt aufzunehmen. Er spricht dann mit der Bezugsperson über seine Erfahrungen in der Kindheit und forscht nach Familiengeheimnissen. Der Patient bekommt von der Bezugsperson der Kindheit *jetzt* Mitgefühl und erhält neue Informationen. Diese verändern vielleicht sein Selbstbild und erweitern sein Wissen über die Täterin oder den Täter der Kindheit. Das stärkt seine eigene Position dem Täter gegenüber und erleichtert seine eigene *innere* Ablösung.

Am Ende der Therapie sollten Traumapatientinnen und Traumapatienten ihre innere Umstellung auch in ihre *Beziehung zu ihren Partnerinnen oder Partnern* einbringen. In länger dauernden Beziehungen folgt auf die erste Phase der Liebe meistens eine Phase des »Kampfes um die Ressourcen«. Dabei werden auch negative Übertragungen aktualisiert. Wenn die Bindung stark genug ist, können die Partner diese Konflikte trotzdem mehr oder weniger gut lösen. Das gelingt aber nicht mehr, wenn das Paar in das Stadium der *gegenseitigen neurotischen Allergie* eingetreten ist (Krüger, 2010b). Bei der Aktualisierung von alten neurotischen oder traumatischen Wunden können die Partner *nicht gesund erwachsen* denken, fühlen und handeln. Jeder reagiert so, wie es für sie oder ihn *als Kind* ein Fortschritt gewesen wäre. Das Drama der gegenseitigen neurotischen Allergie kommt folgendermaßen zustande: 1. Das Verhalten der Frau, das *für ihr inneres Kind* ein Fortschritt ist, triggert die alte neurotische oder traumatische Wunde *des Mannes*. 2. Der Mann reagiert *auf sein Gefühl der Verletzung* so, wie es für ihn *als Kind* ein Fortschritt gewesen wäre. 3. Das aber aktualisiert wieder die *alte traumatische Erfahrung* der Frau. 4. Die Frau verhält sich dann wieder so, wie es *für sie als Kind* ein Fortschritt gewesen wäre, usw.

Die einzige Lösung in einem solchen Paarkonflikt ist, dass beide Partner sich in einer ruhigen Stunde gegenseitig über ihre je eigenen neurotischen oder traumatischen Wunden informieren. Liebe bedeutet dann auch, für die Schwäche des anderen Mitgefühl zu entwickeln. Beide Partner sollen versuchen, achtsam mit den Schwächen des anderen umzugehen, *ohne dabei das eigene innere Kind zu verraten*. Sie üben, zu merken, wenn sie selbst oder der andere wieder an der sensiblen Stelle getroffen wird, und sie sprechen gemeinsam darüber.

Die Therapeutin fördert diesen Entwicklungsschritt in der Partnerschaft des Patienten mithilfe des 4. und 5. Schritts des psychodramatischen Dialogs (siehe Kap. 8.4.2). Sie übernimmt in dem fiktiven Dialog *selbst als Doppelgängerin* die Rolle des Patienten. Der Patient spielt die Rolle seiner Partnerin. Die Therapeutin informiert aus seiner Rolle heraus die »Partnerin«: »Ich leide an einer Traumafolgestörung. Du weißt ja, dass meine Mutter mich als Kind gewalttätig geschlagen hat. Wenn Du mich so mit gerunzelter Stirn anguckst, löst das bei mir einen Traumafilm aus und ich werde depressiv. Ich brauche dann drei Tage, um da wieder herauszukommen. Ich möchte deshalb mit Dir vereinbaren, dass ich Dir sagen darf, wenn Dein Stirnrunzeln bei mir wieder Panik hervorruft. Geht das?

Und kannst Du mir dann sagen, *was* du gerade fühlst und *warum* du das fühlst? Dann kippe ich nicht weg in meinen Traumafilm. Das ist für dich dann ja auch von Vorteil.« Der Patient selbst erkundet im Spiel *in der Rolle seiner Partnerin,* wie diese darauf wahrscheinlich reagieren *würde.* Die meisten Traumapatienten schämen sich für ihre Flashbacks und staunen über diese neue Handlungsmöglichkeit in ihrer Partnerbeziehung. Der Patient merkt im Spiel in der Gegenrolle aber, dass seine »Partnerin« ihn trotzdem als *gesund erwachsen* und mutig wahrnimmt, wenn er eine solche Bitte äußert. Das macht ihm Mut, sich *auch im realen Alltag* mit seiner Partnerin über das Thema zu verständigen. Die *reale* Partnerin spricht dann oft auch selbst über *ihre eigenen* verletzlichen Seiten. Wenn in der Partnerschaft über eine vorhandene gegenseitige neurotische Allergie *nicht gesprochen werden kann,* führt das oft zu einer Trennung (siehe Fallbeispiel 42 in Kap. 5.12).

5.12 Sekundäre Traumatisierung

Sekundäre Traumatisierungen entstehen *in der Kindheit* in der Beziehung zu traumatisierten Eltern oder *in der Gegenwart* in der Beziehung zu Bezugspersonen mit einer posttraumatischen Belastungsstörung. Auch Psychotherapeutinnen und Psychotherapeuten können durch ihre Traumapatienten sekundär traumatisiert werden (siehe Kap. 5.16). Patienten mit Beziehungstraumata in der Kindheit sind oft seelisch verletzt worden durch Eltern, die *selbst* an einer Traumafolgestörung leiden und deshalb zum Beispiel nicht lieben konnten. Diese Patienten bewältigen ihre Konflikte in der Kindheit durch *Internalisierung* (Hirsch, 2004, S. 1 f.). Der traumatisierte Vater oder die traumatisierte Mutter bleibt in der Seele des Patienten gegenwärtig als »ein traumatisches Introjekt, das wie ein feindliches, archaisches Über-Ich sein Unwesen treibt« und Symptome und pathologisches Verhalten verursacht.

Fallbeispiel 41: *Frau G. kam durch ihre guten therapeutischen Fortschritte in ihrer Traumatherapie in ein Dilemma: Ihre nächtlichen psychosomatischen Beschwerden, Ängste und Schlafstörungen verstärkten sich, wenn sie sich von Beziehungspartnern wieder wie früher unangemessen einengen ließ. Fatalerweise reagierte die Patientin aber genauso mit einer Verstärkung ihrer Symptome, wenn sie sich tagsüber jetzt neu durchsetzte und versuchte, ihre Beziehungen gerechter zu gestalten. Der Therapeut und die Patientin erkannten zusammen, dass die Ursache dafür die Existenz eines inneren persistierenden pathologischen Vaterintrojekts war. Der im Krieg als Soldat traumatisierte Vater hatte in den Familienbeziehungen Nähe nicht zulassen können. Er hatte die Beziehungen in der Familie durch sein Kontrollbedürfnis und seine Sensibilität bei*

Konflikten aber autoritär bestimmt. Er wirkte durch seine Konfliktunfähigkeit immer wieder archaisch bedrohlich, auch wenn er nie körperlich gewalttätig geworden war. Das pathologische Täterintrojekt ihres Vaters behinderte die seelische Weiterentwicklung der Patientin in ihrem Erwachsenenalter als inneres feindliches archaisches Über-Ich.

Der Therapeut und die Patientin suchten zusammen nach einer Lösung, wie sie in ihrem bedrohlichen Vaterintrojekt gegenüber wieder handlungsfähig werden konnte. Der Therapeut: »Wichtig ist, dass Sie sich gegenseitig ein Lebensrecht zugestehen. Ihr innerer Vater kann als Vater ja nicht wollen, dass Sie als seine Tochter kaputt gehen! Aber auch Ihr innerer Vater hat ein Lebensrecht. Vielleicht müssen Sie zur Befriedung Ihres Vaters auch transpersonale Elemente zu Hilfe nehmen, die mächtiger sind als Ihr Vater.« Frau G. erfand das folgende Vorgehen: Sie kreierte in ihrer Imagination für den naturliebenden »Vater« eine Art sicheren Ort am Meer, wo er Ruhe findet und das bekommt, was er braucht: »Der Vater soll sich an seinem sicheren Ort ein Zuhause einrichten. Er darf aber meine Welt nicht betreten. An seinem sicheren Ort steht für ihn eine Hütte. Nicht weit entfernt von der Hütte lebt eine alte weise Frau, eine Heilerin. Der Vater kann sie in ihrem Haus aufsuchen, wenn er Hilfe braucht.« Drei Tage nach dieser Arbeit konnte die Patientin erstmals seit Langem nachts wieder durchschlafen. Sie schrieb einen fiktiven Brief an ihren schon lange verstorbenen Vater. Sie »schenkte« dem Vater in dem Brief den beschriebenen sicheren Ort am Meer. Sie kündigte ihm an, ihm sein Leiden zurückgeben zu wollen. Sie wolle symbolisch dafür einen Stein auf sein Grab legen.

Vierzehn Tage später erkannte die Patientin mithilfe eines nächtlichen Traums: »Es gibt inzwischen zwei Wege, wie ich mich mit meinem Vater fühle. Ich habe einen Vater, der bedrohlich ist, aber auch einen anderen, wo er Mensch ist und eine eigene Lebens- und Leidensgeschichte hat!« Die Patientin schlief in den nächsten Wochen einmal gut, dann wieder schlecht: »Ich werde nachts manchmal von Angst überflutet und muss mich wieder herauskämpfen! Es macht mich aber wütend, dass ich so leide! Die Wut hilft mir dann. Ich habe vorgestern in der Nacht meinen wirklichen Vater weggeschickt. Ich habe mir aber vorgestellt, dass sein bedrohlicher Teil auf einem Stuhl vor mir sitzt. Ich habe dann einen Aktenordner genommen und mit aller Kraft auf den Stuhl geschlagen. Ich habe den bedrohlichen Teil meines Vaters umgebracht. Dadurch bin ich aus meinem Traumafilm herausgekommen. Ich finde, das negative Bild von meinem Vater ist ein Gespenst. Ich habe mir das Gespenst als Kind selbst gemacht!« Die Patientin ging danach real zum Grab des Vaters. Sie war nach seiner Beerdigung nie mehr dort gewesen. Sie legte ihm, wie angekündigt, den Leidensstein auf sein Grab. Ein halbes Jahr nach dieser intensiven Arbeit konnte sie im Allgemeinen gut schlafen. Wenn gelegentlich wieder nächtliche Angstzustände auftraten, dachte sie sich eine neue kleine Erlebnisepisode aus für ihren »Vater« an seinem sicheren Ort am Meer. Sie verschob ihn so wieder in die andere Welt und befreite sich von ihm.

Zentraler Gedanke
Menschen, die in der Kindheit sekundär traumatisiert wurden, sind oft durch Mitgefühl an den Vater oder die Mutter gebunden. Sie spüren das Leiden des traumatisierten Vaters und können ihm deshalb nicht böse sein. Sie können sich deshalb schwerer als andere Menschen von dem unzureichenden Vater ablösen. Empathie ist eine große menschliche Fähigkeit. Sekundär traumatisierte Patienten nehmen aber die inneren »Gespenster« ihrer traumatisierten Eltern durch ihre Empathie in ihre eigene Seele auf. Weil über die »Gespenster« in der Familie nicht geredet wird, können sie den latenten Horror *nicht dem traumatisierten Elternteil* zuordnen. Sie halten sich dann selbst für falsch und haben Schuldgefühle. Die Therapeutin und der Patient suchen in einem solchen Fall gemeinsam nach Lösungen, um die traumatisierte *Elternfigur zu befrieden* und ihr ihre »Gespenster« zurückzugeben.

Eine andere sekundär traumatisierte Patientin spielte in ihrer Gruppentherapie eine Erinnerung aus der Kindheit nach: Sie steht *als Kind* nachts im Dunkeln mit ihrem Teddybären im Arm voller Angst vor der Tür zum Elternschlafzimmer. Sie hört ihren kriegstraumatisierten Vater wild schreien. Die Mutter versucht, ihn zu beruhigen. Im Gespräch mit dem Therapeuten meinte die Patientin gequält: »Er braucht etwas von mir, um meine Liebe zu spüren. Aber das muss nicht ich selbst sein! Ich kann und will das nicht mehr!« Die Patientin fand *zur Befriedung des pathologischen Introjekts* ihres Vaters für sich die folgende Lösung: Sie wollte sich real einen Teddybären kaufen und diesen bei sich zu Hause mehrere Monate an ihrem Leben teilhaben lassen. Sie wollte ihn anschließend dann zusammen mit ihrer Freundin nachts heimlich im Grab des Vaters begraben. Eine dritte Patientin schrieb statt ihres eigenen Bewältigungsmärchens (siehe Kap. 5.14) zur Überraschung des Therapeuten zunächst ein *Bewältigungsmärchen für ihre Mutter:* Die Mutter heiratet in dieser fiktiven Geschichte in ihrem jungen Erwachsenenalter ihre Jugendliebe und wird glücklich: »Ich musste es erst *ihr* gut gehen lassen, vorher konnte ich den Weg zu meinen eigenen Wunschfantasien nicht finden.« Eine Befriedung des pathologischen Introjekts ist therapeutisch nicht in einer einzigen Sitzung zu erreichen. Patienten brauchen manchmal einige Wochen, bis sie dafür eine stimmige Lösung finden.

Sekundäre Traumatisierungen entstehen auch in der Beziehung zu nahen Menschen mit einer posttraumatischen Belastungsstörung. Das erleben zum Beispiel Frauen, deren Ehemänner als Soldat in Kriegseinsätzen waren oder eine schwere Krankheit durchleiden mussten und dann eine PTBS entwickelten. Bei der *sekundär traumatisierten* Patientin tritt dann eine Ich-Spaltung ein zwischen einem liebenden Ich-Zustand und einem resignierten, latent hassenden Ich-Zustand. Die beiden konträren Ich-Zustände wechseln einander in der Beziehung zeitversetzt ab. Der unauflösbare Gegensatz zwischen Liebe und Angst oder Resignation zerstört sekundär das positive Selbstbild der Patientin.

Die Therapeutin geht in einem solchen Fall folgendermaßen vor: Sie lässt die sekundär traumatisierte Patientin einen fiktiven psychodramatischen Dialog mit ihrem traumatisierten »Konfliktpartner« führen. Die Patientin repräsentiert dabei aber *ihre eigene Selbstrepräsentanz mit zwei Stühlen,* mit einem Stuhl für ihr »liebendes Ich« und einem Stuhl für ihr »resigniertes oder hassendes Ich«. Sie führt einen psychodramatischen Dialog *zwischen ihren beiden eigenen konträren Ich-Zuständen* mit Rollentausch. Die Patientin sucht dabei in der Beziehung mit dem Ehemann nach einem Kompromiss zwischen ihren beiden gegensätzlichen Ich-Zuständen. Sie löst dabei *für die jeweils aktuelle Situation* das Dilemma auf zwischen dem Wunsch, die Beziehung zu ihrem traumatisierten Ehemann in der Gegenwart zu leben, und der *Notwendigkeit, sich dabei nicht selbst zu verraten.*

Fallbeispiel 42: *Eine 35-jährige Patientin kam in die Therapie wegen Gewalterfahrungen in ihrer Kindheit. Ihr Lebenspartner behandelte sie als Folge eigener Beziehungstraumata in seiner Kindheit aber autoritär und entwertend. Sie überlegte, sich von ihm zu trennen. Die Patientin gab ihrem Partner ungewöhnlich viele Chancen. Sie schrieb ihm zum Beispiel einen »roten Brief«. Sie bat ihn darin, die Probleme in der Beziehung mit ihr zu besprechen: »Mir reicht es schon, wenn wir nur versuchen, das zusammen zu üben!« Der Partner warf ihr als Antwort darauf nur »ichbezogenes Verhalten« vor. Er stellte sein eigenes Handeln nie infrage. Er entschuldigte sich nie. Er ging auch nie selbst in eine psychotherapeutische Beratung. Die Patientin verließ ein Jahr später aus Angst vor seiner Aggressivität heimlich die gemeinsame Wohnung. Sie zog zu Freunden. Sie litt dort aber unter massiven Schlafstörungen: »Ich grübele. Ich werfe mir vor, dass ich vielleicht doch nicht alles versucht habe!«*

Der Therapeut stellte für sie im Therapiezimmer zwei Stühle nebeneinander, einen für »die liebende Christa« und einen für die »resignierte Christa«. Er ließ die Patientin zwischen diesen beiden Ich-Zuständen einen psychodramatischen Dialog führen, das in Gegenwart des leeren Stuhls für den Partner. Der Therapeut spielte dabei jeweils die Gegenrolle. Die Patientin warf aus der Rolle ihres »liebenden Ichs« heraus der »Resignierten« vor: »Du hast versagt! Du hättest dich anpassen sollen und dich mit dem zufriedengeben sollen, was Uwe geben kann!« Der Therapeut erlebte in der Rolle des »liebenden Ichs« als Hilfs-Ich »einen Sog zu dem Partner hin wie bei einer Sucht«. Die Patientin begründete die Trennung von dem Partner aus der Rolle der »resignierten Christa« ihrem »liebenden Ich« gegenüber mit den Argumenten:

»Ich halte das nicht aus. Ich bin doch auch wichtig.« Der Therapeut spürte in der Identifikation mit der Patientin ihre innere Not. In einer Zwischenbesprechung stellte er deshalb fest: »Ich erlebe bei Ihnen, dass es nicht nur um Lust oder Unlust geht. Ich erlebe Sie in einer existenziellen Not!« Erst jetzt erinnerte sich die Patientin an den Tag, an dem sie zum ersten Mal an Trennung gedacht hatte. Sie war von ihrem Partner in einem Streit massiv entwürdigt worden Sie überlegte damals auf der Rückfahrt nach Hause auf dem Bahnhof ernsthaft, vor dem nächsten Zug auf die Gleise zu springen: »Mein Partner hat sich mir gegenüber oft grausam verhalten. Dabei wusste er, dass er mit seinen Aggressionen bei mir wieder alte Ängste aus meiner Kindheit auslöste.« Der Therapeut antwortete der Patientin: »Sie haben nach der Charta der Vereinten Nationen für Menschenrechte das Recht auf körperliche und seelische Unversehrtheit und auf Ihre eigene Würde als Mensch! Das sind absolute Werte. Man darf die nicht relativieren! Existenzielle Werte sind etwas anderes als Argumente der Wellness. Ihre Selbsttötungsfantasien zeigen: Sie dürfen darüber nicht hinweggehen! Wenn Sie sich das Leben nehmen, wäre übrigens auch die liebende Christa tot und für ihren Mann nicht mehr da!« Die Patientin gab sich am Ende der Sitzung aus der Rolle der »liebenden Christa« heraus die Erlaubnis, sich zu trennen, und meinte: »Der Preis ist sonst zu hoch.«

5.13 Das natürliche Selbstheilungssystem des Menschen

Nicht jeder Mensch entwickelt nach einem potenziell traumatisierenden Ereignis eine posttraumatische Belastungsstörung. Hartmann (1996) begründet dies mit einem unbewussten natürlichen Selbstheilungssystem des Menschen. Er untersuchte lange nächtliche Traumserien von *gesunden Menschen,* die ein akutes Trauma erlitten hatten. Dabei stellte er fest, dass *gesunde Menschen* ihr psychisches Trauma mithilfe ihres nächtlichen Träumens verarbeiten können.

Zentraler Gedanke
Die nächtliche Traumarbeit löst den traumatischen Affekt, der das Mentalisieren des Patienten blockiert, durch Verschiebung des Affekts in andere Bilder, durch Perspektivwechsel und durch Symbolisierung auf. Der Patient wird dadurch in seinen inneren Bildern und in seiner Konfliktverarbeitung wieder handlungsfähig.

Das natürliche Selbstheilungssystem lässt die *Traumarbeit beim nächtlichen Träumen* die folgenden Schritte gehen: 1. Das traumatische Ereignis erscheint in den Traumbildern zuerst so, wie es *real gewesen* war. 2. Die Traumarbeit verschiebt den Affekt, zum Beispiel die Panik, durch Szenenwechsel in *andere*

Bilder mit emotional *verwandtem* Material. Das können auch Dinge sein, die in der Kindheit der Betroffenen anderen Menschen passiert sind, zum Beispiel ihren Brüdern, Schwestern oder Freundinnen. Oder sie träumen Geschichten von Tieren oder Menschen aus Büchern. 3. Eine Frau, die vergewaltigt worden war, wechselte nach einigen Wochen im Traum in die Beobachterposition zu einem Opfer. Sie träumte: »Ich ging mit einer Freundin und ihrer vierjährigen Tochter die Straße entlang. Da kam eine männliche Jugendbande in schwarzem Leder und fing an, das Kind anzugreifen. Meine Freundin lief weg. Ich versuchte, das Kind zu befreien. Aber ich merkte, dass mir meine Kleider heruntergerissen wurden. Ich erwachte voller Entsetzen« (Hartmann, 1996, S. 3). Die Traumarbeit ließ die real vergewaltigte Frau in einer Situation, die ihrer eigenen traumatischen Erfahrung ähnlich war, aus der Opferrolle *in eine Helferrolle* wechseln. Das machte sie im Traum in ihrem inneren Bild der Vergewaltigung wieder handlungsfähig. 4. Die Traumarbeit *symbolisiert* den traumatischen Affekt und das Traumaereignis in einem passenden Bild. Das Gefühl, existenziell ausgeliefert zu sein, zeigt sich im Traum zum Beispiel in dem Bild ungeheuer großer, sturmgepeitschter Wellen, die bei einer Sturmflut die Träumerin überfluten. Das Gefühl des seelischen Zusammenbruchs wird im Traum durch ein Haus symbolisiert, das über der Träumerin zusammenbricht. 5. Eine Schuld wird im Traum auch anderen zugeordnet, nicht nur der Patientin allein.

Die dominante Emotion des Träumers und sein Handeln im Traum stellen nach Hartmann Verbindungen her zwischen den Gedächtnisinhalten in den verschiedenen Gedächtniszentren. Die Emotion wird dadurch allmählich weniger intensiv und verändert ihren Charakter. Das Trauma spielt in den nächtlichen Träumen der gesunden Menschen nach einigen Wochen oder Monaten eine »immer […] kleinere Rolle und die Träume kehren zurück zu dem vortraumatischen Stand« (Hartmann, 1996, S. 5).

Viele religiöse und gesellschaftliche Rituale haben die Funktion, in Krisen das natürliche innere Selbstheilungssystem der Menschen zu aktivieren und so die innere Konfliktverarbeitung zu verbessern. Rituale finden zum Beispiel statt bei Beerdigungen, bei Hochzeiten, bei der Taufe von Kindern, beim Eintritt in das Erwachsenenalter, nach einer Meisterprüfung oder nach einem Staatsexamen. Rituale betten Ängste und inneren Umstellungen in den haltgebenden größeren Rahmen der menschlichen Gemeinschaft und ihrer Kultur ein. Auch das *künstlerische* Kreieren von Narrationen, Mythen, Literatur, Musik oder das Malen von Bildern belebt das innere natürliche Selbstheilungssystem und hilft, Traumata zu verarbeiten. Mario Vargas Llosa, der 2010 als spanisch-peruanischer Schriftsteller den Nobelpreis für Literatur erhielt, antwortete auf eine entsprechende Frage: »Beim Schreiben konnte ich mich meinem Leben stellen, allen Enttäuschungen, dem Scheitern. Ich denke, für einen Künstler ist das wunderbar: Du kannst alles, was in deinem Leben schiefgeht, benutzen und in Fiktion verwandeln. Das ist eine große Befreiung« (Die Zeit, Beilage, Oktober 2011). Auch die Anonymen Alkoholiker aktivieren in ihren zwölf Schritten gezielt das unbewusste *natürliche* Selbstheilungssystem (siehe Kap. 10.7, Krüger, 2004b, S. 184 f.). Im zweiten Schritt stellen sie aus ihrer Erfahrung heraus fest, dass es ein Heilungssystem gibt. Sie setzen dieses gleich mit dem in der Gesellschaft bekannten Symbol »Gott«. In vier weiteren der zwölf Schritte nehmen die Betroffenen mit »Gott« Beziehung auf, also mit ihrem inneren, bisher nicht ausreichend entwickelten Selbstheilungssystem, und gestalten die Beziehung zunehmend konstruktiv: Sie bekennen zum Beispiel »Gott« gegenüber ihre Verfehlungen und bitten ihn um Hilfe bei ihrer Heilung. Am Ende kommt der besondere 11. Schritt: Sie bitten »Gott«, dass er sie befähigt, dass *sie selbst an sich* das tun können, was er, »Gott«, bis dahin für sie gemacht hat. Sie bitten ihn also, *selbst* die Verantwortung für ihre Heilung übernehmen zu können. Damit etablieren sie »Gott« oder das innere natürliche Selbstheilungssystem in ihrer eigenen Seele. Die zwölf Schritte der Anonymen Alkoholiker sind aus dem Blickwinkel von Selbstverlust, Selbstermächtigung und Selbstheilung eine geniale Erfindung. Sie helfen Betroffenen, ihr natürliches Selbstheilungssystem zu aktivieren und es zu entwickeln (siehe Kap. 10.7).

5.14 Das Bewältigungsmärchen als Technik zur therapeutischen Nachentwicklung des natürlichen Selbstheilungssystems

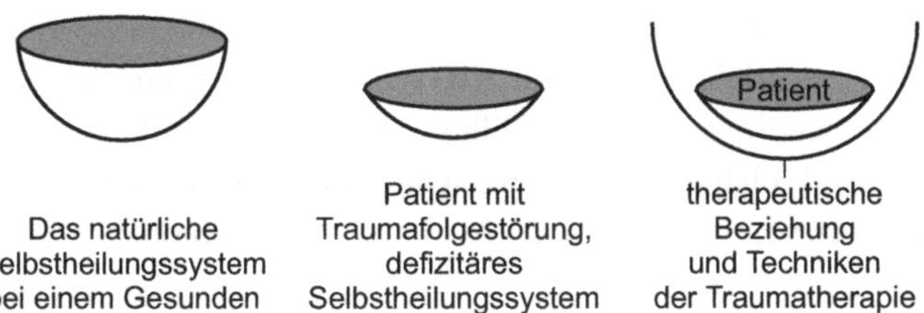

Abbildung 17: Die Entwicklung des Mentalisierens und des natürlichen Selbstheilungssystems durch Traumatherapie

Zentraler Gedanke

Der Patient wechselt in der Traumatherapie zwischen der Erinnerung an sein Trauma und inneren Prozessen zur Selbststabilisierung hin und her (siehe

Kap. 5.10.2). Die *therapeutische Beziehung* und die Doppelgängertechnik sind gleichsam ein haltgebendes Gefäß, in dem der traumatisierte Patient sein geschädigtes oder *zu gering entwickeltes* natürliches Selbstheilungssystem nachentwickelt (siehe Abb. 17).

Die Therapeutin kann die Fähigkeit zum selbstbestimmten Wechsel zwischen Traumaerinnerung und Selbststabilisierung gezielt fördern. Sie benutzt dazu 1. die Methode des *Bewältigungsmärchens* (Krüger 2013; Sáfrán und Csáky-Pallavicini, 2013) oder 2. die *Imagery Rehearsal Therapy* (Krakow, Kellner, Pathak und Lambert, 1995). 3. Sie lässt den Patienten für negative Gefühlszustände nach Reddemann (1999, S. 90) *positive Gegenbilder entwickeln*. 4. Der Patient denkt sich in chronischen Konflikten mit gegenwärtigen Bezugspersonen eine *konkrete Wunschszene* aus, in der deutlich wird, was er von dem anderen stattdessen gebraucht hätte.

Das *Schreiben eines Bewältigungsmärchens* hat das Ziel, die Traumaerinnerung innerlich umzuschreiben und um eine heilende Bewältigungsfantasie zu erweitern. Ein Bewältigungsmärchen hat drei Abschnitte, 1. die Beschreibung *eines Leidensereignisses*, 2. die *märchenhafte Umwandlung* und 3. die *Erfüllung des Wunsches* oder der eigentlichen Sehnsucht. Die Wunscherfüllung wird in konkreten Interaktionssequenzen beschrieben. In ihnen soll das Kleine im Großen deutlich werden. Die Technik ist indiziert, wenn der Patient in seiner inneren Konfliktverarbeitung sein Selbst nicht oder nur mäßig aktualisieren kann, wenn er also nicht weiß, was Wünschen ist.

Die Therapeutin geht in der praktischen Arbeit mit dem Bewältigungsmärchen folgendermaßen vor:

1. Sie empfiehlt dem Patienten, für ein *einzelnes* traumatisierendes Ereignis ein Bewältigungsmärchen zu schreiben.
2. Sie erklärt ihm das Konzept, indem sie *auf der Tischbühne die drei Abschnitte des Märchens* mit je einem Stein markiert: das Leidensereignis, die märchenhafte Umwandlung und die Erfüllung seiner Sehnsucht.
3. Sie legt für das Ich des Patienten einen weiteren Stein auf den Tisch. Sie fordert ihn auf, beim Schreiben des Märchens und auch hier im Gespräch *über sich selbst immer in der 3. Person* zu reden, also über »den kleinen Manfred, der …« oder »die kleine Renate, die …« (siehe Fallbeispiel 33).
4. Die Therapeutin und der Patient arbeiten für das Märchen den Gegensatz heraus zwischen dem *eigentlichen* Leidensgefühl während der Traumaerfahrung und der Erfüllung der *eigentlichen* Sehnsucht: »Was war das schlimmste Gefühl? Was hätten Sie stattdessen gebraucht?«
5. Der Patient denkt sich einzelne Teile des Märchens aus. Die Therapeutin begleitet ihn dabei innerlich als Doppelgängerin. Sie repräsentiert mit ihm

zusammen auf dem Tisch mit Steinen und Holzklötzen (siehe Kap. 5.10.10) das Kind, das das Ich des Patienten darstellt, seine Gefühle, die beteiligten Personen und wichtigen Gegenstände. Der Patient legt zusammen mit der Therapeutin einzelne Handlungsabläufe in seiner Geschichte fest. Die Therapeutin spielt die Handlungen mit den Symbolen auf der Tischbühne mit wie bei dem Spiel mit einer Puppenstube. Der Patient und die Therapeutin gucken dabei gemeinsam Schulter an Schulter auf das Dritte, das »Bewältigungsmärchen« auf dem Tisch.

6. Der Patient kann sich bei Bedarf auch *zuerst die Wunschfantasie* ausdenken. Das ist umso wichtiger, je schwerer die Erkrankung eines Patienten ist.
7. Die Therapeutin achtet darauf, dass der Patient sich bei dem Erzählen von Leidensgeschichten nicht selbst verliert. Sie stoppt ihn bei Bedarf: »Halt, lassen Sie uns bitte *nur das eine* Leidensereignis anschauen. Mehr als eine Geschichte, das wird mir zu viel.«
8. Die Patienten entwickeln den *zweiten Teil* des Bewältigungsmärchens, den Teil der märchenhaften Umwandlung, meistens erst nach dem ersten und dritten Teil des Märchens.
9. Der kleine Junge soll im zweiten Teil des Märchens nicht *passiv* auf die Wunscherfüllung warten. Er soll die »gute Fee« oder andere Helfer oder Retter wenigstens durch ein kleines Zeichen auf sich aufmerksam machen (Sáfrán und Czáky-Pallavicini, 2013, S. 276), zum Beispiel dadurch, dass er weint. Das Märchen bestätigt dadurch positiv, dass der kleine Junge seine Verzweiflung *ausdrückt* oder dass er *aktiv* nach Geborgenheit sucht. Der Patient lernt dadurch spielerisch, dass andere Menschen auf ihn *erst dann* hilfreich reagieren *können,* wenn er nicht mehr so tut, als ob nichts wäre.
10. Der Patient schreibt den Märchentext zu Hause schrittweise auf. Er braucht dafür oft mehrere Wochen.
11. Die Therapeutin lässt sich die Endfassung des Märchens von dem Patienten zeigen. Sie liest den Text und macht bei Bedarf Änderungsvorschläge (siehe Fallbeispiel 33). Der Patient arbeitet die Vorschläge eventuell in sein Märchen ein. Der Patient darf den Märchentext nicht mehr ändern, nachdem die Therapeutin ihn zum letzten Mal gelesen hat. Sonst besteht die Gefahr, dass selbstdestruktive Patienten den Bewältigungsteil ihres Märchens nachträglich noch verändern und vielleicht sogar in das Gegenteil verkehren.
12. Der Patient liest das fertiggestellte Bewältigungsmärchen *in seinem weiteren Leben* wieder nach, wenn es ihm schlecht geht oder wenn er sich in Konflikten entscheiden soll. Das Bewältigungsmärchen dient ihm dann als Landkarte zur inneren Orientierung. Er erkennt im ersten Teil des Märchens, was er in seinem Leben schon genug gehabt hat und was er deshalb

nicht noch einmal braucht. Er erinnert sich beim Lesen des dritten Teils des Märchens wieder, nach was er sich in seinem Leben *eigentlich sehnt* oder was er *eigentlich braucht.*

Fallbeispiel 33 (1. Fortsetzung, siehe Kap. 5.9): *Ein 40-jähriger Patient hatte in der Kindheit in der Familie vielfältig Gewalt erlebt. Er schrieb gegen Ende seiner Therapie ein Bewältigungsmärchen. Die Erfüllung seiner Sehnsucht im dritten Teil des Märchens bestand darin, dass der Junge im 19. Lebensjahr aus seinem gewalttätigen Elternhaus auszog. Der Therapeut intervenierte: »Das ist aber keine Wunscherfüllung im Sinne eines Märchens! Wann sind Sie denn real von zu Hause weggegangen?« Der Patient: »Mit 19 Jahren.« Der Therapeut ermutigte den Patienten, für das Märchen eine andere Lösung zu suchen: »Eine Wunscherfüllung mit 19 Jahren ist zu spät. Der kleine Junge braucht spätestens im siebenten oder achten Jahr ausreichend Schutz und Liebe. Sonst hilft ihm das nicht ausreichend.« Der Patient schrieb das Märchen um: »Die Lehrerin seiner Grundschulklasse macht in seiner neuen Fantasiegeschichte einen Hausbesuch in seiner Familie. Sie erkennt die Gewalt und benachrichtigt daraufhin das Jugendamt. Das Jugendamt bringt den Patienten zusammen mit seiner Schwester in eine nette Pflegefamilie.« Der Patient, der selbst psychotherapeutisch tätig ist, staunte über die therapeutische Wirkung dieser Veränderung seiner Geschichte auf sich selbst. Er meinte ganz überwältigt: »Ich habe für mich etwas ganz Neues entdeckt. Ich wusste bisher gar nicht, was der Als-ob-Modus ist. Jetzt weiß ich erst, was die Menschen meinen, wenn sie davon sprechen, dass sie sich etwas wünschen!«*

Die Wunscherfüllung in dem Bewältigungsmärchen aktualisiert bei traumatisierten Patienten das Kern-Selbst-Empfinden (Stern, 1992, S. 106) und die Aktualisierungstendenz ihres Selbst. Der Patient spürt diese Veränderung manchmal unmittelbar in seinem realen Leben. Ein Patient zum Beispiel verwandelte in seinem Bewältigungsmärchen seine gewalttätigen Eltern in Raben. Er erzählte in der nächsten Gruppensitzung: »Ich bin in meinem Alltag plötzlich griffiger geworden. Früher habe ich immer überlegt, bevor ich etwas gesagt habe. Jetzt merke ich, dass ich auf die anderen Menschen ganz spontan reagiere, *ohne vorher nachzudenken.* Das kenne ich gar nicht von mir.« Das Schreiben eines Bewältigungsmärchens hilft dem Patienten, Selbstempathie zu entwickeln und den eigenen Gefühlen Berechtigung zu geben. Der Patient erlaubt sich *in der Bewältigungsfantasie,* zu fühlen, was er fühlt: Wenn das Kind traurig ist, darf es weinen und wird getröstet. Wenn es Angst hat, wird es in den Arm genommen und erfährt Geborgenheit und Sicherheit. Wenn es einer chronisch bedrohlichen Gewaltsituation oder einer entwürdigenden Situation ausgesetzt ist, tritt eine *gute Mutter* in die bedrohliche Situation mit ein und kämpft für das Kind gegen den Gewalttäter. Oder die Mutter flieht zusammen mit dem Kind aus der Gewaltsituation an einen sicheren Ort.

Je weniger der Patient Zugang zu seinen eigenen Wünschen hat, desto schwieriger ist es für ihn, ein Bewältigungsmärchen zu schreiben. Die Therapeutin unterstützt ihn dabei dann kleinschrittig. Sie gebraucht dafür jeweils 20 Minuten in mehreren Therapiesitzungen. Je schwerer ein Patient sich tut, desto mehr lernt er dabei. Die Arbeit mit dem Bewältigungsmärchen ist auch *diagnostisch* wertvoll. Patienten, die ihr Trauma *noch nicht ausreichend verarbeitet* haben, halten beim Schreiben ihres Märchens die klar strukturierten Aufgaben meistens nicht ein. Sie schieben zum Beispiel das Schreiben ihres Märchens lange auf oder vergessen es ganz. Oder sie lassen einen Teil des Märchens einfach weg. Ein 50-jähriger Sozialarbeiter zum Beispiel war mehr als ein Jahr lang immer wieder »nicht dazu gekommen«, sein Bewältigungsmärchen zu schreiben. Kurz vor dem Ende der Therapie brachte er sein »Märchen« schriftlich mit. Die Therapeutin las es und war überrascht. Sein Märchen bestand *nur* aus dem zweiten Teil der märchenhaften Umwandlung. Der Patient erklärte der Therapeutin: »Wenn ich ein Leidensereignis aus meiner Kindheit aufgeschrieben hätte oder die Erfüllung meiner Sehnsucht, wäre ich nicht mehr arbeitsfähig gewesen!« Die Therapeutin glaubte ihm das. Der Patient wollte drei Monate später in eine andere Stadt umziehen. Die Therapeutin begrenzte das Therapieziel. Sie besprach mit ihm, wie er sich selbst an seiner neuen Arbeitsstelle stabilisieren könnte und welche Situationen er vermeiden sollte.

Sáfrán und Czáky-Pallavicini (2013) haben die Methode des Bewältigungsmärchens mit viel Erfolg *in einer Gruppentherapie* in einer psychosomatischen Klinik in der Behandlung von Patientinnen und Patienten *mit Borderline-Persönlichkeitsorganisation* eingesetzt. Die Methode machte es möglich, in der Therapie an einem psychodynamisch für alle Patienten wichtigen Punkt sehr strukturiert und störungsspezifisch vorzugehen. Das förderte die Introspektion und Selbstempathie der Patienten.

Die Schlafforscher Krakow, Kellner, Pathak und Lambert (1995) haben zur *Behandlung von chronischen Albträumen* die Imagery Rehearsal Therapy (IRT) entwickelt. Traumapatienten leiden häufig unter Albträumen. Die Patienten sollen ihre Albträume aufschreiben. Sie ersetzen dann mithilfe der Therapeutin die Angst auslösenden oder belastenden Stellen durch neue, nicht belastende Inhalte. In einem Fallbeispiel wird das Vorgehen geschildert: Der Therapeut gab einer Patientin den Auftrag, über vier Wochen ein Traumtagebuch zu führen. Sie sollte dabei für jeden ihrer Albträume eine neue und *positive Wendung* des Traumgeschehens dazuerfinden. Die Patientin las sich diese neuen, positiven

Verläufe einen Monat lang täglich eine Viertelstunde lang vor und verinnerlichte sie. »Die Albträume traten danach signifikant seltener auf und Traumasymptome wie Depressionen oder Angstzustände gingen ebenfalls zurück« (Die Zeit, Nr. 32, S. 28, 04.08.2011). Die Patienten gewinnen durch das *Umschreiben ihrer Albträume* die Handlungsfähigkeit in ihren inneren Bildern zurück. Das löst die Blockaden ihrer Konfliktverarbeitung auf.

Reddemann (1999, S. 90) aktiviert das natürliche Selbstheilungssystem dadurch, dass sie ihre traumatisierten Patientinnen und Patienten *positive Gegenbilder zu negativen Affekten* entwickeln lässt: »Es ist uns […] wichtig geworden, Patientinnen anzuregen – wenn sie es nicht ohnehin tun –, für ihre Gefühlszustände und Befindlichkeiten bildhafte Beschreibungen zu finden und anschließend auch hierzu wieder Gegenbilder. Zum Beispiel könnte eine Patientin erzählen, sie fühle sich ›wie in einem Gefängnis‹. Wir würden ihr dann vorschlagen, zu schauen, was ein Gegenbild dazu ist, und wir würden sie dann einladen, dieses Gegenbild auf sich wirken zu lassen. Insbesondere auf ihren Körper wirken zu lassen und wahrzunehmen, wie es ihrem Körper damit geht. Ein Gegenbild könnte zum Beispiel sein, ›Ich fühle mich wie ein Vogel‹, und wir könnten die Patientin einladen, dieses sehr genau in ihrem Körper zu spüren, vielleicht sogar sich dementsprechend zu bewegen. Dann würden wir ihr empfehlen, jedes Mal, wenn sie sich wie in einem Gefängnis fühlt – und wir würden sie darauf hinweisen, dass das immer wieder der Fall sein könne – das Gegenbild in sich wachzurufen, und wir würden ihr erläutern, dass es möglich ist, zwischen diesen beiden Bildern hin- und herzupendeln, sie quasi wie einen Tanz zu gestalten. […] Zahlreiche Interventionen im Alltag, im Umgang mit Alltagsbildern und -gefühlen zielen immer wieder darauf ab, diese Pendelbewegung herzustellen, ein Gefühl für die Gegengewichte entstehen zu lassen.« Bei dieser Übung soll der Patient *sein negatives Gefühl nicht verleugnen.* Er nutzt es, um für sein negatives Gefühl ein *symbolisches Bild* zu entwickeln. Dann sucht er für dieses negative Bild ein *positives Gegenbild.* Anschließend spürt er nach, wie dieses positive Gegenbild sein *Körperempfinden* verändert. Der Patient kann bei diesem Vorgehen das *negative* Bild und das *positive* Gegenbild auch mit zwei Stühlen *nebeneinander* im Zimmer repräsentieren. Er vollzieht den Wechsel von seinem negativen Bild zu seinem positiven Gegenbild dann *real äußerlich handelnd.* Das macht den *inneren* Wechsel leichter.

Viele traumatisierte Patienten wurden in ihrer Kindheit von ihren Bezugspersonen nicht ausreichend gesehen und ernst genommen. Sie haben dadurch auch nicht gelernt, *sich selbst* in ihren Gefühlen ernst zu nehmen. Sie wissen dann zwar oft, *was sie nicht wollen,* und beschweren sich bei ihrem Beziehungspartner. Ihnen fehlt aber die Fähigkeit, im Konflikt eine *konkrete innere Wunsch-*

vorstellung zu entwickeln. Die Therapeutin geht in einem solchen Fall folgendermaßen vor: 1. Sie fragt den Patienten: »Was fühlen Sie in dieser Situation in der Beziehung zu Ihrer Frau? Warum fühlen Sie das?« 2. Sie fragt weiter: »Was würden sie in der Situation *stattdessen brauchen?*« 3. Der Patient denkt sich eine konkrete Wunschszene aus und beschreibt das Geschehen darin handlungsnah. 4. Die Therapeutin fragt den Patienten: »Und wenn ihr Wunsch jetzt eintreten würde, was würden Sie dann fühlen? Warum würden Sie das fühlen?« Eine konkrete innere Wunschvorstellung gibt *dem Patienten* in der Konfliktsituation im Alltag innerlich Orientierung. Er weiß, *was er braucht,* und bleibt dadurch in der aktuellen Konfliktsituation im Alltag *in seiner Fantasie handlungsfähig.* Das fördert seine Fähigkeit, auch *im realen Konflikt* zu sagen, was er möchte. Vielleicht erfüllt sich seine innere Wunschvorstellung in der Realität nur zu 20 %. Das ist für den Patienten aber befriedigender, als wenn er seinen negativen Affekt an seiner Partnerin nur abreagiert.

5.15 Die Gestaltung der therapeutischen Beziehung

Patientinnen und Patienten mit Traumafolgestörungen ziehen ihre Therapeutinnen und Therapeuten interaktionell immer wieder in ihre dysfunktionalen metakognitiven Prozesse mit hinein. Ihr Leiden verführt die Therapeutin leicht zu Gegenübertragungsreaktionen. Die Therapeutin agiert dann eventuell *komplementär* als latent destruktives Beziehungsobjekt oder *konkordant* als Helferin oder Erlöserin.

Fallbeispiel 28 (Fortsetzung, siehe Kap. 5.5): *Eine 42-jährige Patientin war in der Kindheit von ihrem Vater bis zum 16. Lebensjahr gewalttätig missbraucht worden. Sie kommt aus der Kur zurück in die ambulante Psychotherapie und klagt mit Tränen in den Augen: »Vor der Kur habe ich jeden Tag ums Überleben gekämpft. Jetzt bin ich noch erschöpfter.« Sie berichtet: »Ich habe mich in der Kur unbelastet, frei und zufrieden gefühlt. Ich fühlte mich weiblich und schön. Da waren ›einige heilige Momente‹. Das war Folge von einer Übung. Ich habe mein Schlüsselerlebnis aus meinem siebenten Lebensjahr nachgespielt: Ich liege im Bett, draußen donnert und blitzt es. Ich habe Angst, dass Jesus kommt und meine Eltern und meine Schwester mitnimmt. Und dass ich dann ganz allein bleibe.« Die Familie gehörte einer Sekte an. »Mein Therapeut ließ mich diese Erinnerung nachspielen. Er ließ dabei aber meine ›gesunde Erwachsene‹ kommen. Die sollte gucken, was ich brauche, und mir das dann geben! Auf dem langen Weg als Kind von meinem Zimmer zum Schlafzimmer meiner Eltern hat meine ›gesunde Erwachsene‹ neben mir aber selbst Angst gehabt.*

Ich brauchte deshalb doch den Therapeuten, damit der an die Tür des Schlafzimmers meiner Eltern klopfte. Ich wollte meinen Eltern als Kind sagen: ›Mama, Papa, das geht so nicht. Ich muss mit euch reden.‹ Aber ich musste mich zwingen, die Tür aufzumachen. Ich bin dann in die Rolle meiner ›gesunden Erwachsenen‹ gewechselt und habe zu meinen Eltern gesagt: ›Sie dürfen Ihrer Tochter nicht weiter einreden, dass sie ein böses Kind ist!‹ Danach war ich sehr stolz auf die ›Erwachsene‹ in mir. Die Konfrontation mit meinen Eltern war wichtig. Ich habe in der Rolle des kleinen Kindes gemerkt: Ich brauchte meine Eltern gar nicht mehr! Das kleine Kind ging lieber mit seiner ›Erwachsenen‹ zurück in sein Zimmer. Meine Eltern taten in dem Spiel gar nichts. Meine Mutter ist wie immer nur eine graue Maus gewesen! Das einmal wirklich auszusprechen, fühlte sich sehr lebendig an. Ich hatte das Gefühl: Ja, die ›Erwachsene‹ in mir kann mich beschützen! Ich brauche meine Eltern nicht mehr!« Die Patientin sitzt im Widerspruch zu diesem Bild von sich selbst jetzt nach der Kur in der ambulanten Therapie vor ihrem Therapeuten an ihrem Heimatort und ist erschöpft und depressiv.

Der Therapeut in der Klinik agierte in diesem Fallbeispiel in einer Gegenübertragung als grandioser Heiler. Er kombinierte in seinem Vorgehen *in einer einzigen Sitzung* Techniken aus drei verschiedenen Phasen der Traumatherapie, 1. die Trennung des traumatisierten Kindes von dem gesunden Erwachsenendenken (siehe Kap. 4.7), 2. die *Traumaexposition* durch direkte Begegnung mit dem Täter, dem Vater (siehe Kap. 5.10.7), und 3. die Integration der inneren Umstellung in die Beziehungen zu Bezugspersonen der Kindheit (siehe Kap. 5.11).

Empfehlung

Manche Patienten sind, wenn sie in die Therapie kommen, *vorher schon* von einem anderen Therapeuten *traumatherapeutisch* behandelt worden. Die Therapeutin prüft in einem solchen Fall, in welcher der sechs Phasen der Traumatherapie (siehe Kap. 5.6) der Patient sich befindet. Sie geht mit ihm kleinschrittig *jeweils »nur« den nächsten* Schritt der Behandlung.

Der Therapeut des Fallbeispiels 28 wollte von der Patientin, dass sie in *ihrer* traumatischen Kindheitsszene *selbst gesund erwachsen* handelt. Er machte sie dadurch gleichsam zu einem grandiosen Kind, das die Grenzen des Menschen erweitert. Denn Patienten sind bei der Traumaexposition *definitionsgemäß nicht fähig, selbst* gesund erwachsen zu denken und den Täter zur Rede zu stellen. So war es auch in dem Fallbeispiel. Statt dass der Therapeut die Patientin als Doppelgänger gegen ihre Eltern direkt unterstützte, zwang er sie, selbstständig und erwachsen zu sein. Wunscherfüllung *allein* heilt aber nicht. Die Patientin hatte vor ihrer stationären Therapie in der *ambulanten* Therapie noch nicht einmal einen »sicheren Ort« entwickelt. Die Wunscherfüllung in der Kurklinik machte die Klinik für sie zu einem *äußeren »sicheren Ort«*. Die Patientin konnte bei ihrer Reise nach Hause ihren *äußeren »sicheren Ort«* aber nicht mit nach Hause nehmen. *Der Verlust* der hilfreichen Beziehung zu ihrem Therapeuten in der Klinik aktualisierte in ihr alte traumatische Verlassenheitserfahrungen aus der Kindheit. Sie dekompensierte in eine Depression.

Traumaerfahrungen haben durch die Begegnung mit den Grundängsten des Menschen eine existenzielle Qualität (siehe Kap. 5.9). Die Therapeutin begegnet dem traumatisierten Patienten deshalb als Mensch und nicht nur als fachkundige Therapeutin (siehe Kap. 4.13). Sie ist als Mensch Doppelgängerin des Patienten in den vier verschiedenen Arbeitsräumen der Traumaverarbeitung. Sie gibt als Mensch hier und jetzt ihren eigenen Gefühlen Berechtigung. Sie macht Aussagen und stellt nur selten Fragen. Sie versucht in der Therapie, dem Patienten gerecht zu werden *und aber auch sich selbst* gerecht zu werden.

Die Seele der Therapeutin ist in der Traumatherapie der Resonanzkörper für das Geschehen in der Beziehung zu dem Patienten. Traumatisierte Patienten ziehen durch unbewusste Verleugnung und Abspaltung ihrer Affekte unbeabsichtigt ihre Therapeuten interaktionell mit in ihre dysfunktionalen metakognitiven Prozesse hinein. In der Psychoanalyse wird dieses Phänomen als Abwehr durch »projektive Identifizierung« beschrieben (siehe Kap. 4.13). Dabei wird nach König (1984, zitiert nach Heigl-Evers, Heigl, Ott und Rüger, 1997, S. 351) die Therapeutin oder der Therapeut mithilfe »unbewusster Manipulation« dazu gebracht, den vom Patienten übertragenen Selbstanteilen ähnlich zu werden. Die Therapeutin nimmt durch das Interagieren mit dem traumatisierten Patienten, ohne es zu merken, dessen *abgespaltene* Selbstanteile in ihr Fühlen und Empfinden auf.

Zentraler Gedanke

Die Therapeutin spürt in der Interaktion mit einem traumatisierten Patienten Hilflosigkeit, Ohnmacht, Überforderung, Wut, Übelkeit, Schwindelgefühle oder Angst. Diese Gefühle sind meistens *nicht Ausdruck ihrer eigenen Konflikte oder ihrer therapeutischen Unerfahrenheit.* Ihre Wut ist oft *nicht eine Wut auf den Patienten,* sondern *die Wut des Patienten,* die dieser abspaltet. Ebenso ist ihre Angst oft nicht die *Angst vor dem Patienten,* sondern *die vom Patienten abgespaltene Angst.* Die Therapeutin spürt, ohne das bewusst zu merken, in der Identifikation mit der Selbstorganisation des Patienten *in sich selbst* das, was dieser bei sich durch seine Abwehr nicht zulässt.

Fallbeispiel 43: *Eine 40-jährige, eigentlich sehr selbstbewusste Patientin war in der Kindheit körperlich gewalttätig missbraucht worden. Sie arbeitete in ihrer achten Therapiestunde an ihrem Bewältigungsmärchen (siehe Kap. 5.14). Sie erzählte ein Traumaereignis, in dem sich ihr eigentliches Leiden widerspiegelte: Die kleine Brigitte sollte in ihrem Zimmer Mittagsschlaf machen. Sie musste plötzlich dringend auf die Toilette gehen. Sie durfte das aber nicht, weil sie dabei die Mutter in ihrer Mittagsruhe gestört hätte. Die Mutter hatte gedroht, sie sonst zu schlagen und nicht mehr mit ihr zu reden. Das kleine Mädchen versuchte eine Stunde lang mit aller Kraft, nicht einzunässen. Der Therapeut: »Was hätte das kleine Mädchen in dieser Situation eigentlich gebraucht?« Es entstand eine kleine Fantasiegeschichte mit einer »ausreichend guten Mutter«.*

Die Patientin erzählte im weiteren Verlauf der Stunde dann aber noch weitere traumatisierende Erlebnisse aus ihrer Kindheit. Sie schilderte, wie sie von ihrem Vater, von Mitschülerinnen und von ihrem Großvater geschlagen worden war, und meinte resigniert: »Jeder durfte mich schlagen!« Der Therapeut merkte zu spät, dass er durch seine Empathie in die Leidenszustände der Patientin mit hineingezogen wurde. Er spürte, dass ihm übel wurde. Er kannte das schon. Die Übelkeit machte ihn immer darauf aufmerksam, dass er sich in der Beziehung zu einer traumatisierten Patientin zu viel zumutete.

Der Therapeut unterbrach die Patientin vorsichtig und sagte: »Mir wird das zu viel. Mir wird ein bisschen übel. Ich finde es unglaublich, wie stark Sie sein mussten. Sie haben das in Ihrer Kindheit und Jugend alles durchgehalten und überstanden. Ich verstehe, dass Sie als Kind damals Ihre Gefühle abstellen mussten. Sie mussten funktionieren. Denn sonst hätten Sie Ihren Vater und Ihre Mutter nur noch mehr gestört.« Der Therapeut stand auf und ergriff einen leeren Stuhl: »Ich stelle hier einmal einen Stuhl neben Sie für Ihr perfektes Funktionieren als Kind, für Ihr Selbstschutzverhalten.« Er nahm einen zweiten leeren Stuhl und positionierte ihn in die hinterste Ecke des Therapiezimmers: »Ich stelle hier auch noch einen Stuhl auf für das traumatisierte Kind, das Sie damals waren und das das alles erlebt hat.« Der Therapeut setzte sich wieder auf seinen eigenen Stuhl: »Lassen Sie uns bitte jetzt zuerst nach einer positiven Gegenfantasie suchen, nach einem ›sicheren Ort‹. Ich brauche das für mich, damit ich mich selbst wieder gut fühle. Der sichere Ort ist eine Selbststabilisierungstechnik. Die hilft Ihnen, dass Sie nach der Therapiestunde hier wieder in guter Verfassung aus dem Raum gehen können!«

Die Therapeutin vollzieht in der Traumatherapie einen Paradigmenwechsel. Sie hilft nicht nur dem Patienten, sondern auch sich selbst. Sie ist ein Resonanzkörper für das Geschehen in der therapeutischen Beziehung. Sie achtet aktiv auf *ihre eigenen* emotionalen und körperlichen Reaktionen in der Interaktion.

Wenn sie meint, dass ihr Affekt zu der Traumaerfahrung des Patienten gehört, teilt sie dem Patienten ihr Gefühl bei Gelegenheit als begegnender Mensch mit. Patienten mit Traumafolgestörungen brauchen *einen Menschen,* der ihr Trauma als Zeuge der Wahrheit als »Trauma« bezeugt (siehe Kap. 5.5). Sie brauchen das Mitgefühl eines Menschen, der die seelische Verletzung in ihrer existenziellen Qualität sieht und Mitgefühl empfindet. Das ist ein wesentlicher Wirkfaktor der Traumatherapie.

Die therapeutische Beziehung soll haltgebend und flexibel sein und fließen. Das gelingt mithilfe der Stühlearbeit mit den Ich-Zuständen und mithilfe des psychodramatischen Antwortens (siehe Kap. 4.13). Die Therapeutin und der Patient blicken bei der Stühlearbeit zusammen *Schulter an Schulter* auf die Traumaszene und auf den Selbstschutz durch Verleugnung.

Zentraler Gedanke

Die Therapeutin wird zur Doppelgängerin des Patienten *in allen vier Räumen* seiner Traumaverarbeitung. Gabi Tarda (mündliche Mitteilung 2019) fasste ihr Erleben *in der Patientenrolle* in einem Traumaseminar mit den Worten zusammen: »Wenn ich als Patient erlebe, dass der Therapeut nicht helfen will, sondern zu meinem Doppelgänger wird, bleibe ich zwar in gewissem Sinn allein, ich bin es aber nicht wirklich. Die Begleitung des Therapeuten als Doppelgänger lässt mein eigenes Kompetenzgefühl steigen.«

Die Therapeutin hat es leichter, dem Patienten *als Mensch* zu begegnen, wenn sie dem Patienten *psychodramatisch antwortet* (siehe Fallbeispiel 24 in Kap. 4.13). Sie stellt bei Bedarf neben sich einen leeren Stuhl auf für sich selbst als »fachkundige Therapeutin«. Das gibt ihr innerlich Sicherheit und stabilisiert sie in ihrer Rolle als »begegnender Mensch«. Sie wechselt bei Bedarf auf diesen anderen Stuhl und benennt aus der Rolle der Fachkundigen, was sie wahrnimmt. Sie wird auf diese Weise innerlich beweglich und gewinnt wieder einen Überblick über die Situation. Ihre therapeutischen Fähigkeiten stehen ihr wieder voll zur Verfügung.

Die bewusste *Gestaltung und Steuerung der therapeutischen Beziehung* ist besonders wichtig in der Therapie von *akut traumatisierten Menschen,* zum Beispiel in der Beziehung zu *Geflüchteten* mit einer posttraumatischen Belastungsstörung. Die Therapeutin hilft dem Patienten zunächst, seine emotionale Starre aufzulösen und seine Überaktivität zu lindern. Das ist die Voraussetzung dafür, dass er wieder Interesse an seiner Umwelt und an sich selbst gewinnt und in seinem eigenen Leben wieder handlungsfähig wird (Bakhit, 2006, S. 304). Die therapeutische Arbeit mit Geflüchteten muss in einem geschützten Rahmen stattfinden, in dem der Patient Kontrolle über das Geschehen hat. In Flüchtlingsunterkünften achtet die Therapeutin darauf, dass äußere Grenzverletzungen vermieden werden. Denn die *Zerstörung der inneren Ich-Strukturen* ist zunächst durch einen *äußeren sicheren Rahmen* auszugleichen. Die Therapeutin bespricht mit dem Patienten, dass sie sich an die Schweigepflicht halten wird. Sie hält die vereinbarten Arbeitszeiten verlässlich ein. Die Türen des Gesprächszimmers dürfen nicht ständig aufgerissen werden.

Die Therapeutin gestaltet die therapeutische Beziehung haltgebend ähnlich wie eine Mutter-Kind-Beziehung (Bakhit, 2006, S. 310). Sie entwickelt mit dem Patienten mithilfe von mitgebrachten Steinen, Holzklötzen oder anderen Gegenständen einen »sicheren Ort« (siehe Kap. 5.10.5). Sie repräsentiert dort auch die Fähigkeiten und Ressourcen des Patienten. Auch die eigentlich Traumaverarbeitung geschieht mithilfe der Tischbühne (siehe Kap. 5.10.10). Die Therapeutin ist während der gesamten Therapie für die Beziehung eine Art Container. Sie schafft Vertrauen durch Zuwendung, Wertschätzung, Interesse und aktive Beziehungsgestaltung. Sie wird dadurch ein Katalysator für die Verflüssigung und Integration der erstarrten innerseelischen Prozesse des Patienten. Die Therapeutin muss die bei ihr selbst ausgelösten Affekte und Empfindungen *mit dem Patienten zusammen* aushalten: Fassungslosigkeit, Scham, Ohnmacht, Schuldgefühle, Hilflosigkeit, Verlustgefühl, Einsamkeit, Gefühllosigkeit oder emotionale Starre. Sie benennt sie nach dem »Prinzip Antwort statt Deutung« (Heigl-Evers, Heigl, Ott und Rüger, 1997, S. 176 ff., siehe Kap. 4.13): »Ich merke, wie ich innerlich erstarre und mich gelähmt fühle, wenn ich mir den Horror vorstelle, den Sie erleben mussten. Ich glaube, ich fühle damit gerade etwas von dem, was Sie selbst auch gefühlt haben!« Bakhit (2006, S. 315) empfiehlt: Die Therapeutin muss »die Gefühle aus- bzw. ihnen standhalten«. Sie sollte ermutigende Appelle unterlassen. Dann setzen bei dem Patienten nach einiger Zeit wie von allein wieder lebensbejahende Einfälle ein.

5.16 Sekundäre Traumatisierung und Burn-out der Therapeutin

Zentraler Gedanke

Therapeutinnen und Therapeuten, die Traumatherapien durchführen, sollten selbst seelisch ausreichend belastbar sein und mit ihrer eigenen Belastbarkeit achtsam umgehen. Die Therapeutin betreibt eigene Psychohygiene und pflegt *durch passende Übungswege* aktiv die eigenen körperlichen, psychischen und sozialen Ressourcen. Das tut sie *nicht nur für sich selbst,* sondern auch für den Patienten. Denn ihre eigenen seelischen Vorgänge müssen in der Therapie immer wieder ins Fließen kommen. Das ist die Voraussetzung dafür, dass ihre therapeutischen Fähigkeiten ihr frei und vollständig zur Verfügung stehen und dass sie keine sekundäre Traumatisierung entwickelt.

Dabei helfen der Therapeutin die folgenden Mittel:

1. Die Therapeutin entwickelt *für sich selbst* einen »sicheren Ort« und sucht diesen bei Bedarf auf.
2. Sie benennt in den therapeutischen Sitzungen immer wieder innerlich für sich selbst *auch ihre eigenen Gefühle.* Sie grenzt sich dadurch bei Bedarf innerlich von ihrem Patienten ab.
3. Sie nimmt immer nur so viele Patienten mit Traumafolgestörungen in Behandlung, dass sie selbst nicht »daran kaputt geht«. Denn traumatherapeutische Arbeit erschöpft und aktualisiert bei Therapeutinnen und Therapeuten durch das empathische Begleiten der traumatisierten Patienten auch *eigene* Konflikte und Traumata.
4. Supervision oder Intervision entlastet die Seele der Therapeutin und verschafft ihr neu wieder einen Überblick über die therapeutische Beziehung.
5. Eigene Konflikte der Therapeutin sollten ein Anstoß sein, sich *auch selbst* innerlich weiterzuentwickeln und zum Beispiel nach Antworten auf existenzielle Fragen zu suchen. Viele Therapeutinnen oder Therapeuten ziehen sich aus diesem Grund einmal im Jahr an einen Ort zurück, wo sie mit anderen Menschen zusammen *selbst* neue innere Bilder und neue Kräfte entwickeln können. Sie öffnen sich durch Meditation transpersonalen Erfahrungen oder holen sich bei Bedarf Hilfe, um eigene Konflikte zu verarbeiten. Es geht darum, selbst innerlich in Bewegung zu bleiben. Sonst besteht die Gefahr, mit der Zeit ein rigides Selbstschutzsystem zu entwickeln.
6. Die Therapeutin oder der Therapeut geht bei Bedarf selbst in eine Therapie, wenn erforderlich, auch in eine Traumatherapie.

Zu viel Mitleiden kann die Therapeutin oder den Therapeuten sekundär traumatisier*en* oder zu einem Burn-out führen.

Fallbeispiel 38 (4. Fortsetzung, siehe Kap. 5.10.5, 5.10.6, 5.10.7 und 5.10.8): *Die Traumaexpositionssitzung von Frau D. dauerte mehr als drei Stunden. Es ging darin um einen lebensgefährlichen Vergewaltigungsversuch. Der Therapeut ging danach abends aus seiner Praxis und merkte, dass er beim Abschließen der Tür in beide Richtungen die Straße entlang sah. Er befürchtete, dass da vielleicht irgendwo ein Gewalttäter auf ihn zukam. Der Therapeut wunderte sich über sich selbst. Er kannte ein solches Verhalten von sich sonst nicht. Er erkannte: Er hatte selbst genau die* *gleiche Dunkelangst, unter der die Patientin vor ihrer Traumaexpositionssitzung gelitten hatte. Er war beunruhigt. Am nächsten Morgen fiel ihm ein: Frau D. hatte in ihrer Traumaexpositionssitzung an ihrem »sicheren Ort« dem »Heiligen Georg« ein Holzschwert in die Hand gegeben. Die Hilfs-Therapeutin, die den Heiligen gespielt hatte, hatte das Schwert aber gar nicht eingesetzt. Der Therapeut nutzte diesen Einfall. Er stellte sich vor, dass die Protagonistin in einer zweiten neuen Traumaexpositionssitzung den Täter auf einem Stuhl durch ein großes senkrechtes Schaumstoffkissen repräsentieren würde. Die Patientin würde den »Täter« dann voller Zorn real mit ihrem Schwert durchbohren. Er selbst wollte dann mit einem eigenen Schwert prüfen, ob der Stich bei dem Kissen auf der anderen Seite auch wirklich wieder herauskam. Der Therapeut merkte erstaunt: Diese Handlung auf der Fantasieebene verwandelte sein inneres Bild des Täters. Der Täter war für ihn bis dahin ein schreckenerregendes Gespenst gewesen. So durchbohrt wurde er zu einem lebendigen Menschen aus Fleisch und Blut, der leidensfähig war. Die Dunkelangst des Therapeuten war nach dieser inneren Arbeit verschwunden. Sie tauchte auch nicht wieder auf.*

Zentraler Gedanke

Nach einer praktischen traumatherapeutischen Arbeit spürt die Therapeutin manchmal selbst den Horror des Patienten. Sie sollte sich dann mit den verschiedenen Techniken *selbst* stabilisieren. Manche eigenen körperlichen oder seelischen Reaktionen sind aber auch Gefühle oder Empfindungen, die *der Patient* noch nicht ausreichend verarbeitet hat. Die Therapeutin versucht in einem solchen Fall, die von dem Patienten auf sie delegierten Traumaelemente *stellvertretend* zu Ende zu denken. Sie gibt sich selbst zur Bewältigung der ängstigenden Situation in der Fantasie jede Freiheit. Sie teilt dem Patienten das Ergebnis dieser *stellvertretenden eigenen Traumaverarbeitung* eventuell als eine Art Sharing in verdauter Form mit.

Therapeutinnen und Therapeuten, die *selbst* Traumaerfahrungen haben und diese in einer eigenen Therapie ausreichend verarbeiten konnten, kennen die *existenzielle* Dimension von Traumaerfahrungen. Sie wissen sehr gut, worüber ihr Patient redet, und sind ein guter Resonanzkörper für ihn. Bei ihnen besteht aber die Gefahr, dass sie sich als Helferin und Retterin überfordern. Oder sie halten es nicht aus und reagieren gleichsam allergisch, wenn *einem anderen* Menschen das angetan wird, was *ihnen selbst* früher angetan wurde.

Fallbeispiel 44: *Eine 40-jährige Patientin war als Kind in ihrem dritten Lebensjahr lange Zeit in einem Krankenhaus behandelt worden. Sie wurde danach in ihrem Verhalten für ihre Familie »schwierig«. Sie arbeitete als erwachsene Frau jetzt als*

Psychotherapeutin in einer psychosomatischen Klinik. Sie war dort bekannt für ihr großes Herz für schwer beziehungsgestörte und destruktiv agierende Patientinnen und Patienten. Denn sie protestierte immer wieder gegen disziplinarische Maßnahmen, die gegen diese verhängt wurden. Sie erklärte ihren Kolleginnen dann jeweils fachlich gekonnt die psychodynamischen Gründe für das störende Verhalten dieser Patienten. Die Folge ihrer berechtigten Proteste war aber, dass sie die schwierigen Patienten oft selbst behandeln musste. Sie hatte dadurch regelmäßig mehr Patienten zu betreuen als ihre Kolleginnen und Kollegen. Sie verließ nach drei Jahren die Klinik wegen eines drohenden Burn-outs.

Zentraler Gedanke

Therapeutinnen und Therapeuten, die selbst Traumaerfahrungen haben, halten ihr eigenes Mitgefühl mit den traumatisierten Patienten für »normal«. Sie überfordern sich dadurch leicht selbst und entwickeln negative Übertragungen gegenüber ihren Kollegen. Das führt zu destruktiven Teamkonflikten. Die selbst traumaerfahrene Therapeutin gerät dadurch gruppendynamisch in die Omega-Position (siehe Kap. 2.9.5).

Das Team sollte den Protest von *traumaerfahrenen* Therapeutinnen und Therapeuten immer wieder als *ergänzende Wahrheit* würdigen. Die hohen Ansprüche traumaerfahrener Therapeuten dürfen aber die Organisation des Teams und der Klinik auch nicht überfordern. Sie müssen in die Realität der Klinik integriert werden.

5.17 Konzepte der psychodramatischen Traumatherapie bei anderen Psychodramatikerinnen und Psychodramatikern

In dem Buch »Psychodrama with Trauma Survivors« (Kellermann und Hudgins, 2000) schilderten *neunzehn* Psychodramatherapeutinnen und Psychodramatherapeuten aus neun verschiedenen Ländern ihre je eigenen Erfahrungen mit psychodramatischer Traumatherapie. Ich fasse im Folgenden die wichtigsten Beiträge zusammen.

Die *Patientinnen und Patienten* betonen in den Fallbeispielen des Buchs *nach* dem Ende ihrer Therapie immer wieder, dass für sie *Handeln heilender war als Reden. Vorhergehende rein verbale Therapien* hatten ihnen nicht weitergeholfen (Kellermann und Hudgins, 2000, S. 78, 86, 221). Kellermann (2000, S. 28) weist darauf hin, dass für die *Traumaverarbeitung* oft mehr als nur ein einzelnes Psychodramaspiel erforderlich ist: »Die meisten Kliniker und Forscher glauben heute, dass zur vollen Heilung das Zentrum des Traumas mehrfach wieder aufgesucht werden muss, um dissoziierte Emotionen zu befreien und traumabedingte Kognitionen zu verändern.« Das Setting der *Gruppentherapie* hat in der psychodramatischen Traumatherapie eine besondere Bedeutung (Karp, 2000, S. 69 ff.; Kellermann, 2000, S. 33; Roine, 2000, S. 83–91; Baim, 2000, S. 165 ff.; Hudgins, 2000, S. 236 ff.; Burmeister, 2000, S. 218 ff.). Denn die anderen Gruppenmitglieder bezeugen dabei das Trauma des Protagonisten als »Trauma« (Dayton, 2000, S. 119 f.). Sie geben durch ihre Sharings intensive Zuwendung (Kellermann und Hudgins, 2000, S. 67, 177, 194, 196, 218) und helfen so, Schuld und Scham abzubauen. Sie nehmen den Protagonisten durch ihre Zeugenschaft, ihr Mitspielen im Psychodrama und ihre Sharings *stellvertretend für alle anderen Menschen* wieder in die menschliche Gemeinschaft auf. Trotzdem arbeiten viele Psychodramatherapeutinnen *auch einzeltherapeutisch* (Burge, 2000, S. 299–316; Burmeister, 2000, S. 198–223; Roine, 2000, S. 90, 92). Bannister (2000, S. 101) benutzt in der Therapie von schwer missbrauchten Kindern anfangs Einzeltherapie und erst später Gruppentherapie. Die traumatisierten Kinder müssen zunächst lernen, mit einem Erwachsenen eine vertrauensvolle Beziehung aufzunehmen. Sonst hilft ihnen die Gruppentherapie nicht.

5.17.1 Peter Felix Kellermann (2000, S. 23–40): The Therapeutic Aspects of Psychodrama with Traumatized People

Kellermann betont als erfahrener Traumatherapeut: 1. »Traumatherapie erfordert die Re-Inszenierung der Traumaszene, das re-enactment.« 2. Bei einem unprofessionellen Nachspielen der Traumaszene besteht das Risiko einer Retraumatisierung. 3. Traumatisierte Menschen verführen unerfahrene Therapeuten leicht dazu, *der zentralen traumatisierenden Situation auszuweichen.* Denn traumatisierte Patienten haben ein »starkes Bedürfnis nach Sanftheit«. 4. Traumaarbeit braucht Sicherheit, Halt und Schutz (siehe auch Roine, 2000, S. 88, 93, 95). 5. Der Therapeut soll den Patienten sehr gut vorbereiten. Er bespricht mit ihm vor dem Spiel jeden Schritt während des Spiels, der gegangen werden soll, und holt sein Einverständnis ein.

Kellermann (2000, S. 26 f.) unterteilt die psychodramatische Traumaverarbeitung in sechs Schritte. Jeder ist auch schon für sich allein therapeutisch wirksam:

1. *Die Reinszenierung des Traumas in einer sicheren Umgebung:* Ein Mädchen (Kellermann, 2000, S. 27 f.) hatte durch einen tragischen Autounfall seine Mutter verloren. Es spielte die traumatisierende Szene immer wieder neu, um der Gruppe ihre Gefühle zu zeigen. Kellermann meint, dass Protagonisten

manchmal eine Traumaszene *scheinbar endlos wiederholen müssen.* Denn sie vergewissern sich durch die Teilhabe und das Echo der Gruppe, dass sie fühlen, was sie fühlen. Allein schon das Zeigen einer traumatischen Erfahrung in der Öffentlichkeit der Gruppe kann helfen, die emotionale Auswirkung des Ereignisses nicht mehr zu unterdrücken und Kontrolle über die emotionale Antwort auf das Trauma zu gewinnen.

2. *Das kognitive Processing:* Ein Mann (Kellermann, 2000, S. 29 f.) litt unter sich wiederholenden Flashbacks von Bildern einer schrecklichen Szene bei einem terroristischen Bombenangriff. Das Leben wirkte auf ihn nur noch wie ein Traum oder wie ein Kinofilm. Kellermann forderte die Gruppenmitglieder auf, den Terrorangriff in ein Rollenspiel umzusetzen. Er bat den Protagonisten, sich das Geschehen während des Spiels von außen wie in einem Spiegel anzusehen. *Akut traumatisierte Patienten* integrieren auf diese Weise die *rein sensorischen* Erinnerungen des Traumas *mit den kognitiven* Informationen über das Trauma zu einer vollständigen Geschichte von dem, was passierte. Dieses Vorgehen sei speziell bei einer Tendenz zum Dissoziieren indiziert.

3. *Die emotionale Katharsis:* Kellermann (2000, S. 30) erzählt ein Fallbeispiel: »Ein Patient hatte als Kind zufällig gehört, wie sein alkoholkranker Vater und seine Mutter sich schlugen. Er hatte seine Eltern um Ruhe gebeten. Aber er wurde geschlagen, in einer demütigenden Weise getadelt und ins Bett geschickt.« Der Patient spielte die Kindheitsszene nach. Als er »allein in seinem Bett war«, begann er zu schluchzen. Der Therapeut forderte ihn auf: »Tun Sie, was Ihr Körper tun will!« Der Patient weinte stärker und stärker. Sein Weinen schien nicht mehr enden zu wollen. Endlich hörte es auf. Aber der Patient krampfte körperlich und zuckte, bekam einen Schluckauf und zitterte. Er flüsterte: »Ich glaube, ich gebe auf.« Jemand brachte ihm einen Eimer, damit er seinen Ekel auskotzte, den er so lange in sich gehabt hatte. Er lag noch für eine Weile da. Dann drückte er in einem Selbstgespräch auch in Worten seine Gefühle seinen Eltern gegenüber aus.

Am Ende hielt ein anderer Vater ihn im Arm, bis er sich ausreichend beruhigt hatte und in die Gruppe zurückkehren konnte. Kellermann meint: »Die Symptome eines Traumas sind das Ergebnis einer hoch aktivierten unvollständigen biologischen Reaktion auf die Bedrohung, die zu der damaligen Zeit eingefroren ist. Traumatherapie wirkt dadurch heilend, dass sie die eingefrorene Antwort auftaut und sich dann vervollständigen lässt.« Nach Kellermann ist es wichtig, »eine Katharsis nicht zu erzwingen, sie aber auch nicht zu verhindern. Sie soll auftauchen dürfen zu ihrer eigenen Zeit und in ihrer eigenen Form.«

4. *Elemente der Surplus Reality:* Ein Vietnamveteran war besessen von Schuldgefühlen, seinen Freund getötet zu haben (Kellermann, 2000, S. 31 f.).

Er hatte aus einem Versteck heraus bei einem plötzlichen Überfall der Vietcong mit ansehen müssen, wie sein verwundeter Freund gefangen genommen und später erschossen worden war. Der Patient wünschte sich, ebenfalls zu sterben. Der Therapeut forderte den Patienten auf, zuerst die traumatisierende Kriegsszene so zu spielen, wie sie wirklich gewesen war. Er sollte danach in einer *Wunschszene* im Spiel aber so handeln, wie er sich wünschte, dass er gehandelt hätte. Ein Gruppenmitglied übernahm die Rolle des Freundes. Der Protagonist rettete daraufhin im Spiel seinen »Freund«. Er tat das wider alle Befehle und wider alle Vernunft. Er brachte ihn an einen »sicheren Platz«. Er hielt ihn in den Armen und brach in ein kathartisches Weinen aus. Als der Protagonist sich beruhigt hatte, äußerte der *Mitspieler in der Rolle seines Freundes* spontan: »Das, was du in der Kriegssituation *real* getan hast, war genau richtig. Sonst wären wir *beide* gestorben. Ich wünsche mir, dass du jetzt für uns beide lebst!« Kellermann (2000, S. 31) meint: Bei Schamgefühlen und Schuldgefühlen ist es wichtig, die Handlungsmöglichkeiten in dem Traumaereignis, die dem Protagonisten als bessere Alternative erscheinen, über die Realität hinaus im Spiel Wirklichkeit werden zu lassen. Das hilft bei der Traumaverarbeitung. Der Therapeut soll in der Traumatherapie den Protagonisten im psychodramatischen Spiel immer auch »das nicht tun lassen, was getan wurde, und das tun lassen, was hätte getan werden sollen«.

5. *Korrigieren von alten Beziehungserfahrungen durch die Gruppe:* Der Therapeut ließ eine stark übergewichtige, sich masochistisch selbst entwertende Frau in der Gruppentherapie charakteristische Szenen ihres Missbrauchs in der Kindheit inszenieren. Die Frau sah am Ende des Spiels als verlorenes Kind inmitten eines chaotischen Universums plötzlich unerwartet schön aus. Die Gruppe bemerkte die neue innere Schönheit der Protagonistin. Ein Sonnenstrahl beschien sie zufällig durch das Fenster des Gruppenraumes. Die Gruppe *feierte* diese Veränderung in einem Ritual: »Es war, wie wenn die Patientin neu geboren würde.« Menschen, die als Kinder missbraucht wurden, profitieren nach Kellermann besonders viel von den neuen interpersonellen Erfahrungen in der Gruppe. Sie erleben Vertrauen und Sicherheit. Sie werden wieder aufgenommen in die menschliche Gemeinschaft. Das verbessert die Selbstachtung der Patienten.

6. und 7.: *Therapeutische Rituale* (Kellermann, 2000, S. 35 f.): Traumatisierende Ereignisse treffen manchmal eine ganze Gemeinschaft. Der Therapeut fordert in einem solchen Fall die Mitglieder der Gruppe in einer Kriseninterventionssitzung zu einem gemeinschaftlichen Soziodrama auf. Kellermann arbeitete zum Beispiel in einer Institution sechs Monate nach einem mehrfachen Mord therapeutisch mit den überlebenden Angestellten. Er benutzte

dabei ein altes Indianerritual, den »sprechenden Stab«. Dieser wird in der Gruppe herumgereicht. Jeder, der den Stab in der Hand hält, darf alles sagen, was er will. Die anderen müssen schweigen. Sie können aber mit dem Wort »Hau!« Zustimmung äußern. Der Einsatz solcher universalen Prinzipien der »Mutter Natur« und von Symbolen und Geschichten aus der Mythologie hilft, die eingefrorenen Affekte zu verflüssigen. Die Geschichten machen es dem Therapeuten leichter, das Gruppenthema zu erfassen und dann protagonistzentriert weiterzuarbeiten. In dem Fallbeispiel drückte eine der Angestellten auf der Bühne als Protagonistin gegenüber einem der »Terroropfer« kathartisch ihre Trauer und Ohnmacht aus. Sie tat das stellvertretend auch für die anderen Angestellten, ohne das zu beabsichtigen. Die anderen Gruppenmitglieder konnten dadurch im Sharing ihr *eigenes* Erleben mitteilen und so auch die *eigene* Gefühlsblockade auflösen.

5.17.2 Marcia Karp (2000, S. 63–82): Psychodrama of Rape and Torture: A Sixteen-year Follow-up Case Study

Karp beschreibt ausführlich die Behandlung einer 48-jährigen traumatisierten Frau. Die Patientin Jill war zusammen mit ihrem Mann und ihrer Tochter in Afrika von acht Männern überfallen und vergewaltigt worden war. Jill war eigentlich eine selbstständige Frau und von der Persönlichkeit her stark. Sie hatte nach dem Traumaereignis *noch selbst* die erforderliche medizinische Versorgung der Familie und die Rückreise von Afrika nach England organisiert. Danach geriet sie aber für zwei Jahre in einen chronischen dissoziativen Zustand. Sie war »völlig gefügig, ein Nichts« (Karp, 2000, S. 75). Sie wurde ambulant und auch stationär psychiatrisch behandelt und nahm hochdosierte Psychopharmaka ein. Sie blieb trotzdem depressiv und konnte das Haus nicht verlassen.

Karp behandelte die Patientin erfolgreich in nur einer vorbereitenden Einzelsitzung und mit zwei Gruppenwochenenden im Abstand von vier Wochen. Die Gruppenmitglieder spielten auf der Bühne zunächst die fiktiven Grübeleien und Selbstbeschuldigungen der Patientin im Playback-Verfahren nach: »Wenn ich das getan hätte, wäre es anders gekommen.« »Wenn ich meine Tochter oder meinen Ehemann oder die von den Tätern erschossenen Hunde vorher versteckt hätte, dann […]« Das Vorspielen der vielen »Wenns« ließ die Protagonistin erkennen, dass ihre nachträglich erdachten alternativen Handlungsmöglichkeiten vergeblich gewesen wären: Was auch immer sie anders gemacht hätte, sie wäre sofort getötet worden. Die Gruppenmitglieder spielten danach auf der Zimmerbühne das Traumaereignis der Patientin nach. Sie folgten dabei den Anweisungen der Therapeutin und der Protagonistin. In der dreistündigen

Traumaexpositionssitzung entwirrte die Protagonistin erstmals die Geschehnisse und den zeitlichen Ablauf des ganzen Traumaereignisses. Sie steuerte dabei das Spielgeschehen aus dem Erzähl- und Beobachtungsraum heraus und vervollständigte ihre fragmentierten Erinnerungen. Sie übernahm in der Traumaszene nur einmal selbst die Rolle eines anderen Familienmitglieds. Das war die Rolle ihrer 17-jährigen Tochter. *In dieser Rolle* entdeckte sie: Für ihre »Tochter« war das Wichtigste, dass ihre Mutter sich durch ihr Verhalten nicht selbst gefährdet und real stirbt. Die »Tochter« erwartete nichts anderes, obwohl sie auch selbst vergewaltigt wurde. Die Protagonistin erkannte *erst in der Rolle ihrer Tochter*, dass sie selbst als Mutter geistesgegenwärtig das Leben ihrer Tochter und ihr eigenes Leben gerettet hatte. Als die »Täter« für kurze Zeit den Raum verließen, war sie zusammen mit der Tochter sofort geflohen.

Die Protagonistin wechselte während der Traumaexposition nur einmal aus dem Erzählraum *in ihre eigene Rolle* im Interaktionsraum des Traumaereignisses. Die »Täter waren schon weggefahren«. Sie verabschiedete sich dort im Spiel von ihren »Angestellten« in Afrika, anders als in der früheren Realität. Sie begann dabei unkontrolliert und stark zu zittern. Der eingefrorene Schockzustand der Traumaerfahrung löste sich auf. Die Therapeutin und die Gruppe sorgten für eine sichere und haltgebende Umgebung. Der Ehemann hatte die Patientin zu der Therapie begleitet. Er war nach der Traumaexpositionssitzung in ihrem gemeinsamen Hotel für sie da. Die Patientin hatte vor der psychodramatischen Traumaverarbeitung massive Schlafstörungen gehabt. Sie schlief nach der Auflösung ihrer sensomotorischen Blockaden 30 Stunden hintereinander. Die Täter hatten der Patientin während des gewalttätigen Überfalls mitgeteilt, dass ihre Tochter und ihr Mann tot wären. Die Patientin fühlte jetzt nach der Traumaverarbeitung erstmals *emotional* die Gewissheit, dass ihr Mann und ihre Tochter am Leben geblieben waren. Auch wusste sie jetzt neu, dass sie bei dem Traumaereignis »zwar außer Kontrolle gewesen« war, dass sie aber *nicht passiv* geblieben war. Sie hatte sogar ausgesprochen klug und angemessen gehandelt. Die Gruppenmitglieder und die Therapeutin bezeugten das. Dadurch verschwanden ihre Schamgefühle und Schuldgefühle. Scham und Schuldgefühle sind nach Karp oft eine schwere Last von Vergewaltigungsopfern.

5.17.3 Eva Roine (2000, S. 83–96): The Use of Psychodrama with Trauma Victims

Roine beschreibt vier Fallbeispiele, 1. die Therapie einer Frau, die als Mädchen von ihrem Onkel einmalig sexuell missbraucht worden war, 2. die Behandlung eines Mannes, der als Junge im Alter von zehn Jahren von einem Onkel vergewaltigt wurde, 3. die Behandlung eines traumatisierten pädophilen Mannes und 4. die Therapie eines Folteropfers. Roine ist davon überzeugt, dass die Befreiung vom Trauma *durch Handeln* geschehen muss. Der Protagonist kann nur über das Handeln die erforderliche Kontrolle über die Situation gewinnen (Roine, 2000, S. 86, 94). Über das Handeln werde die im Stadium der Hilflosigkeit eingefrorene Energie frei. Wenn der Protagonist auf halbem Wege stecken zu bleiben droht, soll die Therapeutin ihn *direktiv in das »Herz des Traumas«* führen. Roine zitiert Ildri Ginn, den Direktor des Bostoner Psychodrama-Instituts, der meint: »Wenn man traumatisierte Patienten behandelt, ist es gefährlicher, auf halbem Wege anzuhalten, als den ganzen Weg zu gehen« (Roine, 2000, S. 88). »Der Therapeut muss den Mut haben, die ganze emotionale Tiefe des Themas zu berühren« (Roine, 2000, S. 95). »Missglückte Versuche können den Protagonisten im Trauma fixieren« (Roine, 2000, S. 93). Roine (2000, S. 88) hat die Erfahrung gemacht: »Wenn Therapeuten die Traumata ihres *eigenen* Lebens nicht verstanden und erfahren haben, werden sie nicht wagen, auch in die Tiefen des Leidens der Patienten hinabzusteigen«.

5.17.4 Anne Bannister (2000, S. 97–113): Prisoners of the Family: Psychodrama with Abused Children

Bannister beschreibt die psychodramatherapeutische Arbeit mit schwer sexuell missbrauchten acht- bis neunjährigen Jungen und Mädchen auf dem Hintergrund einer zwanzigjährigen Erfahrung. Bei den Kindern ist die Beziehungsfähigkeit durch die traumatisierenden Ereignisse zerstört. Sie bleiben deshalb vor Beginn der sechsmonatigen Gruppentherapie so lange in Einzeltherapie, bis sie zu wenigstens *einem nicht missbrauchenden Erwachsenen* eine vertrauensvolle Beziehung aufgebaut haben (Bannister, 2000, S. 101). Die Therapeutin fördert die Entwicklung der Kinder in der Kindertherapie durch Symbolspiele oder direktes Spielen der Traumaerfahrungen (Bannister, 2000, S. 102). Bannister integriert dabei Psychodramatherapie, Puppenspiel, Arbeiten mit Ton, Malen und Musik zu einer kreativen Spieltherapie. Die Kinder bekommen mithilfe dieser Medien einen *spontanen Zugang* zu Elementen ihrer Traumageschichte und entwickeln *darin* neue Lösungen, die ihr Selbstvertrauen und ihre Selbstkontrolle fördern. Kinder haben es besonders schwer, ihren Missbrauchserfahrungen die angemessene Bedeutung zu geben. Deshalb ist es besonders wichtig, dass sie über das Symbolspiel *die Bedeutung* ihrer Traumatisierung in einer sicheren Umgebung unmittelbar erfahren.

Bannister (2000, S. 105 ff.) strukturiert die einzelnen Gruppensitzungen stark: 1. Die Kinder spielen am Anfang jeder Sitzung mit Handpuppen das Anwärmspiel »Der Wolf versucht, die Schafe zu fangen«. Das Spiel wird mit der Zeit variiert. Es werden Regeln aufgestellt wie zum Beispiel die Regel, dass es »sichere Orte« gibt, in die der Wolf nicht eindringen kann. 2. Die Kinder berichten, wie sie sich aktuell fühlen. Sie benutzen dazu Handpuppen aus dem vorigen Spiel. Die jeweilige Handpuppe erzählt, wie sie sich hier und jetzt in dem Gruppenraum gerade fühlt. 3. Es folgt eine Pause mit Essen und Trinken. 4. Dann kommt die eigentliche Spielphase. Die Kinder arbeiten mit Tonerde, sie malen, spielen mit Handpuppen oder verkleiden sich und machen ein Rollenspiel. 5. Alle zusammen sprechen den von den Therapeuten vorgegebenen Gruppenslogan und agieren ihn: »Ich bin gut, ich bin stolz auf mich, ich habe viel erlebt, guck mich an, wie stark ich geworden bin!« 6. In der Nachbesprechung werfen die Kinder einer anderen Person aus der Gruppe einen Ball zu. Sie danken dieser für etwas, das sie während der Sitzung an ihr geschätzt haben.

Es gibt in dem Vorgehen von Bannister einige Besonderheiten: Der Therapeut-Patient-Schlüssel ist sogar *auch in der Gruppe* eins zu eins. Die Therapeutin arbeitet mit vielfältigen Materialien. Sie lässt *auch in der Gruppentherapie sehr viel mit Handpuppen* spielen. Das Spiel mit Handpuppen hilft nach Bannister (2000, S. 103), die traumatisierenden Handlungen auf Distanz zu halten. Schwer missbrauchte Kinder neigen dazu, Tätern magische Kräfte zuzuschreiben. Die Verkleinerung der Personen als Handpuppen macht die Spielhandlung für die Kinder leichter beherrschbar. Die von Bannister entwickelte Gruppentherapie ist ein personell und zeitlich aufwendiges Verfahren. In wissenschaftlichen Begleituntersuchungen wird aber nachgewiesen, dass die *schwer gestörten* Kinder sich in der Therapie positiv entwickeln. Das Selbstvertrauen der Kinder steigt und ihre Selbstkontrolle bessert sich.

5.17.5 Clark Baim (2000, S. 155–175): Time's Distorted Mirror: Trauma Work with Adult Male Sex Offenders

Baim berichtet über die Traumatherapie von erwachsenen Sexualstraftätern. Seine Arbeit fußt auf der Überzeugung, dass sexuelle Gewalttaten in den meisten Fällen ein *Krankheitssymptom* sind. Dieses hat sich »weitgehend entwickelt […] als Antwort auf ein *eigenes* früheres Trauma« (Baim, 2000, S. 157). Verschiedene Studien zeigten nämlich: Sexuelle Gewalttäter sind zu 18–93 % in der Kindheit *selbst* sexuell missbraucht oder in ausgesprochen brutaler Form geschlagen oder vernachlässigt worden. Darüber wurde in der Kindheit und später aber nie geredet. Die Patienten haben deshalb selbst dem Trauma auch nie Bedeutung gegeben. Die Traumaerfahrungen der Patienten bleiben durch Dissoziation im Gedächtnis unverarbeitet auf sensomotorischem Niveau gespeichert. Bei missbrauchten Kindern ist unter anderem das limbische System, das für die emotionale Regulation und Bindungsfähigkeit zuständig ist, um 20–30 % kleiner als bei anderen Kindern (Baim, 2000, S. 160). Deshalb führt bei traumatisierten Menschen schon der kleinste Stress zu Überreaktionen und zum Verlust der Selbstkontrolle. Viele Traumaüberlebende gewöhnen sich aus diesem Grund an, Gefühle *vollkommen* zu vermeiden. Sie werden dadurch aber psychisch taub.

Sexuelle Gewalttäter wissen nach Baim zum Zeitpunkt ihrer Gewalttaten *auf der kognitiven Ebene* durchaus, dass sie etwas Falsches tun. Sie können sich wegen ihrer veränderten Hirnfunktionen auf der *emotionalen Ebene* aber nicht steuern. Es ist deshalb überflüssig, Gewalttäter *kognitiv* zu belehren, warum sexuelle Gewaltausübung falsch ist. Denn die psychophysische Fehlregulation wird damit nicht verändert. Die am häufigsten angewandte Therapiemethode bei diesen Tätern ist die *kognitive Verhaltenstherapie.* Die Täter lernen dabei nach Baim (2000, S. 163) aber nur, »die Sprache des Therapeuten zu sprechen […], um dann weiterzumachen als Wiederholungstäter«. Baim folgert aus diesen Überlegungen: Ein Teil der Täter begeht die Gewalttat in einer Art Trancezustand. Die Betroffenen sind bei ihrer Gewalttat in ihrer Wahrnehmung in ein Täter-Opfer-Schema fixiert. Gefühle von Ausgeliefertsein oder Ohnmacht lösen bei ihnen eine Art Sog aus, durch den sie in einen Flashback geraten. Dazu reicht es schon, dass der Betroffene einem ängstlichen, ohnmächtigen Menschen begegnet, der so ist, wie er früher *selbst* war. Das ist für ihn unerträglich. Der Betroffene hasst in dem anderen sich selbst wegen seiner Schwäche. Er kehrt die Opfer-Täter-Rollen um und agiert seinen Hass in der Rolle des starken und mächtigen Täters aus. Nach der Tat löst sich der Trancezustand auf. Der Betroffene denkt irgendwann wieder gesund erwachsen. Er erkennt dann *von allein,* dass er einem anderen Menschen Gewalt angetan hat.

Baim (2000, S. 164) meint: Es ist ein Kunstfehler, eine Krankheit nicht ursächlich zu behandeln, wenn man die Ursachen der Krankheit kennt. Er schlägt vor, die kognitive Verhaltenstherapie zu ergänzen durch eine Traumatherapie. Die Traumatherapie soll das energetische Potenzial des Gewaltzyklus vermindern. Die Patienten müssen dazu ihre eigenen Traumaerfahrungen aus ihrer Kindheit *emotional* durcharbeiten. Denn die Patienten entwickeln als Täter die gewünschte Empathie mit ihrem Opfer nur dadurch, dass sie in der Therapie *Mitgefühl mit sich selbst als Traumaopfer* gewinnen. Sie sollen lernen, das Kind, das sie einmal waren, nicht mehr zu hassen.

Baim arbeitet gern mit *gegensätzlichen* Bildern. Er lässt die Patienten zum Beispiel als Anwärmübung zwei Skulpturen aufstellen: eine von einer Familie, in der Zorn und Angst immer präsent sind, und eine andere von einer hypothetischen Familie, die kommuniziert und in der jeder dem anderen hilft. Die

Gruppenmitglieder können in die Symbolarbeit eingreifen und sie verändern. Sie lernen dadurch, was für Kinder hilfreich ist und was Kinder schädigt. Sie erkennen Verbindungen zu eigenem Verhalten als Erwachsene *und auch als Kind.*

Die Patienten sollen in der psychodramatischen Therapie auf jeden Fall die folgenden Schritte machen (Baim, 2000, S. 166). Der Patient führt 1. »ein Gespräch zwischen sich selbst *als Missbrauchsopfer* und dem, der ihm Gewalt antat, 2. ein Gespräch zwischen sich selbst *als sexueller Gewalttäter* und dem, der ihm Gewalt angetan hat, und 3. ein Gespräch zwischen ihm selbst *als Missbrauchsopfer* und dem Opfer, dem er Gewalt angetan hat«.

Baim hat die Erfahrung gemacht, dass der wirksamste Schlüssel zu dem darunter liegenden Kindheitstrauma *in der Rolle des Täters* verborgen ist. Er lässt den Täter-Patienten deshalb zunächst seine eigene Gewalttat als Täter therapeutisch verarbeiten. Der Patient soll *seine Rolle als Täter kognitiv prozesshaft* erfassen. Der Therapeut erarbeitet mit ihm schriftlich einen »Gewaltzirkel«. Der Täter entwickelt darin eine Idee, wie er diesen Kreis stoppen könnte. Baim strukturiert die dann folgende psychodramatische Arbeit konsequent. Er will dadurch vermeiden, dass der Patient bei dem Ausspielen der *eigenen Täterrolle* dissoziiert. 1. Der Patient repräsentiert auf der Bühne symbolisch seine intrapsychischen Stärken und dazu eine *transpersonale* Kontaktperson, mit der er interagieren kann. 2. Ein haltgebender Doppelgänger begleitet den Klienten durch die ganze Spielphase. 3. Ein Hilfs-Ich übernimmt als Doppelgänger die Rolle des Täters in der Spielszene. 4. Der Protagonist berichtet sein Denken, Fühlen und Verhalten während der Gewalttat *von außen* aus dem Beobachtungs- und Erzählraum. 5. Er *beschreibt aus dem Beobachtungsraum heraus* den Ort, an dem die Gewalttat stattgefunden hat, und legt seine eigene Position und seine Handlungen an diesem Ort fest. 6. Der Protagonist markiert mit einem Symbol »am Tatort« die Stelle, an der er selbst sich bei seiner Tat befand. 7. Er wiederholt die Worte, die er damals benutzt hat, steht aber *immer noch außerhalb der Szene.* 8. Erst danach nimmt er in der Traumaszene seine eigene Rolle ein und spielt diese aus. 9. Er tauscht dabei aber immer wieder die Rollen mit seinen vorher festgelegten internen und externen stabilisierenden Hilfs-Ichs und auch mit seinem Opfer. Das vermindert nach Baim die emotionale Dynamik in der Täterrolle und stabilisiert den Patienten innerlich. 10. Baim lässt den Täter *in seinem Alltag* für längere Zeit die Rolle eines fiktiven »Mr. Self-Aware« einnehmen. Das ist die Rolle eines *fiktiven* ehemaligen Täters, der das Therapieprogramm erfolgreich durchlaufen hat. Diese *fiktive Gestalt* ist fähig, sich in einer angemessenen Balance zu halten, und ist nicht rückfällig geworden.

Baim geht bei der *Verarbeitung des Kindheitstraumas des Straftäters* ganz ähnlich vor wie bei der Verarbeitung seiner Straftat. Er beschreibt das an einem Fallbeispiel: Sein Patient Adrian hatte ein mit ihm verwandtes Mädchen zwischen ihrem 9. und 11. Lebensjahr kontinuierlich sexuell missbraucht. Baim ließ seinen Patienten für die Verarbeitung seines Kindheitstraumas auf der Bühne symbolisch repräsentieren: 1. seine Fähigkeit, für andere zu sorgen, seine Fähigkeit, zuzuhören, und Ähnliches. 2. eine *gute* Mutter. Die gute Mutter griff anders als seine eigene Mutter aktiv ein und beschützte ihn als Kind gegenüber seinem Vater. Der Vater hatte den Patienten früher in brutalster Weise misshandelt. 3. Ein Gruppenmitglied spielte die transpersonale schützende Figur von Martin Luther King. 4. Ein Doppelgänger begleitete den Patienten haltgebend. 5. *Zwei Hilfs-Therapeuten* spielten den Missbrauch durch den Vater. Der Therapeut, der Klient und auch die Gruppenmitglieder beobachteten *aus dem Erzählraum von außen* die Handlungen des brutalen Vaters. Sie benannten das Geschehen als »unglaubliche Gewalttätigkeit«. 6. Der Protagonist begegnete anschließend seiner *fiktiven hilfreichen, guten Mutter.* Das führte bei ihm zu einer emotionalen Katharsis. 7. Der Patient übernahm einmal *auch selbst seine eigene Rolle als Opfer* im Interaktionsraum der Traumaszene. Der Missbrauch wurde dadurch in ihm auch sensomotorisch lebendig. Das geschah jetzt aber anders als früher in einer neuen »haltgebenden Weise«. Mitten in der Gewaltszene rettete die neue, starke und gerechte Mutter den achtjährigen Jungen. Der Patient reagierte darauf ein zweites Mal mit einer intensiven emotionalen Katharsis. Baim hat den Werdegang seines Patienten Adrian nach der Entlassung auf Bewährung mehr als ein Jahr lang verfolgt. Der Patient hat sich in dieser Zeit weiter positiv entwickelt und weitere Fortschritte gemacht. Er wurde in diesem Zeitraum nicht rückfällig.

5.17.6 Jörg Burmeister (2000, S. 198–225): Psychodrama with Survivors of Traffic Accidents

Bei Verkehrsunfällen werden nach Burmeister in Deutschland jedes Jahr 500.000 Menschen verletzt, 100.000 davon schwer. 10–30 % von ihnen entwickeln unabhängig von der Schwere der körperlichen Verletzung eine chronische posttraumatische Belastungsstörung (PTSD) (Burmeister, 2000, S. 202 f.). Handlungsmethoden wie Psychodrama beziehen nach Burmeister (2000, S. 200, 206) in die Behandlung die motorischen, sensorischen und affektiven Teile des Gehirns mit ein. Sie aktivieren dadurch auch das Traumagedächtnis in der rechten Gehirnhälfte. Burmeister arbeitet vorwiegend im Einzelsetting. Er nimmt gegenüber den Traumaopfern die therapeutische Haltung eines Doppelgängers und Geburtshelfers ein. Das fördert das eigenbestimmte, spontan-kreative Handeln der Patienten.

Burmeister unterteilt sein »integratives Behandlungsmodell für PTSD« in vier Phasen: 1. Die Betroffenen reagieren *auf ihre Symptomatik* sekundär mit Scham, Schuld, Angstzuständen und Depressionen (Burmeister, 2000, S. 207). Der Therapeut informiert die Patienten in der Vorbereitungsphase deshalb ausführlich über das Krankheitsbild der PTSD. 2. Er lässt die Protagonisten *Imaginationsübungen* durchführen. Sie sollen Erinnerungen oder Szenen aus Mythen, Märchen oder der Fantasie finden, »die die Fähigkeit fördern, zu wählen, zu entscheiden […] und wieder wirksam zu sein« (Burmeister, 2000, S. 209). Der Therapeut hilft ihnen dabei als Doppelgänger 3. Er lässt die Protagonistin die psychisch stabilisierenden Erinnerungen und Fantasieszenen *psychodramatisch* konkret als »sicheren Ort« im Therapieraum szenisch aufbauen (Burmeister, 2000, S. 210 ff.). 4. Die Patientin erlebt ihre Traumageschichte im Nachspielen handelnd wieder. Sie soll sie dabei aber verändern (Burmeister, 2000, S. 212 ff.). Die Patientin darf *nicht* im Moment des großen Schrecks stehen bleiben. Sie soll die Geschichte vielmehr *mutig anders enden lassen.* Der Therapeut fordert sie auf, dabei von ihren eigenen Impulsen auszugehen. 5. Das Ganze findet anders als früher jetzt im beschützenden Rahmen der therapeutischen Beziehung statt. Burmeister setzt dazu immer wieder verschiedene Selbststabilisierungstechniken ein, zum Beispiel den »sicheren Ort«, Atemübungen oder den Teddybären aus der Kindheit (Burmeister, 2000, S. 214). 6. Es folgt die Phase der Reintegration in das soziale Umfeld. Burmeister (2000, S. 215) benutzt dabei unter anderem auch die Technik des »sozialen Netzwerk-Inventars«.

6 Angststörungen

6.1 Die gesellschaftlichen Bedingungen von Ängsten

In unseren modernen Gesellschaften nehmen die Ängste der Menschen zu, obwohl der Wohlstand immer weiterwächst und die Menschen nach außen immer selbstbewusster auftreten. Twenge (zitiert nach Wilkinson und Picket, 2010, S. 48 ff.) stellte in einer Zusammenfassung von 269 Studien fest: »Ob die Befragten Studenten oder Kinder waren, das Ergebnis war immer das Gleiche. Ein Student hatte am Ende des Befragungszeitraumes im Durchschnitt 85 % mehr Ängste als der Bevölkerungsdurchschnitt zu Beginn der Periode. Und die Ängste bei Kindern waren in den späten 1980er-Jahren höher als bei Psychiatriepatienten in den 1950er-Jahren. [...] Dieser Trend zur Verschlechterung findet sich auch in verwandten Bereichen, etwa bei Depressionen. [...] So zeigte sich in Großbritannien [...], dass bei Menschen Mitte zwanzig, die 1970 geboren sind, Depressionserkrankungen bereits doppelt so häufig auftreten wie bei einer früheren Befragung von Menschen dieser Altersgruppe, die 1958 geboren sind. [...] Bei den Jugendlichen ist dieses Phänomen begleitet von zunehmenden Verhaltensstörungen – bis hin zu Straftaten, Alkohol und Drogenmissbrauch. Das betrifft junge Männer und Frauen.« Die Jugendlichen verbergen aber die Entwicklung hin zu mehr Ängsten nach außen durch eine betont selbstbewusste kompensatorische Haltung. Das zeigt sich daran, dass »in den 1950er-Jahren 12 % der Teenager der Behauptung zustimmten: ›Ich bin eine wichtige Person.‹ Ende der 1980er-Jahre bejahten das 80 %« (Wilkinson und Picket, 2010, S. 51 f.). »Diese Art Selbstbewusstsein war (und ist) offenbar fragil und muss jede Kritik zurückweisen – eine Art Pfeifen im dunklen Wald. [...] Man fasst diese Ausprägungen auch in Begriffen wie ›krankhafter Egoismus‹, ›unsicheres Selbstbewusstsein‹ oder ›Narzissmus‹ zusammen. [...] 2006 lagen die Werte von zwei Dritteln der amerikanischen College-Studenten über dem Durchschnittswert für Narzissmus von 1982.«

Zentraler Gedanke
Wilkinson und Picket wiesen nach, dass zunehmende Einkommensunterschiede in einer Gesellschaft die Trends zu mehr Ängsten verstärken (Wilkinson und Picket, 2010, S. 50). Sie führen das darauf zurück, dass in den Gesellschaften mit hohen Einkommensunterschieden die psychosozialen Stressfaktoren größer sind.

Die Menschen haben Angst um ihren sozialen Status. Es gibt weniger soziale Bindungen. Kinder sind in der frühen Kindheit häufiger Stress ausgesetzt.

»Die entscheidende Erkenntnis besteht darin, dass Sterblichkeit und Gesundheit in einer Gesellschaft weniger von ihrem Reichtum insgesamt abhängen, sondern von der Verteilung des Reichtums. Je gleicher der Reichtum verteilt ist, desto besser die Volksgesundheit« (Wilkinson und Picket, 2010, S. 101). Eine Verringerung der Ungleichheit im Einkommen schlägt sich unmittelbar in besserer Volksgesundheit nieder. Das war an dem Beispiel von Großbritannien vorübergehend *in den beiden Weltkriegen* zu sehen (Wilkinson und Picket, 2010, S. 104) und an dem Beispiel von Japan *nach* dem Zweiten Weltkrieg (Wilkinson und Picket, 2010, S. 107). Das Besondere ist: In den wohlhabenden Industriestaaten steigen *auch bei den reichen Menschen* die gesundheitlichen Risiken und ihre Lebenserwartung *nimmt ab*, wenn in der Gesellschaft die Unterschiede zwischen den Einkommen zunehmen (Wilkinson und Picket, 2010, S. 95). Zum Beispiel sind »in den USA, wo die soziale Spreizung zwischen Arm und Reich sehr groß ist, die Zahl der schweren psychischen Erkrankungen fünfmal höher [...] als in den skandinavischen Ländern, [...] das aber jeweils in allen Einkommensgruppen. [...] Das angeblich bequeme Millionärsdasein schützt nicht vor Ängsten. [...] Die Reichen mauern sich ein. Das verschafft vielleicht ein vermeintliches Gefühl der Geborgenheit. Doch die Leute bemerken nicht, dass ihre soziale Umgebung nicht mehr funktioniert. Der Stress kommt sozusagen durch die Hintertür wieder herein. Es ist die Angst, etwas zu verlieren. [...] Die USA, Singapur, Portugal und Großbritannien rangieren am unteren Ende der Rangliste. In diesen Staaten erzielen die 20 % Topverdiener das Sieben-, Acht- oder sogar Neunfache des Einkommens, das den 20 % am unteren Ende zur Verfügung steht. [...] In Japan und Schweden [...] übertreffen die Topverdiener den Durchschnittsverdienst ihrer ärmeren Landsleute nur um das Zwei- bis Dreifache. [...] Diese Länder nehmen bei Lebenserwartung und allgemeiner Gesundheit einen Spitzenplatz ein« (Süddeutsche Zeitung vom 02.11.2009). Zu diesen Befunden passt, dass »das Risiko für Angststörungen in den Städten um 21 % [...] höher ist als auf dem Land« (Christian Weber, SZ, Bericht vom 24.06.2011 über eine

Studie des Mannheimer Zentralinstituts für seelische Gesundheit von Florian Lederbogen und Andreas Meyer-Lindenberg).

Die allgemeine Angstbereitschaft der Menschen wird zusätzlich *durch noch andere reale Bedrohungen* gefördert: Staaten zerfallen. Weltweit steigen die Flüchtlingszahlen. Der Terrorismus und seine Abwehr erreichen die Industrieländer. Der Klimawandel nimmt zu, ohne dass die Staatengemeinschaft bisher ausreichend gegensteuert. Die Verschuldung der Industriestaaten steigt unaufhaltsam immer weiter und erreicht astronomische Höhen. Die Regierungen der Industriestaaten, die verantwortlich dafür wären, die Spannungen zwischen Arm und Reich auszugleichen, haben gegenüber den Finanzmärkten politisch weitgehend kapituliert. Sie verlagern die Lösung der Probleme auf die zukünftigen Generationen. Gleichzeitig werden aber die seelisch protektiven Faktoren in den Gesellschaften schwächer: Die Beziehungen der Menschen untereinander und die Beziehung zur Natur werden durch zunehmende Urbanisierung und die Cybertechnologien ausgedünnt. Religiöse Werte und Normen werden zunehmend durch die Werte der kapitalistischen Marktwirtschaft ersetzt.

6.2 Was sind Angststörungen?

Der Begriff »Angst« wird im allgemeinen Sprachgebrauch für *unterschiedliche Arten der Angst* benutzt. Nicht jeder, der Angst hat, hat eine Angststörung. In der ICD-10 sind unter den Ziffern F40 und F41 die Symptomgruppen aufgeführt, die als »Angststörung« gelten. Die ICD-Diagnosen geben aber wenig Orientierung für das *praktische* therapeutische Vorgehen. Das Gemeinsame bei Menschen mit Angststörungen ist der Affekt der Angst. Der Therapeut unterscheidet zunächst zwischen real begründeter Angst und krankhaften Ängsten (siehe Abb. 18).

Eine *real begründete* Angst ist eine Signalangst und warnt vor einer *realen* Gefahr. Sie tritt ein zum Beispiel bei einem drohenden Arbeitsplatzverlust, bei einer Prüfung, bei einer Krebserkrankung oder bei einem real drohenden Verlust einer Bezugsperson. Der Therapeut stellt in solchen Fällen die Diagnose akute Belastungsreaktion (F43.0), aber nicht die Diagnose Angststörung (F40). Er verschafft sich zusammen mit der Patientin einen Überblick über die Qualität und das Ausmaß der *realen Bedrohung* der Patientin in ihrem Konflikt. Das kann psychodramatisch mithilfe der Tischbühne geschehen oder bei Beziehungskonflikten mit dem psychodramatischen Dialog. In einem zweiten Schritt entwickeln beide zusammen Ideen, wie die Patientin mit der realen Bedrohung *angemessen* umgehen kann. Der Therapeut bestätigt positiv die Lösungen, die

die Patientin im Umgang mit der Bedrohung schon selbst gefunden hat. Der Therapeut und die Patientin erfassen zusammen in einem Zukunftsspiel die Folgen, die real eintreten *würden,* wenn die Patientin *abwarten* würde und *nichts* gegen ihre Angst täte.

Zentraler Gedanke

Real begründete Ängste vermindern sich, wenn der oder die Betroffene gegen die real drohende Gefahr *ganz real äußerlich handelnd* etwas tut. Wenn eine Mutter und ein Vater mit ihren drei Kindern nur drei Kilometer entfernt von einem Atomkraftwerk wohnen, bleiben ihre Ängste so lange erhalten, bis sie in eine Stadt ziehen, die 50 Kilometer entfernt liegt. Ein Mensch, der über die Straße geht und sich *nicht* umschaut und prüft, ob ein Auto kommt, ist nicht mutig, sondern dumm.

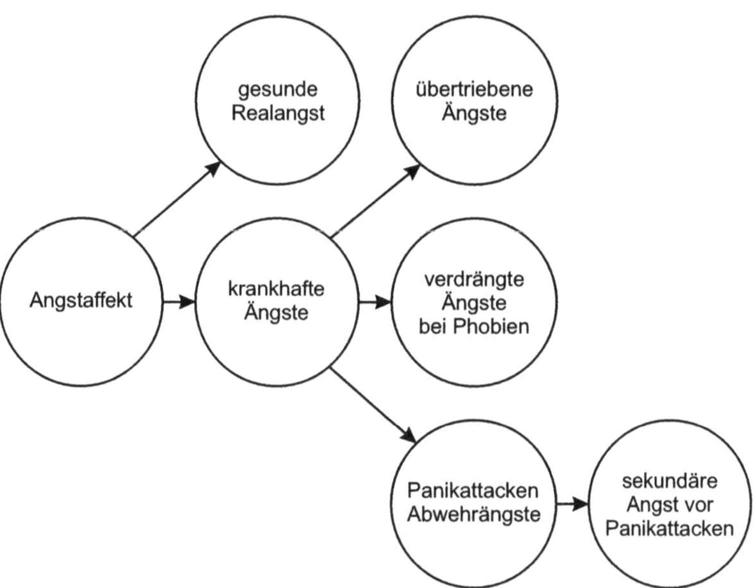

Abbildung 18: Die diagnostische Differenzierung des Angstaffekts

Wichtige Definition

Ängste sind *krankhaft,* wenn sie *unangemessen stark* oder aus der Situation selbst heraus *nicht begründbar* sind. Ich unterscheide diagnostisch zwischen übertriebenen Ängsten, objektbezogenen verdrängten Ängsten, Panikattacken und der sekundären Angst vor Panattacken (siehe Abb. 18).

Zentraler Gedanke

Die vier verschiedenen krankhaften Ängste haben psychodynamisch verschiedene Ursachen. Das therapeutische Vorgehen bei ihnen ist deshalb unterschiedlich.

1. *Übertriebene Ängste* haben noch einen Kern von Realangst. Die Patienten halten sich aber aufgrund von Selbstwertproblemen oder selbstverletzendem oder abhängigem Denken für unfähig, die real nicht wirklich bedrohliche Situation zu meistern. Sie leiden an einer abhängigen Persönlichkeitsstörung (F60.7), an Versagensangst (F41.2) oder an einer depressiven Entwicklung (siehe Kap. 8). Der Therapeut repräsentiert in einem solchen Fall das sadistische Über-Ich oder den »sadistischen Quälgeist«, der die ängstigenden Gedanken eingibt (siehe Kap. 4.7), mit einem leeren Stuhl im Therapiezimmer gegenüber der Patientin. Die Patientin wechselt dann in die Gegenrolle ihres sadistischen Über-Ichs. Sie spielt die Rolle des Über-Ichs und spricht dabei seine blinden Vorurteile und Appelle aus.

2. *Objektbezogene, verdrängte Ängste* sind bei isolierten Phobien (F40.2) zu finden. Patienten mit isolierten Phobien verdrängen unbewusst den *Beziehungskonflikt,* der in der Vergangenheit die Angst erzeugte, und verschieben den Affekt der Angst auf ein relativ belangloses *anderes äußeres Objekt* (Mentzos, 2011, S. 110). Das Ergebnis ist dann zum Beispiel eine Spinnenphobie oder eine Hundephobie. Die Behandlung schließt in der Regel einen Szenenwechsel in den Konflikt in der Kindheit mit ein (siehe Kap. 6.8.2), in dem die Angst entstanden ist.

3. *Panikattacken*

Wichtige Definition

Panikattacken sind primär *nicht objektbezogen.* Sie sind vielmehr Ängste vor dem *real* drohenden Zusammenbruch der eigenen psychischen Selbstregulation. »Es geht um die unbewusste, intrapsychische Gefährdung« durch den drohenden Zusammenbruch eines alten Abwehrsystems der Patienten (Mentzos, 2011, S. 117) (siehe Kap. 6.3).

Zentraler Gedanke

Der Therapeut arbeitet bei Panikattacken deshalb *explizit metakognitiv* (siehe Kap. 2.8 und 2.11). Er stellt einen Stuhl für den dysfunktionalen Ich-Zustand des Selbstschutzverhaltens neben die Patientin und macht ihr Selbstschutzverhalten so zum Gegenstand der therapeutischen Kommunikation (siehe Kap. 6.3).

Panikattacken sind nach der ICD-10 schwere Angstzustände, »die sich nicht auf eine spezifische Situation beschränken […] und deshalb auch nicht vorhersehbar sind«. Sie sind begleitet von »plötzlich auftretendem Herzklopfen, Brustschmerz, Erstickungsgefühlen, Schwindel und Entfremdungsgefühlen. [...] Oft entsteht sekundär auch die Furcht zu sterben, vor Kontrollverlust oder die Angst, wahnsinnig zu werden.« Das Abwehrsystem von Patienten mit Panikattacken ist geprägt durch eine in der Kindheit entwickelte Anpassungshaltung oder/und durch ein mehr oder weniger starkes Kompensieren durch Leistung oder Grandiosität. Für Patienten mit Panikattacken besteht intrapsychisch die Notwendigkeit, ihr altes Abwehrsystem und ihre perfekten Ziele (Schacht, 2009, S. 92 ff.) *auch bei latenten realen Bedrohungen blind aufrechtzuerhalten* (siehe Fallbeispiele 46, 47, 48 und 49). Diese Patienten haben nach Mentzos (2011, S. 117) keine Angst vor dem *realen körperlichen* Tod, »sondern vor dem psychischen Tod, [...] Angst vor dem Selbstverlust oder in anderen Fällen Angst vor dem Verlust der Kontrolle über die eigenen [...] Impulse«. Sie erleben den drohenden Zusammenbruch ihres Abwehrsystems *oft körperlich* in Form von Symptomen des parasympathischen Systems. Sie suchen eine rationale Erklärung für ihre psychosomatischen Beschwerden, ihre diffuse Angst vor dem Kontrollverlust oder ihren drohenden Identitätsverlust. So wird zum Beispiel die diffuse Angst bei einer Herzphobie von Herzrasen und Atemnot begleitet. Diese Angst wird deshalb zur Angst, an einem Herzinfarkt zu sterben. Eine Panikstörung (F41.0) kann Teil einer Traumafolgestörung sein (siehe Kap. 5), einer Borderline-Persönlichkeitsstörung (siehe Kap. 4.3) oder einer Agoraphobie (F40.0).

4. *Die sekundäre Angst vor Panikattacken.* Als Reaktion auf das Gefühl der existenziellen Bedrohung bei Panikattacken entwickeln die Patienten meistens eine *sekundäre Angst vor ihren Angstanfällen.* Sie versuchen zum Beispiel, die Situationen, die ihre Panikattacken auslösen, zu vermeiden.

Zentraler Gedanke

Die Diagnostik der krankhaften Angst ist wichtig, weil die verschiedenen Ängste ein verschiedenes therapeutisches Vorgehen erfordern.

Menschen mit einer *Agoraphobie* (F40.0) haben nach der ICD-10 »Befürchtungen, das Haus zu verlassen, Geschäfte zu betreten, in Menschenmengen und auf öffentlichen Plätzen zu sein, allein mit Bahn, Bus oder Flugzeug zu reisen«. Bei ihnen sind häufig eine Panikstörung und depressive oder zwanghafte Symptome vorhanden. Patienten mit einer *sozialen Phobie* (F40.1) haben »Furcht vor prüfender Betrachtung durch andere Menschen. Das führt zur Vermeidung sozialer Situationen«, einem niedrigen Selbstwertgefühl und Furcht vor Kritik. »Beschwerden wie Erröten, Händezittern, Übelkeit oder Drang zum Wasserlassen« treten auf. Bei Menschen mit isolierten Phobien (F40.2) ist die Phobie

»auf eng umschriebene Situationen wie Nähe von bestimmten Tieren, Höhen, Dunkelheit, Fliegen, geschlossene Räume, Urinieren [...] auf öffentlichen Toiletten, [...] oder auf den Anblick von Blut [...] beschränkt«. Panikstörungen (F41.0) sind durch »wiederkehrende, schwere Angstattacken [...] gekennzeichnet, die sich nicht auf eine spezifische Situation beschränken«. Bei einer *generalisierten Angststörung* (F41.1) ist die Angst »anhaltend und nicht auf bestimmte Umgebungsbedingungen beschränkt, [...] sie ist vielmehr ›frei flottierend‹. Die [...] Symptome sind variabel, [...] ständige Nervosität, Zittern, Muskelspannung, Schwitzen, Benommenheit, Herzklopfen, Schwindelgefühle oder Oberbauchbeschwerden gehören zu diesem Bild.« Krankheitsängste stellen sich ein oder die »Befürchtung, [...] ein Angehöriger könnte demnächst erkranken oder einen Unfall haben«. »Rund *25 % aller Menschen* entwickeln im Laufe ihres Lebens eine Angststörung: 6 % eine Agoraphobie, 3 % eine Panikstörung, 5 % eine generalisierte Angststörung, 11 % eine spezifische Phobie, 13 % eine soziale Phobie« (Morschitzky, 1998, S. 130).

6.3 Das Selbstschutzverhalten von Patienten mit Panikattacken als Hindernis in der Therapie

Patientinnen und Patienten mit Panikattacken haben lieber Panikattacken als Angst. Ihr Selbstschutz durch Verleugnung von eigenen Schwächen versperrt den Zugang zu ihren Konflikten.

Fallbeispiel 45: *Ein 32-jähriger Patient erzählte bei der Anamneseerhebung, dass seine Panikattacken (ICD-10 F40.0) in seinem 23. Lebensjahr angefangen hatten. Das war der Zeitpunkt, an dem er sich entschlossen hatte, in Zukunft nach dem Motto zu leben: »Geht nicht, gibt es nicht!« Die Panikattacken traten auf in Situationen, in denen es wichtig gewesen wäre, dass er mit sich selbst fehlerfreundlich umgeht.*

Fallbeispiel 46: *Ein Ingenieur kam wegen massiver Panikattacken (ICD-10 F41.0) in Psychotherapie. Der Therapeut und der Patient, Herr C., suchten zusammen nach realen Gründen für seine Ängste. Es stellte sich heraus: Der Patient hatte in einer nahen Kleinstadt gerade das vierte Geschäft aufgemacht und wollte noch sechs weitere eröffnen. Es ging ihm darum, »reich zu werden«. Zusammen erkannten der Therapeut und der Patient: Herr C. hatte für die Eröffnung eines Geschäfts immer Darlehen aufgenommen. Dabei hatte er die schon bestehenden Geschäfte als Sicherheit angegeben. Bei einem Scheitern auch nur eines der Geschäfte würden auch die anderen insolvent werden. Der Patient sah ein, dass seine Existenz finanziell real gefährdet war. Er ent-*

schied sich, zunächst kein weiteres Geschäft anzumieten. Die Panikattacken traten aber weiterhin auf. Zwei Jahre später kam Herr C. in die Praxis und berichtete dem Therapeuten, dass seine Angstzustände jetzt verschwunden seien. Er hatte stattdessen aber eine real begründete Existenzangst. Er war jetzt arbeitslos und geschieden. Er arbeitete trotz eines Ingenieurstudiums als Hilfsarbeiter für 10 DM die Stunde schwarz auf dem Bau und hatte 70 000 DM Schulden. Was war geschehen? Herr C. hatte in allen seinen Läden seine Frau als Geschäftsführerin eingesetzt. Er hatte aber schon seit seiner Heirat gemerkt, dass seine Ehefrau immer wieder Tausende Deutsche Mark vor ihm heimlich beiseitegeschafft hatte. Seine Panikattacken hatten also einen real begründeten Kern. Seine Geschäfte gingen tatsächlich pleite. Er musste seine Schulden abzahlen. Er wechselte den Arbeitgeber, weil er in der neuen Firma 1000 DM mehr im Monat bekam. Er nahm seinen Kundenstamm in die neue Firma mit. Er wurde dort aber nach einem halben Jahr wieder entlassen. Er war jetzt finanziell in seiner Existenz real bedroht. Herr C. tat, was er gegen diese reale Bedrohung tun konnte. Er arbeitete als Hilfsarbeiter. Die Angst war zur Realität geworden. Deshalb hatte er jetzt auch keine Panikattacken mehr. Nach der Wiedervereinigung Deutschlands baute er sich in den neuen Bundesländern eine neue berufliche Existenz auf.

Fallbeispiel 47: *Ein 35-jähriger Kaufmann litt seit drei Jahren unter einer Agoraphobie (ICD-10 F40.0) mit Panikattacken. Diese traten typischerweise auf im Bus, in der Bahn, beim Friseur oder im Auto auf der Autobahn. Diese verschiedenen Situationen hatten eines gemeinsam: Der Patient fühlte sich fremdbestimmt. Er konnte die Situation nicht verlassen, ohne dass andere Menschen sich über ihn wundern und vielleicht lachen würden. Nach einem Jahr Gruppentherapie erkannten der Therapeut und der Patient, dass seine Angstzustände durch eine latente Realangst ausgelöst worden waren. Er hatte mit seiner Ehefrau einen Orthopäden aufgesucht. Der Arzt hatte zu seiner Frau in Gegenwart des Patienten gesagt: »Wenn Sie gegen Ihr Rückenleiden nichts tun, sitzen Sie in zehn Jahren im Rollstuhl!« Der Patient war durch diese reale Bedrohung retraumatisiert worden. Er hatte eine schwierige Kindheit und eine noch schwierigere Jugend erlebt. Seine Eltern hatten sich in seiner Jugend scheiden lassen. Er hatte mit seinem suizidalen Vater viele Jahre im Ehebett geschlafen und diesen ständig bewacht. Erst durch seine Ehe und seine zwei Kinder hatte er ein freieres und glücklicheres Leben geführt. Er konnte bei seiner haltgebenden, warmherzigen Ehefrau nachholen, was er als Kind vermisst hatte. Als aber seine Ehefrau chronisch erkrankte, drohte sein Selbstschutz durch Anpassung zusammenzubrechen und er reagierte mit Panikattacken.*

Eine Angststörung mit Panikattacken, zum Beispiel eine Agoraphobie, entwickelt sich in vier Schritten:

1. »Die Wahrscheinlichkeit, dass eine […] Angststörung entsteht, ist dort groß, wo ein Sicherheit bietendes benignes internalisiertes Objekt (= die Summe der Niederschläge positiver Beziehungserfahrungen in der Kindheit) im Laufe der Entwicklung des Patienten nicht gebildet werden konnte« (Mentzos, 2011, S. 118; Grimmer, 2007, 2013, S. 190 f.).
2. Die Patienten haben in ihrer Kindheit als Reaktion auf narzisstische Kränkungen, Schamsituationen, auf mangelnden Halt oder drohenden Verlust von Bezugspersonen, als Reaktion auf Entwertungen oder körperliche oder sexuelle Gewalt *ein Abwehrsystem* aufgebaut: Sie haben als Kind gelernt, sich durch Anpassung oder durch Kompensieren durch Grandiosität vor nicht zu bewältigenden Affekten zu schützen. Sie lernen deshalb nicht, mit negativen Affekten angemessen umzugehen. Sie bleiben gleichsam Analphabet im Umgang mit ihren Affekten. Sie spielen die ihnen von den Bezugspersonen zugewiesene Rolle und geben ihren eigenen Affekten keine Berechtigung. Je stärker Angstpatienten *in der Gegenwart* ihre Affekte durch Anpassung oder Grandiosität abwehren, desto wahrscheinlicher ist es, dass die Angststörung Ausdruck einer strukturellen Störung oder Teil einer Traumafolgestörung ist. Der Selbstschutz durch Anpassung oder Grandiosität ist bei Menschen mit Panikattacken der dominante dysfunktionale Ich-Zustand.
3. Die Panikattacken treten dann *typischerweise* auf in Situationen, in denen es den Patienten nicht gelingt, einen gegenwärtigen Konflikt mit der *alten* Lösung der Anpassung, des Perfektionismus oder der Kompensation durch Grandiosität zu bewältigen.

Zentraler Gedanke

Patienten mit Panikattacken sitzen in der Falle: Die *alte neurotische Lösung,* die Abwehr durch Anpassung oder Grandiosität, führt nicht zu dem gewünschten Erfolg. *Die neue Lösung* wäre, Gefühle von Scham, Unsicherheit, Realangst, Entwertung oder Verlassenheit zuzulassen. Gerade das löst bei den Patienten aber Panikattacken aus. Denn die Patienten haben in ihrer Kindheit nicht gelernt, ihren eigenen negativen Affekten innerlich Berechtigung zu geben und mit sich selbst empathisch umzugehen. Ihr altes Abwehrsystem würde zusammenbrechen. Es droht der psychische Tod durch Identitätsverlust.

4. Die Patienten blenden die Realität aus ganz nach dem Motto: »… und so schloss er messerscharf, dass nicht sein kann, was nicht sein darf.« Sie versuchen, den Konflikt mit ihren alten Mitteln zu lösen: Sie versuchen, weiterhin cool zu bleiben, keine Unsicherheit oder Schwäche zuzulassen und perfekt zu funktionieren, als ob nichts wäre. Sie erhalten ihr Selbstbild auf-

recht und verkennen in teils grotesker Weise die Realität ihrer Lebenssituation (siehe Fallbeispiel 46). Die durch Verleugnung verfälschte Wahrnehmung ihrer inneren und äußeren Realität hindert sie, die aktuelle Situation angemessen einzuschätzen und zu bewältigen.

5. Die Betroffenen entwickeln als Reaktion auf die Panikattacken eine *sekundäre Angst* vor dem nächsten Angstanfall. Sie versuchen, die spezifischen Situationen, die bei ihnen Panikattacken auslösen, zu vermeiden.

Der innere Zwang, Schwächen zu verleugnen, führt bei Patienten mit Panikattacken oft zum Ausblenden einer *realen* Bedrohung (siehe Fallbeispiele 45, 46 und 47).

Ein Patient mit einem Sehfehler zum Beispiel hatte nur noch 15 % Sehfähigkeit. Er arbeitete aber trotzdem den ganzen Tag am Computer-Bildschirm. Als sich seine Sehfähigkeit allmählich verschlechterte, bekam er Panikattacken. Ein anderer Mann hatte wegen Panikattacken drei Jahre lang an einer Psychotherapiegruppe teilgenommen. Seine Panikattacken verschwanden aber erst, als er dem Therapeuten von seinem Alkoholproblem erzählte, eine Suchtkrankengruppe besuchte und abstinent lebte (siehe Fallbeispiel 95 in Kap. 10.6.2). Eine Lehrerin entwickelte Panikattacken, als sie wegen einer fortschreitenden Multiplen Sklerose Sehstörungen bekam. Sie fuhr aber tapfer weiter auch nachts im Dunkeln Auto. Eine Werbekauffrau befürchtete, durch ihre Panikattacken ihren Arbeitsplatz zu verlieren. Sie organisierte mit ihrem ebenfalls berufstätigen Ehemann die Betreuung ihres Kleinkindes zeitlich aber so eng, dass an ihrer Arbeitsstelle in ihrem Zeitplan nicht die kleinste Störung auftreten durfte. Das gelang natürlich nicht immer. Ein Jahr später trennte sie sich von ihrem Ehemann. Ihr Anpassungsdruck wurde geringer. Ihre Panikattacken verschwanden.

Viele tiefenpsychologisch orientiert arbeitende Therapeutinnen und Therapeuten nehmen Patienten mit Panikattacken und Angststörungen wegen ihres starren Abwehrsystems nur ungern in Therapie. Sie zögern, Angstpatienten am Telefon einen Termin für ein Erstgespräch zu geben. Oder sie verweisen sie »zunächst« an einen Verhaltenstherapeuten. Der Grund dafür ist:

Zentraler Gedanke

Tiefenpsychologisch orientiert arbeitende Therapeutinnen und Therapeuten suchen in der Behandlung von Angstpatienten oft empathisch nach den Konflikten, die die Panikattacken auslösen. Sie erkennen dann zum Beispiel, dass die Patienten sich *in ihren Konflikten* nicht behaupten oder abgrenzen können oder dass sie ihre Unlust nicht zulassen. Die Suche nach den Konflikten *umgeht aber die Abwehr* der Patienten. Sie führt die Patientin innerlich in eben *die Affekte hinein, die bei ihr die Panikattacken ausgelöst haben.* Die Patientin wehrt diese Affekte dann auch in der therapeutischen Beziehung ab durch ihren Selbstschutz durch Anpassung, durch Perfektionismus oder durch Grandiosität. Es kommt zu einer negativen Übertragung der Patientin auf den Therapeuten. Der Therapeut reagiert mit einer negativen Gegenübertragung. Ein versteckter Machtkampf verhindert den Fortschritt in der Therapie.

6.4 Die Einleitung der Behandlung von Patienten mit Panikattacken

Zentraler Gedanke

Panikattacken bei Angststörungen sind Ausdruck des *real* drohenden psychischen Zusammenbruchs des Abwehrsystems der Patientin. Denn der Selbstschutz durch Anpassung oder durch Grandiosität gehört zu ihrem Identitätsgefühl. Er ist Teil ihres Charakters. Die Patientin kennt sich nicht anders. Der Zusammenbruch des Selbstschutzes würde zum psychischen Tod führen. Die Patientin versucht deshalb heldenhaft, ihre Angst vor dem Verlust der Kontrolle über sich selbst, vor Demütigung oder vor Ausschluss aus der Gemeinschaft zu verleugnen. Sie wird zur heldenhaften Kämpferin gegen ihre Angstzustände nach dem Motto »Schwächen gibt es nicht!« Der Versuch der Verleugnung steigert aber in einem Teufelskreis ihre Panik.

Zentraler Gedanke

Der Therapeut arbeitet in der störungsspezifischen psychodramatischen Therapie explizit metakognitiv (siehe Kap. 2.8). Er macht bei Menschen mit Panikattacken zuerst das dominante dysfunktionale Abwehrmuster der Patientin zum Gegenstand der therapeutischen Kommunikation, den Selbstschutz durch Anpassung oder Grandiosität. Die Patientin soll Problembewusstsein entwickeln für ihren von dem Selbstschutzverhalten geprägten Umgang mit sich selbst.

Eine solche störungsspezifische Arbeit an dem dysfunktionalen Abwehrsystem der Patienten erfordert mehrere therapeutische Sitzungen. Sie erfolgt in aufeinander aufbauenden Schritten:

1. Die Patientin und der Therapeut sitzen sich im therapeutischen Gespräch auf zwei Stühlen gegenüber.

2. Die Patientin berichtet von ihren Angstzuständen. Der Therapeut symbolisiert im »Psychodramatischen Gespräch« (siehe Kap. 1 und Abb. 1) mit zwei zusätzlichen leeren Stühlen im Therapiezimmer die Szene, die bei der Patientin

in deren Alltag den Panikanfall ausgelöst hat. Der eine Stuhl steht für die Patientin als die von dem Angstanfall Betroffene. Der gegenüberstehende andere Stuhl symbolisiert das Angstmachende oder das Einengende in der Situation, zum Beispiel die Schlange im Supermarkt, die Straßenbahn oder ein bedrohliches Objekt, zum Beispiel einen Hund. Die Patientin gelangt durch das Symbolisieren der Symptomszene *außen* im Therapiezimmer in die *Beobachterposition zu* der die Panik auslösenden Situation. Sie gewinnt durch die *äußere* Szenentrennung *auch innerlich* Distanz zu der Angstszene. Dieses Vorgehen ähnelt dem Vorgehen bei der psychodramatischen Traumaverarbeitung (Krüger, 2002, S. 137 ff., siehe Kap. 5.10.2–5.10.7). Auch bei der Traumaverarbeitung hält die Patientin sich vorwiegend im »Beobachtungs- und Erzählraum« auf und blickt *von dort* auf die ängstigende Situation.

3. Zentraler Gedanke
Der Therapeut zentriert seine Aufmerksamkeit zunächst auf die Selbstregulation der Patientin bei Angstanfällen *in der Gegenwart.* Er fragt nicht tiefenpsychologisch nach schwierigen Kindheitserfahrungen.

Der Therapeut fragt die Patientin: »Wie gehen Sie mit Ihrem Angstzustand um?« Die Patientin versucht in der Regel, tapfer und stark zu sein. Sie lässt sich nichts anmerken. Der Zwang, stark zu sein, verstärkt aber die Angst vor dem Zusammenbruch. Der Therapeut: »Sie tun dann so, als ob nichts wäre, und kämpfen tapfer gegen ihre Angst! Keiner soll merken, dass es Ihnen schlecht geht! Ich nenne das Selbstschutzverhalten. Ich stelle für Ihr Selbstschutzverhalten hier diesen Stuhl neben Sie!«

4. Der Therapeut benennt den leeren Stuhl patientenbezogen als »Selbstschutzverhalten durch Anpassung«, »Selbstschutzverhalten durch Perfektionismus« oder »Selbstschutzverhalten durch Grandiosität«. Der Therapeut zeigt mit der Hand immer wieder auf den Stuhl für den Ich-Zustand des Selbstschutzes, wenn die Patientin über ihre Angst im Alltag redet oder wenn sie ihr Selbstschutzverhalten in der therapeutischen Beziehung agiert: »Jetzt denken, fühlen und handeln Sie wieder aus Ihrem Selbstschutz heraus.« Der *abstrakte* Begriff »Selbstschutzverhalten« wird für die Patientin so zur *konkreten eigenen Erfahrung.* Im Selbstschutzverhalten *durch Anpassung* macht die Patientin die vermeintlichen Erwartungen *anderer* Personen aus ihrer Umgebung automatisch zu *ihren* Erwartungen an sich selbst. Sie versucht, diese zu erfüllen, keine »Schwächen« zuzulassen und auch bei Überforderung weiter zu funktionieren, *als ob nichts wäre.* Bei Abwehr *durch Grandiosität* muss die Patientin immer toll und großartig sein und alles können und schaffen. Schwächen und

Fehler sind nicht erlaubt. Kritik von außen wirkt auf sie vernichtend. Der Therapeut bestätigt der Patientin gegenüber die *selbststabilisierende Funktion ihrer Abwehr:* »Sie halten tapfer stand und tun so, als ob nichts wäre, auch wenn Sie unter einer existenziellen Angst leiden! Sie sind eine heldenhafte Kämpferin gegen Ihre Angstzustände.«

5. Der Therapeut erkundet zusammen mit der Patientin die Entstehungsgeschichte ihres Selbstschutzverhaltens: »*Wie alt ist eigentlich Ihr Selbstschutzverhalten?* Woher kennen Sie das noch, dass Sie weiter funktionieren und dass Sie so tun, als ob nichts wäre? Und dass Sie sich mit aller Kraft bemühen, Ihre innere Not *nicht* zu zeigen und *nicht* negativ aufzufallen?« Der Therapeut beschreibt bei dieser Frage inhaltlich das *neurotische Agieren der Patientin* in der Gegenwart gleichsam wie einen Teil eines Puzzles. Die Patientin nimmt dieses Puzzlestück und sucht in ihren Erinnerungen aus der Kindheit nach einem Ereignis, in das dieses Puzzleteil hineinpasst. Die Patientin antwortet meistens, dass das Selbstschutzverhalten durch Anpassung oder die Abwehr durch Grandiosität »schon immer« da war. Der Therapeut fragt: »Wann war das zum ersten Mal?« Die Patientin soll eine dazu passende Erinnerung aus ihrer Kindheit erzählen. Dabei zeigt sich oft: Das Selbstschutzverhalten war *damals in der Kindheit* eine *sinnvolle und angemessene* Lösung, um seelisch zu überleben. Es ist jetzt in der Gegenwart in dieser absoluten Form aber nicht mehr erforderlich.

Der Therapeut macht bei diesem Vorgehen das dysfunktionale metakognitive Abwehrmuster zum Gegenstand des therapeutischen Gesprächs. Er erschließt mit der Frage nach dem Alter der Abwehr dann den *ursprünglichen* Sinn des Abwehrverhaltens *in der Kindheit* der Patientin.

Zentraler Gedanke

Wenn der Therapeut *den Weg über die Abwehr* zu den Konflikten der Patientin geht, zeigt sich: Der Affekt der Patientin in ihren Konflikten in der Kindheit war meistens *nicht Angst.* Es war das Gefühl der Beschämung, des Alleinseins, der Ohnmacht, des Verrats, des Verlassenseins, des Ausgeliefertseins oder der Verwirrung.

Der *Weg über die Abwehr* löst die dysfunktionale Selbstregulation der Patienten auf und öffnet dem Therapeuten die Eingangstür zu den Konfliktinhalten der Patientin. Sie entwickelt auf diesem Weg Problembewusstsein für ihr Selbstschutzverhalten in der Gegenwart.

6. Über die *Frage nach dem Alter* des Selbstschutzverhaltens gelangen der Therapeut und die Patientin in leidvolle Erinnerungen aus der Vergangenheit der Patientin. Der Therapeut stellt für das *verlassene, missbrauchte oder beschämte*

Kind einen zusätzlichen leeren Stuhl auf hinter den Stuhl für das Selbstschutzverhalten. Er symbolisiert das »Kind« mit einer Mädchen- oder Jungenpuppe. Er würdigt die *pathogene Qualität* der Kindheitserfahrungen der Patientin. Er nennt zum Beispiel eine traumatisierende Situation explizit eine »Traumaerfahrung«.

7. Der Therapeut stellt *gegenüber der Patientin* bei Bedarf einen Stuhl auf für ihr selbstverletzendes Denken, ihre »innere Gouvernante«, ihren »inneren Seelentreter« oder ihren »inneren Kritiker«, der sie bei jedem Gefühl von Schwäche *blind* entwertet und Anpassung oder grandiose Leistung fordert.

8. Der Therapeut bestätigt der Patientin ausdrücklich, dass ihre *sekundäre* Angst vor den Panikattacken eine *berechtigte Realangst* ist: »Sie fühlen sich existenziell bedroht durch Kontrollverlust oder Selbstverlust.«

9. Der Therapeut und die Patientin suchen zusammen nach *Lösungen im Umgang mit den Panikattacken.* Viele Patienten vermeiden alle Situationen, in denen Panikattacken auftreten könnten. Der Therapeut würdigt in einem solchen Fall *auch ihr Vermeidungsverhalten* als eine Lösung: »Diese Lösung ist zwar nicht die beste, sie ist aber die *für Sie persönlich* zurzeit bestmögliche Lösung. Denn Ihre Angst ist existenziell.« Der Therapeut fragt die Patientin, ob sie *auch noch andere* Möglichkeiten der Angstbewältigung entwickelt hat. Es kann zum Beispiel sein, dass die Patientin bei einer Panikattacke *einem anderen Menschen mitgeteilt hat,* dass sie gerade unter Panik leidet. Ihr Angstanfall wurde schwächer, nachdem sie dem anderen davon erzählt hat. Der Therapeut wertet das sofort als »ein *neues Verhalten* im Sinne des gesunden Erwachsenendenkens«. Er konkretisiert jede der Lösungen mit einem Stein oder Holzklotz und legt diesen vor den Stuhl des »gesunden Erwachsenendenkens« der Patientin auf den Tisch.

10. Der Therapeut informiert die Patientin bei Bedarf über *zusätzliche andere Lösungen,* die *anderen* Patienten, die unter Panikattacken litten, im Kampf gegen ihre Ängste geholfen haben.

11. Der Therapeut würdigt widerständiges Verhalten oder spontanen Ärger der Patientin *in Beziehungen* als ein Handeln aus dem Ich-Zustand des »wütenden Kindes« heraus. Er konkretisiert eventuell auch diesen Ich-Zustand mit einem zusätzlichen Stuhl.

12. Der Therapeut sucht bei Bedarf zusammen mit der Patientin nach einer Heldenfigur aus Märchen, Mythen oder gesellschaftlichen Zusammenhängen, die Ähnliches erlebt und bewältigt hat. Es gibt zum Beispiel Patienten, die Angst vor Nähe haben und Panik kriegen, wenn sie sich binden wollen. Der Therapeut erzählt dem Patienten dann das Grimm'sche Märchen »Von einem, der auszog, das Fürchten zu lernen«. Bezeichnenderweise gruselt es den Helden in dem Märchen *nicht* während seiner vielen schauerlichen Begegnungen mit Unholden, Gespenstern und Gehenkten auf dem Hinrichtungsplatz. Der Held des Märchens

spürt die von ihm ersehnte Angst erst, als er am Ende des Märchens mit der Prinzessin zusammen im Bett liegt. Der Held war vorher offenbar unfähig gewesen, Nähe zuzulassen und zu lieben (Horst-Eberhard Richter, mündliche Mitteilung 1992). Er hatte aber immerhin Problembewusstsein für seine fehlende Angst und stellte sich seinem Problem. Damit handelte er anders als die Wildwest-Helden, die nach der Eroberung der Liebe einer Frau immer mit unbewegtem Gesicht wieder davonreiten. Patienten, die sich in der Kindheit aus Mitgefühl zu einem traumatisierten Elternteil absolut angepasst haben, erkennen sich wieder in dem Grimm'schen Märchen »Das Mädchen ohne Hände«. Dieses Mädchen opfert ihre Hände, um ihren Vater vor dem Teufel zu retten. Sie geht dann aber von zu Hause fort und heiratet einen König. Sie wird also geehrt wegen ihres edlen Opfers. Als sie mit diesem König ein Kind bekommt, als also die Wertschätzung von außen ihr inneres Selbst zur Geburt bringt, kommt es am Königshof zu Konflikten. Die junge Königin flieht mit ihrem Kind in den Wald. Sie verweilt in dem Wald sieben Jahre. In dieser Zeit wachsen ihre Hände nach. Die junge Frau lernt also, sich mit ihren Händen das für sie Notwendige zu nehmen. Dann kehrt sie geheilt zu dem König zurück. Der Therapeut kann für eine solche Märchenfigur neben die Patientin einen weiteren leeren Stuhl aufstellen. Er fordert sie zum psychodramatischen Dialog mit Rollentausch mit dieser Figur auf, um sich mit dieser zu beraten.

13. Die Patientin regrediert beim Erzählen von Geschichten aus der Kindheit manchmal pathologisch. Der Therapeut stoppt eine solche *pathologische Regression,* indem er ihr nach dem »*Prinzip Antwort statt Deutung*« (Heigl-Evers, Heigl, Ott und Rüger, 1997, S. 176 ff., siehe Kap. 4.13) mitteilt, was ihr Erzählen in ihm selbst gefühlsmäßig auslöst.

Fallbeispiel 48: *Eine 45-jährige Patientin mit einer Agoraphobie (ICD-10 F40.0), Frau A., berichtet im Erstgespräch, dass sie seit ungefähr fünfundzwanzig Jahren unter Panikattacken leidet: »Ich werde die wohl nie mehr los!« Sie ist seit zwei Jahren arbeitslos, nachdem sie an ihrem Arbeitsplatz zweimal einen Anfall mit Herzrasen, Schweißausbrüchen und Hyperventilation erlitten hatte. Ihre Panikattacken fangen an in Situationen, in denen es auffallen würde, wenn sie sich anders verhält als die Menschen um sie herum, zum Beispiel an der Kasse im Supermarkt: »Ich werde dann immer unruhiger, das Herz jagt. Wenn ich dann am Ziel bin und vor der Kasse stehe, kriege ich nichts mehr hin. Ich habe schon wildfremden Menschen meine Geldbörse in die Hand gedrückt, damit die für mich bezahlen. Man ist dann nicht mehr Herr seiner selbst. Das begleitet mich jetzt schon lange. Das ist inzwischen fast wie ein guter Freund, den man nicht mehr missen will [...] Ich bin dann out of control.«*

Der Therapeut stellt etwas entfernt von der Patientin zwei Stühle für die Symptomszene auf (2. Schritt der oben beschriebenen zwölf Schritte) und deutet auf den ersten Stuhl: »Der eine Stuhl ist für Sie selbst in der Situation, wenn Sie in der Schlange im Supermarkt Panik bekommen. Der andere ist für die Leute, die in der Schlange stehen, vor denen Sie sich nicht blamieren wollen!« Der Therapeut positioniert Frau A. gegenüber noch einen zusätzlichen leeren Stuhl:

»Das ist der Stuhl für Ihr inneres selbstverletzendes Denken, Ihr strenges Über-Ich (6. Schritt). Das sagt zu Ihnen: ›Pass auf, dass du hier nicht andere Leute belästigst! Nerve hier nicht herum. Die anderen Menschen in der Schlange haben auch noch was anderes vor!‹« Der Therapeut stellt neben Frau A. noch einen weiteren leeren Stuhl, den Stuhl für ihr Selbstschutzverhalten (3. Schritt): »Und Sie versuchen dann zunächst wie eine tapfere Heldin mit aller Kraft, sich an die Erwartungen anderer anzupassen. Sie lassen sich nichts anmerken und halten stand.« Frau A.: »Ja, das erfordert so viel Kraft, die fehlt mir!« (sie weint).

Therapeut (8. Schritt): »Welche Lösungen haben Sie denn bisher gefunden, um mit einem Angstanfall umzugehen?« Frau A.: »Inzwischen sage ich das den anderen. Als ich jetzt beim Arbeitsamt im Warteraum einen Anfall bekam und die einen Krankenwagen holen wollten, habe ich denen gesagt: ›Ich kenne das schon, so einen Anfall, Sie brauchen keinen Krankenwagen zu holen.‹ Ich weiß ja, es geht dann irgendwann auch wieder weg! Auch wenn ich Angst habe, einen Herzinfarkt zu bekommen.« Der Therapeut: »Und als Sie das dann den anderen gesagt hatten, war es dann besser?« Frau A.: »Ja, dann wurde mir leichter.« Der Therapeut: »Wenn Sie Ihre Angst nicht verheimlichen, sondern sich anderen mitteilen, wird die Angst weniger. Sie haben da eine Lösung entdeckt, die meiner Erfahrung nach auch anderen Angstpatienten hilft, ihre Angst zu vermindern.« (8. Schritt) Er deutet auf die Patientin: »Die Lösung kommt aus Ihrem gesunden Erwachsenendenken heraus. Dafür steht der Stuhl, auf dem Sie sitzen.« Frau A.: »Es ist mir aber unheimlich peinlich, das zu sagen, dass ich eine Panikattacke habe. Zuerst versuche ich immer, mich normal zu verhalten, so wie man sich in unserer Gesellschaft verhält, und nicht aufzufallen.« Therapeut (3. Schritt): »Sie tun dann so, als ob nichts wäre, und wollen die anderen Menschen nicht nerven.« Er deutet mit der Hand auf den Stuhl des strengen Über-Ichs (6. Schritt): »Damit gehorchen Sie wieder Ihrem Über-Ich, Ihrer inneren Gouvernante! Die sagt: ›So etwas tut man nicht!‹« Therapeut (8. Schritt): »Sie haben also selbst schon drei Lösungen gefunden im Umgang mit Ihren Angstzuständen. Einmal sind Sie die Heldin und tun so, als ob Sie keine Angst hätten.« Der Therapeut ergreift einige bunte Bauklötze und legt für jede Lösung einen Bauklotz auf den Tisch vor die Patientin: »Dann vermeiden Sie aber auch Situationen, die bei Ihnen Panikanfälle auslösen. Das ist auch eine Lösung, wenn man existenzielle Angst hat. Darüber hinaus teilen Sie aber manchmal anderen Personen auch etwas von Ihrer Not mit. Dadurch werden die Angstzustände dann weniger und Sie müssen nicht ins Krankenhaus!«

Frau A.: »Zu Hause ist meistens alles okay. Aber als mein Sohn 14 Jahre alt wurde, ist es wieder so extrem geworden. Bei der letzten Arbeitsstelle haben die Kollegen mich dreimal nach Hause gebracht. Der Chef hatte noch Verständnis. Aber die meisten denken, wenn man so etwas hat, die spinnt!« Der Therapeut deutet auf den Stuhl ihr gegenüber (6. Schritt): »Ihre innere Gouvernante sagt dann: ›Reiß dich zusammen!‹ Und dann versuchen Sie, nicht aufzufallen!« Er deutet auf den Stuhl des »Selbstschutzverhaltens« (4. Schritt): »Wie alt ist Ihr Selbstschutzverhalten durch Anpassung an die Erwartungen anderer eigentlich? Wann haben Sie das für sich als Lösung gefunden?« Frau A.: »Auffallen wollte ich noch nie, auch als Kind schon. Das war fremden Menschen gegenüber schon immer so. Als ich Kind war, bin ich mit meinen Füßen immer über den großen Onkel gegangen. Meine Mutter wollte aber, dass ich zum Ballettunterricht gehe. Da habe ich mich dann auf den Boden geschmissen und geschrien. Ich hatte das Gefühl, ich würde zum Henker gebracht, weil ich doch so komisch ging. Ich hatte richtige Angst davor. Wegen meiner Schreiereien musste ich dann da nicht hin! Das war bei mir immer so: Das war immer schwer für mich, wenn ich als Kind den schützenden Kokon verlassen musste. Meine Mutter hatte nicht viel Zeit. Als ich in der Schule in mehreren Diktaten eine Fünf schrieb, hat meine Mutter mir den Hintern verhauen.«

Der Therapeut positioniert hinter den Stuhl für das Selbstschutzverhalten zwei weitere leere Stühle (5. und 10. Schritt): »Der erste Stuhl hier steht für Sie als das von der Mutter nicht gesehene Kind, das geschlagen wurde, der andere Stuhl für das wütende Kind, das sich auf den Boden geworfen hat, als es nicht zum Ballett wollte.« Frau A.: »Die Schläge waren natürlich auch nicht förderlich. Das ist heute noch so. Beim Schreiben habe ich diese Unsicherheit, den Tick, in den Duden zu gucken. Es muss bei mir alles hundertprozentig sein, wenn ich etwas schreibe!« Frau A. berichtet weiter: »Meine Mutter hat dreißig Stunden in der Woche gearbeitet. Ab meinem 11. Lebensjahr ging sie alle zwei Jahre zur Kur. Sie litt unter einer Colitis ulcerosa. Seit acht Jahren habe ich keinen Kontakt mehr zu ihr. Meine Mutter hat den Kontakt abgebrochen, als ich sie gefragt habe, ob sie ab und zu meinen achtjährigen Sohn von der Schule abholen könnte. Ich arbeitete damals halbtags. Sie lehnte aber jede Hilfe ab. Ich sagte ihr: ›Aber ich war doch auch immer bei Oma. Das war bei der damals doch auch kein Problem!‹ Aber meine Mutter wollte das nicht.« Die Patientin ergänzt auf Nachfrage des Therapeuten: »Ich war gern bei meiner Oma, die gab mir Sicherheit und Stabilität. Ich habe mich bei meiner Mutter nicht so wohlgefühlt. Ich war in der Beziehung unsicher. Die war nur mit ihrer Psychoanalyse beschäftigt. Sie behauptete immer, die Oma hätte sie und ihre Geschwister zu eng an sich gebunden. Oder ihr Vater sei schuld an ihrem Leiden. Bei ihr hatten immer alle anderen Schuld, nur nicht sie selbst! Meine Mutter hatte immer ganz schlimme Depressionen und sagte oft, sie will sich umbringen. Sie hat sogar gedroht, auch uns Kinder gleich mit zu vergiften. Ich war beim Essen der Suppe immer misstrauisch und hatte Angst!« Die Patientin lacht bei diesen Mitteilungen fröhlich.

Der Therapeut deutet auf den Stuhl des »nicht gesehenen Kindes« (5. Schritt): »Sie sind als Kind körperlich geschlagen und seelisch missbraucht worden. Das nennt man seelische Traumatisierung!« Der Therapeut will die Patientin nicht zu sehr in ihr Traumaerleben hinein regredieren zu lassen. Er wendet seine Aufmerksamkeit deshalb jetzt auf ihr Selbstschutzverhalten und interpretiert dieses aktiv positiv um in eine in der Kindheit von der Patientin selbst entwickelte Selbststabilisierungstechnik: »Es war damals in Ihrer Kindheit in Ihrem Leben wichtig, sich nichts anmerken zu lassen. Sonst wäre Ihre Mutter nur noch wütender geworden.« Frau A.: »Ich denke manchmal an meine Kindheit, wenn ich jetzt in der Zeitung lese, dass eine Mutter sich selbst und ihre Kinder umgebracht hat.« Frau A. lächelt und fragt fast fröhlich: »Soll ich noch mehr erzählen? Ich habe noch mehr Horrorgeschichten!« Der Therapeut erwidert ernst (12. Schritt): »Nein, das wird mir zu viel!« Die Patientin fängt an zu weinen. Erst durch diese Rückmeldung spürt sie ihre eigene Überforderung. Frau A.: »Ja, das habe ich gelernt, ich musste immer tapfer sein, immer die Zähne zusammenbeißen und durch!«

Therapeut: »Das stimmt, das hat Ihnen damals geholfen. Es müsste für Sie heute dann aber eigentlich besonders schwer sein, anderen Menschen mitzuteilen, dass Sie einen Angstanfall haben. Das ist für Sie eine große Leistung, wenn Sie das trotzdem tun!« Frau A.: »Ich wurde von meiner Mutter immer sehr gelobt, wenn ich ganz still und lieb war: ›Oh, Sabine war sehr lieb, ich habe sie überhaupt nicht gehört.‹« Frau A. weint: »Das Kind in mir findet das überhaupt nicht gut! Es war danach immer mein Ziel, möglichst leise zu sein, weil ich dann ja gelobt wurde: je leiser, desto besser!« Frau A. weint kathartisch: »Das ist sehr schmerzhaft, darüber zu reden. Ich war immer völlig verzweifelt, wenn meine Mutter aufgebracht war, und habe mir vorgenommen: ›Das mache ich nie wieder! Ich muss versuchen, noch lieber zu sein.‹« Der Therapeut bestärkt die Patientin in ihrem gesunden Erwachsenendenken (4. und 8. Schritt): »Sie haben als Kind gelernt, immer so zu tun, als ob nichts wäre, und tapfer zu sein. Aber merken Sie eigentlich, dass Sie inzwischen auch eine andere, neue Lösung gefunden haben? Sie erzählen jetzt Menschen in Ihrer Umgebung manchmal von Ihren Ängsten und machen dabei die Erfahrung: Wenn Sie sich anderen mitteilen, bekommen Sie Hilfe, ganz anders als in Ihrer Kindheit von Ihrer Mutter!« In der therapeutischen Beziehung entsteht eine große, satte Stille.

Der Therapeut: »Ich finde das sehr, sehr viel, was wir heute zusammen erarbeitet haben.« Frau A.: »Ich war zwischendurch heute in der Stunde wieder total aufgeregt in meinem Bauch, als ich das über meine Mutter erzählt habe! Ich habe schon gedacht, ich schreibe das alles einmal auf!« Therapeut: »Ja, aber schreiben Sie das bitte in der 3. Person auf und bitte zunächst nur ein einziges Leidensereignis aus dem Leben der kleinen Sabine [...] Und schreiben Sie dann bitte sofort dazu, was das Kind in der Situation stattdessen eigentlich gebraucht hätte! Sie können mir, wenn Sie mögen, diese kleinen Geschichten auch mitbringen.« Der Therapeut und die Patientin vereinbaren zunächst drei weitere Stunden zur Planung und Einleitung einer Therapie.

Übung 13

Üben Sie als Leserin oder Leser einmal das hier vorgeschlagene Vorgehen. Lassen Sie einen Ihrer Kollegen im Rollenspiel eine Angstpatientin spielen. Machen Sie in der Begegnung mit der »Patientin« *in einer ersten Übung* mithilfe der Stühlearbeit das Selbstschutzverhalten der »Patientin« zum Gegenstand der therapeutischen Kommunikation, also ihre Abwehr durch Anpassung oder durch Grandiosität. Fragen Sie dann nach dem Alter des Selbstschutzverhaltens.

Benutzen Sie *in einer zweiten Übung keine Stühle.* Sagen Sie der Patientin dieselben Sätze rein verbal. Sie werden merken: Ihr Kollege fühlt sich in der Rolle der Patientin kritisiert und entwertet. Denn Sie schreiben ihm den dysfunktionalen Ich-Zustand gleichsam auf den Leib. Wenn Sie den Selbstschutz der »Patientin« aber neben ihr mit einem zweiten Stuhl symbolisieren, wandeln Sie die Gesicht-zu-Gesicht-Position in der therapeutischen Beziehung in eine *Schulter-an-Schulter-Position um.* Sie betrachten mit der »Patientin« gemeinsam das Selbstschutzverhalten von außen. Sie helfen ihr so, ihr Selbstschutzverhalten im Als-ob-Modus zu denken, statt es auszuagieren.

Versuchen Sie *in einer dritten Übung,* bei einer *anderen* Angstpatientin *über einen anderen dysfunktionalen Ich-Zustand* (siehe Kap. 4.7) Zugang zu ihrer Selbstregulation in Beziehungskonflikten zu finden. Sie werden in der Rolle der Patientin merken: Bei der »Patientin« steigt innerlich sofort der Angstpegel. Die gemeinsame therapeutische Arbeit wird konfus.

Zentraler Gedanke

Es erfordert vom Therapeuten eine gewisse Lust am Absurden, die Patientin paradox als tapfere Heldin im Verleugnen ihrer negativen Affekte positiv zu würdigen. Diese Interpretation ist psychodynamisch gesehen aber stimmig. Denn die Patientin verteidigt tapfer ihre Identität.

Es dauert gewöhnlich 10–15 Sitzungen, um die oben beschriebenen Schritte der Stühlearbeit für Patienten mit Panikattacken fruchtbar zu machen. Denn die Patientin muss die Namen und Funktionsweisen der Ich-Zustände mit ihrem persönlichen emotionalen Erleben verbinden. Sonst bringt diese Arbeit sie therapeutisch nicht weiter (siehe Kap. 4.7 und 4.8). Bei der Stühlearbeit ist der Therapeut Hilfs-Ich und Übersetzer zwischen der Sprache der Patientin und dem Theoriemodell der Ich-Zustände (siehe Kap. 4.7 und 4.8 und Abb. 11 und 13).

Die Stühlearbeit wirkt bei Menschen mit Panikattacken therapeutisch positiv aus den folgenden Gründen: 1. Bei Patienten mit Panikattacken besteht eine Ich-Konfusion zwischen dem Selbstschutz durch Anpassung oder Grandiosität und ihrem gesunden Erwachsenendenken. Das *äußere Aufstellen* und Benennen ihres Selbstschutzes lässt die Patientin *innerlich* aus ihrem Selbstschutzverhalten herausgehen. Die *äußere* Distanz hilft ihr, sich davon auch *innerlich* zu distanzieren. 2. Die Patientin blickt ihr Selbstschutzverhalten zusammen mit dem Therapeuten von außen an und *nennt es beim Namen.* Sie repräsentiert es dadurch *auch in ihrem inneren Denken.* 3. Die Therapeutin und die Patientin *spielen* ihr Selbstschutzverhalten im Als-ob-Modus aus (siehe Kap. 2.4). Das alles hilft der Patientin im Laufe der Zeit, in ihrem Ich-Zustand des Selbstschutzverhaltens im Als-ob-Modus zu denken. Sie kann jetzt in der Fantasie auch die negativen Folgen ihres Selbstschutzverhaltens in ihr Denken mit einbeziehen. Sie entwickelt Problembewusstsein für ihre einseitige Lösung des Selbstschutzes. 4. Die Fähigkeit, das Selbstschutzverhalten im Als-ob-Modus zu denken, befreit das gesunde Erwachsenendenken aus der Verschmelzung mit ihrem Denken und Fühlen im Selbstschutzverhalten. Sie gelangt dadurch gegenüber ihrem Selbstschutzverhalten in eine Ja-aber-Position: »Ja, ich schütze mich durch Grandiosität, aber ich muss aufpassen, dass ich mich dadurch nicht überfordere.« Die Patientin lernt, *in immer früherer Zeit zu merken,* wenn sie wieder in ihrem Selbstschutzverhalten denkt. Sie kann in ihrem Wahrnehmen und Handeln im Alltag bei Bedarf nach neuen, angemesseneren Wegen suchen.

6.5 Die neun Phasen der Therapie von Menschen mit Panikattacken

Die störungsspezifische Therapie von Menschen mit Panikattacken umfasst neun Phasen, die aufeinander aufbauen. Diese ähneln weitgehend den Schritten der Behandlung von Patienten mit Persönlichkeitsstörungen und strukturellen Störungen (siehe Kap. 4.5 und 4.12) Die praktische Ausführung wird unten im Kapitel 6.6 in dem Fallbeispiel 49 eines Patienten mit einer sozialen Phobie (F40.1) dargestellt.

1. Am Beginn der Behandlung (1. Therapiephase) arbeitet der Therapeut mit der Patientin mithilfe der *Stühlearbeit* metakognitiv. Er macht den *dominanten* Abwehrmodus der Patientin, ihr Selbstschutzverhalten durch Anpassung oder Grandiosität, zum Gegenstand der therapeutischen Kommunikation

(siehe Kap. 6.4). Das verflüssigt ihre starre Abwehr. Die Patientin entwickelt Problembewusstsein für ihr dysfunktionales Selbstschutzverhalten in der Gegenwart. Das Problembewusstsein vermindert ihre *sekundäre* Angst vor ihren Panikattacken.

2. Bei mehr als einem Drittel der Patienten ist die Angststörung Teil einer Traumafolgestörung. Der Therapeut integriert in solchen Fällen Elemente der Traumatherapie (siehe Kap. 5.10) in die Behandlung der Angststörung.
3. Der Therapeut macht die Patientin in den folgenden Therapiesitzungen immer wieder darauf aufmerksam, wenn sie in ihrem Alltag oder in der therapeutischen Beziehung ihr altes Selbstschutzverhalten durch Anpassung oder Grandiosität agiert.
4. Der Therapeut lässt die Patientin *psychodramatische Dialoge mit Rollentausch zwischen ihren Ich-Zuständen* (siehe Kap. 4.10) führen.

Zentraler Gedanke

Viele Menschen mit Angststörungen haben als Kind durch problematische Lebensumstände nicht gelernt, negative Affekte angemessen zu verarbeiten. Sie sollen deshalb während der Therapie *die Beziehung zwischen* sich selbst als Erwachsenem und ihrem »inneren Kind« verbessern. Ihr inneres Kind soll sich in der Therapie nachentwickeln. Ihr Erwachsenen-Ich soll zu einer *gutelterlichen* inneren Instanz werden.

Der Therapeut beginnt diese Arbeit damit, dass er das »verlassene oder beschämte Kind des Patienten« (siehe Fallbeispiel 49 in Kap. 6.6) mit einem leeren Stuhl als Ich-Zustand repräsentiert. Er setzt die Handpuppe oder Fingerpuppe eines kleinen Mädchens auf den Stuhl des »verlassenen Kindes« und fordert die Patientin auf: »Schauen Sie einmal das Kind an, das Sie waren! Was löst das kleine Mädchen in Ihnen gefühlsmäßig aus?«

4.1 Wenn die Patientin den Anblick ihres Kind-Ichs *nicht erträgt*, ist das ein Zeichen dafür, dass die Patientin in ihrer Kindheit traumatisiert wurde. Der Anblick ihres inneren »Kindes« wirkt auf die Patientin dann wie eine Traumaexposition. Der Therapeut stellt den Stuhl für das Kind-Ich deshalb *weit weg* in die Ecke des Zimmers (siehe Kap. 4.10) und integriert traumatherapeutische Elemente in die Behandlung.

4.2 Oft fühlen Angstpatienten bei dem Blick auf ihr Kind-Ich aber auch »Mitgefühl« oder »Trauer«. In einem solchen Fall fordert der Therapeut die Patientin auf: »Sagen Sie das bitte Ihrem inneren Kind!« Die Patientin soll mit ihrem Kind-Ich einen psychodramatischen Dialog *mit Rollentausch* führen. Dabei übernimmt der Therapeut als Hilfs-Ich jeweils die

Gegenrolle zu der Patientin. Er integriert in sein Spiel in diesen Rollen auch Informationen, die er schon *vorher* von der Patientin bekommen hat. Das Erwachsenen-Ich und das Kind-Ich der Patientin sollen sich in dem psychodramatischen Dialog gegenseitig *ihre je eigenen* Wünsche und ihre je *eigenen* Lebenserfahrungen mitteilen. In der Nachbesprechung des Spiels bestätigt der Therapeut wertschätzend eventuelle *neue* Schritte der Patientin im Umgang mit sich selbst: »Ich bin sehr davon berührt, dass Sie beim Anblick Ihres inneren Kindes traurig geworden sind. Sie entwickeln jetzt neu Mitgefühl mit sich selbst! Sie hatten keine ausreichend gute Mutter und keinen ausreichend guten Vater. Deshalb ist es wichtig, dass Sie jetzt lernen, wenigstens *selbst* mit sich ausreichend liebevoll und fürsorglich umzugehen!«

Der Therapeut empfiehlt der Patientin, sich eine Puppe für ihr Kind-Ich zu kaufen und den Dialog zwischen ihrem Erwachsenen-Ich und dem Kind-Ich *zu Hause* regelmäßig zu praktizieren: »Reden Sie zu Hause jeden Tag oder wenigstens jede Woche einmal mit Ihrem inneren Kind. Fragen Sie es, wie es ihm geht!« Die Patientin kann mithilfe dieser Übung die Beziehungsaufnahme zu dem kleinen Mädchen, das sie in der Kindheit war, üben und neu Selbstempathie entwickeln.

Zentraler Gedanke

Der Therapeut erkennt im Verlauf der Therapie an der Qualität der Beziehung der Patientin *zu ihrem Kind-Ich* diagnostisch, ob die Patientin in ihrer *Beziehung zu sich selbst* Fortschritte macht. Das Erwachsenen-Ich wird am Ende idealerweise zu einer *guten Mutter* oder einem *guten Vater* für das Kind-Ich. Das Kind-Ich wird zu einem Symbol *für das Selbst.* Beide können sich gegenseitig beraten und helfen. Das gilt auch noch für die Zeit *nach* der Beendigung der Behandlung.

5. Der Therapeut lässt die Patientin *auch zwischen anderen Ich-Zuständen* psychodramatische Dialoge führen. Zum Beispiel müssen das »wütende Kind« und das »Selbstschutzverhalten« in der Therapie lernen, sich *gegenseitig* ein Existenzrecht zuzugestehen. Oder das »gesunde Erwachsenendenken« kann die *Selbstrepräsentanz in der Symptomszene* coachen (siehe Fallbeispiel 49 in Kap. 6.6).
6. Die Patientin erinnert sich in den Therapieschritten 1–3 oft an schmerzhafte oder *traumatisierende* Erlebnisse aus ihrer Kindheit. Der Therapeut arbeitet für jedes einzelne dieser leidvollen Erlebnisse mit der Patientin zusammen jeweils heraus, was sie als Kind in der damaligen Situation als Unterstützung und Halt *gebraucht hätte* (siehe Kap. 5.14). Dieses Vorgehen nimmt Morenos

Idee der *Surplus Reality* mithilfe guter Objekte auf. Es verwirklicht das Konzept der Entwicklung von »guten inneren Eltern« bei Angstpatienten von Grimmer (2007, S. 25, S. 37) und ähnelt einem wichtigen Arbeitsschritt in der Pesso-Therapie (Schrenker, 2008, S. 143, S. 204 f.).

7. Die Patientin schreibt einen *fiktiven Brief an eine Bezugsperson aus der Kindheit* (siehe Kap. 5.11). Diese Person sollte *nicht* ein traumatisierender Täter aus der Kindheit sein. Sie erklärt dieser Person in dem Brief, was sie inzwischen über sich selbst und die Gründe für ihre Angsterkrankung erkannt hat (siehe Fallbeispiel 49 in Kapitel 6.6). Die Patientin soll diesen Brief nicht abschicken, denn sie fühlt sich sonst beim Schreiben des Briefes nicht frei, in ihren Lebenserinnerungen wirklich ihre *eigene* subjektive Perspektive zu entwickeln.
8. Der Therapeut fordert die Patientin nach dieser Vorarbeit auf, *als die Erwachsene, die sie jetzt ist,* die Bezugsperson aus der Kindheit *in einem fiktiven psychodramatischen Dialog* mit den Inhalten des Briefes zu konfrontieren. Die Patientin integriert so ihr neues Selbstbild in ihr inneres Beziehungsbild zu dieser Person (siehe Fallbeispiel 49 und Kap. 5.11).
9. Die Patientin entwickelt durch die Therapie neues Selbstbewusstsein. Das führt oft zu Beziehungskonflikten mit Bezugspersonen in der Gegenwart. Der Therapeut hilft der Patientin immer wieder, diese Konflikte mithilfe von psychodramatischen Dialogen mit Rollentausch zu klären. Dadurch wird die innere Umstellung der Patientin auch in ihre *inneren Beziehungsbilder zu Bezugspersonen der Gegenwart* integriert. Die Patientin erweitert dabei im Rollentausch ihre inneren Bilder von diesen Bezugspersonen und löst Einengungen in ihrer Wahrnehmung auf. Sie lernt ihre Bezugspersonen dadurch oft überhaupt erst richtig kennen.

Der Therapeut nutzt die Liste dieser neun Therapiephasen bei Bedarf, um zu prüfen, wo er sich in der Behandlung seiner Angstpatientin gerade befindet und welche Therapieschritte eventuell noch fehlen.

6.6 Die störungsspezifische Therapie eines Patienten mit sozialer Phobie

Bei Patienten mit einer sozialen Phobie (F40.1) führt nach der ICD-10 »die Furcht vor prüfender Betrachtung durch andere Menschen […] zur Vermeidung sozialer Situationen«. Diese Angst kann mit niedrigem Selbstwertgefühl, der Angst vor Kritik und Beschwerden wie Erröten, Händezittern, Übelkeit und Drang zum Wasserlassen verbunden sein und sich bis zu Panikattacken steigern.

Patienten mit einer sozialen Phobie sollten zunächst eine Einzeltherapie von 10–15 Sitzungen machen und darin mithilfe der Stühlearbeit (siehe Kap. 4.7–4.10) Problembewusstsein für ihre Anpassungshaltung und ihre masochistische Selbstkritik entwickeln. Sie sollen erkennen, dass ihr Scheitern durch den Versuch entsteht, alle Situationen perfekt zu meistern. Sie erlauben sich keine Schwächen. Der Therapeut und die Patientin vereinbaren zusammen, dass es in der Therapie darum geht, die masochistische Selbstentwertung und den Perfektionismus zu relativieren. Die störungsspezifische Therapie folgt dem Therapiemodell der Behandlung von Patienten mit Panikattacken (siehe Kap. 6.5).

Fallbeispiel 49: *Herr B. hatte sich nach seinem Staatsexamen schon ein Jahr lang nicht um eine Arbeitsstelle beworben. Er kommt zum Therapeuten, »um zu erfahren, warum er das vermeidet«. In dem Erstgespräch stellt sich heraus, dass er an einer sozialen Phobie (ICD-10 F40.1) leidet, die alle Lebensbereiche umfasst. In allen Situationen, die für ihn neu sind, ist er »sicherheitssüchtig« und überlegt vorher, wie er vermeiden kann, beschämt zu werden. Er geht deshalb schon den kleinsten sozialen Herausforderungen aus dem Weg.*

Er gerät zum Beispiel schon in Panik, wenn er sich vorstellt, im Urlaub in Frankreich abends in einem Hotel auf Französisch nach einem Zimmer fragen zu müssen. Er lebt in Partnerschaft mit einer berufstätigen Ärztin. Diese setzt ihn angeblich in keiner Weise unter Druck.

Der Therapeut stellt in der ersten Therapiestunde im Therapiezimmer zwei leere Stühle für die Situationen des Patienten auf, die bei ihm Angst auslösen. Er positioniert zusätzlich einen dritten Stuhl für sein Selbstschutzverhalten neben ihn (1. Therapiephase in Kap. 6.5). Das hilft Herrn B., sein Vermeidungsverhalten als eine von ihm selbst gefundene Lösung im Kampf gegen seine Angstzustände zu verstehen. Herr B. informiert sich im Internet über »soziale Phobien«. Er sammelt Wissen an und analysiert sich. Das viele Wissen ändert aber nichts an seinem Vermeidungsverhalten. Als seine Freundin schwanger wird, entscheidet er sich mithilfe des Therapeuten, ihr von sich aus aktiv die Heirat anzubieten. Herr B. hatte diese Handlung vorher auf einer Liste von Angst auslösenden Situationen als absolut schwierig bewertet. Seine Partnerin freut sich sehr. Das Paar heiratet. Herr B. macht die Erfahrung: »Wenn ich erst einmal etwas zugesagt habe, dann geht das bei mir alles wie bei anderen Menschen auch. Das ist immer so. Dann muss ich ja!«

In der fünfzehnten Therapiestunde berichtet Herr B. zufrieden: »Meine Frau ist hochschwanger. Ich bewältige jetzt viele Situationen, die eigentlich auf meine Problemliste gehören. Das geht auch. Meine Ängste sind wie ein Wollknäuel: Ich muss da jetzt einen Faden nach dem anderen herausziehen und abarbeiten!« Der Therapeut hat bei diesem Plan des Patienten ein ungutes Gefühl. Denn er hat bei

Herrn B. die Erfahrung gemacht, dass sich an seinem Vermeidungsverhalten insgesamt wenig verändert, auch wenn er einzelne Situationen erfolgreich meistert. Er fragt den Patienten deshalb: »Wie alt ist eigentlich Ihr Selbstschutzverhalten? Wie lange tun Sie schon so, als ob nichts wäre, wenn Sie Angst haben? Und wie lange vermeiden Sie schon Situationen, in denen Sie möglicherweise beschämt werden könnten?« Herr B.: »Das war schon immer so, auch schon als Kind!« Der Therapeut stellt einen vierten leeren Stuhl hinter den Stuhl für das Selbstschutzverhalten »für den kleinen Jungen«, der der Patient in seiner Kindheit war. Herr B. erzählt dem Therapeuten Erfahrungen von Demütigungen aus seiner Kindheit: »Mein zwei Jahre älterer Bruder und meine Mutter hatten den kürzeren Weg zueinander. Die sind sich ähnlich! Meine Mutter ist auch ein Machertyp und packt alles an.« Therapeut: »Sie waren als ›der Sensible‹ offenbar das schwarze Schaf in der Familie!« Herr B.: »Das stimmt, mein Bruder musste immer der Größte sein. Der hat mich dauernd gedeckelt. Als ich einmal in der Grundschule in meinem Zeugnis sechs Einsen hatte, hat der in mein Zeugnis neben meine Zensuren mit Bleistift eine Eins daneben geschrieben an all den Stellen, wo er selbst in den letzten fünf Jahren schon einmal eine Eins gehabt hatte. Das waren dann natürlich mehr als meine sechs Einsen. Mein Bruder hatte die Einsen aber nie alle gleichzeitig auf einem Zeugnis gehabt!«

Der Therapeut stellt dem Patienten gegenüber einen fünften Stuhl auf »für den Bruder«. Er spricht als Doppelgänger für das »gesunde Erwachsenendenken« des Patienten den Stuhl des Bruders direkt an: »Karl, ich finde, Sie hätten Ihrem kleinen Bruder Rolf ruhig einmal gönnen können, dass er besser ist als Sie! Ja, gucken Sie nicht so! Ich finde das nicht in Ordnung, dass Sie ihm damals die sechs Einser madiggemacht haben!« Der Therapeut wendet sich an Herrn B.: »Was würde denn Ihr Bruder Karl jetzt antworten?« Herr B.: »Na, der würde widersprechen und sagen: ›Das stimmt doch aber, der soll sich hier nicht so aufführen.‹« Der Therapeut wird als Doppelgänger ärgerlich: »Karl, lassen Sie jetzt Rolf in Ruhe!« Der Therapeut steht auf und dreht den Stuhl des Bruders um: »Gehen Sie jetzt raus aus diesem Raum oder drehen Sie sich wenigstens um! Es reicht!« Herr B.: »Der würde nicht gehen. Er würde noch einmal zu mir kommen, auf mich zeigen und grinsen.« Der Therapeut wendet sich ärgerlich an den »Bruder«: »Gut, dann bringe ich Sie jetzt aus dem Zimmer!« Er nimmt den Stuhl des »Bruders« und stellt ihn real vor die Tür. Herr B. lacht: »Der geht, aber er ruft jetzt von draußen dumme Sprüche!«

Der Therapeut: »Ich habe den Eindruck, dass Sie in Ihrer Kindheit durch Ihren Bruder traumatisiert worden sind. Ihr Bruder hat Sie in Ihrem Denken immer wieder völlig verwirrt. Immer wenn Sie jetzt verunsichert sind, springt bei Ihnen der Traumafilm ein, die Beschämung durch Ihren Bruder!« In der nächsten Therapiesitzung berichtet Herr B.: »Ich habe in einer für mich ziemlich problematischen Situation gemerkt, wie ich wieder dabei war, in die Vermeidung wegzukippen. Ich habe mich dann aber wieder fangen können. In einer anderen Situation aber gelang mir das nicht. Ich habe mich geärgert über mich, dass ich wieder allem so ausgewichen bin.« Herr B. war im Baumarkt unsicher geworden, weil seine Idee für die Konstruktion eines Aufsatzes für eine Wickelkommode wohl real nicht gut war. Es entstand ein Teufelskreis: Seine Unsicherheit war eigentlich angemessen gewesen. Das Gefühl der Unsicherheit veränderte sich bei dem Patienten aber durch sein selbstverletzendes Denken in das Gefühl: »Ich bin unfähig!« Er war verwirrt und schaffte es nicht, einen Verkäufer nach dem »richtigen Holz« zu fragen. So ging er unverrichteter Dinge wieder aus dem Geschäft hinaus. Der Therapeut erkundete zusammen mit dem Patienten mithilfe der Aufstellung von leeren Stühlen die dysfunktionale Arbeit seiner Ich-Zustände in der Situation im Baumarkt. Am Ende meinte Herr B. sarkastisch: »Es geht bei mir darum, unfehlbar zu sein und unfehlbar aufzutreten. Nur dann werde ich nicht beschämt.« Der Therapeut stellt vor den Stuhl des »Bruders« noch einen zusätzlichen Stuhl: »Das ist ein Stuhl für Ihr selbstverletzendes Denken, für Ihren inneren sadistischen Kritiker. Der sagt: ›Das sage ich doch schon immer! Du bist nichts! Und du kannst nichts!‹ Ihre Unsicherheit wegen der Wickelkommode war eigentlich angemessen. Ihr Problem ist aber noch: Immer da, wenn Sie sich unsicher fühlen, rutschen Sie sofort in Ihr selbstverletzendes Denken und Fühlen weg.« Herr B.: »Das ist bei meiner Arbeitssuche auch so. Da glaube ich auch, unfehlbar auftreten zu müssen!«

Nach sieben Sitzungen mit der Stühlearbeit schlägt der Therapeut vor: »Vielleicht könnten Sie einmal Ihrem Bruder einen Brief schreiben, ohne ihn abzuschicken. Teilen Sie ihm darin mit, wie Sie inzwischen den Zusammenhang Ihrer Angststörung mit Ihrer Kindheit sehen.« (4. Therapiephase) In der folgenden Therapiestunde berichtet der Patient gleich am Anfang zufrieden: »Das war gut für mich, den Brief zu schreiben. In dem ersten Teil habe ich in prägnanter klarer Form eine Zusammenfassung geschrieben von dem, was ich hier gelernt habe. Ich habe mich auch klar für die Diagnose ›soziale Phobie‹ entschieden. Im zweiten Teil habe ich meinen Bruder persönlich mit einbezogen. Das war schwieriger. Ich habe noch Unbehagen, Schuldzuweisungen zu machen!« Der Therapeut (1. Therapiephase): »Ich stelle hier Ihnen gegenüber wieder den Stuhl für Ihr selbstverletzendes Denken hin. Sie brauchen Ihren Bruder heute offensichtlich gar nicht mehr, um sich zu entwerten! Sie machen das jetzt schon selbst!« Herr B.: »Ja. Aber ich musste bei dem Brief auch genau das Gegenteil von dem machen, was ich in meinem Leben gelernt habe! Ich wurde bei dem Briefschreiben schon regelrecht skeptisch, wie sich das alles ineinanderfügte, meine Kindheit, die Familie und meine jetzige Situation!«

Der Brief von Herrn B. an seinen Bruder hat im zweiten Teil den folgenden Wortlaut: »Bei meinen Nachforschungen darüber, woher meine Angststörung stammt und wann sie entstand, bin ich so weit wie möglich in meine Kindheit zurückgegangen. Denn meine Ängste existieren schon, so lange ich mich erinnern kann. Du weißt ja, dass zwischen uns als kleinen Kindern immer auch schon Konkurrenz herrschte, und sei es nur um die Aufmerksamkeit von Mama. Als Jüngerer hatte ich es bestimmt nicht leicht, Dich in etwas zu überflügeln. Du hast alles unternommen, das zu verhindern. Du hast die ›soziale Norm‹, die es zu erfüllen galt, definiert. So wie Du es gesagt hast, war es gut, sonst nicht. Meine Erfolge hast Du überboten, lächerlich gemacht oder in etwas ganz Normales umgedeutet. Wenn ich doch einmal etwas geleistet habe, das Du nicht in dieser Weise niedermachen konntest, hast Du Deiner Unzufriedenheit freien Lauf gelassen. Du hast dann entweder den Familienfrieden gestört. Oder Du hast mich einfach geärgert. Du hast mir frühzeitig gründlich beigebracht, dass ich niemals schaffen kann, erfolgreich zu sein. Und wenn doch, dann nur mit leidvollen Konsequenzen. Aus diesen Erfahrungen habe ich abgeleitet, wie ich mich zu verhalten habe, um Lob und Anerkennung zu bekommen. Anstatt einen sowieso schon verlorenen Kampf um eine eigene Position zu beginnen, war es für mich besser, mich Dir unterzuordnen und Deine Position zu unterstützen. Es war für mich besser, zu warten, was Du tust, und mich dann zu fügen, anstatt selbst voranzugehen. Als Kompass für mein Verhalten in der jeweiligen Situation habe ich mir die fein justierte soziale Angst zugelegt, die mir jetzt als Angststörung solche Probleme macht. Auf diese Weise konnte ich schändliche Niederlagen gegen Dich vermeiden und aber auch den Frieden in der Familie sichern und dafür Lob erhalten. Der Preis dafür ist, dass ich nie Autonomie erlernt habe. Ich habe nie gelernt, einen eigenen Willen und eigene Wünsche zu entwickeln und diese auch gegen Widerstände durchzusetzen. Es liegt auf der Hand, dass man so kein Erwachsenenleben führen kann.«

Der Therapeut fragt den Patienten: »Was haben Sie bei dem Schreiben Ihres Briefes erlebt?« Herr B.: »In dem Brief habe ich alle Kommentare zu den Rollen meiner Eltern weggelassen!« Therapeut: »Was hätte denn darin gestanden?« Herr B.: »Die hätten die Pflicht gehabt, einzugreifen! Ich habe meinen Vater geliebt, aber der kommt in meiner Kindheit viel zu wenig vor. Mein Vater ist morgens immer erst dann aufgestanden, wenn wir schon zur Schule losgegangen waren. Ich bin eigentlich nicht enttäuscht von ihm. Denn er hat ja nichts Schlimmes gemacht, sondern er hat ›nur‹ nichts gemacht! Ich war schon schüchtern, als ich im Kindergarten war. Einmal habe ich mich getraut, auf dem Teppich, der da zum Bauen lag, zu spielen. Das habe ich dann zu Hause erzählt. Da hat mein Vater sich riesig gefreut! Er hat mir spontan eine Mark geschenkt! Mein Bruder stand daneben und verstand das nicht. Er hatte im Kindergarten keine Probleme! Wenn mein Vater mich öfter so unterstützt hätte, wäre das gut gewesen! Mein Vater war viel zu wenig anwesend, körperlich und seelisch. Dafür war meine Mutter den ganzen Tag zu Hause. Aber mein Bruder hatte meine Mutter mit seiner einnehmenden Art völlig in der Tasche. Er hat als kleines Kind angeblich sofort geschrien, wenn sie mit dem Kinderwagen nur zwei Sekunden lang anhielt. Das war immer so. Es ist erstaunlich, was für einen großen Einfluss mein Bruder auf meine Mutter auch heute noch hat. Wenn mein Bruder eine andere Meinung hat, ändert sie einfach ihre Meinung.« Der Therapeut stellt, um den inneren Fortschritt des Patienten zu würdigen, für das beschämte Kind (1. Therapiephase) einen neuen leeren Stuhl neben seinen Stuhl: »Sie äußern heute zum ersten Mal ernsthaft Vorbehalte gegen Ihre Eltern und berichten, dass diese Sie als jüngeren Sohn im Stich gelassen haben. Ich glaube, Ihr wütendes Kind kommt zum Vorschein! Dafür ist dieser neue Stuhl.« Herr B.: »Ja, aber jetzt kommt in mir sofort mein selbstverletzendes Denken wieder hoch: Ich habe nicht gelernt, autark zu sein. Ich kann nicht selbst definieren, was Erfolg ist. Ich werde nicht ärgerlich, wenn meine Position durchkreuzt wird. Das ist beschämend, dass ich jetzt in meinem Alter die Aufgaben eines Dreijährigen lernen soll!«

Der Therapeut: »Das stimmt, dass Sie das lernen müssen. Aber wenn Sie jetzt in Scham versinken, gehorchen Sie wieder Ihrem inneren blinden sadistischen Kritiker!« Der Therapeut fordert den Patienten auf (2. Therapiephase): »Können Sie bitte einmal hinsehen zu dem beschämten Kind, das Sie früher waren? Was fühlen Sie dem Kind gegenüber?« Herr B.: »Ich schäme mich, dass ich als Kind so feige war!« Der Therapeut: »Sagen Sie das bitte Ihrem Kind-Ich!« Herr B. folgt der Aufforderung. Danach wechselt er in die Rolle des »beschämten Kindes«. Der Therapeut übernimmt die Rolle des erwachsenen Patienten: »Das ist beschämend, dass ich jetzt noch die Aufgaben eines Dreijährigen lernen soll!« Herr B. in der Rolle des Kindes: »Ist das denn nötig, das mit dem Bruder zu klären?« Herr B. tauscht wieder zurück in die Rolle des Erwachsenen: »Ja, das ist jetzt dran!« Herr B. in der Rolle des Kindes: »Meinst du denn, wir schaffen das?« Herr B. in der Erwachsenenrolle: »Ja klar! Es ist schwer, aber wir schaffen das. Du wirst schon sehen!« Therapeut: »Nach Ihrer schwierigen Kindheit müssen Sie jetzt selbst für sich ein guter Vater werden!« Herr B.: »Ja, ich hätte mehr gebraucht, als ich bekommen habe! Pech, dass ich mit meinem Charakter in einer Familie war, die so anders ist: Leise Töne sind bei denen nicht da, das wird auch nicht so gebraucht! Mein Bruder und meine Mutter, die machen ihr Ding und schieben alle Probleme zur Seite!«

Therapeut: »Merken Sie eigentlich, dass Sie sich selbst heute zum ersten Mal in der Beziehung zu Ihrer Familie positiv definieren? Das ist neu, dass Sie sich als ›der mit den leisen Tönen‹ verstehen!« Der Therapeut wechselt in die Rolle des Erwachsenen-Ichs des Patienten und wiederholt dessen letzte Sätze. Herr B. in der Rolle des beschämten Kindes: »Ich werde ganz traurig, ich bekomme Angst, ausgeschlossen zu werden! Ich will das gar nicht hören! Hauptsache, ich gehöre dazu! Lieber verstelle ich mich und gehe über die Dinge weg so wie die anderen!« Therapeut (3. Therapieschritt): »Jetzt sind Sie in Ihrem Traumafilm! Sie merken, dass Sie früher als Kind absolut einsam und verlassen waren! Gehen Sie einmal in die Rolle des wütenden

Kindes? Was fühlen Sie da?« In der Rolle des wütenden Kindes blüht Herr B. förmlich auf. Er unterbricht spontan den Therapeuten, der seine Erwachsenenrolle übernommen hat, und fordert von seinem Erwachsenen-Ich vehement: »Fang endlich an, dich zu wehren!« In der Nachbesprechung des Spiels meint Herr B.: »Ich habe als wütendes Kind gemerkt, ich brauchte gar nicht zu warten, bis Sie in meiner Rolle ausgeredet hatten. Das machte richtig Spaß, so handlungsfähig zu sein!« Der Therapeut und der Patient vereinbaren, dass er zu Hause den Brief an den Bruder um die kritischen Kommentare zu seinen Eltern ergänzt.

In der darauffolgenden Therapiesitzung fragt der Therapeut gleich am Anfang:

»Was haben Sie dabei erlebt, als Sie auch das Kritische über Ihre Eltern in den Brief an Ihren Bruder hineingeschrieben haben?« Herr B.: »Das war schwierig. Ich habe mich zum Beispiel gefragt, warum mein Vater sich mir nicht mehr zugewandt hat. Ob er zu wenig Empathie hatte oder ob er sich für mich einfach nicht interessierte.« Der Vater von Herrn B. ist vor zehn Jahren gestorben. Der Therapeut ergreift die Gelegenheit für eine fiktive Beziehungsklärung mit dem Vater (6. Therapieschritt): »Sie könnten ihn das hier einmal im Rollenspiel fragen!« Herr B. ist dazu bereit. Er stellt für sich und für seinen Vater je einen leeren Stuhl im Zimmer auf und erklärt dem »Vater«: »Ich habe mir wegen meiner Angststörung viele Gedanken gemacht und sehe die Ursachen dafür auch in meiner Kindheit. Warum hast du dich mir eigentlich nicht öfter zugewandt? Warum warst Du nicht mehr für mich da?« Im Rollentausch in der Rolle seines Vaters versteht Herr B. nicht, was der Junge meint: »Ich liebe dich und auch deinen Bruder Karl. Wirklich, ich liebe auch dich!« Wieder in seiner eigenen Rolle meint Herr B. unsicher: »Ja, das stimmt. Aber ich hätte mehr Liebe gebraucht!« Herr B. wirkt verwirrt und wendet sich an den Therapeuten: »Vielleicht stimmt das ja auch alles gar nicht so, wie ich mir das gedacht habe!«

Der Therapeut (1. Therapiephase): »Das ist jetzt, glaube ich, wieder das selbstverletzende Denken in Ihnen, die Stimme Ihres blinden inneren Kritikers, der zu Ihnen sagt: ›Rolf, du bildest dir das alles nur ein!‹ Herr B., können Sie einmal auf den Stuhl Ihres Erwachsenendenkens zurückgehen und sich von dort selbst in dem Gespräch mit Ihrem Vater beraten? Coachen Sie sich einmal selbst! Eigentlich weiß der Rolf doch, dass er von seinem Vater mehr Unterstützung gebraucht hätte. Der Rolf dort ist aber blockiert. Das ist für ihn tabu, das zu denken und offen zu sagen!« Herr B. wechselt auf den Stuhl seines gesunden Erwachsenendenkens und wendet sich an den Rolf: »Der Rolf sollte mehr sagen, was er fühlt!« Therapeut: »Ja, und vielleicht an einem Beispiel klarmachen, was er eigentlich meint!« Herr B.: »Ja, das ist gut, das Beispiel mit der Schokolade!« Der Therapeut: »Sagen Sie das dem Rolf!« Herr B. fordert den Rolf, der fiktiv mit seinem Vater redet, auf: »Sprich mehr von Deinen Gefühlen und erkläre ihm das an einem Beispiel!« Herr B. wechselt zurück in seine Rolle als Protagonist auf der Bühne und sagt zu seinem Vater: »Du verstehst mich nicht richtig. Es geht darum, dass du hättest einschreiten sollen! Zum Beispiel, als wir einmal Auto fuhren. Da bekamen Karl und ich jeder eine halbe Tafel Schokolade. Ich hatte Angst, dass Karl Streit anfängt, weil er nur genauso viel Schokolade hatte wie ich. Da habe ich ihm dann von mir aus vorsorglich ein Stück von meiner Schokolade abgegeben, damit er mehr hat. Mama hat mich damals wegen meiner Großzügigkeit gelobt! An der Stelle hättest du einschreiten sollen!« Herr B. wechselt im Rollentausch in die Rolle des Vaters. Der Therapeut übernimmt die Rolle von Rolf. Er erweitert als Doppelgänger dessen Rolle im Sinne der gerechten Beziehungsverwirklichung (siehe Kap. 8.4.2) über die Realität hinaus: »Ja, aber in Wahrheit war ich gar nicht großzügig. Denn ich tat das nur aus Angst vor einem Streit mit Karl. Ich hatte Angst, dass Karl mich wieder demütigt und dass ich dann ganz allein bin!« Herr B. als Vater: »Ja, das war nicht gerecht! Du hättest dich wehren sollen!« Der Therapeut lacht in der Rolle von Rolf bitter: »Das ist gut! Das konnte ich doch gerade nicht! Mama wollte doch auch, dass ich mich so verhalte! Ich hatte gegen Karl gar keine Chance! Der hat mich doch immer kleingemacht! Und das noch mit Mutter im Rücken! Mama tut doch heute noch, was er will!« Herr B. als Vater: »Ja, das tut mir leid!« Der Therapeut als Rolf: »Aber warum hast du denn nichts gesagt! Warst du feige?« Herr B. als Vater: »Na ja, später habe ich mich ja von deiner Mutter getrennt. Davor gab es viel Streit zwischen uns. Aber das stimmt: In den ersten fünfzehn Jahren unserer Ehe habe ich mich immer untergeordnet, vielleicht viel zu lange. Und ich hätte dich unterstützen sollen, dass es gerechter zugeht.« Der Therapeut als Rolf: »Dann bist du ein bisschen so wie ich und bist immer ausgewichen?«

In der Nachbesprechung meint Herr B.: »Wichtig ist mir in dem Spiel gewesen: Ich habe in der Rolle meines Vaters meinen Söhnen gegenüber eine rückhaltlose Zuneigung gespürt und den Willen, sie ernst zu nehmen. Aber als Vater war ich ungelenk und wusste nicht, wie ich es machen sollte. Mein Vater hatte sich vorgenommen, anders zu sein als sein eigener Vater. Der war spät aus dem Krieg gekommen. Mein Vater hatte mit seinem Vater dann ständig im Streit gelegen. Sein Vater bestimmte immer nur autoritär. Mein Vater wollte mich eigentlich nicht im Stich lassen. Aber er war meiner Mutter einfach nicht gewachsen! Da ist zwischen meiner Mutter und ihm etwas ähnlich abgelaufen wie zwischen meinem Bruder und mir. Mein Vater bekam kein Bein an den Boden und ist in die Arbeit ausgewichen. Er war ein Workaholic und hat neben seiner Arbeit noch ständig für das Rote Kreuz gearbeitet.« Der Patient erkannte in dem fiktiven psychodramatischen Dialog mit seinem Vater im Rollentausch, dass sein Vater ihn nicht abgelehnt hatte. Er erweiterte in dem Beziehungskonflikt sein inneres Bild von seinem Vater und auch sein eigenes Selbstbild. Herr B. übernahm nach der Geburt seines ersten Kindes die Betreuung seines Sohnes und die Rolle des Hausmannes. Seine Frau ging ganztags arbeiten. Herr B. beendete die Behandlung. Er lehnte das Angebot ab, die Therapie in einer Gruppentherapie fortzusetzen.

Der Patient hatte am Anfang der Therapie das Ziel gehabt, fähig zu werden, nach seinem Studium eine Arbeitsstelle anzutreten. Der Patient wählte in der Therapie aber den Weg, seine berufstätige Lebenspartnerin zu heiraten. Er bekam mit ihr einen Sohn und entschied sich, das Kind als Hausmann zu betreuen. Er hatte einen großen Freundeskreis und war jemand, der immer bereit war zu helfen. Herr B. vermied mit dieser Gestaltung seines Lebensweges zwar, sich den Konflikten in der Arbeitswelt auszusetzen. Er verstieß mit dieser Lebensplanung aber gegen alle Normen und Werte seiner Ursprungsfamilie. Zum Erwachsenwerden gehört auch, dass man sich wenigstens einmal an den Normen und Werten seiner Ursprungsfamilie versündigt (Klaus Stangier, 1991, mündliche Mitteilung).

6.7 Krisenintervention bei Prüfungsangst

Das beschriebene Therapiemodell der störungsspezifischen Therapie bei Angststörungen (siehe Kap. 6.5) ist auch zur Krisenintervention anwendbar:

Fallbeispiel 50: *Eine Therapeutin berichtet in der Supervision von der Krisenintervention bei einer 48-jährigen Frau mit einer langjährigen Prüfungsangst (ICD-10 F40.2) und einer strukturellen Störung (siehe Kap. 4.4). Die Patientin hatte im Erstgespräch geklagt, dass sie schon eine Woche später eine Prüfung im pädagogischen Bereich machen müsse. Darin sollte sie vor anderen Menschen ihre praktischen Fähigkeiten demonstrieren. Das war für sie subjektiv ein Horrorszenario. Die Therapeutin berichtet in der Supervision, dass sie das oben beschriebene Therapiemodell (siehe Kap. 6.5) angewandt hat: »Die Patientin hat vorher schon zwanzig Jahre lang Therapie bei anderen Therapeuten gemacht. Sie hat aber jetzt nach nur einer Therapiestunde zum ersten Mal in ihrem Leben eine Prüfung geschafft. Sie hatte in der Prüfung zwar Angst, aber sie ist nicht wie sonst aus der Prüfung weggelaufen oder gar nicht erst hingegangen! Ich glaube, die Stühlearbeit hat ihr geholfen, ihrem Denken und Fühlen eine Struktur zu geben. Dabei war wichtig, dass ich ihren Selbstschutz mit einem Stuhl symbolisiert habe und sie als Heldin im Kampf gegen die Angstzustände verstand. Ich habe dann die Heldin gecoacht. Das strukturierte Bild ihrer Ich-Zustände bei der Stühlearbeit hat ihre Angst entmystifiziert! Wichtig war, das Innere zu ordnen: ›Das gehört hierhin, das dahin!‹ Ich habe als Therapeutin immer mit der Hand daraufgezeigt. Die Patientin konnte im Selbstcoaching alle ihre vorhergehenden Therapieerfahrungen bündeln und sie mir berichten. Besonders wichtig war, dass ich sie als Heldin im Durchhalten gewürdigt habe und nicht nur auf die Defizite geschaut habe. Die Patientin hat sich dann in der realen Prüfung an ihren Selbstcoachingfähigkeiten festgehalten. Heilend war für die Patientin in der Stunde auch, glaube ich, dass sie sich verstanden fühlte!«*

Die Therapeutin berichtet weiter: »Es tat aber auch mir als Behandlerin gut, die Patientin zu verstehen. Ich hatte als Therapeutin Handlungsmöglichkeiten. Ich habe die Stühle aufgestellt und bin mit der Patientin zusammen in die Metaposition zu ihrer Prüfungssituation gegangen. Das hat mich entlastet und auch bei mir als Therapeutin innere Spannungen abgebaut. Bei mir entstand eine tiefe Freude, weil ich an diesen tiefen Prozessen der Patientin teilnehmen durfte! Das holte mich aus meiner üblichen Haltung der immer empathisch Aufnehmenden heraus und war befreiend.« Supervisor: »Ja, sonst muss man als Therapeut im Erstgespräch immer alle Informationen in seinem Körper und seiner Seele speichern. Das führt leicht dazu, dass man Störungen in der Beziehung wegdrückt. Bei der Stühlearbeit aber wird alles Störende außen im Therapiezimmer aufgestellt, getrennt von der Patientin. Sie blicken mit ihrer Patientin zusammen Schulter an Schulter auf das Störende. Dadurch bleiben Sie als Therapeutin offen und neugierig für das, was geschieht.«

Zentraler Gedanke

Wenn der Therapeut zusammen mit der Patientin *über ihr Selbstschutzverhalten* in die Genese geht, öffnet sich der Zugang zu den traumatisierenden Kindheitserfahrungen *wie von allein.* Der Therapeut versteht dadurch den *persönlichen* Sinn der Abwehr der Patientin. Er entwickelt spontan Mitgefühl mit ihrer inneren Not. Er reagiert spontan haltgebend und seltener mit einer negativen Gegenübertragung. Sein angemessenes Mitgefühl mit ihrer gegenwärtigen inneren Not hilft der Patientin, *sich selbst* gegenüber Empathie zu entwickeln wie eine gute innere Mutter.

Die Patientin lernt durch die Stühlearbeit, im Als-ob-Modus des Spiels (siehe Kap. 2.4) ihre metakognitiven Prozessmuster innerlich im Als-ob-Modus zu denken. Dadurch gewinnt sie Kontrolle über ihre *dysfunktionalen* metakognitiven Prozesse. Sie kann den dysfunktionalen metakognitiven Prozess im Als-ob-Modus denken und versuchen, das alte dysfunktionale Handeln in der Realität wegzulassen. Sie orientiert sich in der aktuellen Situation neu und gelangt so potenziell zu einem neuen angemesseneren Denken, Fühlen und Handeln. Ihre Beziehung zu sich selbst verbessert sich. Das hier geschilderte Vorgehen ist geeignet für *alle* Angstpatienten mit Panikattacken und auch bei *chronischen* Angststörungen.

6.8 Das Vorgehen anderer Psychodramatherapeuten in der Therapie von Angststörungen

6.8.1 Die Therapie eines Patienten mit sozialer Phobie durch Moreno

Moreno (1945b, S. 11 ff., 1959, S. 221 ff.) hat 1936 in einer 27 Seiten langen Falldarstellung die Behandlung eines »Falls von Angstneurose« beschrieben. Sein Patient Robert litt unter Arbeitsstörungen, ständigem Harndrang, Schmerzen in der Herzgegend und der ständigen Angst, nicht vollenden zu können, was er sich vorgenommen hatte. Er hatte zwanghafte Angst, in seinem sozialen Umfeld aufzufallen. Er fürchtete, dass er zu spät kommen würde, dass seine Schuhe nicht geputzt wären, dass seine Krawatte veraltet sei, dass sein Auto stehen bleiben könnte, weil es an der Tankstelle nicht kontrolliert worden war, und anderes. Die von Moreno berichteten Symptome erfüllen die Kriterien einer sozialen Phobie (ICD-10 F40.1). Moreno zentrierte seine Arbeit damals in den Anfängen des Psychodramatherapie noch ganz auf die »Psychopathologie der interpersonellen Beziehungen«. So lautet der Titel der Veröffentlichung der Fallbeschreibung. Moreno sah als Grund für die Störung des Patienten an, dass er sich unbewusst mit *sowohl* seinem Vater *als auch* seiner Mutter identifizierte. Diese hatten sich aber gehasst. Sie hatten sich ständig gestritten und sich schließlich getrennt (Moreno, 1945b, S. 14 f.): Der Patient versuchte »offensichtlich […] sich in origineller Weise seinem Vater und seiner Mutter anzupassen, indem er die hervorstechende Besonderheit jeder Seite zu einem Teil seines eigenen Ichs machte und so bewies, dass sie sich nicht trennen mussten, dass sie in ihm in Harmonie miteinander leben konnten« (Moreno, 1945b, S. 22).

Moreno *kannte damals noch nicht* den *Rollentausch* zwischen dem Protagonisten und dessen von einem Hilfs-Ich gespielten Konfliktgegner. Er ließ seinen Patienten Robert in Rollenspielen sich selbst »porträtieren«. In *anderen* Sitzungen ließ er ihn auch die Rollen seines Vaters und seiner Mutter spielen. In den Rollen seiner Eltern erkannte der Patient schnell: »Das ist nicht mein Vater, das bin ich. … Ach, das bin ich, das ist nicht meine Mutter … Als er seinen Vater spielte, entdeckte er, dass er die gleichen Gefühle gegen die Mutter hatte wie der Vater, und wenn er die Mutter spielte, merkte er, dass er in mancher Hinsicht genau wie die Mutter empfand« (Moreno, 1945b, S. 13 ff.).

Moreno (1959, S. 238) ließ den Patienten in *Fantasiespielen auch* die Rollen von fiktiven *einengenden* Autoritätspersonen spielen. Der Patient Robert spielte zum Beispiel die Rolle eines Richters gegenüber einer Ladendiebin, die Rolle eines Staatsanwaltes gegenüber einer Verbrecherin und die Rolle eines Mephisto. Moreno wunderte sich damals, dass der Patient die dominanten

Männerrollen so lustvoll spielte. Er vermutete, sein Patient Robert bevorzuge Rollen, »die ihn in die Lage versetzen, andere zu quälen. […] Das therapeutische Theater gibt ihm eine […] Entschuldigung, sich gehen zu lassen; vielleicht gibt der Genuss […] einen Hinweis auf die Rolle, die er gern im Leben gespielt hätte.« Dieses Vorgehen von Moreno hat wahrscheinlich, anders als er selbst meinte, therapeutisch doch positiv gewirkt. Der Patient gewann durch das Spiel von strengen Über-Ich-Rollen vermutlich eine gewisse Kontrolle über die strengen Forderungen seines Über-Ichs und konnte die Forderungen des Über-Ichs dadurch relativieren.

Moreno ließ den Patienten »Robert« *ohne Rollentausch* auch Konfliktszenen aus dem Alltag seines Arbeitslebens und seiner Ehe nachspielen. Dabei erfand Moreno die Technik des *Selbstgesprächs:* Er unterbrach den Patienten im Spiel seiner Konfliktsituationen und ließ ihn laut aussprechen, was er dachte und fühlte, wenn er in der Situation handelte und reagierte. Moreno (1959, S. 231) merkte: »Durch die Methode des Selbstgespräches wurde das Erlebnis der ganzen Situation viel klarer, als es zur Zeit des wirklichen Ereignisses war.« Auch hier wieder begegnete Moreno der Spiellust seines Patienten Robert mit einer nach heutigem Wissensstand unberechtigten Skepsis. Er monierte: Im Psychodrama haben »die anderen […] sich ihm nach *seinem* Belieben anzupassen, […] dem Wechsel von einem Zustand in den anderen, *seiner* Änderung seiner Position im Raum, *seinen* Wendungen im Dialog und *seinem* Impuls, aufzuhören, wenn *er* es wünschenswert findet.« Moreno arbeitete am Ende der Therapie *verhaltenstherapeutisch* orientiert mit einer Art Desensibilisierungstechnik: Er baute in die Fantasiespiele des Patienten zunehmend Komplikationen ein und glich die *Spielszenen* den Situationen des Patienten in *seinem Alltag* an: »Gegenstände, Ereignisse und Personen wurden sorgfältig seinem unbegrenzten Drang, sich selbst zu erklären und zur Schau zu stellen, in den Weg gestellt« (Moreno, 1959, S. 347). Moreno hat anders als in anderen Fallbeispielen *in diesem Fallbeispiel* nicht mitgeteilt, ob sich die Symptomatik des Patienten durch die Therapie verbessert hat.

6.8.2 Die Behandlung von isolierten Phobien

Patientinnen und Patienten mit isolierten Phobien (ICD-10 F40.2) haben den *ursprünglichen Konflikt* verdrängt, der in der Vergangenheit die Angst erzeugte. Sie haben *den Affekt der Angst von einem wichtigen äußeren Objekt auf ein unwichtiges anderes Objekt verschoben* (Mentzos, 2011, S. 110). Je länger eine isolierte Phobie besteht, desto stärker vermeiden die Betroffenen vorbeugend die ängstigende Situation (Mentzos, 2011, S. 110). Die Ängste führen dann oft zu einem *allgemeinen* Vermeidungsverhalten. Wie bei Patienten mit Panikattacken entsteht eine sekundäre Angst vor Angstanfällen. Die sekundäre Angst ist nach dem im Kapitel 6.5 beschriebenen Vorgehen zu behandeln.

Wenn die phobische Symptomatik erst kurze Zeit besteht, hat sich das Vermeidungsverhalten noch nicht in die Selbstregulation der Patientin eingebrannt. Der Therapeut kann in einem solchen Fall *implizit metakognitiv* (siehe Kap. 2.8) vorgehen. Er verwirklicht mithilfe der Psychodramatechniken die metakognitiven Werkzeuge der Konfliktverarbeitung der Patientin direkt. Er macht aber die Abwehrmuster der Patientin nicht explizit zum Gegenstand der therapeutischen Kommunikation: 1. Er lässt die Patientin die Situation, die ihren Angstzustand in der Gegenwart auslöste, ganz »normal« psychodramatisch nachspielen. 2. Er fragt die Patientin, *wie alt ihre Angst ist.* 3. Er lässt sie durch Szenenwechsel in die Zeit des *ersten Auftretens der Angst* gehen und die damalige Konfliktsituation ausspielen. Dabei ergibt sich oft ein Zusammenhang mit einer ängstigenden Kindheitserfahrung. 4. Der Therapeut lässt die Patientin ihre Kindheitsszeneklassisch psychodramatisch bearbeiten. Der Therapeut löst nach Leutz (1974, S. 147) auf diese Weise die »Ursachen der Angststörung« auf.

Der Therapeut kann in der *psychodramatischen Behandlung* von isolierten Phobien auch verhaltenstherapeutisch orientiert vorgehen. Straub (Straub, 1972, S. 72, S. 178 ff.) hat dazu ein Konzept ausgearbeitet, das die Ideen der Desensibilisierung und Konditionierung aus der Verhaltenstherapie in das Psychodrama integriert. Sie ließ ihre Patienten sich jeweils eine ihnen bekannte Bezugsperson aussuchen, die in der ängstigenden Situation *keine* Schwierigkeiten haben würde. Eine Frau mit Katzenphobie wählte dabei zum Beispiel ihren Sohn aus. Die Patientin sollte dann *ihren Sohn* in *seinem* Umgang mit Katzen genau beobachten und sich sein Verhalten einprägen. Dann sollte sie *seine* Mimik und Gestik für sich allein im Rollenspiel üben, zunächst *ohne* sich eine Katze vorzustellen. Im nächsten Schritt sollte die Patientin sich im Rollenspiel die Begegnung *mit* einer Katze vorstellen. Sie sollte dabei aber zunächst »die Rolle ihres *Sohnes* spielen und sich als Sohn dem Tier genauso zuwenden, wie er es zu tun pflegte«. Danach sollte die Patientin *zu Hause* die Rolle ihres Sohnes einnehmen und *in seiner Rolle* ihre *wirkliche* Katze streicheln, so wie ihr Sohn das tat. Straub (1972, S. 178 ff.) berichtet, dass ihre Patientin das ohne Wissen der Familie heimlich übte: »Schritt für Schritt lernte die Patientin nun, auf dem Weg über das Rollenspiel [...] mit der Katze umzugehen. Nach sieben Monaten war sie so weit, die Katze nicht nur völlig angstfrei streicheln zu können. [...] Die Patientin empfand schließlich sogar regelrechte Zuneigung für die Katze.« Straub meint, dass die Übernahme von Rollen anderer Personen, also »die Technik des Rollenwechsels, der entscheidende Wirkungsfaktor in dieser Behandlung war. Beim Hineindenken in die Rolle ihres Sohnes und beim Nachahmen seines Verhaltens gegenüber der Katze wurde die Patientin wahrscheinlich von ihrer phobischen Angst so stark abgelenkt, dass sie entspannt genug war, um die an ihrem Sohn beobachteten Bewegungsabläufe [...] mit der erforderlichen Ruhe [...] durchführen zu können.«

Auch in der Therapie einer »schweren Examensphobie einer Zwanzigjährigen [...] vor dem Abitur« und in anderen Fällen mit Phobien arbeitete Straub auf ähnliche Weise verhaltenstherapeutisch orientiert (1972, S. 179): »Jeweils wurde ein Behandlungsplan mit den Patienten ausgearbeitet und ihnen gesagt, sie sollten bei der Durchführung dieses Planes die Rolle einer ihnen bekannten Person einnehmen, von der sie wüssten, dass sie die Situationen, in denen die Patienten phobisch reagierten, angstfrei meisterten. Der Rollenwechsel wurde mit den Patienten in der Regel in einigen Sitzungen eingeübt; danach führten die Patienten ihre Behandlung entsprechend dem Plan weitgehend selbstständig durch« im Sinne der »verhaltenstherapeutischen Technik der ›self regulation‹«. Bei einer Patientin mit einer Bakteriophobie und schweren Zwangshandlungen (siehe Kap. 7.4, Fallbeispiel 53) zentrierte Straub (1972, S. 180 ff.) die Behandlung zunächst auf die Beseitigung der Bakteriophobie. In den Rollenspielen spielte *die Patientin* die Rolle eines jungen Mädchens, einer Schulfreundin von früher. *Die Therapeutin* übernahm dabei als Doppelgängerin in den Rollenspielen der Patientin die Rolle eines *anderen* jungen Mädchens. *Beide* machten *in diesen Rollen* zusammen *real* »ein halbes Dutzend« Ausflüge in die Stadt. Sie benutzten öffentliche Verkehrsmittel, kauften ein, »trugen keine Handschuhe (was die Patientin sonst zu tun pflegte) und fassten alles Mögliche an«. Zuerst tat das immer die Therapeutin in ihrer Mädchenrolle, dann erst die Patientin selbst. Später handelte auch die Patientin zuerst und danach die Therapeutin. Zu Hause verringerten sich dadurch die phobischen Reaktionen der Patientin radikal, »wobei sie auch daheim zunächst für sich allein weiter die Rolle ihrer ehemaligen Schulfreundin spielte« »im Sinne der fixed-role therapy«. Erst später konnte sie auf das Spiel in der Rolle der Schulfreundin verzichten.

6.8.3 Der therapeutische Umgang mit Panikattacken bei anderen Psychodramatikern

Viele Psychodramatikerinnen und Psychodramatiker (Leutz, 1974, S. 147; Grimmer, 2007, S. 31 f.) lassen ihre Angstpatienten die Situationen, die die Panikattacken auslösten, psychodramatisch nachspielen. Sie umgehen dabei durch einen Kunstgriff das Auftreten einer Panikattacke: Der Therapeut lässt die Patientin im Spiel zwar in die Panik auslösende Situation hineingehen. Die

Patientin soll dann aber ihre »Angst« *außerhalb von sich* selbst als Gegenstand oder Person symbolisieren und so *zum Objekt* in der Interaktion machen. Zum Beispiel übernimmt ein Gruppenmitglied als Hilfs-Ich die »Rolle der Angst«. Die Externalisierung der Angst ermöglicht es der Patientin, mit ihrer »Angst« in einen fiktiven psychodramatischen Dialog mit Rollentausch einzutreten. Die Patientin handelt dann mit der »Angst« eine für beide Seiten erträgliche Kompromisslösung aus. Oder das Hilfs-Ich, das die Rolle der Angst spielt, drückt der Protagonistin den Brustkorb so zusammen, »wie die Angst es bei der Patientin macht«. Die Protagonistin beginnt dann meistens spontan, mit dem Hilfs-Ich körperlich zu kämpfen, und drängt dann die »Angst« zum Beispiel durch die Tür aus dem Gruppenraum hinaus. Der therapeutische Gedanke dabei ist: Die Patientin soll die Erfahrung ihres erfolgreichen psychodramatischen Kampfes gegen ihre »Angst« als Handlungsmodell in ihre inneren Prozesse der Konfliktverarbeitung integrieren.

Karl Grimmer (2007) hat in seiner Magisterarbeit als Erster ein Konzept der *störungsspezifischen Psychodramatherapie* von Angststörungen ausgearbeitet. Sein zentraler Fokus ist, dass die Patienten *gute innere Elternrollen* entwickeln. Die Patienten sollen so ihre Selbstempathie verbessern. Die Selbstempathie ist bei Angstpatienten bekanntermaßen defizitär (Grimmer, 2007, S. 25, 37; Grimmer, 2013, S. 194 f.). Der Therapeut lässt die Patienten beim Nachspielen von Kindheitsszenen zum Beispiel aktiv nach Erinnerungen an frühere *positive* und hilfreiche Bezugspersonen suchen und diese Erinnerungen ausspielen. Wenn diese nicht vorhanden waren, führt der Therapeut *fiktive* positive Gestalten als neue Ressourcen und selbststabilisierende innere Objekte ein. Die therapeutische Beziehung ist durchweg haltgebend zu gestalten.

Grimmer (2007, S. 23) arbeitet anders als in dem in Kapitel 6.5 beschriebenen Therapiemodell *nicht direkt metakognitiv.* Er macht das dominante Abwehrmuster des Selbstschutzes *nicht* zum Gegenstand der Kommunikation. Er empfiehlt, dass der Therapeut die Patientin am Anfang der Therapie gezielt Situationen auswählen und inszenieren lässt, die bei ihr Angst auslösen. Grimmer nennt dieses Vorgehen »Angstkonfrontation mithilfe von Surplus Reality«. Dabei geschieht eine »systematische, behutsame Begegnung mit den gefürchteten Angstgefühlen. Dadurch soll die ständige Selbstbeobachtung der Patienten vermindert werden« (Grimmer, 2007, S. 23). Grimmer lässt die Patientin dabei ihre innere Panik, wie eben beschrieben, auf der Bühne mithilfe eines Hilfs-Ichs auf der Objektebene als »Rolle der Angst« externalisieren (Grimmer, 2007, S. 31 f., S. 35, 40 ff.). Die Patientin führt dann mit der »Angst« einen psychodramatischen Dialog. Die Protagonistin übernimmt dabei im Rollentausch auch selbst die Rolle der Angst. Der Therapeut doppelt sie dann aber in der Rolle der »Angst« und suggeriert der Protagonistin, dass sie *als »Angst« der Patientin gegenüber hilfreiche Absichten hat:* »Eigentlich will ich dir doch nur helfen!« Er interpretiert die Angst um zur »überengagierten Helferin« oder zum »tollpatschigen, ungeschickten Helfer«.

Dieses Vorgehen ähnelt dem Vorgehen in der *kognitiven Verhaltenstherapie.* Die Angstpatientin lernt *kognitiv,* den ungünstigen Denkinhalt, die Panik zu ersticken oder an einem Herzinfarkt zu sterben, durch eine angemessenere Kognition zu ersetzen. Eine solche positive Umdeutung der Panik in einen »Helfer« ist angemessen bei Panikattacken, die durch eine *verdrängte Realangst* hervorgerufen werden, also eher bei neurotisch bedingten Angstzuständen.

Fallbeispiel 51: *Ein 34-jähriger Patient mit einer Herzphobie beginnt gegen Ende der Behandlung eine Therapiesitzung mit der Feststellung: »Mein bester Freund hat sich wieder gemeldet!« Der Therapeut wundert sich: »Welcher beste Freund?« Der Patient klopft sich auf die linke Brustseite: »Na hier, mein Herz!« Er berichtet weiter: »Da habe ich dann gesucht: Wo ist der Feind? Ich merkte, was los war, und habe mich gewehrt, bumm, bumm, bumm!« Der Patient imitiert bei diesen Worten mit seinen Armen einen Boxkampf. Er hatte in seiner Therapie erkannt, dass seine Herzbeschwerden immer dann auftraten, wenn er sich in Konflikten zu sehr anpasste und seinen Ärger nicht zuließ. Als jetzt sein Herzrasen wieder auftrat, setzte er diese Erkenntnis um. Er ersetzte den alten Denkinhalt »Oh Gott, mein Herz rast. Ich kriege einen Herzinfarkt!« durch den Gedanken: »Mein Herzrasen hilft mir, meinen Ärger zu merken. Dieser tritt immer auf, wenn ich mich in einer Beziehung zu sehr angepasst habe. Welche Beziehung ist das dieses Mal?« Er fand den Konflikt und setzte sich in der Fantasie ärgerlich direkt mit seinem Konfliktpartner auseinander. Das stoppte sein Herzrasen.*

Bei Menschen mit strukturellen Störungen oder Traumafolgestörungen sind Panikattacken aber Ausdruck des drohenden Zusammenbruchs eines ganzen Abwehrsystems und der eigenen Identität. Deshalb ist bei diesen Patienten eher das im Kap. 6.5 vorgeschlagene *explizit metakognitive Vorgehen* indiziert. Der Therapeut macht dabei das dysfunktionale metakognitive Selbstschutzverhalten der Patientin zum Gegenstand der therapeutischen Kommunikation. Die Patientin soll die Fixierung in ihren Selbstschutz durch Anpassung, Perfektionismus oder Grandiosität relativieren. Die Patientin versucht, das alte, *in der Gegenwart* unangemessene Lösungsmuster wegzulassen und fehlerfreundlicher zu werden. Sie sucht nach einem neuen Verhalten in einer alten Situation. Die Patientin wird spontan im Sinne von Moreno (1974, S. 13).

Übung 14

Erproben Sie als Leserin oder Leser einmal in einem Rollenspiel das kognitiv orientierte Vorgehen nach Grimmer in der Behandlung von Angststörungen. Sie werden merken: Sie geraten in der Rolle einer strukturell gestörten oder traumatisierten Patientin durch den psychodramatischen Dialog mit der »Rolle« ihrer Angst in eine Ich-Konfusion. Sie lernen nicht, sich selbst zu verstehen.

Zentraler Gedanke

Der psychodramatische Dialog mit der »Angst« als *Beziehungsobjekt* nach Grimmer setzt die Fähigkeit voraus, im Als-ob-Modus mentalisieren zu können. Diese Fähigkeit ist aber bei der Hälfte der Patienten mit Panikattacken in der Angst auslösenden Situation nicht vorhanden. Schwerer strukturell gestörte Angstpatienten profitieren deshalb eher von dem hier beschriebenen *metakognitiven* Therapieansatz.

7 Zwangsstörungen

7.1 Zwangsgedanken und Zwangshandlungen und ihre psychodynamische Funktion

Zwangsgedanken sind nach der ICD-10 (F42.-) »Ideen, Vorstellungen oder Impulse, die den Patienten immer wieder stereotyp beschäftigen. Sie sind fast immer quälend. Der Patient versucht häufig erfolglos, Widerstand zu leisten.« *Zwangshandlungen* sind stereotype Handlungen, die ständig wiederholt werden. »Sie werden weder als angenehm erlebt, noch dienen sie dazu, [...] nützliche Aufgaben zu erfüllen. Der Patient erlebt sie oft als Vorbeugung gegen ein objektiv unwahrscheinliches Ereignis, das ihm Schaden bringen oder bei dem er selbst Unheil anrichten könnte. [...] Angst ist meistens ständig vorhanden. Werden Zwangshandlungen unterdrückt, verstärkt sich die Angst deutlich.« Zwangssymptome haben nach Mentzos (2011, S. 104) die Funktion von Sicherungsmaßnahmen. Bei Zwangspatienten mit reiferer Persönlichkeitsstruktur sind die Symptome »Kompromissbildungen zwischen Impulsen, die nicht zugelassen werden dürfen, und der Abwehr gegen diese Impulse. Im manifesten Bild überwiegt mal der Impuls [...] und mal (häufiger) die Abwehr« (Mentzos, 2011, S. 102).

Zwangshandlungen haben oft die »Funktion der Versöhnung des strengen Über-Ichs« (Mentzos, 2011, S. 106). Bei schwereren psychischen Störungen, »die bis an die Grenzen der Psychose reichen«, dient die ständige Wiederholung magischer Handlungen aber »der Stabilisierung des Selbst bzw. der Abwehr tieferer innerer und äußerer Gefahren« (Mentzos, 2011, S. 103). Nach Mentzos (2011, S. 103) handelt es sich bei den zunächst rätselhaft erscheinenden magischen Handlungen und Ritualen »um eine in der Not regressive Mobilisierung von früheren Verhaltensmustern [...], die uns aus der Welt des Kindes, aber auch aus der Welt der Völker sehr gut bekannt sind«. Das Auftreten eines Zwangs signalisiere »nicht nur einen [...] dahinterstehenden schwierigen Konflikt, sondern auch die Tatsache, dass es sich um ein zu schützendes und zu stärkendes Ich (Selbst) handelt«.

Zwangsgedanken und Zwangshandlungen werden als *ich-fremd* erlebt. Sie irritieren die Betroffenen in ihrem Selbstbild. Die Therapeutin identifiziert sich zunächst spontan *mit dem Leiden* des Patienten unter seinen Symptomen und möchte sein Leiden lindern. Wenn sie tiefenpsychologisch denkt, sucht sie nach dem Konflikt, der die Zwangssymptome *ausgelöst* hat. Der Patient hat sich in seinem auslösenden Konflikt meistens unangemessen angepasst und seine Selbstaktualisierung unterdrückt. Die Therapeutin möchte dann oft das Selbst des Patienten in seinem Konflikt stärken und handelt entsprechend. Sie arbeitet dabei aber gegen die *unbewusste* Abwehr des Patienten. Der Patient weiß am Ende der Behandlung oft viel über die *Genese* seiner Symptome. Seine Zwangssymptome sind aber weiterhin vorhanden oder haben sich manchmal sogar verstärkt. Der mangelnde Therapieerfolg enttäuscht den Patienten *und* die Therapeutin. Es kommt zu entsprechenden negativen Übertragungen und Gegenübertragungen.

Zentraler Gedanke

Zwangshandlungen und Zwangsgedanken sind das Ergebnis von zwei Abwehrprozessen, die miteinander Hand in Hand arbeiten. Der *dominante Abwehrmodus* ist die Identifikation mit einem strengen Über-Ich oder einer selbstdestruktiven inneren Instanz. Das ist der metakognitive Prozess des »selbstverletzenden Denkens«, der die *Zwangsgedanken* hervorbringt. Der Patient reagiert auf seine Zwangsgedanken mit *Zwangshandlungen.* Er vollzieht mit seinen Zwangshandlungen im Äquivalenzmodus den Abwehrprozess der Verleugnung und handelt äußerlich so, als ob die Bedrohung durch die Zwangsgedanken real wäre. Die Therapeutin versteht die Zwangshandlungen deshalb als Ausdruck des metakognitiven Prozesses des Selbstschutzverhaltens durch Anpassung *an seinen inneren »sadistischen Quälgeist«* (siehe Kap. 4.7 und 7.2).

7.2 Die störungsspezifische Behandlung von Zwangshandlungen

Die Therapeutin arbeitet mit zwangskranken Patienten wie in der Therapie von Menschen mit Persönlichkeitsstörungen (siehe Kap. 4) *explizit metakognitiv* (siehe Kap. 2.8 und 2.11). Sie macht *die beiden Hand in Hand arbeitenden dysfunktionalen metakognitiven Abwehrprozesse* des Patienten direkt zum Gegenstand der therapeutischen Kommunikation. Sie vermeidet dadurch, eine Gegenübertragung zu agieren.

Fallbeispiel 8 (Fortsetzung aus Kapitel 2.11): *Ein 20-jähriger Patient, Herr B., litt seit zehn Jahren unter Zwangsgedanken und Zwangshandlungen. Diese hatten sich im letzten halben Jahr wieder verstärkt. Er klagte über »starke Aggressionen«, obwohl er sich eigentlich als »supersozialen Menschen« erlebte. Er hatte in einer vorhergehenden Therapie mit einem anderen Therapeuten viel über seine Aggressionen und die schwierige Beziehung zu seiner drei Jahre älteren Schwester gesprochen. Er berichtete im Erstgespräch, dass er Angst habe, sich mit Aids anzustecken, wenn er eine Türklinke anfasst. Er hatte sich aber ausführlich informiert. Er wusste, dass eine Aidsinfektion normalerweise nur durch Körperkontakt zustande kommt. In der Folge entwickelte er aber die Angst, dass jemand ihn in der Fußgängerzone vielleicht unbemerkt mit einer Spritze stechen und mit Aids infizieren könnte. Er besorgte sich deshalb Spritzen und stach sich damit. Er wollte »wissen, wie sich das anfühlen würde«. Dann könnte er einen solchen Einstich leichter merken. Herr B. berichtete darüber hinaus von seiner zwanghaften Angst, mit dem Auto einen Fußgänger zu überfahren. Wenn er durch ein Schlagloch gefahren war, blickte er immer in den Rückspiegel, um die Straße zu überprüfen und seine Befürchtung zu entkräften. Oft kehre er mit dem Auto auch um: »Eigentlich weiß ich, dass das Überfahren von einem Menschen sich anders anfühlen müsste. Ich hätte die Person ja auch gesehen.« Herr B. hatte sich ausgerechnet, dass eine solche Katastrophe »nur mit einer Wahrscheinlichkeit von 0,000001 % auftreten könnte«.*

Der Therapeut konkretisierte zunächst mit leeren Stühlen die drei Ich-Zustände des Patienten, die an der Ich-Konfusion des Patienten beteiligt waren: Dem Patienten gegenüber positionierte er einen »sadistischen Quälgeist, der ihm die Bedrohungsgedanken eingibt«. Er stellte für diesen in Abstimmung mit dem Patienten die Handpuppe eines aggressiv blickenden roten Teufels auf den Stuhl. Herr B. war seelisch tief bewegt, als er seine Zwangsgedanken so als »Quälgeist« symbolisiert vor sich sah. Er fotografierte den »Quälgeist« sofort mit seinem Handy. Der Therapeut stellte links neben den Patienten einen zweiten leeren Stuhl auf: »Das ist der Stuhl für Ihr Selbstschutzverhalten. Zuerst macht Ihr Quälgeist sie auf Gefahren aufmerksam. Dann denken Sie sich immer klug verschiedene Vorsichtsmaßnahmen aus und führen diese durch. Sie kehren zum Beispiel mit dem Auto um. Oder Sie stechen sich mit Kanülen.« Der Therapeut nannte den Stuhl, auf dem Herr B. ihm gegenübersaß, den »Stuhl für sein gesundes Erwachsenendenken«: »Denn Sie wissen ja durchaus, dass Ihre Ängste irreal sind. Sie rechnen sich zum Beispiel die geringe Wahrscheinlichkeit solcher Ereignisse aus.« Herr B. staunte und fühlte sich sehr erleichtert, dass der Therapeut sein eigenes Wissen um die Irrealität seiner Ängste so positiv würdigte. Nach der Aufstellung der drei Ich-Zustände sprach der Therapeut den »Quälgeist« direkt an. Er beschwerte sich aus eigenem Willen empört, dass er dem jungen Mann »das Leben so schwer machte und ihn so quälte« (siehe Kap. 4.10).

In der darauffolgenden Sitzung hatte Herr B. spontan sein von einem Psychiater verordnetes Neuroleptikum Seroquel abgesetzt. Er berichtete: »Nach der Stunde ging es mir gleich viel besser! Jetzt sage ich mir einfach: ›Wenn etwas passiert, dann ist es eben so. Dann habe ich eben Pech gehabt!‹ Es hat mir geholfen, das als Teufel zu sehen. Auch dass Sie den Teufel ›Quälgeist‹ genannt haben und ihn nicht so ernst genommen haben. Jetzt kann ich über mich schon etwas lachen! Im Prinzip will ich diese Angst auch gar nicht völlig loswerden. Als Kind war ich sehr mutig. Ich habe vor nichts Angst gehabt. Aber ganz ohne Angst, das ist ja auch nicht richtig.« Therapeut: »Ich glaube, wichtig ist, dass Sie den sadistischen Quälgeist immer wieder aus sich heraus nach draußen bringen. Dann haben Sie ihn besser unter Kontrolle. Kaufen Sie sich doch für den Quälgeist eine ähnliche Handpuppe und stellen Sie sich diese zu Hause hin! Oder nehmen Sie dafür das Foto, dass Sie hier von dem Teufel gemacht haben.«

Die Psychotherapie des Patienten umfasste insgesamt nur 15 Sitzungen. Wenn die Zwangssymptome des Patienten wieder auftraten, arbeiteten der Therapeut und der Patient therapeutisch mit der Stühlearbeit (siehe Kap. 4.8) wieder an den metakognitiven Ich-Zuständen des Patienten. Der Patient vollzog dabei jeweils seine dysfunktionale psychische Selbstregulation im Als-ob-Modus des psychodramatischen Spiels nach. Auch trug er den Konflikt zwischen seinen Ich-Zuständen in psychodramatischen Dialogen mit Rollentausch aus (siehe Kap. 4.10).

Herr B. stellte schon in der zweiten Therapiestunde spontan einen Bezug her zwischen dem »Quälgeist« und den sadistischen Demütigungen durch seine ältere verhaltensgestörte Schwester in seiner Kindheit. Der Therapeut bestätige diesen Zusammenhang: »Sie sind als Kind von Ihrer Schwester traumatisiert worden. In dem Konflikt mit dem ›Quälgeist‹ spiegelt sich Ihr Schwesterkonflikt wider. Wenn Sie als Kind wütend waren, war ihre Wut eine gesunde Reaktion auf das Handeln ihrer Schwester!« Der Therapeut repräsentierte die »ältere Schwester« mit einem leeren Stuhl hinter dem Stuhl des »Quälgeistes« (siehe Abb. 11). Er zeigte mit der Hand auf den Stuhl für seinen »Quälgeist«: »Sie haben als Kind gelernt, sich in selbstverletzender Weise schon vorsorglich selbst zu disziplinieren. Das hat Sie geschützt vor der realen äußeren Bedrohung durch Ihre Schwester. Sie sind Ihrer älteren Schwester als kleiner Rivale dadurch weniger in die Quere gekommen.« Der Therapeut stellte hinter das »Selbstschutzverhalten« des Patienten auf die Zimmerbühne zusätzlich zwei leere Stühle auf für das »traumatisierte Kind« und das »wütende Kind« des Patienten.

Der Therapeut hat in dieser Therapie die Kindheitskonflikte des Patienten nicht bearbeitet. Er benutzte seine Informationen über die genetischen Konflikte nur als ein Mittel, um dem Abwehrverhalten des Patienten einen Sinn zu geben. Der Vater von Herrn B. berichtete dem Therapeuten ein halbes Jahr nach dem Ende der Therapie in einem Telefonat dankbar: »Mein Sohn ist symptomfrei und hat seine Gesel-

lenprüfung geschafft.« Die Zwangssymptome des Patienten waren auch drei Jahre nach der Behandlung nicht wieder aufgetreten. Herr B. arbeitete in seinem Beruf. Er hatte inzwischen sogar seine Schwester wegen ihres gewalttätigen Verhaltens in seiner Kindheit zur Rede gestellt.

Die Behandlung von Patienten mit Zwangshandlungen umfasst die folgenden Schritte (siehe Fallbeispiel 8):

1. Die therapeutische Arbeit an den dysfunktionalen metakognitiven Ich-Zuständen soll sich immer nur auf *eine einzige Zwangshandlung* des Patienten in seinem gegenwärtigen Alltag beziehen. Die Therapeutin arbeitet im psychodramatischen Gespräch (siehe Kap. 1) konkret heraus, welche selbstverletzenden Gedankeninhalte seine Zwangshandlung hervorrufen.
2. Die Therapeutin versteht die *Zwangshandlungen* immer als eine äußere Reaktion des Patienten auf eine innere Bedrohung durch *eigene* masochistische Fantasien. Sie kreiert deshalb bei Bedarf mit dem Patienten zusammen inhaltlich die latenten Gedanken, die den Zwangshandlungen des Patienten vorausgehen: »Sie waschen sich immer wieder die Hände, weil Sie Angst haben, dass Sie durch die Bakterien an den Türklinken infiziert werden.«
3. Die Therapeutin interpretiert seine *Zwangsgedanken* des Patienten ihm gegenüber explizit als Ich-Zustand des »selbstverletzendes Denkens«. Sie symbolisiert das strenge Über-Ich des Patienten als Gestalt und benennt es *erlebnisnah* mit dem Namen »innerer sadistischer Quälgeist«. Die Therapeutin repräsentiert den »Quälgeist« dem Patienten gegenüber auf der Objektebene als Interaktionspartner mit einem leeren Stuhl. Sie stellt darauf eine passende Handpuppe, zum Beispiel einen roten Teufel oder eine Hexe: »Der gibt Ihnen mit viel Fantasie immer neue bedrohliche Gedanken ein.«
4. Die Therapeutin interpretiert die *Zwangshandlungen radikal positiv* um als sinnvolle und angemessene Reaktionen auf die Katastrophenfantasien des »sadistischen Quälgeistes« und als »Selbstschutzverhalten durch Anpassung«. Sie repräsentiert das »Selbstschutzverhalten« mit einem leeren Stuhl und einer passenden Puppe (siehe Abb. 11 in Kap. 4.2) *neben dem Patienten:* »Sie wenden mit Ihren Zwangshandlungen die durch den inneren Quälgeist angedrohte Gefahr ab.«
5. Die Therapeutin vollzieht im Gespräch mit dem Patienten *innerlich Schulter an Schulter als Doppelgängerin* seinen jeweiligen inneren *Wechsel* zwischen seinen beiden dysfunktionalen Ich-Zuständen und seinem gesunden Erwachsenendenken aktiv mit. Sie sitzt *auf ihrem eigenen Platz* und deutet mit der Hand auf den jeweils aktiven Ich-Zustand des Patienten. Sie verbalisiert dabei mit dem Patienten zusammen im Als-ob-Modus des Spiels

die Gedanken, Gefühle und Absichten des »sadistischen Quälgeistes«, des »Selbstschutzverhaltens« *oder* des »gesunden Erwachsenendenkens«. Patienten mit Zwangssymptomen wissen selbst, dass ihre Ängste unangemessen und irreal sind. Das unterscheidet sie von psychosekranken Patienten.

Empfehlung

Die Therapeutin würdigt die Einsicht des Patienten in die Irrealität seiner Ängste positiv: »Sie denken bei allen Problemen aber *auch gesund erwachsen!*« Diese therapeutische Intervention nimmt dem Patienten seine Angst, »verrückt« zu werden, und wirkt ich-stärkend.

6. Der Patient wechselt *selbst* auf den anderen Stuhl und in die Rolle seines sadistischen »Quälgeistes« oder in die Rolle seines »Selbstschutzverhaltens durch Anpassung«. Er agiert den dysfunktionalen Ich-Zustand jeweils *im Als-ob-Modus des Spiels* über die Realität hinaus leiblich-seelisch aus. Er integriert dabei zugehörige Gedächtnisinhalte in den jeweiligen dysfunktionalen Ich-Zustand. Das *paradoxe* Ausleben der starren Abwehr im Spiel lässt den Patienten und die Therapeutin manchmal *gemeinsam* lachen.
7. Der Patient wechselt außen wieder auf den Stuhl seines gesunden Erwachsenendenkens zurück (siehe Abb. 11).
8. Die Therapeutin spürt selbst aktiv und bewusst den »Quälgeist« des Patienten *außen* auf dem Stuhl neben sich. Sie fühlt sich dadurch in der Beziehung zu dem Patienten eingeengt. Sie wehrt sich aber innerlich anders als der Patient gegen diese Einengung. Sie blickt deshalb den »sadistischen Quälgeist« des Patienten direkt an (siehe Kap. 4.8). Sie weist den »Quälgeist« aus eigenem Willen laut zurecht und beschimpft ihn: »Ich finde, Frau Müller hat schon genug gelitten. Ich will nicht, dass Sie sie weiter quälen!« Die Therapeutin dreht bei Bedarf die Handpuppe, die den »Quälgeist« symbolisiert, mit dem Gesicht gegen die Wand. Sie setzt sich wieder auf ihren Stuhl und fühlt nach, ob *ihr eigenes Gefühl* der Einengung verschwunden ist.

Zentraler Gedanke

Die Therapeutin hilft durch den Protest gegen den »Quälgeist« *explizit sich selbst.* Das ist wichtig. Denn dann aktualisiert dieses Vorgehen *nicht* die Über-Ich-Verbote des Patienten. Die Therapeutin macht sich »schuldig« gegenüber dem »Quälgeist«, nicht der Patient.

9. Der Patient vollzieht fünf bis zehn Sitzungen lang (siehe Kap. 4.8 und 4.10) die jeweils aktuelle Auseinandersetzung zwischen seinen metakognitiven

Ich-Zuständen im Als-ob-Modus des Spiels immer wieder nach. Er führt zwischen ihnen auch psychodramatische Dialoge mit Rollentausch.

10. Die Auseinandersetzung mit dem »sadistischen Über-Ich« im Als-ob-Modus des Spiels aktualisiert in dem Patienten die hinter den Zwangssymptomen stehenden genetischen Konflikte. Der Patient spricht irgendwann von allein über die Analogie zwischen seinem »inneren Quälgeist« und einer schädigenden Bezugsperson aus der Kindheit (siehe Fallbeispiel 8).

Empfehlung

Die Therapeutin deckt die hinter den Zwangssymptomen stehenden Konflikte des Patienten *nicht von sich aus* auf. Der Patient soll die genetischen Zusammenhänge *spontan selbst* entdecken, wenn er in seiner Entwicklung so weit ist.

11. Die Behandlung von Patienten mit Zwangsstörungen schließt oft Elemente der Traumatherapie (siehe Kap. 5) mit ein. Die innere Umstellung des Patienten ist am Ende der Behandlung eventuell auch in die inneren *Beziehungsbilder* der Gegenwart und der Vergangenheit zu integrieren (siehe Kap. 4.12).

Zentraler Gedanke

Die beschriebene metakognitive Therapie von Patienten mit Zwangshandlungen ist therapeutisch wirksam, weil der Patient mithilfe des Therapeuten eine gewisse Kontrolle über sein sadistisches Über-Ich gewinnt.

Das gelingt auf dem folgenden Weg: Der Patient agiert bei Zwangshandlungen *unbewusst* einen Täter-Opfer-Komplex. In den Zwangsgedanken agiert er sich selbst gegenüber als Täter, in den Zwangshandlungen ist er das Opfer des Täterintrojekts. Die Therapeutin *benennt* die Zwangsgedanken dem Patienten gegenüber als »selbstverletzendes Denken« und interpretiert sie als Drohungen eines inneren »sadistischen Quälgeistes«. Sie *repräsentiert* den Quälgeist ihm gegenüber mithilfe eines Stuhls und einer Handpuppe außen auf der Objektebene als Interaktionspartner. Sie deutet ihm gegenüber seine Zwangshandlungen radikal positiv um *als Selbstschutzverhalten vor den Drohungen seines »Quälgeistes«*. Das lenkt seine Aufmerksamkeit im Als-ob-Modus des Spiels *auf die Interaktion mit* seinem äußerlich sichtbaren »sadistischen Über-Ich«. Er versteht sich neu als Opfer seines »sadistischen Quälgeistes«. Der Patient ist in seiner Selbstaktualisierung dem »sadistischen Quälgeist« gegenüber zunächst noch blockiert durch seine Identifizierung mit dem Angreifer. Die Therapeutin *befreit seine Selbstaktualisierung* aber aus der Blockade, indem sie aus eigenem Willen selbst als Doppelgänger des Patienten seinen »sadistischen Quälgeist« in die Schranken weist. Der Patient bekommt dadurch Kontakt zu seiner Selbstaktualisierung *gegenüber* seinem sadistischen Über-Ich, das zunächst noch im Kleid der Unterwerfung und Gefügigkeit. Er *spielt* in verschiedenen Therapiesitzungen selbst die Rolle seines »sadistischen Quälgeistes« und die Rolle seines »Selbstschutzes durch Anpassung an den Quälgeist« *im Als-ob-Modus des Spiels über die Realität hinaus* aus und integriert dabei passende Elemente in das Spiel dieser Rollen. Er merkt, er hat im Spiel Einfluss auf die Gestaltung der Rolle seines »Quälgeistes« und die Art und Weise seiner Anpassung an diesen. Er kann dem Quälgeist gehorchen, er muss es aber nicht. Und er muss dem Quälgeist auch nicht *auf genau die Weise* gehorchen, wie dieser das will.

7.3 Die Behandlung von Zwangsgedanken ohne Zwangshandlungen

Zwangsgedanken, die *ohne Zwangshandlungen* (F42.0) auftreten, sind meistens dem »selbstverletzenden Denken« zuzuordnen. Manchmal drücken sie aber auch verdrängte *eigene* sexuelle oder aggressive Impulse des Patienten aus. Der Patient erlebt Zwangsgedanken definitionsgemäß als quälend und als ich-fremd.

Therapeutisch hilfreich ist bei isolierten Zwangsgedanken die *Technik der projektiven Personalisierung.* Die Therapeutin geht dabei mit dem Patienten die folgenden Schritte:

1. Sie symbolisiert die *Zwangsgedanken* des Patienten mit einem größeren Stein und legt ihn auf den Stuhl seiner Selbstrepräsentanz in der Symptomszene (siehe Kap. 1).
2. Sie stellt im Therapiezimmer etwas entfernt von dem Patienten einen leeren Stuhl auf. Sie legt das Symbol für die Zwangsgedanken auf diesen zweiten Stuhl und erklärt: »Stellen Sie sich bitte vor: Dort auf dem Stuhl sitzt eine Person oder Gestalt, die die gleichen Gefühle und Impulse hat, die Sie so quälen. Diese Person soll die Impulse in ihrer Lebenswelt aber dringend brauchen und sie regelmäßig ausleben. Sie sind dort angemessen. Suchen Sie bitten nach einer Gestalt oder Person, die Sie dafür passend finden. Sie können eine Person aus dem Mittelalter wählen, aus einem Märchen oder aus der Welt ihrer Fantasie. Wer könnte das sein?«
3. Der Patient und der Therapeut geben dieser fiktiven Person zusammen einen Namen.
4. Die Therapeutin fordert den Patienten auf, eine kleine Episode aus dem Leben dieser anderen Person zu erzählen. Die Episode soll wie ein Film-

skript einen Anfang und ein Ende haben und Handlungsabläufe und Interaktionen konkret beschreiben. Die Therapeutin hilft ihr dabei.

5. Der Patient schreibt in den nächsten zehn Wochen zehn kleine Geschichten aus dem Leben *dieser anderen Person* auf und bringt sie in den nächsten Therapiesitzungen jeweils mit.
6. Die Therapeutin liest die Geschichte jedes Mal und fragt den Patienten, wie es war, die Geschichte zu schreiben. Sie bleibt im Gespräch aber im Konfliktraum der Geschichte *der anderen Person.* Sie geht mit dem Patienten *nicht* tiefenpsychologisch aufdeckend in seine eigenen Konflikte hinein.

Empfehlung
Der Gegensatz zwischen der Patientin und der fiktiven anderen Person soll während der ganzen Arbeit mit der Technik der projektiven Personalisierung erhalten bleiben.

7. Manchmal freundet die Patientin sich am Ende spontan mit den auf die fiktive Person verschobenen inneren Impulsen an (siehe Fallbeispiel 52). Die Therapeutin fordert sie in einem solchen Fall auf, sich für die fiktive Person, eine Handpuppe oder Fingerpuppe zu suchen. Die Patientin kann diese in ihrem Alltag bei sich tragen und sich bei Bedarf mit der fiktiven Person *beraten.*

Fallbeispiel 52: *Eine 28-jährige Patientin, Frau A., litt unter einer Zwangsneurose. Sie war deshalb auch schon stationär psychiatrisch behandelt worden. Am Ende einer zweijährigen ambulanten Gruppentherapie hatte sie im Allgemeinen gute Fortschritte gemacht. Sie war aber immer noch gequält von den Zwangsgedanken »Ficken, bumsen, blasen«. Diese wiederholten sich in ihrem Kopf ohne äußere Auslöser stereotyp. Der Therapeut forderte die äußerlich gut bürgerlich wirkende junge Frau auf, eine Gestalt oder eine Person zu suchen, die diese Gassenworte real benutzen würde. Frau A. nannte nach einigem Überlegen die »rote Zora« aus dem gleichnamigen Buch von Kurt Held. Sie wandelte die Geschichte aber ab. Ihre »rote Zora« war ein 14-jähriges Mädchen, das im 17. Jahrhundert vor den Mauern einer mittelalterlichen Stadt allein im Wald lebt in einer selbst gebauten Hütte. Tagsüber geht sie in die Stadt und stiehlt dort an den Marktständen Dinge zum Essen. Wenn Kinder und insbesondere Jungen sie hänseln, verprügelt sie diese. Sie flucht dabei, beschimpft sie und benutzt die oben genannten zotigen Wörter. In den Kämpfen siegt sie immer! Abends geht sie wieder zurück in ihr »Zuhause«. Der Therapeut vereinbarte mit der Patientin, dass sie zu den nächsten zehn Sitzungen jeweils schriftlich eine Episode aus dem Leben der »roten Zora« ausarbeiten sollte. Sie brachte die ein bis zwei Sei-*

ten langen, einfachen, aber lebendigen Geschichten jeweils in die Therapiestunden mit. Die »rote Zora« war darin zunächst allein, sammelte dann aber um sich herum eine Bande. Beim Vorlesen der letzten der zehn Geschichten staunte der Therapeut und freute sich: Die Patientin hatte darin geschrieben, dass sie selbst die Welt der »roten Zora« aufsucht und bei dieser »in die Lehre geht«. Zehn Jahre später berichtete Frau A., dass die Zwangsgedanken zwei Jahre nach Beendigung der Therapie verschwunden waren. Es waren auch keine anderen Zwangssymptome mehr aufgetreten. Sie kommentierte die damalige Arbeit mit den Worten: »Ich wusste gar nicht, dass ich so kreativ sein konnte! Das Freche, das hatte mir gefehlt!«

Carmen Kollenbaum (2014, mündliche Mitteilung) berichtete von der Therapie einer 30-jährige Patientin, bei der die Zwangsgedanken mithilfe der Technik der projektiven Personalisierung schon nach wenigen Wochen verschwanden. Die Patientin war drei Jahre zuvor schon einmal wegen schwerer destruktiver Zwangsgedanken behandelt worden. Die jetzigen Zwangsgedanken waren aufgetreten, nachdem sie bei einem Streit mit ihrem Ehemann spontan einen Orgasmus gehabt hatte: Sie konnte »nichts anderes mehr denken, als dass sie masturbieren« müsse. Die quälenden Gedanken hinderten sie daran, sich zu entspannen. Die Zwangsgedanken störten inzwischen auch das sexuelle Zusammensein mit ihrem Ehemann. Die Patientin war allgemein sehr verunsichert. Das frühere Vorgehen mit der verhaltenstherapeutischen In-vivo-Konfrontation brachte dieses Mal keine dauerhafte Entlastung. Die Therapeutin wandte deshalb die Technik der *projektiven Personalisierung* an. Die Patientin erfand drei fiktive Personen, denen sie ihre Gedanken und Gefühle zuschrieb: 1. eine »Frau im tristen Alltag, die durch Masturbation ein völlig erfülltes, nie mehr ödes Leben führt«, 2. eine sterbende Frau, die durch Masturbation für kurze Zeit ihren Tumor besiegt, und 3. eine Prostituierte, die es aufregend und spannend findet, an der Straße zu stehen und Freier zu haben. Wenige Wochen nach dieser Arbeit entschied sich die Patientin, die Pille abzusetzen und ein zweites Kind zu wollen. Die Zwangsgedanken waren verschwunden. Die Patientin wirkte wieder lebendig und war voller Energie.

Die positive therapeutische Wirkung der *projektiven Personalisierung der Zwangsgedanken* entsteht auf dem folgenden Weg: 1. Die Patientin verschiebt die in ihrem Zwangsgedanken enthaltenen *eigenen* ich-fremden, sexuellen oder aggressiven Impulse aktiv spielerisch *auf eine andere Person in eine andere Zeit an einen anderen Ort* und in die Lebenszusammenhänge dieser *anderen* Person. Ihr Zwangsgedanke oder ihre eigene »negative« Charaktereigenschaft findet in der Welt dieser *anderen* Person einen *passenden* Rahmen und einen *passenden* Handlungszusammenhang. 2. Die Patientin gibt auf diese Weise ihren eigenen ich-fremden Impulsen eine Existenzberechtigung, *ohne* ihre inneren Über-Ich-Verbote zu aktualisieren. Denn es war ja *die andere Person,* die diese Impulse hatte. Wenn Frankenstein das von ihm geschaffene Monster umbringen will, ist *Frankenstein* grausam, aber nicht die Patientin. 3. Der positive Sinn des negativen Impulses in der Geschichte der *anderen* Person aktiviert und befreit die Konfliktverarbeitung *der Patientin.* 4. Sie vergleicht irgendwann automatisch die Konfliktlösungen der fiktiven *anderen* Person mit ihren *eigenen* Konfliktlösungen. Dabei gibt es als Ergebnis zwei verschiedene Möglichkeiten: Die Patientin überlegt, ob das, was für die andere fiktive Person eine positive Charaktereigenschaft ist (siehe Fallbeispiel 52), vielleicht auch für sie selbst vorteilhaft sein könnte. Oder die Patientin hat ausgesprochen destruktive Zwangsgedanken, zum Beispiel Tötungsfantasien gegenüber ihrem Kind. Sie verschiebt den Tötungsimpuls dann zum Beispiel in das symbolische Bild von Frankenstein, der das von ihm geschaffene Monster umbringen will. Die Patientin fängt bei dem Erzählen dieser Geschichte aber an, zu weinen. Sie denkt an ihr Kind und merkt, dass sie ihr Kind liebt und es *nicht* töten will. Sie erlebt nur *die Ansprüche* ihres Kindes als lästig, aber nicht ihr Kind selbst. Sie weiß nicht, wie sie mit den Ansprüchen ihres Kindes umgehen soll. Sie bespricht diesen Konflikt mit ihrer Therapeutin.

7.4 Selbststabilisierung und Ich-Stärkung durch Rollenspiele

Zwangsgedanken oder Zwangshandlungen dienen bei einer schweren psychischen Störung oft der Selbststabilisierung (Mentzos, 2011, S. 103). Straub (1972, S. 181) empfahl deshalb ebenso wie Mentzos (2011, S. 105), dass die Therapeutin bei Patientinnen und Patienten mit Zwangsstörungen ich-stärkend vorgehen sollte. Das Bewusstmachen von verdrängten Konflikten und von deren Ursachen könne bei Zwangsneurotikern zur Symptomverstärkung bzw. Symptomverschiebung führen.

Straub (1972) nutzte zur Ich-Stärkung psychodramatische Rollenspiele, Handpuppenspiele und Stegreifspiele. Sie integrierte dabei ihre Erfahrungen aus der psychodramatischen Kindertherapie in die Therapie von Erwachsenen (Straub, 1972, S. 182). Sie forderte ihre Patienten auf, sie sollten sich vorstellen, sie seien beim Fernsehen angestellt und hätten die Aufgabe, *Kindersendungen* zu gestalten: 1. Dem Patienten wird aufgetragen, »sich möglichst selbst auszudenken, welche Szenen in den ›Fernsehsendungen‹ gespielt werden sollten«. Der Patient erfindet eine Fantasiegeschichte. Diese soll einen Anfang und ein Ende haben. 2. Die Geschichte soll am Ende *gut ausgehen.* Es soll das eintreten, was das Kind bzw. das innere Kind des Patienten *braucht und wünscht.* 3. Wenn die Fantasiegeschichte zunächst kein gutes Ende nimmt, fordert die Therapeutin den Patienten auf, sich ein *gutes* Ende auszudenken. Sie begründet das mit dem Argument: »Sonst würden die Kinder die Fernsehsendungen nicht gern ansehen. Sie können hinterher nicht gut schlafen!« 4. Die Fantasiegeschichte wird psychodramatisch gespielt. Der Patient soll die in den »Sendungen« vorkommenden Rollen *selbst* spielen. 4. Die Therapeutin spielt jeweils in den Gegenrollen mit. Sie hilft dem Patienten so, die eigenen Rollen auszudifferenzieren und zu erweitern. Auch steuert sie das Spiel so, dass die Geschichte wie geplant auch wirklich gut ausgeht. Wenn Patienten Geschichten *für das Kinderfernsehen* kreieren, erfinden sie in der Regel, ohne das zu merken, Geschichten, die eine Metapher sind für einen *eigenen* inneren Konflikt.

Zentraler Gedanke
Straub ließ ihre *erwachsenen* Patienten auf diese Weise ihr *inneres gesundes Kind nachentwickeln.* Die Rollenspiele *für das Kinderfernsehen* stärken ähnlich wie die Arbeit mit dem Bewältigungsmärchen und mit positiven Gegenbildern das innere natürliche Selbstheilungssystem der Patienten (siehe Kap. 5.14).

Straub behandelte ihre zwangskranken Patienten im Allgemeinen in Einzeltherapie, »weil dann der Patient in jeder Sitzung intensiver aktiviert werden kann als in der Gruppe« (Straub, 1972, S. 182).

Fallbeispiel 53 (Straub, 1972, S. 182 ff.): *Eine Patientin mit einer schweren Zwangsneurose »erfand [...] für sich die Rolle vom ›kleinen Gernegroß‹, einem etwa siebenjährigen Buben, der sich selbstsicher an alle möglichen Unternehmungen heranwagt«. Zuerst machte die Therapeutin Vorschläge für Szenen, »deren Gestaltung sie für die Patientin für wichtig erachtete«. »In einer solchen Szene bewegte zum Beispiel der kleine Gernegroß seinen Lehrer dazu, wegen des guten Wetters keine Hausaufgaben zu geben.« In einer anderen setzte er sich »zugunsten seines Freundes energisch mit dessen Mutter auseinander«, die überängstlich war und diesen nicht auf dem Spielplatz spielen lassen wollte. Bald erfand die Patientin »ähnliche Szeneninhalte selbst und übernahm [...] einen Teil der dazugehörigen Rollen«. Sie spielte die Kinderrollen zunehmend unbekümmert und war auch in den Erwachsenenrollen spontaner und engte ihre »Kinder« weniger durch Bedenken ein. Parallel dazu fühlte die Patientin sich auch in ihrem Alltag »selbstsicherer und unbekümmerter«, »verhörte ihre eigenen Kinder kaum noch beim Heimkommen« und veranlasste sie »auch nicht mehr ständig [...] zum Umkleiden«.*

Nach etwa einem Jahr Einzeltherapie wollte die Patientin eines Tages »eine ganz andere Szene« spielen als sonst: »Sie wolle spielen, wie ein Kind von einem Mann entführt werde. […] Sie würde die Rolle des Mannes spielen und das Kind werde sie sich ›einfach‹ dazudenken.« Die Therapeutin sollte nicht mitspielen. So geschah es. Die Patientin »sprach in der Rolle des Entführers ein Kind an, […] lockte das Kind mit den Worten an sich: ›Komm, komm, ich zeige dir etwas Schönes‹, und zog es an der Hand mit sich fort. ›Komm nur mit, komm nur mit. […] Jetzt sind wir im Wald. […] Bald zeige ich's dir. Da schau, da ist eine Höhle, da gehen wir rein.‹ Die Patientin stieß das ›Kind‹ vor sich her und fuhr in drohendem Ton fort: ›So, jetzt habe ich dich!‹ Sie kniete sich auf den Boden, beugte sich über das ›Kind‹, drückte mit den Händen auf ihm herum, beugte sich tiefer herunter und stöhnte: ›Ah, jetzt habe ich dich, so, ah, so!‹«

Nach dem Spiel war die Patientin blass und erregt und meinte unsicher: »So was muss man doch in Kindersendungen auch mal zeigen.« Die Therapeutin antwortete:

»Darum haben Sie es ja wohl auch getan.« Eine Woche später meinte die Patientin spontan, »es sei doch merkwürdig, was man für Einfälle habe. […] Es beschäftige sie sehr, wie sie darauf gekommen sei.« Die Therapeutin antwortete der »von Schuldgefühlen geplagten Frau«, »dass es jedem Menschen mitunter so gehe, dass ihm Vorstellungen kämen, die ihn beunruhigten […], ohne dass wir ihren Ursprung noch klar erkennen könnten«. Die Therapeutin musste »der Patientin dann noch ausdrücklich bestätigen, dass auch ihr gelegentlich ›unmögliches Zeug‹ einfalle«. Das »schien die Patientin zu erleichtern«. Die Patientin wechselte das Thema und erfand erneut eine Fernsehsendung: Diesmal war sie ein neunjähriger Junge, der, weil die Eltern nicht mitkommen wollen, allein eine Flugreise zu den Verwandten ins Ausland macht. Er erlebt auf seiner Reise viel Interessantes und wird von allen ob seiner Selbstständigkeit sehr bewundert.

In ihrem Alltag wurde das Verhalten der Patientin »nun auch in Bezug auf ihre Kinder ›immer normaler‹. Sie könne sie jetzt […] ohne […] innere Unruhe auch außerhalb des eigenen Hauses und Gartens spielen lassen.« »Im weiteren Gespräch kritisierte die Patientin erstmals ihre Mutter, die sie bis dahin immer nur als liebe und verständnisvoll geschildert hatte.« Die Mutter habe sie manchmal im Stich gelassen, »wenn sie zum Beispiel in der Schule von einem Lehrer ungerecht behandelt worden« war. Die Mutter habe immer »nur geäußert, Lehrer hätten immer recht«. Die Patientin wollte ihre eigene Unterwerfung und innere Unsicherheit nicht an ihre Kinder weitergeben. Sie war deshalb froh, dass sie ihre Kinder nicht mehr einengte. Auch fünf Jahre nach Behandlungsabschluss war die Patientin noch »in einem guten psychischen Zustand frei von anankastischen Symptomen« (Straub, 1972, S. 185).

Straub (1972, S. 184 f.) vermutete, dass das »ich-stärkende Rollenspiel die Verdrängungstendenz bei der Patientin reduziert hatte und dass auf diese Weise der Weg zu einer eruptiven Entladung vormals verdrängter Affekte (in der Rolle des

Kindesentführers) freigeworden war«. Straub meinte, »dass die Patientin u. a. auch aufgrund unbewusster Ablehnung ihrer Kinder die Kindesentführungsszene erfand und sich dazu gedrängt fühlte, die massiv aggressive Entführerrolle zu spielen«. Sie interpretierte die Rolle des Kindesentführers also als *symbolisches* Bild für die *eigenen* aggressiven Impulse der Patientin. Das Fallbeispiel von Straub stammt aus dem Jahr 1972, also aus einer Zeit, in der die Erkenntnisse der heutigen Traumatherapie noch nicht vorlagen. Meiner Ansicht nach hätte die Therapeutin in diesem Fall (siehe Kap. 5.5) die Patientin *direkt* fragen sollen, ob sie selbst als Kind einmal einen sexuellen Übergriff erlebt hatte oder ob ihre Mutter durch eine Vergewaltigung traumatisiert war. Gegebenenfalls hätte die Therapeutin dann traumatherapeutisch weiterarbeiten können. Für eine Traumafolgestörung oder eine sekundäre Traumatisierung der Patientin des Fallbeispiels 53 spricht: 1. Sie hatte selbst den intensiven Drang, eine Szene mit einem sexuell missbrauchten Mädchens zu spielen. 2. Die Therapeutin sollte dabei anders als sonst keine Rolle übernehmen. 3. Die Rolle des missbrauchten kleinen Mädchens sollte im Spiel *nicht* lebendig werden. Die Patientin hätte sich in dem »Mädchen« dann vermutlich selbst gesehen. Das hätte sie in ihre alte traumatische Erfahrung hineingeführt und einen Flashback ausgelöst. 4. Die Patientin beschwerte sich bei der Therapeutin, dass ihre Mutter sie manchmal im Stich gelassen hätte. 5. Die Patientin agierte wie viele Patienten mit Traumafolgestörung ihren Kindern gegenüber ängstlich kontrollierend. 6. Es war für sie »ein furchtbarer Schock […] gewesen […], als sie als 14-Jährige bei Kriegsende erfahren habe, dass vielerorts Frauen und Mädchen vergewaltigt worden seien. Sie hätte in diesem Zusammenhang auch gehört, dass ein Teil der Vergewaltigten geschlechtskrank geworden seien.« Das hätte sie damals veranlasst, »für sich selbst überall Ansteckungsgefahr zu befürchten« (Straub, 1972, S. 181).

Straub hat in diesem Fall nicht im engeren Sinne traumatherapeutisch gearbeitet. Das Vorgehen von Straub hat aber trotzdem zur *Symptomfreiheit* der Patientin geführt. Hilfreich war offenbar, die traumatischen Ängste symbolisch zu konkretisieren und ihnen in einer Geschichte einen stimmigen Rahmen zu geben. Die Therapeutin wurde dadurch für die Patientin *unausgesprochen* zu einer Zeugin der Wahrheit (siehe Kap. 5.8). Auch ließ Straub die Patientin nicht allein. Sie teilte empathisch die Horrorgefühle der Patientin, ohne sie zu verharmlosen (siehe Kap. 5.15). Sie gab der Patientin die Erlaubnis, solche schwierigen Fantasien zu denken und zu fühlen.

8 Depressionen

8.1 Was ist eine Depression?

Mit »Depression« bezeichnen wir »die epidemiologisch betrachtet bei Weitem größte Gruppe psychischer Störungen« (Mentzos, 2011, S. 125). Die ICD-10 unterteilt diese in depressive Phasen bei einer bipolaren affektiven Störung (F31.-), *einmalig* auftretende depressive Episoden (F32.-), *rezidivierend* auftretende depressive Episoden (F33.-) und die anhaltende Dysthymia bei einer neurotischen Depression oder einer depressiven Persönlichkeitsstörung (F34.1). Depressive Episoden können *leichten, mittleren* oder *schweren Grades* sein. Es gibt Episoden *schweren Grades ohne* psychotische Symptome oder *mit* psychotischen Symptomen, also mit Halluzinationen, Wahnideen, psychomotorischer Hemmung oder Stupor. Eine anhaltende *Dysthymie* ist gekennzeichnet durch eine *wenigstens mehrere Jahre andauernde* depressive Verstimmung. In diesen Symptomkomplexen ist eine Vielfalt von klinischen psychopathologischen Bildern enthalten. Deshalb wäre es nach Mentzos (2011, S. 125) »sinnvoller […], nicht von der Depression, sondern von der Gruppe der Depressionen zu sprechen. […] Tatsächlich ist die gedrückte Stimmungslage, der depressive Affekt der gemeinsame Nenner aller Variationen der Depression.« Andere Symptome können sein: eine psychomotorische Hemmung, Antriebslosigkeit, ausgeprägte Müdigkeit nach jeder kleinsten Anstrengung, Schlafstörungen, die Minderung des Appetits und der Konzentrationsfähigkeit, Früherwachen, ein Morgentief, hilflose Anklammerungstendenzen, Selbstdestruktivität, Suizidalität, die Aufhebung des Interesses für die Außenwelt und Anhedonie. Das ist die Unfähigkeit, Lust zu empfinden. Das Selbstwertgefühl und das Selbstvertrauen können vermindert sein. Es treten Schuldgefühle auf bis zum Versündigungswahn oder Kleinheits- und Verarmungswahn (Mentzos, 2011, S. 125 und ICD-10).

Zentraler Gedanke

Das psychodramatische *Menschenbild des spontan-kreativen Menschen* legt nahe, depressive Zustände ganz wie Mentzos (2011, S. 126) als *aktive* Reaktionen zu verstehen und als Indikator »*aktiver - wenn auch* pathologischer Verarbeitung von Konflikten, Traumata und anderer Belastungen«. Der depressive Affekt signalisiert die hoffnungslose Verstrickung in unlösbar scheinende Konflikte und einen drohenden Stillstand der fortlaufenden halb bewussten, halb unbewussten Konfliktverarbeitung (Mentzos, 2011, S. 126). Den Betroffenen fehlt *in dem immerwährenden Konflikt* zwischen Selbstverwirklichung und Anpassung (siehe Kap. 3.2) die Fähigkeit zur *angemessenen Aktualisierung ihres Selbst.*

Wichtige Definition

Rogers (2009, S. 26f.) bezeichnet als *Aktualisierungstendenz* des Selbst »die dem Organismus innewohnende Tendenz zur Entwicklung all seiner Möglichkeiten; und zwar so, dass sie der Erhaltung oder Förderung des Organismus dienen. Diese Tendenz beinhaltet nicht nur [...] die Grundbedürfnisse [...], sondern darüberhinausgehend auch [...] die Tendenz des Organismus zur Differenzierung seines Selbst und seiner Funktionen, dies beinhaltet Erweiterung im Sinne von Wachstum.« Die Aktualisierungstendenz bezieht die aktuellen Erfahrungen im Augenblick *angemessen* mit ein.

Der Mensch wird depressiv, wenn er sich zu lange und *zu stark* anpasst. Der Einzelne nimmt aber auch Schaden, wenn er sich *zu wenig* anpasst. Die Depression eines Patienten kann allein durch einen gegenwärtigen Anpassungszwang bedingt sein. Oft besteht aber zusätzlich eine in der Kindheit entstandene alte neurotische Anpassungshaltung. Bei *bewusster Anpassung* hat der Betroffene innerlich noch Zugang zu seinem Selbstempfinden. Er kann sich dem Anpassungszwang im Notfall aus eigenem Willen verweigern. Bei *unbewusster Anpassung* merkt der Betroffene hingegen gar nicht, dass er sich anpasst. Er identifiziert sich nach Parin (1977) automatisch 1. mit der Rolle, die ihm von seinem Beziehungssystem, seiner Institution oder der Gesellschaft zugewiesen wird. 2. Er identifiziert sich mit den Planungen seines Beziehungssystems, 3. mit den Erklärungsmustern seines Beziehungssystems und 4. mit den Zielen, Werten und Normen seines Beziehungssystems. Der Betroffene blendet den *natürlicherweise vorhandenen* Konflikt zwischen Rolle und Selbst aus. Er fühlt sich mit der ihm zugewiesenen Rolle identisch. Er wird depressiv, wenn er die Rolle in seinem Beziehungssystem verliert.

8.2 Die verschiedenen Formen der Depression

Psychodramatherapeutinnen und Psychodramatherapeuten benutzen bei der Behandlung von Menschen mit Depressionen drei verschiedene Vorgehensweisen. Die Qualität des Konflikts (siehe Kap. 3.4 und Abb. 20), in dessen Rahmen der depressive Affekt des Patienten entstand, bestimmt, welche psychodramatische Technik indiziert ist:

1. Bei *Aktualkonflikten,* zum Beispiel bei dem Tod eines Angehörigen, bei einem Ehekonflikt oder einem Arbeitsplatzkonflikt (siehe Kap. 8.3), steht die Arbeit an dem auslösenden Beziehungskonflikt mit dem psychodramatischen Dialog im Vordergrund.
2. *Neurotisch bedingte Beziehungskonflikte* werden mit den sechs Schritten des psychodramatischen Dialogs behandelt (siehe Kap. 8.4.2 bis 8.4.6).
3. Bei *Depressionen im Rahmen von strukturellen Konflikten* (siehe Kap. 4.4 und 8.5) arbeitet die Therapeutin mithilfe der Stühlearbeit an den dysfunktionalen Ich-Zuständen des Patienten. Sie macht zum Beispiel bei *masochistischem Agieren* das allgemeine metakognitive Prinzip zum Gegenstand der therapeutischen Kommunikation, das hinter den Inhalten des selbstentwertenden Denkens des Patienten steht. Sie nennt es sein »selbstverletzendes Denken und Handeln« (siehe Kap. 4.7).
4. Bei *psychosenahen Depressionen* (siehe Kap. 8.6) begleitet die Therapeutin den Patienten als seine Doppelgängerin in seiner Selbststeuerung in seinem Symptom. Das Ziel ist, dass der Patient in seinem Denken wieder das Gefühl der Selbstwirksamkeit bekommt.

Das *Erstgespräch* dient der gemeinsamen Orientierung. Die Therapeutin tritt zur Diagnostik innerlich doppelnd (Krüger, 2013b, S. 220) mit in das Leidensgefühl und den depressiven Affekt des Patienten ein. Sie orientiert sich zusammen mit dem Patienten in dem Konfliktraum, der *aktuell* die psychischen Prozesse des Patienten lähmt und seine Depression auslöst (siehe Kap. 3.4 und Abb. 20). Sie benutzt bei Konflikten auf der Beziehungsebene das psychodramatische Gespräch (siehe Kap. 1). Sie konkretisiert dazu das innere Beziehungsbild des Patienten mit zwei leeren Stühlen im Therapiezimmer, ohne dass dieser auf diese Stühle wechselt. In Krisen oder bei unklaren Konflikten orientiert sich die Therapeutin mithilfe der Aufstellungsarbeit mit Steinen und Holzklötzen auf der Tischbühne (siehe unten und Kap. 5.10.10).

Die Therapeutin geht bei der Diagnostik intuitiv *nach dem Ausschlussverfahren* vor (siehe Abb. 19): Sie versucht *zuerst,* das Leidensgefühl des Patienten mit den gegenwärtigen Lebenssituationen des Patienten zu verbinden. Sie sucht

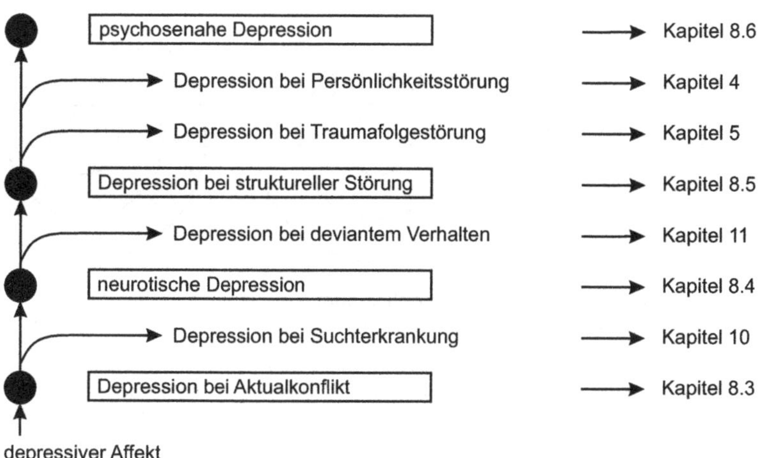

Abbildung 19: Ausschlussverfahren bei der Diagnostik von Depressionen

also nach *Aktualkonflikten* (siehe Kap. 8.3). Oft lässt sich die Depression aber *nicht allein* aus einem Gegenwartskonflikt heraus erklären. In einem solchen Fall fragt die Therapeutin den Patienten nach dem Alter seines Symptoms: »Wie lange sind Sie schon so erschöpft und müde? Wann hat das angefangen?« Die Therapeutin sucht auf diese Weise nach dem Konflikt, der *in der Vergangenheit* die Depression ausgelöst hat (siehe Kap 8.4).

Zentraler Gedanke
Manche Patienten schildern ihre Konflikte unklar und springen im psychodramatischen Gespräch (siehe Kap. 1) von einem Thema zum nächsten. Das ist ein diagnostischer Hinweis dafür, dass bei dem Patienten eine Depression bei einer *strukturellen Störung* vorliegt (siehe Kap. 4.4 und 8.5).

Hinweise auf eine *Depression bei einer strukturellen Störung* sind: 1. Der Patient wechselt immer wieder das Thema und die Begründung seines Problems. Er kann seinen Konflikt innerlich nicht ausreichend symbolisieren und ihn deshalb auch nicht nachvollziehbar schildern. 2. Die Therapeutin fühlt sich immer wieder orientierungslos. 3. Der Patient legt bei der Arbeit mit der Tischbühne (siehe unten) die Steine, die die Elemente seines inneren Konfliktraumes symbolisieren, auf dem Tisch *in eine Reihe* nebeneinander. Diese rein *kognitiv gesteuerte* Ordnung zeigt, dass der Patient *nicht in Bildern* denken kann. 4. Die Therapeutin spürt in der therapeutischen Beziehung relativ schnell eine latente Störung. Sie kann diese Störung in der psychodramatischen Selbstsupervision

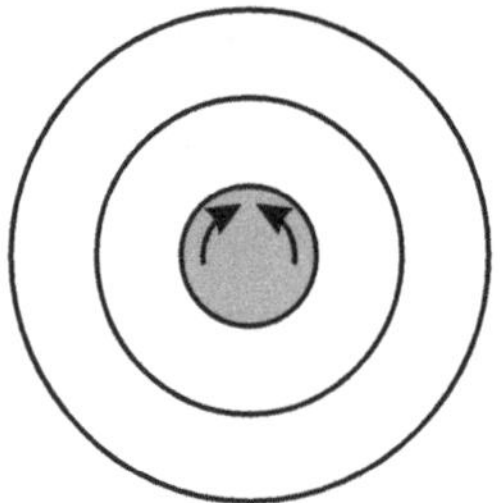

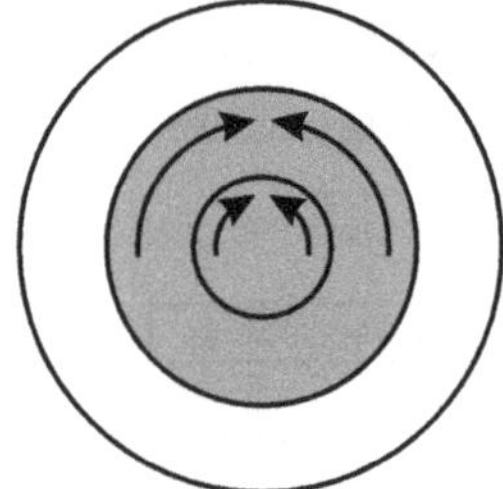

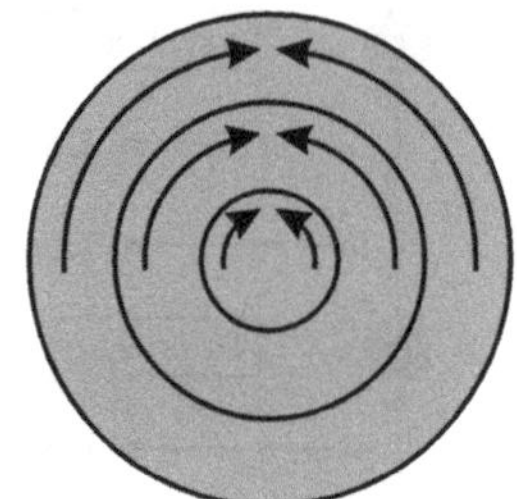

Abbildung 20: Die drei verschiedenen Konflikträume bei depressiven Erkrankungen

(siehe Kap. 2.3) *nicht* durch den psychodramatischen Dialog mit Rollentausch auflösen. Sie muss dabei die Aufstellungsarbeit mit den Ich-Zuständen in die Selbstsupervision mit einbeziehen.

Psychosenahe Depressionen (siehe Kap. 8.6) treten zum Beispiel im Rahmen von schweren Defiziterfahrungen in der Kindheit oder von Traumafolgestörungen auf. Bei ihnen ist das Mentalisieren des Patienten zusammengebrochen. Der Patient ist dadurch unfähig, sich den Konflikt vorzustellen, der seine depressive Verstimmung hervorgerufen hat (siehe Kap. 8.6). In einem solchen Fall interveniert die Therapeutin zunächst auf der Ebene der *Selbststeuerung des Patienten in seinen Symptomen.* Denn das Ich des Patienten ist nur noch *in der Steuerung seines Symptoms* zu finden (siehe Fallbeispiel 63 in Kap. 8.6). Die therapeutische Arbeit an dem auslösenden Konflikt kann in einem solchen Fall die Depression verstärken.

Bei der *Arbeit mit der Tischbühne* (siehe Kap. 5.10.10) nutzt die Therapeutin neben der *verbalen* Sprache auch die Sprache *von Bildern und Symbolen* und verschafft sich einen Überblick über das *System seiner Konflikte.* Sie baut während des Gesprächs mit dem Patienten zusammen auf dem Tisch das symbolische Bild seiner »Seelenlandschaft« auf (Krüger, 2005, S. 266 ff.). Dazu repräsentieren der Patient und die Therapeutin gemeinsam auf dem Tisch mit Steinen und Holzklötzen 1. das Ich des Patienten, 2. seine Gefühle, 3. die an seinen Konflikten beteiligten anderen Personen, 4. die beteiligten Institutionen, 5. wichtige Gegenstände wie zum Beispiel das Bett, in dem der Patient zu Hause bis mittags liegt, und 6. seine Ideale und Werte. 7. Die *zeitliche Entwicklung* der

Depression wird als *Zeitlinie* symbolisiert mit einem Stein für den Anfang des Konfliktes, einem für die gegenwärtige Situation und einem für die zukünftige Entwicklung. Die Therapeutin bewegt den Ich-Stein des Patienten während des therapeutischen Gesprächs auf dem Tisch entlang dieser Zeitlinie vorwärts oder rückwärts. Sie benennt empathisch die Affekte des Patienten, differenziert diese mit ihm zusammen verbal und repräsentiert sie auf dem Tisch mit passenden Steinen. Dabei blicken die Therapeutin und der Patient zusammen aus der Metaperspektive *Schulter an Schulter* auf die auf dem Tisch repräsentierte symbolische Seelenlandschaft des Patienten. Die gemeinsame Arbeit mit der Tischbühne aktiviert die *innere* Konfliktwahrnehmung und Konfliktverarbeitung des Patienten. Die Therapeutin kann im letzten Drittel der Therapiestunde mit der Hand auf das symbolische Bild auf dem Tisch deuten und den Patienten fragen: »Machen Sie das immer so? Und wenn Sie das mit sich machen lassen, warum ist das für Sie die beste Lösung? Haben Sie vor etwas Angst?«

Bei *vorwiegend strukturellen Konflikten* des Patienten benennt und symbolisiert die Therapeutin mithilfe der *Stühlearbeit* (siehe Kap. 4.7 und 4.8) sein selbstverletzendes Denken und andere dysfunktionale metakognitive Ich-Zustände, die seine Konfliktverarbeitung behindern.

Fallbeispiel 54: *Die 42-jährige Frau A. berichtet im Erstgespräch: »Ich habe schon länger Probleme, mehr als zehn Jahre. Mein Problem ist, dass ich mich immer entschuldigen muss dafür, dass ich existiere!« Therapeut: »Sie sprechen sich also das Lebensrecht ab. Ich stelle hier Ihnen gegenüber einmal einen Stuhl hin für Ihren inneren strengen Richter.« Frau A.: »Ja, ich muss alles hundertprozentig machen, alles ist nicht gut genug!« Therapeut: »Wie alt ist Ihr innerer Richter eigentlich?« Frau A.: »Der ist schon immer da, schon seit der Schulzeit.« Die Patientin arbeitet nach einer langen Kinderpause jetzt Teilzeit in einem Altenheim. Therapeut: »Aber bei der Arbeit lassen Sie sich nichts anmerken? Sie tun so, als ob nichts wäre? Ich stelle für Ihr Tun als ob, für Ihr Selbstschutzverhalten, hier noch einen anderen Stuhl neben Sie.« Frau A.: »Stimmt. Einmal, als ich etwas fragen musste, da sagte die Stationsschwester schon: ›Du brauchst dich nicht so anschleichen! Sag doch einfach offen, was du willst!‹ Da ist mir das klar geworden. Ich habe schon vor zehn Jahren mit Depressionen zu tun gehabt. Ich habe das aber erst im Nachhinein erkannt.« Der Therapeut wertet diese Erkenntnis der Patientin als inneren Fortschritt: »Da haben Sie sich dann mit anderen Augen gesehen und sich selbst ernst genommen.« Frau A.: »Vor zehn Jahren sind wir umgezogen in ein eigenes Haus am Stadtrand. Das war aber nur ein Rohbau. Wir saßen noch zu Weihnachten auf Kartons, die nicht ausgepackt waren. Vorher lebten wir in einer schönen kleinen Wohnung in der Stadt. Ich habe da von der ersten Nacht an nicht schlafen können. Morgens wachte ich um* *vier wie elektrisiert auf. Da gingen mir dann destruktive Zwangsgedanken im Kopf herum. Ich war ein Jahr lang depressiv. Ich saß meistens zu Hause und habe nur geweint!« Der Therapeut deutet auf den Stuhl für das Selbstschutzdenken: »Heimlich!« Frau A.: »Ja, das kann ich sehr gut!« Therapeut: »Was waren denn diese destruktiven Zwangsgedanken?« Frau A.: »Ach, ich dachte: ›Wärst du bloß nicht hier eingezogen! Wenn ich nur krank werden dürfte.‹ Oder: ›Wenn mein Mann krank wird und stirbt, dann würde ich hier ausziehen!‹« Therapeut: »Oh, da gab es in Ihnen auch Wut auf Ihren Mann. Das wütende Kind in Ihnen hat sich gemeldet! Ich stelle auch dafür noch einen zusätzlichen Stuhl hin. Aber solche Gedanken vertragen sich natürlich nicht mit Ihrem strengen Gewissen! Sind eigentlich in ihrer Kindheit Menschen mit Ihnen streng umgegangen? So streng, wie Sie das jetzt mit sich selbst machen?« Frau A.: »Ja, meine Eltern, die waren Lehrer. Mein Vater war oft schlecht gelaunt und cholerisch. Er verlangte immer, dass man in der Schule in allem die Beste war. Ich habe ihm alles nicht gut genug gemacht. Zum Beispiel durfte ich den Rasen nicht mähen, weil ich dabei die Kanten nicht gerade genug geschnitten habe. Auch meine Mutter war ungeduldig, die nahm mir immer gleich alles ab. Wenn man helfen wollte, durfte man das nicht. Wir hatten zur Betreuung immer Praktikantinnen im Alter von 16 Jahren. Die wechselten jedes Jahr.«*

8.3 Die Therapie von Depressionen bei Aktualkonflikten

Bei Aktualkonflikten ist die Aktualisierung des Selbst eingeschränkt durch *eine gegenwärtige* Belastung oder einen aktuellen Anpassungszwang (ICD-10 F32.-, F43.0, F43.2). Diese Belastung führt zum Beispiel zu einem Burnout oder ein Erschöpfungssyndrom. Auslösend können sein: schwere körperliche Erkrankungen und Schmerzsyndrome, schwere Beziehungskonflikte oder Ablösungskonflikte, Trauerreaktionen nach dem Tod oder Verlust einer nahen Bezugsperson oder der Verlust des Arbeitsplatzes. Die Therapeutin erfasst in einem solchen Fall zusammen mit dem Patienten die *realen Bedingungen* in seinem aktuellen Konflikt und das *reale Ausmaß* des aktuellen Anpassungsdrucks. Sie sucht zusammen mit dem Patienten nach den Bewältigungsmöglichkeiten, die der Patient *schon selbst* gefunden hat, und würdigt diese als solche. Das aktiviert die progressive Konfliktverarbeitung des Patienten.

Fallbeispiel 55: *Ein 54-jähriger Mann, Herr B., befindet sich wegen einer chronischen Lungenerkrankung in einem Sanatorium. Er leidet an einer chronischen reaktiven Depression (ICD-10 F32.2). Die Therapeutin erfährt bei der Diagnostik mithilfe der Tischbühne: Seine Frau ist vor neun Jahren gestorben. Er hat vor sechs Jahren durch* *die Lungenerkrankung seine Arbeit als Lastwagenfahrer verloren. Seine Kinder leben in einer anderen Stadt. Herr B. fristet sein Dasein in ärmlichen Verhältnissen als Frührentner. Die Umstellung hin zu einer besseren Aktualisierung seines Selbst ist bei dem eigentlich ich-starken Mann blockiert durch den Anpassungszwang an seine schwere Lungenerkrankung. Herr B. leidet unter bedrohlichen Anfällen von Luftnot. Auf der Tischbühne liegt neben dem zwei Zentimeter großen Ich-Stein des Patienten ein vier Zentimeter großer Stein für seine »Lungenerkrankung«. Die Therapeutin lässt sich zunächst empathisch in die Hoffnungslosigkeit des Patienten mit hineinziehen. Dann aber merkt sie, dass sie sich innerlich gegen die Lähmung wehrt. Sie greift verzweifelt und entschlossen nach einem Papierkorb. Sie nimmt den kleinen Stein für die »Lungenerkrankung« vom Tisch und stellt stattdessen den Papierkorb darauf: »Das ist Ihre Lungenerkrankung. Sie haben keine Wahl, Sie müssen sich Ihrer Lungenerkrankung fügen. - Scheiße! Scheiße! Scheiße! - Ist der Papierkorb für Ihr Leiden groß genug? Wie haben Sie das eigentlich gemacht, dass Sie zu Hause mit dieser schweren Erkrankung doch noch irgendwie zurechtgekommen sind? Welche Lösungsmöglichkeiten haben Sie da gefunden?« Der Patient berichtet in dem Gespräch mit der Therapeutin von vielen kleinen kreativen Lösungen, die er neu entwickelt hatte, um in seinem Leben zurechtzukommen. Die Therapeutin würdigt den Erfindungsreichtum des Patienten. Das Symbolisieren der Lungenkrankheit mit dem Papierkorb hat die existenzielle Qualität seiner Erkrankung verdeutlicht. Am Ende der Therapiestunde liegt alles, was für den Patienten in seiner aktuellen Lebenssituation von Bedeutung ist, symbolisiert durch Steine außen auf dem Tisch. Seine verschiedenen Konfliktfelder und seine Ressourcen sind nebeneinander sichtbar existent. Der depressive Patient nimmt dadurch die Fülle und Vielfältigkeit seines äußerlich eingeschränkten Lebens wahr. Das versöhnt ihn ein wenig mit sich selbst.*

Patientinnen und Patienten, deren Depressionen *allein durch Aktualkonflikte* bedingt sind, haben *definitionsgemäß* eine gute Fähigkeit zum Mentalisieren. Die Patienten sind *spielfähig und rollentauschfähig.* Sie können den Konflikt, der ihre Depression verursacht, innerlich erfassen und davon berichten. Die Therapeutin arbeitet mit dem Patienten zunächst die *zeitliche Entwicklung des aktuellen Konflikts* heraus. Sie nutzt dazu in der Gruppentherapie den psychodramatischen Dialog mit Rollentausch, in der Einzeltherapie eher das psychodramatische Gespräch (siehe Kap. 1). Während des psychodramatischen Dialogs *doppelt* oder interviewt die Therapeutin den Patienten während der Spielphase bei Bedarf in *jeder der beiden* komplementär interagierenden Rollen. Das erweitert seine innere *Selbstrepräsentanz* und seine innere *Objektrepräsentanz* in seinem Konflikt und befreit sie aus ihren Fixierungen. Der Patient löst mithilfe der Therapeutin durch den Rollentausch seine Abwehr durch Projektion und Introjektion auf (siehe Kap. 8.4.1). Die Technik des *Selbstgesprächs* in seiner eigenen Rolle verbessert sein *inneres* Mentalisieren. Die Nachbesprechung stabilisiert durch *Sharing anderer* oder *amplifikatorische Deutungen* die Aktualisierung seines Selbst. *Amplifikationen* sind Geschichten aus Märchen oder gesellschaftlichen Zusammenhängen, die eine ähnliche Lebenserfahrung vermitteln und die dem Konflikt des Patienten eine tiefere Bedeutung geben. Der Patient erkennt sich in dem Helden oder der Heldin der Geschichte wieder. Er ist mit seinem *individuellen* Konflikt nicht mehr anders als alle anderen. Er fühlt sich nicht mehr aus der menschlichen Gemeinschaft ausgeschlossen. Er kann seinen eigenen Gefühlen und Wünschen leichter Berechtigung geben. Im *Rollenfeedback* verankert der Protagonist in seinem inneren Mentalisieren, was für ihn *in seinem Spiel* neu war oder was ihm deutlicher geworden ist als bisher. Dabei ist *auch die Spiegelfunktion des Rollentausches* (Krüger, 1997, S. 146) zu nutzen: »Wie haben Sie sich im Rollentausch in der Rolle Ihres Konfliktpartners selbst von außen gesehen und erlebt?« Der Patient erkennt dadurch Unterschiede zwischen seiner Selbstwahrnehmung und Fremdwahrnehmung. Einmal nahm eine Patientin sich durch die Augen ihrer Konfliktpartnerin im Spiel als »Trauerkloß« wahr. Der Therapeut bestätigte ihr, dass sie sich tatsächlich so verhalten habe. Diese Wahrnehmung ihrer selbst führte bei ihr zu einer Umstellung ihres Verhaltens *in allen ihren privaten Beziehungen.*

Die psychodramatherapeutische Arbeit an einem aktuellen Konflikt dauert manchmal nur 20 Minuten. Die Therapeutin kann den Patienten zum Beispiel darin unterstützen, im Therapiezimmer in seinem Konflikt die zwölf Schritte der psychodramatischen Selbstsupervision zu praktizieren (siehe Kap. 2.3). Ziehm-Kossatz (2013, S. 264 f.) half einmal als Hausärztin einem Patienten mithilfe des psychodramatischen Dialogs in nur zwei Sitzungen von 20 Minuten Dauer, einen schweren Aktualkonflikt zu bewältigen.

Fallbeispiel 56: *»Ein 36-jähriger, leicht übergewichtiger orthopädischer Schuhmacher erscheint das erste Mal in meiner allgemeinmedizinischen Sprechstunde. Er sprudelt sofort los: ›Ich habe seit drei Monaten einen neuen Job in meiner Firma. Einem Vorgänger wurde gekündigt, weil er sich verzettelt und einige wichtige Aufträge liegen gelassen hatte. Ich mache jetzt die Arbeit von eineinhalb Leuten. […] Ich fühle mich überfordert. Ich schlafe schlecht. Ich kann nicht mehr.‹ Ich frage ihn, wie er glaubt, dass ich ihm helfen könne. Er: ›Ich hätte gern eine Krankschreibung.‹ Mir scheint das nach dem Gehörten keine gute Lösung. Ich frage ihn, wie es wohl für ihn sein wird, wenn er aus der Krankschreibung zurück an den Arbeitsplatz käme. Der Patient:*

›Dann wäre wohl mein Stapel auf das Doppelte angewachsen. Denn keiner kann meine Arbeit mitmachen. Eine gute Lösung wäre das nicht!‹ Ich bestätige ihn und

stelle einen Stuhl neben den Patienten […]: ›Dieser Stuhl steht für einen Persönlichkeitsanteil in Ihnen, der eine Art Anwalt Ihrer persönlichen Interessen darstellt und Sie vor Überlastung und letzten Endes vor dem Krankwerden beschützt.« (Die Therapeutin nutzte hier die Technik eines fiktiven Doppelgängers, der das gesunde Erwachsenendenken des Patienten unterstützt. Erg. vom Verf.) »Dieser Anteil hat auch dafür gesorgt, dass Sie sich einen Termin bei mir geholt haben. Sie sitzen jetzt selbst aber gerade auf dem Stuhl des gut funktionierenden Arbeitnehmers […]. Diesem Anteil kann ich leider nicht helfen, da ich selbst immer richtig krank werde, wenn ich mich überlaste.« (Die Therapeutin gibt selbst ein Sharing, Erg. vom Verf.) ›Aber Ihren persönlichen Anwalt könnte ich unterstützen! Wollen Sie bitte einmal auf dem Anwaltsstuhl Platz nehmen und mir sagen, was Ihr Mandant wirklich braucht?‹ Der Patient setzt sich auf den Anwaltsstuhl und berichtet: ›In diesem Jahr (es ist jetzt Anfang November) hatte ich erst fünf Tage Ferien gehabt. Eigentlich bräuchte ich dringend Urlaub!‹ Therapeutin […]: ›Könnten Sie Ihren Mandanten bei der Durchsetzung des gesetzlich garantierten Rechts auf Urlaub unterstützen?‹ Patient als Anwalt: ›Ich kann es versuchen.‹ Als Therapeutin stelle ich einen zusätzlichen Stuhl für den Chef auf. Dieser wird vom Patienten als jung, selbstbewusst und dynamisch beschrieben. Der Patient bringt in der Rolle des Anwaltes sein Anliegen vor: ›Ich möchte zwei Wochen Urlaub beantragen.‹ Der Patient wechselt auf meine Anweisung hin in die Rolle seines Chefs und […] antwortet […]: ›Sie müssen aber erst noch den neuen Kollegen einarbeiten.‹ Es erfolgt wieder ein Rollentausch. Patient: ›Das müssen andere übernehmen, ich fühle mich ausgelaugt und fürchte, krank zu werden. Ich brauche dringend Erholung, damit ich meinen Job auch gut schaffen kann.‹ Im weiteren Spiel genehmigt ›der Chef‹ den Urlaub. Zwei Wochen später kommt der Patient wieder und hat […] einen Flug nach Gran Canaria gebucht. Er berichtet, dass es ihn sehr gestärkt habe, ›einen Anwalt an seiner Seite‹ zu haben. Er konnte dem Chef gut klarmachen, dass er dringend Urlaub brauche. Wir arbeiten wieder zwanzig Minuten lang psychodramatisch und erkunden mithilfe der Tischbühne, von welchen Arbeiten er dringend entlastet werden möchte und was mit den Überstunden werden soll. Kurz vor Weihnachten habe ich den Patienten wiedergesehen. In seinem Urlaub seien die Arbeitsgebiete neu verteilt worden. Er sei jetzt nur noch im Außendienst und damit völlig zufrieden. […] Er könne seine Arbeit gut schaffen.« Die Therapeutin hat in dieser Therapie die Erschöpfungssymptome des Patienten als Ausdruck des aktuellen Arbeitsplatzkonflikts verstanden. Sie hat den Konflikt als Beziehungskonflikt zwischen dem Patienten und seinem Arbeitgeber definiert. Sie hat den Patienten diesen Konflikt fiktiv als psychodramatischen Dialog austragen lassen und stellte ihm dabei mit der Figur des »persönlichen Anwalts« einen inneren fiktiven Doppelgänger an die Seite. Der »Anwalt« half ihm, die Aktualisierung seines Selbst in dem Konflikt mit dem Chef zu verbessern.

8.4 Die Therapie von Depressionen infolge neurotischer Konflikte

Patientinnen oder Patienten mit einer neurotischen Depression (ICD-10 F34.-, F32. oder F33.-) haben *in ihrer Kindheit* gelernt, sich in Konflikten mit Bezugspersonen an deren Wünsche anzupassen. Sie machen sich deren Rückmeldungen zu eigen und unterdrücken ihre eigenen Gefühle und Bedürfnisse. Die Anpassung und die Blockade der Aktualisierung ihres Selbst waren in den Beziehungen *in der Kindheit* eine *angemessene* Lösung. Die Patienten praktizieren diese Lösung aber automatisch *auch noch in den Beziehungen in der Gegenwart.* Sie erleben in Konflikten ihre eigenen Gefühle und Bedürfnisse als unangemessen oder »falsch«. Sie wehren ab durch Identifikation mit dem Angreifer.

> **Wichtige Definition**
> Anna Freud (1984, S. 88) verstand die von ihr so genannte Abwehr durch »Identifizierung mit dem Angreifer« als *Kombination der Abwehr durch Introjektion und der Abwehr durch Projektion.*

Bei einer *Abwehr durch Introjektion* (Ferenczi, 1970, S. 100) ist das innere Repräsentieren des Beziehungskonflikts beeinträchtigt. Die Patientin des Fallbeispiels 57 (siehe unten) fühlte, dass in der Beziehung zu ihrem Ehemann etwas nicht stimmte. Ihr Ehemann entwertete sie aber, wenn sie das ansprach. Er schimpfte dann: »Du spinnst. Immer dieses emotionale Gerede!« Die Patientin machte sich diese Zuschreibung ihres Mannes durch Abwehr durch Introjektion *ungeprüft* zu eigen und dachte: »Ich spinne. Ich habe zu viel Emotionen.« Sie folgerte: »*Ich* fühle mich unwohl. Also bin ich ein problematischer Mensch.« Sie dachte nicht: »Ich fühle mich unwohl, weil *in der Beziehung* zu meinem Mann etwas nicht stimmt. *Wir* haben ein Problem miteinander.« Aus dem Beziehungskonflikt wurde bei ihr so ein Selbstbildkonflikt. Sie saß gleichsam in der Falle: Sie litt unter einem Beziehungskonflikt. Aber ihre Abwehr durch Introjektion blockierte bei ihr alle Möglichkeiten, den Konflikt zu lösen.

Bei einer *Abwehr durch Projektion* ist in der Beziehung die innere Realitätsprüfung blockiert. Die Patientin des Fallbeispiels 57 blendete das dominante und entwertende Verhalten ihres Konfliktpartners aus ihrer Wahrnehmung aus, projizierte ihr eigenes Leidensgefühl auf ihn und entschuldigte den Ehemann unangemessen: »Er leidet unter meinem *unnormalen* Bedürfnis zu reden. *Deshalb* muss er so reagieren.« Die Patientin passte sich blind an ihren Ehemann an, ohne zu wissen, an wen sie sich in der Ehebeziehung anpasste. Sie prüfte nicht, wer ihr Mann in der Beziehung war und warum er sie so entwertete: War er durch Traumatisierung unfähig zu lieben? Hatte er eine Geliebte?

Bei der Fixierung in die Abwehr durch Identifizierung mit dem Angreifer hängt die innere Konfliktverarbeitung des Betroffenen fest im *Zustand des inneren Rollentauschs.* Anna Freud (1984, S. 92) definiert die Abwehr durch Identifizierung mit dem Angreifer als *unbewussten »Austausch zwischen Angreifer und Angegriffenem«.* Der Hase schießt gleichsam auf den Jäger. Die Patientin glaubte, *sie wäre aggressiv,* wenn sie mit ihrem Mann reden will, und dass *ihr Mann leidet.* Eigentlich *litt aber sie selbst* unter ihrem Mann und *ihr Mann war aggressiv.* Ein Patient, der abwehrt durch Identifizierung mit dem Angreifer, dekompensiert in eine Depression bei folgenden Auslösern:

1. Der Anpassungsdruck erhöht sich in einer Versagungssituation noch weiter. 2. Die äußeren Gratifikationen für eine unter Mühen vollzogene gewohnheitsmäßige Anpassung bleiben aus, zum Beispiel die Gratifikationen für eine gewohnheitsmäßige Gefügigkeit oder eine Helferhaltung. Das war der Fall bei der Patientin des Fallbeispiels 57.

3. Der Patient wird sich in einer Versuchungssituation neu der Freudlosigkeit seines Lebens bewusst, meint aber, daran nichts ändern zu können oder nichts ändern zu dürfen.

Fallbeispiel 57 (Krüger, 2003, S. 95 ff., gekürzt): *Die 49-jährige Frau C. hatte als Kind »nie etwas Verbotenes gemacht«. Sie lernte ihren Ehemann schon mit sechzehn Jahren kennen. Sie fühlte sich zu ihm emotional hingezogen, weil er zuverlässig war. In der knapp dreißigjährigen Ehe entfernte sich das Paar aber zunehmend voneinander. Der Ehemann kaufte sich ein Motorrad, fuhr damit durch die USA und wollte mit ihr zelten. Das mochte die Patientin nicht mitmachen. Zuletzt konnte sie das auch nicht mehr aufgrund von Rückenbeschwerden. Frau C. merkte zunehmend, dass in der Beziehung etwas nicht stimmte. Aber der Ehemann »wollte nicht reden«. Eines Tages trennte sich ihr Mann plötzlich von ihr und teilte ihr mit: »Ich will dieses Leben so nicht führen!« Die Patientin war völlig schockiert. Sie brach psychisch und physisch zusammen und reagierte mit einer massiven, länger dauernden Depression und Suizidfantasien (ICD-10 F32.2). Sie wurde nervenärztlich medikamentös behandelt. Frau C. hatte ihrem Ehemann vor der Trennung »immer seine Freiheiten gelassen«, um Streit zu vermeiden: »Er durfte alles und ich durfte nichts!« Sie hatte sich ihm zunehmend gefügt und seine Entwertungen ihrer Person in ihr Selbstbild übernommen. Das hatte den Bruch in der Beziehung aber nicht verhindert. Eine Kur stabilisierte die Patientin ein wenig. In der anschließenden ambulanten Psychotherapie weinte die etwas füllige kluge Frau immer wieder sofort, wenn sie das Thema »Ehemann« ansprach* (Fortsetzungen in Kap. 8.4.2).

Übung 15
Versuchen Sie als Leserin oder Leser einmal *selbst, mithilfe der Abwehr durch Introjektion* depressiv zu werden: Denken Sie innerlich an einen Beziehungskonflikt, den Sie inzwischen schon gelöst haben. Spielen Sie in einem psychodramatischen Dialog mit Rollentausch (siehe Kap. 2.2) die Auseinandersetzung mit Ihrem Konfliktgegner oder Ihrer Konfliktgegnerin fiktiv nach. Passen Sie sich dabei aber bitte völlig an die Erwartungen Ihres früheren »Konfliktpartners« an: Denken Sie bitte innerlich, dass Ihr Gegner »natürlich« *nicht anders* fühlen, denken und handeln *kann* und dass er unter Ihrem Protest leiden würde. Machen Sie die Erklärungsmuster, mit denen er sein Handeln Ihnen gegenüber begründet, zu Ihren eigenen. Blenden Sie aus Ihrer Wahrnehmung die Verhaltensweisen Ihres »Konfliktpartners« aus, die bei Ihnen Aggressionen auslösen. Überlegen Sie, wie Sie die Störung in der Beziehung beseitigen können, »*ohne* Ihrem Konfliktpartner wehzutun«. Sie werden merken, Sie werden depressiv.

8.4.1 Das Grundprinzip der psychodramatischen Therapie von Menschen mit neurotischer Depression

Zentraler Gedanke
Die wichtigste therapeutische Interventionstechnik in der Psychodramatherapie von Menschen mit einer neurotischen Depression ist der psychodramatische Dialog mit Rollentausch. Denn der Rollentausch befreit die innere Konfliktverarbeitung des Patienten aus ihrer Fixierung in die Abwehr durch Identifizierung mit dem Angreifer. Der äußere Rollentausch kehrt den *unbewussten* inneren »Austausch zwischen Angreifer und Angegriffenem« (Anna Freud (1984, S. 92) um. Der Hase, der glaubt, auf den Jäger zu schießen, wird durch den Rollentausch wieder zum Hasen, der Jäger wird wieder zum Jäger. Der Hase glaubt nicht mehr, dass *er* der Aggressive ist.

Moreno hat bei seiner Entwicklung der Psychodramatherapie ab 1936 in seinem Sanatorium zunächst »nur« mit Rollenspielen gearbeitet (siehe Kap. 6.9.1). Er kannte den direkten Rollentausch zwischen dem Patienten und einem Hilfs-Ich, das den Konfliktgegner spielt, zunächst noch nicht (Moreno, 1945b, S. 11 ff.; 1985, S. 185 ff.; 1959, S. 221 ff.). Er hat den *Rollentausch* im protagonistzentrierten Spiel in seinen mir zugänglichen Schriften *erstmals* im Jahr 1959 erwähnt (Moreno, 1959, S. 248 ff.). Damals berichtete er über eine von Robert Drews (Group Psychotherapy VI, 1952, zitiert nach Moreno, 1959, S. 248) beschriebene Behandlung, die 1946 erfolgt war.

Fallbeispiel 58: *Der Therapeut heilte in nur drei Therapiesitzungen einen Patienten, Herrn Rath. Dieser hatte seit fünfzehn Monaten an einem Schreibkrampf gelitten und war dadurch arbeitsunfähig gewesen. Drei Finger der Schreibhand des Patienten, »der Mittel-, Ring und Kleinfinger waren in verschiedenen Stellungen gekrümmt«. Dadurch war der Patient als Gerichtsberichterstatter in seiner Arbeit behindert, und sein Einkommen war unzureichend geworden. Herr Rath erzählte dem Therapeuten in der ersten Therapiestunde von einem Beziehungskonflikt mit seinem Vorgesetzten, einem Richter. Er hatte dem Richter, wenn der durch seine Alkoholsucht vor Gericht auffällig wurde, zunächst oft kollegial geholfen. Der Richter habe den Patienten aber zunehmend verachtet und dann sogar die Freundschaft beendet. Der Patient hatte bis zu dem therapeutischen Erstgespräch »seine Gefühle weder dem Richter noch irgendeinem anderen gegenüber« gezeigt. In der ersten Therapiesitzung ließ der Therapeut ihn die Rolle des Richters übernehmen. Der Therapeut spielte selbst die Rolle des Patienten, ahmte diesen bei seiner Schreibarbeit nach und gab sich unterwürfig und bescheiden. Unausgesprochen spiegelte er dadurch den Patienten. In der Rolle des Richters war Herr Rath zuerst humorvoll und witzig, dann aber zunehmend gespannt, wütend und feindselig. Schließlich wurde er rot vor Wut, tobte und beschimpfte den vom Therapeuten gespielten Herrn Rath. Dieser wisse zuviel. Das würde reichen, um ihn, den Richter, an den Galgen zu bringen. Der Therapeut und der Patient tauschten die Rollen. Der Therapeut selbst übernahm jetzt die Rolle des Richters. Der Patient begann in seiner eigenen Rolle, »den Richter [...] in zusammenhängender, profaner und verletzender Sprache anzugreifen. Er ging dabei mit raschen Schritten im Zimmer umher, schwitzte, fluchte. [...] Er ballte spontan seine rechte Faust mit den verkrampften Fingern und schlug mit solcher Kraft auf den Tisch, dass die Glasplatte krachte. Ungefähr fünf Minuten nach der Entlastung [...] fing er an zu weinen und brüllte, dass er solch ein verdammter Feigling gewesen war, als er diese miserable Komödie so lange ertrug [...] Anschließend setzte er sich [...] und weinte still vor sich hin. [...] Danach stand der Patient wieder auf und bemerkte, dass seine ›gelähmten‹ Finger frei waren, beweglich und entspannt. Entzückt rief er aus: ›Mein Gott, ich bin geheilt!‹« Er rief seine Frau an. Eine katamnestische Befragung 1952, also sieben Jahre nach der Behandlung, ergab, dass »seine Hand in perfekter Verfassung« war. Seine Beziehung zu dem Richter hatte sich geändert. Der Patient war auf dessen Empfehlung hin in eine juristische Firma aufgenommen worden und war »jetzt erfolgreicher Chef eines Stabes von Gerichtsberichterstattern«. Bemerkenswert an diesem Fallbeispiel ist, dass es für den Behandlungserfolg nicht erforderlich war, analoge Erlebnisse des Patienten in seiner Kindheit aufzuarbeiten: Es gab bei dem Patienten »keine psychogenetische Durchdringung seiner Lebenserfahrung außerhalb der Patient-Richter-Beziehung«.*

In diesem Fallbeispiel war der Patient fixiert gewesen in die Abwehr durch Identifizierung mit dem Angreifer, also in die Abwehr durch Introjektion und Projektion (A. Freud, 1984, S. 88). Er hatte sich durch *Abwehr durch Introjektion* mit der Angst und dem Hass des Richters identifiziert. Er hatte sich dadurch selbst gehasst und am Austragen des Konflikts gehindert. Er hatte zusätzlich seine *eigene* Ablehnung des Richters auf den Richter *projiziert.* Er hatte dadurch unbewusst allein die Verantwortung für den Beziehungskonflikt übernommen.

Die Therapie war erfolgreich, weil der Patient im Rollentausch seine Abwehr durch Introjektion und Projektion auflöste. Der Patient verstand sein starres Selbstbild »Ich bin eine unfähige Arbeitskraft« innerlich neu als Ergebnis des Beziehungskonflikts mit dem Richter. Er nahm im Als-ob-Modus des Spiels im Rollentausch aus der Rolle des Richters heraus sein eigenes Verhalten als gefügig und »feige« wahr. Das passte nicht zu seinem eigenen Selbstverständnis. Er wurde auf sich selbst wütend. Er ließ seinen vorher verdrängten Zorn auf den Richter zu und lebte diesen *in seiner eigenen Rolle* kathartisch aus. Er verbesserte auf diese Weise im Als-ob-Modus des Spiels die Aktualisierung seines Selbst in seinem inneren Beziehungsbild. Das löste seine Abwehr durch Introjektion auf. Sein Schreibkrampf verschwand. Der Patient merkte darüber hinaus in der Rolle des Richters, dass dieser ihn nur deshalb hasste, weil dieser *Angst* vor ihm hatte. Die Distanzierung des Richters war also keine Ablehnung, sondern *ein Selbstschutz* gewesen. Diese Erkenntnis löste seine Abwehr durch Projektion auf. Durch das psychodramatische Spiel entwickelte der Patient eine neue Hypothese für die Frage nach Ursache und Wirkung in dem Beziehungskonflikt. Seine Abwehr durch Identifizierung mit dem Angreifer löste sich auf. Er wurde dadurch in der Beziehung spontan im Sinne von Moreno (1974, S. 13). Er nahm den Richter in der Begegnung im realen Alltag anders wahr. Er verhielt sich deshalb in der alten Situation auch neu und trat dem Richter gegenüber mutiger auf. Das führte dazu, dass der Richter ihn wieder achtete oder zumindest mehr fürchtete. In der Folge förderte der Richter sogar die Karriere des Patienten.

Zentraler Gedanke

Depressiv *neurotische* Patienten haben in einem Beziehungskonflikt durch ihre Abwehr durch Introjektion und Projektion ein relativ starres Bild von sich selbst und von ihrem Beziehungspartner. Der Patient entdeckt im *wiederholten äußeren Rollentausch in der Rolle des Konfliktpartners* aber dessen spezielle Art des Mentalisierens. Er mentalisiert in dessen Rolle potenziell *frei* von eigenen Voramnahmen und erweitert so sein inneres Bild des anderen. Er löst dadurch die Starrheit seines Objektbildes und eine eventuell vorhandene Abwehr durch

Projektion auf. Er lässt als Folge davon automatisch das Negative weg. Er wird frei, sich in der Begegnung mit seinem Konfliktpartner *im realen Alltag neu* zu orientieren. Er kann in der realen Begegnung *auch innerlich* frei die Rollen tauschen. Er kann innerlich *im Als-ob-Modus denken,* wie der Konfliktpartner handeln *würde,* wenn er selbst in einer bestimmten Weise handelt. Er wählt deshalb in der aktuellen Situation *frei,* ob er die unerwünschte Reaktion des Konfliktpartners vermeiden will oder ob er die negative Reaktion des anderen in Kauf nehmen will. Er handelt dadurch in seinem Beziehungskonflikt ganz von allein realitätsangemessener. Er wird selbstbewusster und expansiver.

8.4.2 Die sechs Schritte des psychodramatischen Dialogs bei einer neurotischen Depression

Patienten mit einer *neurotischen Depression* haben *in der Kindheit* gelernt, sich an ihre Bezugspersonen anzupassen, sich mit den Erwartungen der wichtigen Bezugspersonen zu identifizieren und *eigene* Wünsche und Bedürfnisse *nicht* wahrzunehmen. Sie wurden dadurch in neurotische Lösungsmuster fixiert. Sie wehren hauptsächlich ab durch Identifizierung mit dem Angreifer. Die Identifizierung mit dem Angreifer ist eine Kombination aus der Abwehr durch Introjektion und Projektion (Anna Freud, 1984, S. 88).

Zentraler Gedanke

Die Abwehr durch Introjektion und Projektion blockiert auch die Interaktion *in den inneren Beziehungsbildern* der Patienten. Das Selbstbild und das Objektbild in ihren Beziehungskonflikten sind dadurch festgelegt. Sie verändern sich *nicht in einer neuen* Situation. Der Patient nimmt seinen Konfliktpartner dann so wahr, wie sein durch Abwehr blockiertes inneres Beziehungsbild es vorgibt. Der Patient denkt also im Äquivalenzmodus. Die Therapeutin muss dem Patienten deshalb helfen, *die Interaktion in seinem inneren Beziehungsbild* mithilfe der Psychodramatechniken *im Als-ob-Modus des Spiels* (siehe Kap. 2.4) aus ihrer Blockade durch Abwehr zu befreien (siehe Kap. 2.2, 2.6 und 2.11). Der Patient lernt auf diese Weise, die Interaktion in seinem inneren Beziehungsbild im Als-ob-Modus *frei von Abwehr* zu denken (siehe Kap. 2.4). Das hilft ihm, sich dann auch im realen Alltag in einer alten Situation neu oder in einer neuen Situation angemessen zu verhalten (Moreno, 1974, S. 13).

Die Therapeutin löst die Abwehr durch Introjektion und Projektion in dem inneren Beziehungsbild störungsspezifisch auf mithilfe des psychodramatischen Dialogs. Die zentralen Psychodramatechniken sind dabei die Doppelgängertechnik, das Rollenspiel und der Rollentausch (siehe Abb. 2). Der psychodramatische Dialog befreit die innere Realitätskonstruktion und Kausalitätskonstruktion aus ihrer Blockade durch Abwehr (siehe Abb. 2 und Kap. 2.2 und 2.4). Er verwirklicht mit seinen verschiedenen Schritten die *natürliche innere* Konfliktverarbeitung des Patienten und führt sie über die vorher bestehende innere Realität hinaus zu Ende (siehe Kap. 2.2 und 2.3). Je stärker depressive Patienten in die Abwehr durch Introjektion und Projektion fixiert sind, desto mehr brauchen sie aber die Hilfe der Therapeutin oder der Gruppenmitglieder (siehe Kap. 8.4.5). Deshalb dient der psychodramatische Dialog auch der Diagnostik.

Bei der Arbeit mit dem psychodramatischen Dialog gibt es *sechs aufeinander aufbauenden Schritte:*

1. Die Therapeutin aktualisiert bei einem Selbstverlust des Patienten sein Selbst, indem sie als Doppelgängerin stellvertretend sein Selbst in seinem inneren Beziehungsbild im Spiel verwirklicht.
2. Der Patient *spielt eine Erinnerung* an eine konflikthafte Auseinandersetzung *nach.*
3. Der Patient geht im psychodramatischen Dialog mit Rollentausch in seinem inneren Beziehungsbild *aus eigenem Willen einen Schritt über die bisherige Realität hinaus* und verhält sich expansiver.
4. Die Therapeutin und der Patient besprechen das psychodramatische Spiel nach. Sie benutzen dabei unter anderem das fokale Rollenfeedback.
5. Die Therapeutin *mentalisiert stellvertretend.* Sie fragt den Patienten: »Darf ich in ihrer Rolle im Spiel einmal etwas anderes probieren?« Die Therapeutin spricht als Doppelgängerin *in der Rolle des Patienten aus,* was sie in der Interaktion mit seinem Konfliktgegner *denkt und fühlt.* Der Protagonist tauscht dabei in die Rolle seines Konfliktpartners.
6. Die Therapeutin *führt stellvertretend* mit dem »Konfliktpartner« des Patienten *Vertragsverhandlungen.* Sie versucht, in dem inneren Beziehungsbild des Patienten *als Doppelgängerin* stellvertretend ein angemesseneres Gleichgewicht zwischen Geben und Nehmen auszuhandeln und so die Beziehung *systemisch gerecht* umzugestalten.

Die Indikation der einzelnen Schritte des psychodramatischen Dialogs ist abhängig von dem therapeutischen Ziel in der aktuellen Therapiesitzung. Die Therapeutin wendet die sechs Schritte des psychodramatischen Dialogs nicht *alle in einer Sitzung* an. Sie muss auch *nicht* eine bestimmte Reihenfolge der sechs Schritte einhalten.

Zu 1. *Doppelgängertechnik bei Selbstverlust.* Manche Patienten lassen sich durch einen dominanten Beziehungspartner schädigen. Sie nehmen in Identifikation mit dem Angreifer die Zuschreibungen dieser Person in ihr Selbstbild auf. Sie verlieren dann die Beziehung zu sich selbst. Die Patientin des Fallbeispiels 57 zum Beispiel dachte in ihrem Ehekonflikt: »Ich bin zu emotional. Ich mache meinem Mann nur Probleme!« Sie nahm ihren Mann als jemanden wahr, der unter ihr litt. Ihre Selbstaktualisierung in ihrem Ehekonflikt war blockiert. Das zeigte sich unter anderem auch daran, dass sie sofort in Panik geriet, als sie am Beginn des psychodramatischen Dialogs ihrem »Ehemann« gegenübertrat.

Fallbeispiel 57 (1. Fortsetzung, siehe Kap. 8.4): *Frau C. entscheidet sich in der Therapie zur psychodramatischen Bearbeitung ihres Ehekonflikts. Als sie dabei ihre eigene Rolle gegenüber ihrem »Ehemann« auf dem leeren Stuhl übernimmt, beginnt sie, hilflos zu weinen. Der Therapeut bittet sie, in die Rolle des Ehemannes zu wechseln. Er selbst übernimmt die Rolle der Patientin. Er nimmt ihre Körperhaltung ein. Er verbalisiert für sie stellvertretend ihre Gefühle und Gedanken ihrem Mann gegenüber. Er hält sich dabei inhaltlich an die Angaben, die Frau C. vorher im therapeutischen Gespräch gemacht hatte: »Ich kann so nicht leben. Ich weiß nichts von dir. Ich vertraue auf dein Versprechen. Aber wenn ich in Not bin, bist du nicht erreichbar. Ich bin enttäuscht, wahnsinnig enttäuscht!« Der Therapeut drückt dabei in seiner Gestik, seiner Mimik und seiner Haltung die innere Verzweiflung der Patientin aus. Frau C. ist zwar in die Rolle des Ehemannes gewechselt. Sie bleibt aber eigentlich sie selbst: »Jetzt würde mein Mann schon aus dem Zimmer gehen. Er sagt immer, ich soll nicht so emotional sein!« Der Therapeut will nichts erzwingen. Er bricht deshalb das Spiel ab und geht in die Nachbesprechung über: »Ich habe in Ihrer Rolle gemerkt, dass in meinem Bauch von ganz tief unten eine elementare Wut aufsteigt. Ich habe richtig Angst vor dieser Wut bekommen und war davon aber auch fasziniert.« Frau C.: »Mir wird übel!« Der Therapeut deutet diese psychosomatische Reaktion als Ausdruck des Beziehungskonflikts: »Das ist so, als hätten Sie von Ihrem Mann einen vergifteten Apfel bekommen und davon einen Bissen geschluckt, ähnlich wie Schneewittchen von ihrer Stiefmutter.«*

In der Nachbesprechung erkunden der Therapeut und die Patientin zusammen, wie es zu dem Ehekonflikt kam: Was hatte die Patientin in dem Konflikt bisher mit ihrem Ehemann erlebt? Was sieht sie selbst im Nachhinein als Ursache für den Konflikt an? Der Therapeut zeigt während der Nachbesprechung immer wieder auf den Stuhl der Selbstrepräsentanz der Patientin auf der Bühne oder bei Bedarf auch auf den Stuhl ihres Ehemannes. Er unterstützt sie im Verbalisieren ihrer Gefühle (Fortsetzung unten).

Der Therapeut sprach in der Rolle der Patientin *als ihr Doppelgänger* anders als die gehemmte Patientin *frei und spontan* aus, was er *in ihrer Rolle* fühlte und dachte. Er stellte dabei in der Beziehung *stellvertretend* die Position der Patientin gegenüber ihrem »Ehemann« wieder her. Die Patientin nahm aus der Gegenrolle heraus das Denken und Fühlen des Therapeuten *in ihrer Rolle* empathisch in *ihr eigenes* Denken und Fühlen auf. Sie spürte dadurch neu ihr Selbst in ihrem Konflikt. Depressiv neurotische Patienten sind meistens tief berührt, wenn der Therapeut ihre Position in ihrem Beziehungskonflikt verwirklicht. Sie staunen, dass ein anderer Mensch ihr Leidensgefühl so gut nachempfinden und so einfach in Worte fassen kann (siehe Fallbeispiele 7 und 11).

2. *Das Nachspielen einer Erinnerung.* Beim Nachspielen einer Erinnerung zeigt die Patientin im Als-ob-Modus des Spiels in ihrer eigenen Rolle *ihr eigenes* Verhalten, Denken und Fühlen in einer Auseinandersetzung mit ihrem Konfliktgegner. Sie spielt dabei *im wiederholten Rollentausch* auch das jeweilige Handeln ihres Konfliktgegners nach. Die Patientin und der Therapeut vollziehen auf diese Weise zusammen die *Realitätskonstruktion* der Patientin in ihrem inneren Beziehungsbild nach und erweitern sie. Im Einzelsetting ersetzt die Therapeutin das Nachspielen des Konflikts oft durch das *psychodramatische Gespräch* (siehe Kap. 1 und Abb. 1). Das Nachspielen ist *speziell indiziert,* wenn es darum geht, diagnostisch die *realen Interaktionen* der Patientin und ihres Konfliktgegners in einer Auseinandersetzung zu erfassen.

3. *Die Patientin verhält sich im psychodramatischen Dialog aus eigenem Willen expansiver.* Der Therapeut fordert die Patientin auf, im psychodramatischen Dialog in der Auseinandersetzung mit ihrem Konfliktgegner *einen Schritt über die bisherige Realität hinauszugehen* und *sich expansiver zu verhalten:* »Wollen Sie das Ihrem Ehemann hier im Rollenspiel einmal sagen? – Es geht nicht darum, dass Sie das ihm gegenüber im Alltag *real tun!* Das Spiel hier ist rein fiktiv. Es soll nur Ihr inneres Nachdenken erweitern. – Es geht auch nicht darum, Ihrem Ehemann Schuld zuzuweisen! Es gibt die *subjektive* Wahrheit und die Notwendigkeiten Ihres Ehemannes. Es gibt aber auch Ihre *eigene* subjektive Wahrheit und Ihre eigenen Notwendigkeiten. Sie fühlen sich von ihm verraten! Sagen Sie Ihrem Ehemann *Ihre persönliche* Wahrheit hier jetzt rein fiktiv!« Das Ziel dieser Aufforderung ist nicht, dass die Patientin ein neues Verhalten *einübt.* Die Patientin soll »nur« *im Als-ob-Modus des Spiels* ihre eigenen Gefühle und Wünsche in ihr Konfliktbild integrieren. Sie löst dadurch *in ihrem inneren Beziehungsbild* die Abwehr durch Introjektion auf.

Dabei tritt die Patientin *im Rollentausch* auch in das Mentalisieren ihres Konfliktpartners ein, in sein Fühlen, Denken und Handeln, in seine innere Welt und in seine Lebensgeschichte. Sie erkundet, wie ihr »Ehemann« auf ihr *expansiveres* Verhalten wohl reagieren *würde*. Sie differenziert und erweitert so im Rollentausch auch *ihr inneres Bild ihres Konfliktpartners* und befreit es aus seiner Fixierung durch Projektion. Die Protagonistin erkennt in der Rolle ihres Konfliktpartners die *hinter seinem zurückweisenden Verhalten* stehenden Motivationen, seine inneren Notwendigkeiten und seine Verletzlichkeiten. Das ermöglicht ihr zum Beispiel, zu unterscheiden, ob ihr »Konfliktpartner« sie zurückweist, weil er sie innerlich *ablehnt*, oder ob er das »nur« macht, weil er *sich selbst schützen muss* (siehe Fallbeispiel 1 in Kap. 2.3). Wenn die Patientin im Rollentausch die *innere Realität ihres Konfliktpartners* erkundet, mentalisiert sie in seiner Rolle frei und löst so ihr starres Bild ihres Konfliktpartners und eventuell vorhandene Projektionen auf. Sie sieht ihren Konfliktpartner dann *im realen Alltag* mit anderen Augen und verändert *ganz von allein* ihr Verhalten ihrem Konfliktpartner gegenüber. Die Patientin bringt im dritten Schritt des psychodramatischen Dialogs ihre Konfliktverarbeitung allerdings nur so weit voran, wie ihre Abwehr und ihre Über-Ich-Verbote das zulassen. Bei einer zu großen Gehemmtheit der Patientin setzt der Therapeut deshalb auch den 5. und 6. Schritt des psychodramatischen Dialogs ein (siehe unten). In der Gruppentherapie übernimmt ein Hilfs-Ich im Spiel die jeweilige Gegenrolle. Das *Mitspielen der Therapeutin* in der Einzeltherapie wird im Kapitel 8.4.4 ausführlich beschrieben.

Zentraler Gedanke

Rollentheoretisch orientierte Psychodramatherapeutinnen und Psychodramatherapeuten nutzen die therapeutische Wirkung des Rollentauschs *nicht* voll aus. Denn sie zentrieren ihre Aufmerksamkeit im Spiel hauptsächlich auf die *Rollenentwicklung der Patientin in ihrer eigenen Rolle, also auf die Rolle ihrer Selbstrepräsentanz* (siehe Kap. 2.11). Sie befreien nicht gezielt den im Konflikt blockierten *inneren* Rollentausch durch den *äußeren* psychodramatischen Rollentausch aus seiner Blockade. Die Patientin lernt nicht, im Rollentausch das Denken, Fühlen und Wollen ihres »Konfliktpartners« spielerisch selbst zu erkunden und so eine eventuell vorhandene Abwehr durch Projektion aufzulösen.

Fallbeispiel 57 (2. Fortsetzung): *Frau C. übernimmt im psychodramatischen Dialog mit ihrem Ehemann erstmals auch ihre eigene Rolle. Der Therapeut geht als Hilfs-Ich in die Rolle ihres Ehemannes und beschimpft Frau C. entsprechend ihren Vorgaben: »Du spinnst! Immer dieses emotionale Gerede!« Frau C. antwortet und lenkt das Gespräch auf ihren gemeinsamen Sohn Walter: »Dass du, wenn du mit ihm telefonierst, ihn nicht einmal fragst, wie es ihm geht!« Frau C. antwortet im Rollentausch in der Rolle ihres Mannes: »Walter will ja gar nicht mehr mit mir reden. Du erziehst* *ihn doch. Das ist dein Einfluss!« Wieder zurück in ihrer eigenen Rolle verteidigt sich Frau C. dem Mann gegenüber verzweifelt: »Ich habe versucht, Walter zu beeinflussen, dass er dich anruft. Aber er wollte nicht. Jetzt halte ich mich da heraus!« Der Therapeut wechselt in die Rolle von Frau C. und wiederholt ihre Aussagen. Die Protagonistin bleibt in der Rolle ihres Ehemannes starr: »Das ist dein Einfluss, das ist deine Erziehung!« Der Therapeut erkennt: Anders als bei anderen Patienten scheint der Ehemann von Frau C. nicht oder nicht mehr bereit zu sein, an der Beziehung zu arbeiten* (Fortsetzung unten).

Der Therapeut kann im Einzelsetting eine *Kurzform des psychodramatischen Dialogs* mit Rollentausch anwenden. Er hilft der Patientin, im Therapiezimmer die zwölf Schritte der psychodramatischen Selbstsupervision (siehe Kap. 2.3) angemessen zu praktizieren. Diese Methode umfasst den 3. und 4. Schritt des psychodramatischen Dialogs. Sie dauert nur 15–20 Minuten.

4. *Zwischenbesprechung:* Die Patientin hat *im psychodramatischen Spiel* in ihrem Konflikt die Werkzeuge ihres Mentalisierens *frei* angewandt. Das verändert potenziell ihr inneres Selbstbild und ihr Objektbild im Konflikt. Der Therapeut prüft im *fokalen Rollenfeedback,* ob das Spiel ihr inneres Selbstbild und Objektbild *geändert* hat. Er stellt dazu gezielt zwei Fragen: »Haben Sie hier im Spiel in der Rolle Ihres Konfliktpartners oder in Ihrer eigenen Rolle etwas erlebt, was für Sie *neu* war? Oder ist für Sie etwas im Spiel *deutlicher geworden?*« Die Patientin teilt ihre im Spiel erarbeiteten *neuen* Erfahrungen mit und schreibt sich ihre Antworten auf die Fragen auf (siehe Kap. 2.3). Sie integriert die neuen Erfahrungen so in ihre *Kognitionen.* Auch das Gruppenmitglied oder der Therapeut, der im Spiel die Gegenrolle übernommen hat, gibt Rollenfeedback. Oft bemerkt die Patientin eine neue Erfahrung *nicht selbst.* Der Therapeut macht sie in einem solchen Fall auf die neue Erfahrung aufmerksam. Er erklärt ihr bei Bedarf die Bedeutung, die die neue Erfahrung im Spiel für sie in der Beziehung zu ihrem Konfliktpartner im realen Alltag haben könnte: »Sie haben im Spiel in der Rolle Ihres Ehemannes gemerkt, dass sie nichts fühlen, dass sie nicht erschrecken oder verletzt. Sie dürfen das ernst nehmen! Ihr Ehemann fühlt sich mit Ihnen offenbar nicht mehr verbunden. Der fühlt nichts. Sie werden merken: Diese Wahrnehmung verändert Ihre Beziehung zu Ihrem Ehemann, wenn Sie ihm wieder begegnen.«

Der Therapeut lässt in der Zwischenbesprechung die Stühle für die Selbstrepräsentanz und die Objektrepräsentanz in ihrem Beziehungskonflikt im Therapiezimmer stehen. Er nutzt sie wie im *psychodramatischen Gespräch* (siehe Kap. 1). Die Protagonistin erlebt dadurch die beiden *gegensätzlichen*

Perspektiven und Wahrheiten der Konfliktpartner als *nebeneinander existent.* Sie nimmt den Konflikt zwischen sich und ihrem Konfliktpartner nicht mehr als *individuelles* Problem wahr, sondern als *Beziehungskonflikt.* Der Therapeut stellt sich in der Gesprächssituation *innerlich* immer wieder an die Seite der Patientin und benennt für sie stellvertretend, was er in der Identifikation mit ihr in ihrem Konflikt wahrnimmt. Er kennzeichnet zum Beispiel problematische Handlungsweisen ihres Konfliktpartners mit passenden Begriffen: »Der ist autoritär!« »Der ist feige!«

Fallbeispiel 57 (3. Fortsetzung): *Frau C. meint gleich zu Anfang der Stunde: »Ich weiß nicht, was ich sagen soll. Eigentlich geht es mir inzwischen gut, viel besser als vor einem Jahr. Aber wenn das Gespräch auf meinen Mann kommt, muss ich immer wieder weinen.« Spontan fügt sie hinzu: »Ich habe in der Beziehung zu meinem Mann immer alle Reibungspunkte vermieden, wo es hätte Streit geben können. Ich hatte immer das Gefühl, ich bin nicht normal. Ich habe bei Streitigkeiten immer zu hören gekriegt: ›Du spinnst! Dieses emotionale Gerede!‹ Aber wenn mein Mann selbst schlechte Laune hatte, zum Beispiel vom Büro her, konnte er das raushauen. Ich nicht!« Der Therapeut: »Ihr Mann benimmt sich, finde ich, autoritär wie ein Tyrann. Aber schon Gandhi hat gesagt: ›An der Tyrannei sind nicht die Tyrannen schuld, sondern die Unterdrückten! Denn würden Sie sich nicht unterdrücken lassen, gäbe es keine Tyrannen‹«* (Fortsetzung unten).

Der Therapeut erzählt in der Zwischenbesprechung auch von anderen Patienten, die Ähnliches erlebt haben, und wie diese mit ihren Konflikten umgegangen sind. Auch verdeutlicht er eine vorhandene Ungerechtigkeit in dem Beziehungskonflikt der Patientin mithilfe von analogen symbolischen Bildern aus gesellschaftlichen Bezügen, Märchen und Lebensweisheiten. In der *Gruppe* (siehe Kap. 8.4.5) haben die Sharings der Gruppenteilnehmer eine ähnliche Funktion wie die amplifikatorischen Deutungen des Therapeuten im Einzelsetting. Die Patientin befreit dadurch ihr eigenes inneres Selbstbild aus seiner Fixierung. Sie differenziert und erweitert es und lernt, ihren eigenen Gefühlen und Wahrnehmungen Berechtigung zu geben.

5. *Stellvertretendes Mentalisieren bei einer neurotischen Depression.* Depressiv neurotische Patienten *scheitern* oft dabei, *von sich aus* im 3. Schritt des psychodramatischen Dialogs von ihrem »Konfliktgegner« ein *gerechtes Geben und Nehmen* in der Beziehung einzufordern. Das ist ein Hinweis darauf, dass ihre Abwehr durch Introjektion, Projektion und Identifizierung mit dem Angreifer in ihrem inneren Beziehungsbild *noch nicht ausreichend* aufgelöst ist. Der The-

rapeut identifiziert sich dann meistens *spontan* mit dem unterdrückten Selbst der Patientin in ihrem Konflikt. Er fordert *die Patientin* eventuell *verbal* zu einem expansiveren Verhalten in ihrem Konflikt auf. Ein solcher Vorschlag entwertet die Patientin aber latent. Sie darf nicht so sein, wie sie ist. Therapeutisch fruchtbarer ist es, wenn der Therapeut seinen eigenen inneren Protest *psychodramatisch verwirklicht.* Er übernimmt im 5 und 6. Schritt des psychodramatischen Dialogs *selbst* die Rolle der Patientin im Spiel und integriert seinen Protest *stellvertretend für die Patientin* im Als-ob-Modus des Spiels in ihre Rolle.

Zentraler Gedanke

Depressive Patienten hängen in ihrem Beziehungskonflikt meistens in einem starren Selbstbild und einem starren Objektbild fest. Sie sollen in der Therapie deshalb die Erfahrung machen, dass sie in ihren Beziehungskonflikten das äußere Verhalten ihrer Konfliktpartner im Alltag zum Teil *auch selbst mitsteuern.* Sie können das im psychodramatischen Dialog mit Rollentausch im Als-ob-Modus des Spiels *leiblich-seelisch* erfahren.

Die Patientin erkundet im Rollentausch im Als-ob-Modus des Spiels, ob ihr Konfliktpartner sich ihr gegenüber nur deshalb so autoritär verhält, weil sie sich an ihn anpasst und ihm keinen Widerstand entgegensetzt. Vielleicht gibt der Konfliktpartner ihr aber auch *real keine Chance* zur Mitbestimmung in der Beziehung, weil er Angst vor Nähe oder Lust an der Macht hat (siehe Fallbeispiel 7).

Der Therapeut lebt und verbalisiert beim *stellvertretenden Mentalisieren* dem »Konfliktpartner« gegenüber stellvertretend die Gefühle und Gedanken der Patientin. Er ist offen resigniert und hat Angst, den Konfliktpartner mit seinen Mitteilungen zu verletzen. Der Therapeut und die Patientin prüfen auf diese Weise gemeinsam, ob der »Konfliktgegner« auf das Verbalisieren ihrer Gefühle und Gedanken *empathisch* reagieren *würde.* Das wäre bei einer liebenden oder wertschätzenden Beziehung der Fall. Die Patientin wechselt am Ende des Spiels *nicht wieder zurück* in ihre eigene Rolle. Denn *der Therapeut* soll die Verantwortung dafür tragen, dass er »ihrem Konfliktgegner« so viele Probleme macht. Die Über-Ich-Verbote der Patientin blockieren dann nicht ihre Konfliktverarbeitung im Spiel. Die Patientin fühlt sich *nicht* schuldig: »Es war ja *der Therapeut,* der das gesagt hat, *nicht ich!*«

Fallbeispiel 57 (4. Fortsetzung): *Der Therapeut möchte prüfen, ob die mangelnde Kompromissbereitschaft des Ehemannes von Frau C. durch ihr hilfloses, angepasstes Verhalten mitbedingt ist. Er bittet die Patientin: »Ich würde gern einmal im Spiel in Ihrer*

Rolle Ihrem Ehemann gegenüber etwas anderes versuchen. Spielen Sie dabei bitte die Rolle Ihres Mannes und versuchen Sie, so zu reagieren, wie Ihr Mann reagieren würde!« Der Therapeut geht in die Rolle der Patientin und wendet sich an ihren »Ehemann«: »Du hast dich so verändert: Früher konnte man sich auf dich verlassen. Wir haben geheiratet, ein Haus gebaut und eine Familie gegründet. Auch du hast das gut gefunden! Jetzt kenne ich dich gar nicht mehr! Du willst der Vater sein von Walter und lässt ihn links liegen. Was fühlst du eigentlich dabei?« Frau C. als ihr Ehemann: »Ich denke, dass Walter sich etwas mehr um mich bemühen könnte!« Therapeut: »Nein, ich möchte nicht wissen, was du denkst, ich möchte wissen, was du fühlst!« Frau C. fällt aus der Rolle: »Mein Mann wäre schon längst aus dem Zimmer gegangen!« Der Therapeut: »Sie sind Ihr Mann. Wenn er gehen würde, gehen Sie!« Frau C. erhebt sich von dem Stuhl. Der Therapeut ist in der Rolle von Frau C. enttäuscht und wütend. Er schreit: »Du bist feige! Du bist ein Feigling! Ein Motorradfahrer und so feige! Du haust immer einfach ab, wenn es für dich eng wird!«

In der Nachbesprechung meint Frau C.: »Als mein Mann habe ich gar nichts gefühlt!« Der Therapeut bestätigt: »Als ich vorhin selbst Ihren Mann spielte, ging es mir ähnlich. Das, was Sie sagten, hat mich als Ihr Mann wenig berührt. Ich habe innerlich einen Schild vor mich gehalten und aufgepasst, dass die Vorwürfe von meiner Frau mich nicht treffen. Ich war in Wahrheit mit meinen Gedanken ganz woanders. Ich habe gehofft, dass das Gespräch bald zu Ende ist, weil meine Freundin wartet.« Frau C.: »Eigentlich habe ich mich nach meiner Kur in der psychosomatischen Klinik entschieden: ›Ich will meinen Mann nicht mehr verstehen.‹ Muss ich ihn denn verstehen?« Der Therapeut: »Nein, Sie sollen ihn durch das Spiel in seiner Rolle nicht verstehen lernen! Es geht darum, dass Sie seine innere Wirklichkeit erkennen! Dass Sie wissen, wie er innerlich tickt! Denn wenn Sie sein Denken und sein Fühlen kennen, können Sie sich ihm gegenüber leichter behaupten!« Frau C.: »Früher bin ich einmal hinter ihm hergegangen und habe ihn gefragt, warum er sich eigentlich trennen will.« Der Therapeut: »Ich glaube, Sie wissen eigentlich, warum er weggeht, und brauchen ihn nicht mehr zu fragen, oder? Er hat Angst, seine Freiheit einschränken zu müssen! Er fühlt sich als der Größte. Es ist ihm unangenehm, sich von Ihnen infrage stellen zu lassen. Er ist feige! Es geht darum, dass Sie es wagen, das Kind beim Namen zu nennen, wenigstens vor sich selbst.« Frau C.: »Vielleicht sollte ich ihm wirklich einmal sagen, dass er feige ist!«

6. *Stellvertretende Vertragsverhandlungen.* Wenn die Protagonistin in der Rolle ihres Konfliktgegners auf das veränderte Verhalten der »Patientin« *nicht empathisch reagiert,* geht der Therapeut in der Behandlung der Depression zum 6. Schritt des psychodramatischen Dialogs über, zu den Vertragsverhandlungen. Das macht aber nur Sinn, wenn der Konfliktpartner der Patientin anders als der

Ehemann im Fallbeispiel 57 der Beziehung noch eine Chance gibt. Bei den stellvertretenden Vertragsverhandlungen fordert der Therapeut von dem »Konfliktgegner« in der Beziehung ein *anderes Handeln* ein. Er integriert in sein Spiel in der Rolle der Patientin alle Informationen, die er von ihr hat. *Er braucht nicht schon vor dem Spiel zu wissen, was er in den Verhandlungen fordern will.* Er folgt dabei seiner Intuition. Er hält im Spiel in der Rolle der Patientin bei Bedarf zunächst ein Selbstgespräch, um in ihre Rolle hineinzukommen. Auf diese Weise spürt er leichter, was *die eigentliche Not und der eigentliche Wunsch* der Patientin ist (Krisztina Czáky-Pallavicini, 2014, mündliche Mitteilung). Anschließend spricht er die Forderung gegenüber dem »Konfliktpartner« der Patientin aus. Die Patientin bleibt dabei in der Gegenrolle. Sie soll in der Rolle ihres Konfliktgegners so reagieren, wie sie glaubt, dass dieser reagieren würde.

Der Therapeut prüft in den stellvertretenden Vertragsverhandlungen bei Depressionen, ob der Konfliktgegner der Patientin in der Beziehung zu ihr eventuell eine *systemisch gerechtere* Beziehungsgestaltung zulassen würde. Er erkundet neugierig, ob es in der Beziehung die Möglichkeit gibt, *Geben und Nehmen gerechter zu verteilen:* »Ich will und brauche von dir [...] und bin aber bereit, dir das und das zu geben.« Es geht dabei nicht um eine von Regeln oder Gesetzen bestimmte Gerechtigkeit. *Regelhaft gerecht* wäre zum Beispiel, wenn jedes Gruppenmitglied beim Wandern in seinem Rucksack *gleich viel* Gewicht trägt. Bei der *systemischen Gerechtigkeit* geht es aber um eine *intersubjektive* Gerechtigkeit: Wenn der eine Wanderer 39 Grad Fieber hat, ist es *intersubjektiv gerecht,* wenn der andere ihm etwas von seinem Gepäck abnimmt.

Zentraler Gedanke

Beziehungen gelingen, wenn beide Beziehungspartner versuchen, *dem anderen gerecht zu werden und sich selbst gerecht zu werden* (siehe Kap. 8.4.2). Nur dann werden die Ressourcen *beider* Beziehungspartner voll genutzt. Die intersubjektive, systemische Gerechtigkeit wird schon in der christlichen Bibel als Entwicklungsprinzip für Beziehungen beschrieben. Das Prinzip der systemischen Gerechtigkeit ist in sich emanzipativ. Es hilft, die Stimmen derer, die unterdrückt und ausgeschlossen werden, zu hören und ihre Kraft als Ressource in die Beziehungen und in die gesellschaftlichen Zusammenhänge zu integrieren. Der Rollentausch hilft, dieses systemische Entwicklungsprinzip prozesshaft zu verwirklichen (Krüger, 1997, S. 174).

Der Therapeut erkundet in den stellvertretenden Vertragsverhandlungen zusammen mit der Patientin, ob ihr »Konfliktgegner« den Wunsch der Patientin ernst nehmen würde und zur Not zu einer konkreten Vereinbarung bereit wäre. Er begründet seinen Protest bei Bedarf auch auf dem Hintergrund *allgemein menschlicher* Werte und Normen. Er fordert stellvertretend von dem »Konfliktpartner« der Patientin zum Beispiel »Respekt vor dem anderen« oder »Gerechtigkeit im Geben und Nehmen«. Die Patientin muss ihrem »Konfliktgegner« aus irgendeinem Grund wichtig sein, damit er zu einer gerechteren Lösung im Konflikt bereit ist. Wenn die Patientin in der Rolle ihres »Konfliktgegners« *jeden* Vorschlag der »Patientin« ablehnt, weist das darauf hin, dass sie ihrem Konfliktpartner gleichgültig ist. Die Patientin kann dann ihre Hoffnung auf eine Verbesserung der Beziehung aufgeben. Sie muss sich innerlich von ihrem Konfliktpartner vielleicht sogar verabschieden.

Die probatorischen Vertragsverhandlungen sind unabhängig von der Reaktion des »Konfliktpartners« *in jedem Fall* therapeutisch fruchtbar. Entweder die Patientin erfährt dabei in der Rolle ihres Konfliktpartners, dass in der Beziehung wahrscheinlich *mehr Raum ist,* ihre eigenen Wünsche zu verwirklichen. Die Patientin wird sich dann in der nächsten Begegnung mit ihrem Konfliktpartner im realen Alltag von allein anders verhalten. Sie wird sich diesen Raum automatisch nehmen. Denn sie weiß, dass es nicht an ihrem Beziehungspartner liegt, dass sie sich nicht durchsetzt, sondern an ihr selbst (siehe Fallbeispiel 7). Es kann aber auch sein, dass der »Konfliktpartner« bei den Vertragsverhandlungen konsequent jede *systemisch gerechte* Konfliktlösung ablehnt. Das lässt vermuten, dass die Patientin ihren Konfliktgegner *realistisch* eingeschätzt hatte. Sie war *nicht* in eine Abwehr durch Projektion fixiert. Wenn *auch der Therapeut* bei den stellvertretenden Vertragsverhandlungen mit dem »Konfliktgegner« scheitert, erkennt er *das wahre Ausmaß* und die eigentliche Dramatik des Beziehungskonflikts der Patientin. Die Patientin fühlt sich dadurch in ihrer eigenen Einschätzung der Situation bestätigt. Das stärkt ihr Selbstwertgefühl.

Die stellvertretende Vertragsverhandlung *hilft dem Therapeuten,* sich aus dem empathischen Mitleiden mit der depressiven Patientin und aus einer Gegenübertragungsreaktion zu befreien. Empathie allein ist auf Dauer therapeutisch wenig hilfreich. Der Therapeut protestiert bei den stellvertretenden Vertragsverhandlungen als Doppelgänger im Spiel gegenüber dem »Konfliktpartner« der Patientin *offen* gegen das Ungleichgewicht in dem Beziehungskonflikt. Das tut dem Therapeuten auch selbst gut. Die Vertragsverhandlungen geschehen im Als-ob-Modus des Spiels. Der Therapeut ist »nur« neugierig. Er entwertet die Patientin durch dieses Vorgehen *nicht* latent. Der Therapeut bleibt dabei in der *Sokrateshaltung.* Er weiß, dass er nicht weiß. Er möchte aber gern wissen, wie der Konfliktpartner der Patientin wohl reagieren *würde.* Die Patientin übernimmt bei den Vertragsverhandlungen *nicht wieder ihre eigene Rolle.* Sie soll auf keinen Fall das Verhalten des Therapeuten einüben. Denn das Verhalten des

Therapeuten geschieht im Konjunktiv. Therapeut und Patientin experimentieren nur gemeinsam und versuchen, die Realität und Kausalität in dem inneren Beziehungsbild der Patientin zu erfassen.

Der Therapeut arbeitet bei den sechs Schritten des psychodramatischen Dialogs *implizit metakognitiv* (siehe Kap. 2.8). In der *kognitiven Therapie* versucht die Therapeutin, *direkt* ungünstige Denkinhalte des Patienten durch günstigere zu ersetzen (siehe Kap. 2.11). In der *implizit metakognitiven Therapie* (siehe Kap. 2.8) setzt die Therapeutin aber im Als-ob-Modus des Spiels gezielt die Werkzeuge der inneren Konfliktverarbeitung des Patienten als Psychodramatechniken ein, die durch Abwehr blockiert sind (siehe Kap. 2.8 und Abb. 2). Bei einer Blockade der inneren Realitätsprüfung löst die Doppelgängertechnik die Abwehr durch Introjektion auf. Bei einer Blockade der inneren Kausalitätskonstruktion löst der Rollentausch die Abwehr durch Projektion auf. Dadurch verändert sich das *innere* Beziehungsbild des Patienten. Der Patient sieht die Beziehung zu seinem Konfliktgegner *im realen Alltag* dann nicht mehr durch die Brille seiner Abwehr. Er orientiert sich neu. Er findet *in der alten Situation spontan selbst eine neue, angemessenere Lösung.* Er wird durch die Auflösung seiner Abwehr *spontan* im Sinne von Moreno (1974, S. 13).

Zentraler Gedanke

Abwehr ist ein dysfunktionaler *metakognitiver* Prozess, der in neuen Konfliktsituationen immer wieder das gleiche alte dysfunktionale Rollenverhalten hervorbringt. Wenn der Patient seine Abwehr mithilfe der direkt metakognitiv arbeitenden Psychodramatechniken auflöst, gelangt er in seinem Prozess der Konfliktverarbeitung *autonom* zu neuen Denkinhalten. Er nimmt die Realität in seinem Konflikt im Alltag neu wahr. Er verändert deshalb auch automatisch sein *Rollenverhalten in seinem Konflikt im Alltag.* Das ist das Geheimnis der therapeutischen Wirkung des psychodramatischen Dialogs mit Rollentausch.

Manche Therapeuten meinen, der Therapeut würde im 5. und 6. Schritt des psychodramatischen Dialogs als Doppelgänger in der Rolle des Patienten dem Patienten die Inhalte seines Denkens *direktiv vorgeben.* Erfahrungsgemäß übernehmen die Patienten in ihrem Alltag aber *nicht* die *inhaltlichen* Aussagen des Therapeuten gegenüber ihrem Konfliktpartner. Sie ahmen den Therapeuten im Alltag auch *nicht einfach nach.* Sie verhandeln mit ihrem Konfliktpartner im Alltag auch *nicht über das von dem Therapeuten* im 6. Schritt des psychodramatischen Dialogs vorgegebene Verhandlungsziel. Manchmal erkennen sie durch das starke Bemühen des Therapeuten um Nähe in ihrer Rolle sogar zum ersten Mal, dass sie in der Beziehung zu ihrem Konfliktpartner *selbst* gar nicht so viel

Nähe wollen. Der 5. und 6. Schritt des psychodramatischen Dialogs ist eine vor allem eine metakognitive Therapie der neurotischen Depression. Diese Schritte machen der Patientin »nur« Mut, zu *wagen,* auch selbst mit ihrem Konfliktpartner zu verhandeln. Oder sie wagt wenigstens, mutiger *zu denken.* Das allein verändert schon die Beziehung zu dem Konfliktpartner im Alltag. Sie denkt *metakognitiv* auf neue Weise. Sie findet dadurch in der Konfliktsituation im Alltag *selbst* die zu der aktuellen Situation passenden Argumente. Der Therapeut hält bei dem stellvertretenden Mentalisieren und bei den stellvertretenden Vertragsverhandlungen das *Abstinenzgebot* klarer ein, als wenn er aus einer Gegenübertragung heraus dem Patienten *verbal* ein anderes Rollenverhalten vorschlagen würde.

Zentraler Gedanke

Die geheimnisvolle therapeutische Wirkung des psychodramatischen Dialogs und des Rollentauschs kommt durch die Befreiung des inneren Selbstbildes und des inneren Objektbildes aus ihren Fixierungen zustande. Der Patient wird dadurch spontan und handelt *von allein* angemessener. Er braucht sein *neues Verhalten nicht einzuüben.* Er muss sich nicht bewusst anstrengen, sein problematisches Verhalten wegzulassen. *Er macht das intuitiv.* Denn er erlebt im *äußeren* psychodramatischen Rollentausch zum Beispiel, dass *er selbst in der Rolle seiner Frau* Panik bekommt, wenn er emotional ist. Er kann dann im realen Alltag in der Begegnung mit seiner Frau im *inneren* Rollentausch in ihrer Rolle ihr Mentalisieren *frei* mitvollziehen. Er hängt innerlich in ihrer Rolle *nicht* mehr in der Blockade durch Panik fest und geht *automatisch* in die komplementäre Gegenreaktion. Er wählt frei, ob er die unerwünschte Panikreaktion seiner Frau in der aktuellen Situation vermeiden will oder ob er sie in Kauf nehmen will. Er geht mit ihr also *von ganz allein* achtsamer um und ist weniger emotional. Wenn er sich mit seiner Frau verbunden fühlt, kann er gar nicht anders.

8.4.3 Die Integration der inneren Umstellung in andere Beziehungen

Die Therapeutin setzt die sechs Schritte des psychodramatischen Dialogs in der Behandlung von depressiven Erkrankungen zunächst in den *gegenwärtigen* Konflikten des Patienten ein. Der Patient löst dadurch in seinen *gegenwärtigen* Beziehungskonflikten seine Fixierung in seine Abwehr durch Identifizierung mit dem Angreifer auf. Er macht die Erfahrung, dass er *jetzt als Erwachsener* anders als in der Kindheit das Verhalten seiner Konfliktpartner *selbst* mit beeinflussen und verändern kann. Das lässt ihn meist *spontan* nach Lebenserfahrungen in seiner Kindheit suchen, die erklären, *warum* er sich den Erwartungen anderer immer so stark angepasst hat.

Fallbeispiel 57 (5. Fortsetzung): *In der folgenden Einzelsitzung erzählt Frau C. gleich am Anfang: »Ich habe meinen Vater gefragt, ob er sich tatsächlich lieber einen Jungen gewünscht hat.« Die Patientin hatte das bei der Anamneseerhebung mitgeteilt. Frau C. fährt fort: »Da ist er richtig böse geworden! Er meinte: ›Das war deine Großmutter! Die hat bei deiner Geburt gesagt: Schon wieder ein Mädchen!‹« Der Therapeut: »Dann haben Sie also einen festen Platz im Herzen Ihres Vaters!« Frau C. spontan: »Ja!« Sie strahlt bei diesem Gedanken innige Freude aus: »Ja, mein Vater mochte meinen Mann nie so richtig. Er fand ihn schnodderig und frech. Meine Mutter hat mir erzählt: Bis ich fünf Jahre alt war, bin ich für sie immer ein entzückendes Kind gewesen und habe immer gelacht. Auch der Mann meiner Cousine hat gesagt: ›Du warst immer so freundlich!‹ Irgendwie scheinen mich andere doch anders zu sehen, als ich mich selbst sehe!« Frau C. ist auf dem Weg, sich selbst neu zu entdecken. Der Therapeut: »Sie staunen darüber?« Frau C.: »Ja. Wenn ich das auf das beziehe, was mein Mann gesagt hat, dass ich nur herumkeife und nörgele. Ich hänge da noch ein bisschen fest, das wirkt noch nach. Manchmal komme ich mir noch wertlos vor. Aber manchmal komme ich schon wieder zum Vorschein!«*

Der Therapeut und die Patientin erkunden in den folgenden Therapiesitzungen weiter Ursache und Wirkung in der gescheiterten Ehebeziehung mithilfe des psychodramatischen Dialogs. Frau C.: »Ich habe in der Beziehung zu meinem Mann immer die Arschkarte genommen! Meine Mutter hat jetzt auch gesagt: ›Der ist ja doch sehr dominant gewesen.‹ Mit der Zeit kommt mir das jetzt auch so vor. Ein Bekannter von uns meinte schon vor Jahren, mein Mann sei ein Single mit Frau und Kind!« In der folgenden Therapiesitzung berichtet Frau C.: »Am Wochenende habe ich meine Eltern besucht. Da haben wir auch über meinen Mann geredet. Ich habe gesagt: ›Eigentlich war er ein Arschloch!‹ Meine Mutter hat gelacht. Aber mein Vater hat solche Stielaugen gemacht!« Sie hält ihre Hände spielerisch an ihre eigenen Augen und zeigt, wie sie sich Stielaugen vorstellt. Die Patientin hatte als Kind nie etwas Verbotenes getan. Sie empfindet jetzt aber offensichtlich Lust dabei, ihren kleinbürgerlich denkenden Vater mit ihrer Wortwahl zu schockieren.

Nach einem vierwöchigen Urlaub überlegt Frau C. in der Therapiestunde: »Ich denke darüber nach, ob ich mit meinem Sohn aus unserem Haus ausziehen soll. Ich mag nicht, dass mein Mann in unser Haus einfach so hereinkommen kann, wie er will. Es geht mir gut. Ich bin richtig euphorisch. Ich muss nur aufpassen, dass ich nicht abhebe. Mir ist erst in den letzten Wochen so richtig bewusst geworden, dass die Leute, mit denen ich zusammen bin, mich unterstützen. Viele sagen: ›Mach das! Zieh aus deinem Haus aus! Wir kommen und helfen.‹ Ich glaube, die haben mich schon die ganze Zeit unterstützt. Aber jetzt fällt mir das erst auf! Als ich neulich mit meinem Mann wegen einer Steuernachzahlung telefonieren musste, habe ich ihm erzählt, dass ich mir eine neue Wohnung suche. Und dass wir dann auch mal über-

legen müssen, ob wir uns scheiden lassen. Er wurde da ganz still und hat nur noch Ja oder Nein gesagt. Als ich auflegte, fühlte ich mich nicht mehr so eingeengt und beklommen wie sonst nach dem Telefonieren.« Der Therapeut: »Jetzt hat Ihr Mann den Schwarzen Peter. Er muss sich jetzt entscheiden und reagieren!«

Viele Psychodramatikerinnen und Psychodramatiker lassen ihre depressiven Patientinnen oder Patienten bei der psychodramatischen Bearbeitung von *gegenwärtigen* Beziehungskonflikten relativ schnell in Kindheitsszenen wechseln. Sie suchen mit ihren Patienten *in den Kindheitsszenen* nach den Ursachen für ihre hohe Anpassungsbereitschaft. Das gelingt auch meistens. Das Vorgehen verführt aber dazu, den *gegenwärtigen* Beziehungskonflikt allein als ein *Ergebnis einer Übertragung* der Patientin auf die gegenwärtige Bezugsperson zu verstehen. Manche Therapeuten nehmen sogar naiv an, dass der *gegenwärtige* Beziehungskonflikt verschwindet, wenn die Patientin ihre Übertragung auf die gegenwärtige Bezugsperson auflöst.

Zentraler Gedanke

Der Mensch sollte einen Beziehungskonflikt aber nicht *individuumzentriert* lösen. Ein Beziehungskonflikt muss *systemisch* gelöst werden, wenn die Lösung auf Dauer erfolgreich sein soll.

Der Patient kann seinen Beziehungskonflikt nicht lösen, wenn er nur seine eigenen Interessen sieht. Er muss auch die innere Realität des Konfliktpartners kennen und diese in seinem Handeln berücksichtigen. Das gelingt durch den *inneren* Rollentausch oder, wenn dieser blockiert ist, durch den *äußeren psychodramatischen* Rollentausch. Ehepartner zum Beispiel profitieren am Anfang beide durch die gegenseitige Liebe und Wertschätzung. Nach einiger Zeit kämpfen sie aber doch auch um die Ressourcen in der Beziehung. Das ist ganz normal. In lang dauernden Beziehungen aktualisieren sich in den Beziehungskonflikten dabei *oft alte neurotische* Lösungsmuster. Die Beziehungspartner können dann meistens noch viele Konflikte miteinander lösen. Das gelingt ihnen aber nicht mehr, wenn das, was für das innere Kind des *einen* Partners ein Fortschritt ist, bei dem *anderen* Partner eine alte neurotische Wunde triggert und eine negative Übertragung hervorruft, *und wenn zusätzlich noch* das, was für das innere Kind des *anderen* Partners ein Fortschritt ist, bei dem *einen* Partner eine alte neurotische Wunde triggert. Es entwickelt sich dann eine *gegenseitige neurotische Allergie* (Krüger, 2010b). Wenn die Beziehung nicht zerbrechen soll, müssen die Partner sich gegenseitig über ihre je eigene neurotische Wunde informieren und versuchen, mit der neurotischen Wunde des jeweils anderen achtsam umzugehen.

Zentraler Gedanke

Das Glück in einer Ehebeziehung ist die Liebe. Das Drama in der Ehebeziehung ist aber, dass man nicht eins ist, sondern zwei. Patienten mit einer neurotischen Depression bearbeiten mithilfe des psychodramatischen Dialogs zunächst die inneren Bilder der gegenwärtigen Beziehungskonflikte. Die Patientin soll danach aber *innerlich* auch einen Zusammenhang zwischen ihrem jetzigen Anpassungsverhalten und dem Anpassungszwang in ihren Kindheitsbeziehungen herstellen. Wenn sie das *nicht spontan* tut, kann der Therapeut sie *gezielt* nach dem Alter ihres Anpassungsverhaltens fragen (siehe Fallbeispiel 54). Diese Frage veranlasst die Patientin, ihre neuen Erfahrungen in ihrem gegenwärtigen Beziehungskonflikt mit ihren Erfahrungen aus ihrer Kindheit zu verknüpfen: »Ich musste als Kind immer funktionieren. Mein Bruder war krank. Da wollte ich meine Eltern nicht noch mehr belasten!« Die Patientin soll ihre in der Gegenwart von Abwehr befreite Selbstaktualisierung auch in ihre inneren Beziehungsbilder aus der Kindheit integrieren. Ihre alten inneren Beziehungsbilder aus der Kindheit sind noch geprägt durch die alte Abwehr durch Identifizierung mit dem Angreifer. Es besteht die Gefahr, dass dieses neurotische Lösungsmuster sich von den *alten* Beziehungsbildern auch wieder in die gegenwärtigen inneren Beziehungsbilder ausbreitet.

Zur Weiterentwicklung der inneren Bilder aus der Kindheit lässt der Therapeut die Patientin zum Beispiel einen *fiktiven Brief* an eine Bezugsperson der Kindheit schreiben (siehe Kap. 4.12). Die Patientin informiert darin diese Bezugsperson, dass sie aufgrund ihrer in der Kindheit gelernten Anpassung jetzt als Erwachsene in einem Konflikt depressiv geworden ist. Auch teilt sie mit, was sie als Kind anderes gebraucht hätte. Oder der Therapeut lässt die Patientin als die Erwachsene, die sie jetzt ist, mit der Bezugsperson aus der Kindheit einen fiktiven psychodramatischen Dialog mit Rollentausch führen (siehe Kap. 4.12). Die Patientin kann so ihre neuen Erkenntnisse in ihr inneres Beziehungsbild aus der Kindheit integrieren.

Am Ende ihrer Therapie soll die Patientin möglichst eine stimmige Antwort wissen auf die paradoxe Frage: »Was müsste *ich* tun, damit ich wieder depressiv werde? Wie könnte mir das gelingen?« Die Patientin muss dazu den alten Weg ihrer neurotischen Selbststeuerung beschreiben können, der sie in die Depression geführt hat. Ich empfehle Patienten, diese Erkenntnis in ihr Traum- und Selbsterfahrungsbuch zu schreiben. Die Patientin kann dann in dem Buch später eventuell eine Antwort finden auf die Frage, warum sie *erneut* depressiv geworden ist. In Kurztherapien, in Beratungssettings oder in der Gruppentherapie arbeitet der Therapeut zusammen mit der Patientin oder der Klientin mit dem psychodramatischen Dialog wegen der Kürze der Zeit möglichst immer nur *lösungsorientiert* an der systemisch gerechten Beziehungsgestaltung in ihren *gegenwärtigen* Beziehungskonflikten (siehe Kap. 3.4).

Zentraler Gedanke

Allgemein gilt die Regel: *Je lärmender* der Konflikt zwischen Anpassung und Selbstaktualisierung in einem Beziehungskonflikt *in der Gegenwart* ist, desto mehr kann der Therapeut sich in seiner Arbeit *allein* auf den Gegenwartskonflikt beschränken. Umgekehrt gilt: *Je weniger* depressive Patienten unter dem Ungleichgewicht zwischen Anpassung und Selbstverwirklichung in ihren gegenwärtigen Konflikten leiden, desto mehr muss der Therapeut mit ihnen psychodramatisch *auch* in ihre inneren Beziehungsbilder der Kindheit hineingehen und diese verändern.

Manche Psychodramatiker verstehen die Lust eines Patienten oder einer Patientin am Spiel von destruktiven Gegenrollen als *eigene* Lust des Patienten und als latente *eigene* Neigung zu sadistischem Verhalten (Moreno, 1959, S. 238). Sie verwechseln dabei aber Spiel und Wirklichkeit und unterstellen *auch dem Patienten,* dass er Spiel und Wirklichkeit nicht unterscheiden kann. Die Erfahrung zeigt aber: Wenn Lehrerinnen und Lehrer im Psychodrama »Schule« spielen, gehen sie in den Rollen der Schüler über Tisch und Bänke. Der Teilnehmer, der den »Lehrer« spielt, kriegt kein Bein an den Boden. Dieselben Personen sind aber am nächsten Tag in ihrer Schule als Lehrer wieder angemessen diszipliniert. Sie engen ihre Schüler sogar weniger ein, weil sie deren Lebendigkeit weniger als *bewusstes* Stören interpretieren. Wer eine *destruktive Gegenrolle* spielen kann, hat über seine *eigenen* destruktiven Impulse mehr Kontrolle als jemand, der das aus ideologischen Gründen oder wegen einer eigenen Gehemmtheit strikt ablehnt. Ebenso falsch ist die Vermutung, dass der Protagonist im Spiel aus dem Rollentausch die Energie seines sadistischen Konfliktgegners in seine eigene Rolle mitnimmt. Denn der Patient protestiert nach dem Rollentausch mutiger gegen seinen sadistischen Konfliktgegner, weil er in der Rolle des Konfliktgegners dessen Lust an der Macht *leiblich-seelisch* wahrgenommen hat und so seine Projektion von Wohlwollen oder Leidensgefühl aufgelöst hat.

8.4.4 Das Mitspielen der Therapeutin als Hilfs-Ich im psychodramatischen Dialog

Die Therapeutin hilft dem Patienten im psychodramatischen Dialog, den *kreativen Prozess seiner inneren Konfliktverarbeitung* im Als-ob-Modus des Spiels zu differenzieren, zu erweitern und probatorisch zu Ende zu führen. Sie nimmt dabei *das innere Konfliktbild* des Patienten in ihre Seele auf und verarbeitet seinen Konflikt *innerlich auch selbst, stellvertretend* für ihn. Sie identifiziert sich *wechselnd* einmal konkordant mit dem Selbst des Patienten und ein anderes Mal komplementär mit seinem »Konfliktpartner«. Das täte sie auch in einer *rein verbal* geführten Therapie. Im Psychodrama aber geschieht diese wechselnde Identifikation *im Als-ob-Modus des Spiels* im Rollentausch. Im Gruppensetting spielen die Gruppenmitglieder als Hilfs-Ichs die jeweilige Gegenrolle des Patienten (siehe Kap. 8.4.5). Im Einzelsetting spielt die Therapeutin *selbst* mit. Sie übernimmt dabei potenziell *drei verschiedene Rollen:* 1. Die Rolle der Leiterin in der therapeutischen *Metaposition außerhalb der Spielszene.* Das ist die Standardposition der Therapeutin während des psychodramatischen Dialogs des Patienten. 2. Die Rolle des *konkordanten Hilfs-Ichs.* Das ist die Rolle des Protagonisten in dessen Spiel. 3. Die Rolle des *komplementären Hilfs-Ichs.* Das ist die Rolle des Konfliktgegners des Protagonisten.

Anfänger in der Methode des Psychodramas lassen sich bei der Übernahme dieser drei verschiedenen Rollen leicht in den Beziehungskonflikt des Patienten mit hineinziehen und verlieren den Überblick. Es ist dann wichtig, während des psychodramatischen Spiels immer wieder einmal die *therapeutische Metaposition außerhalb der Spielszene* einzunehmen. Je unerfahrener die Therapeutin ist, desto mehr.

Übung 16

Wenn Sie als Leserin oder Leser *Anfänger* im Psychodrama sind, begleiten Sie Ihren Patienten in seinem Spiel bitte *»nur« aus der Metaposition* von *außerhalb* der Spielszene. Stellen Sie sich dabei, wenn der Patient gerade in seiner *eigenen* Rolle ist, etwas mehr *auf die Seite des Patienten* und blicken Sie seinen »Konfliktpartner« an. Wenn er im Rollentausch die Rolle *seines Konfliktpartners* einnimmt, gehen Sie etwas mehr *auf die Seite seines »Konfliktpartners«* und blicken den »Patienten« an. Sie *aktivieren* dadurch *energetisch* das Denken, Fühlen und Handeln Ihres Patienten in seiner jeweiligen Rolle. Sie merken in der Metaposition *außerhalb der Spielszene,* dass die *äußere* Distanz zur Spielszene Ihnen auch *innerlich* Abstand zu den beiden interagierenden Konfliktpartnern auf der Bühne verschafft. Sie können Ihre Aufmerksamkeit leichter auf den *Prozess zwischen den Konfliktpartnern* zentrieren und vergessen nicht, den Patienten zum Rollentausch aufzufordern.

Üben Sie als Anfängerin oder Anfänger im Psychodrama Ihre Fähigkeiten im Leiten schrittweise: 1. Zunächst leiten Sie den psychodramatischen Dialog des Patienten *nur* aus der Metaposition außerhalb der Spielszene heraus. Sie übernehmen im Spiel des Protagonisten *selbst keine Rollen.* Sie helfen ihm »nur«, in seinem Spiel die zwölf Schritte der psychodramatischen Selbstsupervision zu verwirklichen (siehe Kap. 2.3). 2. Im nächsten Schritt des Übens übernehmen Sie »nur« die *Rolle des Protagonisten,* wenn der Protagonist gerade im Rollentausch die Rolle seiner Konfliktpartnerin spielt. 3. Erst wenn Sie sich in dieser Arbeit einigermaßen sicher fühlen, gehen Sie bei Bedarf auch in die *Rolle seiner Konfliktpartnerin* hinein. Sie spielen diese Gegenrolle dann so nach, wie der Protagonist sie vorgegeben hat. Sie erweitern die Gegenrolle nicht.

Unter Psychodramatikerinnen und Psychodramatikern wird kontrovers diskutiert, ob die Therapeutin *im Einzelsetting* im Spiel des Patienten *selbst* als Hilfs-Ich mitspielen darf. Die Erfahrung zeigt: Die Therapeutin kann jederzeit die Rolle der *Selbstrepräsentanz des Patienten gegenüber* seiner Konfliktpartnerin einnehmen. Das hilft dem Patienten, in die Gegenrolle hineinzukommen. Die Therapeutin vertritt in dieser Rolle als Doppelgängerin seine Interessen. Der Patient fühlt sich dadurch in seiner *eigenen* Position gestärkt, auch wenn er die Gegenrolle spielt. Die Therapeutin kann aber *auch in die Gegenrolle des Konfliktpartners* des Patienten gehen. Moreno (1959, S. 248 ff.) selbst hat das in seinem in Kapitel 8.4.1 geschilderten Fallbeispiel (siehe Fallbeispiel 58) legitimiert. Die Übernahme einer Gegenrolle ist allerdings *kontraindiziert* bei Patienten mit *schweren* strukturellen Störungen. Denn diese können schwer zwischen Spiel und Wirklichkeit unterscheiden (siehe Fallbeispiel 11 in Kap. 4.6). Der Patient denkt dann eventuell im Äquivalenzmodus (siehe Kap. 2.4) und macht keinen Unterschied zwischen der *gespielten Rolle* und der *realen Person der Therapeutin, die die Rolle spielt.* Er glaubt, dass das, was die Therapeutin *im Spiel in seiner Gegenrolle* sagt, ihre *reale eigene Meinung* ist. Wenn die Therapeutin *in der Rolle des Konfliktgegners* sagt: »Ich ärgere mich über dich!«, glaubt der Patient dann, dass *die Therapeutin selbst* sich über ihn ärgert.

Empfehlung

Die Therapeutin sollte ihrer *eigenen Intuition* folgen, wenn sie entscheidet, *ob* sie im Einzelsetting im protagonistzentrierten Spiel des Patienten als Hilfs-Ich eine Gegenrolle übernehmen will.

Dabei kann sie ihr *Mitspielen in der Gegenrolle* abstufen: 1. Sie wiederholt *außerhalb der Spielszene verbal,* was der Patient in der Rolle seines Konfliktpartners gesagt hat. 2. Sie stellt sich *hinter den Stuhl seines Konfliktpartners* und wiederholt das von dem Protagonisten in dieser Rolle Gesagte. 3. Sie setzt sich dazu auf einen *zweiten Stuhl neben* den Stuhl seines Konfliktpartners (siehe Kap. 8.4.7). 4. Sie nimmt tatsächlich den Stuhl seines Konfliktpartners ein und spielt die Rolle nach den Vorgaben des Patienten nach.

Bei der Rollenübernahme der Therapeutin als Hilfs-Ich im Spiel des Patienten gilt die Regel: Je hitziger die Auseinandersetzung im Konflikt ist und je aktiver sich der Patient mit seinem »Konfliktpartner« auseinandersetzt, desto eher sollte die Therapeutin *die jeweilige Gegenrolle* übernehmen. Denn auch für Patienten, die eine gute Vorstellungskraft haben, ist es schwer, sich mit einem leeren Stuhl zu streiten. Die Therapeutin nimmt als Hilfs-Ich jeweils die Körperhaltung des Patienten oder die Körperhaltung seines Konfliktgegners ein. Sie ahmt die Gestik und Mimik sichtbar nach und handelt entsprechend den Vorgaben des Patienten. Der Protagonist wird dadurch stärker leiblich-seelisch in die Auseinandersetzung mit seinem »Konfliktgegner« hineingezogen. Das steigert die Authentizität und Tiefe seiner Selbsterfahrung im Spiel. Das Mitspielen als Hilfs-Ich hilft aber auch *der Therapeutin* (siehe Fallbeispiel 57, 1. Fortsetzung). Sie versteht schneller und umfassender als bei bloßem Zuhören die zwei gegensätzlichen Positionen in dem Beziehungskonflikt des Patienten.

8.4.5 Die Behandlung von Depressionen in der Gruppentherapie

Fallbeispiel 59 (Krüger, 1997, S. 86 f., 143, 226 f., verändert): *Herr D., ein 27-jähriger Sozialarbeiter, war von einem Nervenarzt mit der Diagnose »endogene Depression« zum Psychotherapeuten überwiesen worden. Er litt an einer schweren Depression und an einem endogenen Ekzem an den Händen und Unterarmen. Sein Atmen wirkte leicht asthmatisch. Bei der Anamneseerhebung erschrak der Therapeut über die Intensität des Vaterkonflikts des Patienten. Er dachte intuitiv: »Wenn Herr D. sein Vaterproblem erkennt, bringt er seinen Vater um.« Nach zwei Jahren Psychodrama-Gruppentherapie waren die Depressionen und die Körperbeschwerden des Patienten verschwunden. Er hatte an seinem Arbeitsplatz rebelliert. Er hatte sich bei seinem obersten Chef Gehör verschafft und dort für die verschiedenen Berufsgruppen eine neue Aufgabenverteilung durchgesetzt. Auch hatte er die neurotischen Hintergründe seiner Depression erkannt und seine Depression in Zusammenhang gebracht mit seiner pathogenen Familiendynamik.*

Übung 17

Was meinen Sie als Leserin oder Leser? Was hat zu dem Behandlungserfolg von Herrn D. geführt? Wie oft hat der Patient in protagonistzentrierten psychodramatischen Spielen Gegenwartskonflikte bearbeitet, wie oft Kindheitsprobleme? Wie oft hat er in seinen 80 Gruppensitzungen in Märchenspielen mitgespielt oder in Stegreifspielen? Bevor Sie weiterlesen, notieren Sie bitte auf einem Zettel die von Ihnen vermuteten Zahlen.

Fallbeispiel 59 (Fortsetzung): *Bei einem Mitarbeitertreffen des Moreno-Instituts Überlingen stellte der Therapeut den anwesenden Psychodramatikerinnen und Psychodramatikern zu diesem Fallbeispiel diese drei Fragen. Die Mitarbeiter ordneten sich im Raum soziometrisch den verschiedenen Antworten zu. 33 Kolleginnen und Kollegen stellten sich auf den Platz »protagonistzentriertes Spielen von Konflikten aus der Kindheit«, drei auf den Platz »Märchenspiele und Stegreifspiele« und vier auf Plätze für andere therapeutische Vorgehensweisen. In der Realität hatte Herr D. in seiner zweijährigen Behandlung insgesamt nur zweimal protagonistzentriert ein eigenes Problem bearbeitet. Dabei wechselte er nie in eine Kindheitsszene. In dem ersten Spiel zeigte er, wie er drei Tage vor der Gruppensitzung mit der Eisenbahn von München nach Hause gefahren war. Er brach das Spiel aber von Panik ergriffen ab. In seinem zweiten protagonistzentrierten Spiel setzte er sich am Ende seiner Behandlung erfolgreich mit einem »Psychologen« aus seinem gegenwärtigen Arbeitsbereich auseinander.*

Wie aber war der Behandlungserfolg des Patienten zu erklären? Der Therapeut fand die Begründung in seinen Gruppenprotokollen: 1. Herr D. hatte sich mehrfach fantasievoll an Stegreifspielen beteiligt. 2. Er wurde von anderen Gruppenmitgliedern in deren Spielen zwölfmal in die Rollen von »bösen« oder dominanten männlichen Gegenspielern gewählt. Anfangs behauptete er in den Nachbesprechungen noch: »Ich kann mich nicht streiten!« Er spielte aber als Hilfs-Ich die ihm angetragenen Gegenrollen zunehmend authentischer und differenzierter. Er unterstützte so die anderen Protagonistinnen und Protagonisten in ihrem Spiel. 3. Er beschwerte sich nach protagonistzentrierten Spielen von anderen Gruppenmitgliedern immer wieder über den Egoismus von deren Konfliktgegnern. Er forderte von den Protagonisten, dass sie sich in ihren Beziehungskonflikten besser behaupten und mehr wehren. Er wurde dadurch in der Gruppe der Aktionsführer für das Thema »Aktualisierung des Selbst im Konflikt«. 4. Herr D. übernahm gern als Doppelgänger selbst die Rollen der Protagonistinnen und Protagonisten und zeigte, was er mit seiner Forderung nach mehr Selbstbehauptung meinte (siehe Kap. 8.4.2). Die Protagonisten spielten dabei jeweils die Rollen ihrer Konfliktgegner. Herr D. setzte sich in diesen Spielen immer wieder offen mit den autoritären »Konfliktgegnern« der anderen Protagonisten auseinander.

Der Patient hat offenbar in den Spielen der anderen Gruppenmitglieder seine eigene Abwehr durch Introjektion aufgelöst und in den Konfliktbildern der anderen Patienten seine Selbstaktualisierung in Autoritätskonflikten verbessert. Er hat durch das häufige Spielen von »bösen«, dominanten Männerrollen aber auch seine Abwehr durch Projektion aufgelockert und in den Bildern anderer indirekt die innere Objektrepräsentanz seines Vaters ausdifferenziert. Am Ende der Therapie erkannte er deshalb spontan den Zusammenhang zwischen seiner Depression und der konflikthaften Beziehung zu seinem Vater. Er lernte, sich innerlich von dessen patriarchalen Erwar-

tungen zu distanzieren. Diese Entwicklung trat ein, obwohl Herr D. seinen Vaterkonflikt kein einziges Mal psychodramatisch bearbeitet hatte.

Depressive Patienten verharren in der Gruppentherapie in ihren protagonistzentrierten Spielen oft in einer gefügigen Haltung gegenüber ihren Konfliktpartnern. Sie fühlen sich unterlegen und minderwertig und passen sich dem Konfliktpartner mehr oder weniger blind an. Sie können ihre Selbstaktualisierung ihrem »Konfliktpartner« gegenüber *auch nicht im Als-ob-Modus des Spiels* verstärken. Manche Therapeuten identifizieren sich dann *unbewusst* mit dem eingeengten Selbst des Patienten und versuchen, den Protagonisten durch *suggestives verbales Doppeln* zu einem expansiveren Verhalten zu bewegen: »Ich ärgere mich!« »Ich bin enttäuscht und traurig!« Oder sie agieren als Helfer, arbeiten *kognitiv psychodramatisch* (siehe Kap. 2.8 und 2.11) und üben mit dem Patienten ein anderes Rollenverhalten ein.

Empfehlung
Die Therapeutin sollte *auch in der Gruppentherapie* die direkt *metakognitive* Arbeit der Psychodramatechniken voll ausnutzen. Die Psychodramatechniken befreien, angemessen eingesetzt, die Werkzeuge des Mentalisierens aus ihrer blockierten Funktion als Abwehrmechanismen (siehe Kap. 2.8). Bei der Abwehr durch Introjektion und Projektion sind speziell die Doppelgängertechnik und der Rollentausch hilfreich (siehe Kap. 8.4.2).

Wenn die Therapeutin mit ihrem Protagonisten während des Spiels im depressiven Sumpf feststeckt, beendet sie einfach das Spiel und geht in die Nachbesprechung über. Jede Gruppe ist *ein sich selbst organisierendes System* (siehe Kap. 2.9.5). Die Therapeutin vertraut darauf, dass die *unangemessene* Konfliktlösung des Protagonisten im Spiel bei den anderen Gruppenmitgliedern Gegenwehr hervorrufen wird. Sie lässt die Gruppenmitglieder in der Nachbesprechung des Spiels deshalb zunächst ganz normal Rollenfeedback und Sharing geben. Je unangemessener eine Protagonistin oder ein Protagonist sich im protagonistzentrierten Spiel verhält, desto eher werden die Gruppenmitglieder in der Nachbesprechung gegen die unangemessene Konfliktlösung des Protagonisten im Spiel protestieren: »Aber so geht das doch nicht! Wehr dich doch mal!« »Ich würde dem meine Meinung sagen!« Die Therapeutin nutzt diese Kritik der Gruppenmitglieder konstruktiv. Sie fordert die Gruppenmitglieder, die *spontan* protestiert hatten, auf, sich im Spiel als Doppelgänger des Patienten stellvertretend für ihn mit seinem »Konfliktpartner« auseinanderzusetzen: »Zeigen Sie doch *selbst* einmal in der Rolle von Klaus, wie *Sie* sich an seiner Stelle verhalten würden!« Die Therapeutin lässt die protestierenden Gruppenmitglieder damit unausgesprochen den 5. und 6. Schritt des psychodramatischen Dialogs vollziehen (siehe Kap. 8.4.2).

In einem solchen Alternativspiel soll der Protagonist *selbst* immer die Rolle seines Konfliktpartners übernehmen. Gemeinsam erproben die Gruppenmitglieder und der Patient im Spiel, ob und wie weit der Konfliktpartner des Patienten zu einer gerechteren Beziehungsgestaltung bereit wäre (siehe Kap. 8.4.2). Die Therapeutin nutzt dabei die Kritik der Gruppenmitglieder an dem Protagonisten *konstruktiv* zur Auflösung der Fixierung des Protagonisten in die Abwehr durch Identifizierung mit dem Angreifer. Dieses Vorgehen ist unabhängig von dem Ergebnis *immer therapeutisch fruchtbar:*

1. Wenn die Kritik des Gruppenteilnehmers *unangemessen* war, wird der Gruppenteilnehmer in der Rolle des Protagonisten in der Interaktion mit dessen »Konfliktpartner« ebenso scheitern wie der Protagonist selbst. Die Gruppe erkennt dann zum ersten Mal die reale Dramatik des Konflikts des Protagonisten. 2. Wenn die Kritik aber *angemessen war,* löst das Spielen der Alternativversion die Fixierung des Protagonisten in die Abwehr durch Projektion und Introjektion auf (siehe Kap. 8.4.2). Diese Art der Behandlung von depressiven Patienten ist für alle Beteiligten lustvoll. Es wird in der Gruppe viel gelacht. Die Therapeutin arbeitet bei diesem Vorgehen *implizit metakognitiv* (siehe Kap. 2.8 und 8.4.2). Sie macht die dysfunktionale Abwehr des Patienten *nicht explizit* zum Gegenstand der Kommunikation. Sie löst durch die Doppelgängertechnik und den Rollentausch gezielt die Fixierung des Patienten in die Abwehr durch Identifizierung mit dem Angreifer auf. Der Patient kann dann im Alltag in seinem Beziehungskonflikt die Werkzeuge seines Mentalisierens frei benutzen und ist spontan im Sinne von Moreno (1974, S. 13).

8.4.6 Die Therapie von Depressionen bei Ablösungskonflikten

Ablösungskonflikte treten auf, wenn eine Person ein altes Beziehungssystem verlässt oder wenn dieses zerbricht. *Jugendliche* zum Beispiel erleben in der Pubertät körperliche und seelische Entwicklungsschübe. Sie finden sich in Peergroups zusammen und stellen sich Herausforderungen außerhalb der Familie. Sie können aber depressiv werden, wenn ihre Ablösung von der Ursprungsfamilie wegen einer neurotischen Anpassungshaltung nicht gelingt. *Erwachsene* wiederum werden depressiv, wenn ein Kind das Haus verlässt, nach einer Ehetrennung, nach Aufgabe der Berufstätigkeit oder bei der Auflösung einer engen Freundschaft. C. G. Jung (1985) zum Beispiel geriet von 1913 bis 1918 in eine schwere depressive Krise, nachdem er sich von seinem Lehrer und Freund Sigmund Freud getrennt hatte.

Zentraler Gedanke
Bei einer Trennung oder Ablösung reicht es nicht, wenn der Betroffene sich von der Bezugsperson *nur äußerlich* distanziert. Er muss auch sein *inneres* Beziehungsbild verändern und darin ein neues interpersonelles Gleichgewicht von Geben und Nehmen entwickeln.

Fallbeispiel 60: *Der 35-jährige Herr E. kommt in die Gruppentherapie wegen einer reaktiven Depression und einer neurotischen Selbstwertproblematik. Eines Tages berichtet er: »Ich habe Probleme mit meiner Mutter. Vor sechs Wochen rief sie an. Da fragte sie auch, ob ich eine neue Beziehung habe. Ich habe mit ›Nein‹ geantwortet. Dabei habe ich seit drei Monaten einen neuen Freund und fühle mich da sehr wohl. Ich weiß gar nicht, warum ich da gelogen habe.« Herr E. klärt in einem protagonistzentrierten Spiel die Beziehung zu seiner Mutter: Er sitzt im Spiel auf seinem Stuhl und sieht die Mutter an. Diese blickt abweisend zum Fenster. Herr E.: »Wir sind so weit voneinander entfernt, ich verstehe das gar nicht!« Herr E. im Rollentausch in der Rolle seiner Mutter: »Du kommst ja auch gar nicht mehr nach Hause so wie früher. Alles ist anders geworden! Bei den Nachbarn, da kommen die Kinder immer zu Besuch, da gibt es Enkelkinder. Bei uns, da weiß ich gar nicht, wie das werden soll.«*

Herr E. ist schwul. Der Therapeut interviewt Herrn E. in der Rolle seiner Mutter: »Frau E., haben Sie sich eigentlich einmal mit dem Thema Homosexualität beschäftigt, wissen Sie, was das ist?« Herr E. als Mutter: »Ja, schon. Ich möchte aber, dass wir wenigstens nach außen hin das Bild einer ›normalen‹ Familie aufrechterhalten. Ich möchte, dass Jörg mich regelmäßig besucht und mich regelmäßig anruft.« Wieder in seiner eigenen Rolle protestiert Herr E.: »Eigentlich willst du doch gar nicht, dass ich mit meinem Freund komme. Ich muss immer so sein, wie du mich haben willst. Ich komme zu dir deshalb auch immer allein. Du selbst stellst eine Distanz her, nicht ich!« Herr E. übernimmt wieder die Rolle seiner Mutter: »Ich habe schon nachgelesen. Und im Fernsehen habe ich Filme über Homosexualität gesehen. Aber es ist einfach schwer für mich, mir vorzustellen, dass du mit einem Mann zusammen bist, so wie ich mit Papa zusammen bin. Ich kann mir das nicht vorstellen! Und außerdem: Kinder besuchen eben ihre Eltern!«

Herr E. wechselt zurück in seine eigene Rolle. Die Mitspielerin wiederholt als Hilfs-Ich die Sätze der »Mutter«. Der Therapeut tritt neben Herrn E.: »Was fühlen Sie eigentlich gerade in Ihrer eigenen Rolle körperlich-gefühlsmäßig?« Herr E.: »Ich fühle mich bedrängt.« Der Therapeut: »Wo fühlen Sie diese Bedrängung? Im Kopf, in der Brust oder im Bauch?« Herr E.: »Eher im Hals, da ist es eng, ich fühle da einen Kloß.« Der Therapeut (3. Schritt des psychodramatischen Dialogs, siehe Kap. 8.4.2): »Können Sie Ihrer Mutter einmal sagen, dass das Gespräch bei Ihnen einen Kloß im Hals hervorruft?« Herr E. zu seiner »Mutter«: »Ich verstehe gar nicht, dass du das nicht akzeptierst. Du weißt jetzt schon fünf Jahre, dass ich schwul bin. Du sagst immer, du hast das akzeptiert. Ich merke das aber nicht.« In der Nachbesprechung fordert ein Gruppenteilnehmer Herrn E. auf: »Rede doch mit deiner Mutter einmal Klartext!« Der Therapeut bittet diesen Gruppenteilnehmer, das selbst in der Rolle von Herrn E. stellvertretend zu tun. Herr E. wechselt in die Rolle seiner Mutter und zeigt im Spiel, wie diese darauf reagieren würde (5. und 6. Schritt des psychodramatischen Dialogs). Der Gruppenteilnehmer in der Rolle von Herrn E.: »Wenn du davon redest, dass ich so sein soll wie andere, dann geht mir der Hals zu. Ich finde die Distanz zwischen uns eigentlich ganz richtig. Ich sehe zurzeit gar keine andere Möglichkeit!« Herr E. reagiert in der Rolle seiner Mutter überraschend übergriffig: »Aber warum sagst du mir dann nicht, dass du einen Freund hast! Du weißt doch, dass ich sowieso alles merke und sowieso alles von dir weiß! Du bist doch mein Sohn! Und ich bin deine Mutter! Du kannst doch sowieso nichts vor mir verbergen!«

In der Nachbesprechung meint Herr E. spontan: »Ich habe gemerkt, dass meine Mutter mich nur so will, wie ich als Kind war. Sie akzeptiert mich nicht so, wie ich jetzt bin. Die versteht nichts! Ich glaube, die Distanz ist vielleicht ganz gut.« Die Gruppenteilnehmerin, die als Hilfs-Ich die Rolle der Mutter übernommen hatte: »Als Mutter war das für mich ganz klar. Ich war enttäuscht, keine Enkel zu kriegen!« Der Therapeut: »Ich vermute, Ihr Schwulsein reißt zwischen Ihnen beiden eine existenzielle Kluft auf, die nicht zu überbrücken ist! Das ist für Sie beide eine Frage der Identität! Eine existenzielle Kluft kann man nur überwinden, indem man sie anerkennt. Im Übrigen meine ich, dass es für Sie selbst wichtig wäre, dass Sie Ihre Mutter nicht anlügen. Denn Lügen führt oft zu Minderwertigkeitsgefühlen und macht depressiv!« Zwei Gruppensitzungen später meint Herr E. spontan: »Ich habe mir überlegt: Ich möchte die Beziehung zu meiner Schwester wieder aufnehmen. Ich möchte mit ihr ein Gespräch über meine Familie führen. Meine Schwester lebt 500 Kilometer entfernt. Die hat sich schon vor langer Zeit mit meiner Mutter zerstritten. Ich möchte gern einmal wissen, wie es meiner Schwester jetzt damit geht.«

Eine *wirkliche Ablösung* von einer Bezugsperson gelingt nur, wenn der Patient weiß, wer die Bezugsperson ist, von der er sich ablöst. Er soll im psychodramatischen Dialog mit Rollentausch erkunden, wie die Bezugsperson innerlich »tickt«. Er soll dabei *erkennen*, wie und warum die Bezugsperson so und nicht anders geworden ist. Oft haben Eltern einen Teil ihrer Identität durch Abwehr abgespalten oder verdrängt. Bei dem Erkunden der Identität der Bezugsperson integriert der Protagonist im Rollentausch in das Ausspielen der Rolle seiner Bezugsperson von sich aus alle Informationen, die er über sie hat. Er erweitert diese oft sogar über das hinaus, was die Bezugsperson *selbst* über sich weiß. Dabei sucht er Antworten auf die Frage: »Wer *war* meine Mutter wirklich? Wer hätte sie sein *wollen? Wer* hätte sie bei anderen Lebensumständen *werden können? Was* hat das verhindert?«

Zentraler Gedanke
Bei einem Ablösungskonflikt kann der Patient im psychodramatischen Dialog *im Rollentausch* die Werte, Normen, Aufträge, Konflikte und Abwehrmuster seiner Bezugsperson *erkennen.* Er fragt sich anschließend: »Will ich das, was ich tun will, eigentlich selbst oder will das meine innere Mutter?« Das hilft ihm, nicht mehr automatisch das zu tun, was sein Mutterintrojekt oder Vaterintrojekt von ihm verlangt. Er macht auch nicht mehr aus Protest nur immer das Gegenteil. Er *kann bewusst* die Wertvorstellungen und Aufträge seiner Eltern übernehmen. Er *kann* sich aber auch *bewusst dagegen* entscheiden. Er wird frei, seine *eigenen* ideellen Werte zu entwickeln, seine *eigenen* Normen und seinen *eigenen* Lebenssinn (siehe Kap. 2.4 und Fallbeispiel 61). »Wahre Emanzipation setzt immer auch eine Weiterentwicklung des *inneren* Bildes der Bezugsperson voraus« (Krüger, 1997, S. 232).

Die Ablösung von einengenden familiären Beziehungen gelingt leichter, wenn der Betroffene eventuell vorhandene *Familiengeheimnisse* kennt. Er identifiziert sich dann nicht mehr, *ohne es zu wissen,* mit den zu dem Familiengeheimnis gehörenden Tabus, Schuldkomplexen, Abwehrmustern oder Verletzlichkeiten. Ein Familiengeheimnis zu erfahren, löst bei einem Betroffenen oft einen Entwicklungsschub aus. So berichtet zum Beispiel Bode (2009, S. 55 f.) über einen Mann, der Neues über die Lebensgeschichte seiner Eltern erfahren hatte: Er »begriff, dass die hartnäckigen Schuldgefühle, die ihn selbst immer wieder befielen, von seinem Großvater stammten.« Der Mann hatte der Autorin erzählt: »In unserer Familie gibt es den Spruch: ›Wem es zu gut geht, den bestraft das Leben!‹« Der Großvater war Landwirt in Ostdeutschland gewesen. Er hatte 1945 gezögert, vor der russischen Armee zu fliehen, weil er auf das Vorrücken der amerikanischen Armee gehofft hatte. Das »war der entscheidende Fehler seines Lebens. Nicht nur, dass er alles verlor, was er besaß – er wurde gezwungen anzusehen, wie seine Frau und seine Mutter von Sowjetsoldaten vergewaltigt wurden. […] Ich weiß, die meisten Menschen denken: Mit den Kriegserlebnissen meiner Eltern will ich mich nicht belasten. Für mich aber war es eine Befreiung, als ich endlich die Wahrheit kannte. Es sind Zentner von mir abgefallen! […] Erst danach, als ich die Geheimnisse kannte, habe ich ganz viel verstanden: Warum bei uns immer so große Angst war, warum mein Vater sich so angepasst verhielt, sein extremes Sicherheitsdenken, sein Sparen, Sparen, Sparen.« Die Autorin schreibt: »Seit er seine Eltern als Menschen sehen kann, die durch den Krieg gebrochen waren, gelingt es ihm, sonderbare Verhaltensweisen seiner Mutter, die ihn schnell aufregten, besser zu ertragen.« Der betroffene Mann berichtet selbst: »Das zeigt sich unter anderem darin, dass ich mehr Respekt vor der Lebensleistung meiner Eltern habe und ich sie nicht mehr wegen ihrer Ängstlichkeit und ihrer Anpasserei verurteile. [...] Ich kann mich einfach abgrenzen [...]« Die Mutter dieses Mannes hat sich nach Bode (2009, S. 56) durch die Erkenntnisse ihres Sohnes und die Auseinandersetzung mit ihm *auch selbst* neu kennengelernt. Sie könne jetzt manchmal auch etwas genießen.

8.4.7 Die Therapie von verlängerten Trauerreaktionen

Jeder Mensch ist nach dem Verlust einer Bezugsperson, eines geliebten Tieres oder eines Berufes gezwungen, sich innerlich und äußerlich auf ein neues Gleichgewicht zwischen Anpassung und Aktualisierung des Selbst umzustellen. Denn das Selbst des Einzelnen verschränkt sich in einer länger dauernden Beziehung mit dem Selbst seiner Bezugsperson. Das geschieht durch die vielfältigen Empathie-, Interaktions- und Einigungsprozesse in der Beziehung und die damit verbundenen Delegationen, Introjektionen und Projektionen. Verlängerte oder schwere Trauerreaktionen mit Depression treten auf, wenn die oder der Hinterbliebene die systemische innere Beziehungsverschränkung mit dem Verstorbenen *nicht von sich aus spontan* auflösen kann.

Zentraler Gedanke

Trauerarbeit ist Beziehungsarbeit (Krüger, 2003, S. 102 ff.). Denn bei dem Verlust einer Bezugsperson zerfallen die alten systemischen Verschränkungen in der Beziehung. Das Zugehörigkeitsgefühl, die Selbstbehauptung und der Kampf um die Ressourcen in der Beziehung haben den Hinterbliebenen vorher stabilisiert. Jetzt entfallen sie plötzlich. Im ersten Jahr nach dem Tod einer Bezugsperson sind depressive Stimmungsschwankungen *angemessene* Reaktionen und nicht krankheitswertig.

Die Beraterin oder Therapeutin kann die alten systemischen Verschränkungen zwischen dem Selbst des Hinterbliebenen und dem Selbst des Verstorbenen mit der Methode des fiktiven psychodramatischen Dialogs mit Rollentausch auflösen. Dieses Vorgehen verwirklicht die Schritte der natürlichen Trauerarbeit prozesshaft und verflüssigt eventuell vorhandene Blockaden. Blatner (2001, S. 41 ff.) schlug für die Beratung und für die Therapie trauernder Menschen ein strukturiertes Vorgehen vor, das er die »*letzte Begegnung*« nannte. Dieses Vorgehen umfasst fünf Schritte: 1. Die Therapeutin lässt den Patienten im psychodramatischen Dialog *in der eigenen Rolle* erinnern und der »toten Person« mitteilen, was er mit ihr erlebt und geteilt hat. 2. Der Trauernde sucht *im Rollentausch in der Rolle des Verstorbenen* nach Erinnerungen, die *er* an den Patienten hat, und spricht diese sich selbst gegenüber laut aus. 3. Der Patient arbeitet für *seine* Beziehung zu dem Verstorbenen Antworten auf die Fragen heraus: »Was hast *du für mich* bedeutet?« 4. Er entwickelt im Rollentausch in der Rolle des Verstorbenen eine Antwort auf die Frage: »Was habe ich für den Verstorbenen in seinem Leben bedeutet?« 5. Jede länger dauernde Beziehung ist *auch* konflikthaft. Der Patient kann Konflikte mit einer verstorbenen Bezugsperson *nach deren Tod* nicht mehr direkt klären. Es ist therapeutisch aber ausreichend, den Konflikt mit der verstorbenen Person im Als-ob-Modus des Spiels im psychodramatischen Dialog auszutragen. Die Therapeutin fragt den Patienten: »Gibt es etwas, was Sie Ihrer Mutter gern noch sagen wollen oder was Sie sie noch fragen möchten?« Bisweilen hat der Hinterbliebene unangemessene Schuldgefühle. Oder er hat noch nie gewagt, seiner Mutter zu sagen, dass er sie liebhat. Solche unvollendeten Geschäfte sollen in der »letzten Begegnung« noch *nachträglich* vollzogen werden. Denn dann breitet sich *dieser eine* Konflikt in der Beziehung zu dem Verstorbenen nicht über *die gesamte Beziehung* zu ihm aus und färbt die Erinnerungen an ihn negativ ein.

Die fünf Schritte der Trauerarbeit müssen *zeitlich* nicht genau in der oben beschriebenen Reihenfolge vollzogen werden. Auch brauchen sie oft mehr als eine Sitzung. Ein siebzig Jahre alter Mann, der gerade seine Ehefrau verloren hat, ist vielleicht schon zutiefst erschüttert, wenn er sich seine »Ehefrau« nur auf dem leeren Stuhl vor ihm vorstellt. Trauern gehört zur therapeutischen Trauerarbeit. Der Patient ist in seiner Trauer aber nicht allein. Die Therapeutin begleitet ihn bei dieser schweren inneren Arbeit. Dabei geht die Therapeutin oft kleinschrittig vor. Der Patient erzählt in der ersten Sitzung zum Beispiel zunächst nur Erinnerungen an seine Frau und blickt dabei ihren leeren Stuhl an. Die angegebenen fünf Schritte der Trauerarbeit sind ein therapeutisches Prozessmodell. Die Therapeutin kann mithilfe dieses Modells prüfen, ob ein Schritt oder mehrere Schritte der Trauerarbeit noch fehlen.

Fallbeispiel 61: *Der 50-jährige Herr F. fragt im fiktiven psychodramatischen Dialog seinen vor vier Jahren verstorbenen Vater (5. Schritt der Trauerarbeit): »Du bist mir gegenüber immer so distanziert gewesen. Warum hast du mit mir eigentlich nie über persönliche Dinge geredet?« Herr F. in der Rolle des Vaters: »Ich konnte nicht!« Herr F. als Sohn (1. Schritt der Trauerarbeit): »Aber ich habe mich immer so bemüht. Ich habe immer versucht, in der Schule besonders gut zu sein, nur damit du dich freust.« Als Vater: »Ja, ich habe das gemerkt. Ich war stolz auf dich!« Herr F. als Sohn,* *lauter werdend: »Aber warum hast du mir das nie gesagt!« Herr F. antwortet in der Rolle seines »Vaters« emotionslos, aber deutlich leidend (2. Schritt der Trauerarbeit): »Ich konnte nicht, ich bin anders!« Herr F. hatte in seiner Kindheit seine Wünsche nach Anerkennung des Vaters und nach Zuneigung immer zurückgestellt. Er erzählt: »Zuerst habe ich meinen Vater lange Jahre idealisiert. Später habe ich ihn dann entwertet!« Der Protagonist äußert zwar im Selbstgespräch Zorn auf seinen Vater. Er agiert aber im Spiel weiterhin sehr verhalten. Deshalb übernimmt der Therapeut selbst die Rolle von Herrn F. und verstärkt bewusst seinen affektiven Ausdruck in der Rolle. Herr F. spielt im Rollentausch die Rolle seines Vaters. Er bleibt als »Vater« trotz des expansiveren Verhaltens des »Sohnes« weiter distanziert.*

In einer Zwischenbesprechung teilt der Therapeut sein Erleben in der Rolle des Protagonisten mit: »Als Sie als Vater sagten: ›Ich kann das nicht!‹, da wurde ich ganz taub im Gesicht. Dann spürte ich, wie ich wütend wurde. Gut, ich glaube, das war ich selbst an Ihrer Stelle!« In der Fortsetzung des Dialogs mit dem Vater spielt der Therapeut die Rolle des Protagonisten über die Vorgaben von Herrn F. hinaus weiter aus: »Was habe ich dir eigentlich bedeutet?« Herr F. sucht in der Rolle seines Vaters lange nach einer Antwort (4. Schritt der Trauerarbeit). Dann aber sagt er mit warmem, intensivem Blick und fester Stimme: »Du bist mein Sohn!« Herr F. und der Therapeut tauschen wieder die Rollen. Der Therapeut lässt in der Rolle des Vaters innerlich die hohe emotionale Intensität in der Aussage »des Vaters« innerlich zu. Er versucht, diese auszudrücken, als er dem Sohn antwortet: »Du bist mein Sohn!« Herr F. ist sehr berührt. Er antwortet von Herzen kommend (3. Schritt der Trauerarbeit): »Und du bist mein Vater!« Er wendet sich an den Therapeuten: Ich würde Sie jetzt am liebsten in den Arm nehmen!«

In der Nachbesprechung fragt der Therapeut den Patienten: »Wissen Sie eigentlich, warum Ihr Vater so distanziert war?« Herr F. erzählt aus dem Leben seines Vaters. Dieser war ein fleißiger, sehr angesehener Mann, der sich aber gegenüber allen Menschen distanziert verhielt. Der weitere Bericht von Herr F. legt die Vermutung nahe, dass sein Vater im Zweiten Weltkrieg als Soldat traumatisiert wurde. Der Therapeut: »Bei traumatisierten Menschen ist das ein häufiges Symptom: Die Betroffenen können ihre Gefühle nicht mehr zulassen. Sie haben in der traumatisierenden Situation gelernt, ihre Gefühle abzustellen, um zu funktionieren und handlungsfähig zu bleiben. Wenn sie später dann Gefühle zulassen wollen, auch positive wie Liebe, kommen tragischerweise auch alle nicht verarbeiteten Gefühle aus der Traumasituation mit hoch. Wenn der Betroffene das zuließe, würde er die Kontrolle über sich verlieren. Das würde ihn vielleicht unfähig machen, seinen Lebensalltag zu bewältigen und zu arbeiten. Deshalb stellen viele traumatisierte Menschen unbewusst ihre Gefühle auf Dauer ab. Sie leiden dann an ihrer Gefühllosigkeit, sie können das aber nicht ändern. In der Folge kommt es dann aber zu mehr oder weniger großen Störungen in ihren Beziehungen.«

Der Patient in dem Fallbeispiel hatte in seiner Kindheit teilweise das Abwehrsystem seines traumatisierten Vaters und dessen Kompensation durch Leistung übernommen. Er konnte durch die psychodramatische Trauerarbeit das distanzierte Verhalten seines Vaters aber als *Selbstschutz des Vaters* und als Angst *vor Kontrollverlust* verstehen. Dadurch musste er sich von ihm nicht mehr abgelehnt fühlen. Die Wertschätzung und Liebe seines »Vaters« *im Spiel* veränderten das innere Bild seines Vaters jetzt vier Jahre nach dessen Tod. Das machte es dem Patienten möglich, *sein eigenes Leben* jetzt offener und beziehungsfähiger zu leben.

Die Therapeutin oder das Hilfs-Ich übernimmt in der »Begegnung« eines Protagonisten mit einem »Verstorbenen« im psychodramatischen Dialog *im Rollentausch* auch die Rolle des Verstorbenen. Das erfordert eine hohe Sensibilität und Achtsamkeit. Die Therapeutin setzt sich, wenn sie die Rolle des Verstorbenen übernimmt, meistens auf einen Stuhl *neben* dem leeren Stuhl des Toten. Dadurch würdigt sie achtsam die existenzielle Ebene der »letzten Begegnung«. Bisweilen tritt sie auch »nur« *hinter* den Stuhl des Verstorbenen und wiederholt von dort aus die letzten Sätze des Protagonisten. Je intensiver allerdings die Auseinandersetzung zwischen dem Protagonisten und dem »Verstorbenen« wird, desto wichtiger ist es, dass jemand als Hilfs-Ich die Rolle des »Verstorbenen« *auch real ausspielt.* Das aktiviert das Denken, Fühlen, Handeln und Wollen des Protagonisten in seiner eigenen Rolle ganzheitlicher (siehe Kap. 8.4.4). Die existenzielle Dimension des Themas »Tod« und des Verlustes führt meistens zu emotional sehr bewegenden Spielen. Die daran beteiligten Menschen gehen intuitiv wie von allein mit sich und den anderen achtsam, stimmig und ehrlich um. Die Gruppenmitglieder reagieren mit intensiven Sharings, die dem Betroffenen in der Gruppe Halt und Geborgenheit geben.

Der 1. Schritt und der 2. Schritt der Trauerarbeit mit den Fragen »Was habe ich mit dir erlebt und geteilt?« »Was hast du mit mir erlebt?« öffnen gezielt die Gedächtnisspeicher für die *alten* Beziehungserfahrungen mit dem Toten. Der Klient oder Patient verarbeitet seine Erinnerungen bei der Beantwortung dieser Fragen zu einer *Geschichte* der Beziehung. Dabei werden die systemische Aufgabenverteilung und die Art der beidseitigen Selbstaktualisierung und Anpassung deutlich. Der Patient erkundet in dem psychodramatischen Dialog mithilfe des Rollentauschs auch die *je eigenen* Werte und Normen der Beziehungspartner. Er kann im Spiel Erwartungen, die die verstorbene Bezugsperson auf ihn delegiert hat, an diese ausdrücklich zurückgeben.

Der 3. und 4. Schritt der Trauerarbeit mit den Fragen: »Was hast du für mich bedeutet?« und »Was habe ich für dich bedeutet?«, regen den Protagonisten an, neu die *ganzheitliche Bedeutung der Bezugsperson* für das eigene Leben festzulegen und auch die ganzheitliche Bedeutung der eigenen Person für das Leben der Verstorbenen. Welche Bedeutung hat der jeweils andere für die eigene Entwicklung gehabt? Die Bedeutungen sollen jeweils in einem symbolischen Satz verdichtet werden. Bei dieser Symbolisierungsarbeit braucht der Protagonist die einfühlsame, kreative Begleitung der Therapeutin. Denn es ist schwer, in *nur einem symbolischen Satz* stimmig auszudrücken, was in einer lang dauernden Beziehung gewesen ist.

Eine Trauerreaktion wird krankheitswertig, wenn ein Betroffener länger als vier bis acht Wochen arbeitsunfähig ist und sich aus seinen Beziehungen zurückzieht oder wenn eine Trauerreaktion länger als ein Jahr anhält. Die Therapeutin wendet in der Therapie einer *pathologischen Trauerreaktion* bei Bedarf auch Elemente der Traumatherapie an. Hilfreich ist auch schon die einfache Technik des psychodramatischen Gesprächs (siehe Kap. 1). Die Therapeutin repräsentiert dabei die Beziehung zwischen dem Hinterbliebenen und der gestorbenen Person mit zwei leeren Stühlen, die sich im Therapieraum gegenüberstehen. Die Therapeutin und der Patient blicken zusammen *Schulter an Schulter aus der Beobachterposition* auf den Interaktionsraum des Patienten mit dem »Gestorbenen«. Sie sprechen dann aus dem Erzähl- und Beobachtungsraum heraus (siehe Kap. 5.10.6 und Abb. 16) *über die Beziehung* des Patienten mit dem Gestorbenen *dort* im Interaktionsraum. Das aktiviert die Kognition des Patienten. Die Therapeutin setzt bei Bedarf auch Selbststabilisierungstechniken ein. Der Patient symbolisiert zum Beispiel auf der Tischbühne mit Steinen und Holzklötzen seine Ressourcen. Oder er entwickelt mithilfe der Therapeutin einen sicheren Ort (siehe Kap. 5.10.5), in dem er sich eventuell mithilfe transpersonaler Bilder stabilisieren kann. Bei einer *pathologischen Regression* des Patienten setzt die Therapeutin die Zwei-Stühle-Technik ein. Sie stellt einen leeren Stuhl neben ihn für sein »kompetentes Alltags-Ich«, das im Augenblick durch den Verlust gelähmt ist. Sie nennt den Stuhl, auf dem der Patient gerade sitzt, »den Stuhl für den trauernden Karl«. Die Therapeutin lässt den Patienten passend zu seiner augenblicklichen Verfassung zwischen seinem »kompetenten Alltags-Ich« und seinem »trauernden Ich« hin- und herwechseln. Dadurch wird aus dem »Entweder-oder« zwischen Trauer und Lebensbewältigung ein »Sowohl-als-auch«.

Die Trauerarbeit bei dem Tod einer Bezugsperson umfasst, je älter die Hinterbliebenen sind, desto mehr auch immer Ängste vor dem *eigenen Tod.* Die Therapeutin geht bei Bedarf auf dieses andere Thema ein. Sie kann den Patienten zum Beispiel einen psychodramatischen »Dialog mit dem Tod« (Frede, 2009, S. 35) führen lassen. Dazu wendet sie sich an den Patienten: »Ich stelle mir gerade vor, der Tod säße hier bei uns – vielleicht auf diesem Stuhl. […] Was würden Sie ihm vielleicht sagen wollen?« Die Therapeutin doppelt den Patienten bei diesem Dialog und fordert ihn auch zum Rollentausch auf: »Wenn der Tod antworten könnte, was würde er sagen?« Nach Frede (2009, S. 36) hat jeder Mensch »bestimmte Vorstellungen über den Tod. Im Dialog mit ihm werden diese Vorstellungsbilder konkretisiert und in Beziehung zur eigenen Situation gesetzt.« Man kann diese Arbeit weiter ausdifferenzieren durch ein »Assoziationssoziogramm« zum Tod (Frede, 2009, S. 36). Die Therapeutin lässt den Patienten dazu auf ein Blatt Papier einen Kreis malen: »Bitte schreiben Sie das Wort Tod hinein! Wenn sie an den Tod denken, was kommt Ihnen in den Sinn? […] Machen sie um jeden Einfall einen Kreis und verbinden Sie ihn mit dem Mittelpunkt. […] Stellen Sie sich nun einmal vor, der Tod könnte sich an unserem Gespräch beteiligen. […] Aus welcher dieser Eigenschaften heraus würde er Ihnen etwas sagen?« Dadurch, dass »der Protagonist sich mit den unterschiedlichen Aspekten seiner Todesvorstellung vertraut« macht, »verlieren diese etwas von ihrer lähmenden Macht über ihn«. Der Patient gewinnt durch das therapeutische Gespräch über seine Todesvorstellungen »einen gewissen Abstand, der es erleichtert, die mit der eigenen Todesvorstellung verbundenen Gedanken und Gefühle zu beobachten […], ohne sie zu beurteilen, ohne sie festzuhalten oder ihnen auszuweichen. […] Das Ich ist nicht mehr identifiziert mit der Angst, der Trauer, der Sorge um die Zukunft: Ich habe bestimmte Gefühle, aber ich bin nicht diese Gefühle. […] Denn es gibt einen Teil von mir, der diese Gefühle beobachtet« (Wilber, 2006, S. 113, zitiert nach Frede, 2009, S. 36). Der Mensch entwickelt durch eine solche Arbeit »nicht nur sein eigenes Todesbild, sondern auch seine persönlichen Reaktionen darauf. Manchen Befürchtungen kann er zumindest ansatzweise begegnen. […] Die offene Auseinandersetzung damit in der Therapie trägt dazu bei, dass der Betroffene zumindest die Angst vor diesen Ängsten verliert und er sie zum menschlichen Dasein gehörend anzunehmen lernt: ›Alles was lebt, wird einmal aufhören zu sein – auch ich‹. Im Dialog sehen viele PatientInnen den Tod nicht länger als Feind, sondern als Verbündeten für das Leben […], der ihnen zeigt, was wirklich wichtig ist« (Frede, 2009, S. 36).

8.5 Die Therapie von Depressionen bei Menschen mit einer strukturellen Störung

Anders als bei *neurotischen* Depressionen ist bei depressiven Patienten mit *strukturellen* Störungen (siehe Kap. 4.4) das intrapsychische Gleichgewicht zusammengebrochen. Als Folge davon ist bei ihnen nicht nur die Aktualisierung des Selbst im Konflikt behindert, sondern auch die Fähigkeit, sich anzupassen und äußere Rollenerwartungen zu erfüllen. Sie leiden unter Selbstbildkonflikten, Identitätskonflikten, Selbstwertregulationsstörungen und Depressionen. Eine strukturell bedingte Depression kann auftreten im Rahmen einer Persönlichkeitsstörung (siehe Kap. 4), einer Traumafolgestörung (siehe Kap. 5), einer Suchterkrankung (siehe Kap. 10), eines krankheitswertigen, abweichenden Verhaltens (siehe Kap. 11) oder auch einer chronischen Schmerzstörung. Die Depressionen von strukturell gestörten Patienten schließen auch die Ebene der neurotischen Konflikte und der Aktualkonflikte mit ein (siehe Abb. 20). Oft erkennt die Therapeutin die strukturelle Störung eines depressiven Patienten erst *während* der Behandlung.

Hinweise auf eine strukturelle Störung von depressiven Patienten sind: 1. Je klagloser ein Patient ein Ungleichgewicht zwischen Anpassung und Aktualisierung seines Selbst hinnimmt *und* je weniger Problembewusstsein er für dieses Ungleichgewicht hat, desto wahrscheinlicher ist er strukturell gestört (siehe unten Fallbeispiel 62). 2. Bei *rezidivierenden* schweren depressiven Episoden ist die Wahrscheinlichkeit einer strukturellen Störung größer als bei einer *einmaligen* depressiven Episode 3. Der Patient wechselt in der Stunde häufig das Thema. Denn er kann seine Konflikte innerlich nur schwer in seiner Vorstellung repräsentieren und wahrnehmen. 4. In der Phase der Diagnostik gelingt es *der Therapeutin* trotz allen Bemühens nicht, den Konflikt zu erfassen, der den depressiven Affekt hervorruft (siehe Kap. 3.4 und 8.2). 5. Der Patient kann seinen Konflikt bei der Arbeit mit der *Tischbühne* nicht mit Steinen so aufstellen, dass ein *symbolisches* Bild des Konflikts entsteht. Er legt die Steine zum Beispiel einfach *linear in einer Reihe nebeneinander* auf den Tisch. 6. Je stärker ein depressiver Patient strukturell gestört ist, desto mehr muss die Therapeutin bei der Arbeit mit der Tischbühne seine Seelenlandschaft mit Steinen und Holzklötzen *für ihn stellvertretend aufstellen.* Desto weniger korrigiert der Patient sie dabei. Denn der Patient erlebt wegen seiner eingeschränkten Fähigkeit zum Symbolisieren keine Differenz zwischen der *äußeren Symbolisierung* seiner Konflikte durch die Therapeutin und seiner *inneren* Vorstellung der Konflikte.

Fallbeispiel 62: *Die 53-jährige Frau Z. ist seit sechs Jahren frühberentet wegen Depressionen und Erschöpfung bei einer strukturellen Störung. Sie leidet ungefähr* *dreizehn Tage im Monat unter Migräne (ICD-10 F34.-, G43.0). Frau Z. verbringt ihr Leben weitgehend zu Hause. Ihre sozialen Kontakte beschränken sich auf einige wenige Aktivitäten zusammen mit Ihrem Ehemann. Ihr Mann leidet durch seine verantwortungsvolle Berufstätigkeit und viele Hobbys an einem Stresssyndrom, erhöhtem Blutdruck und ist übergewichtig. Wenn er um 22 Uhr oder später nach Hause kommt, liest er erst seine E-Mails, bevor das Paar noch »gemütlich ein bis zwei Stunden zusammensitzt« und nachts um 1.30 Uhr ins Bett geht. Frau Z. äußert gleichmütig: »Das hat sich so ergeben.« Als der Therapeut die intelligente Patientin auf die Absurdität dieser systemisch gegensätzlichen Aufgabenverteilung aufmerksam macht, meint Frau Z.: » Ich möchte meinen Ehemann in seinen Aktivitäten nicht einschränken. Er ist überall sehr beliebt.« In einem anderen Zusammenhang teilt sie aber mit: »Ich werde innerlich immer ganz atemlos, wenn er mittags irgendwann für zwanzig Minuten zum Essen nach Hause kommt.«*

Frau Z. hat als Kind in der Beziehung zu ihren traumatisierten Eltern die Erfahrung gemacht, dass ihre eigenen Wünsche sinnlos waren. Sie war als Kleinkind im Alter von sechs Monaten wegen einer Essstörung drei Wochen lang im Krankenhaus. Frau Z. verknüpft auch jetzt noch mit über fünfzig Lebensjahren einen eigenen Wunsch sofort mit einem Gefühl der Sinnlosigkeit, Hilflosigkeit und Ratlosigkeit. In den Therapiesitzungen weint sie oft verzweifelt, wenn sie Zeit und Raum für sich selbst hat und nicht wie sonst nur angepasst funktioniert. Der Therapeut möchte sie in Kontakt bringen mit der Aktualisierungstendenz ihres Selbst und fordert die Patientin auf, für ein eigenes Leidensereignis aus der Kindheit ein Bewältigungsmärchen (siehe Kap. 5.14) zu schreiben. Das Leidensereignis soll dann im zweiten Teil des Märchens im Sinne der Wunscherfüllung umgewandelt werden. Im dritten Teil sollen sich die eigenen Wünsche der Patientin konkret erfüllen. In der darauffolgenden Therapiestunde klagt Frau Z.: »Es war unglaublich mühsam, mich überhaupt an ein Ereignis in meiner Kindheit zu erinnern. Das war in meinem Kopf wie eine Denkblockade. So als ob da ein Türsteher vor der Tür steht und sagt: ›Da kommst du nicht rein!‹«

Patientinnen und Patienten mit Depressionen bei einer strukturellen Störung sind zunächst *explizit metakognitiv* zu behandeln (siehe Kap. 2.8 und Kap. 4, Fallbeispiele 13, 14, 15, 16 und 17). Der Therapeut benennt dabei die dysfunktionalen metakognitiven Prozesse der Patientin. Er symbolisiert sie mit je einem leeren Stuhl als Ich-Zustände und stellt diesen Stuhl im Therapiezimmer auf. Er macht die dysfunktionalen metakognitiven Prozesse so *explizit* zum Gegenstand der therapeutischen Kommunikation (siehe Kap. 4.8). Bei einer *Traumafolgestörung* setzt die Therapeutin zusätzlich Elemente der Traumatherapie ein (siehe Kap. 5, Fallbeispiele 25, 28, 29, 32, 36, 40, 41). Depressionen im Rahmen einer *Suchterkrankung* brauchen zunächst eine Suchttherapie.

8.6 Die Therapie von psychosenahen Depressionen

Schwere psychosenahe Depressionen (ICD-10 F31.4, F32.3, F33.3) treten auf, wenn ein altes Abwehrsystem oder die Persönlichkeitsstruktur zusammenbricht. Bei Patienten mit psychosenahen Depressionen ist der innere Fantasieraum in sich zusammengefallen. Das Mentalisieren ist tiefgehend gelähmt oder defizitär. Die Patienten können ihren depressiven Affekt nicht mit Konflikten in der Gegenwart oder Vergangenheit in Verbindung bringen. Sie verstehen sich selbst nicht und *verstehen auch keine tiefenpsychologischen Deutungen.* Sie können die depressionsauslösenden Konflikte *innerlich* nicht mehr repräsentieren (Krüger, 2012, S. 301). Diese Patienten sind wegen der Schwere ihrer Depression psychotherapeutisch schwer zu erreichen.

Fallbeispiel 63 (Krüger, 2004a, S. 257 ff., überarbeitet): *Eine 48-jährige Sozialpädagogin, Frau H., kommt vierzehn Tage nach einer sieben Monate langen (!) Behandlung in einer psychiatrischen Klinik mit der Entlassungsdiagnose ›Depression und psychosenahes Zustandsbild‹ (ICD-10 F32.3) in das Erstgespräch. Es geht ihr schon »wieder genau so schlecht wie vor dem Klinikaufenthalt«. Sie nimmt als Medikamente Antidepressiva, Sedativa und Neuroleptika. Frau H. war ein Jahr zuvor durch eine Mobbingsituation am Arbeitsplatz (Aktualkonflikt) seelisch zusammengebrochen. Sie geht langsam, mit schleppendem Gang und hängenden Schultern in den Raum. Schon bei kleinen Irritationen schreckt sie zusammen. Sie ist trotz ihrer guten Intelligenz unfähig, ihre Depression innerlich mit der Mobbingsituation an ihrem Arbeitsplatz in Zusammenhang zu bringen. Frau H. war erkrankt, nachdem sie sich lange Zeit den real unsinnigen Anweisungen ihrer offensichtlich persönlichkeitsgestörten Chefin gefügt hatte. Und doch will sie jetzt trotz ihrer schweren Depression sofort wieder arbeiten gehen.*

Eigentlich war Frau H. kreativ begabt. Sie hatte als Kind ein gutes intuitives Gespür für Unstimmigkeiten und war, wie sie selbst später sagte, »immer offen und ehrlich«. Tragischerweise führten gerade diese Eigenschaften in der Familie, in der viel abgewehrt werden musste, zu Konflikten. So galt Frau H. als Kind in ihrer Familie immer als »die Schwierige«. Sie war »schwierig« in einer Familie, in der der Vater kriegstraumatisiert war und die Mutter an einer Colitis ulcerosa litt. Das sind beides Krankheiten, die mit Abspaltung der Gefühlswelt einhergehen. In der Familie wurden Konflikte und Störungen durch Rollenzuschreibungen und ein christlich begründetes Liebesgebot abgewehrt. Frau H. war als Kind neugierig und ehrlich. Sie wurde dafür in ihrer Familie aber nicht geachtet, sondern immer wieder entwertet und latent beschämt. So schrieb ihr zum Beispiel ihr Vater einmal in einem Brief: »Unter vier oder fünf Geschwistern muss es auch ein schwarzes Schaf geben. Aber ein schwarzes Schaf kann man auch liebhaben.« Für die Patientin war die Etikettierung als »schwieriges Kind« mit der Zeit so belastend, dass sie sich im neunzehnten Lebensjahr »entschloss, nicht mehr schwierig zu sein«. Sie wollte nicht immer »komisch sein« oder »dramatisieren«. Denn das hasste sie. Tragischerweise entschied sie sich dadurch, ohne das bewusst anzustreben, sich noch stärker als bisher anzupassen. Die Folge war: Sie hatte immer wieder das Gefühl, »nicht richtig zu sein«. Wörtlich sagte sie später: »Ich zweifle so oft. Andere fühlen sich immer so sicher. Das ist meine tiefste eigene Frage.« Ihre Heirat schränkte sie in ihrer persönlichen Freiheit durch zusätzliche Verpflichtungen noch stärker ein. Sie entwickelte psychosomatischen Beschwerden.

In den ersten beiden Therapiestunden versuchte der Therapeut vergeblich, mit der Patientin über ihren Arbeitsplatzkonflikt zu sprechen. Der Therapeut und die Patientin redeten und redeten, sie konnten sich miteinander über den Konflikt aber nicht verständigen. Frau H. konnte wegen ihres seelischen Zusammenbruchs ihre Konflikte innerlich nicht mehr angemessen repräsentieren und wahrnehmen. Sie ging gegen den Rat des Therapeuten schwer depressiv wieder zur Arbeit. Ihre Chefin schickte sie wegen ihrer schweren Depression aber sofort wieder nach Hause (Fortsetzungen siehe Kap. 8.6.1–8.6.6).

Zentraler Gedanke
In der Psychotherapie einer Patientin mit einer psychosenahen Depression muss die Therapeutin oder der Therapeut die Patientin anfangs da abholen, wo sie ist, in der Selbststeuerung im Symptom der Depression. Der Therapeut geht dazu innerlich Schulter an Schulter mit in die defizitäre Konfliktverarbeitung der Patientin hinein. Er aktiviert und strukturiert gleichsam als Doppelgänger stellvertretend das Mentalisieren (siehe Kap. 1) der Patientin.

Der Therapeut benutzte in dem Fallbeispiel therapeutisch aufeinander aufbauend sechs verschiedene Interventionstechniken: 1. Er tauschte mit der Patientin die Rolle und mentalisierte stellvertretend ihr Denken und Fühlen in der therapeutischen Beziehung. 2. Er ließ die Patientin ihre Suizidfantasien mit allen Konsequenzen *in der Vorstellung* zu Ende denken. 3. Er mentalisierte gemeinsam mit ihr ihr Denken und Fühlen in der Selbststeuerung in ihrem Alltag. 4. Er nutzte die Symbolisierungsfähigkeit der Patientin in nächtlichen Träumen als Ressource. 5. Er symbolisierte das sadistische Über-Ich der Patientin und bekämpfte es als ihr Doppelgänger stellvertretend. 6. Er half ihr, die erfolgreiche innere Umstellung in der Therapie auch in ihre inneren Beziehungsbilder zu integrieren.

8.6.1 Das stellvertretende Mentalisieren in der therapeutischen Beziehung

Fallbeispiel 63 (1. Fortsetzung, siehe Kap. 8.6): *Um mit der schwer depressiven Frau H. überhaupt in Beziehung zu kommen, bat der Therapeut sie: »Darf ich einmal in Ihre Rolle wechseln? Ich möchte gern wissen, wie es ist, Sie zu sein und so zu fühlen und zu denken wie Sie.« Die Patientin und der Therapeut wechselten die Plätze. Der Therapeut nahm ihre zusammengesunkene Haltung ein. Er spielte sie nach in dem, was sie gesagt hatte. Er ließ dabei stellvertretend als ihr Doppelgänger in sich leiblich, seelisch und kognitiv sein Erleben in ihrer Rolle über ihre innere Realität hinaus zu und verbalisierte seine Gefühle und Gedanken in der Rolle. Dabei entdeckte er, dass die von der Patientin geäußerten massiven »Panikgefühle« in seinem eigenen subjektiven Erleben »Schuldgefühle waren, nicht zu funktionieren«. Er spürte: »Das Schuldgefühl und die Alarmstimmung gehen bei mir durch meine Arme und die Brust bis zu meinem Bauchnabel hinunter.« Frau H korrigierte: »Ich fühle das als Krampf bis in den Unterbauch.« Die Patientin machte bei diesem stellvertretenden Mentalisieren des Therapeuten (siehe Kap. 4.6) die Erfahrung, dass ihr leiblich-seelisches Erleben verbal ausgedrückt und von dem Therapeuten verstanden werden konnte. Dieses Vorgehen löste die Blockade in der therapeutischen Beziehung auf: In der nächsten Therapiestunde war Frau H. in der Lage, erstmals offen von Suizidgedanken zu berichten, die schon seit mehreren Wochen bestanden* (Fortsetzung in Kap. 8.6.2–8.6.6).

8.6.2 Die imaginative Verwirklichung von Suizidfantasien

Die Patientin des Fallbeispiels war durch ihre Selbsttötungsfantasien in einem präsuizidalen Syndrom (siehe Kap. 8.8.2) gefangen. Sie dachte im Äquivalenzmodus (siehe Kap. 2.4) und konnte Realität und Fantasie nicht mehr ausreichend unterscheiden. In einem solchen Fall ist es therapeutisch hilfreich, wenn der Therapeut die Patientin ihre Suizidfantasien in einer Art *innerem Rollenspiel* Schritt für Schritt mit allen Folgen zu Ende denken lässt. Sie integriert dadurch den Als-ob-Modus des Spiels in ihr Denken (siehe Kap. 2.2). Das aktiviert ihr Ich und wirkt ich-stärkend.

Fallbeispiel 63 (2. Fortsetzung): *Nachdem Frau H. von ihren Suizidideen berichtet hatte, ließ der Therapeut die Patientin über die möglichen Folgen einer eventuellen Suizidhandlung nachdenken. Er ließ sie in der Vorstellung ihre Selbstmordfantasien ausgestalten und diese in einer Art innerem Rollenspiel mit allen Konsequenzen zu Ende denken. Die Fantasie von Frau H. bestand darin, aus der Wohnung ihrer Freun-*

din, bei der sie »zur Strukturierung ihres Alltags« ohne Bezahlung putzen ging, im 23. Stock des Hochhauses aus dem Fenster zu springen. Im Vollzug dieser Fantasie auf der Vorstellungsebene erkannten die Patientin und der Therapeut gemeinsam: Es ging darum, zu fliegen und dabei das Gefühl der Freiheit zu spüren, wenn man das Leiden hinter sich lässt. Der Therapeut ließ die Patientin ihre Vorstellung aber konsequent zu Ende denken: »Und wenn Sie dann unten auf der Erde ankommen würden, was glauben Sie, wie es weitergeht? Was würde dann passieren?« Jetzt erst erkannte Frau H., dass eine solche Suizidhandlung sie körperlich zerstören und ihre Freundin und ihre nahen Bezugspersonen seelisch verletzen würde. Sie erschrak bei dieser grausamen Vorstellung sehr (Fortsetzung in Kap. 8.6.3–8.6.6).

Die imaginative Verwirklichung der Suizidfantasie war therapeutisch und *auch diagnostisch* wertvoll. Denn wäre die Patientin am Ende nicht vor sich selbst erschrocken, dann hätte der Therapeut sie notfallmäßig in eine psychiatrische Klinik einweisen müssen. Das Zu-Ende-Denken der Suizidfantasie im inneren Rollenspiel ließ Frau H. aber den Unterschied zwischen ihrer Fantasie und der Realität der Suizidhandlung mit ihren Folgen erkennen. Dadurch gewann sie eine erste Distanz zu ihren Suizidgedanken.

8.6.3 Das gemeinsame Mentalisieren der Selbststeuerung im Alltag

Fallbeispiel 63 (3. Fortsetzung): *Der Therapeut ließ die suizidale Patientin ab der sechsten Therapiestunde immer wieder gezielt aus ihrem gegenwärtigen Alltag berichten. Dabei vollzog er mithilfe der Tischbühne ihr Handeln, Fühlen und Denken mit ihr zusammen in einer Art Rollenfeedback entlang dem roten Faden der Zeit Schritt für Schritt minutiös nach: »Was haben Sie getan, als Sie morgens aufgestanden sind? Was haben Sie dabei gedacht? Was haben Sie gefühlt? Was haben Sie dann getan? […]« Der Therapeut repräsentierte mit der Patientin zusammen alles, was sie berichtete, mit verschiedenen Steinen und Holzklötzen auf dem Tisch: ihr Ich, ihr Schuldgefühl, ihr Pflichtgefühl, ihr Bett, ihren Ehemann und andere Bezugspersonen. Der Therapeut ließ sich wie ein naives, neugieriges Kind von der Patientin den Weg durch ihren Alltag zeigen und half ihr, indirekt doppelnd, dabei, ihre Gefühle und ihr Denken in Worte zu fassen. Auch machte er sie jeweils darauf aufmerksam, wenn sie Wahlen getroffen hatte. Er stellte zum Beispiel fest: »Ah ja, Sie haben zum Frühstück Tee getrunken, aber nichts gegessen.« Einmal hatte Frau H. zwei Tage nur im Bett gelegen, bis ihr Mann sie überredete, doch noch aufzustehen. Die Patientin erlebte sich für andere »als Zumutung«. Das Bett war für sie eine Höhle gewesen, in der sie sich mit ihrem Schmusekissen geborgen fühlte. Der Therapeut kommentierte haltgebend: »Wenn es sich für Sie gemütlicher anfühlte, sich im Bett auf die linke Seite* *zu drehen, dann war das für Sie die beste Lösung!« Die Arbeit mit der Zeitlinie bis in das Hier und Jetzt deckte auf, dass Frau H. auf dem Weg zur Therapiestunde im Auto »daran gedacht hatte, gegen einen Lastwagen zu fahren«. Der Therapeut erschrak. Aber er sah Frau H. lebendig vor sich sitzen. Deshalb ließ er sich genau berichten, was sie nach diesem Gedanken als Nächstes gedacht und gefühlt hatte: »Irgendein Gedanke hat Sie ja von dieser Vorstellung wieder Abstand nehmen lassen!« Frau H.: »Ich hatte daran gedacht, dass Sie auf mich warten.« Der Therapeut erlebte Frau H. in diesem Moment vertrauensvoll und mit sich verbunden. Das beruhigte ihn ein wenig. Er erhöhte aber die Zahl der Therapiestunden und gestaltete das therapeutische Setting auf diese Weise noch haltgebender als vorher. Er veranlasste in diesem Fall keine Einweisung in eine psychiatrische Klinik. Denn dort war sie gerade sieben Monate lang stationär behandelt worden, ohne dass sich ihr Leiden gebessert hatte* (Fortsetzung in Kap. 8.6.4–8.6.6).

Der Therapeut zentriert bei dem gemeinsamen Mentalisieren *der Selbststeuerung im Alltag* seine Aufmerksamkeit auf den Umgang der Patientin mit ihren Symptomen und begleitet sie dabei innerlich als Doppelgänger Schulter an Schulter. Das gemeinsame Mentalisieren der Erlebnisse im Alltag stärkt das Ich der Patientin. Es gleicht ihre narzisstischen Defizite und Wunden ein wenig aus. Der Therapeut repräsentiert die einzelnen Erinnerungen der Patientin gegenständlich auf der Tischbühne, auch wenn es nur einfache alltägliche Handlungen sind. Er gibt ihnen dadurch jeweils Bedeutung. Jedes Handeln der Patientin ist eine Lösung. *Wenn es darum geht, zu leben,* gibt es kein Richtig oder Falsch. Die Lösung der Patientin ist vielleicht keine *gute* Lösung, aber es ist die *zurzeit* für sie bestmögliche. Denn die Seele der Patientin macht nichts umsonst.

Empfehlung

Je kränker eine Patientin ist, desto mehr übernimmt der Therapeut bei der Arbeit mit der Tischbühne *selbst* die Aufgabe, ihre Erlebnisepisoden mit Steinen außen auf dem Tisch zu repräsentieren und nachzuspielen.

Bei der Arbeit mit der Tischbühne symbolisiert der Ich-Stein der Patientin in ihrer Seelenlandschaft das Zentrum für ihr Empfinden der eigenen Existenz und der eigenen Selbststeuerung. Der Ich-Stein ist zum Beispiel »das Ich, das Schuld empfindet«. Der Anblick des Ich-Steins auf dem Tisch aktiviert bei der Patientin die Aktualisierungstendenz ihres Selbst und das Empfinden der Selbsturheberschaft in ihrem eigenen Handeln. Das *äußere* Symbolspiel mit den Steinen auf dem Tisch verbessert über den Regelkreis zwischen der äußeren psychodramatischen Spielproduktion und dem inneren Mentalisieren (siehe Kap. 2.2) die *innere* Spielfähigkeit der Patientin. Es richtet ihren inneren Fantasieraum wieder auf. Die Patientin blickt aus der Metaperspektive auf das symbolische Bild ihrer Selbststeuerung auf dem Tisch. Das stärkt ihre Kognition. Frau H. würdigte am Ende der Therapie diese *kleinschrittige* Arbeit des gemeinsamen Mentalisierens einmal mit der Bemerkung: »Wenn ich früher gesagt habe, es geht mir nicht so gut, dann haben Sie mich immer so genau gefragt. Da habe ich dann erst wahrgenommen, was ich wirklich fühle.«

8.6.4 Das Symbolisieren in nächtlichen Träumen als Ressource

Manche Patienten mit psychosenahen Depressionen können ihre Konflikte trotz ihres seelischen Zusammenbruchs weiterhin in nächtlichen Träumen verarbeiten. Die Traumarbeit darf allerdings nicht zu stark durch eine hohe Medikation mit Psychopharmaka beeinträchtigt sein. Der Therapeut kann das nächtliche Mentalisieren im Traum *therapeutisch* nutzen. Er würdigt gegebenenfalls die darin vorhandene innere Kreativität der Patientin. Das aktiviert ihre Erlebnisfähigkeit auch tagsüber. Der Therapeut bekommt auf diesem Weg Zugang zu den aktuellen Konflikten der Patientin und kann diese in der Therapie offen ansprechen.

Fallbeispiel 63 (4. Fortsetzung): *Die Therapie von Frau H. war zunächst als Probebehandlung geplant. Ein erster Fortschritt wurde in der 10. Sitzung deutlich. Sie berichtete von einem Traum, in dem ein Haus über ihr zusammengebrochen war. Die Trümmer waren auf sie gefallen. Eine Woche später träumte sie nachts sogar von einer großen Kirche, die über ihr zusammengefallen war. Sie wertete diese Traumbilder resignativ als symbolische Bilder für den Zusammenbruch ihrer Hoffnung auf Heilung. Der Therapeut wusste aber: Wenn ein Patient sein seelisches Krankheitssymptom symbolisch in ein szenisches Traumbild umwandelt, ist das in einer Psychotherapie als Fortschritt zu werten (Plassmann, 1999). Die von Frau H. geschilderten Albträume ließen ihn deshalb Vertrauen fassen, dass Frau H. von einer psychotherapeutischen Behandlung profitieren könnte. Er teilte diese Einschätzung der Patientin in einer »Raumdeutung« (Plassmann, 1999) mit: »Ich sehe es so, dass Ihre kreativen Kräfte zumindest in Ihrem Unbewussten wieder stärker werden. Denn Ihr Unbewusstes ist schon wieder in der Lage, Ihren seelischen Zusammenbruch in einem Bild symbolisch darzustellen und sich damit auseinanderzusetzen.«*

Die Würdigung der wieder wachsenden kreativen Kräfte ihres Unbewussten bewirkte bei der Patientin einen weiteren Fortschritt. Das zeigte sich in der darauffolgenden Therapiestunde, wenn auch in etwas grotesker Weise. Frau H. berichtete von einem neuen Traum: »Mein Schwager gab mir eine Pistole in die Hand. Ich hielt diese im Traum an meinen Kopf und drückte ab. Es passierte aber nichts. Ich meinte noch im Traum ganz enttäuscht: ›Das geht ja gar nicht!‹« Anders als in den Traumbildern vom Zusammenbrechen des Hauses und der Kirche brach der Tod in diesem Traum nicht mehr »nur« schicksalsmäßig über die Patientin herein. Sie versuchte im Traum jetzt selbst, sich zu töten. Mit dem wieder auftauchenden Empfinden der Selbsturheberschaft in der Steuerung des Symptomhandelns spürte Frau H. jetzt aber offenbar deutlicher die Verantwortung für sich selbst: Ihr Unbewusstes ließ im Traum die Pistole ohne Munition sein und somit den Selbsttötungsversuch misslingen. Frau H. erlebte diese Interpretation des Traums als wahr, aber auch einengend. Sie stöhnte: »Wenn das nun nicht mehr gehen sollte mit dem Umbringen, was ist denn dann? Dann wird es wirklich schwer!« Die Möglichkeit des Suizids hatte der Patientin ein Gefühl der Freiheit und Handlungsfähigkeit gegeben (Fortsetzung in Kap. 8.6.5 und 8.6.6).

8.6.5 Die Doppelgängertechnik bei selbstverletzendem Denken

Menschen mit einer psychosenahen Depression sind nicht ohne Grund depressiv geworden. Die Verbesserung des Mentalisierens kann die Depression der Patientin scheinbar paradox verstärken, weil die verbesserte Selbstaktualisierung ein pathologisches Introjekt auf den Plan ruft oder ein sadistisches Über-Ich aktualisiert.

Fallbeispiel 63 (5. Fortsetzung): *Gleich zu Beginn der folgenden 14. Therapiestunde meinte Frau H.: »Es war für mich heute sehr schwer, überhaupt hierherzukommen. Schon im Bett war das ein Albdruck für mich. Nur mein Mann hat dafür gesorgt, dass das überhaupt geklappt hat.« Die Patientin strahlte tiefes Leiden aus. Der Therapeut ließ die Patientin wie beim Focusing (Gendlin, 1998) ihr Empfinden des »Albdrucks« genau beschreiben: »Wo fühlen Sie den Albdruck? Welche Farbe hat er? Welche Form? Welche Konsistenz?« Frau H. erlebte ihren Albdruck als einen viereckigen, braun-schwarzen, etwa zehn Kilogramm schweren Stein. Dieser lag ihr auch jetzt auf der Brust. Der Therapeut erinnerte sich: Hinter ihm auf der Ablage lag ein ganz ähnlicher Stein. Er drehte sich um, ergriff ihn und legte ihn auf den Tisch: »Ist der Stein so?« Frau H. wurde im Gesicht ganz weiß und starrte den Stein an: »Dass Sie so einen Stein haben! – Ich kann den gar nicht angucken!« Der Therapeut: »Möchten Sie etwas tun?« Die Patientin: »Am liebsten würde ich ihn nehmen und wegwerfen.« Therapeut: »Machen Sie das!« Frau H. zögerte: »Nein, das geht nicht. Ich müsste ihn durch das Fenster hinauswerfen.«*

Der Therapeut überlegte ernsthaft, ob er das für sie stellvertretend tun sollte. Er scheute dann aber doch die Mühe, das Fenster reparieren zu lassen. Er sah den

Stein vor der Patientin auf dem Tisch liegen und zögerte. Da fühlte er: Er konnte den Anblick des schweren Albdruck-Steins vor sich auf dem Tisch jetzt selbst nicht mehr aushalten. Er ergriff als Doppelgänger stellvertretend für die Patientin den Stein und hielt ihn in seinen Händen: »Wir können den Stein ja auch fortschaffen. Wie weit muss er entfernt sein?« Der Therapeut stand auf, ging mit dem Stein in die hinterste Ecke des Zimmers und legte ihn dort auf den Boden:

»Ist das gut so?« Frau H.: »Ja, so ist das in Ordnung. Ich kann ihn jetzt nicht mehr sehen!« Der Therapeut ging zurück auf seinen Platz. Er setzte sich. Er spürte, die Situation hatte sich für ihn entspannt. Kurze Zeit später fühlte er aber: Der Albdruck bedrohte ihn immer noch aus der Zimmerecke heraus. Er lähmte ihn in seinem inneren Kontakt zu der Patientin. Er entschied sich, seinem Impuls zu folgen, und stand auf: »Ich halte das nicht aus!« Er holte sich den Stein aus der Ecke des Zimmers und trug ihn aus dem Raum durch den Flur in das Untersuchungszimmer seiner Praxis. Dort legte er ihn in die hinterste Ecke auf den Boden. Dann ging er zurück in den Therapieraum. Er erklärte der Patientin sein Handeln: »Es geht hier nicht nur darum zu arbeiten, sondern auch darum, sich wohlzufühlen.« Er setzte sich auf seinen Stuhl und spürte neu in die veränderte Situation hinein: »Ja, so ist es für mich besser.« In der therapeutischen Beziehung entstand eine tiefe, lang anhaltende Stille. Der Therapeut fühlte sich wohl. Plötzlich sah er, dass Frau H. tief aus ihrem Körper heraus anfing, in einer Katharsis zu weinen. Ihre Atmung verkrampfte sich ähnlich wie bei einem Asthma-Anfall und sie stöhnte: »Das ist so leer in mir, so leer, so leer!« Der Therapeut ließ ihr viel Zeit. Dann teilte er ihr mit, was er erlebte: »Ich habe große Achtung vor der Tiefe Ihrer Gefühle. Sie arbeiten viel, wenn Sie diese hier so zulassen.« Frau H.: »Ich fühle mich immer so schuldig, dass ich hier in der Stunde gar nichts mache!« Der Therapeut ließ der Patientin viel Zeit. Sie entspannte sich langsam. Dann meinte sie spontan: »Ich habe bei meiner Stieftochter immer gegen mein Gefühl gelebt. Ich habe immer versucht, alles in Ordnung zu bringen und alles zu machen. Meine Stieftochter hat mich aber nicht gemocht. Die wollte immer nur ihre tote Mutter. Mit meinem Mann habe ich über diese Gefühle nie reden können.« Die Patientin verknüpfte in diesen Äußerungen innerlich zum ersten Mal ihr Leidensgefühl mit einem eigenen Beziehungskonflikt. Der Therapeut bestätigte dies als einen therapeutisch bedeutsamen Schritt: »Die Verknüpfung Ihres Leeregefühls mit der Erkenntnis, immer gegen die eigenen Gefühle gehandelt zu haben, macht sehr viel Sinn.«

Empfehlung

Der Therapeut verwirklichte bei dieser Rückmeldung eine für die Psychotherapie wichtige Erkenntnis aus der Chaos-Theorie (siehe Kap. 3.2, Abb. 7): Die Therapeutin sollte in Krisen des Patienten spontan auftauchende *neue* Lösungen immer von außen positiv bestätigen. Dann integriert der Betroffene die neue

Lösung in seine Selbstorganisation und sie bleibt existent. Wenn eine neue Lösung nicht positiv bestätigt wird, geht sie im Chaos der Seele meistens wieder verloren (Schacht, 1992, S. 125) (Fortsetzung in Kap. 8.6.6).

Zentraler Gedanke

Die Verbesserung der Selbststeuerung in der Therapie ruft bei Patienten mit einer psychosenahen Depression oft masochistische Gegenreaktionen hervor. Diese können die depressive Symptomatik *verstärken*. Der Therapeut darf sich in einem solchen Fall in seiner Einschätzung des Fortschritts der Patientin nicht irritieren lassen.

Der Therapeut geht bei *masochistischen Gegenreaktionen* der Patientin folgendermaßen vor: 1. Er interpretiert die Verstärkung des Leidensgefühls paradox als *positive* Veränderung: »Ihre Beziehung zu sich selbst hat sich verbessert. Das ruft in Ihnen aber alte Gegenkräfte hervor, die Ihren Fortschritt unterbinden wollen.« 2. Der Therapeut *benennt* diese inneren Gegenkräfte als »übergroßes Schuldgefühl«, als »inneren Ankläger«, als »sadistisches Über-Ich« oder mit einem anderen ähnlichen Begriff (siehe Kap. 4.7). 3. Er *repräsentier*t den selbstverletzenden Gegenimpuls mit einem Stuhl gegenüber der Patientin im Therapieraum oder mit einem Stein auf der Tischbühne. Er symbolisiert auf diese Weise die Kraft, die die Entwicklung der Patientin behindert, *außen als Objekt*. Er macht die sadistische Gegenkraft so der *äußeren* Wahrnehmung und dem Handeln im *Als-ob-Modus des psychodramatischen Spiels* zugänglich. In dem Fallbeispiel geschah das durch das Symbolisieren des »Albdrucks« als großer Stein. 4. Bei einem *Zusammenbruch des Ichs* handelt der Therapeut als Doppelgänger stellvertretend für die Patientin. Er blickt das Symbol des sadistischen Über-Ichs an, protestiert laut gegen dessen Impulse und weist es in seine Schranken (siehe Kap. 4.10). Er folgt bei diesem Vorgehen seiner Intuition. Er setzt sich hier und jetzt für das Selbst der Patientin ein, ähnlich wie ein guter Vater, der seinem Kind in einer bedrohlichen Situation *aktiv handelnd* aus der Not heraushilft. Das löst oft die Erstarrung des Ichs der Patientin auf. Ihr Selbst und ihre Fähigkeit zur inneren Konfliktverarbeitung werden gleichsam neu geboren. Sie gewinnt durch die explizit metakognitive Arbeit (siehe Kap. 2.8) Problembewusstsein für ihre Anpassungshaltung und ihr masochistisches, selbstverletzendes Denken und Fühlen. Sie nimmt ihre Beziehungskonflikte wieder wahr und fängt an, auch an ihren Beziehungskonflikten zu arbeiten.

8.6.6 Die Integration der inneren Umstellung in die inneren Beziehungsbilder

Fallbeispiel 63 (6. Fortsetzung): *Völlig unerwartet wirkte Frau H. am Anfang der nächsten Therapiestunde stimmungsmäßig wieder sehr bedrückt und keineswegs erleichtert. Sie stöhnte: »Ich fühle mich so schlecht und schuldig, weil ich hier in der Therapie meinen Mann so negativ dargestellt habe.« Der Therapeut war enttäuscht. Er identifizierte sich spontan mit der unterdrückten Aktualisierungstendenz des Selbst der Patientin. Er nutzte seinen inneren Protest aber therapeutisch und wandelte ihn in ein symbolisches Bild um. Er legte den fünf Kilogramm schweren Albdruck-Stein aus der 14. Therapiesitzung vor sich auf den Tisch und klemmte einen nur kirschgroßen grünen Halbedelstein darunter: »Der große Stein hier ist Ihr Schuldgefühl, das Sie niederdrückt!« Das äußere Repräsentieren ihres sadistischen Über-Ichs als »Schuldgefühl-Stein«, der ihr kleines Ich niederdrückt, half der Patientin, sich gegen ihren inneren Aggressor mit ihrem unterdrückten kleinen Ich zu identifizieren.*

Empfehlung
Bei der Symbolisierung eines sadistischen oder strafenden Über-Ichs auf der Tischbühne mit einem Gegenstand sollte der Therapeut in intuitiver Abstimmung mit der Patientin diesen so lange immer wieder durch einen *größeren* Gegenstand ersetzen, bis die Patientin protestiert: »Nein, der vorige Stein ist groß genug!« Es gilt die Regel: Je größer und gewaltiger der Über-Ich-Stein im Verhältnis zu dem kleinen Ich-Stein der Patientin aussieht, desto eher entwickelt sie selbst Mitgefühl mit ihrem unterdrückten und geängstigten Ich und Empathie mit sich selbst.

Fallbeispiel 63 (7. Fortsetzung): *In den folgenden zwölf Therapiestunden symbolisierte der Therapeut den Schuldkonflikt von Frau H. geduldig und konsequent immer wieder mit denselben zwei Steinen auf dem Tisch. Das half, die therapeutischen Gespräche thematisch zu zentrieren und energetisch zu dynamisieren. Wenn die Patientin über ihre aktuellen negativen Gefühle und Körperempfindungen sprach, sah sie auf dem Tisch ihr »sadistisches Über-Ich« schwer auf ihrem »kleinen Selbst« liegen. Sie assoziierte spontan verschiedene Beziehungsprobleme aus ihrer Lebensgeschichte, in denen sie sich schuldig gefühlt hatte. Anders als zu Beginn der Therapie dachte die Patientin jetzt in inneren Beziehungsbildern. Sie existierte in ihrem Denken jetzt neu als »Ich, die sich jemand anderem gegenüber schuldig fühlt«.*

Der Therapeut lernte an der langsamen Entwicklung von Frau H.: Eine innere strukturelle Umstellung braucht viel Zeit, um in den Gedächtnisstrukturen dauerhaft verschaltet zu werden und sich einzunisten. Die Umstellung von Frau H. brauchte zwölf Therapiesitzungen dieser konsequenten »Verknüpfungsarbeit« (Fuhr, 1994, mündliche Mitteilung). Erst nach sechs Wochen in der 25. Therapiesitzung bestätigte Frau H. ihre innere Umstellung dem Therapeuten gegenüber explizit: »In der letzten Stunde habe ich beim Hinausgehen das erste Mal das innere Gefühl von etwas Leichtem in mir gespürt.« Die Patientin hatte in den sechs Wochen immer wieder ihren riesigen Schuldstein auf dem kleinen Ich-Stein liegen sehen. Der Anblick des kleinen unterdrückten Ich-Steins half ihr, im Nachdenken über ihre Konflikte sich selbst als ein Gegenüber zu ihren Konfliktpartnern wahrzunehmen. Sie verknüpfte jetzt sogar ihre Gefühle von Ohnmacht, Alleinsein und Ausgeliefertsein spontan mit dem auslösenden traumatisierenden Konflikt. Sie hatte bis dahin mit keinem Menschen über die Mobbingsituation an ihrem Arbeitsplatz gesprochen. Sie erzählte dem Therapeuten, wie sie damals als Sozialpädagogin bei ihrer Arbeit mit Behinderten mit ihrem kreativen, engagierten Arbeitsstil gescheitert war: Sie hatte in ihrer Gruppe die Behinderten, wenn sie eingenässt hatten, neu einkleiden müssen. Sie war von schwerbehinderten, verhaltensgestörten Jugendlichen wiederholt geschlagen worden. Die zweite in der Gruppe mit eingesetzte Arbeitskollegin floh immer für eine Stunde auf die Toilette, wenn es schwierig wurde. In dieser Notsituation bat Frau H. ihre Chefin um Hilfe. Die Chefin war mit dieser Situation aber offensichtlich selbst überfordert. Sie schrieb Frau H. absurderweise vor, mit den Jugendlichen in Zukunft fachliche Übungseinheiten in Rechnen, Biologie und anderen Fächern zu praktizieren. Jede Übungseinheit sollte eine Viertelstunde dauern. Frau H. sollte ihre Arbeit und deren Erfolge genauestens protokollieren und der Chefin diese Aufzeichnungen jeden Tag zur Kontrolle vorlegen. Regungslos meinte Frau H. jetzt: »Die anderen in der Einrichtung haben sich nicht um die Chefin gekümmert. Die haben das nur irgendwie mitgemacht! Ich hatte nur Angst!« Die Chefin der Patientin wurde einige Jahre später selbst wegen einer psychischen Erkrankung frühberentet.

Nach drei Monaten der metakognitiven Arbeit an dem Konflikt zwischen ihrem Selbst und ihrem sadistischen Über-Ich gab Frau H. dem kleinen grünen Ich-Stein, der auf der Tischbühne von dem großen Schuld-Stein so unerträglich belastet wurde, den Namen »mein Gefühls-Ich«: »Das ist mein eigener Wille, der bei mir verschüttet gewesen war.« Sie ergänzte das äußere symbolische Bild ihrer inneren psychischen Selbstorganisation noch um einen dritten Stein für ihr »angepasstes Ich« und meinte: »Ich habe das früher gar nicht alles gemerkt. Ich habe das einfach immer alles gemacht.« Die Repräsentation ihres masochistischen Schuldkonfliktes auf dem Tisch half der Patientin, ihre Beziehungskonflikte durchzuarbeiten. Sie versuchte in der Therapiestunde jeweils, herauszufinden, in welchem der drei Ich-Zustände sie sich in dem Beziehungskonflikt gerade befand, ob in ihrem strafenden Über-Ich, in ihrem Selbstschutz durch Anpassung oder in ihrem gesund erwachsenen Denken und Fühlen (siehe Kap. 4.8). Das machte es ihr leichter, sich jetzt auch im Alltag in Konflikten besser zu behaupten. Sie berichtete zum Beispiel in der 81. Therapiestunde, dass ihr Ehemann ihr geraten habe, »wegen ihrer Selbstwertprobleme wieder arbeiten zu gehen«. Sie habe aber sofort protestiert: »Ich langweile mich gar nicht. Ich bin ausgefüllt. Ich entdecke für mich so viele Sachen ganz neu. Ich male. Ich mache Englisch. Und zum ersten Mal machen mir auch die Dinge im Haushalt richtig Spaß. Ich habe Interessen entwickelt! Ich will nicht, dass mir jemand sagt, was ich tun muss!«

Der Therapeut würdigte ihre neue Selbstbestimmung als »persönlichen Fortschritt«. Die Patientin reagierte darauf sehr betroffen und meinte: »Die Arbeit in der Behinderteneinrichtung damals hat mein Selbst völlig infrage gestellt!« Sie brach in ein erschütterndes kathartisches Weinen aus, das ihren ganzen Körper ergriff. Sie stöhnte: »Nie genüge ich! Ich will das nicht mehr! Ich will mich nicht mehr bestimmen lassen von Idioten!« Dieser Satz: »Ich will es nicht mehr! Ich will mich nicht mehr bestimmen lassen von Idioten!«, wurde in der weiteren Psychotherapie zum Fokus für ihre weitere Entwicklung.

Zwei Monate später träumte die Patientin nachts von einem neu gebauten Haus, in das sie einzieht. Frau H. war durch ihre schwere Depression drei Jahre lang frühberentet. Auf ihren eigenen Wunsch hin ging sie zwei Jahre vor Ende ihrer fünfjährigen Therapie wieder in ihre alte Institution arbeiten. Dort setzte sie gegen alle Widerstände durch, dass sie nicht mehr in Gruppen tätig sein musste. Sie bekam die Erlaubnis, nur noch in der Einzelförderung zu arbeiten. Am Ende der Psychotherapie erzählte Frau H. einen nächtlichen Traum: Sie steht zusammen mit ihrem »Therapeuten« auf einer Bergwiese und unterhält sich. Dann verabschiedet sie sich aus eigenem Entschluss und »fährt in ihrem Triumph-Sportauto davon«. In den 1950er-Jahren gab es einen Sportwagen mit dem Namen »Triumph«. Frau H. steuerte im Traum ihr Auto selbst. Sie konnte sich also wieder selbst steuern und verließ den Therapeuten im übertragenen Sinn »im Triumph«. In der Fortsetzung des Traumes steigt sie dann aber doch noch auf ein Fahrrad um und denkt: »Jetzt brauchst du aber viel Zeit!« Im therapeutischen Gespräch meinte Frau H.: »Ich will mir jetzt auch in meinem Lebensalltag Zeit lassen.« Die Patientin teilte dem Therapeuten zehn Jahre nach dem Ende ihrer psychotherapeutischen Behandlung mit, dass sie in den zehn Jahren nicht wieder psychisch erkrankt war.

Die Behandlung von Frau H. fand vor mehr als 20 Jahren statt zu einer Zeit, als ich die in den Kapiteln 4 und 5 dieses Buchs dargestellten Modelle der störungsspezifischen Therapie von Menschen mit Traumafolgestörungen und strukturellen Störungen noch nicht systematisiert hatte. Die ersten 25 Sitzungen ihrer Behandlung würde ich auch heute noch nach dem hier beschriebenen Prozessmodell der Therapie von psychosenahen Depressionen durchführen. Ab dem Zeitpunkt, an dem Frau H. ihre Depression von sich aus mit auslösenden Beziehungskonflikten in Zusammenhang bringen konnte, würde ich heute aber Elemente der Traumatherapie und die *Stühlearbeit* mit dysfunktionalen Ich-Zuständen statt der Steine auf der Tischbühne einsetzen (siehe Kap. 4.7). Denn Patienten mit einer psychosenahen Depression denken und handeln meistens selbstverletzend. Sie sind gefangen in dem Zusammenspiel zwischen ihrem inneren Lebensverneiner oder Seelentöter und ihrem inneren Selbstschutz durch Anpassung und starre Rollenerfüllung.

8.6.7 Grenzen der Therapie bei psychosenahen Depressionen

In der Psychotherapie von Patienten mit psychosenahen Depressionen ist alles gut, was diesen schwer leidenden Menschen hilft. Kleine, spontane Interventionen können einen qualitativen Sprung hervorrufen. Einmal war eine Patientin, eine 48-jährige Hausfrau, im Rahmen einer schizoaffektiven Psychose (F25.1) lange Zeit tief depressiv in einem fast stuporösen Hilflosigkeitssyndrom gefangen. Ihr sehr fürsorglicher Ehemann nahm ihr die gesamte Arbeit im Haushalt ab. Deshalb forderte der Therapeut von der Patientin, sie solle jeden Tag nach dem Mittagessen *wenigstens einen einzigen Löffel* aus dem Esszimmer in die Küche tragen. Als sie das zu Hause dann wirklich tat, tauchte sie allmählich aus ihrer Depression auf. Die Krankheitssymptome von Patientinnen und Patienten mit psychosenahen Depressionen sind in manchen Fällen psychotherapeutisch wenig beeinflussbar. Der Therapeut sollte die Patienten aber trotzdem weiter achtsam psychiatrisch-psychotherapeutisch begleiten. In einigen solcher Fälle bessern sich die Symptome dann überraschend doch noch. Hilfreich kann zum Beispiel sein: Der Therapeut konfrontiert die Patientin *nach langem Mittragen des Leidens* nach dem »Prinzip Antwort« (Heigl-Evers, Heigl, Ott und Rüger, 1997, S. 176 ff.) offen mit seinen Gefühlen: »Ich fühle mich in der Beziehung zu Ihnen überfordert und hilflos. Das heißt nicht, dass ich die Therapie beenden will. Wir haben einen Therapievertrag und sitzen in einem Boot. Ich möchte Ihnen nur sagen, mit was für einem Therapeuten Sie es zu tun haben.«

Fallbeispiel 64: *Frau I., eine Krankenschwester mittleren Alters, war schwer depressiv erkrankt. Sie kam nach mehreren Aufenthalten in psychiatrischen und psychosomatischen Kliniken in die ambulante Psychotherapie. Sie war nach zwei Operationen schon drei Jahre lang arbeitsunfähig. In diesen drei Jahren ihrer Depression hatte sie alle ihre Therapeuten stationär und ambulant zur Verzweiflung gebracht mit dem wie ein Mantra immer wieder tief leidend vorgetragenen Satz: »Ich kann nicht denken, ich bin verblödet!« Ein halbes Jahr lang erprobte der Therapeut verschiedene Therapie-*

ansätze. Durch die vorbehaltlose Zuwendung entstand eine tragfähige therapeutische Beziehung. Der Neubeginn trat bei der Patientin aber erst ein, nachdem der Therapeut voller Verzweiflung seine Helferhaltung aufgab und ihren »Spruch« ernst nahm. Er teilte der Patientin offen mit: »Ich weiß auch nicht mehr weiter. Ich glaube, es stimmt: Vielleicht haben Sie ja wirklich einen Hirnschaden!« Die Kapitulation des Therapeuten führte bei der Patientin zur inneren Wende und zum Neubeginn ihrer Denkfähigkeit. Erst später erkannte der Therapeut, dass ihre Aussage in einem übertragenen Sinne tatsächlich zutraf! Die Patientin war durch zwei notfallmäßige Operationen und durch eine nachfolgende chronische körperliche Erkrankung seelisch traumatisiert worden. Die Aussage der Patientin: »Ich kann nicht denken, ich bin verblödet!«, schilderte sehr zutreffend den eingefrorenen Zustand ihres Mentalisierens.

In diesem Buch wird die Therapie einer Depression im Rahmen einer bipolaren affektiven Störung (ICD-10 F31.-) nicht beschrieben. Bei einer bipolaren Störung wechseln manische und depressive Krankheitsepisoden einander ab. Die Manie ist nach Mentzos (2011, S. 213) »als antidepressive Abwehr aufzufassen. […] Die Abfolge von Depressionen und Manien entspricht sich wiederholenden Sequenzen einer sich selbst erniedrigenden Unterwerfung gegenüber dem Über-Ich und dem Schicksal einerseits und der illusionären, manischen Verleugnung und exzessiven Selbstüberschätzung, die aber nur kurz dauern kann, andererseits.« Auch depressive und manische Psychosen »brechen oft nicht aus heiterem Himmel aus, sie werden zumindest teilweise durch schwere Trennungen, Erkrankungen oder Verluste ausgelöst« (Mentzos, 2011, S. 312). Die Patienten leiden schon vor der Erkrankung unter mehr oder weniger starken Störungen ihrer Selbstwertregulation. »In der Kindheit erlittene Traumatisierungen, Enttäuschungen und Frustrationen haben bei diesen Patienten eine Überempfindlichkeit gegenüber den genannten Auslösern hinterlassen.« Diese Überempfindlichkeit führt bei entsprechenden neuen Auslösern zum Ausbruch von depressiven oder manischen Phasen.

Psychiater stellen die Diagnose »bipolare Störung« meiner Erfahrung nach zu häufig. Bei bipolar erkrankten Patienten ist zwar eine gewisse organisch bedingte Übererregung bzw. eine biologische Labilität (Mentzos, 2011, S. 212, 214) anzunehmen. Die Diagnose wird meiner Erfahrung nach manchmal aber nur deshalb gestellt, weil die zeitlichen und fachlichen Ressourcen des Therapeuten begrenzt sind. Wenn der Arzt eine biologisch bedingte Erkrankung annimmt, kann er leichter rechtfertigen, dass er sich weitgehend auf die Gabe von Medikamenten beschränkt. Viele der Depressionen, die von Psychiatern als depressive Psychose im Rahmen einer »bipolaren Störung« (F31.-) diagnostiziert werden, erweisen sich im Laufe einer psychotherapeutischen Behandlung als eine Depression im Rahmen einer Borderline-Persönlichkeitsstörung, einer dissoziativen Störung oder einer Traumafolgestörung (siehe Fallbeispiel 63). Eine manische Dekompensation kann zum Beispiel die Funktion haben, das Einspringen eines alten Traumafilms aus der Kindheit kompensatorisch abzuwehren.

Die psychotherapeutische Behandlung einer Patientin oder eines Patienten mit einer *psychosenahen Depression* sollte *am Anfang* der Behandlung wegen des inneren Chaos der Patienten haltgebend sein. Denn neue Lösungen brauchen die positive Bestätigung in einer *haltgebenden* therapeutischen Beziehung. Zu empfehlen sind in den ersten 3–6 Monaten deshalb zwei Sitzungen pro Woche von 50 Minuten Dauer. Nach Besserung des Zustandsbildes kann die Frequenz der Sitzungen auf eine Stunde pro Woche reduziert werden. Bei schweren *Depressionen mit strukturellen Konflikten* dauert die Behandlung, wenn man die niederfrequent auslaufende letzte Therapiephase mit einbezieht, oft insgesamt fünf Jahre. Bei *neurotischen Depressionen* ist mit »nur« zwei Jahren Behandlungsdauer zu rechnen. Bei *chronischen Krankheitsverläufen* kann es wichtig sein, dass der Therapeut den Patienten nach dem Ende der eigentlichen Psychotherapie viele Jahre weiter begleitet. Eine Sitzung von 50 Minuten alle vier Wochen reicht dafür aus. Der Patient wird durch den Halt in der therapeutischen Beziehung stabilisiert, beruflich, in seinen privaten Beziehungen und im Umgang mit sich selbst. Viele Therapeuten unterschätzen die therapeutische Wirkung einer dauerhaften, haltgebenden therapeutischen Beziehung für ihre Patienten.

8.7 Medikation mit Psychopharmaka

Wenn Patientinnen und Patienten mit *schweren* Depressionen aus einer psychiatrischen Klinik entlassen werden und in ambulante Psychotherapie kommen, nehmen sie häufig eine sehr hohe Medikation mit Psychopharmaka. Die Psychiater kombinieren bei der Verschreibung von Medikamenten nicht selten Antidepressiva, Sedativa *und* Neuroleptika. Sie ergänzen diese Medikation dann eventuell noch durch Antiepileptika »zur Vorbeugung gegen erneute bipolare Stimmungsschwankungen«. Die Patienten in den Fallbeispielen 63 und 64 zum Beispiel kamen in Mimik und Gestik mehr oder weniger steif, ohne Mitbewegung der Arme beim Gehen, kleinschrittig und im Gesicht aufgequollen in das psychotherapeutische Erstgespräch. Die Psychotherapeutin oder der Psychotherapeut sollte die Medikation in Zusammenarbeit mit einem Psychiater möglichst früh *auf ein angemessenes Maß reduzieren.* Denn die haltgebende therapeutische Beziehung ersetzt einen Teil der Medikation. Sonst besteht die Gefahr, dass die Patienten durch die Wirkungen und Nebenwirkungen der

Medikamente die Psychotherapie nicht ausreichend nutzen können. Psychopharmaka schränken zum Beispiel oft die Kognition ein, die der Patient zum Verarbeiten seines Erlebens *in der Psychotherapie braucht.* Auch müssen die krankhaften seelischen Zustände in der Psychotherapie real in Erscheinung treten, damit sie für psychotherapeutische Interventionen zugänglich werden.

Empfehlung
Bei der Gabe von Psychopharmaka gilt die allgemeine Regel: Je dichter die therapeutische Beziehung ist, desto weniger Medikamente sind erforderlich.

Bei *zwei* 50-Minuten-Sitzungen in der Woche kann die Medikation stärker vermindert werden als bei *»nur« einem* Termin pro Woche. Zusätzliche Psychotherapiesitzungen ersparen einen Teil der finanziellen Aufwendungen für die oft sehr teuren Psychopharmaka. Medikamente verbessern oft »nur« die Symptome. Psychotherapie aber heilt tiefer gehend. Sie verhindert die Chronifizierung von Erkrankungen, lange Krankschreibungen und frühzeitige Berentungen. Psychotherapie ist bei Berücksichtigung aller volkswirtschaftlichen Parameter wahrscheinlich nicht teurer als eine rein medikamentöse Behandlung. Die Krankenkassen übernehmen in Deutschland deshalb auf Antrag die Kosten für psychotherapeutische Behandlungen. Anlass dafür war eine wissenschaftliche Studie (Dührsen, 1962). Diese belegte, dass Patienten, die in einer Beratungsstelle von Psychoanalytikern behandelt worden waren, innerhalb eines Jahres *weniger Tage arbeitsunfähig krank* gewesen waren als der Durchschnitt der Bevölkerung. Dabei wurden die Krankheitstage wegen körperlichen Erkrankungen mitgezählt.

8.8 Suizidale Krisen

8.8.1 Das Besondere an suizidalen Krisen

Die Suizidalität eines Menschen macht Angst. Gesunde Menschen fürchten den Tod und suchen ihn nicht. Eine gelungene Selbsttötung verletzt die Menschen im sozialen Umfeld des Betroffenen seelisch. Sie ist ein Tabubruch und ein Verstoß gegen den Sinn der Gemeinschaft der Menschen. Denn die Aufgabe einer Gemeinschaft ist unter anderem, das Überleben der einzelnen Mitglieder der Gemeinschaft zu sichern. Eine solche Gemeinschaft kann die Familie sein, die Mitarbeiter am Arbeitsplatz, der Freundeskreis oder die Nachbarn. Der Einzelne zeigt mit seinem Suizidversuch der Gemeinschaft unausgesprochen, dass sie an einer wichtigen Aufgabe gescheitert ist oder zu scheitern droht. Ein gelungener Suizid stellt deshalb immer die Identität der Gemeinschaft infrage. Viele Familien zerbrechen daran.

Die Selbsttötung eines Menschen kann im Ausnahmefall eine angemessene Konfliktlösung sein, zum Beispiel bei einer schweren unheilbaren Erkrankung. Manchmal ist sie für den Betroffenen die einzige Möglichkeit, um seine *Würde als Mensch* zu erhalten (siehe Kap. 8.8.3). Der Paragraf 1 der deutschen Verfassung gilt auch hier: »Die Würde des Menschen ist unantastbar.« In den meisten Fällen ist diese Bedingung aber nicht vorhanden. Die Therapeutin sucht bei vorhandener Suizidalität eines Menschen nach den folgenden möglichen Ursachen: 1. Dem Betroffenen fehlen vielleicht die Fantasie und Spontaneität im Denken, um in seinem Konflikt zu einer anderen Lösung zu kommen. Er bekommt auch keine Hilfestellung dabei, diese zu entwickeln. 2. Dem Betroffenen fehlen die psychischen, sozialen und/oder ökonomischen Ressourcen, um aus eigener Kraft seine eigene Würde als Mensch zu erhalten oder wiederherzustellen. Er bekommt dabei auch keine Hilfestellung von außen. Palliativmedizin oder Hospizbewegung stellen solche Hilfen zur Verfügung.

8.8.2 Die Einengung des Denkens im präsuizidalen Syndrom

Suizidgefährdete Menschen befinden sich durch die Begegnung mit dem drohenden Tod in einen psychischen Ausnahmezustand, in einem *präsuizidalen Syndrom.*

Wichtige Definition

Zu einem präsuizidalen Syndrom gehört (Ringel, 1953, zitiert nach Reimer, 2007, S. 599): 1. Das Denken ist fixiert auf Todesfantasien bis hin zur Todessehnsucht, ohne dass die Folgen des imaginierten suizidalen Handelns konsequent zu Ende gedacht werden. 2. Das innere Mentalisieren, die Aktualisierungstendenz des Selbst und die Fantasie sind eingeengt. Je näher suizidale Patienten ihrer Suizidhandlung zeitlich kommen, desto mehr denken sie im Äquivalenzmodus (siehe Kap. 2.4). Sie denken sich ihre äußere Welt darin so zurecht, dass es tatsächlich auch keinen anderen Ausweg gibt. Sie können die Beziehung zu den ihnen nahestehenden Bezugspersonen nicht mehr fühlen.

Suizidale Menschen werden manchmal durch ein ungeplantes Ereignis aus dem präsuizidalen Syndrom herausgerissen. Ein Patient zum Beispiel erzählte seinem Psychiater: »Ich ging mit einem Strick in den Wald, um mich aufzuhängen. Da begegnete mir ein Mann mit einem großen schwarzen Hund. Der Hund bellte mich plötzlich ganz fürchterlich an. Der Mann konnte ihn kaum beruhigen. Er entschuldigte sich immer wieder bei mir: ›Sonst ist mein Hund nicht so. Ich kenne das von ihm gar nicht! Es tut mir leid!‹ Der Mann verwickelte mich nichts ahnend in ein Gespräch. Wir redeten zwanzig Minuten lang. Ich sagte ihm nichts. Aber danach konnte ich dann meinen Plan nicht mehr ausführen. Ich ging nach Hause und sprach mit meiner Frau. Die hat mir dann den Termin bei Ihnen besorgt.« Manche suizidale Menschen zögern ihre Suizidhandlung auch *von sich aus* so lange hinaus, bis das präsuizidale Syndrom sich auflöst.

Fallbeispiel 65: *Ein in der Nachkriegszeit in seinem ersten Lebensjahr durch einen halbjährigen Krankenhausaufenthalt traumatisierter Patient, Herr M., wurde als Beerdigungsunternehmer immer dann suizidal, wenn er total erschöpft war und zufällig auch noch einen »Selbstmörder« einzusargen hatte. Innerhalb von vier Jahren der Therapie ging er wohl zwanzigmal nachts heimlich mit dem Strick in den Keller, um sich dort das Leben zu nehmen. Er ließ sich dort aber immer Zeit. Er setzte sich auf die Kellertreppe und wartete. Er wartete immer so lange, bis er an seine Tochter dachte. Das konnte bis zu drei Stunden dauern. Dann beschimpfte er sich: »Du bist ein Schwein! Du willst dich nur drücken!« Anschließend legte er den Strick weg und ging nach oben in seine Wohnung. Er nahm die Aufgaben in seinem Alltag wieder auf. Der Therapeut erkannte erst sehr spät, dass der Patient die Suizidhandlung jeweils begann, wenn er sich in einem Gefühl der Leere und Sinnlosigkeit befand. Die Begegnung mit dem realen körperlichen Tod half ihm, sich aus einem Flashback und dem präsuizidalen Syndrom aufzuwecken. Er fühlte sich wieder selbst und nahm sein berufliches und familiäres Leben wieder auf. Er konnte sich bis zur nächsten Krise jeweils auch wieder an kleinen Dingen des Lebens freuen.*

8.8.3 Kriterien zur Einschätzung der suizidalen Gefährdung und des Therapiebedarfs

Jeder Mensch hat das Recht, sich selbst zu töten. Aber nur wenige Betroffene versuchen eine Selbsttötung im Vollbesitz ihrer geistigen und seelischen Kräfte. Ein gutes Beispiel für eine Selbsttötung in Würde ist Moreno, der Vater des Psychodramas, selbst: »Ende April 1974 hatte eine Reihe kleinerer Schlaganfälle ihn geschwächt. Mit 85 Jahren war er nun bettlägerig, er konnte […] nur noch langsam sprechen […]. Weil ihm die Aufnahme fester Nahrung Schmerzen bereitete und weil er wusste, dass er ohnehin bald sterben musste, beschloss er, das Ende zu beschleunigen und mit Würde zu sterben. Er hatte sich entschieden, nichts mehr zu essen und nur noch von Wasser zu leben« (Yablonski, 1986, S. 247 f.). Seine Familie und Hunderte seiner Schülerinnen und Schüler verabschiedeten sich einer nach dem anderen in seinem Schlafzimmer von ihm, bis er nach etwa sechs Wochen des Fastens starb.

Die Gründe für Suizidversuche sind ähnlich vielfältig wie die Krankheitsbilder der Depression. Die Therapeutin kann die suizidale Gefährdung *nach einem Suizidversuch* eines Patienten und seinen Therapiebedarf einschätzen, indem sie die zwei Fragen prüft: 1. Ist der Selbsttötungsversuch eher eine »Affekthandlung« oder ein »lange geplanter Selbsttötungsversuch«? 2. Handelt es sich eher um einen Selbsttötungsversuch »im Vollbesitz aller geistigen und seelischen Kräfte« oder um eine »durch psychische Krankheit bedingte Suizidhandlung«? (Siehe Abb. 21.)

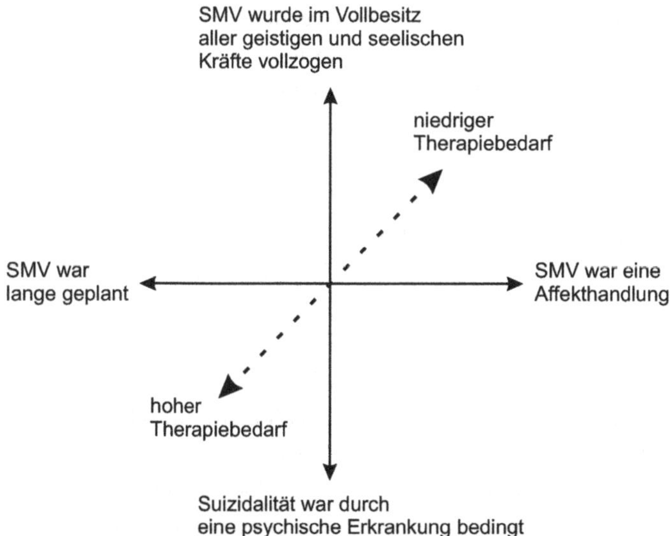

Abbildung 21: Kriterien für die suizidale Gefährdung und die Einschätzung des Therapiebedarfs nach einem Selbsttötungsversuch (SMV)

Die Lebensgefahr eines suizidalen Patienten und sein Therapiebedarf sind im Allgemeinen umso größer, je länger eine Suizidhandlung geplant ist und je stärker der Patient psychisch krank ist. Menschen mit Suizidgedanken sind wegen der damit verbundenen Lebensgefahr in ihrem Leiden auch ernst zu nehmen und als gefährdet anzusehen, wenn eine Suizidhandlung »nur« demonstrativ erscheint. Denn auch ein »nur« demonstrativer Suizidversuch kann zum Tod führen. Zur Beurteilung der suizidalen Gefährdung und der Therapiebedürftigkeit von Patienten sucht die Therapeutin nach Antworten auf die folgenden Fragen:

1. Wann hat der Patient vor seinem Selbsttötungsversuch *zum ersten Mal daran gedacht,* sich das Leben zu nehmen? Je länger die zeitliche Differenz zur Gegenwart ist, desto ernster sind die Suizidfantasien zu nehmen. Denn je größer der zeitliche Abstand ist, desto mehr Zeit hatte der Patient, seine Suizidabsicht zu überdenken und anhand des Geschehens in seinem Alltag zu überprüfen. Je kürzer die Zeitdifferenz ist, desto eher handelt es sich um eine wenig durchdachte Affekthandlung.
2. *In welchem situativen Zusammenhang traten die Suizidgedanken zum ersten Mal auf?* Wie hat sich die *Krise zeitlich entwickelt?* Je leichter verständlich die Not des Patienten in seinem Konflikt ist, desto weniger psychisch krank ist der Patient meistens. Er kann natürlich trotzdem suizidal gefährdet sein. Gefährdet sind aber auch Menschen, bei denen die Therapeutin in dem Beratungsgespräch für ihre suizidale Handlung oder ihre Suizidabsicht *keinen* nachvollziehbaren Grund herausarbeiten kann. Gerade junge männliche Erwachsene töten sich selbst relativ häufig ohne Abschiedsbrief und scheinbar ohne Grund. Diesen jungen Männern ist gemeinsam: 1. Sie befinden sich in einer inneren und äußeren Umstellungssituation, zum Beispiel nach Beendigung ihrer Schulzeit. 2. Sie sind hinter einer äußerlich scheinbar perfekten Fassade innerlich einsam. 3. In ihren Familien wurde über Gefühle und Probleme nie geredet. Gefährlich sind auch »zufällig« aufgetretene Suizidversuche. Denn wenn die Therapeutin und der Patient den Grund für den Selbsttötungsversuch nicht erfassen können, kann der Suizidimpuls *jederzeit* wieder auftreten! Wenn die Suizidalität aber durch einen *einfühlbaren* Konflikt hervorgerufen wurde, bleibt sie nur dann bestehen oder tritt erneut wieder auf, wenn *dieser eine spezielle* Konflikt sich noch verstärkt oder sich wiederholt. Die Therapeutin ist *bei einem einfühlbaren Konflikt* handlungsfähig. Sie kann mit dem Patienten zusammen fantasievoll nach Auswegen aus diesem *einen* Konflikt suchen.
3. *Wann hat der Patient mit der Planung seiner Suizidhandlung begonnen?* Welche Vorstellungen hat er dazu entwickelt? Je grausamer eine Suizidplanung ist, desto wahrscheinlicher ist es, dass der Patient an einer psychischen Erkrankung leidet. Je mehr der Patient dabei auch an die Gefährdung *anderer* denkt, desto weniger handelt es sich um eine bloße Affekthandlung.
4. *Was hat der Patient gedacht und gefühlt, als er seine Suizidhandlung real begann?* Was, als er sie vollzog? Was dachte und fühlte er, unmittelbar bevor er sein Bewusstsein verlor? Die Antworten auf diese Fragen geben Einblick in den inneren Konflikt des Patienten und in die Art seiner Konfliktverarbeitung.
5. Was hat der Patient *gefühlt, kurz nachdem er seine Suizidhandlung abgebrochen* hat? Was hat er als Nächstes gedacht? Was hat er dann getan? Die Ant-

wort »Es ging nicht, da war eine Sperre« hat therapeutisch gesehen einen hohen positiven Wert. Denn der Patient hat im Vollzug seiner Suizidhandlung plötzlich erkannt, dass es tatsächlich um den *wirklichen* Tod geht. Vor die Wahl gestellt, real zu sterben oder zu leben, hat sich die Einengung seines Denkens *spontan* aufgelöst. Er ist *potenziell* bereit, zu »kapitulieren« und sein altes intrapsychisches Gleichgewicht um seines Lebens willen infrage zu stellen.

6. Was hat der Patient *gedacht und gefühlt, als er nach seinem Suizidversuch wieder zu Bewusstsein kam?* Was, als er nach der Tabletteneinnahme wieder klar denken konnte? Die Antwort »*Zum Glück* hat das nicht geklappt!« weist darauf hin, dass der Patient *nach* seinem Suizidversuch aus der Einengung seines Denkens wieder herausgefunden hat und bereit ist, neu nachzudenken. Bei einer Krisenintervention *unmittelbar nach* einer *Tablettenintoxikation* ist das Kurzzeitgedächtnis des Patienten oft noch lange chemisch gestört, ohne dass Außenstehende das merken. Die Therapeutin hat das Gefühl, ein ganz »normales« therapeutisches Gespräch zu führen. Der Patient kann sich aber später an fast nichts erinnern.
7. *Gibt es ein privates und ein soziales Beziehungsnetz?* Wie haben die Bezugspersonen auf die Information der Suizidalität oder des Suizidversuchs reagiert? Menschen bewältigen Krisen umso leichter, je mehr nahe Bezugspersonen und Freunde sie haben.
8. *Hat der Patient mit wenigstens einer nahen Bezugsperson schon über seinen Selbsttötungsversuch gesprochen?* Je weniger ein Patient über seine Krise mit anderen redet, desto weniger kann er diese innerlich verarbeiten. Desto mehr ist er meistens auch weiterhin gefährdet. Jeder suizidale Patient sollte, bevor er nach einem Suizidversuch aus dem Krankenhaus nach Hause geht, *mit wenigstens einer wichtigen Bezugsperson* über seine Suizidhandlung gesprochen haben.

Fallbeispiel 66: *Der 45-jährige Herr N. kam nach einem Klinikaufenthalt zum psychotherapeutischen Erstgespräch. Ihm war nach einer erfolgreichen beruflichen Karriere überraschend der Arbeitsplatz gekündigt worden. Herr N. hatte zwei Jahre lang vermieden, sich um eine Arbeitsstelle zu bewerben, und schließlich seiner Familie eine Anstellung vorgetäuscht: Er tat so, als ob er täglich zur Arbeit fährt, verbrachte die Zeit aber auf einem Parkplatz an der Autobahn oder an einem ähnlichen Ort. Er plante, sich das Leben zu nehmen, wenn seine Familie seine Lüge entdecken würde: »Es war mir klar, dass mein Gerüst aus Notlügen irgendwann zusammenbrechen muss! Ich sehnte mich nach Ruhe und Frieden.« Nach zwei Jahren entdeckte seine Ehefrau, dass sein früher immer gut gefülltes Bankkonto leer war. Der Zeitpunkt zum Handeln* *war gekommen: »Ich nahm das Seil, ging in den Wald und warf das dort über einen Baum. Das Seil hing da. Ich ließ mir Zeit. Irgendwann merkte ich: ›Ich packe es nicht!‹ Ich war extrem erstaunt. Hinterher habe ich mir vorgeworfen, feige zu sein! Das kenne ich sonst nicht in meinem Leben. Ich bin im Beruf in Krisen ein mutiger Mann gewesen. Ich habe da sogar eine extreme Coolness gehabt. Ich war ein Macher. Ich bin immer in die Kontakte hineingegangen! – Ich war dann drei Tage im Wald. Meine Familie glaubte, ich sei tot.« Als Herr N. aus dem Wald wieder nach Hause kam, hat seine Tochter ihn erleichtert begrüßt mit den Worten: »Du bist mein Vater! Ich bin froh, dass du nicht tot bist!« Herr N.: »Ich bin stolz auf meine Tochter!« Der Therapeut interpretierte das Empfinden des Patienten »Ich packe es nicht!« radikal positiv um: »Das war keine Feigheit! Sie haben dort im Wald in sich ihren Lebenswillen entdeckt! Alle Lebewesen haben diesen natürlichen Lebenswillen! Der Wunsch zu leben ist frei von allen Normen und Werten und von allen Leistungsansprüchen.«*

8.8.4 Die Begegnung mit dem Tod als Weckruf und Anstoß zum Neubeginn

Empfehlung

In der Krisenintervention bei suizidalen Menschen sollte die Therapeutin versuchen, die Begegnung des Patienten mit dem realen Tod als Weckruf und Anstoß für eine innere Umstellung des Patienten zu nutzen. Der Gedanke »Der will nur Aufmerksamkeit!« ist therapeutisch unproduktiv und sogar schädlich. Auch darf die Therapeutin sich nicht an den Patienten anpassen und sein Verharmlosen »Nein, so ernst ist es nicht!« mitmachen. Weil der Patient *real* vom Tod bedroht ist, kann er *gerade durch seine existenzielle Krise* eventuell in *neuer* Weise spüren, was das Leben eigentlich ist. Das gibt ihm die Freiheit, neue Wege auszuprobieren. Er entwickelt eventuell ein *transpersonales Gewissen.*

Zentraler Gedanke

Es gibt nach Dürckheim (1976, S. 110) drei Arten von Gewissen: 1. Das kindliche Gewissen, 2. das Gemeinschaftsgewissen und 3. das absolute Gewissen. Wenn ein Betroffener dem kindlichen Gewissen gehorcht, hat er Angst vor Strafe. Wenn er dem Gemeinschaftsgewissen gehorcht, hat er Angst, anders zu sein als die anderen. Er hat Angst, gegen die Gesetze der Gemeinschaft zu verstoßen und bei unangepasstem Verhalten ausgestoßen zu werden. Manchmal will oder muss jemand aber auch seinem transpersonalen, absoluten Gewissen folgen: »Hier stehe ich, ich kann nicht anders!« Er nimmt dann um einer *tieferen Wahrheit* willen *bewusst* gesetzliche Strafen für sein Handeln in Kauf.

So stieg zum Beispiel ein katholischer Priester in den USA über den Zaun eines Depots für Atomraketen und schlug mit einem Hammer auf das Silo einer Rakete ein. Natürlich wurde er von der Polizei ins Gefängnis gesteckt und richterlich abgeurteilt. Aber er war eingetreten für eine Wahrheit, die größer ist als die Wahrheit seiner Eltern und umfassender als die staatlichen Gesetze. Ähnlich haben suizidale Menschen das Recht, die Regeln ihrer Gemeinschaft zu überprüfen und gegen diese zu verstoßen, wenn es darum geht, das eigene Leben zu erhalten oder ihre Würde als Mensch zu verteidigen oder diese wiederherzustellen.

Fallbeispiel 67: *Eine 17-jährige, äußerlich attraktive Schülerin, Frau K., kommt wegen Schulverweigerung in die Beratungsstelle. Die Mutter schimpft: »Sie liegt zu Hause nur noch in ihrem Bett.« Bei der therapeutischen Arbeit mit dem Mädchen benutzt die Therapeutin die Tischbühne. Sie symbolisiert auf dem Tisch mit Steinen eine Zeitlinie für die Entwicklung der seelischen Krise. Schon seit drei Jahren denkt die Schülerin immer wieder einmal daran, sich das Leben zu nehmen. Die Suizidfantasien hätten sich aber nach einem Schwangerschaftsabbruch vor sechs Monaten verstärkt: »Ich hasse meinen Freund, dass er mir das angetan hat!« Die Patientin ergänzt: »Meine Mutter hat mir zu dem Abbruch geraten. Meine Mutter hat selbst mit fünfzehn Jahren ihr erstes Kind bekommen und wollte mich davor bewahren.« Die Schülerin lebt gegenwärtig tief depressiv nur noch zu Hause. Sie träumt in ihrem Bett von der Beziehung zu ihrem früheren Freund. Alles erscheint ihr sinnlos und leer: »Ich möchte nur sterben.« Wie zufällig erwähnt sie bei dem Blick auf die Tischbühne aber auch einen neuen Freund: »Wenn ich mit dem zusammen ausgehe, dann denke ich nicht daran zu sterben. Von dem möchte ich gern irgendwann ein Kind haben! Aber meine Mutter verbietet mir den Kontakt mit ihm!« Der Therapeut legt einen Stein für den neuen Freund auf den Tisch und einen für das gewünschte Kind. Er positioniert diesen auf der Zeitlinie etwas entfernt von dem Stein für die Gegenwart. Der schwarze kleine Stein für den »Selbstmord« liegt auf dem Tisch ganz nah an dem Stein, der die Gegenwart markiert. Der Therapeut fürchtet um das Leben des Mädchens. Er fühlt sich ratlos.*

Dann aber denkt er die Selbsttötungsfantasie des Mädchens entlang der Zeitlinie konsequent weiter. Er deutet mit der Hand auf die Steine für den Freund und das Kind: »Wenn du dir das Leben nimmst, musst du dich aber auch von deiner Zukunft verabschieden, von deinem neuen Freund und dem Kind, das du dir wünschst! Andererseits gibt es vielleicht aber auch die Möglichkeit, dass du von zu Hause wegläufst und ausprobierst, mit deinem Freund zu leben. Wenn das dann nicht gehen sollte, kannst du immer noch sterben. Letztlich kann keiner dich am Sterben hindern. Aber wenn du tot bist, kannst du nicht mehr ausprobieren, wie es mit dem neuen Freund

und mit dem Kind wäre! Weißt du, es geht im Augenblick wirklich um dein Leben! Ich finde: Dein Leben ist wichtiger, als dass du deiner Mutter gehorchst!« Der Therapeut erzählt dem Mädchen das Märchen von Rapunzel. Rapunzel war auch von ihrer »Mutter« in einen Turm eingesperrt worden. Die Mutter wollte sie vor der bösen Welt bewahren. Dann aber kletterte ein Prinz zu ihr in den Turm hoch. Rapunzel wurde schwanger von dem Prinzen. Die Mutter fand den Prinzen und verletzte ihn schwer. Sie verstieß das schwangere Mädchen. Rapunzel hat zwei Jahre lang mit ihren beiden Kindern nach dem Prinzen gesucht, bis sie ihn wiederfand.«

Das Mädchen des Fallbeispiels 67 hatte, wenn sie sonst sterben würde, das Recht, ihre Familie zu verlassen und die Regeln ihrer Mutter außer Kraft zu setzen. Gesetze, Werte und Regeln einer Gemeinschaft müssen ihre Funktion wirklich erfüllen, Not von den Mitgliedern der Gemeinschaft abzuwenden. Sie dürfen nicht zum Verlust der menschlichen Würde und zum Tod führen. Dann verlieren sie ihren Sinn. Der Therapeut vertrat dem 17-jährigen Mädchen gegenüber offensiv diese transpersonale Dimension des Gewissens. Er schlug dem Mädchen vor, von zu Hause wegzulaufen, um die Blockaden in ihrer Fantasie aufzulösen.

Die waagerecht verlaufende Lebenslinie wird bei suizidalen Patienten durch eine senkrechte Linie durchkreuzt, von der transpersonalen Dimension von Leben und Tod. Yalom erzählte in seinem Film »Anweisung zum Glücklichsein«, dass er seinen Patienten die existenzielle Dimension ihres Lebens oft veranschaulichte. Er malte auf ein Blatt Papier eine Linie und markierte darauf den Zeitpunkt der Geburt des Patienten und den voraussichtlichen Zeitpunkt seines natürlichen Todes. Dann forderte er den Patienten auf, auf dieser Linie den Zeitpunkt einzuzeichnen, an dem er sich selbst gerade sieht. Der Patient wechselte dadurch seine Perspektive und blickte von außen auf sein Leben. Er erkannte dadurch die Endlichkeit seines Lebens und fühlte sich aufgefordert, zu *überprüfen, ob er wirklich so leben wollte, wie er lebt.*

Patienten mit Selbsttötungsgedanken sind oft fixiert in ein altes, nicht mehr angemessenes Selbstbild oder in ein starres Abwehrsystem. Der Betroffene kann in dann durch seine Selbsttötung vermeiden, sein altes intrapsychisches Gleichgewicht umstellen zu müssen. So nahm sich zum Beispiel ein Künstler ein halbes Jahr nach Ende seiner psychotherapeutischen Behandlung das Leben. Er war in der Therapie nicht in der Lage gewesen, das Scheitern an seinem grandiosen Selbstbild anzunehmen. Er konnte sein von Grandiosität geprägtes Selbstbild nicht aufgeben. Er starb den *großen realen Tod* statt des *kleinen Todes* der inneren Umstellung. Nach seinem realen Tod war es dann allerdings zu spät für ihn, sein altes intrapsychisches Gleichgewicht zusammenbrechen zu lassen und für sich einen neuen Weg zu suchen.

Fallbeispiel 68: *Eine 50-jährige in der Kindheit traumatisierte Patientin, Frau K., fand nach fünf Jahren Psychotherapie erst durch eine suizidale Krise in ihrem Leben zu einem Neubeginn* (Balint, 1970). *Sie hatte sich mithilfe ihres grandiosen Selbstbildes lange gegen eine innere Umstellung gewehrt. Schließlich brach sie seelisch und körperlich völlig erschöpft mit psychosomatischen Fieberschüben zusammen. Nichts ging mehr. Sie verzweifelte an ihrem Leben. Sie dachte an Suizid. Frau K. fand dann aber von sich aus spontan eine ganz einfache lebensbejahende Lösung, um ihren Leidenszustand zu beenden. Sie staunte darüber im Nachhinein selbst. Sie tat einfach, was ihr guttat, ganz nach dem Motto der Bremer Stadtmusikanten: »Etwas Besseres als den Tod findest du allemal!« Sie rief nach langer Zeit ihren früheren Lebenspartner wieder an. Sie sprach mit ihm aber anders als früher offen über ihre Gefühle. Zu ihrem Erstaunen fand sie bei ihm spontan Verständnis. Ihre innere »Gouvernante«, eine innere masochistische Strafinstanz, die Züge ihrer leiblichen Mutter trug, verlor in ihrer Begegnung mit dem realen Tod ihre Macht über sie. Die »Gouvernante« blieb bis auf leichte »Rückfälle« auch in den folgenden Jahren verschwunden.*

Viele suizidale Menschen fangen *erst durch ihre Krise* an, für sich nach einer neuen Möglichkeit zu suchen, *wie sie leben können.* »Das Leiden zu vermeiden oder zu bekämpfen ist natürlich. Aber wenn es da ist, geht es darum, es zu akzeptieren, um daraus etwas zu schöpfen, was jenseits des Leidens liegt. [...] Man muss die Niederlage annehmen, sie annehmen, und nicht so tun, als sei nichts geschehen. Man muss den Widerstand überwinden, den man in sich hat« (Dürckheim, 1982, S. 88 f.). Die Angst vor dem realen großen Tod kann helfen, ein überforderndes Lebensprinzip aufzugeben und demütig zu versuchen, einfach nur zu *leben.* Das ist zum Beispiel die zentrale Erfahrung der Anonymen Alkoholiker an ihrem seelischen und körperlichen »Tiefpunkt« (siehe Kap. 10.7). Alkoholkranke Menschen können sich ein Leben ohne Alkohol nicht vorstellen. Wenn ihnen aber der große reale Tod durch Alkohol droht, hilft ihnen das oft, einfach nicht mehr zu trinken. Einen Tag und noch einen Tag und noch einen. Und immer so weiter.

Fallbeispiel 69: *Eine 45-jährige Patientin, Frau L., kam nach dem Suizid ihres 18-jährigen Sohnes ein Jahr lang immer in Schwarz gekleidet in die Therapiestunden und wollte nichts anderes als »zu dem Sohn ins Grab«. Der Sohn war von Kindheit an behindert gewesen. Er hatte sich mit Benzin übergossen und war verbrannt. Die Patientin machte während der einjährigen Behandlung keine erkennbaren Fortschritte und beendete die Therapie. Ein Jahr später bekam sie Brustkrebs. In dieser Situation musste sie sich plötzlich entscheiden, ob sie wirklich sterben wollte. Sie wählte die Operation. Anschließend sorgte sie dafür, dass ihre Schwiegermutter aus* *ihrem Haus auszog. Auch motivierte sie ihren alkoholkranken Ehemann, sich seiner Krankheit zu stellen und abstinent zu leben. Sie gründete mit ihm zusammen sogar eine Selbsthilfegruppe für Suchtkranke.*

8.8.5 Therapeutische Interventionen bei suizidaler Gefährdung

Eine Therapeutin oder ein Therapeut, die oder der Menschen behandelt oder berät, die suizidal sind, kann diese *nicht alle* vor dem Tod retten. Ähnlich geht es Kardiologen, die Patienten nach einem Herzinfarkt behandeln. Der Suizid eines Patienten trifft die Therapeutin oder den Therapeuten innerlich. Sie überdenkt dann im Nachhinein meistens ihr therapeutisches Handeln. Die Therapeutin kann aus dem Suizid eines Patienten zum Beispiel den Schluss ziehen: »In Zukunft möchte ich bei Suizidgefährdeten angesichts der *existenziellen* Bedrohung mutiger und unkonventioneller handeln. Ich möchte ihnen Hilfestellung geben *auch außerhalb der gewohnten Bahnen.*« Zur Behandlung von suizidalen Patienten gehört auch, einen Patienten bei Bedarf gegen seinen Willen in eine Klinik einweisen zu lassen.

Fallbeispiel 70: *Eine junge, akut psychotisch dekompensierte, suizidale Patientin, Frau J., nahm an einer Psychotherapiegruppe teil. Sie war therapeutisch nicht mehr erreichbar. Der Therapeut wies sie aus der Gruppe heraus zwangsweise in eine psychiatrische Klinik ein. Die Polizisten trugen die um sich schlagende, schreiende Frau aus den Praxisräumen den Hausflur hinunter auf die Straße und brachten sie mit angemessener körperlicher Gewalt in dem Krankenwagen unter. Frau J. ist heute, zwanzig Jahr später, immer noch am Leben. Sie ist berufstätig und kommt mit ihrem Ehemann regelmäßig in die Praxis. Sie freut sich jedes Mal herzlich, den Therapeuten zu sehen. Auch ihr Ehemann lächelt zugewandt.*

Bei suizidalen Krisen geht es um Leben und Tod. Die Therapie von suizidgefährdeten Patienten erfordert von Therapeutinnen und Therapeuten Empathie und gleichzeitig auch, die Dinge beim Namen zu nennen und Klartext zu reden. *Krisenintervention* ist immer gleichzeitig Diagnostik und Therapie. Die Therapeutin versucht zunächst, mit dem Patienten zusammen entlang dem roten Faden der Zeit sein Denken, Fühlen und Handeln, das ihn in die Suizidalität hineingeführt hat, Schritt für Schritt nachzuvollziehen und zu erfassen (siehe Fallbeispiel 63 in Kap. 8.6.3). Die Therapeutin stellt sich dabei mit ihren Interventionen nicht *gegen* die Suizidimpulse des Patienten. Sie vollzieht stattdessen innerlich als *Doppelgängerin Schulter an Schulter* mit ihm zusammen Schritt für Schritt den Weg nach, wie es zu seinen Suizidgedanken gekommen ist und wie er damit umgegangen ist. Dabei geht sie vor nach dem Grundsatz: »Die Seele des Patienten macht nichts umsonst.« Der Patient erlebt sich durch das Nachvollziehen seiner Selbststeuerung im zeitlichen Ablauf seiner Suizidgedanken als selbstwirksam in seinem eigenen Leben.

Die Therapeutin versteht den Patienten in der Krisenintervention zunächst immer als einen Menschen, der in seiner inneren Konfliktverarbeitung bewusst oder unbewusst zu dem Ergebnis gekommen ist: »So kann ich nicht leben!« Sie ergänzt den Satz innerlich aber: »So kann ich nicht leben, aber vielleicht kann ich ja anders leben!« Diese therapeutische Haltung hilft der Therapeutin, sich durch das eingeengte Denken des Patienten *nicht auch selbst* in ihrer Spontaneität und Fantasie einengen zu lassen.

Die folgenden Regeln und Techniken haben sich in der Krisenintervention bei suizidalen Patienten bewährt:

1. Therapeutinnen und Therapeuten scheuen sich oft, nach Suizidfantasien zu fragen. Sie haben Angst, die Patienten dadurch erst auf die Idee zu bringen, sich selbst zu töten. Damit verleugnen sie aber die Konflikte des Patienten möglicherweise selbst ganz ähnlich wie der Patient.

Zentraler Gedanke

Wenn die Therapeutin den Einfall oder einen Hinweis hat, ein Patient *könnte* heimlich an Suizid denken, sollte sie ihn immer sofort nach Suizidgedanken fragen. Das auch, wenn sie in der Behandlung eines Patienten »nur« intuitiv das Gefühl hat: »So *kann* man eigentlich nicht leben.« Sie fragt lieber einmal zu viel als einmal zu wenig.

Das ist therapeutisch aus den folgenden Gründen wichtig: 1. Es ermöglicht, das Ausmaß der suizidalen Gefährdung zu erkennen. Oder es entlastet die Therapeutin von eventuell unbegründeten Ängsten. 2. Die Dramatik der Situation wird der therapeutischen Kommunikation zugänglich. 3. Das Ansprechen verflüssigt gegebenenfalls das im präsuizidalen Syndrom eingeengte Mentalisieren des Patienten. Seine Todesfantasien verlieren dadurch ihren eventuell illusionären Charakter (siehe Fallbeispiel 63 im Kap. 8.6.2). 4. Das offene therapeutische Gespräch über die Selbsttötungsfantasien bettet den Suizidimpuls des Patienten in den dazugehörigen Konfliktrahmen ein. 5. Der Patient ist in dem Fantasieraum seiner Suizidvorstellung nicht mehr allein. 6. Die existenzielle Not des Patienten wird gewürdigt.

2. Die Therapeutin oder Beraterin benutzt zur *Aktivierung der Konfliktverarbeitung* des Patienten psychodramatisch wie im Fallbeispiel 63 im Kapitel 8.6.3 die *Arbeit mit der Tischbühne.* Sie legt darauf im Gespräch mit dem Patienten

eine Zeitlinie und markiert mit je einem Stein 1. den Zeitpunkt der Geburt des Patienten, 2. den Zeitpunkt seines voraussichtlichen natürlichen Todes, 3. den gegenwärtigen Zeitpunkt und 4. den Zeitpunkt seines möglichen Suizids (siehe Kap. 8.8.4). Sie kann dieses Bild erweitern durch Steine für 5. das erste Auftreten der *Suizidfantasien,* 6. den Zeitpunkt der ersten *Vorbereitungen* für den Suizidversuch, zum Beispiel das Datum, an dem der Patient sich die Tabletten gekauft hatte, 7. den *Beginn* der Suizidhandlung, 8. das *Aufwachen* aus der Bewusstlosigkeit bzw. den *Abbruch* der Suizidhandlung und 9. den Zeitpunkt, an dem der Patient erstmals wieder seinen Angehörigen begegnete. Die Therapeutin lässt sich von dem Patienten *für jeden der Zeitpunkte* sehr exakt sein jeweiliges Denken, Fühlen, Handeln und Wollen schildern, um seine *subjektive* Konfliktwahrnehmung herauszuarbeiten. Sie spielt dabei das Geschehen in der Krise konkret mit den Steinen auf der Tischbühne nach. Sie fasst zum Beispiel den Ich-Stein des Patienten an und lässt diesen »zu den Bahngleisen gehen«: »Was haben Sie auf dem Weg gedacht und gefühlt?« Die Therapeutin vollzieht bei dieser Arbeit Schulter an Schulter mit dem Patienten die Selbststeuerung in seinem Konflikt prozesshaft mit (siehe Kap. 8.6.3). Sie macht den Patienten aufmerksam auf Entscheidungen, die er getroffen hat. Sie nennt die Dinge beim Namen. Sie repräsentiert gegebenenfalls dysfunktionale Ich-Zustände des Patienten mit leeren Stühlen (siehe Kap. 4.7). Der Patient erlebt sich durch das gemeinsame Processing für seine Selbststeuerung in seinen Suizidgedanken neu als selbstwirksam.

Zentraler Gedanke

Die Therapeutin versteht den Menschen als ein sich selbst organisierendes, lebendiges System. Sie geht unausgesprochen davon aus, dass die Suizidgedanken des Patienten das Ergebnis einer *subjektiv stimmigen* Konfliktverarbeitung sind. Sie sucht deshalb zusammen mit ihm nach dem Sinn, den seine Suizidgedanken *für ihn* in *seinen* Lebenszusammenhängen haben.

3. Nicht selten brechen Patienten ihre Suizidhandlungen auch ab. Die Therapeutin deutet in einem solchen Fall die Interpretation des Patienten »Ich war zu feige« (siehe Fallbeispiel 66) positiv um als »tiefen, geheimen Lebenswillen« des Patienten. Die Therapeutin versucht, Blockaden im Denken des Patienten aufzulösen. Sie weist den Patienten bei dem Processing für seine Krise zum Beispiel auf kleine *alternative Handlungsmöglichkeiten* in seiner Selbststeuerung hin: »Sie waren immer eine starke, selbstständige Frau. Wenn Ihr Freund sich jetzt nach Ihrem Suizidversuch Sorgen um Sie macht, ist das vielleicht ein Hinweis darauf, dass er sie liebt. Lassen Sie es zu! Genießen Sie seine Zuwendung! Sie haben

sich eigentlich doch schon immer danach gesehnt!« Nur sehr selten ist eine Suizidhandlung Teil eines makabren Spiels mit dem eigenen Leben, gleichsam ein russisches Roulette. In einem solchen Fall haben die lebensgefährdenden Handlungen einen *masochistischen* Suchtcharakter. Die Betroffenen verschaffen sich durch den gefühlsmäßig intensiven Kick der Lebensgefahr das existenzielle Gefühl zu leben. Sie wiederholen dabei aber meistens selbstverletzend alte destruktive Beziehungserfahrungen aus der Kindheit.

4. Die Therapeutin arbeitet bei Suizidfantasien mit dem Patienten zusammen aktiv *die möglichen Folgen seiner geplanten Suizidhandlung* heraus (siehe Fallbeispiel 63 im Kapitel 8.6.2): Mit dem Auto gegen einen Baum zu fahren, ist heute meistens nicht mehr tödlich. Es kann aber zu einer lebenslangen Behinderung führen oder zur Gefährdung anderer Autofahrer. Sich vor eine Eisenbahn zu werfen, traumatisiert möglicherweise den Zugführer. Das Nachdenken *über die Folgen* des eigenen Handelns löst die Einengung des Denkens im präsuizidalen Syndrom auf. Es aktiviert das Ich des Patienten in seiner durch die Suizidideen eingeengten Konfliktverarbeitung. Wenn der Patient die *realen Folgen* seines Handelns bedenkt, muss er sich *neu entscheiden.* Er muss überlegen, ob er die neu erkannten negativen Folgen seines Handelns in Kauf nehmen will oder nicht (siehe Fallbeispiel 65).

5. Viele Patienten kommen erst *nach dem Versuch der Selbsttötung* in die Beratung oder Therapie. Die Therapeutin arbeitet in einem solchen Fall mit dem Patienten zusammen das wahrscheinliche Risiko heraus, bei dieser Art des Suizidversuchs *wirklich* zu sterben. Zehn Kopfschmerztabletten reichen zum Sterben nicht aus. Das wissen die meisten Menschen *auch selbst.* Dagegen ist es real lebensgefährlich, sich im suizidalen Zustand betrunken ins Auto zu setzen und loszufahren. Intoxikationen mit Alkohol und Tabletten *zusammen* sind gefährlicher als ein Suizidversuch *allein* mit Alkohol oder *allein* mit Tabletten. Die Therapeutin informiert den Patienten auf diese Weise also über das Ausmaß seiner Selbstgefährdung und seiner Fremdgefährdung bei seinem Suizidversuch. Das verbessert seine Konfliktwahrnehmung und fördert seine Auseinandersetzung mit der Realität.

6. Die Therapeutin nutzt therapeutisch die Grundangst des Menschen vor dem Tod und ihre eigene Einsicht in den Wert des Lebens *gezielt als Anstoß* für eine mögliche innere Umstellung des Patienten (siehe Fallbeispiel 67): »Das Leben ist insgesamt kurz. Das, was danach kommt, dauert um vieles länger. Es wäre schade, wenn Sie nur zufällig tot sind, ohne sich richtig überlegt zu haben, was der Tod eigentlich ist!« Der Patient soll sich ernst nehmen in seinem Gefühl »So kann ich nicht leben«. Er soll sich aber Zeit lassen beim Nachdenken über die Frage, *ob er nicht anders leben könnte.*

7. Die Therapeutin lässt den Patienten nach einem Suizidversuch nicht nach Hause gehen, *bevor sie* mit ihm zusammen seine Suizidalität eingeschätzt hat. Sie entwickelt mit ihm einen angemessenen Plan, wie es weitergehen soll. Sie vereinbart mit ihm zum Beispiel einen weiteren Termin. Oder sie vermittelt ihm einen festen Beratungstermin bei einem professionalen Helfer in einer Beratungsstelle oder bei einer Psychotherapeutin. Wenn der Patient ohne eine plausible Begründung jeden weiteren Termin ablehnt, ist das *diagnostisch* ein Hinweis darauf, dass er weiter suizidgefährdet ist. Die *Entscheidung für* eine Fortsetzung der Beratung gibt dem Patienten einen inneren Halt. Sie stabilisiert eventuell den beginnenden Perspektivwechsel des Patienten hin zu einer positiven inneren Einstellung zum eigenen Leben.

8. Die Therapeutin entwickelt mit dem Patienten zusammen Ideen für einen Therapieplan. Sie benennt ihm gegenüber in geeigneter Form die Ursachen, die bei ihm zu den Suizidgedanken geführt haben, und zeigt ihm einen Weg, wie er bei Bedarf an seinem Problem arbeiten kann. Sie begründet zum Beispiel die Suizidgedanken eines Alkoholabhängigen mit seinem Alkoholproblem und informiert ihn, was er gegen seine Alkoholabhängigkeit tun kann.

Ungefähr 80 % der Patienten, die einen Selbsttötungsversuch gemacht haben, brauchen eine nachfolgende psychotherapeutische Beratung, Psychotherapie oder psychiatrische Behandlung. *Ohne Nachsorge* können Menschen bleiben, bei denen *jeder der drei* folgenden Punkte zutrifft: 1. Es handelt sich »nur« um einen Aktualkonflikt. 2. Es existiert ein verlässlich tragendes familiäres und soziales Umfeld. 3. Der Patient hat bei seiner Begegnung mit dem realen Tod *von sich aus spontan* Angst um sein eigenes Leben bekommen. Die Therapeutin weist den Patienten bei Bedarf auf Möglichkeiten einer Therapie hin. Sie informiert ihn über stationäre Behandlungen, Kuraufenthalte, ambulante Kurzzeitbehandlungen, ambulante psychiatrische oder psychotherapeutische Behandlungen oder über die Möglichkeiten medikamentöser Therapie und anderer Hilfen.

9. Viele Therapeutinnen und Therapeuten schließen mit suizidgefährdeten Patienten Verträge, mit denen sie sicherstellen wollen, dass der Patient bis zu einem darin genannten Zeitpunkt keinen Suizidversuch unternehmen wird. Das Gespräch über die geplante Vereinbarung hilft der Therapeutin, 1. sich juristisch abzusichern, 2. die suizidale Gefährdung diagnostisch abzuschätzen und 3. mit dem Patienten konfliktzentriert therapeutisch zu kommunizieren. Die Therapeutin bleibt aber letzten Endes *immer mitverantwortlich* für das Leben des Patienten. Sie muss sich deshalb *selbst entscheiden,* ob sie den Patienten für gefährdet hält. Wenn sie unsicher ist, hat sie die Pflicht, für eine verlässliche Hilfe zu sorgen oder eine Einweisung in eine psychiatrische Klinik zu veranlassen.

Manchmal muss ein Patient auch *gegen* seinen Willen eingewiesen werden. Die Therapeutin kann den Patienten bei Bedarf für eine Klinikeinweisung motivieren mit dem Satz: »Geben Sie sich selbst durch den Klinikaufenthalt eine Chance! Wenn Sie am Ende nach dem Klinikaufenthalt dann *immer noch* sterben wollen, kann Sie letzten Endes keiner daran hindern!« In der Klinik hat der Patient mehr Zeit, um über seine Konflikte nachzudenken. Er kann die Verhältnismäßigkeit seiner Suizidabsicht überdenken. Er kann im Gespräch mit Mitpatienten, mit Therapeuten und mit Familienangehörigen oder Freunden nach alternativen Konfliktlösungen und Lebensmöglichkeiten suchen.

9 Psychotische Erkrankungen

9.1 Das Besondere in der störungsspezifischen Therapie von psychotisch erkrankten Menschen, Morenos Geheimnis

Therapeutinnen und Therapeuten benutzen den Begriff »Psychose« für schwere psychische Störungen, bei denen der Realitätsbezug verloren gegangen ist und eine Erklärung aus einem lebensgeschichtlichen Zusammenhang heraus nur schwer möglich ist. Die Krankheitsbilder sind in der ICD-10 unter den Rubriken Schizophrenie (F20.-), schizotypische Störung (F21), anhaltende wahnhafte Störung (F22.-), akute vorübergehende psychotische Störungen (F23.-), induzierte wahnhafte Störung (F24) und schizoaffektive Störungen (F25.-) zusammengefasst. Gemeinsam sind ihnen die Desintegration des Selbst, illusionäre Verkennungen und daraus folgend schwere Störungen in den Beziehungen zum sozialen Umfeld. Die in diesem Buch beschriebenen praktischen Vorgehensweisen und ihre theoretischen Begründungen helfen, Patientinnen und Patienten mit psychotischen Störungen *auch psychotherapeutisch* zu behandeln. Morenos Methoden und Erkenntnisse in der Psychosetherapie (siehe Kap. 9.2 und 9.8) sind 60 bis 70 Jahre alt. Ich zeige im Folgenden, wie sie in der heutigen Therapie anwendbar sind, und entwickele sie aber auch weiter.

Die Geschichte der Therapie von psychotisch erkrankten Menschen in Europa ist wie bei kaum einer anderen Krankheit bis in das 19. und 20. Jahrhundert hinein geprägt von mangelndem Verständnis der Erkrankung und von Gewaltanwendung. Sie fand in Deutschland noch einmal einen schrecklichen Höhepunkt in der Ermordung vieler psychotischer Patienten in der Zeit des Nationalsozialismus. Die Psychiatrie entwickelte sich erst im 19. und 20. Jahrhundert zu einer wissenschaftlich fundierten Fachdisziplin. Die Entwicklung vieler gut wirksamer Medikamente und die moderne Sozialpsychiatrie haben die Behandlung von Psychosekranken in den letzten 50 Jahren menschenwürdiger und erfolgreicher gemacht.

Zentraler Gedanke

Menschenwürdige psychiatrische Behandlungsmethoden sind eine gesellschaftliche Errungenschaft, die *in jeder Zeit* gegen die menschliche Grundangst vor dem »Verrückten« *wieder neu erworben* und verteidigt werden muss. Denn Angst vor dem Wahn von Betroffenen führt schnell zu vereinfachenden Vorurteilen. Menschen, die aus dem Rahmen des Normalen herausfallen und die sich *nicht* ausreichend wehren können, werden leicht ausgegrenzt und benachteiligt.

Das Land Niedersachsen in Deutschland gab 1971 für ein Krankenhausbett in der Psychiatrie nur ein Sechstel dessen aus, was es für ein Bett in einem Allgemeinkrankenhaus veranschlagte (Krüger, 1974, S. 19). Die Pflegesätze in den psychiatrischen Kliniken des Landes Niedersachsen waren 1971 halb so hoch wie die in einem Allgemeinkrankenhaus mit der einfachsten Ausstattung. Das Land Niedersachsen machte mit seinen psychiatrischen Kliniken 1971 trotzdem einen Gewinn von 4,7 Millionen Deutsche Mark. Die Anstalten *anderer* medizinischer Disziplinen bekamen dagegen beträchtliche Zuschüsse (Krüger, 1974, S. 19). Das psychiatrische Landeskrankenhaus Wunstorf hatte 1971 ungefähr 800 Betten. Von den 25 Arztstellen waren nur 12 besetzt. Die Klinik wurde in den 1980er-Jahren durch die *moderne Sozialpsychiatrie* auf 400 Betten verkleinert. Die Zahl der Arztstellen wurde auf 50 erhöht.

Die folgenden Kapitel dieses Buches sollen Therapeutinnen und Therapeuten helfen, ihr Mitgefühl mit psychotisch erkrankten Menschen in *störungsspezifisches psychotherapeutisches Handeln* umzuwandeln und in der Therapie handlungsfähig zu werden. Moreno hat im Rahmen eines eigenen kleinen Privatsanatoriums mit zwölf Betten ab 1936 die Grundlagen für die mentalisationsorientierte, störungsspezifische Psychodramatherapie von psychotisch kranken Menschen entwickelt. In seiner Klinik waren jeweils etwa acht der zwölf Patientinnen und Patienten psychotisch erkrankt. Die Klinik wurde im Sinne einer therapeutischen Gemeinschaft geführt (Straub, 2002, mündliche Mitteilung). Die Therapeutinnen und Therapeuten nahmen zum Beispiel ihre Mahlzeiten mit den Patienten *zusammen* ein. Sie begleiteten sie auch zum Friseur. Zu der Zeit gab es noch keine Neuroleptika. Moreno musste also *psychotherapeutische* Behandlungsmethoden entwickeln, wenn sich die Symptome seiner Patientinnen und Patienten bessern sollten. Er war fasziniert von den Wahnwelten der Betroffenen und entdeckte als »Gottspieler« (Moreno, 1995, S. 45) die therapeutische Wirkung des Spiels in der Therapie von Psychosen: Wenn er mit seinen Patienten in deren Wahnproduktion *mit* hineinging und den Wahn zusammen mit ihnen ausspielte, besserten sich ihre Symptome. Moreno (1939, S. 5 f.; 1945a, S. 3 ff.) nannte sein Vorgehen »Hilfswelt-Methode«. Das ist eine spezielle Form der *psychodramatischen Einzeltherapie.* Dabei ließ Moreno Hilfs-Therapeutinnen und Hilfs-Therapeuten Doppelgängerrollen und Hilfs-Ich-Rollen für die Patienten übernehmen. Diese spielten den Wahn mit den Patienten zusammen aus. In der folgenden Falldarstellung gebe ich verkürzt wieder, wie Moreno (1975a, S. 193 ff.) damals die Hilfswelt-Methode praktisch einsetzte.

Fallbeispiel 71: *Moreno behandelte zu Beginn des Zweiten Weltkrieges einen psychotisch erkrankten Mann, der in New York wohnte. Der Patient kam in Morenos Sprechstunde. Er hatte einen kleinen Bart auf seiner Oberlippe. Moreno fragte ihn nach seinem Namen. Da wurde der Mann ärgerlich: »Kennen sie mich denn nicht?« Moreno erschrak. Aber dann erinnerte er sich: Die Ehefrau des Patienten hatte mit ihm telefoniert und erzählt, dass ihr Mann glaubte, Adolf Hitler zu sein. Moreno ging prompt auf den Wahn des Patienten ein: »Natürlich, jetzt erkenne ich Sie, Herr Hitler!« Als Reaktion auf Morenos annehmende Haltung beklagte sich der Patient bitterlich, dass der Mann in Deutschland, der sich Hitler nannte, ihm alles wegnähme, seinen Geist, seine Inspiration und seine Energie. Auch gebe der andere Mann vor, das Buch »Mein Kampf« geschrieben zu haben. Moreno griff zum Telefon und rief zwei Pfleger herbei. Als diese gekommen waren, stellte er sie dem Patienten vor als »Herr Göring« und »Herr Göbbels«. Der Patient war eigentlich zu einer unpassenden Zeit gekommen. Moreno wollte gerade vor Studenten in einem Hörsaal sprechen. Moreno ergriff aber die Gelegenheit beim Schopf und bot dem Patienten an, »eine Rede an sein Volk« zu halten. Der Patient folgte der Aufforderung prompt.*

Moreno beschrieb in der Falldarstellung, wie er den Patienten drei Monate lang in regelmäßigen Einzelsitzungen behandelte. In dieser Therapie behielten die zwei Krankenpfleger, die Göring und Göbbels spielten, ihre Doppelgängerrollen in ihren Kontakten mit dem Patienten ständig bei. Sie machten keinen Rollentausch mit ihm. Auch gab es keine Nachbesprechung des psychodramatischen Spiels. Der Patient verhielt sich seinen »Kameraden« gegenüber zunächst distanziert, begann dann aber vertrauter zu werden: »Während der Unterbrechung einer Sitzung sagte er zu Göring: ›Hallo Göring, was halten Sie von dem Witz, den ich heute auf der Bühne machte?‹, und sie lachten beide. Aber plötzlich ohrfeigte Hitler Göring. Göring antwortete in derselben Weise und es entwickelte sich ein regulärer Faustkampf, bei dem Hitler einen schweren Schlag erlitt. Später ließen beide es sich bei einem Glas Bier gut gehen. Von da an fing das Eis zwischen ihnen allmählich an zu schmelzen.« Der Patient veränderte sich durch die Behandlung langsam. Schließlich ließ er sich seinen Bart abrasieren. Dabei fing er an, bitterlich zu weinen. Später bat er auch, dass man ihn Karl und nicht mehr Adolf nennen sollte. Der Patient, ein Schlachtermeister, habe sich nach der Behandlung sozial wieder gut integrieren können. Er sei einige Jahre später nach Deutschland zurückgekehrt.

Während der Ausbildung zum Psychodramatherapeuten las ich diese und auch andere Fallbeispiele von Morenos Therapie von psychosekranken Menschen (Moreno, 1939; Moreno, 1945a; Moreno, 1959, S. 253–317; Moreno, 1975a, S. 191–206). Ich fand die Beschreibungen faszinierend. Aber ich wollte meinen Patienten gegenüber nicht so tun, als ob ich ihre Wahnwirklichkeit teile. Ich wollte sie nicht belügen. Ich wäre hilflos gewesen, wenn sie mich gefragt hätten, ob ich ihnen ihre Wahnrealität glaube

Zentraler Gedanke

Heute weiß ich: Es ist sogar ein therapeutischer *Kunstfehler,* Patienten nach einer *gemeinsamen* psychodramatischen Ausgestaltung ihres Wahns direkt oder indirekt zu sagen, dass ihre Wahnvorstellungen *nicht* der Wirklichkeit entsprechen. Das führt zu einer Blockade der therapeutischen Beziehung und verstärkt oft die Krankheitssymptomatik der Patienten. Denn der Wahn ist eine paralogische Konstruktion der Wirklichkeit, die den weiteren Zerfall des Selbst und das weitere Desintegrieren des Mentalisierens stoppt (siehe Kap. 9.4).

Fallbeispiel 72 (Bender und Stadler, 2012, S. 89): *Ein neu in die Klinik aufgenommener Patient hatte in der Gruppentherapie von seinem Verfolgungswahn erzählt und diesen teilweise auch psychodramatisch gespielt. In der Nachbesprechung äußerten die Gruppenmitglieder »erschrocken und taktvoll, dass die Geschichte doch sehr fantastisch und unwahrscheinlich klinge«. Keiner der Therapeuten stellte sich in dieser Situation gemäß dem Grundprinzip »Be with your protagonist« (Eleftery, 1973, mündliche Mitteilung) als Doppelgänger auf die Seite des psychotischen Realitätserlebens des Protagonisten. Die Rückmeldung der Gruppenmitglieder verbesserte nicht die Krankheitseinsicht des Patienten. Sie verstärkte stattdessen seine Krankheitssymptome. Der Patient entwich nach der Gruppensitzung »noch am gleichen Abend [...] und wurde zwei Tage später von Regen durchnässt und in erregt-verwirrtem Zustand von der Polizei zurückgebracht«.*

Wie die meisten Psychodramatherapeutinnen und Psychodramatherapeuten habe ich viele Jahre lang nicht gewagt, Morenos Hilfswelt-Methode in der Behandlung meiner psychotisch kranken Patienten einzusetzen. Wolfgang Gerstenberg (mündliche Mitteilung, 1979), ein erfahrener Ausbildungsleiter in Psychodrama, entlastete mein schlechtes Gewissen, als er sagte: »Ich habe versucht, mit Psychosekranken in ihren Wahn mit hineinzugehen. Aber es brachte keinen Erfolg. Moreno konnte das, weil er eine besondere Persönlichkeit war. Ich bin keine besondere Persönlichkeit. Deshalb brauche ich seine Art zu arbeiten auch nicht zu können.« Moreno (1970, S. xiv) selbst war offensichtlich enttäuscht, dass seine Schülerinnen und Schüler in ihrer Arbeit nicht die gleiche große Intuition und Komplexität zeigten wie er selbst. Er erklärte im Vorwort der zweiten Auflage seines Buches »Das Stegreiftheater«, dass nur jeder hundertste Psychodramadirektor »die Spontaneität, das Charisma und die durchdringende Kraft hat, eine Produktion zu inspirieren«. Er meinte sogar, man müsse »daher viele Direktoren von ihrer Praxis ausschalten«. Die Psychodramatherapie von psychosekranken Menschen hängt aber meiner Ansicht nach *nicht nur* von der Entwicklung der Persönlichkeit des Therapeuten ab. Moreno hat sein praktisches Vorgehen damals vor 70 Jahren in seinen Falldarstellungen so beschrieben, dass man es als Therapeut *nicht erfolgreich* nachahmen kann. Es fehlt in ihnen etwas.

Ich selbst beschränkte mich in meiner Arbeit mit Psychosekranken zunächst darauf, meine Patientinnen und Patienten »nur« modern *sozialpsychiatrisch* zu behandeln. Ich benutzte in der Gruppentherapie *übendes Rollenspiel* (siehe Kap. 9.10). Die Patienten machten Fortschritte. Viele von ihnen stabilisierten sich psychisch, sozial und familiär. Mich irritierte aber die geringe Nachhaltigkeit der Therapie. Die medikamentöse Behandlung ließ die psychotischen Symptome der Patienten zwar verschwinden. Die Symptome kamen aber nach dem Absetzen der Neuroleptika meistens nach 4–8 Wochen wieder zurück, manchmal sogar schon nach drei Tagen.

Erst 1998 habe ich Morenos Hilfswelt-Methode in der Therapie von psychotisch kranken Menschen *wirklich* verstanden. Es war ein Aha-Erlebnis. Einige Psychodramatikerinnen und Psychodramatiker des Deutschen Fachverbandes für Psychodrama hatten sich zu einer Arbeitsgruppe zum Thema »Psychodrama in der Psychosetherapie« getroffen. Daran nahm unter anderen auch Matthias Ewald aus Hamburg teil (siehe Kap. 9.10). Bei dem Treffen erkannten wir erstmals, wie Moreno in der Psychotherapie von Psychosekranken *technisch* vorgegangen ist und warum sein störungsspezifisches Vorgehen *heilend* wirkt. Die neue Erkenntnis trat ein, als wir im Rollenspiel einen Bericht von Schindler (1996, S. 9) *nachspielten.*

Übung 18

Versuchen Sie als Leserin oder Leser einmal selbst, gemeinsam mit einer Kollegin oder einem Kollegen das folgende Fallbeispiel in einem Rollenspiel nachzuvollziehen. Dann verstehen Sie das Besondere daran.

Fallbeispiel 73: *Anfang der 1950er-Jahre kam Moreno in die Universitätsnervenklinik Wien, um seine Therapiemethode zu zeigen. Man hatte ihn gefragt, ob er den Patienten vorher sprechen wollte. Moreno verzichtete darauf. Die Klinikärzte suchten für* *die Demonstration daraufhin eine Patientin mit einem depressiven Stupor aus. Diese Frau war für die Ärzte in der Klinik infolge ihrer schweren psychischen Erkrankung durch Fragen und »im Gespräch nicht erreichbar und krankheitsbedingt entrückt«. Schindler erzählt: Als die Patientin in den Hörsaal geführt wurde, blieb sie »nach ein paar Schritten stehen. Aber da trat Moreno schon auf sie zu, begrüßte sie laut und nahm ihre Hand. Dann stellte er sich neben sie und erklärte ihr die Ärzte im Auditorium als eine Art Studenten, die von ihr ihre Sicht ihrer Situation verstehen lernen sollten […]«* (Fortsetzung unten).

Zentraler Gedanke
Moreno ging in dem therapeutischen Gespräch mit der Patientin aus der üblichen *Gesicht-zu-Gesicht-Position* heraus in die Schulter-an-Schulter-Position. Ich stelle mir vor, er ergriff mit seiner rechten Hand ihre linke Hand, stellte sich an ihre Seite und wendete seinen Blick *mit ihr gemeinsam* dem Auditorium zu. Er betrachtete *mit ihr zusammen* die Ärztinnen und Ärzte in den Sitzreihen des Hörsaals. Die Zuhörer werden die beiden erwartungsvoll angeblickt haben. Moreno erklärte der Patientin dann *Schulter an Schulter* die aktuelle Situation. Er verbalisierte also *als ihr Doppelgänger,* wie er in der Identifikation mit ihr die äußere Situation wahrnahm. Er aktivierte und strukturierte dadurch das innere Mentalisieren der mutistischen Patientin.

Schindler berichtet weiter:

Fallbeispiel 73 (Fortsetzung): *»Quasi nebenbei fragte Moreno sie nach ihrem Namen. Zu unserem Erstaunen nannte sie ihn, als läge keine Hemmung über ihr. Moreno wiederholte den Namen langsam und fand ihn schön. Er band eine Assoziation daran, die ich vergessen habe und die auch nicht passte. Die Patientin verbesserte ihn, und er nahm ihre Sicht sofort an und bot eine Erweiterung an. So entwickelte sich ein durchaus triviales Gespräch mit der Akzentuierung hoher Wichtigkeit, getragen von einem Ausdruck persönlichen Interesses und ohne jede objektivierende Begründung. Der Stupor schien abgefallen, und es entwickelte sich ein Gespräch über ihre Lebenssituation. Moreno fragte fast nie, er bot ihr seine Vorstellungen an und ließ sich von ihr durch Korrekturen führen. So war eigentlich er es, dem da geholfen wurde. Es tauchten Familienmitglieder auf, die sich ihr zu entziehen suchten. Nicht sie, Moreno wollte das nicht dulden.«*

In unserer Arbeitsgruppe haben wir damals in Rollenspielen geübt, dieses praktische Vorgehen von Moreno auf die Behandlung unserer *eigenen* psychotisch erkrankten Patienten anzuwenden. Einer von uns spielte eine eigene Patientin oder einen eigenen Patienten, ein anderer versuchte sich als Therapeutin oder Therapeut. Wir stellten uns dabei wie Moreno *Schulter-an-Schulter neben die »Patientin«*. Wir versuchten als Doppelgänger mit der »Patientin« gemeinsam, ihre *wahnhafte* innere Realitätskonstruktion spielerisch mitzuvollziehen und diese sogar stellvertretend für die Patientin über die Realität hinaus weiterzuführen. Wir mussten dabei in der therapeutischen Beziehung *transmodal* denken, fühlen und handeln, so als ob die Wahnwirklichkeit der Patientin Realität wäre (siehe Kap. 9.5). Ich habe diese Methode später *»Doppelgängerdialog«* genannt (Krüger, 2001a, S. 257 ff., siehe Kap. 9.6.2). Moreno (1959, S. 85) beschrieb in seiner poetischen Sprache die *Doppelgängertechnik* einmal mit den Worten: Die Patientin ist durch eine Psychose »in einer solchen psychischen Verfassung, dass eine Verständigung äußerst schwierig ist, weder der Arzt noch die Krankenschwester können einen Kontakt mit ihr herstellen. […] Wenn sie aber mit sich selbst sprechen könnte, mit der Person, die ihr am nächsten steht und die sie am besten kennt, dann hätte sie jemanden, mit dem sie sich versteht. Um ihr das zu ermöglichen, reproduzieren wir für sie auf der Bühne ihren ›Doppelgänger‹, mit dem sie sich am leichtesten identifizieren, mit dem sie sich unterhalten, mit dem sie gemeinsam handeln kann. Das ist der Sinn der Doppelgängermethode im Psychodrama.« Morenos Definition wirkt so, als habe er dabei an die stuporöse Patientin in der Wiener Universitätsklinik gedacht.

9.2 Die Psychodynamik der psychotischen Dekompensation

Zentraler Gedanke

Psychotisches Erleben *traumatisiert* die Seele. Der Betroffene kann vor seinen Stimmen nicht fliehen. Er kann gegen sie auch nicht kämpfen. Er ist ihrer entwürdigenden Kritik oder ihren unsinnigen Forderungen aber doch ausgeliefert. Sein Selbst zerfällt. Das lässt auch sein Mentalisieren desintegrieren. Die Wahninhalte von Psychosekranken sind ähnlich wie die Inhalte eines Traumafilms ein mangelhaft mentalisierter Bereich der Seele. Psychotisch Kranke nehmen die wahnhafte Realität als *gegenwärtige* Realität wahr. Traumatisierte Patienten erleben ihren Traumafilm ebenfalls so, als würde sich die traumatisierende Situation *hier und jetzt* ereignen (Reddemann, 1999, S. 89). *Traumatisierte* Patienten müssen bei der Traumaverarbeitung (Reddemann, 1997, S. 666) ihre Kognitionen, ihre Affekte, ihr Körpererleben und ihre Handlungserfahrungen zu einer in sich stimmigen Geschichte integrieren und Bewältigungsmechanismen lernen. Die metakognitive Therapie *von psychotischen Patienten* folgt dem gleichen Prinzip. Sie umfasst drei Schritte: 1. Der Patient konstruiert gemeinsam mit dem

Therapeuten im Doppelgängerdialog aus den Elementen und Inhalten seines Wahns ein Konfliktsystem. 2. Er gestaltet die Interaktion zwischen den Elementen seines Wahns im Doppelgängerdialog im Als-ob-Modus des Spiels aus. 3. Er wandelt die Interaktion zwischen den Elementen seines Wahns mithilfe der Hilfswelt-Methode zu einer Bewältigungsgeschichte um (siehe Kap. 9.6.5).

Psychosekranke Menschen reagieren auf Spannungen und Konflikte *sensibler* als andere Menschen. Das liegt zum Teil an *genetischen* Faktoren. Aus der Zwillingsforschung ist bekannt: Wenn ein Elternteil psychotisch krank ist, ist die Wahrscheinlichkeit 20 %, dass auch ein Kind psychotisch erkranken wird (Mentzos, 1999, mündliche Mitteilung). Das Auftreten einer psychotischen Störung scheint aber *auch umweltbedingt* zu sein: Kinder von psychosekranken Eltern können unter bestimmten Umständen, statt krank zu werden, *besondere Begabungen* entwickeln. Diese Erkenntnis war möglich mithilfe der besonders differenzierten Bevölkerungsstatistik in Finnland. Dort gibt es 100 Kinder von psychotisch erkrankten Eltern, die *eineiige Zwillinge* sind und die jeweils *von verschiedenen Familien adoptiert* wurden. Wenn die Beziehungen in den neuen Familien *haltgebend und flexibel* waren, entwickelten die Kinder offenbar eine ausreichende Fähigkeit zur inneren Konfliktverarbeitung (siehe Abb. 9).

Das *Dekompensieren* in eine Psychose lässt sich folgendermaßen erklären: Die Betroffenen sind von ihrer Natur her besonders sensibel. Sie entwickeln wegen ihrer hohen Sensibilität und aufgrund von Defiziterfahrungen oder/und Traumaerfahrungen in der Kindheit Defizite im Mentalisieren. Sie können deshalb Konfliktspannungen und psychischen Stress schwer aushalten. Sie passen sich an und übernehmen die von außen erwarteten Rollenvorgaben. Ein derartiges Selbstschutzverhalten erspart ihnen in Konfliktsituationen zwar den intrapsychischen Konflikt zwischen der äußeren Rolle und dem inneren Selbst (siehe Kap. 8.1). Die Betroffenen bleiben aber dauerhaft *wenig* konfliktfähig (siehe Kap. 3.3). Auslösend für psychotische Dekompensationen sind dann oft Schwellensituationen des Lebens, zum Beispiel die erste Liebesbeziehung. Das alte Abwehrsystem und die alte Identität der Betroffenen brechen in der auslösenden Konfliktsituation zusammen. Auch der Verlust einer *negativen Identität* kann einen solchen Zusammenbruch einleiten, zum Beispiel der Verlust der Rolle des Sonderlings oder der Rolle des »schwierigen Kindes« (Mentzos, 2011, S. 206). Oft sind Drogenmissbrauch oder retraumatisierende Situationen an dem Zusammenbruch des Ichs mitbeteiligt. Der Zusammenbruch des Selbst löst im Gehirn der Betroffenen höchsten Stress aus. Alte Verschaltungen lösen sich auf. Die Prozesse der Konfliktverarbeitung zerfallen (siehe Kap. 2.2 und 4.2). Es kommt zur Fragmentierung des Selbst und zum Zerfall des Mentalisierens. Das Selbst ist eine übergeordnete Struktur aus räumlich und zeitlich geordneten inneren Bildern, die ein Kohärenzgefühl vermitteln. *Fragmente* des Selbst können sein: innere Selbstbilder, innere Objektrepräsentanzen, Ich-Zustände, Affekte, Interaktionsmuster und innere Symbole.

Mentzos (1992, S. 10f.) beobachtete bei Psychotikern »ausgesprochen dramatische Zuspitzungen des Zusammenpralls gegensätzlicher intrapsychischer Tendenzen, [...] bei Schizophrenen zum Beispiel die Bipolarität zwischen den *selbstbezogenen* und den *objektbezogenen* [...] Tendenzen [...] Der daraus [...] entstehende [...] Konflikt lässt nur zwei [...] ›Lösungen‹ zu: den extremen narzisstischen Rückzug oder die Auflösung der Ich-Grenzen und die Fusion mit dem Objekt. Bei den affektiven Psychosen [...] geht es um die Bipolarität von (normalerweise sich keineswegs ausschließender) Selbstwertigkeit und Objektwertigkeit. Bei dem hieraus entstehenden erstarrten Konflikt bieten sich ebenfalls nur zwei mögliche [...] ›Lösungen‹: absolute Herrschaft des archaischen, [...] übermächtigen Über-Ich (Depression) oder das ›Über-Bord-Werfen‹ des Über-Ich, also die Herrschaft des Größenselbst (Manie).«

Bei Menschen, die psychotisch dekompensieren, brechen die Prozesse des Mentalisierens zusammen. Auch der basale *metakognitive* Prozess des inneren Repräsentierens des Konfliktsystems zerfällt (siehe Kap. 2.2 und 4.2). Dadurch zerfließen die *auf dem inneren Repräsentieren aufbauenden metakognitiven* Prozesse, die in der inneren Konfliktverarbeitung die Prozessqualitäten (Plassmann, 1999) Zeit, Logik und Sinn verwirklichen (siehe Abb. 2 in Kap. 2.2). Die Neukonstruktion von angemessenen Narrationen gelingt nicht. Die innere Realitätskonstruktion der Betroffenen produziert dann gleichsam Datensalat. Moreno (1939, S. 3f.) spricht davon, dass die Telebeziehungen und das Auto-Tele aufbrechen. Dadurch verschwimme der Sinn für Raum und Zeit.

Die Konfusion der inneren Konfliktverarbeitung macht den Betroffenen Angst, verrückt zu werden. Diese *existenzielle* Angst traumatisiert die Seele. Es entsteht ein Teufelskreis zwischen mangelhafter innerer Realitätskonstruktion und traumatischer Auflösung innerer Strukturen. Der Prozess des Mentalisierens baut zwar immer wieder neue innere Bilder auf. Diese geben aufgrund der Fragmentierung des Selbst aber keinen Sinn und helfen nicht, die Realität zu erfassen. Einzelne energetisch hoch aufgeladene Fragmente des Selbst werden aus ihrem interaktionellen, zeitlichen und logischen Zusammenhang gerissen und in eine Hilfs-Realität integriert, den Wahn. Das innere Chaos wird dadurch notdürftig geordnet. Das schützt die Betroffenen immerhin vor einer *weiteren* Fragmentierung des Selbst.

»Was wir für Krankheitsproduktion halten, ist in Wirklichkeit der Heilungsversuch, die Rekonstruktion« (Freud, 1910, S. 308). Hartwich (2018, S. 180) und

Grube (2018, S. 167 f.) sprechen von Halluzinationen als »Parakonstruktionen«. Sie seien »als Gegenregulationsmuster auf Desintegration, Ich-Bedrohung und erlebte Zerfallsgefahr zu interpretieren«. Schon Ideler verstand 1847 (zitiert nach Hartwich, 2018, S. 180) den Wahn als ein »angestrengtes Arbeiten an der Reorganisation des Bewusstseins«. Scharfetter (1986, zitiert nach Hartwich, 2018, S. 180) sah im Wahn »autotherapeutische Anstrengungen«. Auch Benedetti erkannte darin 1992 »Rekompensations- und Rekonstruktionsversuche«. Die Konstruktion einer Hilfs-Realität unterscheidet psychotische Patienten von Patienten mit einer Traumafolgestörung.

Zentraler Gedanke

Die Entwicklung eines Wahns ist eigentlich eine kreative Leistung. Das Problem ist nur: Die Hilfsrealität des Wahns wird im Alltag *von außen nicht positiv bestätigt* (siehe Fallbeispiel 75 im Kap. 9.4). Die existenzielle Angst, verrückt zu werden, nimmt weiter zu. Das lässt das Mentalisieren des Betroffenen *weiter* desintegrieren. Es entsteht ein Teufelskreis zwischen 1. der Wahnbildung, 2. der fehlenden Bestätigung der Wahnrealität von außen, 3. der existenziellen Angst, verrückt zu werden und 4. der Desintegration des Mentalisierens (siehe Kap. 9.4).

Manche Betroffene ziehen sich, um in ihrer Wahnrealität *nicht verunsichert zu werden,* aus ihren Beziehungen mit dem sozialen Umfeld zurück. Viele wollen aber die in ihrem Alltag anfallenden Aufgaben weiter bewältigen. Sie versuchen bewusst, trotz ihres Wahns äußerlich unauffällig zu funktionieren. Sie tun so, als ob nichts wäre. Sie spalten ihr Wahnerleben vom Erleben im Alltag ab. Es entwickelt sich sekundär eine *Abwehr durch Spaltung* zwischen ihrem »Traum-Ich« und ihrem »Alltags-Ich« (siehe Kap. 9.6.4).

Die Elemente der Wahnbilder von psychotischen Patienten sind energetisch hoch aufgeladen. Sie dringen bei der Konfliktverarbeitung deshalb immer wieder in die Bereiche des Alltags-Ichs ein. Bei einer ungünstigen Entwicklung breiten die Fragmentierungsprozesse sich in den Gedächtniszentren des Gehirns immer weiter aus. Auf diese Weise entwickelt sich aus einer *akuten* Psychose eine *chronische* Schizophrenie. Eine *rein medikamentöse* Behandlung verhindert nicht die Chronifizierung der Psychose. Es scheint aber so zu sein, dass Menschen mit einer akuten Psychose bei intensiver und angemessener Psychotherapie *seltener* eine chronische Schizophrenie entwickeln (Aaltonen, Seikkula und Lehtinen, 2011, S. 179). Gründe dafür sind unter anderem: Die Patienten werden bei einer Psychotherapie in ihrer persönlichen Besonderheit ernst genommen. Das gleicht narzisstische Defizite aus und stabilisiert ihre Seele. Die Einweisung in eine Klinik und die Abschiebung in eine Gemeinschaft von »verrückten« oder suizidalen Menschen führt oft zu einer Aktualisierung alter Defiziterfahrungen oder Traumata aus der Kindheit. Das verstärkt dann den Zerfall des Selbst und den Zerfall des Mentalisierens.

Die neurophysiologische Desintegration der inneren Konfliktverarbeitung bei der Dekompensation in eine Psychose lässt sich mit bildgebenden Verfahren nachweisen. Sie ist sichtbar als *Dysfunktion der für das Arbeitsgedächtnis relevanten Strukturen* des Gehirns (Frith, 1992; Goldman-Rakic, 1994). Schneider, Habel, Reske, Kellermann et al. (2007) haben bei Patienten nach dem *ersten* Auftreten einer schizophrenen Erkrankung festgestellt: Die Strukturen des Arbeitsgedächtnisses waren bei den Patienten, deren Krankheitszustand sich im darauffolgenden Jahr *verschlechterte, weniger* stark aktiviert als bei den Patienten, bei denen sich deren psychopathologischer Status *verbesserte.*

Zentraler Gedanke

Bei psychotisch erkrankten Patienten sind die Defizite und die Desintegration ihres Mentalisierens *indirekt* auch daran zu erkennen, dass sie *nicht* oder nur unbeholfen im Als-ob-Modus spielen können.

Wenn Psychosekranke in der Gruppentherapie ein Märchen spielen, ist das Märchenspiel meistens schon nach 5–10 Minuten vorbei. Die Patienten spielen die Inhalte des Märchens angepasst und konkretistisch. *Neurotisch erkrankte* Patienten oder Gesunde dagegen aktivieren durch ihr Handeln im Märchenspiel innerlich spontan eigene persönliche innere konflikthafte Beziehungsmuster. Diese fließen analog oder kompensatorisch in ihr Märchenspiel mit ein. Die Patienten differenzieren und erweitern dadurch die Interaktionen im Spiel. Ihre Märchenspiele dauern deshalb 45–90 Minuten. Psychotisch Erkrankte verstehen wegen der Defizite ihres Mentalisierens oft auch keine Witze oder tiefenpsychologischen Deutungen. Denn sie verstehen *symbolische* Als-ob-Bilder und Metaphern im Äquivalenzmodus als *konkrete* Beschreibung der äußeren Realität. Bei einem Gefühl der Erschöpfung wird die Metapher »Ich bin nicht mehr da« zum subjektiven Erleben, *ganz real* nicht mehr da zu sein (siehe Fallbeispiel 74 in Kap. 9.7).

Moreno (1939, S. 3 f.) hat die Vorgänge bei einer psychotischen Dekompensation schon in den 1940er- und 1950er-Jahren theoretisch *ähnlich* verstanden: »Im Falle von halluzinatorischer Psychose [...] findet ein Aufbrechen und eine Verzerrung der Telebeziehungen *(der inneren Beziehungsbilder, Erg. vom Verf.)* statt, ein Aufbrechen des Auto-Tele *(der Beziehung zu sich selbst, Erg. vom Verf.).* [...] Mit dem allmählichen Verlust der Telebeziehungen verschwimmt auch der Sinn für Zeit und Raum. Weil die psychologische Organisation von Zeit und Raum gestört ist, fließen die spontanen Zustände *(die Prozesse des inneren Mentalisierens, Erg. vom Verf.),* die das Gefühl für die Zeit mit den Dimensionen von Vergangenheit und Zukunft hervorrufen, statt einer dem anderen in schneller Frequenz zu folgen, frei in den Raum, weil da keine Barriere ist, um das zu verhindern.« Sigmund Freud (1917, S. 423, zitiert nach Böker, 1992, S. 146) verstand die Vorgänge bei einer psychotischen Dekompensation ähnlich: »Das Ich reagiert mit der psychotischen Symptomatik auf einen unerträglichen Verlust, indem es ihn verleugnet: Das Ich bricht die Beziehung zur Realität ab, es entzieht dem System Bw. die Besetzung [...] und zerfällt.«

9.3 Die Blockade der therapeutischen Beziehung in der klassischen psychiatrischen Begegnung

In einer *klassischen psychiatrischen Behandlung* versucht die Therapeutin oder der Therapeut, die psychotischen *Symptome* von Patienten hauptsächlich durch *Psychopharmaka* zum Verschwinden zu bringen. Eine allein auf die medikamentöse Behandlung zentrierte Therapie kommt nach Benedetti (1993, S. 190) aber »einer Amputation gleich«. Sobald die Ich-Zone der psychotischen Symptomproduktion »wegamputiert wird, bleibt nichts als ein Defekt zurück, ein zusammengeschrumpftes Ich, das sich nur insofern versteht, als es den hohen Preis bezahlt, jede in die Zukunft gerichtete Werdensmöglichkeit aufzugeben«. Aber auch in der modernen Sozialpsychiatrie von Psychosekranken ist das Therapieziel noch: Die Patienten sollen ihren Wahn *als Krankheit* annehmen und ihre psychotischen Symptome durch Einnahme der verordneten Medikamente verringern. Sie sollen »im Schutz der Medikamente« wieder lernen, *zu leben,* ihren Tag zu strukturieren, zu arbeiten, Beziehungen zu führen und ihre Freizeit zu gestalten. Dabei werden sie idealerweise unterstützt von ihrer Familie und ihrem sozialen Umfeld. Hilfreich sind auch die therapeutische Gemeinschaft in Kliniken, Tageskliniken, Freizeitklubs, eine ambulante Einzeltherapie oder Gruppentherapie oder auch das betreute Wohnen.

In einer *klassischen psychiatrischen Behandlung* hat *allein der Therapeut* die Definitionshoheit über die Bedeutung der Krankheitssymptome. Es kommt zu einer *Beziehungsblockade* zwischen dem Therapeuten und der Patientin:

1. Die Patientin erzählt dem Therapeuten von ihrem psychotischen Erleben. Dabei zieht die Patientin den Therapeuten in der Interaktion durch projektive Identifizierung in ihren Wahn mit hinein.

2. Die Mentalisierungsprozesse des Therapeuten werden dadurch chaotisiert.

3. Der Therapeut grenzt sich innerlich von den Denkinhalten der Patientin ab. Er unterbricht seine Empathieprozesse und distanziert sich innerlich von dem psychotischen Erleben der Patientin.

4. Er erfasst stattdessen diagnostisch die psychotischen *Symptome* der Patientin und klassifiziert sie mithilfe der Symptomliste von Bleuler (1983). Er dokumentiert sie schriftlich als psychopathologischen Befund: »Die Patientin leidet an Stimmenhören, Derealisation, Depersonalisation und Gedankenlautwerden.«

Zentraler Gedanke

5. Die Patientin wird dadurch in der therapeutischen Beziehung zum Objekt der Betrachtung. Die *intrapsychische* Spaltung der Patientin zwischen ihrem Alltags-Ich und ihrem Wahn-Ich (siehe Kap. 9.2) wird *interpersonell* zwischen dem Therapeuten und der Patientin ausagiert. Der Therapeut wehrt reaktiv *auch selbst* ab durch projektive Identifizierung. Er projiziert das eigene innere Chaos in der Begegnung auf die Patientin und legt sie darauf fest, »krank« zu sein. Er selbst ist »gesund«, die Patientin ist die »Psychotikerin«. Diese Interpretation blockiert die therapeutische Beziehung und verhindert den Fortschritt in der Psychotherapie der Patientin. Der Therapeut agiert einen »Gegenübertragungswiderstand« (Hartwich 2018, S. 202).

6. Nicht selten kompensieren *klassisch psychiatrisch denkende Therapeuten* ihre eigenen Unzulänglichkeitsgefühle durch die Haltung des grandiosen Helfers oder Retters. Viele invasive psychiatrische Behandlungsmethoden sind Ausdruck einer solchen Kompensation, zum Beispiel die Elektroschocktherapie. Gewalttätige Therapiemaßnahmen sind nicht nur für die Patienten problematisch, sondern auch für die Therapeuten. Boss (1979, zitiert nach Red, 2018, S. 339) untersuchte zum Beispiel 21 nächtliche Träume von 10 verschiedenen Schocktherapeuten. Diese entwickelten in ihren Träumen starke Angst und heftige Schuldgefühle. Man erkennt an den Träumen eine »durch die Schockanwendungen … hervorgerufene Bedrohung der eigenen seelischen Struktur und des eigenen seelischen Gleichgewichtes der Schocktherapeuten«.

7. Die Patientin bleibt durch die Blockade der gegenseitigen Empathieprozesse *in ihrem Wahnerleben allein.* Sie hat in ihrer existenziellen Not nur die Wahl zwischen zwei Übeln: Entweder sie hält an ihrem Wahnerleben fest und flieht aus ihren Beziehungen in die Isolation, nicht selten sogar in die Obdachlosigkeit. Oder sie übernimmt blind die Interpretationen des Therapeuten, passt sich an und erlernt die Rolle der Kranken. Als »Kranke« nimmt sie die verordneten Medikamente. Sie lernt, über ihre Wahnerlebnisse nicht

zu sprechen, oder verharmlost diese. Sie vermeidet das auch gegenüber dem Therapeuten.

8. Bezugspersonen und Therapeutinnen und Therapeuten werden, wenn sie sich auf die Wahninhalte der Patientin einlassen, innerlich chaotisiert. Sie reagieren dann oft mit einer Gegenübertragung und agieren sie aus. Sie grenzen sich dann nicht nur *vom Wahn* der Patientin ab, sondern *auch von der Person* der Patientin, die diesen Wahn hat. Sie weisen die Patientin zum Beispiel in eine Klinik ein. Auch Therapeuten in psychiatrischen Kliniken sind verführt, ihre Gegenübertragungsreaktion auf die Psychose der Patientin auszuagieren. Psychiatrische Kliniken haben deshalb auch in der heutigen Zeit immer wieder die Tendenz, zu den Mechanismen der alten Anstaltspsychiatrie zurückzukehren. »Die Dynamik der akuten psychotischen Störung und das Verhalten der Institution bedingen sich und bilden eine Form institutioneller Abwehr« (Putzke, 2018, S. 300). Die Therapeuten sind versucht, die Patienten nur noch zu verwalten und die Therapie auf eine medikamentöse Behandlung zu beschränken.

Zentraler Gedanke
Viele *klassisch psychiatrisch* denkende Therapeuten haben Angst, sie würden den Wahn verstärken, wenn sie die Patientin *nach den Inhalten* ihres Wahns fragen. Die Wahninhalte sind aber wie *Albträume* innere Bilder. Der Therapeut muss in die inneren Bilder seiner Patienten hineingehen, um sie zu verändern (siehe Kap. 9.5–9.6).

9.4 Das Besondere beim Mentalisieren in der Psychose

Psychotisch erkrankte Patientinnen und Patienten vermischen in ihrem Wahnkonflikt Innen und Außen. Panische Gedanken werden zum Verfolgungswahn, Wünsche werden zum Größenwahn. Bei der Dekompensation in eine Psychose zerfallen die metakognitiven Prozesse des inneren Mentalisierens (siehe Kap. 2.2 und 2.4). Das Kohärenzgefühl in Raum und Zeit löst sich auf. Das Denken im *Traummodus* dominiert die innere Realitätskonstruktion der Patientin. Das Denken im Als-ob-Modus zerfällt.

Wichtige Definition
Der Mensch erlebt beim Denken im *Traummodus* seine *inneren* Gedanken als *äußere* Wahrnehmung. Er integriert *durch Handeln* energiereiche *Fragmente* des Selbst mit anderen Elementen aus seinen inneren Bildern und kreiert zwischen ihnen Wirkungszusammenhänge. Dabei entstehen scheinbar willkürlich neue

Sinneinheiten. Fragmente des Selbst können sein: innere Selbstrepräsentanzen, Objektrepräsentanzen, Ich-Zustände, Affekte, Interaktionsmuster und innere Symbole. Die Aufmerksamkeit kann bei dieser Integrationsarbeit willkürlich von einem *wichtigen* Objekt auf ein *unwichtiges* Objekt verschoben werden. In der Interaktion werden Subjekt und Objekt eventuell vertauscht.

Zentraler Gedanke
Die Interpretation der äußeren Realität im Traummodus kann fantastisch, skurril oder bedrohlich sein. Der positive Sinn der Wahnkonstruktion ist aber: 1. Das Konstruieren des Wahns *stoppt* durch sich selbst den Zerfall des Selbst und den Zerfall des Mentalisierens. 2. Energiereiche Selbstfragmente werden in die Prozesse des Mentalisierens *integriert* und so der Konfliktverarbeitung zugänglich.

Wahnkranke projizieren das, was sie im Traummodus konstruieren, auf die Erlebniszusammenhänge in ihrem Alltag. Sie unterscheiden dabei nicht zwischen ihrem inneren Bild der äußeren Wirklichkeit und der äußeren Wirklichkeit selbst. Sie denken also auch im *Äquivalenzmodus* (siehe Kap. 2.4). Wenn eine Patientin glaubt, von ihrer Mutter vergiftet zu werden, versteht sie das nicht als *symbolisches* Bild für ihr Gefühl, von ihrer Mutter eingeengt und manipuliert zu werden. Sie glaubt vielmehr, sie wird real von ihrer Mutter vergiftet. Ein anderer Patient nimmt im Größenwahn seine Jesusnatur nicht als *symbolisches Bild* für einen inneren Ich-Zustand wahr, er erlebt sich vielmehr als der *reale* Jesus. Wenn eine Patientin in einen Verfolgungswahn dekompensiert, geht dem voraus, dass ihr Selbst desintegriert. Die Patientin fühlt sich *innerlich* bedroht. Sie projiziert ihr Gefühl der Bedrohung aber auf die Außenwelt und glaubt, *real äußerlich bedroht* zu werden, zum Beispiel vom Geheimdienst.

Fallbeispiel 74: *Herr B. hatte als Offizier auf seinem Schiff entdeckt, dass ihm in seinem Schrank 100 Mark fehlten. Er vermutete, dass jemand von der Schiffsmannschaft ihm das Geld gestohlen hatte. Er hatte aber gleichzeitig Angst, jemanden zu Unrecht zu beschuldigen. Dieser Zwiespalt löste bei ihm Panik aus. Sein Mentalisieren desintegrierte. Er fürchtete, bei einer falschen Anschuldigung aus der Gemeinschaft seiner Crew ausgeschlossen zu werden. Im Äquivalenzmodus denkend erlebte er seine inneren panischen Gedanken als äußere Realität. Er sprang als Reaktion auf den befürchteten Ausschluss aus der Gemeinschaft mitten im Ärmelkanal zwischen Frankreich und England mit einer Schwimmweste über Bord. Dabei wurde er zum Glück von einem Matrosen gesehen. Die Mannschaft rettete ihn und brachte ihn im nächsten Hafen in eine psychiatrische Klinik* (Fortsetzung in Kap. 9.7).

Schon im alten Griechenland vor mehr als zweitausend Jahren haben Philosophen immer wieder die Analogie zwischen dem nächtlichen Träumen und paranoidem Halluzinieren thematisiert. Auch Sigmund Freud (1924, S. 420) sah Ähnlichkeiten zwischen dem nächtlichen Träumen und der Wahnproduktion: Im Traumvorgang werde »der Traumwunsch halluziniert und findet als Halluzination den Glauben an die Realität seiner Erfüllung«. Nach Freud sind bei der halluzinatorischen Verworrenheit und in der halluzinatorischen Phase der Schizophrenie wesentliche Anteile der Traumarbeit mitbeteiligt an der Umwandlung von Wunschfantasien und deren Regression zur Halluzination (S. Freud, zitiert nach Böker, 1992, S. 146).

Auch gesunde Menschen können im Traummodus mentalisieren. Sie kontrollieren ihr Denken im Traummodus aber mit ihrem Denken im *Als-ob-Modus* (siehe Kap. 2.4) und *wissen,* dass ihre absurden Fantasien *nur innere Fantasien* sind und dass diese nicht die Realität der Außenwelt widerspiegeln. Moderne Künstler wie Joseph Beuys, die Komponisten moderner Musik, Märchenerzähler, manche Schriftsteller und viele Theaterregisseure konnten bzw. können den Traummodus des Mentalisierens *im Dienst ihres Ichs* (Balint, 1970, S. 187 f.) zulassen. Sie wurden dadurch *in besonderer Weise kreativ.*

Neuere Forschungen lassen darauf schließen, dass beim *nächtlichen* Träumen *alle Menschen* das Denken im Traummodus nutzen, um Konflikte zu verarbeiten. In Träumen integriert die Traumarbeit unsere Erinnerungen aus dem Alltagsleben mit den in unserem Gehirn gespeicherten Vorerfahrungen und Gedächtnisinhalten und erweitert sie *alogisch.* Das führt offenbar zu einer Freiheit des Denkens, die für das Kreieren neuer Lösungen erforderlich ist. So zeigen Experimente (Robert Stickgold und Erin Wamsley, zitiert in »Die Zeit« Nr. 32, S. 27, 4.8.2011), »dass Träume nicht nur Erinnerungen festigen, sondern allerhand neue Einsichten hervorbringen können. Während das Gehirn die Erlebnisse des Tages durchspielt, sucht es offenbar nach neuen Lösungen. Nachts spielen wir nach, was wir tagsüber erlebt haben. Allerdings sind die wenigsten Träume treue Replikate der Erlebnisse im Wachzustand. Die meisten von ihnen greifen Erinnerungsfragmente auf und kombinieren sie in neuen, oft bizarren Bildern zum nächtlichen Kopfkino. Doch wozu? […] Inzwischen weisen die Experimente der Forscher in eine deutliche Richtung – das nächtliche Kopfkino macht uns fit für die Wirklichkeit.« Das übergeordnete Ziel des nächtlichen Mentalisierens im Traummodus ist, so vermute ich, dass der Betroffene in seinen inneren Beziehungsbildern *als Subjekt wieder handlungsfähig* wird (siehe Abb. 6). Das darf durchaus auf Kosten der Alltagslogik geschehen, zum Beispiel durch die Umkehrung von Subjekt und Objekt. So versuchte zum Beispiel eine Frau, die *selbst* vergewaltigt worden war, in ihrem *nächtlichen* Traum *der Tochter einer*

Freundin zu helfen. Das Mädchen wurde von einer männlichen Jugendbande, die in schwarzes Leder gekleidet war, angegriffen. Anders als bei ihrer *eigenen* Vergewaltigung war sie in diesem Traum in der Rolle der Helferin *handlungsfähig.* Sie integrierte in ihr inneres Täter-Opfer-Schema aktiv *das Prinzip der Hilfeleistung für das Opfer.*

9.5 Die transmodale Beziehungsgestaltung

Moreno hat in seinen schriftlich überlieferten Fallbeispielen nicht ausreichend deutlich gemacht, *wie* er die Hilfswelt-Technik bei seinen psychotisch erkrankten Patienten praktisch anwenden konnte, *ohne* seine Patienten zusätzlich zu verwirren und ohne sie zu beschämen. Der Bericht von Schindler zeigt (siehe Fallbeispiel 73 in Kap. 9.1): Moreno hat die Beziehung zu seinen psychotischen Patienten wahrscheinlich *transmodal* gestaltet. Moreno (1975a, S. 193 ff.) hat in dem Fallbeispiel 71 (siehe Kap. 9.1) die beiden hinzugerufenen Hilfs-Therapeuten dem Patienten als »Mr. Göring« und »Mr. Göbbels« vorgestellt. Er ist dabei aber wahrscheinlich *selbst* transmodal mit in die Wahnproduktion des Patienten »Mr. Hitler« hineingegangen. Er hat wohl *auch selbst* als Doppelgänger des Patienten Schulter an Schulter mit ihm einen Dialog geführt. Er hat sich vielleicht an die beiden Krankenpfleger gewandt und diese stellvertretend für den Patienten angesprochen: »Mr. Göring, wir warten schon auf Sie! Warum kommen Sie so spät? – Ah, ja, Mr. Göbbels, schön, dass Sie da sind! Ich hoffe, Sie bringen Mr. Hitler gute Nachrichten!« Die beiden Krankenpfleger haben wahrscheinlich diese transmodale Rollenzuweisung als trainierte Hilfs-Ichs, *ohne nachzufragen,* akzeptiert und die Wahnrealität des Patienten »Mr. Hitler« transmodal als Realität akzeptiert. Dadurch hatte der Patient keine Wahl, er musste auch selbst in seiner Psychose-Logik denken und als »Hitler« handeln. Denn sonst hätte der Patient seine Wahnrealität *selbst* infrage gestellt.

Zentraler Gedanke

Der *Doppelgängerdialog* (siehe Kap. 9.6.2) ist die Grundlage der störungsspezifischen Psychotherapie von psychotisch erkrankten Menschen. Der Therapeut tritt dabei *Schulter an Schulter* mit dem Patienten transmodal in die Wahnproduktion des Patienten mit ein. Er konstruiert mit ihm aus den einzelnen Elementen des Wahns *das Konfliktsystem des Wahns* und bringt diese in Abstimmung mit dem Patienten miteinander in Interaktion.

Fallbeispiel 75 (Krüger, 2001b, S. 49 f., verändert): *Ein 40 Jahre alter Patient, Herr A., war seit dem Beginn seiner Erkrankung vor elf Jahren in ambulanter psychiatrisch-psychotherapeutischer Behandlung. Er war in den elf Jahren der ambulanten Therapie sieben Mal in eine akute Psychose dekompensiert. Er hat in dieser Zeit in sieben stationären Behandlungen insgesamt 350 Tage in Kliniken verbracht. Dabei wurde er sechsmal zwangseingewiesen. Er hat Abitur, ist gelernter Handwerker und seit fünf Jahren frühberentet. Seit sechs Jahren hat er einen gerichtlich bestellten Vermögensbetreuer. Er ist übergewichtig, zuckerkrank und trinkt in Krankheitsphasen viel Alkohol. Im Januar 2000 kommt der Vater des Patienten zum Therapeuten in die Praxis und berichtet: »Mein Sohn hat sich wieder verändert. Er hat in den letzten drei Tagen 1000 Mark ausgegeben.« Der Therapeut ruft den Patienten telefonisch an und fragt ihn, ob er einmal zu ihm zu einem Gespräch kommen könne. Herr A. antwortet am Telefon leutselig: »Ich kann ja mal vorbeischauen.«*

Der Therapeut behandelt gerade einen anderen Patienten, als eine Mitarbeiterin ihn wegen Herrn A. in den Flur der Praxis hinausruft. Er bittet den anderen Patienten, zu warten und geht zu Herrn A. in die Anmeldung. Herr A. steht da, den Arm gemütlich auf den Tresen gestützt, und begrüßt den Arzt kumpelhaft und fröhlich: »Guten Tag, Herr Krüger!« Therapeut: »Guten Tag, Herr A. Schön, dass Sie gekommen sind!« Herr A.: »Ja, man muss ja mal wieder Kontakt machen!« Therapeut: »Ja, Ihr Vater macht sich Sorgen!« Herr A.: »Ach der Alte immer, der knausert schon wieder mit dem Geld!« Der Therapeut ermahnt den Patienten nicht, dass er seinen Vater auch verstehen müsse. Stattdessen geht er innerlich mit in die Wahnrealität des Patienten hinein und gestaltet diese im Doppelgängerdialog mit ihm zusammen aus: »Es scheint Ihnen gut zu gehen!« Herr A.: »Ja, kein Grund zur Klage!« Therapeut: »Jetzt geht es los, ja?« Herr A.: »Wenn man erwählt ist!« Therapeut: »Ach, Sie kommen jetzt groß heraus!« Herr A. frotzelnd: »Ja, ich werde gerade der Entertainer der Welt!« Therapeut: »Sie treten im Fernsehen auf.« Herr A.: »Ja, das ist nur eine Frage der Zeit. Die haben mich erwählt.« Therapeut: »So wie wenn man in der Lotterie gewinnt! Sie haben einen Brief gekriegt, wo das drinsteht.« Herr A.: »Ja, das muss bald losgehen!« Therapeut: »Und wenn Sie im Fernsehen Nachrichten sehen, da haben die Sprecher das auch schon gebracht: Arthur A. ist zum Entertainer für das Fernsehen ernannt worden! Noch ist unklar, wer dahintersteckt, aber bald geht es los!« Herr A.: »Zurzeit hören die mich erst einmal ab!« Der Therapeut: »Die vom Fernsehen!« Herr A. lacht gutmütig und unterstreicht seine Mitteilung mit einer weiten Geste seiner Hand: »Nein, alle Menschen der Welt.« Therapeut: »Und dann sind Sie alle Sorgen los! Sie haben Geld! Sie sind der größte Entertainer der Welt! Sie machen Musik und Witze, Sie bringen die Leute zum Lachen!« Herr A.: »Keine Probleme mehr, Herr Krüger. Ich muss nur aufpassen, dass ich nicht abrutsche!« Therapeut: »Soll ich Ihnen eine Spritze geben? – Das kann ich tun.« Herr A.: »Na ja, ist vielleicht besser!« Therapeut: »Gut, kommen Sie mit durch!« Herr A. begleitet den Therapeuten in das Untersuchungszimmer und lässt sich über seine Dauermedikation hinaus eine Spritze mit einem Depot-Neuroleptikum geben. Er achtet nicht auf die Dosierung und tut ganz unbeeindruckt. Der Therapeut hütet sich, diesen Wechsel des Patienten hin zu einer im Augenblick besseren Krankheitseinsicht irgendwie zu kommentieren. Beide verabreden sich zu einem neuen Termin, »um zu sehen, ob nach der Depotspritze Nebenwirkungen auftreten«.

Der Therapeut gestaltet im *Doppelgängerdialog und* bei der Anwendung der Hilfswelt-Technik (siehe Kap. 9.6.2 und 9.6.5) die *therapeutische Beziehung transmodal.*

Wichtige Definition

Der Therapeut benutzt bei einer *transmodalen Beziehungsgestaltung* in seiner eigenen inneren Realitätskonstruktion wechselnd vier *metakognitiv konträre* Denklogiken, *ohne sie miteinander zu integrieren* (siehe Abb. 22): den Traummodus, den Äquivalenzmodus, den Als-ob-Modus des Spiels und den Als-ob-Modus des Denkens.

Der Therapeut handelt dabei auf die folgende Weise:

1. Der Therapeut geht bei der Therapie von Psychosekranken einerseits als *Doppelgänger* zusammen mit der Patientin aus der Alltagsrealität *in ihre Wahnrealität* hinein. Er denkt wie die Patientin im *Traummodus* (siehe Kap. 2.4). Er identifiziert sich als Doppelgänger mit der Patientin und lässt mit ihr zusammen ihr *inneres* Denken äußere Wahrnehmung werden.
2. Weil die Patientin nicht mehr zwischen innerem Denken und äußerer Wahrnehmung unterscheidet, bringt der Therapeut die innere Welt der Patientin nicht mehr durch psychodramatischen Szenenaufbau nach außen. Er lässt sich vielmehr als Doppelgänger auf die »äußere Welt« der Patientin ein, die ihre innere ist, und gestaltet sie mit ihr aus. Er denkt als *Doppelgänger* im Wahn also auch *im Äquivalenzmodus* und unterscheidet *nicht* zwischen innerer Realität und äußerer Realität.
3. Der Therapeut und die Patientin erweitern *im Doppelgängerdialog* zusammen das Denken im Äquivalenzmodus um das *Denken* im Als-ob-Modus und *bei der Hilfswelt-Technik* um das Denken im Als-ob-Modus *des Spiels* (siehe Kap. 9.6.5 und 9.6.6). Sie benennen zusammen die Elemente des Wahnkonflikts, differenzieren sie *im Als-ob-Modus* prozessual weiter aus und versuchen, die Logik des Wahnkonflikts zu Ende zu denken. Dieses Vorgehen stoppt den Zerfall des Mentalisierens der Patientin.

Zentraler Gedanke

Psychosekranke Patienten leiden unter einer *metakognitive Störung.* Sie können anders als gesunde Menschen ihr dysfunktionales paralogisches Denken nicht kontrollieren. Der Therapeut geht deshalb als Doppelgänger in den dysfunktionalen metakognitiven *Prozess* der Wahnproduktion mit hinein und gestaltet ihn zusammen mit der Patientin *im Als-ob-Modus des Spiels* aus. Das hilft der Patientin, innerliche Repräsentationen der Interaktionen im Wahn zu entwickeln und dann die inneren Repräsentationen von der äußeren Realität zu unterscheiden. Die Patientin lernt dadurch im Laufe der Therapie, ihr Denken im Traummodus zu kontrollieren. Die Psychotherapie von Psychosen wird im Doppelgängerdialog zu einer direkt metakognitiven Therapie.

4. Der Therapeut handelt gegenüber der Patientin *immer wieder aber auch* als Fachmann und als begegnender Mensch *in der Alltagsrealität.* Er versteht den Wahn der Patientin innerlich *im Als-ob-Modus* als eine noch nicht zu Ende erzählte Geschichte und als eine Metapher für einen zentralen Konflikt.
5. Der Therapeut versucht, mit sozialpsychiatrischen Mitteln das Alltags-Ich der Patientin zu stärken.
6. Der Therapeut löst bei der transmodalen Beziehungsgestaltung *in sich selbst* den Widerspruch zwischen der Psychoserealität und der Alltagsrealität bewusst *nicht* auf. Die Psychoserealität soll *neben* der konträren Alltagsrealität gültig bleiben. Seine Denkinhalte der Alltagslogik dürfen seine Denkinhalte der Psychoselogik *nicht* außer Kraft setzen.

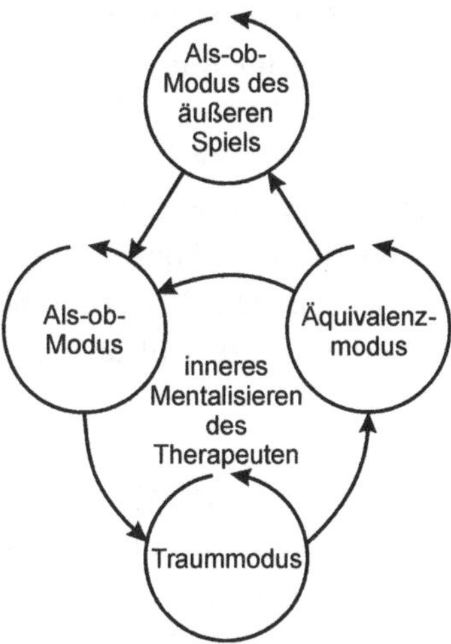

Abbildung 22: Die transmodale Beziehungsgestaltung des Therapeuten als Doppelgänger

Zentraler Gedanke

Therapeuten, die den psychodramatischen Doppelgängerdialog und die Hilfswelt-Technik nicht kennen, neigen dazu, bei der Psychotherapie von Psychosekranken einseitig gesund erwachsen zu denken. Sie fühlen sich durch das Wahnerleben des Patienten chaotisiert und geraten schnell in einen Gegenübertragungswiderstand (Hartwich, 2018, S. 202) (siehe Kap. 9.3). Die mentalisations-orientierten Handlungsmethoden des Doppelgängerdialogs und der Hilfswelt-Technik geben dem Therapeuten die Möglichkeit, im Ich-Zustand des Traummodus *therapeutisch aktiv zu handeln.* Die chaotisierende therapeutische Beziehung wird dadurch zu einer konstruktiven Beziehung. Der Gegenübertragungswiderstand löst sich auf.

Transmodale Beziehungsgestaltung bedeutet *nicht,* dass der Therapeut *nur vermeidet,* der Patientin zu widersprechen. Auch kündigt der Therapeut *nicht* vorher an, dass er »jetzt auf ihren Wahn eingehen möchte«. Er fragt die Patientin *nicht* vorher um Erlaubnis, ob er einmal auf andere Weise mit ihr reden *dürfe.* Er bespricht das gemeinsame Ausgestalten des Wahns im Als-ob-Modus des Spiels *nicht* anschließend mit der Patientin nach. Jede dieser Vorgehensweisen würde die gemeinsame Ausgestaltung des Wahns *indirekt* als Spiel definieren und als bloße Fantasie der Patientin. Die gemeinsame transmodale Beziehungsgestaltung würde nicht gelingen.

Der Therapeut hat natürlicherweise Angst, davor, dass die Patientin ihn irgendwann einmal fragt: »Sie glauben mir aber doch, dass ich abgehört werde?« Der Therapeut bleibt in einem solchen Fall innerlich entschieden in der Rolle des kreativen Doppelgängers. Er antwortet nicht mit Ja oder Nein. Er bleibt in der transmodalen Haltung. Das gelingt, indem er die Verantwortung für die Einschätzung der Realität an die Patientin *zurückgibt* und die Wahnrealität der Patientin sofort *aktiv weiter ausmalt, ohne* ihre Antwort abzuwarten: »Sie haben mir doch aber gesagt, dass Sie abgehört werden! Soll ich Ihnen das denn nicht glauben! Vielleicht sollten Sie doch zur Polizei gehen und Ihre Wohnung auf Abhöranlagen untersuchen lassen!« Die Patientin fühlt sich durch eine solche Antwort in ihrer Wahnrealität verstanden, *ohne dass* der Therapeut lügt.

Zentraler Gedanke

Viele Therapeutinnen und Therapeuten befürchten, dass sich *der Wahn ihrer Patienten verstärkt,* wenn sie diese nach ihren Wahninhalten fragen oder sogar als Doppelgänger in ihren Wahn mit hineingehen. Die Erfahrung zeigt aber, dass die transmodale Beziehungsgestaltung im Doppelgängerdialog die Krankheitseinsicht der psychosekranken Patienten *verbessert.*

Die Verbesserung der Krankheitseinsicht durch die transmodale Beziehungsgestaltung lässt sich erklären:

1. Menschen mit einer Psychose werden auffällig durch ihre *unangemessenen Denkinhalte* im Wahn. Es hilft der Patientin aber nicht, wenn der Therapeut ihren Wahninhalten widerspricht und versucht, ihre Denkinhalte und ihre Wahrnehmung der Realität durch *angemessenere* zu ersetzen oder zu ergänzen. Denn die zentrale Pathologie von Psychosen ist eine Störung der *metakognitiven Prozesse,* die die Denkinhalte produzieren. Bei Psychosekranken fehlt durch den Zerfall des Mentalisierens und die Fragmentierung des Selbst die metakognitive Fähigkeit, den Konflikt in ihrem Wahnsystem innerlich *im Als-ob-Modus zu repräsentieren und zu verarbeiten.* Der Mensch muss aber seinen Konflikt im Als-ob-Modus denken können, um zu unterscheiden, ob sein inneres Konfliktbild der gegenwärtigen *äußeren* Situation zuzuordnen ist oder *inneren* Fantasien oder Erinnerungen.
2. Die Patientin und der Therapeut nehmen im Doppelgängerdialog gemeinsam die Realität in dem Wahn der Patientin wahr und benennen sie.
3. Sie gestalten im Doppelgängerdialog die Fragmente ihrer Wahninhalte zu einem Konfliktsystem um und repräsentieren diesen Konflikt innerlich im Als-ob-Modus des Denkens. Sie erweitern dabei also das Denken im Traummodus und Äquivalenzmodus um das Denken *im Als-ob-Modus.*
4. Sie denken den Wahnkonflikt zusammen gleichsam Schulter an Schulter und versuchen, die zeitliche Abfolge und die Logik der Interaktionen in der Wahnrealität zu einer in sich sinnvollen Narration auszugestalten.
5. Der Therapeut und die Patientin versuchen im Doppelgängerdialog am Ende des Gesprächs, die Wahnrealität logisch in die Alltagsrealität zu integrieren: »Vielleicht sollten Sie zur Polizei gehen und Ihre Nachbarn anzeigen, weil sie Videofilme von Ihnen machen! Das verletzt doch Ihre Persönlichkeitsrechte.« Als eine Patientin das tat, fragten die Polizisten sie ganz freundlich, ob sie Beweise für ihren Verdacht hätte. Sie meinte: »Aber die hatte ich ja nicht!« Die Integration der Wahnrealität in die Alltagsrealität gelingt *definitionsgemäß* nicht. Denn würde sie gelingen, dann wäre die Wahnrealität kein Wahn.
6. Die Patientin denkt ihren Wahnkonflikt mithilfe des Therapeuten in der transmodalen Beziehungsgestaltung im Als-ob-Modus versuchsweise zu Ende. Sie merkt dabei *eigenständig,* dass sie *trotz intensiven gemeinsamen Bemühens* in dem Wahngeschehen *keine Logik* entwickeln kann. *Oder* sie merkt, dass die gemeinsam entwickelte Logik im Wahn *doch sehr absurd wirkt. Beide* Erfahrungen verunsichern die Patientin in ihrer Fixierung in die Projektion ihrer inneren wahnhaften Konfliktkonstruktion auf die Außenwelt. So hat Herr A. im Fallbeispiel 75 durch den Doppelgängerdialog die

Absurdität seines Größenwahns *selbst* bemerkt und meinte plötzlich spontan: »Ich muss nur aufpassen, dass ich nicht abdrehe.«

Wenn die *Patientin* anfängt, an der Realität ihres Wahns zu zweifeln (siehe Fallbeispiele 81 und 82), darf der Therapeut auf keinen Fall *auch seinerseits* die Realität ihres Wahns infragestellen. Er bleibt bei dem Gespräch über Wahninhalte stattdessen *bis an das Ende der gesamten Therapie* in der transmodalen Haltung. Denn das Wahnerleben der Patientin kann sich in neu auftretenden Konflikten wieder aktualisieren. Die Patientin würde sich dann daran erinnern, dass der Therapeut an der Realität ihres Wahns gezweifelt hatte. Sie erlebt den Zweifel dann im Nachhinein als Verrat und Demütigung. Das Vertrauensverhältnis in der therapeutischen Beziehung wäre *dauerhaft* beschädigt.

Zentraler Gedanke
Die Patientin muss sich ihre Krankheitseinsicht *selbst* erwerben. Denn das Ziel der metakognitiven Psychotherapie von Psychosen ist *nicht primär* die Krankheitseinsicht der Patientin. Das Ziel ist, dass die Patientin lernt, ihr Denken im Traummodus um das Denken im Als-ob-Modus zu erweitern. Daraus folgt dann die Krankheitseinsicht ganz von allein. Das ist eine mühsame Arbeit mit vielen kleinen Rückschlägen. Psychotisch erkrankte Patienten brauchen mindestens ein Jahr störungsspezifische, metakognitive Psychotherapie, um *dauerhaft* Krankheitseinsicht zu entwickeln (siehe Fallbeispiele 82 und 83 im Kapitel 9.6.5).

Die transmodale Beziehungsgestaltung erfordert vom Psychotherapeuten Kreativität, Intuition und eine gewisse Lust am Absurden. Er muss die Fähigkeit entwickeln, sich immer wieder zu korrigieren und Ohnmachtsgefühle und Nichtwissen auszuhalten. Er braucht Demut, um dem psychotischen Denken der Patientin *inhaltlich* zu folgen, als ob der Wahn Realität wäre. Der Therapeut merkt natürlich, dass die Patientin mit ihrer Wahnproduktion gleichsam versucht, im Fluss *mit einem Weidenkorb* Fische zu fangen. Er sagt aber nicht: »Das wird *nicht* gehen!« Er ergreift vielmehr *selbst* einen zweiten Weidenkorb, steigt mit in den Fluss und »fängt auch Forellen«. Dabei kommentiert er sein Tun: »Da, ein Schatten! Mist, die Forelle ist weg, sie ist einfach abgehauen! – Wahrscheinlich hat sie mich gesehen. – Das Wasser ist auf die Dauer ziemlich kalt. – Wahrscheinlich ist die Forelle eben zu den anderen Forellen geschwommen und hat diese vor uns gewarnt! – Ob Forellen wohl miteinander kommunizieren können? So wie die Wale?« Ganz ähnlich ist der Leitgedanke in der Psychotherapie von Psychosen bei Séchehaye (Elrod, 1991, zitiert nach Red, 2018, S. 341): Es geht nicht nur darum, »dem schizophrenen Kranken so zu helfen, dass er fähig wird, sich der sozialen Realität zu stellen, sondern mit ihm zusammen auch eine neue Realität zu schaffen … Dies geschieht mittels symbolischer Verwirklichung, … die zu Daseinswandlungen sowohl beim Kranken als auch bei der Analytikerin führt.«

Zwar hat *Moreno* die transmodale therapeutische Haltung und die Hilfswelt-Methode« *in die heutige Psychotherapie* von psychosekranken Menschen eingeführt. Aber schon *Goethe* beschrieb 1788 in seiner »Lila« die »Heilung des Wahnsinns durch eine psychische Kur«. Die von Goethe berichtete Methode ähnelt sehr der psychodramatischen Hilfswelt-Technik (Diener, 1971): In der Erzählung lässt ein Heilkundiger die Familie und die Hausangestellten einer psychosekranken Frau drei Tage lang die Wahninhalte der Frau und die darin auftauchenden Gestalten im Traummodus spielen. Die Kranke kann dadurch ihren Wahngestalten zum ersten Mal wirklich begegnen. Sie kann aktiv *handelnd* mit den Wahnfiguren interagieren und deren Handeln *selbst* beeinflussen. Die Kranke gewinnt in Goethes Erzählung dadurch Krankheitseinsicht.

Die transmodale Kommunikation im Doppelgängerdialog und die Hilfswelt-Methode sind *in anderen Kulturen* schon lange als Therapiemethode bekannt. So berichtete einmal ein Medizinstudent aus Afrika (Krüger, 1997, S. 112), er habe miterlebt, wie ein Medizinmann in seiner Heimat einen psychotischen Stammesangehörigen von seinem Wahn heilte: Dieser glaubte, dass andere Mitglieder seines Stammes ihn bestohlen hätten. Der Medizinmann inszenierte zusammen mit dem Betroffenen und den anderen Dorfbewohnern eine große Suchaktion nach den »gestohlenen« Gegenständen. Das ganze Dorf und der Erkrankte gingen unter großem Aufwand und Geschrei von Hütte zu Hütte. Sie suchten dort die gestohlenen Gegenstände in allen Winkeln. Der Heiler distanzierte sich also nicht von dem offensichtlich Unsinnigen der Wahnfantasien des Kranken. Er nahm ihn transmodal ernst und handelte mit ihm und den anderen zusammen im Als-ob-Modus des Spiels so, als ob sein Wahn Wirklichkeit wäre.

Die transmodale Beziehungsgestaltung ist unter anderem Namen und in Abwandlungen auch in *nicht psychodramatischen Psychotherapiemethoden* von psychotisch Erkrankten wiederzufinden, zum Beispiel bei Sechehaye (1956) oder Benedetti. Die Ausführungen Benedettis zu diesem Thema bestätigen die Ausführungen zum Doppelgängerdialog und zur transmodalen Beziehungsgestaltung mit anderen Worten. Benedetti (1983, S. 199 f.) empfahl, dass der Therapeut das Wahnsymptom seines Patienten bewusst in sich aufnimmt und es *durch gemeinsames Handeln im Symptom* »mit eigenen Gefühlen und Vorstellungen anreichert, welche die Leidensbilder des Kranken zugleich fortsetzen und abwandeln. […] Durch die Phantasie des Therapeuten wird die

Selbst-Vorstellung des Kranken […] in eine neue überführt, die die erste nicht negiert, sondern sich mit dem Gestaltenden im Erleben des Therapeuten verbindet«. Benedetti (1983, S. 297 f.) meint, »dass die *therapeutische Identitätskonfusion* ein Weg zur Überwindung jener Identitätskonfusion sein kann, in der die Psychose gründet. Die erste ist die Umkehr der zweiten.« Durch die Doppelgängerfunktion des Therapeuten in der Wahnproduktion des Patienten entstehe eine *»Dualisierung der autistischen Psychopathologie«* des Patienten: »Die sich daraus ergebende Beziehung entwickelt wiederum eine Dynamik, die auf der Fähigkeit beruht, psychopathologische Erlebensweisen des Kranken in einen Dialog zu transponieren, ohne sie gleichzeitig zu negieren oder als ›krankhaft‹ abzutun. Dann aber kann es geschehen, dass sich der Patient dem Therapeuten öffnet und diesem einen Blick in sein Inneres gewährt. Dieses Aufbrechen wird möglich gerade aus dem therapeutischen Durch- und Miterleben der vorangegangenen autistischen Abkapselung.« Der Therapeut sollte in der Lage sein, »die Identität des Kranken in sich aufzunehmen und in der eigenen zu beherbergen, ohne dabei sich selbst zu verlieren« (Benedetti, 1983, S. 194).

9.6 Die einzelnen Schritte des therapeutischen Vorgehens

Empfehlung

In der Therapie von psychotisch erkrankten Menschen sind frühe *tiefenpsychologische Deutungen* therapeutisch nutzlos. Denn die Patienten können in ihrem Wahnkonflikt *definitionsgemäß* nicht im Als-ob-Modus denken (siehe Kap. 2.4). Sie verstehen Interpretationen und symbolische Bilder deshalb konkretistisch im Äquivalenzmodus. Nach Winnicott (1985, S. 63) müssen »Menschen, die nicht spielen können, […] erst spielen lernen. Sie verstehen keine Deutungen. […] Vorzeitige Deutungen […] stellen eine Belehrung dar und führen zur Anpassung.«

Zentraler Gedanke

Das *Grundprinzip der mentalisationsorientierten metakognitiven Psychotherapie* von Psychosen besteht aus den den Schritten: 1. Die Patientin *konstruiert* mithilfe des Therapeuten im Doppelgängerdialog aus den Elementen ihres Wahns ein *Konfliktsystem.* 2. Der Therapeut *repräsentiert* die Elemente des Wahnkonflikts auf der Zimmerbühne zu einer Hilfswelt. 3. Die Patientin gestaltet gemeinsam mit dem Therapeuten die *Interaktionen* in der Hilfswelt des Wahns im Als-ob-Modus des Spiels weiter aus. 4. Sie wandelt die Interaktionen in dem Konfliktsystem des Wahns im Als-ob-Modus des Spiels zu einer *Bewältigungsgeschichte* um. Der Selbstverlust der Patientin in ihrem Wahnkonflikt wird dadurch aufgehoben. Die Patientin entwickelt durch die Konstruktion des Wahnkonfliktes, durch seine äußere Repräsentation, durch ihr Handeln im Wahnkonflikt und durch seine Bewältigung die Prozessqualitäten Raum, Zeit, Logik und Sinn und damit ein neues Kohärenzgefühl.

Die Therapeutin oder der Therapeut vermeidet in der Behandlung von psychosekranken Patienten bewusst, den *auslösenden Konflikt* zu bearbeiten, der die Patientin hat dekompensieren lassen. Der Therapeut geht also zum Beispiel *nicht* auf einen Ablösungskonflikt einer jungen Patientin von ihren Eltern ein. Das *verstärkt* oft die psychotische Symptomatik. Denn die defizitär entwickelten Werkzeuge des Mentalisierens sind ja gerade durch den auslösenden Konflikt desintegriert. Dieser ist gewöhnlich ein Identitätskonflikt und ist energetisch hoch aufgeladen. Der Therapeut und die Patientin arbeiten in der störungsspezifischen Psychotherapie zunächst *metakognitiv*. Sie setzen im Doppelgängerdialog und in der Hilfswelt-Technik die Werkzeuge des Mentalisierens gemeinsam *in der Wahnrealität* ein. Sie aktivieren sie dadurch und entwickeln sie nach. Wenn die Patientin ihre Wahninhalte im Als-ob-Modus denken kann, ordnet sie diese *von allein* angemessen der Fantasie oder der Wirklichkeit zu. Sie stellt dann *von allein* eine Beziehung her zwischen ihrem Wahnkonflikt und einem dazu passenden inneren Konflikt.

Zentraler Gedanke

Der Therapeut behandelt in der Therapie *bifokal* beide Identitäten der Patientin. Er therapiert ihre Alltags-Identität zwar sozialpsychiatrisch, ihre Psychose-Identität aber psychotherapeutisch.

Der Therapeut hilft der Patientin mit *sozialpsychiatrischen Interventionen, den Alltag* angemessen zu bewältigen. Er verordnet ihr zum Beispiel Medikamente (siehe Kap. 9.6.3). Er bezieht die Angehörigen mit in die Therapie ein. Oder er weist die Patientin bei Selbstgefährdung in eine Klinik ein. Das Ich der Patientin ist aber in ihrer Wahnproduktion gefangen. Der Therapeut muss deshalb das Ich der Patientin *implizit metakognitiv* im Doppelgängerdialog aus der Wahnproduktion befreien und *explizit metakognitiv* die Abwehr durch Spaltung zum Gegenstand der therapeutischen Kommunikation machen. Er versucht darüber hinaus, mit der Hilfswelt-Technik die Wahnrealität der Patientin zu einer in sich stimmigen Bewältigungsgeschichte weiterzuentwickeln. Die Erfahrung zeigt: Wenn die Patientin *in ihrem Wahnkonflikt* konfliktfähiger wird und die Werkzeuge des Mentalisierens nachentwickelt, wird sie *automatisch* auch in ihren Alltagskonflikten konfliktfähiger.

Die störungsspezifische *Psychotherapie* von psychosekranken Menschen umfasst die folgenden aufeinander aufbauenden Schritte:

1. Der Therapeut orientiert sich in seiner realen Begegnung mit der Patientin und wartet, bis sich ein Fenster zu ihrer Wahnwelt öffnet.
2. Der Therapeut geht mithilfe des Doppelgängerdialogs in die Wahnproduktion der Patientin mit hinein (siehe Kap. 9.6.2). Er versucht so, *transmodal* eine haltgebende therapeutische Beziehung herzustellen und das Misstrauen der Patientin zu reduzieren. Die Technik des Doppelgängerdialogs ist *indiziert* bei Menschen mit einer *akuten* Psychose, bei Menschen mit einer *chronischen* Psychose und auch im Zustand der Remission nach einer psychotischen Dekompensation. Der Doppelgängerdialog ist hilfreich *im Erstgespräch,* bei der *Diagnostik* der Patienten, in der *Krisenintervention* und sogar bei *Zwangseinweisungen.* Er ist darüber hinaus die Grundlage für die transmodale Beziehungsgestaltung in einer Langzeittherapie.
3. Meistens ist auch eine medikamentöse Behandlung erforderlich.
4. Der Therapeut symbolisiert den Gegensatz von Alltagslogik und Traumlogik mit zwei Steinen auf der Tischbühne oder mit zwei Stühlen auf der Zimmerbühne (siehe Kap. 9.6.4).
5. Der Therapeut versucht, die Wahninhalte der Patientin mit einer modernen Form der Hilfs-Welt-Technik zur einer Bewältigungsgeschichte umzuwandeln (siehe Kap. 9.6.5).
6. Der Therapeut hilft der Patientin, ihre verbesserte Konfliktfähigkeit auch in ihre Alltagsbeziehungen in der Gegenwart zu integrieren. Er verwendet dazu bei Bedarf Elemente der Therapie von Patienten mit Persönlichkeitsstörungen (siehe Kap. 4.7 und 4.8).
7. *Chronisch* kranke Patienten brauchen oft über viele Jahre hin weiter Unterstützung in monatlich einer Therapiesitzung.

Zentraler Gedanke

Das Wahnerleben hat sich bei Patienten mit einer *ersten* psychotischen Episode noch nicht in ihre Gedächtnisspeicher eingebrannt. Diese Patienten haben sich *noch nicht* mit der Rolle der Kranken oder des Kranken identifiziert, die ihnen die Therapeuten im Behandlungssystem der Psychiatrie zuweisen. Die *sekundären* Schäden der Erkrankung sind noch gering. Sie können deshalb mit dem hier geschilderten therapeutischen Vorgehen relativ gut *geheilt* werden. Aber *auch chronisch Kranke* profitieren von der mentalisationsorientierten, metakognitiven Therapie.

Das zeigt sich an den folgenden Effekten: 1. Der Doppelgängerdialog erleichtert bei einer akuten Psychose die *Krisenintervention und die Diagnostik* (siehe Kap. 9.6.2). 2. Die transmodale Beziehungsgestaltung fördert die *Krankheitseinsicht der Patienten.* 3. Die Therapeutinnen oder Therapeuten selbst kommen aus ihren Gefühlen der Ohnmacht und Hilflosigkeit heraus, wenn sie wissen, wie sie bei Wahnhinhalten ihrer Patienten an der psychodynamisch richtigen Stelle psychotherapeutisch *intervenieren können.* Sie können ihr Mitgefühl als Doppelgänger der Patienten *therapeutisch fruchtbar* verwirklichen. Die theoretische Begründung der Interventionen auf dem Hintergrund einer in sich systematischen Theorie gibt ihnen Sicherheit. 4. Die Würde der psychotisch erkrankten Patienten als Mensch bleibt erhalten oder wird wiederhergestellt. 5. Der Doppelgängerdialog verbessert die *therapeutische Beziehung* und macht dadurch *auch die sozialpsychiatrische Therapie* erfolgreicher. 6. Die Patienten werden seltener in eine Klinik eingewiesen oder bleiben dort für kürzere Zeit. 7. Die störungsspezifische Psychotherapie des Wahns verringert die *Kosten der Behandlung* durch eine niedrigere Dosierung der Medikamente.

9.6.1 Das Erstgespräch

Der Therapeut führt im Erstgespräch mit der Patientin zunächst ein ganz normales diagnostisches Gespräch und stellt wie üblich Fragen: »Was führt Sie hierher?« u. ä.

9.6.2 Der Doppelgängerdialog

Der Therapeut wechselt in den Doppelgängerdialog, sobald er in den Antworten der Patientin inhaltlich ein Fenster zu ihrer Wahnrealität erkennt. Ein solches Fenster geht auf, wenn sie sagt: »Da sind dann Stimmen!« oder »Die Nachbarn beobachten mich!« Wenn die Patientin von sich aus *kein* solches Fenster zu ihrem Wahn anbietet, lenkt der Therapeut das Gespräch *selbst* zu einem solchen Fenster hin. Er fragt die Patientin zum Beispiel: »Können Sie nachts schlafen?« Wenn die Patientin zwei Nächte hintereinander nicht schlafen konnte, nutzt der Therapeut dies als Hinweis auf ein nächtliches Wahnerleben und geht in den Doppelgängerdialog: »Sie schlafen schlecht, weil es so laut ist!« Die Patientin: »Da reden Leute und lärmen.« Der Therapeut: »Ihre Nachbarn beschweren sich laut über Sie: ›Was die heute schon wieder gemacht hat!‹ Die Wände in Ihrer Wohnung sind sehr hellhörig« (siehe Fallbeispiele 73 und 75).

Der Doppelgängerdialog ist eine *verbale Interventionstechnik.* Der Therapeut kann ihn deshalb ebenso in seinem Therapiezimmer anwenden wie auch bei einem Hausbesuch oder bei der Visite im Krankenhaus. Er arbeitet dabei *implizit metakognitiv.* Das heißt: Der Therapeut erweitert *als Doppelgänger* inhaltlich die *Kognitionen* der Patientin *in ihrer Wahnrealität* um zugehörige Affekte, Körperempfindungen und Wahrnehmungen. Er wechselt immer wieder zwischen der Arbeit an dem Ich-Zustand des *Alltags-Ichs* und der Arbeit an dem Ich-Zustand des *Psychose-Ichs* hin und her, ohne die beiden Denklogiken miteinander zu integrieren (siehe Kap. 9.5).

Der Doppelgängerdialog *sieht von außen einfach aus.* Der Therapeut denkt und handelt dabei aber in Wahrheit sehr komplex:

1. Der Therapeut macht im Doppelgängerdialog *nur Aussagen.* Er stellt anders als sonst *keine Fragen.* Denn die Patientin denkt *im Wahn im Traummodus und im Äquivalenzmodus.* Wenn die Patientin *Fragen zum Wahn* beantworten sollte, müsste sie im Als-ob-Modus denken. Da sie das nicht kann, fühlt sie sich ausgefragt und geht in die Gesicht-zu-Gesicht-Position. Die Patientin kann aber *Aussagen* des Therapeuten in der Schulter-an-Schulter-Position widersprechen und ihre Wahrnehmung der Realität mitteilen, *ohne* den Inhalt seiner Frage im Als-ob-Modus zu denken. Es ist für eine Therapeutin oder einen Therapeuten sehr ungewohnt, nur Aussagen zu machen und keine Fragen zu stellen. Auch erfahrene Psychodramatikerinnen und Psychodramatiker müssen den Doppelgängerdialog erst üben.
2. Der Therapeut geht *als Doppelgänger* mit der Patientin zusammen in ihre Wahnrealität hinein und gestaltet sie innerlich Schulter an Schulter mit ihr im Als-ob-Modus des Denkens weiter aus. Er benutzt dabei seine *gut entwickelten* Werkzeuge des Mentalisierens. Er benennt mit ihr zusammen die an dem *Konfliktsystem* des Wahns beteiligten Elemente und beschreibt sie genau. Er konstruiert in der gemeinsamen Vorstellung die *zeitlichen Abläufe* der Interaktionen zwischen ihnen und legt *Ursache und Wirkung* in den Interaktionen des Wahns fest.

Zentraler Gedanke

Der Therapeut führt dadurch *als Doppelgänger* im Als-ob-Modus des Denkens die Prozessqualitäten Raum, Zeit und Logik (Plassmann, 1999) in die Wahnproduktion der Patientin ein. Wenn ihm ein Schritt in der Ausgestaltung der Logik des Wahns fehlt, geht er in der gemeinsamen Ausgestaltung der Wahnrealität *selbst* einen Schritt voran und über die bisher bekannten Inhalte des Wahns hinaus.

3. Die Realität der am Wahnkonflikt beteiligten Elemente ist oft recht flüchtig und verschwommen. Die Patientin weiß zum Beispiel manchmal nicht, ob die Stimme, die sie hört, weiblich oder männlich ist. Der Therapeut

beschreibt deshalb die Realität der Elemente des Wahnkonflikts genau. Er folgt bei seinen Aussagen seiner Erfahrung und seiner Intuition: »Die Stimme ist männlich.« In einem anderen Fall vermutet er: »Der, der sie segnet, das ist ein Erleuchteter.« Die Patientin: »Nein, ein Geist!« Der Therapeut: »Dann ist er so etwas wie ein Dschinn, ein blauer Dschinn.« Die Patientin: »Nein, der ist rot.« Der Therapeut: »Ah, ja. Seine Farbe ist nicht blau, sondern dunkelrot.« Die Schritte des Therapeuten bei der Ausgestaltung des Wahns sollten immer wieder ein wenig *absurder sein* als die der Patientin selbst. Das motiviert die Patientin, den Therapeuten zu korrigieren und die wahre Wahnrealität zu erzählen. Denn sie kennt ihre Wahnwirklichkeit *besser als der Therapeut.* Der Therapeut schwenkt dann jeweils auf diese neue Realität ein.

Zentraler Gedanke

Die Patientin wird so zu der, die weiß, und sie hilft dem Therapeuten, der nicht weiß. Der Therapeut kann die Patientin auf diese Weise in ihrer Wahnrealität stimmig begleiten, *ohne* ihre Wahnrealität vorher zu kennen. Die therapeutische Beziehung bekommt einen kollegialen Charakter.

4. Der Therapeut gibt der Patientin immer wieder kleinschrittig ausreichend Zeit, um *ihrerseits* bei der Ausgestaltung der Wahnrealität auf seinen neuen Impuls zu reagieren. Denn die Ideen des Therapeuten sind für die Patientin neu. Sie braucht Zeit, um sie innerlich in ihr Denken und Fühlen in der Wahnrealität einzupassen und um sie eventuell zu korrigieren.
5. Der Therapeut beschreibt die Wahnrealität in seinen Aussagen *konkret, handlungsnah und szenisch.* Er benennt probeweise den *Ort* des Wahngeschehens, das *Subjekt* der Handlung, den jeweiligen *Interaktionspartner,* die konkreten *Interaktionen* zwischen ihnen und ihre *Motivationen.* Auch schlägt er handlungsnahe *Konfliktlösungen* vor. Es reicht nicht aus, *nur empathisch den Affekt* der Patientin zu verbalisieren: »Da haben Sie sich bedroht gefühlt«. Eine solche Mitteilung bringt die Patientin innerlich aus der Schulter-an-Schulter-Position zum Therapeuten in eine *Gesicht-zu-Gesicht-Position* und verstärkt ihr Gefühl der Ohnmacht. Der Therapeut sagt stattdessen: »Da haben Sie sich bedroht gefühlt von den Strahlen, die aus der Steckdose kamen und Sie trafen.« Eine solche konkrete Szene regt die Patientin und den Therapeuten an, gemeinsam *Schulter an Schulter* die Wahnrealitiät *interaktionell handelnd* weiterzudenken.
6. Der Therapeut wandelt im Doppelgängerdialogauch *diagnostische Fragen* in Aussagen um. Er benutzt dazu konkrete szenische Bilder aus dem Leben der

Patientin. Er fragt *nicht abstrakt:* »Glauben Sie, dass andere Menschen Ihre Gedanken hören können?« Er macht stattdessen die Aussage: »Und wenn Sie da an der Straßenbahnhaltestelle warteten, dann hatten Sie das Gefühl, dass die anderen Menschen, die dort neben Ihnen standen, Ihre Gedanken hören konnten!«

7. Psychotische Patienten sind auch selbst mehr oder weniger stark verwirrt durch ihre wahnhafte Wahrnehmung der Wirklichkeit. Wenn sie Vertrauen zum Therapeuten gefasst haben, fragen sie ihn irgendwann, ob er ihre Realitätswahrnehmung für real hält: »Sie glauben mir doch, was ich ihnen erzählt habe?« Der Therapeut bleibt bei einer solchen Frage unbedingt weiter in der transmodalen Haltung. Er gibt dem Gefühl der Verunsicherung der Patientin *im Rahmen ihrer Wahnrealität* einen passenden Sinn und malt die Wahnrealität szenisch weiter aus: »Alle spielen Ihnen etwas vor! Das macht Ihnen Angst.– Sie wissen nicht, wer dahintersteckt und wer die Fäden in der Hand hält. Wahrscheinlich ist das der Geheimdienst.«
8. Der Therapeut vermeidet *symbolische Bilder und Metaphern,* wie zum Beispiel die Aussage: »Die Nachlässigkeit Ihres Mannes war für Sie ein Schlag ins Gesicht!« Psychosekranke Patienten verstehen eine solche Metapher oft konkretistisch im Äquivalenzmodus. Sie glauben dann, der Therapeut würde meinen: »Da sind Sie ins Gesicht geschlagen worden!« Metaphern und symbolische Sprachbilder verunsichern psychotische Patienten und verwirren sie. Der Therapeut formuliert seinen einfühlsamen Kommentar deshalb möglichst *als szenische Interaktion:* » Ihr Mann hat sein Versprechen nicht eingehalten. Das hat Sie sehr enttäuscht.«
9. Es kann sein, dass der Therapeut selbst im Doppelgängerdialog innerlich blockiert ist und nicht weiterweiß. In einem solchen Fall hält er in Anwesenheit der Patientin laut ein Selbstgespräch. Das gibt ihm Zeit zum Nachspüren und Nachdenken: »Ich stelle mir gerade vor, was ich an Ihrer Stelle fühlen würde. Ich glaube, ich könnte das nicht aushalten!« »Ich überlege gerade, was ich für Sie tun kann. – Das ist schwer. – Aber warten Sie, ich denke weiter nach!«
10. Psychosekranke haben natürlicherweise Probleme damit, die Forderung einer Stimme im Wahn *in der Realität* zu erfüllen. Auch scheitern sie dabei, ihrem Auftrag im Größenwahn in der Realität gerecht zu werden. Der Therapeut äußert in einem solchen Fall transmodal auf der Ebene der Wahnrealität sein Mitgefühl für das angestrengte Bemühen der Patientin: »Das ist aber sehr anstrengend, so tun zu müssen, als ob nichts wäre!« »Da haben Sie aber eine große Verantwortung!« Das Äußern von Mitgefühl für das Leiden der Patientin *in* ihrem Wahnkonflikt fördert das Vertrauen der Patientin zum Therapeuten (siehe Fallbeispiel 76).

11. Der Therapeut und die Patientin überlegen im letzten Drittel des Doppelgängerdialogs zusammen, wie die Patientin *in der nächsten Zeit ihren Wahnkonflikt lösen kann.* Der Therapeut motiviert die Patientin, ihr Leiden ernst zu nehmen und nicht einfach nur immer weiter auszuhalten: »Sie haben wie alle Menschen das Recht auf ihre Würde als Mensch und das Recht zu leben.« Der Therapeut leitet aus ihrem Wahnkonflikt eine logische Konsequenz *für ihr Handeln in ihrer Alltagsrealität* ab: »Haben Sie in ihrem Wohnzimmer denn schon alles auf Abhörwanzen untersucht?« »Wenn ich Sie wäre, dann würde ich zur Polizei gehen und eine Anzeige machen ...« »Vielleicht könnten Sie ja auch einen Detektiv einschalten!« Eine solche Aufforderung soll streng der Logik in dem Wahnkonflikt der Patientin folgen. Das lässt die Patientin das Absurde ihrer Wahnrealität leichter erkennen.
12. Der Therapeut macht der Patientin im Doppelgängerdialog *keine falschen Versprechungen* auf der Ebene der *realen* therapeutischen Beziehung. Er wechselt bei Bedarf auch immer wieder aus dem Doppelgängerdialog in seine Rolle als fachkundiger Therapeut in der Alltagsrealität zurück (siehe Abb. 22) und nimmt seine Aufgabe als Psychologe oder Arzt verantwortlich wahr. Er sorgt zum Beispiel bei Selbstgefährdung der Patientin für einen ausreichenden Schutz und für eine angemessene medikamentöse Behandlung. Die transmodale Beziehungsgestaltung ist keine folie à deux, keine Verrücktheit zu zweit.

Übung 19

Versuchen Sie als Leser oder Leserin einmal zusammen mit einem Kollegen oder einer Kollegin in einem Rollenspiel, in die Wahnproduktion einer psychotischen »Patientin« mit hineinzugehen und die Wahnrealität mit »ihr« zusammen im Doppelgängerdialog transmodal weiter auszugestalten. Der Kollege soll einen ihrer psychotischen Patienten spielen. Nach einer Zwischenbesprechung wechseln Sie die Rollen. Sie spielen dann *selbst* einen *Ihrer* Patienten. Der Kollege übernimmt dabei die Rolle des Therapeuten.

Sie werden merken: 1. Als Therapeut scheitern Sie zunächst daran, *keine Fragen* zu stellen und nur Aussagen zu machen. Sie müssen das erst üben. 2. Der Doppelgängerdialog verlangt Mut, Intuition und nicht zuletzt auch Demut. Es ist schwer, den Wert des eigenen Wirklichkeitssinns vorübergehend auf null zu setzen und etwas Irreales als *eine andere Wirklichkeit* anzuerkennen. 3. Viele Therapeuten fühlen sich unsicher, wenn sie vor ihrer »Patientin« oder ihrem »Patienten« als unwissend dastehen. Die therapeutische Aufgabe ist, das Gefühl der Verunsicherung bei sich *anzunehmen und zu leben.* Auf diese Weise bleiben

Sie in der therapeutischen Beziehung handlungsfähig. 4. Auch wenn Sie anfangs im Doppelgängerdialog noch »Fehler« machen, reagiert Ihre »Patientin« wahrscheinlich *schon auf Ihr Bemühen positiv.* Die therapeutische Beziehung kommt dadurch wieder ins Fließen. Denn die »Patientin« erlebt zum ersten Mal, dass sich jemand innerlich Schulter an Schulter an ihre Seite stellt und sich für die Inhalte ihres Wahns, die sie existenziell beschäftigen, wirklich interessiert. 5. Der Doppelgängerdialog vermindert das Misstrauen der »Patientin«. Sie erleben bei dieser Übung im Rollenspiel in der Rolle der »Patientin« direkt, dass der »Therapeut« *als Doppelgänger* intensiv versucht, Ihr Wahnerleben Schulter an Schulter zu teilen. 6. Sie gewinnen in der Rolle Ihrer »Patientin« oder Ihres »Patienten« mehr Krankheitseinsicht (siehe Kap. 9.5). 7. Der Doppelgängerdialog hilft bei der Diagnostik und dem Erfassen des psychopathologischen Befundes. 8. Er macht auch eine Krisenintervention leichter. Er hilft zum Beispiel bei einer Zwangseinweisung, Gewaltanwendung durch die Polizei zu vermeiden.

Fallbeispiel 76: *Eine als Allgemeinmedizinerin niedergelassene Ärztin hatte in einem Curriculum die Technik des Doppelgängerdialogs in der Therapie von Psychosekranken gelernt. Sie berichtete, wie sie diese Technik bei einer psychiatrischen Krisenintervention angewandt hat: Die Ärztin wird nachts zu einem Notfall gerufen. Vor dem Haus des Patienten stehen ein Krankenwagen und auch ein Polizeiauto. In Deutschland dürfen nur Polizisten einen Kranken körperlich anfassen und ihn notfalls gegen ihren Willen mit Gewalt in den Krankenwagen setzen. Das ist Krankenpflegern nicht erlaubt. Die Ärztin lässt sich vor dem Haus des Patienten von den Krankenpflegern und Polizisten informieren. Dann geht sie durch das Haus hindurch zu der dahinterliegenden Terrasse. Dort steht ein 50-jähriger Mann. Dieser sieht nach oben in den Himmel. Er scheint angestrengt etwas zu beobachten. Die Ärztin stellt sich links neben ihn. Sie blickt Schulter an Schulter mit ihm ebenfalls nach oben in den Himmel: »Da sind viele Sterne heute!« Der Mann: »Ja.« Die Ärztin: »Sie müssen aufpassen!« Der Mann: »Ja.« Er macht eine große Armbewegung von oben links nach unten rechts zum Erdboden. Die Ärztin ahmt die Bewegung als Doppelgängerin nach und gibt der Armbewegung mutig transmodal einen Sinn: »Ah, Sie müssen aufpassen, dass die Himmelskörper dort«, sie zeigt mit der Hand auf die am Himmel sichtbaren Sterne, »hier nicht direkt bei uns auf der Erde einschlagen!« Der Mann: »Nein, da landen Ufos.« Die Ärztin: »Ah ja, Sie zeigen den Ufos, wo sie landen sollen.« Der Mann: »Ja, ich weise sie ein.« Die Ärztin erschrickt. Sie überlegt einen Augenblick. Dann meint sie einfühlsam: »Da haben Sie aber viel Verantwortung. Das muss anstrengend sein!« Der Mann stöhnt: »Das stimmt!« Die Ärztin lässt sich im Als-ob-Modus des Spiels ernsthaft auf die Wahnwirklichkeit des Patienten ein. Sie beobachtet mit ihm zusammen weiter den Himmel. Da kommt ihr ein kreativer Einfall: Sie deutet mit* *der Hand nach links: »Da, da ist noch ein Ufo. Das haben sie noch vergessen!« Der Mann: «Oh!« Er zeigt mit seinem rechten Arm dem »Ufo« wieder mit einer großen Bewegung den Weg zum »Landeplatz.« Die Ärztin sieht weiter in den Himmel. Nach einiger Zeit meint sie: »Ich sehe kein Ufo mehr. Sehen Sie noch eines?« Der Mann: »Nein!« Die Ärztin: »Können wir dann gehen?« Der Mann: »Ja.« Er geht wie selbstverständlich zusammen mit der Ärztin durch sein Haus zum Krankenwagen und setzt sich widerspruchslos hinein. Die Polizisten brauchen nicht gewaltsam einzugreifen. Die neugierigen Nachbarn des Patienten erleben nicht, dass der Patient schreit und um sich schlägt, wenn er von Polizisten in den Krankenwagen gesetzt wird. Der Patient wird durch die Zwangseinweisung nicht noch zusätzlich traumatisiert.*

Die Methode des Doppelgängerdialogs erleichtert bei Psychosekranken auch die *Diagnostik* und hilft bei der Abklärung unklarer Krankheitsbilder.

Fallbeispiel 77: *Eine erfahrene Psychiaterin schilderte in der Supervision den Fall einer 25-jährigen Patientin »mit schweren Depressionen, Angstzuständen und einem Borderline-Syndrom«. Die Patientin hatte schon viele schwere Suizidversuchen gemacht. Sie war in den letzten fünf Jahren in der Summe 24 Monate lang stationär psychiatrisch behandelt worden. Ihre Krankheitssymptome hatten sich aber trotz der langen Behandlung nicht gebessert. Der Supervisor empfahl der Therapeutin deshalb, die Diagnose noch einmal zu überprüfen: »Wenden Sie dazu die Methode des Doppelgängerdialogs an!« Die Therapeutin und der Supervisor übten den Doppelgängerdialog zusammen in einem Rollenspiel. Dabei nahm die Psychiaterin die Rolle ihrer Patientin ein, der Supervisor selbst spielte die Rolle der Therapeutin.*

In der nächsten Supervisionsstunde berichtete die Psychiaterin erstaunt, beglückt und erleichtert: »Ich habe den Doppelgängerdialog in der Therapie der Patientin angewandt. Dabei hat sich gezeigt, dass die Patientin halluziniert und ein ausgesprochen destruktives Wahnsystem hat.« Es war deutlich geworden: Die Patientin litt an einer chronischen paranoid-halluzinatorischen Psychose. Die Psychiaterin konnte ihre Patientin durch die neue Diagnose nach fünf Jahren Therapie erstmals angemessen medikamentös behandeln.

Zentraler Gedanke

30–50 % der Menschen entwickeln nach einer psychotischen Dekompensation Symptome einer *posttraumatischen Belastungsstörung* (Gunkel, 1999, S. 54). Die Traumafolgestörung ist manchmal das Ergebnis von Gewalterfahrungen während der Behandlung. Das psychotische Erleben traumatisiert die Seele der Patienten aber oft auch *schon durch sich selbst.* Denn die Patientin kann im Wahn gegen ihren Verfolger oder gegen diejenigen, deren Stimmen sie hört, nicht kämpfen. Sie kann aber auch nicht vor ihnen fliehen. Eine Patientin mit Größenwahn verzweifelt immer wieder an ihrer Aufgabe, die Welt zu retten, und kann diesen Auftrag aber auch nicht an jemanden zurückgeben oder weitergeben. Die Patientin erlebt sich also als *handlungsunfähig* in einer Situation, die ihre Würde als Mensch verletzt, die sie mit dem Tod bedroht oder die sie an ihrer Aufgabe wie Sisyphus immer wieder scheitern lässt und dadurch beschämt.

Im Doppelgängerdialog tritt der Therapeut aber *mit* in die traumatisierende Situation des Wahns ein. Er wird so zum Zeugen des subjektiven Leidens der Patientin *in ihrer Wahnrealität* (siehe Kap. 5.6). Die Patientin ist jetzt in der traumatisierenden Situation nicht mehr allein. Denn sie redet mit ihrem Doppelgänger. Der Therapeut handelt als Doppelgänger manchmal sogar stellvertretend für sie (siehe Kap. 9.6.5) und beschimpft ihren Verfolger: »Hören Sie endlich auf! Sehen Sie denn nicht, dass Frau E. schon völlig fertig ist? Was soll das? Ich will, dass Sie aufhören, sie zu quälen!«

Zentraler Gedanke

Der Therapeut vermindert durch den Doppelgängerdialog die *traumatisierende* Qualität des Wahnerlebens. Der Zustand der Übererregtheit der Patientin geht zurück und sie wird ruhiger. Der Zerfall ihres Mentalisierens hört auf. Ihre innere Konfliktverarbeitung kommt wieder in Gang.

Der Doppelgängerdialog gelingt nicht und ist *kontraindiziert,* wenn der Therapeut *selbst* ein Teil des Wahnsystems der Patientin ist. Es kann zum Beispiel sein, dass die Patientin in einem Liebeswahn glaubt, dass der Therapeut sie liebt. Sie möchte mit dem Therapeuten *real* eine Partnerschaft eingehen. Oder sie glaubt vielleicht, der Therapeut will sie vergiften. In einem solchen Fall will die Patientin von dem *Therapeuten als reale Person* konkrete Antworten, wie es *in der Alltagsrealität* weitergehen soll. Die Schulter-an-Schulter-Position des Doppelgängerdialogs wird dadurch zur *Gesicht-zu-Gesicht-Position.* Der Therapeut kann in einem solchen Fall versuchen, die Aufmerksamkeit der Patientin *auf ein anderes Wahnthema* zu verschieben und dann in diesem anderen Wahninhalt doch noch einen Doppelgängerdialog zu führen.

9.6.3 Die medikamentöse Behandlung

Die medikamentöse Behandlung mit Neuroleptika hilft psychotisch kranken Menschen, die Sensibilität für ihre Konflikte zu vermindern, und stärkt so indirekt ihre Alltags-Identität. Das Problem ist aber, dass sie nach Absetzen der

Neuroleptika oft schon nach einigen Tagen oder Wochen wieder psychotisch dekompensieren. Neuroleptika »leimen« eben *nicht* die Selbstfragmente von psychotisch Kranken zusammen, wie Hartwich (2018, S. 179) vermutet. Die Integration der Selbstfragmente und des Mentalsierens gelingt aber mithilfe des Doppelgängerdialogs, der Hilfswelt-Technik (siehe Kap. 9.6.5), des Symbolisierens des Traum-Ichs neben dem Alltags-Ich (siehe Kap. 9.6.4) und mithilfe des Handpuppenspiels (siehe Kap. 9.8). Diese mentalisationsorientierten Handlungsmethoden entwickeln in der Psychotherapie von Psychosen »Bindungsqualitäten« (Hartwich, 2018, S. 179), die die Selbstfragmentierung verhindern.

An der Frage der medikamentösen Behandlung entzündet sich zwischen der Patientin und dem Therapeuten oft ein Kampf um die Wirklichkeit. Denn das Angebot von Medikamenten definiert die Wahnwirklichkeit der Patientin *indirekt* als »krank«. Die Frage der Medikation ist deshalb *auch psychotherapeutisch* zu bearbeiten. Der Therapeut muss die Patientin zur Medikamenteneinnahme *individuell* motivieren. Die Einnahme von Medikamenten soll für die Patientin *innerhalb ihres subjektiven Realitätserlebens* einen Sinn haben. Der Therapeut sucht dazu nach einem Symptom der Patientin, unter dem sie in ihrer Alltagsrealität selbst *subjektiv* leidet und das sich mit Neuroleptika vermindern lässt. Er darf dabei nicht lügen. Ein solches Symptom kann zum Beispiel die innere Erregung und der Stress sein, der durch die Kommentare der Stimmen entsteht: »Das muss schwer für Sie sein, ständig ihre Nachbarn reden zu hören und ihr Leben trotzdem ganz normal weiterzuführen. Zumal Sie sensibel sind gegenüber Konflikten. Es gibt aber die Möglichkeit, Medikamente zu nehmen, zum Beispiel ein oder zwei Tabletten 100 mg Amisulprid täglich. Sie würden sich dann nicht mehr so aufregen, wenn Ihre Nachbarn über sie reden. Dabei wären Sie dann trotzdem weiter in der Lage, Auto zu fahren.« Oder der Therapeut fragt nach Schlafstörungen und erklärt: »Dieses Medikament macht Sie weniger sensibel gegenüber Konflikten. Sie können dann vermutlich besser schlafen!«

Fallbeispiel 78: *Ein 20-jähriger Schüler, Herr C., kommt wegen einer drogeninduzierten Psychose (ICD-10 F12.5) in die Therapie. Er hört immer wieder Stimmen, obwohl der letzte Drogenkonsum angeblich sechs Monate her ist. Auf Nachfrage bestätigt er, fünf Jahre exzessiv Haschisch konsumiert zu haben. Er sieht sich selbst als süchtig an. Er lebe jetzt aber abstinent und wolle nie wieder Drogen anfassen. Der Patient ist in Bezug auf sein psychotisches Erleben oberflächlich krankheitseinsichtig. Er hat nach seiner Klinikentlassung die verordneten Psychopharmaka aber seit drei Monaten nicht mehr genommen. Er ist jetzt wieder psychotisch dekompensiert. In der zweiten Therapiestunde erklärt der Therapeut dem stark rational gesteuerten jungen Mann:*

»Ihre Psychose ist wahrscheinlich dadurch zustande gekommen, dass Sie durch den jahrelangen hohen Haschischkonsum Ihre Ich-Stärke geschwächt haben. Die Drogen haben Ihre Fähigkeit zur inneren Verarbeitung von Konflikten vermindert. Drogen wirken so. Mein Vorgehen in der Psychotherapie zielt darauf ab, Ihre Ich-Stärke wieder zu verbessern. In der Psychotherapie bauen wir zusammen Ihre Ich-Stärke wieder auf. Wenn Sie aber Stimmen hören und zwischen Ihrer Psychose-Welt und Ihrer Alltags-Welt hin- und hergerissen werden, bricht Ihre Ich-Stärke immer wieder zusammen und kann nicht wachsen. Ich mache deshalb für eine Psychotherapie zur Bedingung, dass Sie zumindest in der ersten Phase der Behandlung eine niedrige Menge Neuroleptika nehmen. Die Dosierung soll nur so hoch sein, dass Ihre Stimmen weg sind. Sie sollen keine oder nur wenig Nebenwirkungen haben. Sie können die Tabletten zunächst drei Tage lang ausprobieren. Tabletten sind keine Depotspritze. Sie haben also die Möglichkeit, bei negativen Wirkungen die Tabletten selbst einfach wieder abzusetzen. Kommen Sie nach drei Tagen wieder hierher und erzählen Sie mir dann, ob eine positive Wirkung eingetreten ist und, wenn ja, welche!« (Fortsetzung in Kap. 9.5.4).

Empfehlung

Der Therapeut sollte mit einer psychotisch erkrankten Patientin im Allgemeinen nur dann eine ambulante Langzeitpsychotherapie beginnen, wenn diese sich innerhalb der ersten fünf probatorischen Psychotherapiestunden wenigstens versuchsweise auf eine *niedrig dosierte* medikamentöse Behandlung mit Neuroleptika einlässt.

Sowohl Benedetti als auch andere Therapeuten der Züricher Schule für die Psychotherapie von Psychosen »haben immer dafür plädiert, dass eine medikamentöse Behandlung je nach der Situation sehr wohl eine psychotherapeutische Betreuung unterstützen und fördern könne« (Red, 2018, S. 347). Der Therapeut berücksichtigt bei der medikamentösen Behandlung die folgenden Erfahrungen: Die Injektion eines vierzehn Tage lang wirkenden Depotmedikaments ist bei Patienten *mit einer ersten psychotischen Dekompensation* nur im Notfall einzusetzen. Denn viele Patienten kennen die Folgen ihrer Zustimmung zur Depotspritze nicht. Es kann dabei vorübergehend zu massiven Nebenwirkungen kommen. Wenn die Patientin bei einer Probebehandlung die Neuroleptika aber *in Tablettenform* nimmt, ist sie an dem Entscheidungsprozess über die Art und Höhe der Medikation *mitbeteiligt:* »Sie können die Tabletten wieder absetzen, wenn Sie unangenehme Nebenwirkungen haben. Dann besprechen wir das in der nächsten Sitzung!« Nebenwirkungen von Psychopharmaka sind zum Beispiel Muskelkrämpfe, Bewegungsstörungen, Sehstörungen, Müdigkeit, Sexualstörungen, Verkrampfen der Hand beim Schreiben, Einschränkungen der Kognition und andere. Therapeutinnen und Therapeuten, auch Psychologinnen und Psychologen, sollten während der Behandlung mit Psychopharmaka *von sich aus aktiv* nach solchen Nebenwirkungen suchen bzw. danach fragen. Wenn Nebenwirkungen vorhanden sind, kann die Medikation oft reduziert werden.

Zentraler Gedanke
Die Medikation von psychotisch kranken Patienten ist eine Gratwanderung. *Eine hohe Medikation* mit Neuroleptika führt dazu, dass die Patienten ihre Konflikte innerlich wenig wahrnehmen. Das ist ja eigentlich auch das Ziel der Medikamenteneinnahme. Eine hohe Medikation *behindert* die Prozesse der inneren Konfliktverarbeitung der Patienten *in der Psychotherapie.* Die Psychotherapie ist dann weniger wirksam. Andererseits behindert auch eine zu geringe Medikation den Fortschritt in der Psychotherapie. Das Arbeitsgedächtnis der Patienten wird dann von unsortiertem Konfliktmaterial überschwemmt. Das durch die Therapie verbesserte Mentalisieren der Patienten zerfällt immer wieder.

Empfehlung
Ich empfehle deshalb, während einer Psychotherapie die Neuroleptika so hoch zu dosieren, dass das Stimmenhören *weitgehend* aufhört. Denn kontinuierliches Stimmenhören traumatisiert die Seele der Patienten. Das Stimmenhören weist darauf hin, dass die psychischen Prozessstrukturen der Patientin sich *auch in der Gegenwart noch auflösen.* Für die Psychotherapie vorteilhaft ist es, wenn die Patientin noch etwa einmal alle zwei bis vier Wochen eine oder mehrere Stimmen hört. Der Therapeut und die Patientin können dann in der Therapie zusammen in den akuten Wahnkonflikt hineingehen, um ihn zu verarbeiten. Die Patientin lernt, mit ihren gegenwärtigen Stimmen anders umzugehen. Sie merkt den Erfolg dieser Arbeit direkt in ihrem Alltag zu Hause (siehe Fallbeispiele 78, 81, 82 und 86).

Im Ausnahmefall ist eine Einweisung in eine psychiatrische Klinik erforderlich. Bei Selbstgefährdung oder Fremdgefährdung ist sogar auch eine Zwangseinweisung nötig. Eine Zwangseinweisung ist eine negative *Beziehungserfahrung der Patientin mit dem Therapeuten.* Der Therapeut sollte diese gemeinsame Erfahrung deshalb mit der Patientin nach dem Klinikaufenthalt *psychotherapeutisch* nachbesprechen. Er benennt dabei offen seine Angst, die er um die Patientin gehabt hat. Auch macht er seine Grenzen als Therapeut deutlich (siehe Kap. 4.13 und 4.14). Die Patientin soll erzählen, wie sie die Einweisung erlebt hat.

Die Patientin sollte am Ende einer Psychotherapie möglichst schon ein halbes Jahr lang *ohne Psychopharmaka* gelebt haben. Oder sie nimmt *die für sie persönlich* geringstmögliche Menge. Sie sollte Erfahrung haben, wie sie sich *im Notfall selbst* mit Medikamenten helfen kann. Psychotisch kranke Menschen können aufgrund ihrer Mentalisationsstörung eigene Erfahrungen schwer erfassen und im Als-ob-Modus denken. Sie können sie deshalb später oft auch nicht angemessen nutzen. Der Therapeut erinnert die Patientin deshalb immer wieder aktiv an die *in der Therapie gemeinsam gemachten Erfahrungen.* Er fordert sie auf, gemeinsam mit ihm einen *schriftlichen Notfallplan* zu erstellen. Aus einem solchen Notfallplan soll hervorgehen: 1. An welchen spezifischen Zeichen kann die Patientin erkennen, dass sie gerade wieder psychotisch dekompensiert? 2. Was will sie gegebenenfalls dagegen tun? Die Patientin kann sich zum Beispiel entscheiden, dass sie bei einem bestimmten Ereignis sofort einen Arzt aufsucht und diesem mitteilt, dass sie Angst hat, wieder psychotisch krank zu werden. Wenn sie *eine* Nacht nicht schläft, kann das Zufall sein. Wenn die Patientin aber *zwei Nächte hintereinander* nicht schlafen kann, ist Gefahr im Verzug. Gefahr besteht auch, wenn andere Menschen »wieder die Gedanken der Patientin hören können« oder wenn »die Nachbarn wieder über sie reden«. Der Therapeut empfiehlt der Patientin, ihren individuellen Notfallplan in ihrem Portemonnaie *immer bei sich zu tragen.*

9.6.4 Das Symbolisieren des Gegensatzes zwischen Alltagslogik und Traumlogik

Der Therapeut stellt beim Doppelgängerdialog ähnlich wie im psychodramatischen Gespräch (siehe Kap. 1 und Abb. 1) für die Symptomszene der Patientin zwei leere Stühle im Therapiezimmer auf. Er nutzt die Stühle in diesem Fall aber für die innere Selbstrepräsentanz und für den Interaktionspartner der Patientin *in ihrer Wahnrealität.* Der Therapeut arbeitet im Doppelgängerdialog zunächst noch *implizit* metakognitiv. Er wechselt, *ohne* das explizit mitzuteilen, selbst mit in den Ich-Zustand des Traum-Ichs der Patientin und erweitert als Doppelgänger in ihrer Wahnrealität ihre Denkinhalte. Er weist dabei mit der Hand immer wieder auf den leeren Stuhl der *Selbstrepräsentanz* der Patientin, wenn er *ihr eigenes* Denken, Fühlen und Handeln in dem Wahnkonflikt verbalisiert: »Sie liegen dann im Bett und wollen schlafen!« Der Therapeut zeigt aber auf den Stuhl ihres *Interaktionspartners* in dem Wahnkonflikt, wenn er oder die Patientin *das Handeln des Interaktionspartners* im Wahnkonflikt beschreiben: »Ihr Nachbar redet dann über Sie und lästert!«

Viele psychotisch kranke Menschen können tagsüber in ihrer Alltags-Identität noch einigermaßen gut funktionieren und tun so, als ob nichts wäre. Spätestens nachts dominiert dann aber die Traumlogik ihre innere Realitätskonstruktion. Die Patientin wechselt also im Sinne einer Ich-Spaltung zeitversetzt zwischen ihrer Alltags-Identität und ihrer Psychose-Identität hin und her. Sie entwickelt sekundär eine Abwehr durch Spaltung (siehe Kap. 9.2). Sie verleugnet oder verharmlost ihr psychotisches Erleben meistens auch in der therapeutischen Beziehung.

Eine Abwehr durch Spaltung erfordert immer ein *explizit metakognitives* therapeutisches Vorgehen (siehe Kap. 2.8 und 2.11). Der Therapeut macht dabei das Alternieren zwischen den beiden konträren Ich-Zuständen zum Gegenstand der therapeutischen Kommunikation. Er nennt in der Therapie von Psychosekranken den Stuhl, auf dem die Patientin sitzt, den »Stuhl für ihr Alltags-Ich«. Er stellt neben sie aber noch einen zweiten Stuhl auf, der ihr »Traum-Ich« und ihre Selbstrepräsentanz im Wahnkonflikt symbolisiert. Das »Traum-Ich« erhält einen persönlich passenden Namen. Dieser ist von dem jeweiligen Inhalt des Wahns bestimmt: »Das ist Ihr Entertainer-Ich« (siehe Fallbeispiel 75), »Ihr verfolgtes Ich«, »Ihr von den Nachbarn belästigtes Ich«. Der Therapeut deutet im therapeutischen Gespräch mit der Hand auf den Stuhl jeweils des Ich-Zustands, in dem die Patientin sich im Gespräch gerade befindet. Das kann der Ich-Zustand ihres »Traum-Ichs« sein oder der Ich-Zustand ihres »Alltags-Ichs«. Der Therapeut bleibt dabei in der transmodalen Haltung (siehe Kap. 9.5).

Die Alltags-Identität und die Traum-Identität der Patientin werden mithilfe der Zweistühle-Technik im Denken der Patientin *nebeneinander existent.* Das äußere Repräsentieren der beiden konträren Ich-Zustände mit zwei Stühlen und das immer wieder neue Zuordnen der aktuellen Denkinhalte zur Traumrealtität *oder* zur Psychoserealität lösen die Abwehr der Patientin durch Verleugnung und Spaltung auf. Der Therapeut nutzt die Technik der äußeren Trennung zwischen Alltagslogik und Traumlogik meistens zusammen mit dem Doppelgängerdialog. Er kann sie aber auch isoliert anwenden, das sogar auch bei chronisch psychotischen Patienten.

Fallbeispiel 79: *Ein chronisch psychotischer, emotional wenig schwingungsfähiger Patient, Herr D., hatte sich an seiner Dienststelle vorzeitig um eine Beförderung beworben. Als die Beförderung nicht kam, entwickelte er einen Größenwahn. Er glaubte, zum Leiter des Amtes bestimmt worden zu sein. Ein paar Wochen später nahm er an, zum Leiter eines Bundesamtes und dann sogar zum CSU-Vorsitzenden ernannt worden zu sein. Herr D. ging immer wieder im schwarzen Anzug zur Arbeit. Er arbeitete dort an seinem Arbeitsplatz und wartete ständig darauf, dass er gerufen würde, um die entsprechende Ernennungsurkunde zu erhalten. Der Therapeut legte vor ihn auf den Tisch einen Stein für sein »Alltags-Ich« und einen anderen für sein »Traum-Ich«: »Einerseits haben Sie die Information erhalten, dass Sie heute ernannt* *werden. Sie gehen deshalb im schwarzen Anzug in Ihr Büro! Für dieses Erleben lege ich hier diesen runden Stein hin. Wir können ihn ja den Beförderungsstein nennen. Andererseits aber müssen Sie in Ihrem Büro so tun, als ob nichts wäre und als ob Sie von nichts wüssten. Dafür steht dieser kantige Stein. Sie versuchen dann, in Ihrem Büro im schwarzen Anzug ganz normal Ihre gewohnte Arbeit zu machen! Das muss sehr anstrengend sein!« Der sonst emotionsarme Mann fing plötzlich an zu weinen und stöhnte: »Das können Sie wohl glauben!« Er fühlte sich sehr verstanden.*

Zentraler Gedanke

Der Therapeut handelt auch bei Patienten mit einer *chronischen Psychose* transmodal. Schon kleine transmodale Interventionen verbessern die therapeutische Beziehung. Der Patient ist in seiner Wahnrealität dann nicht mehr absolut einsam. Er fühlt sich in seiner Not gesehen und verstanden. Er entwickelt Vertrauen zu dem Therapeuten. Das Vertrauen erleichtert dann auch die *sozialpsychiatrische* Behandlung des Patienten.

Akut psychotische Patienten verwirren den Therapeuten oft durch das Chaos in ihrem Wahnerleben. Der Therapeut fühlt sich orientierungslos. Der Therapeut hilft in einem solchen Fall *seiner Patientin,* wenn er *sich selbst* mit viel Zeit in ihren Wahninhalten orientiert. Er erweitert dazu die Aufstellung des »Traum-Ichs« der Patientin um die Repräsentation der zu ihrer Wahnrealität gehörigen Elemente.

Fallbeispiel 80 (Krüger, 1997, S. 44 f., gekürzt): *Die 40-jährige Frau E. war hochpsychotisch zum Erstgespräch gekommen. Sie erzählte von Magiern, die nachts ihre Aura stehlen, sie vergewaltigen und sie dann wieder zurückschicken. Diese Magier würden sie über das Radio beeinflussen. Sie litt an körperlichen Missempfindungen und vielem mehr. Der Therapeut fühlte sich durch die vielen Informationen völlig chaotisiert. Er vereinbarte mit ihr eine medikamentöse Behandlung mit Neuroleptika. In der zweiten Therapiestunde forderte er die Patientin gezielt auf: »Können Sie das, was zu Ihrem Leben gehört, einmal mit verschiedenen Steinen auf dem Tisch aufbauen? Nehmen Sie dabei auch einen Stein für sich selbst!« Frau E. legte einen kleinen Ich-Stein auf den Tisch. In einigem Abstand positionierte sie zwei größere Steine für zwei »böse Magier«, einen für einen Mann und einen für ihre frühere Professorin. In diese hatte sie sich verliebt gehabt. Dahinter legte sie jeweils einen Stein für deren Partner. Der Therapeut fragte: »Ist das alles?« Frau E.: »Ja, das ist alles!« Der Therapeut intervenierte jetzt störungsspezifisch und ließ sie auf der Tischbühne ihre Ich-Spaltung repräsentieren: »Frau B., es gibt Sie doch aber auch noch im Alltag. Da funktionieren Sie! Sie haben Kinder und führen ein Geschäft. Legen Sie doch bitte auch noch für ihr*

Alltags-Ich einen Stein hin!« Die Patientin positionierte neben ihr erstes »Ich« einen zweiten Stein, der ihr Alltags-Ich symbolisierte. Sie ergänzte das symbolische Bild dann noch durch je einen Stein für ihren Ehemann und ihre zwei Kinder.

Der Therapeut und die Patientin betrachteten anschließend zusammen das symbolische Bild auf dem Tisch. Dabei nannte Frau E. das Traum-Ich ihr »Gefühls-Ich«, das Alltags-Ich ihr »funktionierendes Ich«. Beim Anblick der beiden Steine verstummte sie plötzlich betroffen und brach in Tränen aus: »Eigentlich habe ich mein ganzes Leben nur funktioniert!« Frau E. hatte in ihrer Kindheit ihr Leben trotz chaotischer Familienverhältnisse tatkräftig gemeistert. Sie hatte aber einen Mann geheiratet, der wenig kontaktfähig war. Dieser hatte inzwischen ein Alkoholproblem. Frau E. hatte in ihrer Ehebeziehung ihre Gefühle ähnlich abgewehrt wie in ihrer Kindheit. Nach einer gynäkologischen Erkrankung brach sie aber zusammen. Sie verliebte sich in ihre Professorin. Als ihre Liebe von dieser nicht erwidert wurde, dekompensierte sie psychotisch. In der darauffolgenden Therapiestunde berichtete die Patientin: »Ich habe nach der letzten Stunde drei Tage lang nur geweint.«

Die Symbolisierung der Wahnwelt und der Alltagswelt *mit zwei Steinen* auf der Tischbühne verlangsamt und entspannt *bei einer akuten Psychose* die Interaktion in der therapeutischen Beziehung. Rojas-Bermudez (2003, S. 332 ff.) nennt die Arbeit mit der Tischbühne die »Arbeit mit Intermediärobjekten«. Das gemeinsame *äußere* Ordnen der beiden konträren *inneren* Welten der Patientin mithilfe von Symbolen vermindert ihre innere Erregung und verbessert ihre Kognition. Die Symbolisierung des Gegensatzes von Alltags-Ich und Traum-Ich hilft der Patientin, sich selbst besser zu verstehen. *In einer Langzeittherapie* symbolisiert der Therapeut die beiden konträren Denklogiken *mit zwei leeren Stühlen* auf der Zimmerbühne und nicht mit Steinen auf der Tischbühne.

Fallbeispiel 81: *Ein 32-jähriger Handwerker, Herr F., lebte schon ein halbes Jahr in dem Wahn, dass er in seiner Wohnung abgehört und gefilmt würde. Im Erstgespräch gelang es mithilfe des Doppelgängerdialogs, den Patienten zu überzeugen, dass er »gegen seine übergroße Sensibilität« probeweise für vier Tage Tabletten einnehmen würde, ein Neuroleptikum. In der zweiten Therapiesitzung berichtete Herr F.:*

»Es ist jetzt viel ruhiger geworden. Ich war übrigens auch bei der Polizei. Die haben aber gesagt, sie brauchen Beweise oder einen Zeugen.« Der Therapeut: »Ach so, ja klar. Das leuchtet ein!« Herr F: »Aber die habe ich ja nicht!« Der Therapeut: »Oh ja, schade!« Vier Wochen später fing Herr F. an, zu zweifeln: »Vielleicht habe ich mir das ja alles auch nur eingebildet.« Der Therapeut ging bewusst nicht auf die zunehmende Krankheitseinsicht des Patienten ein. Er blieb in seiner transmodalen Haltung. Er wollte die therapeutische Beziehung nicht blockieren (siehe Kap. 9.3). Er repräsen-

tierte aber die konträre Psychose-Logik des Patienten neben ihm mit einem leeren Stuhl: »Sie sagen, Sie hätten sich das vielleicht nur eingebildet. Ich finde aber: Das, was Sie mit den Nachbarn erlebt haben, bleibt auf jeden Fall gültig und bedeutsam. Ich stelle diesen leeren Stuhl hier neben Sie für die Seite in Ihnen, die das Filmen und Abhören erlebt hat. Sie können das ja Ihr Traum-Ich nennen. Beim nächtlichen Träumen ist es auch so, dass der Trauminhalt tagsüber unwirklich erscheint und nachts total wahr.« In den nächsten vier Wochen machte der Patient von sich aus spontan mit großem Aufwand schriftlich ein Verzeichnis von seinen Erlebnissen im Alltag. Er teilte sie in zwei Gruppen auf. Er gab der einen Gruppe die Überschrift »real«, der anderen Gruppe die Überschrift »nur eingebildet«.

Die *Zwei-Stühle-Technik* mit dem »Alltags-Ich« und dem »Traum-Ich« ist in der Psychotherapie von psychotisch erkrankten Menschen aus den folgenden Gründen hilfreich:

1. Das *äußere Nebeneinander* des »Traum-Ichs« und »Alltags-Ichs« auf der Bühne macht aus dem Entweder-oder ein Sowohl-als-auch. Die Patientin ist nicht nur »die Psychotikerin«. Der Therapeut gesteht ihr explizit und äußerlich wahrnehmbar zu, *auch gesund erwachsen* zu denken.
2. Der Therapeut und die Patientin delegieren in der Kommunikation miteinander alle psychotischen Erlebnisse der Patientin *nach außen auf den Stuhl des »Traum-Ichs«*. Das vermindert den Konfliktdruck in der therapeutischen Beziehung. Das Alltagshandeln der Patientin, repräsentiert durch ihr »Alltags-Ich«, wird dadurch unausgesprochen als »gesund« definiert. Das stärkt das Ich der Patientin. Der dysfunktionale *metakognitive* Prozess der Wahnproduktion wird durch die äußere Repräsentation der therapeutischen Kommunikation zugänglich.
3. *Der Therapeut* fühlt sich freier und bleibt kreativer, wenn er *Schulter an Schulter* mit der Patientin ihre »Traum-Realität« als Stuhl aus der Distanz betrachtet. Das löst die psychiatrische Blockade in der therapeutischen Beziehung auf (siehe Kap. 9.3) oder lässt die Blockade gar nicht erst entstehen.
4. Die äußere Gegenwart der *beiden* Stühle für das Alltags-Ich und das Traum-Ich erleichtert die gemeinsame Therapieplanung. Das »Alltags-Ich« repräsentiert den *Arbeitsraum der sozialpsychiatrischen Therapie.* Das »Traum-Ich«« steht für die *psychotherapeutische Arbeit an dem Wahnkonflikt.* Die reale *äußere* Existenz von Traum-Ich und Alltags-Ich *nebeneinander* macht es dem Therapeuten und der Patientin leichter, *beide therapeutische Ansätze gleichberechtigt nebeneinander* zu verwirklichen.
5. Die äußere Repräsentation der beiden konträren Ich-Zustände als Stühle gibt der Patientin die Möglichkeit, in der Therapiesitzung zwischen ihrer

»Alltags-Identität« und ihrer »Traum-Identität« *äußerlich frei* hin- und herzuwechseln. Wenn der Therapeut mit der Patientin in ihre Wahnrealität hineingeht und diese mit der Hilfswelt-Methode weiter ausgestaltet (siehe Kap. 9.6.5), bleibt ihr Stuhl für ihre »Alltags-Identität« im Zimmer stehen. Der Therapeut lässt die Patientin *nach* der gemeinsamen Ausgestaltung der Wahnrealität dann *äußerlich handelnd* wieder auf den Stuhl ihrer Alltags-Identität wechseln. Die äußere Anwesenheit der Alltags-Identität als Stuhl gibt *dem Therapeuten und der Patientin* bei der Anwendung der Hilfswelt-Technik ein Gefühl der Sicherheit. Beide können sich dadurch zusammen leichter auf das Interaktionssystem in der Wahnrealität einlassen.
6. Der Therapeut kann die Aufstellung des »Alltags-Ichs« und des »Traum-Ichs« nutzen, um *der Patientin selbst* und auch ihren Angehörigen das seelische Geschehen bei einer psychotischen Dekompensation zu erklären: »Es gibt eine Alltagslogik und eine Traumlogik. Sie kennen die Traumlogik vom nächtlichen Träumen. Normalerweise kontrolliert die Alltagslogik die Traumlogik. In der Psychose aber besteht eine Schwäche der Alltagslogik. Dadurch bricht die Traumlogik in die Alltagslogik durch. Dann wird der *nächtliche* Albtraum zu Verfolgungsideen am Tag. Oder Wünsche werden zu Größenideen.«

9.6.5 Die Anwendung der Hilfswelt-Methode beim Hören von Stimmen

Moreno ließ bei der Anwendung der Hilfswelt-Technik in seiner Klinik andere Therapeutinnen und Therapeuten als Hilfs-Ichs über mehrere Wochen lang die Personen in der Wahnrealität seiner psychotischen Patienten ausspielen (siehe Fallbeispiel 71 in Kap. 9.1). Die Hilfswelt-Methode würde in dieser Form wegen ihres großen Aufwands (siehe Fallbeispiel 71) heute die personellen und zeitlichen Ressourcen jeder Klinik überfordern. Die Hilfswelt-Technik lässt sich aber auch mit weniger Aufwand verwirklichen. Wir benutzen heute *Stühle und Handpuppen,* um das Interaktionssystem des Wahns außen im Therapiezimmer zu repräsentieren und um den Wahnkonflikt auszuspielen.

Das Vorgehen in der Hilfswelt-Methode schließt den Doppelgängerdialog und die äußere Repräsentation der Alltags-Identität und der Traum-Identität der Patientin mit zwei Stühlen mit ein. Die Hilfswelt-Methode geht aber noch darüber hinaus. Der Therapeut und die Patientin versuchen in der Hilfswelt-Methode, den Wahnkonflikt zu einer Bewältigungsgeschichte umzuschreiben. Das tut auch dem Therapeuten gut. Denn die Psychotherapie von Psychosekranken kann den Therapeuten seelisch belasten. Zum Beispiel reagieren die

Teilnehmerinnen und Teilnehmer in Psychose-Seminaren, die den Doppelgängerdialog üben, gewöhnlich nach einem Tag mit Erschöpfung, Müdigkeit und Depression (siehe Kap. 10.13). Sie sind bei ihrem Üben an Patientenbeispielen durch die psychotischen Leidenszustände der gespielten »Patienten« innerlich chaotisiert worden.

Der graue Nebel der Teilnehmer löst sich aber auf, wenn der Leiter in einem Rollenspiel an einem Patientenbeispiel die Hilfswelt-Technik demonstriert. Denn der Therapeut versucht bei der Hilfswelt-Methode, zusammen mit der Patientin als ihr Doppelgänger ihre Wahnrealität ohne Rücksicht auf die Alltagsrealität *zu einer Bewältigungsgeschichte zu erweitern.* Die Hilfswelt-Technik löst die traumatisierende existenzielle Angst der »Patientin« auf, verrückt zu werden (siehe Kap. 9.2). Die »Patientin« und mit ihr der Therapeut als Doppelgänger werden zusammen *in der Wahnrealität handlungsfähig.* Sie entwickeln in dem mangelhaft mentalisierten Teil der Seele der »Patientin« stufenweise wieder die Fähigkeit zum Mentalisieren. Die gleiche stabilisierende Wirkung tritt ein, wenn Teilnehmerinnen und Teilnehmer an einem Psychoseseminar sich in einer Übung gegenseitig jeweils fünfzehn Minuten lang eine Lügengeschichte erzählen, eine Episode aus ihrem eigenen Leben, die vom Anfang bis zum Ende »gelogen« ist. Der Grund für die Stabilisierung ist: Der Erzähler einer Lügengeschichte aktiviert durch das Kreieren seiner Geschichte die Funktionen seines Mentalisierens und befreit sie aus ihrer Fixierung in der Gegenübertragung. Er findet zurück zu seinem Gefühl der Selbsturheberschaft in der aktuellen Lebenssituation und zu seiner eigenen inneren Kreativität.

Psychotische Patienten werden durch die Anwendung der Hilfswelt-Technik in ihrem Wahnkonflikt konfliktfähiger. Die gemeinsame Aktivierung der Werkzeuge des Mentalisierens im Doppelgängerdialog und die Erweiterung des Denkens im Traummodus durch den Als-ob-Modus verbessern ihre Ich-Stärke. Sie erkennen dann manchmal schon spontan einen Zusammenhang zwischen dem Interaktionsmuster in ihrem Wahnkonflikt und einem *lebensgeschichtlich* bedingten Konflikt.

Fallbeispiel 82 (Krüger, 2013, S. 184 f.): *Frau G., eine 35-jährige, gutaussehende, berufstätige, intelligente Frau, hatte in ihrer Wohnung schon länger die Stimmen von Nachbarn gehört. Die »Nachbarn« beschwerten sich, dass sie zu laut auftrat oder dass sie nachts schnarchte. Sie war in den letzten drei Jahren wegen der »Hellhörigkeit« ihrer Wohnungen schon viermal umgezogen. Es handelte sich bei ihr also um eine chronische wahnhafte Störung (ICD-10 F22.0) und nicht nur um eine einmalige psychotische Episode (ICD-10 F23.-). Die Patientin hatte sich lange Zeit durch den Wechsel zwischen zwei gegensätzlichen Ich-Zuständen stabilisieren können.*

Einerseits war sie freundlich und überangepasst. In näheren Beziehungen konnte sie diese Haltung aber auf Dauer nicht durchhalten und reagierte oft unkontrolliert wütend. Das irritierte sie. Der Therapeut repräsentierte den gegensätzlichen inneren Ich-Zustand wie bei einer Patientin mit einer Borderline-Organisation (siehe Kap. 4.9) mit einem Stuhl neben ihr: »Sie sind hier die freundliche, sanfte Renate. Der andere Stuhl steht für das ›Ekel Renate‹, wie Sie es nennen.«

In der 28. Therapiestunde berichtete die Patientin, dass es ihr gut gehe. Sie war inzwischen ohne Medikamente symptomfrei. Sie hatte mit ihrem Freund erstmals offen über ihre Neigung zu ihrer übergroßen Anpassung geredet. Auch hatte sie mit ihrem Freund für den Umgang miteinander neue, weniger perfektionistische Lösungen gefunden. Der Therapeut freute sich über ihre Fortschritte in der Therapie. Frau G.: »Ich benutze jetzt auch Ohrenstöpsel, weil Robert so laut schnarcht. Da höre ich dann auch keine Stimmen mehr. Das geht ja auch gar nicht.« Der Therapeut erschrak. Er merkte, dass die intelligente Patientin noch ganz im Äquivalenzmodus dachte und außen und innen nicht unterschied. Er gestaltete deshalb die therapeutische Beziehung sofort wieder transmodal: »Und was sagen da Ihre Nachbarn? Wenn Sie einfach Ohrenstöpsel nehmen? Dann hören Sie ja nicht mehr, wenn die Nachbarn sich bei Ihnen beschweren! Finden die Nachbarn das nicht gemein?« Frau G.: »Nein, die beschweren sich bei mir gar nicht direkt. Die lästern nur und klatschen über mich!« Der Therapeut stellte etwas entfernt gegenüber von der Patientin zwei leere Stühle auf für »die Nachbarin« und »den Nachbarn«. Er ließ die Patientin die beiden beschreiben. Diese waren »erfolgreich, intelligent und gut aussehend. Sie haben keine Probleme.« Die Begegnung mit dem »benachbarten Paar« im Als-ob-Modus des Spiels auf der Zimmerbühne aktualisierte bei der Patientin spontan alte Minderwertigkeitsgefühle: »Ich fühle mich schon seit meiner Realschulzeit oft minderwertig gegenüber Menschen, die eine gute Ausbildung haben, die ihr Leben im Griff haben und bei denen alles in Ordnung ist.« Am Ende der Stunde meinte Frau G.: »Heute haben Sie bei mir eine Schwachstelle getroffen!« (Fortsetzung siehe unten).

Bei der Anwendung der Hilfswelt-Methode bei Psychosekranken geht der Therapeut schrittweise vor:

1. Der Therapeut stellt neben der Patientin einen zweiten Stuhl auf für ihr »Traum-Ich« in dem Interaktionssystem ihres Wahns (siehe Kap. 9.6.4).
2. Er *konstruiert* im Doppelgängerdialog (siehe Kap. 9.6.2) mit der Patientin zusammen das Konfliktsystem in ihrem Wahn. Er erfasst dazu die Personen oder Stimmen ihrer Wahnrealität. Er repräsentiert diese mit leeren Stühlen und Handpuppen. »Personen« oder Gestalten ihrer Wahnrealität, die der Patientin Gutes tun, sollen *neben* ihrem »Traum-Ich« stehen und gleichsinnig in dieselbe Richtung blicken. Der Therapeut positioniert ihre »Kon-

fliktgegner« aber *gegenüber* ihrem »Traum-Ich«: »Das sind die zwei Dämonen, deren Stimmen Sie gehört haben. Ich stelle für diese beiden hier diese zwei Stühle hin.« Oder: »Ah, ja, da waren *drei* Polizeiautos. Ich symbolisiere diese hier mit diesen drei Stühlen. Diese drei Autos sind hinter Ihnen hergefahren und haben Sie verfolgt!« Der Therapeut braucht bei der *modernen Hilfswelt-Technik* keine Hilfs-Therapeuten als Hilfs-Ichs, die die Stimmen oder die Helfer der Patientin in ihrer Wahnrealität ausspielen. Der Therapeut leiht *selbst* der »Stimme des lobenden Mannes« seine Stimme. Oder er schreit als Doppelgänger der Patientin *selbst* den Stuhl des »Verfolgers« an.

Zentraler Gedanke

Der Therapeut denkt und handelt als Doppelgänger gemeinsam mit der Patientin in ihrer Wahnrealität *im Traummodus.* Im Traummodus sind Fantasie und Realität eins. Das Handeln *des Therapeuten* im Traummodus stabilisiert das Mentalisieren *der Patientin.* Der Therapeut erweitert bei der Hilfswelt-Technik als Doppelgänger zusammen mit der Patientin das Denken im Traummodus und im Äquivalenzmodus aber um das Denken im *Als-ob-Modus des Spiels.* Er erfasst mit ihr zusammen im Als-ob-Modus des Spiels ihre Denkinhalte in der Wahnrealität und denkt sie mit ihr gemeinsam zu Ende.

3. Der Therapeut vollzieht mit der Patientin den zeitlichen Ablauf der Interaktionen in der Wahnrealität nach und gestaltet die Interaktionen *im Als-ob-Modus des Spiels* über die Realität hinaus weiter aus. Die Patientin teilt dem Therapeuten zum Beispiel mit, was die vier Männerstimmen, die sie hört, inhaltlich zu ihr sagen. Der Therapeut stellt dann für die vier Stimmen vier Stühle auf. Er tritt hinter den ersten Stuhl oder bleibt auf seinem eigenen Stuhl sitzen und leiht der Stimme des »Mannes« seine Stimme: »Die Stimme des ersten Mannes sagt zu Ihnen: ›Das ist großartig, dass Du Kernphysik studierst! Du musst die Gesetze des Universums kennen, wenn Du später als Prophet die Welt retten willst!‹«
4. Der Therapeut wartet jeweils die Reaktion der Patientin ab, bevor er den nächsten Schritt geht. Die Aussagen des Therapeuten und der Patientin sollen wie die Haken eines Reißverschlusses ineinandergreifen.
5. Der Therapeut tritt nach der Antwort der Patientin hinter den Stuhl der »zweiten Stimme« und sagt: »Der zweite Mann sagt zu Ihnen: ›Du solltest aber neben Englisch und Französisch auch noch Chinesisch lernen! Sonst kannst du als Prophet nicht die ganze Welt erreichen!‹«
6. Die Patientin darf und soll den Therapeuten in seinen Aussagen immer wieder korrigieren. Der Therapeut übernimmt dann sofort das Gesagte und

integriert es aktiv in die Wahnrealität. Die Patientin gestaltet auf diese Weise ihre eigene Wahnrealität weiter aus.

7. Der Therapeut lässt die Patientin bei Bedarf *für kurze Zeit* in die Rolle ihrer Gegenfigur wechseln. Sie soll dort aber *nur zeigen,* wie ihre tote Großmutter oder der »Verfolger« auf das Handeln der Protagonistin reagieren *würde.* Das geschieht *im Sinne eines Rollenwechsels.* Die Patientin soll dabei mit dem Konfliktgegner *nicht* im psychodramatischen Dialog mit wiederholtem Rollentausch die Beziehung klären. Sie soll *im Rollenwechsel* »nur« die *äußeren* Handlungen der beteiligten Personen über die bisherige Realität hinaus weiter ausgestalten.
8. Es kommt immer wieder vor, dass eine Wahnfigur das *Leben der Patientin gefährdet* oder die Patientin in ihrer *Würde als Mensch verletzt.* Der Therapeut unterstützt in einem solchen Fall die Patientin *als ihr Doppelgängerdirekt handelnd* gegenüber dem »Verfolger«. Dieser aktive Protest des Therapeuten ähnelt dem Protest gegenüber dem »blinden sadistischen Über-Ich« in der Therapie von Menschen mit einer masochistischen Persönlichkeitsstörung (siehe Kap. 4.7). Der Therapeut blickt dabei selbst den »Konfliktgegner« an und redet mit ihm Klartext. Er bezeichnet dessen Verhalten als »destruktiv«, schreit ihn bei Bedarf an und fordert ihn auf, sein destruktives Verhalten zu unterlassen: »Sie sind die Großeltern von Frau H., ja! Aber Sie sind doch schon tot! Sie können doch nicht wollen, dass Ihre Enkelin zu Ihnen in die Welt der Toten kommt! Dabei stirbt sie doch! Sie müssten als Großeltern doch wollen, dass Ihre Enkelin *lebt!*« Oder: »Ich bin empört. Sie sind der Chef von Frau D.! Wie kommen Sie dazu, Frau D. auf der Toilette zu beobachten! Das ist ja übergriffig!«
9. Der Therapeut stellt der Patientin in ihrer Wahnrealität bei Bedarf von sich aus einen oder mehrere fiktive Helfer zur Verfügung. Ein »Jesus« braucht »mehrere Jünger«, die ihn unterstützen. Ein Patient, der sich »darauf vorbereitet, Prophet zu sein«, braucht einen »Engel«, der ihm mitteilt, ob er »mit seiner Verkündigung noch warten soll oder nicht«. Der Therapeut symbolisiert einen solchen Helfer ebenfalls als Stuhl und leiht ihm seine Stimme.
10. Der Therapeut ermutigt die Patientin bei Bedarf, das Geschehen in dem Interaktionssystem ihres Wahns *selbst in ihrem Sinne positiv* zu beeinflussen. Er rät ihr zum Beispiel, mit den Stimmen einen Vertrag abzuschließen (Romme und Escher 1997, S. 73, S. 75 ff.): »Bei anderen, die etwas Ähnliches wie Sie erlebt haben, hat das geholfen. Fordern Sie von den Stimmen, dass diese Sie erst ab 20 Uhr belästigen. Sagen Sie den Stimmen, dass Sie sich vorher in ihrer Firma auf ihre Arbeit konzentrieren müssen!« Die Wahnrealität soll mithilfe der Hilfswelt-Technik zu einer Bewältigungsgeschichte

weiterentwickelt werden. Das aktiviert das Selbstheilungssystem der Patientin (siehe Kap. 5.13 und 5.14). Es ähnelt dem Vorgehen in der Behandlung von Albträumen in der Imagery Rehearsal Therapy (IRT) (Krakow, Kellner, Pathak und Lambert, 1995) (siehe Kap. 5.14).

Zentraler Gedanke
Die Hilfswelt-Methode behandelt direkt die *metakognitive Störung* von psychotisch erkrankten Menschen. Die Wahnproduktion geschieht der Patientin. Sie denkt spontan nur *über die Inhalte* ihres Wahns nach. Sie hat aber keine bewusste Kontrolle über den *metakognitiven Prozess,* mit dem sie ihre Wahninhalte produziert. Die Patientin gewinnt bei der Hilfswelt-Technik aber die Kontrolle über den metakognitiven Prozess ihrer Wahnproduktion.

Das wirkt therapeutisch heilend aus den folgenden Gründen:

1. Der Therapeut löst als Doppelgänger im Doppelgängerdialog die existenzielle Einsamkeit der Patientin in ihrer Wahnrealität auf (siehe Fallbeispiel 73 in Kap. 9.1). Er *benennt* mit der Patientin zusammen die an der Wahnproduktion beteiligten Fragmente des Selbst der Patientin.
2. Die Patientin und der Therapeut erweitern gemeinsam in der Hilfswelt-Technik das Denken der Patientin im Wahn um das Denken im Als-ob-Modus des Spiels. Sie *repräsentieren* die am Wahnkonflikt beteiligten Elemente mit Stühlen und eventuell auch mit Handpuppen im Therapieraum. Sie konstruieren so das *Konfliktsystem in der Wahnrealität.* Die Patientin tritt dadurch ihrem »Verfolger« im Wahn erstmals direkt interaktionell gegenüber. Die Patientin konstelliert in ihrer Realität des Wahns die Prozessqualität des Raums (siehe Kap. 2.2, Plassmann, 1999).
3. Der Therapeut und die Patientin vollziehen zusammen den zeitlichen Ablauf der *Interaktionen in der Wahnrealität* nach und gestalten sie über die Realität hinaus weiter aus. Das konstelliert in dem Wahnkonflikt der Patientin die Prozessqualität der Zeit (Plassmann, 1999). Der Therapeut verbalisiert dabei als ihr Doppelgänger, was er während der gemeinsamen Interaktion mit dem »Konfliktgegner« fühlt und wahrnimmt. Er mentalisiert also für sie stellvertretend (siehe Kap. 4.6).
4. Der Therapeut interagiert als ihr Doppelgänger *auch selbst* mit den äußerlich repräsentierten Figuren und Personen ihrer Wahnrealität. Das aktiviert die innere Konfliktverarbeitung der Patientin zum Beispiel in der Beziehung zu ihrem »Verfolger« und löst ihren Selbstverlust in ihrer Wahnrealität auf.
5. Der Therapeut und die Patientin vollziehen bei dem gemeinsamen Handeln im Interaktionssystem des Wahns *Ursache und Wirkung* in dem Wahnkon-

flikt nach und gestalten diese über die Realität hinaus weiter aus. Die Patientin entwickelt so die Prozessqualität der Logik (Plassmann, 1999) in dem Prozess der Realitätskonstruktion im Wahn.
6. Der Therapeut und die Patientin versuchen, den Wahnkonflikt zu einer Bewältigungsgeschichte *zu Ende* zu entwickeln. Die Patientin löst dadurch das in der Wahnrealität eventuell vorhandene Täter-Opfer-Schema auf. Sie wird *in ihrer Wahnrealität* handlungsfähig. Das stoppt den Zerfall ihres Mentalisierens (siehe Kap. 9.2). Die Patientin erlebt sich als selbstwirksam. Sie gewinnt den »Aspekt des Schöpfers zu ihrem eigenen Leben« (Moreno, 1970, S. 77).

Fallbeispiel 82 (1. Fortsetzung): *In der 35. Therapiestunde kam Frau G. erschöpft aus einem 14-tägigen Urlaub zurück. Sie erzählte enttäuscht: »Ich war mit meinem Freund in den Ferien auf Teneriffa. An zwei Tagen war wieder die Hölle los. Die Stimmen waren wieder da. Ich dachte schon, ich müsste mich in ein spanisches Krankenhaus einweisen lassen. Ich hatte meine Tabletten vergessen. Hier zu Hause nehme ich die ja schon länger nicht mehr. In der vierten Nacht hörte ich dann doch wieder die Nachbarn reden. Der Nachbar sagte zu seiner Frau: ›Ich kenne die Firma, wo sie arbeitet. Das mit ihrem Freund, das ist ja auch eine wilde Geschichte!‹ Zuerst war ich betroffen und ängstlich. Dann aber habe ich gedacht:*

›Das kann doch nicht sein, dass hier noch einer von meiner Firma ist!‹ Da wurde ich wütend. Ich habe mir bewusst eine Lüge überlegt und gedacht: ›Und bestimmt warst du auch noch mit mir im Kindergarten in Celle!‹ Ich habe diesen Satz innerlich immer wiederholt. Und da hat der Nachbar doch wirklich zu seiner Frau gesagt:

›Und weißt du, ich war mit der zusammen früher auch im Kindergarten in Celle!‹ Da habe ich dann noch eines oben draufgesetzt und gedacht: ›Ja, und dann war meine Mutter auch noch im letzten Jahr mit deiner Mutter im Urlaub in der Türkei!‹ Da kam dann wirklich drüben die Stimme des Nachbarn, der sagte: ›Und übrigens, meine Mutter war mit ihrer Mutter im letzten Jahr im Urlaub in der Türkei!‹ Da habe ich gemerkt: ›Ich habe die Kontrolle über das, was passiert.‹ Das war sehr erleichternd!« Erst auf Nachfrage des Therapeuten bestätigte die Patientin: »Von da an habe ich den Nachbarn nicht mehr gehört.« Frau G. nahm in den letzten zwei Jahren ihrer Therapie keine Psychopharmaka mehr. Sie hatte trotzdem keinen Rückfall in ein psychotisches Erleben. Drei Jahre nach Beendigung der Behandlung berichtete sie bei einem letzten Kontakt, dass bei ihr keine psychotischen Symptome mehr aufgetreten waren.

Die Patientin dieses Fallbeispiels hatte auf der Fahrt in ihren Urlaub ihre Tabletten vergessen. Das löste bei ihr die panische Angst aus, wieder »verrückt«

zu werden. Die Panik ließ ihr Mentalisieren desintegrieren. Sie hörte wieder ihre »Nachbarn« reden. Die Patientin hatte in der Therapie aber mithilfe des Therapeuten gelernt, *aus eigenem Willen* ihre Wahnrealtität im Als-ob-Modus des Spiels handelnd zu verändern. Sie wurde deshalb jetzt auf ihre »Nachbarn« wütend, als sie deren Stimmen hörte. Ihre Wut half ihr, sich direkt an ihre »Stimmen« zu wenden und mit diesen im Als-ob-Modus des Spiels zu interagieren. Sie suggerierte dem »Nachbarn« mutwillig, was er denken sollte. Sie befreite dadurch die Funktionen ihres Mentalisierens aus der Fixierung im Äquivalenzmodus. Sie löste sich aus der passiven Opferrolle und wurde im Als-ob-Modus des Spiels handlungsfähig. Das stoppte den Zerfall ihres Mentalisierens und damit auch ihr psychotisches Erleben.

Empfehlung
Es ist psychosekranken Patienten oft gar nicht bewusst, dass sie ihr Stimmenhören durch ihr eigenes aktives Handeln im Als-ob-Modus des Spiels *selbst* gestoppt haben. Der Therapeut fordert die Patientin deshalb auf, diese Selbsthilfetechnik mit in ihren Notfallplan aufzunehmen.

Fallbeispiel 78 (Fortsetzung von Kap. 9.5.2): *Der Therapeut empfahl einem 20-jährigen Schüler, Herrn C., in der siebten Therapiestunde, seine »Stimmen« direkt zu einem anderen Verhalten aufzufordern. Er erzählte ihm, wie die Patientin des Fallbeispiels 82 das gemacht hatte. In der nächsten Therapiestunde berichtet Herr C. spontan: »Das, was Sie mir vorgeschlagen haben, hat nicht geklappt! Ich habe die Stimme meines Freundes gehört. Da habe ich mir einen bestimmten Satz ausgedacht, den er nach meinem Willen sagen sollte. Der Satz, den ich ihm suggeriert habe, war: ›Das, was ich hier sage, das hat keinen Zweck, das macht keinen Sinn!‹ Da war dann zwar eine Stimme, die hat das auch wirklich gesagt! Es war aber nicht die Stimme, an die ich gedacht hatte!« Der Therapeut: »Und wie ging das dann weiter?« Herr C.: »Die Stimmen waren dann vier bis fünf Tage weg. Das war positiv. Aber die Stimme meines Freundes hat eben doch nicht das gesagt, was ich wollte!« Therapeut: »Ich glaube nicht, dass Sie Ihren Stimmen immer alles genau vorschreiben können. Die haben ein eigenes Existenzrecht. Ich finde es aber wichtig, dass Sie die Stimme Ihres Freundes direkt angesprochen haben. Sie haben damit eigentlich erreicht, was Sie wollten! Sie haben eine Möglichkeit gefunden, eine Stimme, die Sie hören, für vier Tage zum Verschwinden zu bringen!« Herr C. ist weiter unzufrieden: »Nach fünf Tagen kam die Stimme aber wieder!«*

Der Therapeut lässt sich deshalb mithilfe des Doppelgängerdialogs von dem Patienten ganz genau die Situation schildern, in der die Stimme seines Freundes zu ihm geredet hatte: Herr C. war abends zu einer Party gegangen. Das war die

Abschiedsparty des Mannes, von dem er früher als Haschischsüchtiger immer die Drogen gekauft hatte. Dieser Mann ging jetzt als Bundeswehrsoldat ins Ausland. Als der Patient bei dem Haus des Drogenhändlers ankam, hörte er die Stimme eines Mädchens. Er kannte deren Stimme aus früheren »psychotischen Fantasien«. Herr C.: »Ich war sehr erschrocken, dass nach fünf Tagen wieder eine Stimme da war. Da habe ich mit aller Kraft gedacht: ›Raus, raus!‹ Da sagte die Stimme: ›Oh, ja, ja!‹ Da wurde ich wütend. Ich habe gedacht: ›Ich kann in meinem Kopf denken, was ich will, das hat keinen zu interessieren!‹ Ich habe der Stimme gesagt: ›Drück dich mal deutlicher aus!‹« Therapeut: »Und dann hat die Stimme Sie gefragt: ›Warum soll ich denn deutlicher reden!‹« Herr C.: »Nein, dann war die Stimme weg!« Therapeut: »Dann haben Sie jetzt schon das dritte Mal eine Ihrer Stimmen zum Verschwinden gebracht!«

Der Therapeut: »Vielleicht ist es auch keine gute Idee, dass Sie als Süchtiger, der clean ist, zu einer Party Ihres früheren Drogenhändlers gehen! Das stresst Sie innerlich.« Herr C.: »Eigentlich wollte ich da auch gar nicht hin. Aber ein Freund hat mich mitgenommen. Der hat auch eine Schizophrenie, eine Cannabis-Psychose. Der nimmt aber anders als ich seit fünf Jahren keine Medikamente mehr. Der sitzt seit fünf Jahren nur am PC und spielt. Er hat seit fünf Jahren nicht mehr gearbeitet!« Therapeut: »Na vielleicht ist Ihr Weg da doch der bessere. Sie haben jetzt immerhin Ihr Abitur geschafft!«

Zentraler Gedanke

Psychotisch erkrankte Patienten sind dem Handeln ihrer Wahnfiguren mehr oder weniger hilflos ausgeliefert. Denn sie können gegen ihre Wahnfiguren nicht erfolgreich kämpfen und nicht vor ihnen fliehen. Das traumatisiert ihre Seele und lähmt ihr Mentalisieren. Diese Lähmung ähnelt dem Einfrieren des Mentalisierens bei Patienten mit einer Traumafolgestörung, wenn sie einen Flashback erleben. Die Hilfswelt-Technik hilft den psychotischen Patienten, in ihrer Wahnrealität handlungsfähig zu werden. Das stoppt den Zerfall der Funktionen ihres Mentalisierens und löst ihren traumatisierenden Selbstverlust auf. Therapeutisch wirksam ist dabei der *Qualitätssprung zum Handeln* in der Wahnrealität aus eigenem freien Willen. *Schon kleine eigene Handlungsschritte* im Umgang mit den Wahnfiguren im Als-ob-Modus des Spiels haben eine große therapeutische Wirkung. Denn sie bedeuten, dass die Patientin den Zerfall ihres Mentalisierens und den Prozess der Fragmentierung ihres Selbst stoppen und diese Prozesse in einen konstruktiven Prozess der Konfliktverarbeitung umwandeln kann.

Schon allein das Symbolisieren des »Verfolgers« mit einem Stuhl oder einer Handpuppe gibt der Patientin eine gewisse Macht über ihren »Verfolger«. Die Patientin zwingt den »Verfolger« dabei mithilfe des Therapeuten, sich hier und jetzt zu zeigen (siehe Fallbeispiel 86 in Kap. 9.10). So machte zum Beispiel eine junge Patientin schon *allein* durch das äußere Symbolisieren ihres »Verfolgers« einen wichtigen therapeutischen Schritt. Sie hatte in der Nacht regelmäßig die Stimme eines Unholdes und Vergewaltigers gehört. Der Therapeut stellte im Therapiezimmer während des Doppelgängerdialogs für diesen Täter einen leeren Stuhl auf. Die Patientin sah diesen »Mann« ihr gegenüber auf dem Stuhl sitzen. Der Therapeut sprach den »Verfolger« von Frau H. direkt an und nannte ihn einen »Vergewaltiger«. Der Therapeut forderte als Doppelgänger der Patientin von dem »Vergewaltiger« lautstark, dass er ihr Recht auf Unversehrtheit und ihre Würde als Mensch achten sollte. Zwei Sitzungen später meinte Frau H.: »Wichtig war, dass ich gemerkt habe, dass ich über ihn reden konnte und dass dann gar nichts passierte! Denn der Vergewaltiger hatte mir gedroht, mich umzubringen, wenn ich jemand anderem etwas von ihm erzähle.«

Der Therapeut und die Patientin versuchen bei der Hilfswelt-Technik gemeinsam, die Wahnrealität zu einer Bewältigungsgeschichte umzuwandeln. Da die Wahnrealität definitionsgemäß nicht der Alltagsrealität entspricht, ist die im Als-ob-Modus des Spiels erarbeitete Konfliktlösung immer mehr oder weniger absurd. Patienten mit einer leichteren paranoiden Störung oder mit einem Größenwahn lachen oft schon selbst über die Absurdität der gemeinsam erarbeiteten Konfliktbewältigung. Moreno (1970, S. 77) bezeichnete sich als Arzt, »der das Lachen in die Psychiatrie gebracht hat«. Alfons Rothfeld (schriftliche Mitteilung, 2018) berichtete dazu passend nach einem Psychoseseminar die folgende kleine Fallgeschichte: »Unerwartet ergab sich für mich die Gelegenheit, die Hilfswelt-Technik sofort bei einer Patientin einzusetzen. Diese erlebte, dass sie beobachtet und mit Signalen gesteuert wird. Ich stellte in ihrer Gegenwart im Therapiezimmer zwei Stühle auf, einen für sie selbst und einen ihr gegenüber für den Unbekannten, der sie beobachtet und überwacht. Ich wandte mich diesem Unbekannten aktiv zu und sprach klar und deutlich aus: ›Ich, Dr. Rothfeld, bin mit Ihrem Handeln der Patientin gegenüber nicht einverstanden. Das verstößt gegen die Menschenwürde von Frau G.! Ich will, dass Sie das unterlassen!‹ Die Patientin schaute mich einen Augenblick ungläubig an. Dann fing sie lauthals an, zu lachen. Am Ende der Sitzung sagte die Patientin: ›Ich bin gespannt, ob das jetzt aufhört!‹ Beim Hinausgehen wandte sie sich noch einmal dem Stuhl der Verfolger zu und sagte: ›Und ihr bleibt jetzt hier!‹ In der nächsten Therapiestunde meinte die Patientin spontan: ›Ich hätte nicht gedacht, dass es so wirksam ist, wenn Sie einen Stuhl anschreien!‹ Die Patientin stellte ihren Verfolgungswahn *ab diesem Zeitpunkt* infrage.«

9.6.6 Die Anwendung der Hilfswelt-Methode bei Größenwahn

Auch bei Patienten mit einem Größenwahn ist der Doppelgängerdialog die wichtigste therapeutische Interventionstechnik. Das wird an dem Fallbeispiel 75 deutlich (siehe Kap. 9.4). Der Patient hatte geglaubt, der »größte Entertainer der Welt« zu werden. Der Therapeut nahm im Gespräch eine transmodale Haltung ein und konstruierte im Doppelgängerdialog gemeinsam mit dem Patienten das Interaktionssystem für die Inhalte seines Wahns. Dieses bestand aus dem Patienten selbst, den Leuten vom Fernsehen und den Fernsehzuschauern. Der Therapeut beschrieb dabei mit ihm transmodal die Interaktionen zwischen dem Patienten, den Angestellten vom Fernsehen und den Fernsehzuschauern. Der Patient korrigierte dabei immer wieder die Aussagen des Therapeuten.

Zentraler Gedanke

Der Therapeut stellt sich in der Therapie eines Größenwahns wie beim Judo *nicht gegen die inhaltlichen Aussagen* des Patienten. Er gestaltet stattdessen als Doppelgänger mit dem Patienten gemeinsam den *metakognitiven Prozess* des Patienten, der die Wahninhalte produziert. Er geht dabei als Doppelgänger *mit* in den Prozess der Wahnproduktion des Patienten hinein und versucht, die Größenideen mit ihm gemeinsam über die Realität hinaus zu einer Bewältigungsgeschichte umzuwandeln. Der Patient und der Therapeut versuchen, im Doppelgängerdialog den Größenwahn gemeinsam im Als-ob-Modus des Spiels logisch zu Ende zu denken, so als ob der Wahn Realität wäre. Sie scheitern dabei aber definitionsgemäß. Denn sonst würde es sich ja nicht *um einen Wahn* handeln. Der Patient bemerkt an dem *gemeinsamen* Scheitern die Absurdität seiner inneren Realitätskonstruktion und entwickelt Krankheitseinsicht. Der »größte Entertainer der Welt« meinte im Doppelgängerdialog am Ende: »Ich muss nur aufpassen, dass ich nicht abdrehe!«

Der Therapeut kann dem psychotischen Patienten bei der Hilfswelt-Technik einen Berater oder einen Helfer an die Seite stellen: »Ich finde, Sie brauchen einen Ghostwriter, der Sie bei Ihrer Tätigkeit als Entertainer unterstützt. Das ist ja ziemlich anstrengend, weltweit aufzutreten. Ich stelle für diesen Helfer hier neben Sie diesen Stuhl. Der Helfer sagt zu Ihnen: ›Jetzt können Sie das noch allein, oder? Aber sagen Sie mir, wenn Sie meine Hilfe brauchen.‹« Ein solcher »Helfer« soll den Patienten unterstützen, zu versuchen, seinen Größenwahn in der Realität zu verwirklichen. Der »größte Entertainer der Welt« zum Beispiel braucht einen Manager oder eben jemanden, der ihm als »Ghostwriter«

Ideen liefert. »Hitler« braucht einen »Adjutanten«. »Jesus« ist auf die »Jünger« angewiesen.

Fallbeispiel 83: *Der 22-jährige Herr I. hatte während seiner stationären psychiatrischen Behandlung auf der Station Möbel zerschlagen. Seine Therapeutin fragte in der Supervision nach Möglichkeiten, wie man in einer solchen Situation psychodramatisch intervenieren könne. Der Supervisor ließ die Therapeutin ihren Patienten spielen. Er rief als »Therapeut« im Gespräch mit dem »Patienten« eine psychodramatisch erfahrene »Mitarbeiterin der Station« zu sich: »Schwester Birgit, können Sie einmal kommen? Sie haben doch auch Meditationserfahrung. Herr I. ist erleuchtet. Ich möchte, dass Sie sich eine halbe Stunde am Tag von ihm unterrichten lassen und mit ihm über seine Erleuchtungserfahrungen sprechen.« Der Therapeut wendet sich an den Patienten: »Ich habe auch noch an Sie eine Bitte: Ihre erleuchteten Geister haben Sie doch beauftragt, dass Sie in der Welt ein Zeichen setzen. Diese Geister werden sich sicher bald wieder an Sie wenden. Wenn die sich melden, besprechen Sie dann doch bitte mit Schwester Birgit, wie Sie den Auftrag der Geister auch wirklich gut verwirklichen können. Ach, ja. Ich möchte auch selbst einmal Ihre Geister sprechen! Das sind drei, sagten Sie.« Der Therapeut stellt drei Stühle dem Patienten gegenüber hin und spricht selbst die Stühle an: »Sie wollen von Herrn I., dass er hier in dieser Welt ein Zeichen setzt. Die Menschen sollen sich besinnen. Ich bitte Sie, mit diesem Auftrag noch zu warten. Herr I. ist damit zurzeit noch überfordert. Er ist doch hier in einer psychiatrischen Klinik! Er hat jetzt auf der Station in Ihrem Auftrag die Möbel zerschlagen. Das hat zur Folge, dass er als Erleuchteter hier noch länger in der psychiatrischen Klinik bleiben muss. Auch seine Medikation wird erhöht. Das können Sie als Geister doch nicht wollen! Ich finde, Sie überfordern Herrn I. maßlos. Ich bitte Sie hiermit als Arzt von Herrn I. dringend: Lassen Sie Herrn I. jetzt erst einmal in Ruhe! Er muss sich erholen!« Der Supervisor erläutert in der Supervisionsgruppe anschließend dieses Vorgehen.*

Die Absurdität des Größenwahns eines akut psychotischen Patienten erschreckt den Therapeuten anfangs. Der Therapeut braucht oft ein oder zwei Tage, um eine kreative Idee zu finden, wie er in dem speziellen Fall die Hilfswelt-Technik angemessen einsetzen kann.

Bei einer *klassisch psychiatrischen* Beziehungsgestaltung stellt der Therapeut das Wirklichkeitserleben des Patienten im Größenwahn infrage. Er *stabilisiert* den Patienten durch diese natürliche Gegenreaktion aber in seinen krankhaften Denkinhalten und in seiner Idee, der Einzige zu sein, der die Wahrheit kennt. Es kommt zu einem Machtkampf zwischen dem Patienten und dem Therapeuten. Die Hilfswelt-Technik durchbricht diesen Teufelskreis. Der Patient fühlt sich durch das *gemeinsame ernsthafte Bemühen* um die Verwirklichung der Wahnideen im Alltag ernst genommen, *auch wenn das Bemühen scheitert.* Gerade die absolute, authentische Ernsthaftigkeit des Versuchs hilft dem Patienten, zu merken, dass an seiner inneren Realitätskonstruktion etwas nicht stimmt (siehe Fallbeispiele 71 und 81).

9.7 Die Umwandlung eines Depersonalisationsprozesses in einen kreativen Prozess der Selbststeuerung

Zentraler Gedanke

Bei einer Depersonalisation besteht eine Spaltung zwischen dem Handlungs-Ich des Patienten und seinem beobachtenden Ich (siehe Kap. 5.10.2). Der Therapeut kann das Depersonalisationserleben des Patienten beenden, dadurch dass er den Patienten den Spaltungsprozess im Als-ob-Modus des Spiels äußerlich verwirklichen lässt. Der Patient lernt so, den Spaltungsprozess innerlich im Als-ob-Modus zu vollziehen. Er gewinnt dadurch die Kontrolle des Ichs über seine Abwehr durch Spaltung.

Fallbeispiel 74 (Fortsetzung) (Krüger, 2001a, S. 263 ff., verändert): *Ein 54-jähriger Patient, Herr B., war seit seinen jungen Erwachsenenjahren wiederholt psychotisch dekompensiert. Er nahm seit zwölf Jahren an einer ambulanten Gruppentherapie für psychosekranke Patienten teil. In der heutigen Gruppensitzung wendet er sich gleich zu Anfang an den Therapeuten und klagt: »Es ist wieder so weit. Ich bin nicht mehr da!« Die Gruppenmitglieder und der Therapeut sind erschrocken. Nach einem kurzen Gespräch in der Gruppe spricht der Therapeut den Patienten an: »Sie sind Herr B., der da sitzt und fühlt, dass er nicht mehr da ist.« Der Therapeut nimmt einen zweiten Stuhl und stellt diesen in die andere Ecke des Raumes: »Herr B., auf dem Stuhl dort hinten sitzt Ihr Ich, der Bernd, der Ihnen verloren gegangen ist.« Der Therapeut tritt als Doppelgänger neben den Patienten und spricht den leeren Stuhl des verschwundenen Bernds in der anderen Ecke des Raumes an: »Was soll das! Du bist einfach abgehauen!« Er wendet sich direkt an den Patienten: »Können Sie einmal die Rollen tauschen und mir als der verschwundene Bernd antworten?« Herr B. setzt sich auf den zweiten Stuhl des »Bernd« und empfiehlt sich selbst auf dem ersten Stuhl spontan: »Du musst wieder daran denken, wie das vor einem Jahr war, als du krank wurdest! Da hast Du dann Pausen bei der Arbeit gemacht. Das tat dir gut!« Der Therapeut lässt Herrn B. wieder zurück in seine erste Rolle wechseln. Herr B. erzählt jetzt plötzlich ohne jede Verwirrung von seinen aktuellen Konflikten am Arbeitsplatz: »Ich habe Auszahlungen zu machen, die sonst verfallen. Ich habe* *fünf eilige Akten gleichzeitig auf dem Tisch. Früher habe ich zwischendurch Pausen gemacht, in Ruhe aufgeräumt oder ging fotokopieren. Das kann ich jetzt nicht mehr!«*

Aus dem Spiel wird unversehens ein Gruppengespräch. Einige Teilnehmerinnen treiben Herrn B. an, den Konflikt anders zu lösen: »Kannst du das deinem Vorgesetzten nicht sagen? Du bist doch schwerbehindert!« Die Gruppe will Herrn B. anders, als er ist. Er soll sich seinem Chef gegenüber mehr durchsetzen! Herr B. entgegnet: »Mein Chef weiß, dass das nicht zu schaffen ist.« An dieser Stelle greift der Therapeut gezielt als Hilfs-Ich für das schwache Ich des Patienten in die Gruppendiskussion ein. Er deutet den Depersonalisationsprozess des Patienten radikal positiv um und wertet diesen als angemessenes Selbstschutzverhalten: »Ich glaube nicht, dass es für Sie gut ist, wenn Sie den Konflikt mit dem Chef offen austragen. Sie sind jemand, der wie alle hier in der Gruppe in Konflikten schnell überfordert ist. Sonst wären Sie nicht psychosekrank geworden. Sie sind eben sensibler als andere. Das ist bekannt bei Menschen mit einer Psychose. Ich finde Ihre Lösung eigentlich gut! Wenn Sie die Anforderungen an ihrer Arbeitsstelle nicht mehr aushalten, spalten Sie Ihre Gefühle einfach ab und sperren sie weg! Das ist zwar nicht die beste Lösung, aber es ist doch eine Lösung!« Der Therapeut tritt neben den Patienten und spricht ihn an: »Herr B., lassen Sie mich den Bernd dort hinten mit seinem Gefühl der Überforderung einfach hinauswerfen. Der macht Ihnen nur Probleme!« Der Therapeut wendet sich als Doppelgänger des Patienten an den imaginären Bernd in der anderen Ecke des Zimmers: »Setz dich hin und halte den Mund! Ich mache jetzt die Tür zu, dann bist du weg und kannst mich nicht mehr stören. Ich kann deine Gefühle von Überforderung nicht aushalten! Ich muss funktionieren!« Der Therapeut nimmt zwei imaginäre Türgriffe in die Hand und verschließt die »Tür« zwischen dem Patienten und dem verschwundenen Bernd. Herr B. lacht unsicher: »Nein, das kann man doch nicht machen!« Einige Gruppenmitglieder protestieren empört: »Wieso das denn! Das ist doch unmöglich!« Die groteske Lösung ruft in der Gruppe Erstaunen und Lachen hervor. Der Therapeut aber verteidigt sein Vorgehen standhaft: »Wenn Herr B. doch aber den Konflikt nicht aushält!« Es folgt ein munteres, lebendiges Gruppengespräch. Zwei Teilnehmerinnen erzählen von ähnlichen Überforderungssituationen am Arbeitsplatz.

Im weiteren Gruppengespräch beschreibt Herr B. seinen Chef nach zwölf Jahren Gruppenteilnahme zum ersten Mal sehr klar als einen »Workaholic«: »Der hat vor fünf Jahren einen Herzinfarkt gehabt. Und jetzt sagt er, das hat er wirklich gesagt, dass nur der wirklich arbeitet, der irgendwann einen Herzinfarkt bekommt. Lob oder Anerkennung gibt es nie! Wenn man ihm etwas von Belastung oder Psychose sagt, versteht er das nicht!« Der Therapeut rät dem Patienten: »Ihr Chef weiß also alles, aber er versteht nichts! Herr B., seien Sie vorsichtig mit sich! Lassen Sie sich nicht auf einen Konflikt mit Ihrem Chef ein. Das halten Sie nicht aus! Machen Sie einfach nur Ihre Arbeit, einen Schritt nach dem anderen. So gut Sie das eben können.«

Herr B. berichtet eine Woche später in der Gruppensitzung spontan: »Das Rollenspiel letztes Mal hat mir sehr gutgetan. Die Arbeitsbelastung ist zwar nicht weniger geworden. Von sechs Leuten sind wir zurzeit nur drei im Dienst. Eine zehn Jahre jüngere Kollegin kann auch schon nicht mehr. Aber ich kann mir meine Arbeit wieder besser einteilen. Am Dienstag habe ich auch meinen Chef getroffen. Der fuhr mit mir im Fahrstuhl zum Essen. Er fragte mich, wie es mir geht. Ich sagte: ›Es ist sehr viel zu tun!‹ Da meinte er: ›Das packen Sie schon!‹ So reagiert der immer! Ich hätte ihn erwürgen können, als er das sagte!« Der Therapeut: »Seien Sie vorsichtig! Gehen Sie einem Konflikt mit ihm aus dem Weg! Sie würden einen Konflikt nicht aushalten.« Der Therapeut fragt ihn nach dem fehlenden Gefühl zu sich selbst. Herr B. meint: »Das war nach der letzten Sitzung weg. Ich fühle mich wieder.« Der Patient dekompensierte nach dieser therapeutischen Arbeit anders als früher erst wieder nach drei Jahren in eine psychotische Episode. Diese verschwand mithilfe eines ähnlichen therapeutischen Vorgehens auch wieder nach einem Tag.

Der Therapeut arbeitete *explizit metakognitiv* (siehe Kap. 2.8 und 2.11). Er machte die Abwehr durch Spaltung zum Gegenstand der therapeutischen Kommunikation. Er repräsentierte zusätzlich zu dem beobachtenden Ich des Patienten mit einem *zweiten* Stuhl auch sein handelndes Ich konkret im Therapiezimmer. Er nannte dieses dem Patienten gegenüber den »inneren Bernd, der abhandengekommen ist«. Anschließend ließ er den Patienten im psychodramatischen Dialog zwischen seinem beobachtenden Ich und seinem handelnden Ich mehrfach die Rollen tauschen. Der Patient vollzog dabei die Spaltung zwischen seinem handelnden Ich und seinem beobachtenden Ich, die sein Depersonalisationserleben hervorrief, *im Als-ob-Modus des Spiels* (siehe Kap. 2.4). Die Depersonalisation des Patienten löste sich auf. Denn der Patient lernte, die Abwesenheit seines handelnden Ichs *im Als-ob-Modus* zu denken: »Es ist so, *als ob* ich nicht mehr da bin!« Der Patient konnte die Spaltung neu als Metapher verstehen und als *symbolischen* Ausdruck für sein Gefühl der Überforderung am Arbeitsplatz.

9.8 Die Integration von Fragmenten des Selbst durch das Spiel mit Handpuppen

Manche psychosekranke Menschen leiden unter einem Zerfall des Selbst und des Mentalisierens, *ohne dass* sie einen Wahn aufbauen oder Stimmen hören (ICD-10 F23.8). Es kommt dadurch zu einer Konfusion zwischen inneren Selbstbildern, inneren Objektrepräsentanzen, Ich-Zuständen, Affekten, Interaktionsmustern und inneren Symbolen. Die räumliche und zeitliche Organisation in den Narrationen geht verloren. Psychosen *ohne Wahnbildung* können auch auftreten bei einer Traumafolgestörung (F43.1), einer emotional instabilen Persönlichkeitsstörung (F60.3) oder einer dissoziativen Störung (F44.-).

Empfehlung

Der Therapeut erfasst zusammen mit der Patientin die aktuellen Gefühle und inneren Bilder der Patientin in der aktuellen Situation. Er repräsentiert diese mit Steinen auf der Tischbühne oder mit Stühlen und Handpuppen auf der Zimmerbühne. Der Therapeut und die Patientin benennen die einzelnen Affekte und Repräsentanzen, spielen sie einzeln aus und lassen sie miteinander interagieren. Die Patientin kreiert durch den Prozess der Interaktion zwischen ihnen eine kleine Geschichte mit den Prozessqualitäten Raum, Zeit und Logik (siehe Abb. 2, Plassmann, 1999). Die frei flottierenden Fragmente ihres Selbst entwickeln dadurch untereinander Beziehungen. Jedes Fragment wird Teil eines in sich sinnvollen Interaktionssystems. Das stärkt das Kohärenzgefühl der Patientin.

Patienten mit einer Desintegration ihres Mentalisierens *ohne Wahnbildung* rufen bei dem Therapeuten Gefühle von Chaos und Ratlosigkeit hervor. Der Therapeut fühlt dann *selbst* die Verwirrung, die die Patientin fühlen *würde,* wenn sie ihre Affekte innerlich zulassen und benennen *könnte.* Der Therapeut orientiert sich in einem solchen Fall gemeinsam mit der Patientin in ihrem aktuellen Denken und Fühlen.

Fallbeispiel 84: *Die Patientin Frau J. war 48 Jahre alt. Sie war chronisch psychotisch und frühberentet. Frau J. war in der Kindheit mehrfach traumatisiert worden, unter anderem dadurch, dass sie ein nicht gewolltes Kind war. Sie entwickelte am Anfang einer erneuten Krankheitsphase jeweils einen paranoiden Größenwahn (ICD-10 F25.0). Anschließend glitt sie regelmäßig in eine tiefe Depression ab (ICD-10 F25.1). Eines Tages kommt Frau J. wieder schwer depressiv in die Therapiestunde. Sie berichtet: »Ich bin seit vierzehn Tagen nur zu Hause. Ich sitze da und mache nichts!« Die Patientin kann nur mühsam über sich und ihre Gefühle sprechen. Der Therapeut spürt in der Begegnung eine zähe Schwere. Er repräsentiert in ständiger intuitiver Abstimmung mit ihr ihre verschiedene Gefühle in der aktuellen Situation mit verschiedenen Handpuppen und spielt die Rollen ein wenig aus: Die etwas abgespielte Handpuppe eines Mädchens sitzt als »die Depressive« im Sessel. Sie will ein Buch lesen, sie kann sich aber nicht konzentrieren. Sie hat einen Sack bei sich. In dem »ist Leere«. Der Therapeut ergänzt die affektiven Fragmente der Seele der Patientin um einen fiktiven hilfreichen Doppelgänger. Das ist die Handpuppe eines kleinen Jungen. Der »kleine Junge« will mit der »Depressiven« spielen. Die Patientin reagiert* *darauf mit Unwillen: Der kleine Junge ist ihr »lästig«. Der Therapeut lässt ihn deshalb wieder weggehen: »Na gut, ich kann ja morgen noch einmal kommen und dich fragen, ob du mit mir spielst!«*

In der nächsten Stunde berichtet die Patientin recht gefühlsnah und in sich gekehrt: »Ich war in der letzten Woche nicht mehr depressiv. Ich habe die Zerbrechlichkeit meiner eigenen Seele gespürt. Das war sehr schön!« Der Therapeut fordert sie auf: »Kaufen Sie sich doch eine Handpuppe wie die ›Depressive‹ in einem Laden und stellen Sie sich diese zu Hause sichtbar auf den Tisch!« Die Patientin protestiert: »Das ist eine Zumutung! Das Gefühl ist viel zu dicht, das da aufkommt!« In der nächsten Stunde redet die Patientin nicht, sie verweigert sich. Sie meint auf Nachfrage, sie sei »wütend« und dass der Therapeut sie in ihren Gefühlen nicht ernst nehme. Der Therapeut lässt sich aber nicht irritieren: »Es geht Ihnen schlecht. Ich versuche, Sie zu verstehen.« Er wählt als Stellvertreter für sich selbst als Therapeut die Handpuppe eines Zauberers und stellt sie auf den Tisch: »Das ist der Arzt.« Der Therapeut lässt den »Arzt« im Selbstgespräch laut reden: »Na ja, ich muss mich noch orientieren, das ist gar nicht so leicht! Ich glaube, ich muss noch dazulernen. Ich hoffe, Frau J. hilft mir dabei!« Der Therapeut ergreift eine andere Handpuppe und wendet sich an die Patientin: »Das sind Sie als die Wütende.« Er lässt auch die »Wütende« ein Selbstgespräch führen. Er integriert darin frühere Mitteilungen von Frau J.: »Ich fühle mich hier wie in einer Klippschule, doof und dumm!« Frau J. nickt bestätigend.

In der darauffolgenden Stunde meint die Patientin: »Ich hatte in der letzten Woche keine Angst. Ich fühlte mich nicht minderwertig, aber allein!« Der Therapeut nimmt eine zusätzliche Handpuppe »für die, die allein ist«. Diese Puppe ist »ein Kind von vier Jahren. Die Mutter ist weggegangen.« Der Therapeut lässt erneut einen hilfreichen Doppelgänger kommen, eine Pinguin-Handpuppe. Der Pinguin will mit dem einsamen Kind spielen. Frau J. weist den Pinguin aber zurück: »Ich will allein sein!« Der Therapeut führt einen anderen hilfreichen Doppelgänger in das Spiel ein, einen »Prinzen«. Frau J. weist auch diesen ab. Die Auseinandersetzung mit den fiktiven Helfern löst aber trotzdem die Konfusion der Mentalisation der Patientin auf: Sie erzählt spontan von ihrer Tätigkeit beim Roten Kreuz und von ihren dortigen Plänen. Der Therapeut ergreift die Puppe einer Prinzessin: »Ich bin die Muntere. Ich will die Welt erleben!« Die »Muntere« wundert sich über »das Mädchen, das allein ist«. Sie kann mit der nichts anfangen! Frau J. protestiert: »Ich will mich aber auch mal eingraben können. Das Alleinsein ist nicht schlecht! Ich habe mich da geborgen gefühlt!« In der folgenden Stunde meint Frau J.: »Die Woche war gut! Ich habe statt 10 % jetzt 40 % Gefühle in mir erlebt.«

Der Therapeut lässt die Patientin ihre Gefühle mit Steinen auf dem Tisch symbolisieren. Es gibt in ihr fünf verschiedene emotionale Zustände, »die Muntere, die manchmal sogar glücklich ist«, »die Ängstliche, die Angst hat vor allem Neuen«, die

»depressiv Traurige«, die »Wütende« und »die, die allein ist«. Der Therapeut und die Patientin konkretisieren gemeinsam diese Affektzustände als Handpuppen und bringen sie miteinander in Interaktion: Die Ängstliche und die Muntere reden miteinander über die Traurige usw. Dabei wird deutlich, dass »die Ängstliche« das gesunde Erwachsenendenken der Patientin repräsentiert. Sie vermittelt zwischen den anderen. Frau J.: »Die Muntere ist viel zu forsch. Aber so wie die Depressive, nur dasitzen, das möchte ich auch nicht!« Die Ängstliche verabschiedet sich von der Munteren und wendet sich der Traurigen zu. Beide sitzen sie mit viel Zeit einfach nur ruhig da. Frau J. weint während des »Spiels« immer wieder ein wenig. Sie ist sehr berührt. In der Nachbesprechung berichtet sie: »Bei mir haben sich in den letzten Wochen verschiedene Gefühlszustände entwickelt. Zuerst hatte ich Angst, den Brei in mir zuzulassen, in dem alle meine Gefühle vermischt waren. Ich wollte nicht fühlen, was gerade da war.« Der Therapeut symbolisiert diese »Angst« und den »Brei von Gefühlen« als kleine Steine. Er legt diese spielerisch zu den entsprechenden Handpuppen, die »Angst« zu der »Ängstlichen« und den »Brei von Gefühlen« zu der »Depressiven«. Bei einem gemeinsamen Rückblick auf das Erleben der Patientin in den letzten Wochen stellen die Patientin und der Therapeut fest: Je mehr die »Depressive« sich Zeit ließ, desto heller wurden die Gefühle. Je weniger Zeit sie aber hatte, desto dunkler waren die Gefühle. Der Therapeut: »Ich weiß, es ist für Sie schwer, so im Spiel Ihre Gefühle zu erfassen. Diese gemeinsame Arbeit hat mir aber geholfen, Sie besser zu verstehen.« Zwei Wochen später meint Frau J.: »Das mit den Puppen war wirklich anstrengend. Es hat mich aber auch erleichtert! Ich habe richtig gemerkt, dass ich Gefühle habe! Ich habe mich in den letzten Wochen auch nicht mehr so überfordert. Ich bin mehr zu mir selbst gestanden, anders als früher.«

Das Benennen und das Repräsentieren der aktuellen Affekte mithilfe von Handpuppen half der Patientin, sich in dem depressiven Nebel ihres Fühlens und Denkens zu orientieren. Die Patientin war durch diese Orientierungsarbeit ihren Stimmungen nicht mehr so ausgeliefert. Sie konnte sich bei Bedarf im Als-ob-Modus bewusst machen, in *welchem* Affekt sie sich in dem Interaktionssystem ihrer Affekte aktuell gerade befand. Der Therapeut *verbalisiert* bei einer solchen Orientierungs- und Integrationsarbeit *selbst als Doppelgänger stellvertretend für die Patientin* ihre Affekte und Wahrnehmungen

Zentraler Gedanke

Die Patientin integriert die Fragmente ihrer inneren Bilder durch das Handpuppenspiel im Als-ob-Modus des Spiels zu einem in sich stimmigen Interaktionssystem. Jedes Fragment bekommt in dem Interaktionssystem ein Existenzrecht. Das Spiel stoppt den Zerfall des Mentalisierens. Das neue Interaktionssystem wirkt auf die seelischen Prozesse der Patientin integrativ. Die *Idee der Integration* ist aber noch nicht die *Tat.*

Fallbeispiel 85 (Krüger, 1997, S. 44 f., etwas verändert): *Eine 40-jährige Patientin, Frau K., war mehrfach psychotisch dekompensiert. Sie hatte in der Einzelpsychotherapie zusammen mit dem Therapeuten symbolische Bilder und Metaphern benutzt. Diese stammten zum Teil auch aus nächtlichen Träumen. Das waren zum Beispiel der 13-jährige Junge »Peter«, das »Dornröschen«, das »Buddha-Kind« und die »schwarze Fee«. Die Patientin brachte diese Figuren selbst spontan immer wieder in einen Zusammenhang mit eigenen Körperempfindungen. Beispielsweise hatte sich, wenn sie ihre Milz spürte, »das Dornröschen wieder gemeldet«. Eines Tages überraschte die Patientin den Therapeuten mit der Mitteilung: »Der 13-jährige Junge ›Peter‹ und das ›Buddha-Kind‹ haben sich bei mir jetzt integriert. Ich bin sehr glücklich.« Der Therapeut freute sich über die Feststellung von Frau K. Aber er spürte, dass die von ihr behauptete »Integration« nur ein Produkt ihres kognitiven Denkens war. Die »Integration« schien nicht das Ergebnis eines wirklich gefühlten inneren Prozesses zu sein. Später stellte sich heraus: Die Patientin hatte in der Literatur gelesen, dass in der Therapie von Psychosen das Prinzip der »Integration« heilsam ist.*

Der Therapeut saß in der Falle. Er wollte die Patientin nicht mit seinen Zweifeln konfrontieren, um sie nicht zu kränken. Er wollte aber auch nicht einfach so tun, als ob er ihre Meinung teilte. Der Therapeut fand einen Ausweg aus diesem Dilemma. Er ging in die transmodale Haltung (siehe Kap. 9.5) und bot der Patientin an, ihm den Weg der Integration zwischen ihren inneren Figuren mit Handpuppen »zu zeigen und nachzuspielen«. Der Therapeut ließ die Patientin für jede ihrer oben beschriebenen inneren Figuren eine Handpuppe aussuchen und forderte sie auf: »Zeigen Sie, wie diese in Ihrem Inneren miteinander interagieren!« Der Therapeut übernahm bei dem daraus entstehenden Handpuppenspiel selbst jeweils die Gegenrollen. Er ließ die Patientin immer wieder einmal in die Rolle der Gegenfiguren tauschen, damit sie Autorin und Regisseurin ihres eigenen Integrationsprozesses blieb. Das Handpuppenspiel war lebendig und verlief unauffällig. Der Therapeut erlebte, dass die Identität der einzelnen inneren Figuren der Patientin im Spiel deutlich wurden. Sie nahmen miteinander tatsächlich Beziehung auf. Umso mehr staunte der Therapeut in der Nachbesprechung des Spiels, als. Frau K. plötzlich ganz erschüttert war und meinte: »Ich bin ganz erschrocken, wie zerstückelt meine Seele ist.« Er erkannte, dass das Handpuppenspiel die Integration zwischen den Fragmenten ihrer Seele überhaupt erst hergestellt hatte.

Die Patientin bearbeitete in dem folgenden halben Jahr in ihrer Therapie ihre Konflikte in ihrem sozialen Umfeld vorwiegend verbal. Sie spielte aber parallel dazu auch immer wieder ihre inneren Identitätskonflikte mit Handpuppen aus. Eines Tages überraschte sie den Therapeuten mit der Mitteilung: »Ich habe mich entschieden: Ich gebe es jetzt auf, alles integrieren zu wollen.« Der Therapeut war tief berührt von dieser großen Entscheidung und Einsicht. Offensichtlich hatte Frau K. jetzt die wahre Bedeutung des Wortes »Integration« erkannt. Sie hatte gemerkt, wie schwer es für sie war, Beziehungen zwischen den verschiedenen Fragmenten ihrer Seele herzustellen und jedem Teil in dem Ganzen ihrer Seele den angemessenen Platz zu verschaffen. Die Integration der Fragmente von inneren Bildern ist eine mutige und leidvolle innere Arbeit mit gefühlsmäßiger Beteiligung. Die Patientin beendete ein halbes Jahr später die Therapie. Sie war nach fünf weiteren Jahren noch nicht wieder in eine Psychose dekompensiert. Sie führte ohne medikamentöse Unterstützung weiterhin ein aktives, sozial anerkanntes Leben.

Das Handpuppenspiel mit Fragmenten des Selbst folgt dem Modell des *Handpuppenspiels,* das Straub in der Therapie von Kindern und in der Behandlung von Patienten mit Zwangsstörungen entwickelt hat (siehe Kap. 7.4). Der Therapeut übernimmt dabei jeweils die Gegenrollen zu der *von der Patientin* gerade gespielten Puppe. Er spielt diese nach den Vorgaben der Patientin so lange aus, bis ihm klar ist, was die von der Patientin *selbst* gespielte Figur gerade macht und was sie beabsichtigt. Dann werden die Puppen getauscht. Der Therapeut spielt die Handpuppe der Patientin entsprechend ihren Vorgaben. Er verstärkt dabei aber den emotionalen Ausdruck der Figur im Spiel um etwa 20 %. Die Patientin und der Therapeut lassen auf diese Weise *alle* an dem Konfliktsystem beteiligten Figuren miteinander interagieren. Sie versuchen, aus den Interaktionen zwischen den Figuren eine in sich sinnvolle Geschichte zu entwickeln. Die einzelnen Figuren entwickeln dadurch ihre je eigene Identität im Gesamtsystem des Konflikts. Die neuen Beziehungen zwischen den Fragmenten des Selbst und die Geschichte ihrer Interaktion koordinieren im weiteren Therapieverlauf die inneren Konfliktverarbeitungsprozesse der Patientin.

9.9 Die theoretischen und praktischen Erkenntnisse von Moreno und Casson

Moreno hat erstmals 1939 und 1945 seine neue Art der störungsspezifischen psychodramatischen Therapie von psychotisch erkrankten Menschen beschrieben. Er begründete sie auch theoretisch. Seine Erklärungen sind sehr aufschlussreich. Man muss sie nur in die heute übliche Sprache übersetzen: Die Patientin soll die Beziehungsbilder, die in der Psychose sich »außerhalb der spontanen Kontrollen« befinden, (also nicht im Als-ob-Modus gedacht werden können, Erg. vom Verf.), durch Handeln spielerisch »in ihre körperliche und mentale Erfahrung« zurückbringen (Moreno, 1939, S. 5). Moreno sprach schon 1945 von einer »Vorstellungs-Realität«, der »imaginary reality« (Moreno, 1945a, S. 3 f.), die durch die Hilfswelt-Technik aufgebaut werden müsse, wenn das Auto-Tele (die Beziehung zu sich selbst, Erg. vom Verf.) sich aufgelöst habe: »In dieser imaginierten Realität [...] findet die Patientin ein [...] Setting, in dem alle ihre halluzinatorischen und psychotischen Gedanken, Gefühle und Rollen gültig sind. [...] Sie findet auf der therapeutischen Bühne [...] eine neue ›Realität‹, die genau für sie geschneidert wurde.« Indem die Patientin in der Therapie darin »zur selben Zeit normal ist und ›als-ob‹-psychotisch, entwickelt sie spontane Kontrollen (die Fähigkeit, das Wahnerleben im Als-ob-Modus des Spiels bewusst zu erweitern und dadurch auch zu kontrollieren, Erg. vom Verf.). Das Ereignis außerhalb wird ein Teil von ihr selbst« (Moreno, 1939, S. 13 f.). Die Patientin kann den Prozess ihrer Wahnbildung selbst mit steuern: »Es hat ein Band gefunden zu ihrer eigenen Existenz.« »Durch den Durchgang durch die Verrücktheit konnte sie zu sich selbst zurückkehren und das Zentrum der Ereignisse werden« (Moreno, 1939, S. 25). Das Spielen des Wahns rufe »eine höhere Frequenz und eine größere Weite der Assoziationen hervor als die Wahnbildung in der Krankheit«. Es ermögliche der Patientin, »sich selbst in Handlung zu versetzen und aktiviert körperlich und mental ihre zentralen Konflikte. Sie fühlt dadurch klarer all die Möglichkeiten einer Lösung und sucht aus eigenem Willen nach einem neuen Weg, der sie aus ihren impotenten und perversen Anstrengungen herausführt. [...] Psychodrama umfasst den Geist und den Körper [...], vereinigt in der Handlung. Psychodrama bringt Geist und Körper [...] zu einer neuen Synthese« (Moreno, 1939, S. 28 f.).

Moreno machte bei seinem praktischen Vorgehen in der Psychotherapie von psychotisch kranken Menschen drei interessante Erfahrungen:

1. Die Patienten sollen in der Therapie *in ihrem Wahn handeln und nicht nur* von ihrem Wahn *berichten*. Sie gestalten ihren Wahnkonflikt mithilfe des Therapeuten im Als-ob-Modus des Spiels über die Realität hinaus weiter aus und versuchen, ihn zu lösen (siehe Kap. 9.5 und 9.6.5): »Aus der Sicht einer voll integrierten Persönlichkeit müssen auch die Teleformationen (die Beziehungsbilder, Erg. vom Verf.), die *während der psychotischen Phase* existieren, in die allgemeine Realität zurückgebracht werden. [...] Im Psychodrama ist die Produktion im vollen Sinne Kreieren« (Moreno, 1939, S. 4 ff.).
2. Die Hilfswelt sei für die Patienten notwendig »als ein Anker, um ihre Erfahrungen nicht immer auf das Niveau falscher Signale und Symbole reduzieren zu lassen« (Moreno, 1945a, S. 4). Die Patienten müssen nach Moreno (1945a, S. 6) während der Behandlung *nicht dauerhaft* in der »Realität« ihrer

psychodramatischen Hilfswelt sein, die für sie passend geschaffen wurde: »Es scheint ausreichend zu sein, wenn sie in besonders kritischen Zeiten in dieser imaginären Welt sind, um *Punkte der Koordination* des Wahns mit der dazugehörigen Realität zu kreieren.«

3. Die Zeit zwischen den Therapiesitzungen, in denen die Hilfswelt-Technik angewandt wird, sollte umso kürzer sein, je akuter die Wahnerkrankung ist (Moreno, 1945a, S. 5f.). »Die Pausen zwischen einer psychodramatischen Sitzung und der nächsten sollten flexibel bleiben, sorgfältig abgestimmt mit den inneren Aktivitäten der Patienten. In der psychodramatischen Arbeit können Patienten genauso leicht zu wenig behandelt werden wie zu viel.«
4. Der Therapeut darf sich mit einer spontanen Remission des Wahns seiner Patientin nicht zufriedengeben. Nach Morenos Erfahrung versuchen psychotisch Kranke, sich ihre Symptomfreiheit durch Anpassung ängstlich zu bewahren. Solange aber »nicht integrierte Anteile in bestimmter Weise neben dem eigentlichen Individuum vorhanden sind oder zerstreut […] außerhalb der *spontanen Kontrollen* der Patientin existieren, können ähnliche auslösende Ereignisse die Patientin immer wieder aus der Balance bringen« (Moreno, 1939, S. 5f.).

Der Therapeut soll deshalb mit der Patientin auch dann, wenn sie im Augenblick *nicht psychotisch* ist, immer wieder transmodal in die vergangenen Wahnerfahrungen hineingehen. Dadurch werden die mangelhaft mentalisierten Bereiche ihrer Seele prozesshaft organisiert. Die Fragmente der inneren Bilder werden in die Prozesse der Konfliktverarbeitung integriert. Moreno nannte sein Vorgehen in seinem ersten Aufsatz über Psychosetherapie 1939 »psychodramatic shock therapy«. Die Patientin kann mit der »psychodramatic shock therapy« die psychotischen Inhalte »allmählich integrieren und Kontrolle gewinnen […] über die Rollen, die sie während ihrer psychotischen Dekompensation spielte« (Moreno, 1939, S. 3). »Die Schocks, die einer auf den anderen folgen, hindern die Patientin daran, sich selbst vorzeitig von ihrer Krankheit zu befreien. Wir verlängern ihre Krankheit künstlich. Wir halten die Psychose in ihr lebendig.«

Psychosekranke aktualisieren, wenn sie erneut dekompensieren, oft wieder dieselben Wahninhalte. Wenn ein Kranker in der Psychose einmal glaubte, »ein Chip« zu sein, dann ist er davon auch bei seiner nächsten psychotischen Dekompensation überzeugt. Das ist ähnlich wie bei chronischen Albträumen. Spoormaker (2008) begründet das Wiederkehren derselben Inhalte *bei chronischen nächtlichen Albträumen* mit der »Drehbuchtheorie«: »Die mit dem Traum verbundene Angst ist so stark, dass sich die Handlung in das Gedächtnis einbrennt. […] Dieses Drehbuch wird immer dann aktiviert, wenn Szenen in normalen Träumen denen des Albtraumes ähneln oder Situationen als bedrohlich empfunden werden« (Die Zeit Nr. 32, S. 28, 04.08.11). Auch Wahninhalte brennen sich mit der Zeit in das Gedächtnis ein. Deshalb ist es so wichtig, dass Patienten, die *zum ersten Mal psychotisch dekompensiert* sind, ihre Wahninhalte möglichst schnell im Als-ob-Modus des Spiels unter die Kontrolle ihres Ichs bringen. Dann müssen in der Therapie nicht auch noch die Folgestörungen ausgeglichen werden, die durch das Trauma des eigenen »Verrücktwerdens« und durch eventuelle traumatisierende psychiatrische Behandlungen entstehen. Nach Gunkel (1999, S. 65 f.) sind bei 35 bis 51 % der schizophrenen Patienten die Kriterien einer posttraumatischen Belastungsstörung erfüllt.

Casson (2004) hat in einer Forschungsarbeit nachgewiesen, dass eine spezielle Art von *Dramatherapie* bei psychotisch kranken Menschen erfolgreicher und finanziell kostengünstiger ist als eine übliche stationäre oder rein medikamentöse Therapie. Er hatte von 1996–2000 zweiundvierzig psychotische Patientinnen und Patienten gruppentherapeutisch und einzeltherapeutisch behandelt. Er kommunizierte bei der Arbeit mit seinen Patienten ebenfalls transmodal. Er benutzte für das transmodale Spiel Handpuppen, Masken, Trommeln, Puppenhäuser, Tangram-Steine, Knöpfe, Bänder, Parfums, Make-ups, Babuschka-Puppen und Tierfiguren. Er arbeitete auf einem Glastisch mit vier Ebenen, gestaltete den Gruppenraum um oder setzte Rollenspiele ein.

Casson schilderte sein Vorgehen ausführlich an den Beispielen von zwei Fallbeschreibungen aus dem Einzelsetting: Die Therapie einer 40-jährigen psychotisch erkrankten Frau umfasste 156 Sitzungen (Casson, 2004, S. 126 ff.), die eines 34-jährigen Mannes nur 44 Sitzungen (Casson, 2004, S. 182 ff.). Beide waren schwer psychotisch erkrankt und am Ende ihrer Therapie symptomfrei. Casson (2004, S. 139 f., 143, 190) beschrieb dabei, wie er mit schwer destruktiven Impulsen der Patienten und mit Problemen in der therapeutischen Beziehung umging. Er machte die Erfahrung, dass der Therapeut mit der Patientin *durch das Herz ihres Wahns* hindurchgehen muss, um Erfolg zu haben. Die halluzinatorischen Stimmen drücken oft die Gefühle aus, die die Patienten *in der aktuellen Situation nicht direkt leben* können (Casson, 2004, S. 187). Casson machte in seiner Arbeit ebenfalls die Erfahrung, dass psychotisch erkrankte Menschen meistens traumatisierte Menschen sind. Er strebte in der Therapie von psychosekranken Patienten an, dass sie lernen, sich selbst und ihre Haltung gegenüber ihren Stimmen zu ändern. Sie sollen ihre Stimmen selbst steuern können, sodass sie weniger bedrohlich sind. Die Patienten sollen sich durch die Therapie selbst besser verstehen und ihre schweren Beziehungsstörungen verringern.

9.10 Gruppentherapie mit psychotisch erkrankten Menschen

Die psychodramatische Gruppentherapie von psychotisch erkrankten Menschen ist meistens *sozialpsychiatrisch* orientiert. Die Patientinnen und Patienten lernen in der Gruppe, *mit ihrer Krankheit zu leben.* Sie sollen ausreichend Medikamente nehmen, um ihre psychische Befindlichkeit zu verbessern. Stationäre Aufenthalte sollen unnötig oder kürzer werden. Die soziale und berufliche Integration wird gefördert. Die Beziehungsgestaltung zwischen dem Therapeuten und den Gruppenmitgliedern ist meistens klassisch psychiatrisch orientiert (siehe Kap. 9.3): Die psychotische Symptomatik wird *als Defizit* angesehen und nicht als paralogischer Ausdruck der Persönlichkeit erkannt. Ein störungsspezifisches Vorgehen nach dem im Kapitel 9.6 beschriebenen Therapiemodell mit transmodaler Beziehungsgestaltung ist in der Gruppe nur in Ausnahmefällen möglich und das dann auch nur in kurzen Sequenzen. Das wird deutlich in dem Fallbeispiel 74 (siehe Kap. 9.7) und dem Fallbeispiel 86 unten. Das Problem ist: Wenn der Therapeut sich transmodal auf die Wahnwirklichkeit einer Patientin bzw. eines Patienten einlässt, verwirrt das die Gruppenmitglieder in ihrem Lernziel, ihr wahnhaftes Erleben *als Krankheit* anzusehen. Die anderen Gruppenmitglieder bekommen Angst, *selbst* den Bezug zur Wirklichkeit zu verlieren, wenn sie im Wahn einer Protagonistin transmodal mitspielen sollen. Sie distanzieren sich deshalb spätestens in der Nachbesprechung eines Spiels von der Wahnwirklichkeit der Protagonistin: »Das ist ja wohl doch sehr unwahrscheinlich« (siehe Fallbeispiel 72 in Kap. 9.1). Eine solche Rückmeldung zerstört die therapeutische positive Wirkung des Spiels und *verstärkt sogar* oft die psychotische Symptomatik der Protagonistin. Denn die Wahnrealität stoppt den Zerfall des Selbst. Der Therapeut stellt sie in der mentalisationsorientierten Psychotherapie deshalb nicht von sich aus infrage.

Moreno hat in seinem Sanatorium in Beacon mit Psychosekranken *meistens im Einzelsetting* gearbeitet (Straub, 2010, S. 28). Er wusste sicher, warum er das tat (siehe Kap. 2.9.1). Das heißt aber:

Zentraler Gedanke

Wenn Psychodramatherapeutinnen oder Psychodramatherapeuten heute versuchen, mit 4–10 Psychosekranken *Gruppentherapie* nach dem im Kapitel 9.6 beschriebenen Therapiemodell zu machen, überfordern sie die Patienten und sich selbst.

Manche Therapeuten nehmen deshalb nur solche psychosekranken Patienten in die Gruppe auf, »die gruppenfähig und zu einem psychotherapeutischen

Arbeitsbündnis imstande sowie bereit sind, sich auf die Methode einzulassen« (Bender und Stadler, 2012, S. 85). Diese *Auswahlkriterien* schließen aber fast alle psychosekranke Patienten aus der Gruppentherapie aus. Denn psychosekranke Patienten leiden definitionsgemäß oft unter Denkstörungen, stärkeren Kontaktstörungen oder einem Wahn.

Man kann als Therapeut das Psychodrama auch vereinfachen und als *pädagogisches Rollenspiel anwenden.* Der Therapeut verzichtet dabei auf die zentralen Psychodramatechniken Doppeln, Spiegeln, Rollentausch und Szenenwechsel. Er geht im pädagogischen Rollenspiel (Arbeitskreis Pädagogisches Rollenspiel e. V., APR, 1989) *nicht* auf die Wahninhalte der Patienten ein. Die Gruppenteilnehmer arbeiten *protagonistzentriert* in *übenden* Rollenspielen ohne Rollentausch an Gegenwartskonflikten. Sie überprüfen darin zum Beispiel das eigene Verhalten im Umgang mit ihren Vorgesetzten am Arbeitsplatz, mit Arbeitskollegen oder auch mit Mitbewohnern in ihrer Wohngruppe und versuchen, es zu verbessern.

Die *sozialpsychiatrisch* orientierte psychodramatische Gruppentherapie fördert die Kommunikation der Gruppenmitglieder untereinander, ihre Spielfähigkeit und ihre Rollenflexibilität. Sie verändert aber nicht die zentrale metakognitive Störung von psychotisch erkrankten Patienten. Der Therapeut kann in der Gruppe auch *themenzentriert* vorgehen. Er kann zum Beispiel ein Seil als *»Lebenslinie«* auf den Boden legen und die Patienten bitten, an dem Seil entlang »Symbole für die wichtigen Ereignisse in ihrem Leben hinzulegen«. Der Anfang des Seils steht für die Geburt des Patienten und die Mitte des Seils für sein jetziges Lebensalter. Die Patientinnen und Patienten machen so kenntlich, wann es in ihrem Leben gute Zeiten gab und wann eine Krankheitsphase auftrat. In der nächsten Gruppensitzung können sie jeder für sich einen *persönlichen Notfallplan* entwickeln (siehe Kap. 9.6.3). Sie schreiben den Notfallplan auf, nehmen ihn mit nach Hause und versuchen, ihn bei Bedarf anzuwenden. Bei der Übung *»ärztliche Visite«* (Moreno, 1945a, S. 9) bittet der Therapeut eine Patientin, die fiktive Rolle ihrer eigenen Ärztin zu spielen. Die Patientin soll den Therapeuten *aus der Rolle ihrer Ärztin heraus* über ihren Krankheitsverlauf informieren. Sie beschreibt in dieser Rolle aus der Metaposition heraus ihren jetzigen Zustand. Sie gibt als »Fachkraft« Empfehlungen für ihre eigene Therapie. Die Gruppenteilnehmerinnen und Gruppenteilnehmer fühlen sich bei der *themenzentrierten Gruppenarbeit* in den anderen ein und geben sich wechselseitig Sharings. Sie erkennen sich manchmal in dem anderen selbst wie in einem Spiegel. Sie lernen, sich selbst und den anderen besser zu verstehen.

Auch *Stegreifspiele* sind möglich und hilfreich. Das sind spontane Gruppenspiele *ohne* Rollentausch. Der Therapeut lässt die Gruppenteilnehmer dazu ein gemeinsames Gruppenthema formulieren und dieses in ein symbolisches Bild übersetzen. Die Teilnehmer spielen das Thema dann mit verteilten Rollen als Gruppenspiel. Dabei wird zum Beispiel aus der Aussage »Ich bin in meiner Freizeit lustlos« das symbolische Bild »Die Familie sitzt am Sonntagmorgen am gemeinsamen Frühstückstisch und überlegt, was sie tun könnte«. Der Therapeut fordert die Gruppenteilnehmer auf, sich in diesem Bild eine Rolle zu suchen und diese zu übernehmen: »Wer spielt den Vater? Wer die Mutter? Wer mag eines der Kinder spielen?« Die Teilnehmer können in dem Symbolspiel die Lustlosigkeit genussvoll ausleben. Oder sie entwickeln unkonventionelle Wünsche und gestalten diese in der Fantasie aus. Ein anderes Thema für ein Stegreifspiel ist das symbolische Bild »psychiatrische Klinik«. Die Übernahme von *Rollen anderer Menschen* in Stegreifspielen macht es den Patienten leichter, *im Schutz dieser fiktiven Rollen* zu den Mitpatienten Beziehung aufzunehmen, sich abzugrenzen oder sich zu streiten.

Der Therapeut ist in der Gruppentherapie mit Psychosekranken insgesamt aktiver als in der Behandlung von neurosekranken Menschen. Er strukturiert die Gruppensitzungen stärker. Er wertet auch unvollkommene Lösungen als Lösungen. Die Gruppentherapie von psychosekranken Patienten ist therapeutisch wirksam, obwohl die Patienten in der Gruppenarbeit unbeholfener sind als neurotische Patienten. Bender, Braunisch und Kunkel (1991) haben in einer wissenschaftlichen Untersuchung nachgewiesen, dass Psychosekranke in der psychodramatischen Gruppenpsychotherapie im Vergleich mit Patienten, die nur Freizeitklubs besuchten, therapeutisch deutlich bessere Ergebnisse erzielten.

Empfehlung
Bei der psychodramatischen Behandlung von psychotisch erkrankten Menschen gibt es eine wichtige *Kontraindikation.* Die Beziehungsklärung mit einer nahen Bezugsperson mithilfe des psychodramatischen Dialogs mit Rollentausch *ist zu vermeiden.* Sie kann zu einer psychotischen Dekompensation führen.

Bei Psychosekranken ist *ein spontan auftretender* offener Konflikt *mit einer nahen Bezugsperson* im Alltag oft ein Hinweis auf den Beginn einer neuen psychotischen Dekompensation. Bei einem offenen Konflikt mit einer nahen Bezugsperson ist die Abwehr der Patientin durch Anpassung aufgelöst. Sein Abwehrsystem ist zusammengebrochen. Auch der psychodramatische Dialog mit Rollentausch löst die Abwehr durch Anpassung auf (siehe Kap. 8.4.2). Er aktiviert in der Konfliktverarbeitung das Selbst der Patienten. Das aktualisiert eventuell alte Traumaerfahrungen und aktiviert alte pathologische Introjekte.

Der Doppelgängerdialog und die Hilfswelt-Technik (siehe Kap. 9.6) sind in der Gruppentherapie im Allgemeinen kontraindiziert. Ausnahmen wie im

Fallbeispiel 74 in Kapitel 9.7 oder im Fallbeispiel 86 (siehe unten) sind möglich. Der Therapeut sollte dabei sehr kleinschrittig vorgehen, ganz nach dem Motto: »Weniger ist mehr.« Schon allein das Konstruieren des Interaktionssystems für die Wahninhalte kann therapeutisch wirksam sein.

Fallbeispiel 86 (Matthias Ewald, 1997, mündliche Mitteilung): *Der Therapeut bemerkte in einer Psychotikergruppe in der Tagesklinik, dass ein Patient sich zurückzog. Er hörte offensichtlich wieder akut Stimmen. Er sprach den Patienten an. Dieser bestätigte die Vermutung. Der Therapeut ließ den Patienten daraufhin alle Stimmen im Raum aufstellen. Es waren fünf. Seine Mitpatientinnen und Mitpatienten übernahmen die Rollen der Stimmen. Jede der »Stimmen« bekam einen für sie typischen Satz zugewiesen. Die Mitpatienten wiederholten in ihrer Rolle als »Stimme« dem Patienten gegenüber diesen Satz. Diese einfache Technik führte dazu, dass bei dem Protagonisten das Stimmenhören prompt verschwand. Seine Medikation musste nicht erhöht werden. Offensichtlich erlebte der Patient schon allein das Aufstellen des Interaktionssystems des Wahns auf der Zimmerbühne als eigenes aktives Handeln gegenüber seinen »Stimmen«. Der Zerfall seines Mentalisierens wurde gestoppt. Der Patient dekompensierte aber nach einem halben Jahr erneut. Er hörte in der Gruppe wieder Stimmen. Der Therapeut wollte in dieser Situation therapeutisch ähnlich vorgehen. Die Gruppenmitglieder waren aber diesmal nicht bereit, bei der Aufstellung der Stimmen des Patienten im Gruppenraum die Rolle einer Stimme zu übernehmen. Eine psychotherapeutische Arbeit im transmodalen Beziehungsmodus war deshalb nicht möglich.*

Garde, Erdmann, Sander und Drees (1987) haben für die Arbeit *auf der psychiatrischen Akutstation* ein spezielles Format des Psychodramas entwickelt, das »*Märchendrama*«. Ute Siebel (1998, mündl. Mitteilung) wandte diese Gruppenmethode fünfzehn Jahre lang mit Erfolg auf der psychiatrischen Akutstation der Medizinischen Hochschule in Lübeck an. Sie schildert die Schritte des Vorgehens wie folgt: Einmal in der Woche findet auf der Station eine »Märchengruppe« statt. Alle Patienten *und Therapeuten* der Station nehmen daran teil. Sie denken sich zusammen eine märchenhafte Geschichte aus. Eine Therapeutin bzw. ein Therapeut beginnt. Eine andere Therapeutin geht mit einem Tonbandgerät von einem Gruppenmitglied zum nächsten und nimmt das Gesprochene auf. Auf diese Weise entwickelt sich eine *Fortsetzungsgeschichte. Jeder* trägt zu der Geschichte einen Teil bei. Wenn die Geschichte zu Ende erzählt und auf dem Tonband gespeichert ist, macht die Gruppe eine kurze Pause. Zwei oder drei Gruppenmitglieder und zwei Therapeuten fassen als »Theaterdramaturgen« die Geschichte zusammen. Sie legen fest, welche Rollen in dem Märchen vorkommen. Danach kommt die Gruppe wieder zusammen. Die »Theaterdramaturgen« erzählen der Gruppe die Geschichte noch einmal in einer Zusammenfassung. Sie benennen die Rollen und fordern die Gruppenteilnehmer auf, sich jeder für das Märchenspiel eine der Rollen auszusuchen. Anschließend spielen die Patienten und die Therapeuten das Märchen von Anfang bis zum Ende nach. Ute Siebel erzählte, dass sie als Stationsärztin einmal eine »Gretel gespielt hat, ein hochpsychotischer Patient den Hänsel und der Stationspfleger den Wolf«. Der hochpsychotische Patient habe als Hänsel sie, »Gretel«, die Stationsärztin, vor dem »bösen Wolf«, dem Stationspfleger, beschützt.

Das stationäre Märchendrama kann helfen, die Beziehungen auf der Station zu erweitern, zu strukturieren und zu integrieren. Die Beteiligten erleben sich im Märchenspiel gegenseitig von einer ganz anderen Seite. Es entstehen neue *gemeinsame innere Beziehungsbilder,* in denen das Gute über das Böse siegt. Diese wirken sich auf den Alltag auf der Akutstation ordnend aus. Die therapeutische Gemeinschaft auf der Station wird in ihren Beziehungen flexibler und kreativer. Es ist zu vermuten, dass eine Märchendrama-Gruppe die Kosten für die medikamentöse Behandlung auf einer psychiatrischen Akutstation vermindert. Es wäre eine wissenschaftliche Untersuchung wert, diese Hypothese zu überprüfen.

Zentraler Gedanke

Der Therapeut und die Patientin versuchen im Doppelgängerdialog und in der Hilfswelt-Technik mit Psychosekranken immer wieder ernsthaft, den Wahn *in der Realität* zu verwirklichen. Bei allem Ernst und aller existenziellen Not wird dadurch das Absurde des Wahns erlebbar. Es entsteht *Witz und Humor* (siehe die Fallbeispiele 75 und 82) und bisweilen eine Katharsis durch Lachen. Man versteht plötzlich, was Moreno (1959, S. 89) meinte, wenn er von sich sagte, er sei »der, der das Lachen in die Psychiatrie gebracht« habe.

Die hier beschriebenen mentalisationsorientierten Handlungsmethoden Doppelgängerdialog, Hilfswelt-Technik, Aufstellen der Ich-Zustände Traum-Ich und Alltags-Ich und die Integration von Selbstfragmenten durch das Handpuppenspiel erweitern die Möglichkeiten der störungsspezifischen Psychotherapie von psychotisch erkrankten Menschen um direkt metakognitiv wirksame, mentalisationsorientierte Handlungstechniken. Sie lösen die natürliche Gegenübertragungsreaktion des Therapeuten auf das psychotische Denken der Patienten immer wieder auf. Sie verhindern die Chaotisierung der Seele des Therapeuten. Der Therapeut bleibt psychotherapeutisch *handlungsfähig.* Die gemeinsame therapeutische Arbeit wird lebendiger.

10 Suchterkrankungen

10.1 Das Besondere in der Psychotherapie von Suchtkranken

Die Therapie von Suchtkranken ist ein relativ junges Fachgebiet der Psychiatrie und Psychotherapie. Alkoholismus ist von der Weltgesundheitsorganisation erst 1952 als Krankheit anerkannt worden, in Deutschland erst 1968. Die Ausbildung von Psychiatern und Psychotherapeuten in Suchttherapie beschränkte sich noch in den 1970er-Jahren auf die *symptombezogene Therapie* von Folgen der Abhängigkeitskrankheit. Ich habe selbst die *Psychotherapie* von Suchtkranken gelernt (Krüger, 1988) von 1974 bis 1976 in einer sozialpsychiatrischen Beratungsstelle und danach in meiner Praxis als Psychiater und Psychotherapeut. Ab 1977 saß ich 34 Jahre lang jeden Donnerstagabend 90 Minuten lang in einer Suchtkrankengruppe mit 10–18 Teilnehmerinnen und Teilnehmern.

Viele Psychotherapeutinnen und Psychotherapeuten vermeiden, Patienten mit Suchtproblemen in Behandlung zu nehmen. In einem Seminar über Suchttherapie nannten die Teilnehmerinnen und Teilnehmer dafür die folgenden Gründe: »Ich habe dazu keine Affinität.« »Ich habe kein Vertrauen.« »Ich habe keinen Erfolg.« »Das ist so schwer zu verstehen.« »Ich nehme die nicht, weil ich keinen stationären Hintergrund habe.« »Die Drogenabhängigen haben mich so oft in die Irre geführt, ich habe die gehasst.« »Ich kann mit dem Alkohol nicht konkurrieren.« Nur ein einziger Teilnehmer widersprach diesen resignativen Äußerungen: »Die faszinieren mich, sie sind für mich eine Herausforderung. Ich mag Herausforderungen.« Die meisten Psychotherapeutinnen und Psychotherapeuten haben nicht gelernt, ihre Hilflosigkeit und Ohnmacht in der Beziehung zu ihren suchtkranken Patienten *konstruktiv* zu nutzen. Auch ich selbst bin als junger Psychiater bei dem Versuch der Psychotherapie von Abhängigkeitskranken zunächst gescheitert.

Fallbeispiel 87: *Ein alkoholabhängiger Leutnant der Bundeswehr, Herr A., kam ein halbes Jahr lang wöchentlich zu mir in die Poliklinik zu einer tiefenpsychologisch fun-*

dierten Einzelpsychotherapie. Ein Jahr nach Ende der Therapie traf ich ihn zufällig bei einem Besuch in einer Suchtklinik wieder. Er erzählte mir lachend: »Ich habe damals während meiner Behandlung zwei Tage vor einer Therapiesitzung immer mit dem Trinken aufgehört. Wenn ich dann bei Ihnen gewesen war, habe ich wieder angefangen.«

Fallbeispiel 88: *Auch eine Distraneurin-süchtige Patientin war bei mir ein halbes Jahr lang in Einzeltherapie. Ich ließ sie ihre Konflikte mit ihrer Mutter und anderen Bezugspersonen psychodramatisch bearbeiten. Dabei erlebte ich sehr viel, die Patientin aber offenbar deutlich weniger. Ich fragte sie in jeder Sitzung, wie viele Kapseln Distraneurin sie in der letzten Woche genommen hatte. Wenn es »nur« 3–4 täglich waren, freute ich mich über die »Fortschritte« der Therapie. Wenn es doch wieder 6–8 Kapseln täglich waren, war ich enttäuscht. Wir beendeten die Therapie ohne wesentliche Besserung der Symptomatik. Die Patientin machte später eine Entzugsbehandlung.*

Typische Probleme in der Psychotherapie von Suchtkranken sind: 1. Die Patienten werden immer wieder rückfällig. Sie *wollen* zwar abstinent leben, sie schaffen das aber nicht. 2. In der Psychotherapie treten durch die Rückfälle immer wieder Krisen auf. Die Rückfälle machen die Fortschritte in der Therapie zunichte. Das entmutigt Therapeutinnen und Therapeuten *und aber auch* die Patientinnen und Patienten. 3. Die Patienten leiden zwar unter den Folgen ihrer Sucht, sie geben ihrer Sucht in ihrer Krankheitsentwicklung aber nicht die angemessene Bedeutung. 4. Die Patienten belügen *sich selbst und andere.* Sie tun das halb bewusst und halb unbewusst, um trotz negativer Folgen weiter Suchtmittel nehmen zu können. 5. Sie verführen *durch ihre Selbsttäuschung* die Therapeutin oder den Therapeuten, ihr Suchtproblem in der Behandlung zu übersehen oder *nur als Folge* von psychischen Problemen oder Konflikten zu verstehen.

Zentraler Gedanke

Abhängigkeitserkrankte haben zunächst Suchtmittel genommen, weil sie Probleme hatten. Im Stadium der Abhängigkeit kehren sich Ursache und Wirkung aber um. Die Betroffenen *haben Probleme, weil sie Suchtmittel zu sich nehmen.*

Fallbeispiel 89 (Krüger, 2004, S. 165, verändert): *Ein neuer Gruppenteilnehmer, Herr C., erzählte in der Gruppensitzung von seinem Alkoholproblem und seinen Eheproblemen. Er fragte am Ende: »Ich trinke wegen der Probleme in meiner Ehe. Was kann ich dagegen tun?« Der Therapeut wollte mit dem Patienten weiter über sein Eheproblem reden. Eine erfahrene Gruppenteilnehmerin aber antwortete auf die Frage des Neuen spontan: »Lösen Sie doch Ihre Eheprobleme, dann brauchen Sie* *nicht mehr zu trinken!« Der Therapeut staunte. Dann verstand er plötzlich: »Genau das ist es. Solange der Patient trinkt, wird er seine Eheprobleme nicht angehen und nicht lösen können.«*

Die oben erwähnten elf Teilnehmer an einem Suchtseminar vermuteten zu Beginn des Kurses bei insgesamt 17 ihrer Psychotherapiepatienten und Klienten ein Suchtproblem. Am Ende des Seminars schätzten sie die Zahl auf insgesamt 62 ihrer Patienten. Die Zahl ihrer Suchtpatienten stieg also durch die differenzierte Auseinandersetzung mit dem Thema durchschnittlich *auf das Vierfache.*

Zentraler Gedanke
Viele Therapeutinnen und Therapeuten entscheiden sich, Abhängigkeitskranke *nicht* in Psychotherapie zu nehmen. Wenn sie genau hinsehen, merken sie aber, dass sie schon eine ganze Reihe von Abhängigkeitskranken in Therapie haben, *ohne sie als solche zu erkennen.* Das hier beschriebene störungsspezifische Therapiemodell soll Psychotherapeutinnen und Psychotherapeuten Mut machen, sich mit dem Thema »Suchttherapie« näher zu beschäftigen.

10.2 Die Definition von Sucht und Abhängigkeit

Wichtige Definition
Die Weltgesundheitsorganisation definierte 1957 »Sucht« als »einen Zustand periodischer oder chronischer Vergiftung, hervorgerufen durch den wiederholten Gebrauch einer natürlichen oder synthetischen Droge«. Bei einer Sucht liegen *gleichzeitig* vor: 1. ein *unbezwingbares Verlangen* zur Einnahme und Beschaffung des Mittels, 2. eine Tendenz zur *Dosissteigerung* (Toleranzerhöhung), 3. die psychische und meist auch physische *Abhängigkeit von der Wirkung* der Droge und 4. die *Schädlichkeit* für den Einzelnen und/oder die Gemeinschaft.

Diese Sucht definition der WHO ist auch anwendbar für *nicht-substanzgebundene* Abhängigkeitserkrankungen (siehe Kap. 10.12). Man muss in der Definition das Wort »Mittel« oder »Droge« nur ersetzen durch die spezielle Art des süchtigen Handelns, zum Beispiel das Spielen an Automaten oder Pornosucht. 1968 wurde von der WHO beschlossen, den Begriff »Sucht«, drug addiction, durch den der »Abhängigkeit«, drug dependence, zu ersetzen. Im *Gespräch mit Patienten* ist der deutsche Begriff »abhängig« aber unscharf. Er verharmlost die *existenzielle* Bedrohung von Suchtkranken durch den Verlust der Würde als Mensch und durch die Bedrohung durch den Tod (Peter Gallus, 2017, mündliche Mitteilung). Wenn ein Patient mehrere Jahre lang nachts zum Schlafen eine halbe Schlaftablette nimmt, ist er im allgemeinen deutschen Sprachverständnis zwar von der Wirkung der Tablette *»abhängig«, er ist aber nicht »süchtig«*. Denn er hat die Dosis *nicht gesteigert*. Er hat durch die Tabletteneinnahme auch *noch keinen Schaden* erlitten. Ich benutze deshalb in diesem Buch das Wort »suchtkrank«, wenn das subjektive Erleben der Betroffenen zum Ausdruck kommen soll. Ich wende das Wort »abhängig« an den Stellen an, an denen der *Fachbegriff* »Abhängigkeitserkrankung« gemeint ist.

Zentraler Gedanke

Die *vier* Kriterien der WHO müssen *sämtlich* erfüllt sein, um von Sucht bzw. Abhängigkeit zu sprechen. Die vier Kriterien sind eine wichtige Orientierung für die Diagnostik und für die Selbsterkenntnis von abhängigen Patienten. Therapeutinnen und Therapeuten sollten diese Kriterien nicht verändern oder abschwächen.

So hat zum Beispiel Kern (2013, S. 24) im Bemühen um ein *rollentheoretisch begründetes Suchtverständnis* die Definition von Sucht viel zu allgemein gefasst: »Einer an Abhängigkeit leidenden Person ist es in bestimmten Situationen unmöglich, in adäquaten Rollenkonfigurationen zu reagieren, auch wenn dieses Verhalten für die Gesundheit dieser Person und/oder deren soziale Integrität abträglich ist.« Diese Definition kennzeichnet nicht das Spezifische an einer Abhängigkeit. Denn auch Menschen mit einer Depression, Neurose oder Psychose *ohne* Suchtmittelmissbrauch sind in bestimmten Situationen nicht fähig, »in adäquaten Rollenkonfigurationen zu reagieren, auch wenn dieses [...] für die Gesundheit dieser Person [...] abträglich ist«.

Es gibt Abhängigkeitserkrankungen *mit* Suchtmittelmissbrauch und Abhängigkeitserkrankungen *ohne* Suchtmittelmissbrauch. Die Diagnose »Psychische und Verhaltensstörungen« *mit Suchtmittelmissbrauch* (ICD-10 F10, F19) bezeichnet einen Missbrauch von Alkohol (F10.-), Opioide, Cannabinoide (F12.-), Sedativa oder Hypnotika (F13.-), Kokain, Stimulanzien, Halluzinogene, Tabak, flüchtige Lösungsmittel *oder* einen multiplen Substanzgebrauch (F19.-). Dabei kann es jeweils zu *akuten Intoxikationen* (bei Alkohol F10.0) kommen, zu *schädlichem Gebrauch* (F10.1), zu einem *Abhängigkeitssyndrom* (F10.2), zu einem Entzugssyndrom (F10.3), zu einem Entzugssyndrom mit Delir (F10.4), zu einer psychotischen Störung (F10.5), zu einem amnestischen Syndrom (F10.6), zu einem »Restzustand und einer verzögert auftretenden psychotischen Störung« (F10.7) und zu *sonstigen* psychischen Störungen und Verhaltensstörungen (F10.8). Bei einem »Restzustand« leiden die Patienten nach der ICD-10 unter »Veränderungen der kognitiven Fähigkeiten, des Affektes, der Persönlichkeit oder des Verhaltens über einen Zeitraum hinaus [...], in dem noch eine direkte Substanzwirkung angenommen werden kann«. Zu den *Abhängigkeitserkrankungen ohne Suchtmittelmissbrauch,* den Verhaltensabhängigkeiten, in Englisch »behavioral addictions« (siehe Kap. 10.12), gehören zum Beispiel Essstörungen (F50.-), abnorme Gewohnheiten und Störungen der Impulskontrolle (F63.-) wie zum Beispiel das pathologische Spielen (F63.0), pathologische Brandstiftung (F63.1), pathologisches Stehlen (F63.2), Sexsucht, Pornosucht oder Internetspielsucht.

Der *»schädliche Gebrauch« von Suchtmitteln* ist nach der ICD-10 definiert als »Konsum psychotroper Substanzen, der zu Gesundheitsschäden führt, zum Beispiel Leberschäden oder Depressionen«. Patientinnen und Patienten mit Problemtrinken, Erleichterungstrinken oder Gelegenheitstrinken betreiben in diesem Sinne einen *schädlichen Gebrauch von Alkohol,* sie sind also durchaus *auch alkoholkrank.* Sie leiden aber nicht an einem Abhängigkeitssyndrom. Denn bei schädlichem Gebrauch fehlt das WHO-Kriterium des »unbezwingbaren Verlangens zur Einnahme und Beschaffung des Suchtmittels«. Die Anonymen Alkoholiker (AA) nennen das »unbezwingbare Verlangen« *»Kontrollverlust«.*

Wichtige Definition

Ohne Kontrollverlust gibt es keine Abhängigkeit. Ein Patient mit Kontrollverlust hat einen Schaden durch seinen Suchtmittelkonsum erlitten und sich deshalb *bewusst entschieden,* weniger oder nichts mehr zu trinken. Er kann *diesen eigenen selbst gefassten Vorsatz* dann aber nicht einhalten. Ein Kontrollverlust in diesem Sinne tritt ein, wenn *eine* der folgenden Kriterien erfüllt ist: 1. Der Betroffene nimmt entgegen seinem Vorsatz wieder Suchtmittel zu sich. 2. Er konsumiert mehr, als er sich vorgenommen hatte. 3. Der Betroffene verkürzt die geplante Abstinenzphase.

Patienten mit *»schädlichem Gebrauch«* von Alkohol können anders als Abhängigkeitskranke *definitionsgemäß* ihren Suchtmittelgebrauch noch kontrollieren (siehe Abb. 24). Sie vermindern den Konsum bei Bedarf oder lassen ihn sogar ganz. *In diesem Stadium* kann die psychotherapeutische Behandlung einer Depression, eines Borderline-Syndroms oder einer Traumafolgestörung noch erfolgreich sein. Die Therapeutin sollte in einem solchen Fall den schädlichen Gebrauch des Suchtmittels mit ihrem Patienten aber ernsthaft besprechen. Denn eine Psychotherapie ist deutlich weniger wirksam, wenn der Patient während seiner Behandlung täglich abends »zwei Gläser« Wein trinkt, also 0,4 Liter. Oder wenn er am Tag einen Liter Bier trinkt oder täglich Haschisch konsumiert.

Empfehlung
Die Therapeutin handelt in einem solchen Fall mit dem Patienten einen Vertrag aus. Er soll seinen Suchtmittelkonsum ganz weglassen oder wenigstens deutlich reduzieren. Er soll sich zum Beispiel entscheiden, »nur noch in Gesellschaft zu trinken und dann auch nur noch maximal ein Glas«. Das Aushandeln eines solchen Vertrags hilft der Therapeutin bei der Diagnostik und verbessert den Therapieerfolg des Patienten.

Wenn der Patient einen solchen Vorsatz fasst und diesen dann *nicht einhalten kann,* ist er meistens doch schon abhängigkeitskrank. Seine Fähigkeit zur Konfliktverarbeitung und die Mitarbeit in der Psychotherapie sind dann beeinträchtigt. Denn die Betroffenen gleiten immer wieder ab in süchtiges Denken und Handeln (siehe Kap. 10.5).

Es gibt zwei Arten von *abhängigem oder süchtigem Gebrauch von Suchtmitteln,* das Spiegeltrinken und das exzessive Trinken. In beiden Fällen erleidet der Betroffene durch seinen Suchtmittelmissbrauch Schäden und trinkt trotzdem weiter. Er kann die Menge des Suchtmittels nicht kontrollieren. Es besteht nach der ICD-10 »ein starker Wunsch, die Substanz einzunehmen, Schwierigkeiten, den Konsum zu kontrollieren, und anhaltender Suchtmittelgebrauch *trotz schädlicher Folgen*«. Meistens haben die Betroffenen schon vor Beginn der Alkoholabhängigkeit *anders* als andere, übermäßig, häufiger, hastig oder mit Gedächtnislücken getrunken. Beim *Spiegeltrinken* haben sich die physiologischen Prozesse des Körpers so auf die kontinuierliche Alkoholzufuhr eingestellt, dass spätestens nach zwölf Stunden Abstinenz Entzugserscheinungen wie Händezittern, Herzrasen und Schwitzen auftreten. Der übermäßige Alkoholkonsum ist den Spiegeltrinkern weniger anzumerken als Gesunden, die die gleiche Menge Alkohol getrunken haben. Denn ihr Körper hat sich an einen bestimmten Alkoholspiegel im Blut gewöhnt. Spiegeltrinker können zum Beispiel trotz 2,5 Promille Alkoholspiegel im Blut ihr Gleichgewicht beim Gehen oft noch gut koordinieren, wenn sie wegen des Verdachts auf Trunkenheit im Straßenverkehr klinisch untersucht werden. Sie sind trotz ihres ständigen übermäßigen Alkoholkonsums oft auch noch lange Zeit arbeitsfähig. Spiegeltrinker trinken Alkohol kontinuierlich verteilt über den ganzen Tag. Sie tun das oft jahrelang, ohne dass sie durch ihren Alkoholkonsum auffallen. *Tägliches exzessives Trinken* bis hin zu Gedächtnislücken ist dagegen nur 3–14 Tage lang möglich. Denn es führt schnell zu körperlichen, familiären und sozialen Problemen. Der Patient wird im Vollrausch zur hilflosen Person und wird irgendwann in eine Klinik eingewiesen.

Eine Abhängigkeitserkrankung traumatisiert die Seele durch den Zwang, *wider alle Vernunft* Suchtmittel zu konsumieren (Krüger, 2004, S. 166). Der

Betroffene sitzt durch den Kontrollverlust gleichsam in der Falle: 1. Er verliert jedes Mal, wenn er gegen den Alkohol kämpft. 2. Er kann durch seine Abhängigkeit aber auch nicht vor dem Alkohol fliehen. 3. Er ist durch die eintretenden körperlichen, seelischen und sozialen Schäden dauerhaft einer nicht zu bewältigenden Stresssituation ausgesetzt: Der Führerschein geht verloren. Die Ehefrau trennt sich. Der Arbeitgeber schreibt eine Abmahnung. Es häufen sich Schulden an. Es entsteht ein Leberschaden. 4. Der Betroffene muss seinen Suchtmittelgebrauch im Laufe der Zeit steigern, weil sich seine *körperliche* Toleranz gegenüber dem Suchtmittel erhöht. 5. Seine Versagensgefühle, seine Scham, seine Ängste und seine Schuldgefühle verhindern die gewünschte Wirkung des Suchtmittels. Der Patient muss die Alkoholmenge steigern, damit die gewünschte seelische Wirkung doch noch eintritt.

Eine *»chronische Suchterkrankung«* ist gekennzeichnet durch anhaltende körperliche und seelische Schäden und familiäre oder soziale Desintegration bei abhängigem Gebrauch von Suchtmitteln.

10.3 Epidemiologische Zahlen und Behandlungsstatistiken

Die medizinische Bedeutung von Abhängigkeitserkrankungen und ihre Auswirkungen auf die Gesellschaft wird stark *unterschätzt.*

Zentraler Gedanke

Nach einer Untersuchung des Instituts für Therapieforschung in München (Kraus, Piontek, Pabst und Gomes de Matos, 2014, S. 9) betrug die Zahl der Alkoholabhängigen in Deutschland 2012 1,65 Millionen. Weitere 1,69 Millionen Menschen tranken sehr viel. 7,4 Millionen tranken mehr Alkohol als die von Experten empfohlene Höchstmenge.

4,17 Millionen Menschen waren tabakabhängig. 229 000 waren cannabisabhängig. 1,74 Millionen waren abhängig von Schmerzmitteln, Schlafmitteln oder Beruhigungsmitteln. Suchtkranke leiden oft an einer psychischen *Zweiterkrankung.* Nach einer Übersichtsarbeit (mehr als 53 Studien) von Simpson und Miller (2002) (zitiert nach Schäfer und Reddemann, 2005) sind 27–67 % der suchtkranken Frauen in der Kindheit sexuell missbraucht worden und 9–29 % der Männer. 33 % der Frauen wurden in der Kindheit körperlich misshandelt und 24–33 % der Männer. Es besteht ein enger Zusammenhang (Schmidt, 2000; Harrison, Edwall, Hoffman und Worthen, 1990, zitiert nach Schäfer und Reddemann, 2005) zwischen der Schwere der Sucht, einem frühen Eintrittsalter in die Sucht, der Bereitschaft, schwere Drogen zu konsumieren, und der Schwere der kindlichen Traumatisierung. Traumatisierte Suchtkranke machen größere Probleme in der Therapie als andere Abhängigkeitskranke (Schäfer, Schultz, Vertheim und Krausz, 2004, S. 120). Sie brechen die Suchttherapie häufiger ab. Sie werden häufiger rückfällig. Sie haben häufiger Probleme in der therapeutischen Beziehung und lösen bei ihren Therapeutinnen und Therapeuten häufiger Unsicherheitsgefühle aus als andere.

Zentraler Gedanke

Bis zu 80 % aller Alkoholabhängigen und 75,6 % der Opiatabhängigen leiden zur gleichen Zeit an einer Persönlichkeitsstörung (Schneider, Schmidt-Ott und Haltenhoff, 2009, S. 182, 191) und 20–73 % an affektiven Störungen, also vor allem an Depressionen (Hiller, 2014, S. 2).

»Nach verschiedenen Untersuchungen weisen 40 % aller Frauen und 60 % aller Männer mit Borderline-Persönlichkeitsstörungen (BPS) die Kriterien für Alkohol- oder Drogenmissbrauch auf« (Dulit, Fyer, Haas, Sullivan und Frances, 1990, zitiert nach Hintermeier, 2013, S. 105). Viele an Schizophrenie erkrankte Patienten haben ein Suchtproblem.

Zentraler Gedanke

»Jährlich sterben in Deutschland ungefähr 70 000 Personen an den Folgen ihres Alkoholkonsums [...], davon 15 % [...] durch Suizid« (Hiller, 2014, S. 3).

Nur etwa 10 % der Suchtkranken werden in Deutschland *innerhalb eines* Jahres von Hilfsangeboten erreicht. Im Jahr 2000 wurden zum Beispiel nur 1,7 % der Betroffenen in Fachkliniken und 7 % in Fachberatungsstellen beraten und behandelt (Wienberg und Driessen, 2001, zitiert nach Waldheim-Auer, 2013, S. 205). Etwa 1–2 % der Betroffenen gehen zu Selbsthilfegruppen. Die *ambulante* Therapie dauert nach der Jahresstatistik 2011 der professionellen Suchtkrankenhilfe (Steppan, Künzel und Pfeiffer-Gerschel, 2013, S. 217) bei 39,5 % der Patienten bis zu drei Monate, bei insgesamt 62,5 % bis zu sechs Monate. Nur etwa 17 % der alkoholabhängigen Suchtkranken sind länger als ein Jahr in Therapie.

Zentraler Gedanke

Im Jahr 2013 kamen in der Beratungsstelle für Suchterkrankungen des Diakonischen Werks Schaumburg-Lippe e. V. (Peter Gallus, schriftliche Information vom 27.2.2014) 67,6 % der Klienten und der Angehörigen der Klienten *weniger als zehnmal* zu Beratungsterminen. 26,4 % der Klienten hatten sogar nur einen einzigen Kontakt. 12,5 % kamen mehr als 50-mal zur Behandlung.

Stationäre Behandlungen wegen Alkoholkrankheit dauern bei Entzugsbehandlungen 1–2 Wochen, bei Maßnahmen zur medizinischen Rehabilitation im Durchschnitt zwölf Wochen (Steppan, Künzel und Pfeiffer-Gerschel, 2013, S. 217). Bei dem Konsum von illegalen Drogen bleiben die Betroffenen im Durchschnitt sechs Monate in der Klinik (Steppan, Künzel und Pfeiffer-Gerschel, 2013, S. 217). »Ungefähr 70 % der Alkoholabhängigen haben mindestens einmal im Jahr Kontakt zu einem Arzt, ohne dass die Abhängigkeit entdeckt oder angesprochen wird. [...] Ungefähr 24 % werden jährlich auf internistischen oder chirurgischen Stationen aufgenommen. [...] Ungefähr 1 % gehen in eine Fachklinik« (Hiller, 2014, S. 18). *Ambulante* medizinische Rehabilitationsbehandlungen umfassen bis zu 120 Sitzungen in eineinhalb Jahren.

Empfehlung
Die Dauer der ambulanten Beratung oder Behandlung von Suchtkranken ist also meistens *relativ kurz*. Die Betroffenen sollten deshalb *von Anfang an störungsspezifisch* beraten und behandelt werden.

Die ersten drei Monate der ambulanten Suchttherapie dienen der Motivation zur Abstinenz und der Information über Suchtkrankheit (siehe Kap. 10.6.1). Die Behandlung kann schon beginnen, wenn der Betroffene noch Suchtmittel konsumiert. In Deutschland bezahlen die Krankenkassen nach den Psychotherapierichtlinien die Kosten der psychotherapeutischen Behandlung, auch wenn die Betroffenen erst in den ersten zehn Therapiestunden abstinent werden. Die Abstinenz muss durch eine ärztliche Bescheinigung dokumentiert werden.

Die Abstinenzraten von *Alkoholabhängigen* betragen 9,6 % in der männlichen und 14,9 % in der weiblichen Bevölkerung (Waniczek, 2003, S. 22). Nach einer stationären Behandlung trinken *etwa ein Drittel* der Alkoholkranken wieder Alkohol innerhalb des *ersten halben Jahres, die Hälfte* innerhalb des *ersten Jahres* und noch mehr nach vier bis fünf Jahren (Körkel, 2001, S. 523, zitiert nach Waldheim-Auer, 2013, S. 196). Die Untersuchungsergebnisse weichen in einzelnen Studien stark ins Positive ab. So berichtete Waldheim-Auer (2013, S. 196) in einer katamnestischen Untersuchung für die ambulante, abstinenzorientierte psychodramatische Behandlung in ihrer Suchtberatungsstelle, dass 73 % der Patienten *nach einem Jahr* noch abstinent oder nach einem einmaligen kurzfristigen Rückfall abstinent lebten (siehe Kap. 10.10). Nach fünf Jahren waren noch 52 % der Behandelten abstinent. In einer Untersuchung von Waniczek, Harter und Wieser (2005, S. 13) waren nach einer psychodramatischen Gruppenbehandlung 72,9 % von 70 der suchtkranken Patienten, die an der katamnestischen Untersuchung *teilgenommen hatten*, noch nicht wieder rückfällig geworden.

10.4 Diagnostik und suchtspezifische Symptome

Übung 20

Was ist das zentrale Leiden von Suchtkranken? Beantworten Sie als Leserin oder Leser bitte einmal *selbst* diese Frage!

Die Therapeutinnen und Therapeuten eines Fortbildungsseminars für Suchttherapie nannten als das *zentrale Leiden:* innere Leere, Beziehungsprobleme, Scham, Ohnmacht, Wertlosigkeitsgefühle, Alleinsein, Ziellosigkeit oder/und Freudlosigkeit. Nur ein Therapeut erwähnte das Suchtproblem: »Gefangensein in etwas, in einer Zwangsjacke stecken, keinen freien Willen haben.«

> **Zentraler Gedanke**
>
> *Das zentrale Leiden von Suchtkranken ist ihr Süchtigsein. Jede andere* Erklärung trifft *nicht* den Kern der Störung von Abhängigkeitskranken. Die hier beschriebene Psychotherapie von Abhängigkeitskranken geht von der Erfahrung aus, dass abhängigkeitskranke Patienten nur auf Dauer abstinent bleiben können, wenn sie einen progressiven Schritt in ihrer Identitätsentwicklung gemacht haben (siehe Kap. 10.6): Aus »Ich bin Alfred« soll »Ich bin Alfred. Ich bin Alkoholiker« werden oder »Ich bin Alfred. Ich bin alkoholkrank«.

Die Therapeutin fragt den Patienten zur Diagnostik bei jedem Hinweis auf ein mögliches Suchtproblem direkt: »Trinken Sie zu viel?« Oder: »Sind Sie suchtkrank?« Es gibt *drei verschiedene Reaktionsmöglichkeiten* von Patienten: 1. Der Patient *verneint* das Suchtproblem glaubwürdig. 2. Der Patient beantwortet die Frage *ausweichend.* Die Therapeutin arbeitet in einem solchen Fall *gemeinsam mit ihm* heraus, welche suchtspezifischen Symptome bei ihm *vorliegen und welche aber auch noch nicht vorhanden* sind. Das hilft ihm, zu entscheiden, ob er sich als alkoholkrank bzw. suchtkrank zu verstehen hat oder nicht. 3. Der Patient *bestätigt* mehr oder weniger klar sein Suchtproblem.

> **Zentraler Gedanke**
>
> *Die Therapeutin muss sich auch selbst entscheiden,* ob sie den Patienten als suchtkrank ansehen will. Denn wenn sie sich von der Selbsteinschätzung des Patienten abhängig macht, verhält sie sich eventuell kodependent und verharmlost mit ihm zusammen sein zentrales Problem.

Die Therapeutin trifft ihre Entscheidung anhand der Suchtsymptome des Betroffenen (siehe unten und Abb. 23). Wenn die Diagnose unklar ist, kann sie die psychodramatische Selbstsupervision zu Hilfe nehmen (siehe Kap. 2.3). Dabei führt sie *in Abwesenheit ihres Patienten* mit ihm einen *fiktiven* psychodramatischen Dialog. Sie teilt ihrem »Patienten« darin ihren Ärger, ihre Verwirrung und ihre Hilflosigkeit mit. *Bei einem Abhängigkeitskranken* löst sich ihr negativer Affekt in den ersten zwölf Schritten der Selbstsupervision *nicht* auf (siehe Kap. 2.3). Sie setzt die Selbstsupervision deshalb mit den Schritten 13–17 fort (siehe Kap. 2.3). Sie stellt neben den Stuhl des »Patienten« einen zweiten Stuhl für den Ich-Zustand seines süchtigen Denkens, Fühlens und Handelns (siehe Kap. 10.5) und erklärt »dem Patienten« diese Intervention: »Ich glaube, Sie haben ein Alkoholproblem. Ich stelle dafür diesen zweiten Stuhl neben Sie.« Die Diagnose »suchtkrank« ist wahrscheinlich, wenn sich 1. der negative Affekt der Therapeutin und ihr innerer Spannungszustand durch die Zwei-Stühle-Technik auflösen und wenn 2. die Therapeutin sich *im Rollentausch* in der Rolle des Patienten innerlich von der Wahrheit »Suchtproblem« berührt fühlt. Sie ist als »Patient« manchmal sogar erleichtert, dass ihr wahres Leiden angesprochen wird.

Zentraler Gedanke

Suchtkranke leiden unter einer *metakognitiven* Störung ihrer Konfliktverarbeitung und ihrer inneren Realitätskonstruktion und denken süchtig (siehe Kap. 2.11 und 10.5). Das süchtige Denken ist ein *metakognitiver Prozess,* der die dysfunktionalen *kognitiven* Denkinhalte hervorbringt. Die Therapeutin sucht *gemeinsam mit dem Patienten* deshalb nach Symptomen, die auf die *metakognitive* Störung des Süchtigseins hinweisen.

Jellinek hat in einem Bericht an die Weltgesundheitsorganisation (WHO) einen Fragebogen entwickelt (siehe Abb. 23), mit dem der Betroffene selbst und auch seine Therapeutin feststellen können, ob er »aller Wahrscheinlichkeit nach alkoholkrank« ist. Es gibt heute auch andere, wissenschaftlich gut abgesicherte Fragebögen. Ich bevorzuge aber die 30 Fragen von Jellinek. Denn sie beschreiben die wichtigsten *Symptome einer Abhängigkeitserkrankung* erlebnisnah und nicht aus der Beobachterposition. Die Patienten verstehen mithilfe dieser Fragen relativ leicht, was die Therapeutin beim Gespräch über ihre Suchtsymptome meint und fragen will. Der Fragebogen von Jellinek (siehe Abb. 23) hilft im Beratungsgespräch oder Therapiegespräch, das Suchtproblem des Patienten qualitativ und quantitativ zu erfassen. Die Therapeutin schreibt sich im therapeutischen Gespräch auf, welche Antworten des Patienten einzelne der Jellinek'schen Fragen positiv bestätigen. Sie liest dem Patienten bei Bedarf ihre Liste der positiv beantworteten Fragen vor. Sie gibt dem Patienten den Fragebogen (siehe Abb. 23) auch mit nach Hause, damit er ihn in Ruhe ausfüllt. Die in dem Jellinek'schen Fragebogen genannten Symptome sind größtenteils *auch bei anderen* Abhängigkeitserkrankungen zu finden, zum Beispiel bei Tablettensucht oder Spielsucht, Pornosucht und anderen Verhaltensabhängigkeiten (siehe Fallbeispiele 111, 112 und 113).

Zentraler Gedanke
Die Therapeutin sollte die Bedeutung der einzelnen Jellinek'schen Fragen kennen und sie dem Patienten bei Bedarf erklären. Die Suchtsymptome von Jellinek definieren viele der Probleme des Patienten *als Folge* seines Suchtmittelmissbrauchs. *Je mehr Suchtsymptome* der Patient findet, desto größer wird seine Motivation zur Abstinenz. Denn es wird klar, dass Abstinenz diese Probleme und Symptome vermindern oder sogar beseitigen würde.

1. *Gedächtnislücken* nach Suchtmittelmissbrauch verunsichern den Betroffenen. Der Patient weiß wegen seiner Erinnerungslücken *nicht* sicher, ob er sich am Vortag abnorm oder gewalttätig verhalten hat. Er beobachtet die Reaktionen seiner Beziehungspartner und zieht daraus den Schluss, ob da etwas gewesen ist oder nicht. Passende diagnostische Fragen sind: »Wissen Sie noch, wie Sie gestern Abend ins Bett gekommen sind?« »Erinnern Sie sich noch daran, was Sie zu den anderen gesagt haben?«

2. Ein Mensch *trinkt in der Regel nur dann heimlich,* wenn er *weiß,* dass sein Trinkverhalten nicht normal ist. Wer *nicht süchtig ist,* verheimlicht *nicht,* dass er Bier oder Wein trinkt! Aufschlussreiche Fragen sind: »Gehen Sie oft in den Keller oder in die Garage, um dort etwas zu holen oder um dort zu basteln?« »Gehen Sie oft allein in Ihren Schrebergarten?« »Hat Ihre geschiedene Frau oder Ihr Freund Sie schon einmal darauf angesprochen, dass Sie zu viel trinken?« »Hat Ihr Arbeitgeber Sie deshalb schon einmal abgemahnt?«

3. *Häufiges Denken an Alkohol:* Ein abhängig trinkender Patient beschäftigt sich innerlich viel mit der Planung seines Konsums, den Beschaffungssorgen, dem Verheimlichen und seinen Schuldgefühlen. Häufiges Denken an Alkohol ist in Phasen der Abstinenz ein Hinweis, dass ein Rückfall in den Suchtmittelmissbrauch droht. Es kann sich zum *»trockenen Trinken«* steigern.

Sind Sie Alkoholiker?

Die Stadien des Alkoholismus.
Nach einem Bericht der Weltgesundheitsorganisation (WHO) von Prof. E. M. Jellinek

Ja	Nein	
		Vorstadium
☐	☐	1. Leiden Sie an Gedächtnislücken nach starkem Trinken?
☐	☐	2. Trinken Sie heimlich?
☐	☐	3. Denken Sie häufig an Alkohol?
☐	☐	4. Trinken Sie die ersten Gläser hastig?
☐	☐	5. Haben Sie wegen Ihres Trinkens Schuldgefühle?
☐	☐	6. Vermeiden Sie in Gesprächen Anspielungen auf Alkohol?
		Kritische Phase
☐	☐	7. Haben Sie nach den ersten Gläsern ein unwiderstehliches Verlangen, weiterzutrinken?
☐	☐	8. Gebrauchen Sie Ausreden, warum Sie trinken?
☐	☐	9. Zeigen Sie ein besonderes aggressives Benehmen gegen die Umwelt?
☐	☐	10. Neigen Sie zu innerer Zerknirschung und dauerndem Schuldgefühl wegen des Trinkens?
☐	☐	11. Versuchen Sie periodenweise völlig abstinent zu leben?
☐	☐	12. Haben Sie ein Trinksystem versucht, z. B. nicht vor bestimmten Zeiten zu trinken?
☐	☐	13. Haben Sie häufiger den Arbeitsplatz gewechselt?
☐	☐	14. Richten Sie Ihre Arbeit und Ihren Lebensstil auf den Alkohol ein?
☐	☐	15. Haben Sie einen Interesse-Verlust an anderen Dingen als an Alkohol bemerkt?
☐	☐	16. Zeigen Sie auffallendes Selbst-Mitleid?
☐	☐	17. Haben sich Änderungen im Familienleben ergeben?
☐	☐	18. Neigen Sie dazu, sich einen Vorrat an Alkohol zu sichern?
☐	☐	19. Vernachlässigen Sie Ihre Ernährung?
☐	☐	20. Wurden Sie wegen des Alkohol-Missbrauches in ein Krankenhaus aufgenommen?
☐	☐	21. Trinken Sie regelmäßig am Morgen?
		Chronische Phase
☐	☐	22. Haben Sie mitunter tagelang hintereinander getrunken?
☐	☐	23. Beobachten Sie einen moralischen Abbau an sich selbst?
☐	☐	24. Wurde Ihr Denkvermögen beeinträchtigt?
☐	☐	25. Trinken Sie mit Personen, die weit unter Ihrem Niveau stehen?
☐	☐	26. Trinken Sie gelegentlich technische Alkoholprodukte (Haarwasser oder Brennspiritus)?
☐	☐	27. Wurde die Verträglichkeit für Alkohol geringer?
☐	☐	28. Beobachten Sie morgendliches Zittern?
☐	☐	29. Wurde das Trinken zum Zwang?
☐	☐	30. Hatten Sie bereits ein Alkoholdelir?

Wenn Sie bei ehrlicher Selbstprüfung mehr als fünf Fragen mit "Ja" beantworten müssen, so besteht die Wahrscheinlichkeit, dass Sie Alkoholiker sind.

Abbildung 23: Die 30 Fragen nach E. M. Jellinek (Anonyme Alkoholiker): »Sind Sie Alkoholiker?«

Wichtige Definition

»Trockenes Trinken« ist nach dem Verständnis der Anonymen Alkoholikern ein seelischer Zustand, in dem abstinent lebende Abhängigkeitskranke zwar schon wieder *süchtig fühlen und denken.* Sie konsumierten aber *noch nicht wieder* ihr Suchtmittel.

Hinweise auf »trockenes Trinken« sind. 1. Ein abstinent lebender Alkoholabhängiger *erzählt* in seiner Selbsthilfegruppe *mit leuchtenden Augen* von seinen Erfahrungen unter Alkoholeinfluss. 2. Er erinnert dabei seine Gefühle der Grandiosität, der Freiheit und der scheinbaren Sinnhaftigkeit und genießt sie. 3. Er interpretiert Schlägereien und Leidenserfahrungen *einseitig* als intensives Leben. 4. Er genießt auch noch jetzt in der Gegenwart die Erinnerung an den seelischen »Kick« oder die körperlichen und seelischen Grenzerfahrungen, die er unter dem Einfluss seines Suchtmittels hatte. Wenn der Patient in einer Gruppensitzung wieder *süchtig fühlt und denkt,* sollten die Gruppenmitglieder oder die Therapeutin ihn darauf hinweisen. Das kann dem Patienten helfen, nicht wieder rückfällig zu werden.

4. Alkoholabhängige *trinken die ersten Gläser oft hastig.*

Zentraler Gedanke

Alkoholkranke trinken Alkohol wegen der *Wirkung* des Alkohols, nicht aber, »weil es ihnen schmeckt«. Sie finden so viele Gründe für ihren Suchtmittelkonsum, wie sie brauchen, um sich *vor sich selbst und ihren Bezugspersonen* nicht zu schämen.

Alkoholkranke trinken »wegen Eheproblemen«, »wegen Stress«, »aus Frust«, »weil ich depressiv war«, »weil der Wein schmeckte«, »weil ich nicht Nein sagen konnte«, »weil ich es wollte« oder »weil es mir zu gut ging«. Wenn der eine Grund zu trinken wegfällt, findet sich ein anderer. Wenn sich aktuell *kein* Grund findet, führt der Betroffene selbst einen Grund herbei. Er kann zum Beispiel seine Ehefrau an ihrer sensiblen Stelle verletzen. Diese reagiert dann und entwertet ihn. Das gibt dem Patienten den Vorwand, in die Kneipe gehen zu dürfen. Er schimpft dort mit seinen »Freunden« über »die Frauen« und trinkt. Er »kann ja nicht anders«.

Zentraler Gedanke

Mindestens die Hälfte aller Rückfälle geschehen nicht wegen eines Leidensgefühls, sondern aus einem Zustand des Wohlergehens heraus: »Vielleicht geht es ja doch!«

5. Abhängigkeitskranke nehmen sich wegen eines privaten, sozialen oder körperlichen Schadens immer wieder vor, ihren Suchtmittelgebrauch zu reduzieren oder zu beenden. Sie halten diesen Vorsatz aber oft nicht ein. *Sie entwickeln in der Folge Schuldgefühle,* Schamgefühle und Selbstwertprobleme. Das führt zu Depressionen. Denn das Scheitern an den *eigenen* guten Vorsätzen ist eine Niederlage gegenüber sich selbst. Die Betroffenen spielen gleichsam Fußball, sie möchten dabei gewinnen, aber sie schießen den Ball immer nur *in das eigene Tor.*

Zentraler Gedanke

Schuldgefühle wegen des Suchtmittelmissbrauchs sind eine *Realschuld.* Denn der Patient zerstört *selbst* seine Würde als Mensch. Die Therapeutin sollte die *Schuldgefühle von Suchtkranken wegen ihres Suchtmittelmissbrauchs* deshalb *nicht als neurotisch* bedingt interpretieren oder mit schwierigen Kindheitserfahrungen des Patienten begründen. Eine alkoholabhängige, traumatisierte Patientin, die inzwischen seit acht Jahren trocken war, meinte in der Gruppe: »Ich bin Alkoholikerin. Ich darf mich nicht als alkoholkrank verstehen. Denn wenn ich *krank* wäre, dann kann ich ja nichts dafür! Dann hätte ich eine Entschuldigung zum Trinken.«

Der Alkoholmissbrauch *gibt* den Alkoholabhängigen zwar etwas Positives. Die Abhängigkeit traumatisiert im Laufe der Zeit aber die Seele (Krüger, 2004b, S. 163; Stadler, 2013, S. 85, 86). Der Betroffene sitzt gleichsam in der Falle. Er kann *nicht mit* dem Alkohol leben und auch *nicht ohne* ihn.

Fallbeispiel 90: *Eine sonst verantwortungsvolle, einfühlsame Ärztin, Frau D., trank sich abends in ihrer Praxis mit Alkohol gewohnheitsmäßig »weg«. Sie fuhr als alleinerziehende Mutter dann spätabends mit dem Auto betrunken nach Hause zu ihrem 15-jährigen Sohn. Der wartete dort immer auf sie. Sie kam in die Therapie »wegen einer Depression«.*

Fallbeispiel 91: *Ein 40-jähriger hoher Beamter war in den letzten fünf Jahren wegen sehr hoher Leberwerte schon viermal in einem Krankenhaus stationär behandelt worden. Zuletzt hatte er eine Gamma-GT von 1400 gehabt. Seine Leberwerte sanken immer sofort stark ab, wenn er seinen Alkoholkonsum verringerte. Der intelligente Mann belog aber mehr oder weniger bewusst sich selbst und andere. Er verharmloste sein Alkoholproblem und teilte dem Therapeuten naiv und treuherzig mit: »Ich trinke abends 2–3 Bier oder auch mal eine Flasche Wein zusammen mit meiner Frau. Der Arzt hat mir gesagt, ich soll mit Alkohol vorsichtig sein. Bisher hat mir aber kein Arzt gesagt, dass ich nichts mehr trinken soll!«*

6. Betroffene *vermeiden Gespräche und Situationen, in denen sie an ihr »Alkoholproblem«* erinnert werden könnten. Sie blenden ihr Abhängigkeitsproblem immer wieder aus ihrer Wahrnehmung aus. Sie wollen von ihren Bezugspersonen *trotz ihres Suchtmittelkonsums* und »Lügens« ernst genommen werden. Wenn ihnen die Täuschung ihrer Bezugspersonen gelingt, werten sie das als ein Zeichen dafür, dass ihr Problem *noch nicht schwerwiegend* ist. Die Therapeutin fragt deshalb zum Beispiel: »Schalten Sie abends beim Fernsehen auf einen anderen Sender um, wenn in einer Sendung das Thema Alkohol auftaucht?«

7. Das *unwiderstehliche Verlangen, weiterzutrinken,* weist auf das zentrale Suchtkriterium »Kontrollverlust« hin. Sucht gibt auch etwas (siehe Kap. 10.5). Die *gewünschte Wirkung* tritt bei Abhängigkeitskranken aber nicht schon nach einem oder zwei Bier ein. Viele Abhängigkeitskranke hoffen, nach einer Abstinenzphase zu den Trinkgewohnheiten *vor dem Beginn ihrer Abhängigkeit* zurückkehren zu können. Das ist aber eine Illusion. Alkoholabhängige wollen oft sich selbst und anderen beweisen, dass sie *nicht* suchtkrank sind. Sie trinken dann *eine Zeit lang* kontrolliert. Wenn sie abhängig sind, kommt der Absturz in den Kontrollverlust aber in jedem Fall, spätestens nach einem halben Jahr.

Zentraler Gedanke

Wer einmal süchtig ist, bleibt für immer süchtig. Suchtkranke sehnen sich nach der *Wirkung* des Suchtmittels. Es ist für sie deshalb unbefriedigend, nur ein oder zwei Gläser Bier zu trinken. *Der bewusste Genuss* des Suchtmittels (siehe Kap. 10.10) aktualisiert wieder das süchtige Denken und Fühlen. Die im Depot eingemottete Eisenbahn der Sucht fährt wieder los. Der Patient sehnt sich wieder nach der *emotionalen Intensität* seiner Suchterfahrung. Denn das Alltagsleben kann diese Intensität nicht so schnell und einfach bieten. Die Möglichkeit, süchtig zu denken und zu fühlen, bleibt in den körperlichen und seelischen Gedächtnisspeichern des Patienten für immer präsent.

8. *Benutzen von Ausreden:* Abhängigkeitskranke benutzen Ausreden, um den Konsum ihres Suchtmittels *vor sich selbst und anderen* zu begründen. Sie haben anfangs vielleicht getrunken, *weil sie dieses oder jenes Problem hatten.* Als Abhängigkeitskranke trinken sie aber deshalb, *weil sie abhängig sind.* Die Droge wird zunehmend »zum Einzigen und Letzten, zu dem der Mensch eine signifikante emotionale Beziehung unterhält« (Groterath, 1993, S. 258). Die sonstigen »Möglichkeiten des Heute erscheinen als banal und schal« (Stimmer, 1993, S. 276). *Bei Abstinenz* nimmt der Betroffene die Welt zwar wieder differenzierter wahr. Kleine Erlebnisse bekommen wieder Bedeutung. Der Patient

nimmt seine Probleme jetzt aber auch wieder realitätsgerecht wahr. Diese haben sich während der Trinkzeit meistens vermehrt und vergrößert.

Fallbeispiel 92: *Ein 35-jähriger Mann, Herr F., kommt zum ersten Mal in die Suchtkrankengruppe. Er berichtet von seinen Problemen und stellt sich dabei unterschwellig als Opfer dar. Da schreit eine erfahrene Teilnehmerin ihn plötzlich an: »Hör doch endlich auf zu lügen! Ich kann das nicht ab!« Der Therapeut ist erschrocken und denkt: »Der kommt nie wieder zur Gruppe!« Die Frau schimpft aber weiter: »Und weißt du auch, warum ich das nicht abkann? Ich habe früher selbst immer gelogen! Jetzt will ich das nicht mehr!« Der Therapeut ist beeindruckt. Er selbst hätte den neuen Patienten wegen seiner Ausreden niemals so authentisch konfrontieren können.*

Zentraler Gedanke

Das »Lügen« von Suchtkranken ist keine Charakterschwäche. Es gehört *definitionsgemäß* zur Suchtkrankheit. Denn wenn der suchtkranke Patient seiner Therapeutin die Wahrheit über seinen Suchtmittelmissbrauch erzählen *würde,* würde er sich mit der Wahrheit ja *auch selbst konfrontieren.* Das würde seine Schuldgefühle und Schamgefühle steigern und die erwünschte Wirkung des Suchtmittels verringern. Er müsste dann *noch mehr* trinken, um seine Schuldgefühle zu betäuben.

Die Therapeutin repräsentiert das Süchtigsein des Patienten mit einem zweiten Stuhl *neben ihm* (siehe Kap. 10.6). Sie symbolisiert das »Lügen« des Patienten mit einem Stein oder Bauklotz und legt diesen auf den Stuhl seines »Alkoholproblems«: »Sie verharmlosen ihr Problem und benutzen Ausreden. Das ist ein Hinweis dafür, dass Sie suchtkrank sind. Menschen, die normal trinken können, benutzen keine Ausreden.« Der *zweite Stuhl* hilft dem Patienten und der Therapeutin, sein »Lügen« als Ausdruck seines süchtigen Denkens wahrzunehmen und *nicht* als Teil seiner Person.

9. *Aggressives Benehmen* von Suchtkranken ist ein Hinweis darauf, dass der Betroffene im Äquivalenzmodus *süchtig denkt* (siehe Kap. 2.4 und 10.5). Er glaubt, dass die gegenwärtige *äußere* Realität seine gegenwärtigen Gefühle verursacht. Wenn er Schuldgefühle hat, meint er, dass *seine Lebenspartnerin* ihn beschuldigt. Sein Denken im Äquivalenzmodus führt zu Beziehungsstörungen. Der Patient reagiert auf die Beziehungsstörungen mit aggressivem Verhalten.

10. und 16. *Innere Zerknirschung und Schuldgefühle* sind ein Ausdruck des *gesunden* Alltagsdenkens des Patienten. Sie treten auf, wenn Abhängigkeitskranke durch ihren Suchtmittelmissbrauch wieder neu einen Schaden erleben. *Angemessene Schuldgefühle* im Sinne der Realschuld sind für Betroffene gesund,

übertriebenes Selbstmitleid ist aber ein Hinweis auf süchtiges Denken und verführt leicht zum Rückfall. Der suchtkranke Patient steigert sich dann als »Leidsäufer« selbstverletzend immer weiter in seine Selbstvorwürfe hinein: »Es ist sowieso alles verloren«, oder: »Ich bin der letzte Dreck.« Das erleichtert es ihm, *wieder* zu trinken oder *weiter*zutrinken.

11. *Trinkpausen* sind Zeiten *völliger Abstinenz* über einige Tagen, Wochen oder Monate. *Viele* Menschen trinken nach einem Exzess einige Tage keinen Alkohol. Sie denken über ihren Alkoholkonsum aber nicht lange nach. Sie haben keine Schuldgefühle wegen ihres Suchtmittelkonsums und trinken wieder, wenn ihnen danach ist. Suchtkranke machen nur dann Trinkpausen, wenn sie *die Erfahrung gemacht* haben, dass sie trotz eines Schadens ihren Alkoholkonsum nicht kontrollieren konnten. Sie wollen sich und anderen beweisen, dass sie nicht süchtig sind. Dabei fällt auf, dass Suchtkranke ihren ursprünglichen Vorsatz meistens nicht einhalten. Sie nehmen sich vor, ein halbes Jahr nichts zu trinken, fangen mit dem Konsum aber schon nach drei Monaten wieder an. Aus einem geplanten Jahr wird real höchstens ein halbes Jahr Abstinenz.

12. *Ein Trinksystem festlegen:* Viele alkoholabhängige Menschen planen genau, zu welcher Tageszeit sie mit ihrem Alkoholkonsum beginnen. Das hilft ihnen, negative Folgen zu verringern. Sie trinken zum Beispiel »nur abends«. Sie wollen an ihrem Arbeitsplatz nicht auffallen. Der »Abend« fängt allerdings oft schon um 17 Uhr an. Am Wochenende trinkt der Betroffene dann nicht nur abends, sondern den *ganzen* Tag über. Manche Betroffene haben gehört, dass *wirkliche* Alkoholiker schon morgens nach dem Aufstehen Alkohol trinken müssen. Sie trinken deshalb bewusst »morgens erst ab 11 Uhr«. Viele Betroffene planen ihre Freizeitaktivitäten *bewusst* so, dass sie in der Gesellschaft anderer Menschen *viel* Alkohol trinken können, *ohne dabei aufzufallen.*

13., 14. und 17. Eine schwere Suchterkrankung hat meistens *Veränderungen am Arbeitsplatz, im Familienleben und im Lebensstil* zur Folge. Der Leistungsabfall bei der Arbeit durch Suchtmittelabusus ist fast immer größer, als die Betroffenen glauben. Denn auch Alkoholkranke haben nach nächtlichem Trinken morgens einen »Kater«. Die Betroffenen können sich morgens schlecht konzentrieren. Ein Patient in gehobener Stellung achtete immer darauf, dass die Besprechungen an seinem Arbeitsplatz erst nachmittags stattfanden. Er fürchtete, »wegen seiner Alkoholausdünstungen« sonst aufzufallen.

15. *Interesseverlust: Abhängigkeitskranke* sind in ihrem Denken und Fühlen mehr mit ihrem Suchtmittelmissbrauch beschäftigt, als sie selbst meinen und als andere es merken. Sie überlegen, wie sie sich das Suchtmittel beschaffen können. Sie freuen sich schon im Voraus darauf, am Abend oder am Wochenende endlich richtig trinken zu können. Es treten körperliche und psychische

Folgeschäden auf. Alkoholabhängige befinden sich durch ihre familiären und sozialen Konflikte und durch ihren Kampf gegen die Abhängigkeit dauerhaft im Stress. Der Stress raubt ihnen die Kraft, sich für ihre Familie, für ihre Freunde und für ihre Hobbys zu interessieren. Das geht bis dahin, dass sie alles als leer und sinnlos erleben. Die Sinnlosigkeitsgefühle sind für sie reaktiv dann oft wieder ein Grund zum Trinken.

Zentraler Gedanke

Abhängigkeitskranke sind nicht »faul«, sondern real oft »fleißiger« als Gesunde. Sie finden zum Beispiel nach einer Kündigung ihres Arbeitsplatzes meistens schneller als andere wieder eine neue Arbeitsstelle. Allerdings lassen sie sich dort wegen ihrer Nöte und ihrer Schuldgefühle oft ausbeuten. Sie sind dann nach einiger Zeit erschöpft, trinken wieder mehr und werden wieder entlassen. Es trifft nicht zu, dass Alkoholabhängige »keinen Willen« haben. Es kostet viel Kraft, immer wieder in den Suchtmittelmissbrauch abzustürzen und dann aber doch wieder neu anzufangen und den Schaden wiedergutzumachen.

18., 20. und 21. Je *abhängiger* ein Suchtkranker seelisch und körperlich vom Suchtmittelgenuss ist, desto mehr achtet er darauf, dass er immer einen *Vorrat an Alkohol* im Haus hat. Bei *Spiegeltrinkern* treten wegen ihrer *körperlichen* Abhängigkeit nach 6–12 Stunden Alkoholabstinenz *Entzugserscheinungen* auf. Sie müssen deshalb oft schon morgens um vier oder fünf Uhr »nachfüllen«. Vielleicht erbrechen sie den ersten Schluck. Aber auch dann bleibt noch so viel Alkohol im Körper, dass der zweite Schluck »drinbleibt«. Viele Alkoholabhängige beugen Entzugserscheinungen vor. Sie verstecken volle Flaschen vor dem Zugriff ihrer Bezugspersonen in Schränken, im Keller, in der Garage oder im Gartenhäuschen. Schwere Entzugserscheinungen oder ein Delir mit Schwitzen, Herzrasen, Zittern und Halluzinationen führen zur *Einweisung in ein Krankenhaus*. Klinikeinweisungen erfolgen aber auch wegen Leberschäden, Suizidalität oder Unfallfolgen. Der Patient wird im Krankenhaus von der Ärztin oder dem Arzt dann oft zum ersten Mal auf sein Alkoholproblem angesprochen.

19. *Vernachlässigung der Ernährung:* Eine Flasche Wein hat etwa 800 Kalorien, drei Liter Bier ersetzen vom Nährwert her sechs belegte Brötchen. Das mangelnde Hungergefühl, das allgemeine Stresssyndrom, die mangelnde Genussfähigkeit, negative Entwicklungen im Privatleben und die Einengung des Denkens durch den Suchtmittelkonsum lassen die Betroffenen oft ihre Ernährung vernachlässigen. Sie nehmen zum Beispiel zu wenig Eiweiß zu sich. Das führt im Laufe der Zeit zu Leberschäden oder zur Schädigung der Nerven durch eine Polyneuropathie.

Zentraler Gedanke
Schon der regelmäßige Konsum von im Durchschnitt *70 Gramm hundertprozentigem Alkohol täglich* führt bei Männern nach 20 Jahren oft zu einer Leberzirrhose. Bei Frauen reichen dazu *50 Gramm reiner Alkohol* am Tag. Das sind bei Männern *täglich* ungefähr 0,6 Liter Wein oder 1,4 Liter Bier, bei Frauen 0,45 Liter Wein oder 1 Liter Bier.

22. Spiegeltrinker (siehe 18., 20. und 21.) trinken mehr oder weniger kontinuierlich Tag und Nacht. Denn sie sind auch *körperlich abhängig.* Sie müssen den Alkoholspiegel in ihrem Blut aufrechterhalten, um keine Entzugserscheinungen zu bekommen. *Exzessiv trinkende Suchtkranke* können höchstens ein bis zwei Wochen lang »saufen«, dann hören sie wieder auf. Denn ihr Körper hält das Trinken gar nicht länger durch. Sie werden zur hilflosen Person. Das exzessive Trinken führt früher zu *sozialen und privaten* Folgeschäden als das Spiegeltrinken. *Körperliche* Schäden treten bei exzessivem Trinken wegen der erforderlichen Trinkpausen im Allgemeinen aber erst später auf. Sogenannte »Quartalstrinker« gibt es in Wahrheit selten. Bei genauem Nachfragen zeigt sich, dass sie fast immer exzessiv trinkende Alkoholabhängige sind. Ihre sogenannten »Quartale« sind manchmal sieben und ein anderes Mal sechzehn Wochen lang.

23., 24., 25. und 26. *Moralischer Abbau, Denkvermögen:* In der chronischen Phase der Alkoholkrankheit kommt es bei den Betroffenen zur Minderung der Konzentrationsfähigkeit, des Denkvermögens und des Erinnerungsvermögens. Diese können sich bei Abstinenz wieder zurückbilden. Ein Spiegeltrinker mit Verdacht auf eine beginnende Demenz kann, wenn er abstinent lebt, nach einem halben Jahr eventuell wieder völlig altersgemäß denken. Chronischer starker Alkoholkonsum führt aber durch die Schädigungen der Körperorgane *auf Dauer* zu Stoffwechselstörungen und neurologischen Folgeschäden des Gehirns. Das umso mehr, je mehr der Kranke in seiner Lebensweise verwahrlost und sich unzureichend ernährt. Manche Betroffene trinken *sogar auch alkoholhaltige technische Produkte* wie zum Beispiel Brennspiritus. Viele *trinken an der Imbissbude oder am Kiosk.* Die »Freunde« dort stellen keine unangenehmen Fragen. Frauen trinken häufiger einsam. Der chronische Selbstbetrug und das Scheitern an den eigenen Vorsätzen traumatisieren mit der Zeit die Seele. Die Betroffenen werden allgemein gleichgültiger und unfähig, sich selbst und andere zu lieben. Ihre ethischen Werte und Haltungen verändern sich. Ihre Lebensziele bestehen weitgehend nur noch darin, zu trinken und sich das Suchtmittel zu beschaffen.

27., 28., 29. und 30. Ein *chronisch Alkoholabhängiger* verträgt im Laufe der Jahre durch seine körperlichen Folgeschäden *weniger* Alkohol. Das sieht für seine Bezugspersonen dann manchmal so aus, als ob er die Trinkmenge jetzt kontrollieren könnte. Der wahre Grund ist aber: Der Körper des Betroffenen baut wegen eines Leberschadens den Alkohol langsamer ab. Der Alkohol bleibt deshalb länger im Blut. Der Betroffene kann den erforderlichen Alkoholspiegel mit *weniger* Alkohol *länger* halten. Zittern der Hände und Übelkeit am Morgen sind Zeichen eines Prädelirs bei Alkoholentzug. Sie weisen auf eine *körperliche* Abhängigkeit hin. Andere Symptome eines Prädelirs sind Schlafstörungen, allgemeine vegetative Unruhe, Herzrasen und Erbrechen. Neuer Alkoholgenuss lindert dann zwar die Entzugssymptome. Das *Trinken wird aber zum Zwang.*

Übung 21

Üben Sie als Leserin oder Leser einmal selbst, die 30 Fragen nach Jellinek (siehe Abb. 23) für die Patientin des folgenden Fallbeispiels 93 zu beantworten. Welche der Fragen sind bei der Patientin Ihrer Meinung nach mit Ja zu beantworten? Sie finden die Antwort auf diese Frage im Anschluss an das folgende Fallbeispiel.

Fallbeispiel 93: *Frau G. ist eine 51-jährige, alleinstehende, leicht übergewichtige Krankenschwester. Sie kommt »wegen eines Burn-outs« zum Psychotherapeuten. Sie erzählt im Erstgespräch: Sie hatte an ihrer Arbeitsstelle »viele Probleme«. Sie war »immer bereit gewesen, anderen zu helfen und einzuspringen«. Das überforderte sie. Sie konnte »wegen vieler unglücklicher Lebensereignisse« nicht mehr ausreichend schlafen. Sie trank »deshalb abends oft zwei bis drei Gläser Wein«. Frau G. geriet in eine Krise, als ihre einzige gute Freundin die Beziehung zu ihr abbrach. Nachts traten Übelkeit und Erbrechen auf. Ihr Hausarzt wies sie in ein Krankenhaus ein. Dort stellte man »extrem hohe Leberwerte« fest. Frau G. ging anschließend in eine psychosomatische Klinik. Die dortige Therapeutin ließ sie an einem verhaltenstherapeutischen Achtsamkeitstraining teilnehmen. Die Patientin ist seit vier Monaten krankgeschrieben. Sie lebt im Alter von 51 Jahren seit einigen Wochen wieder zu Hause bei ihren Eltern, 300 Kilometer entfernt von ihrem bisherigen Arbeitsplatz. Sie will sich hier eine neue Arbeitsstelle suchen. Sie nimmt »abends zum Schlafen fünf Milligramm Zolpidem«. Sie schlafe aber trotzdem schlecht. Sie wünscht sich: »Ich brauche psychotherapeutische Unterstützung bei der Wiedereingliederung und bei den Schlafstörungen, damit ich das Zolpidem absetzen kann.«*

Frau G. wirkt ängstlich und erregt. Sie tritt nach außen aber laut und selbstbewusst auf. Der Therapeut versucht mit Verständnis und Humor, möglichst viele ihrer Symptome mit ihrem Suchtmittelgebrauch in Verbindung zu bringen. Von Therapiesitzung zu Therapiesitzung zeigen sich immer mehr Symptome einer Abhängigkeitserkrankung. Die Patientin spricht von »zuletzt einer Flasche Wein am Tag und bis zu zwei Tabletten Zolpidem«. Der Therapeut: »Das ist in der Summe eine ganze Menge.« Frau G.: »Ich habe aber trotzdem nicht gut schlafen können.« Therapeut: »Dann hilft

Ihnen das Zolpidem ja gar nicht zum Schlafen! Lassen Sie es doch einfach weg!« Frau G. beschwert sich: »Mein Hausarzt hat mich beschimpft, dass ich zu viel Alkohol trinke. Ich hatte von meinem Arzt Hilfe erwartet!«

Frau G. hat seit Beginn des Aufenthalts in der psychosomatischen Klinik seit neun Wochen »keinen Tropfen Alkohol mehr« getrunken. Sie ist stolz darauf, dass sie »schon 13 Kilogramm Gewicht abgenommen« hat. Der Therapeut erklärt: »Eine Flasche Wein hat 800 Kalorien. Wenn Sie den Wein weglassen und Wasser oder Tee trinken, nehmen Sie Gewicht ab! Das machen Sie gut! Ich möchte in der nächsten Therapiestunde mit Ihnen aber trotzdem weiter an der Frage arbeiten, ob sie sich als alkoholkrank verstehen sollen oder nicht.« Der Therapeut gibt ihr den Jellinek'schen Fragebogen der Anonymen Alkoholiker mit: »Füllen Sie den bitte aus und bringen Sie ihn zur nächsten Stunde mit!« Eine Woche später ruft der Vater der Patientin den Therapeuten an und teilt ihm mit, dass die Patientin »in eine Suchtklinik gegangen« ist. Drei Wochen später kommt von dort ein Zwischenbericht. Aus dem geht hervor, dass die Patientin zuletzt zu Hause bis zu zwei Flaschen Wein am Tag getrunken hat. Sie habe zusätzlich noch mittags und abends jeweils zwei Schlaftabletten Zolpidem 10 mg eingenommen.

Der Therapeut wertet den Klinikaufenthalt der Patientin als positives Ergebnis seiner ambulanten Therapie. Denn die Behandlung hatte den Leidensdruck der Patientin unter ihrem Suchtmittelmissbrauch erhöht. Die Patientin kommt nach acht Wochen stationärer Suchttherapie wieder zu dem Therapeuten. Sie möchte die ambulante Therapie fortsetzen. Sie versteht sich inzwischen als alkoholkrank und habe »kapituliert«. Frau G. ist nach dem Klinikaufenthalt bestens über das Thema Alkoholkrankheit Informiert. Sie wirkt euphorisch. Sie berichtet spontan, dass sie vor ihrem Klinikaufenthalt massiv rückfällig geworden war. Sie hatte zu Hause Wein und Schlaftabletten zu sich genommen. Sie hatte dann aber im bewusstseinsgetrübten Zustand unkontrolliert noch weitere Tabletten geschluckt. Als sie auf die Toilette ging, rutschte sie aus. Sie brach sich das Nasenbein und zog sich eine Gehirnerschütterung zu. Sie kam ins Krankenhaus und ging von dort aus in die Suchtklinik. Der Therapeut wertete diesen dramatischen Verlauf als massiven Kontrollverlust: »Vielleicht hilft Ihnen ihr Absturz ja, vor dem Alkohol und dem Zolpidem zu kapitulieren!«

Frau G. war ursprünglich »wegen eines Burn-outs« zu dem Psychotherapeuten gegangen. Sie merken aber als Leserin oder Leser: Die Patientin müsste die Jellinek'schen Fragen 2, 3, 5, 6, 8, 9, 12, 14, 15, 16, 17, 19, 20 und 28 (siehe Abb. 23) mit »Ja« beantworten. Schon wenn sie »nur« fünf von diesen 14 Fragen mit »Ja« beantworten würde, müsste sie sich als »wahrscheinlich suchtkrank« ansehen.

10.5 Die Psychodynamik der Suchtentwicklung

Suchtmittelmissbrauch gibt auch etwas. Alkohol zum Beispiel verringert im Stadium des »nur« *schädlichen Gebrauchs* (siehe Kap. 10.2) innere Hemmungen oder Spannungen. Viele Betroffene fühlen auch noch im Stadium der Abhängigkeit *am Beginn des Konsums von Alkohol* subjektiv eine positive Wirkung. Sie überschreiten vorübergehend ihre persönlichen Grenzen. Sie erleben subjektiv ein ungeahntes Durchhaltevermögen oder neue Fähigkeiten. Sie glauben, die Dinge plötzlich zu verstehen und sprachlich neu auf den Punkt bringen zu können. Die Bewusstseinsveränderung durch das Suchtmittel und das Spiel mit der Grenze vermitteln manchmal das Gefühl eines kreativen Flows.

Fallbeispiel 94: *Die Teilnehmer einer Suchtkrankengruppe sprechen über die Erlebnisse in ihrer »nassen Zeit«: »Ohne Hosen, ohne Geld und ohne Pass in London in einem Taxi aufzuwachen.« »Bei Feiern immer der Letzte sein, der geht.« »Ich bin in den letzten zwei Jahren zwanzigmal notfallmäßig in ein Krankenhaus eingeliefert worden. Einmal habe ich im Rettungswagen einen Herzstillstand gehabt.« Herr H. fragt den Therapeuten provokativ: »Herr Krüger, wissen Sie eigentlich, wovon wir hier reden?« Der Therapeut antwortet kleinlaut: »Na ja, ich war auch schon zweimal voll betrunken.« Die Gruppe lacht schallend.*

Suchtmittel haben eine bewusstseinsverändernde Wirkung, sie sind psychotrop. Die Art der Bewusstseinsveränderung ist bei den verschiedenen Suchtmitteln jeweils eine andere. Die *Abhängigkeit* von Suchtmitteln entwickelt sich aber immer ähnlich. Sie verläuft in den folgenden Schritten:

1. Der Betroffene trinkt unauffällig. Es entsteht durch das Trinken noch *kein Schaden.* Er ist deshalb nicht suchtkrank.
2. *Stadium des schädlichen Gebrauchs:* Der Betroffene erleidet einen psychischen, sozialen oder körperlichen Schaden. Er macht aber mit seinem Suchtmittelmissbrauch weiter. Er kann die Menge des Suchtmittels aber im Allgemeinen noch kontrollieren. Er trinkt im Sinne des Problemtrinkens, er trinkt gewohnheitsmäßig zu viel oder er trinkt exzessiv. Er begründet seinen Suchtmittelmissbrauch vor sich selbst und anderen zunehmend mit einer *süchtigen Logik.* Die süchtige Logik widerspricht dem *gesunden Alltagsdenken.* Der Betroffene wechselt bei Bedarf zeitversetzt zwischen seiner *gesunden Alltagslogik* und seiner konträren *süchtigen Logik* hin und her (siehe Abb. 24). Er *identifiziert sich* zunehmend mit seinen Ausreden und seiner süchtigen Logik. Seine süchtige Logik wird für ihn in seinen sozialen Kontakten zu einer zweiten Identität. Er entwickelt neben seiner *Alltags-Identität*

eine *süchtige Identität.* Es ist so, »als ob es da behelfsmäßig wechselnde Personen gäbe, deren Identitäten mit einer leichten Veränderung des Bewusstseins übernommen werden können« (Shengold, 1989, S. 146).

3. *Abhängiger Suchtmittelgebrauch:* Der Betroffene erleidet *weitere* soziale und psychische Schäden. Der Betroffene kann die Menge seines Suchtmittelkonsums nicht mehr oder nur noch vorübergehend kontrollieren. Er trinkt weiter und steigert sogar die Menge seines Suchtmittels. Er entwickelt ein *süchtiges Denken.* Das süchtige Denken setzt mit der Zeit das gesunde Alltagsdenken außer Kraft. Das gesunde Alltagsdenken wird geschädigt. Es entsteht schließlich eine *Identitätskonfusion* zwischen dem gesunden Alltags-Ich des Patienten und seinem konträren süchtigen Ich (siehe Abb. 24). Der scheinbar aussichtslose Kampf gegen den Alkohol *traumatisiert* im Laufe der Zeit seine Seele (Krüger, 2004, S. 166). Betroffene brauchen gewöhnlich zwei bis zehn Jahre, um einen *abhängigen Suchtmittelmissbrauch* zu entwickeln.

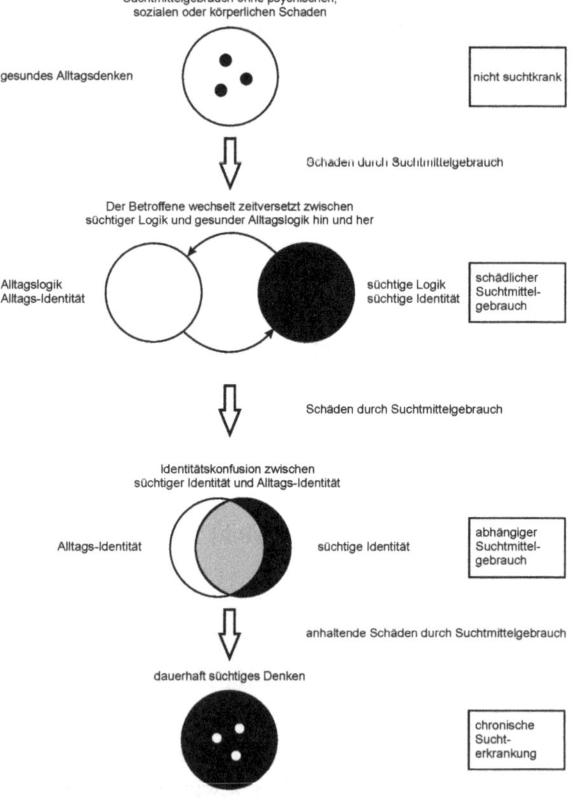

Abbildung 24: Die Entwicklung der metakognitiven Störung von Suchtkranken

Wichtige Definition
Das süchtige Denken ist ein dysfunktionaler *metakognitiver* Prozess. Dieser produziert in der Konfliktverarbeitung und der inneren Realitätskonstruktion im Alltag *süchtige* Denkinhalte. Das süchtige Denken steuert die innere Realitätskonstruktion des Betroffenen so, dass der Patient seinen Suchtmittelmissbrauch *positiv* bewertet und die negativen Folgen des Konsums ausblendet.

Suchtkranke aktualisieren innerlich, wenn sie süchtig denken, die in ihrem »Suchtgedächtnis« (Schwehm, 2004, S. 141; Waldheim-Auer, 2013, S. 196) gespeicherten Erinnerungen. Sie denken *im Äquivalenzmodus.* Wenn jemand im Äquivalenzmodus denkt, nimmt er die äußere Realität des Alltags so wahr, wie seine *dysfunktionale* innere Realitätskonstruktion es vorgibt. Er spielt gleichsam in der Realität, *ohne zu wissen, dass er spielt.* Der Betroffene *sucht sich* im süchtigen Denken halb bewusst, halb unbewusst die passenden »Gründe«, um sein Suchtmittel *konsumieren zu dürfen.* Er projiziert seine innere Annahmen auf die äußere Wirklichkeit. Er nimmt den Unterschied zwischen der *äußeren Wirklichkeit* und seinen inneren *Interpretationen der äußeren Wirklichkeit* nicht mehr wahr. Seine masochistischen oder grandiosen, süchtigen Fantasien bestimmen *sein Handeln* in der äußeren Wirklichkeit.

Fallbeispiel 94 (1. Fortsetzung): *Ein 58-jähriger Patient, Herr H., erzählte in der Gruppe: »Das war ganz leicht bei mir. An dem einen Tag dachte ich: ›Ich bin Alkoholiker, deshalb trinke ich nicht.‹ An dem anderen Tag dachte ich: ›Ich bin Alkoholiker. 90 % der Alkoholiker trinken.‹ Ich bin dann losgegangen und habe getrunken.« In einem anderen Zusammenhang meinte Herr H. einmal: »Wenn Alkoholkrankheit eine Frage der Intelligenz wäre, dann säßen die meisten von uns nicht hier!« Der Therapeut sah sich in der Gruppe um und merkte: Herr H. hatte recht.*

Der Patient soll in der Psychotherapie lernen, *im Als-ob-Modus süchtig zu denken* (siehe Kap. 10.6). Er nimmt dann *den Unterschied zwischen* seiner süchtigen inneren Realitätskonstruktion und der äußeren Realität wahr. Das macht es für ihn leichter, nicht immer gleich auch *süchtig zu handeln,* wenn er *süchtig denkt und fühlt.*

4. *Chronische Abhängigkeitserkrankung* (siehe Abb. 24): Der Betroffene leidet unter anhaltenden körperlichen und seelischen Schäden und familiärer oder sozialer Desintegration. Er hat aufgegeben, seinen Suchtmittelkon-

sum kontrollieren zu wollen. Er trinkt, wie seine Sucht es will und braucht. Sein süchtiges Denken dominiert *dauerhaft* sein gesundes Alltagsdenken. Es zerstört die Erklärungsmuster, Ziele, Werte und Normen seiner gesunden Alltags-Identität. Es kommt zu einer »Charakterveränderung«, wie die Anonymen Alkoholiker es nennen.

10.6 Die sieben Phasen der Suchttherapie

Die Abhängigkeitskranken machten mich am Anfang meiner Tätigkeit als Psychiater hilflos und ohnmächtig. Ich musste als Therapeut kapitulieren: »Ich kann Suchtkranke nicht behandeln. Denn *ich selbst* bin *nicht* suchtkrank. Die Betroffenen *selbst* sind die Profis!« Meine Kapitulation eröffnete mir aber eine neue Chance in der Suchttherapie. Ich nahm die Suchtkranken in der Therapiegruppe *neu* wahr und war fasziniert. Manche kluge Suchtkranke lachten viel und wechselten im Gruppengespräch zwischen ihrem gesunden Alltagsdenken (siehe Kap. 10.5) und ihrem süchtigen Denken flexibel hin und her (Krüger, 1988; Krüger, 2004b, S. 170 ff.). Sie konnten im Als-ob-Modus süchtig denken. Sie machten so die absurde Logik des süchtigen Denkens deutlich.

Zentraler Gedanke
Abhängigkeitskranke leiden unter einer *metakognitiven Störung* ihrer inneren Realitätskonstruktion und Konfliktverarbeitung (siehe Kap. 2.8 und 10.5). Ihre metakognitive Störung zeigt sich als Identitätskonfusion zwischen ihrem Alltags-Ich und ihrem süchtigen Ich (siehe Abb. 26 und 27). Die Therapeutin macht *in der Psychotherapie* deshalb explizit den metakognitiven Prozess ihres süchtigen Denkens zum Gegenstand der therapeutischen Kommunikation. Der Patient soll Problembewusstsein für sein *süchtiges Denken und Fühlen* entwickeln.

Eine *nur kognitive* Therapie behandelt *nicht* die zentrale *metakognitiv*e Störung der abhängigkeitskranken Patienten. Die Therapeutin informiert den Patienten dann zwar über seine Suchterkrankung und versucht zum Beispiel mit der psychodramatischen Spiegeltechnik, ungünstige Denkinhalte durch günstigere zu ersetzen (siehe Kap. 2.11). Das Problem ist aber: Suchtkranke Patienten wissen *kognitiv* oft sehr viel über ihre Abhängigkeit. Sie wissen *kognitiv* gut, wie sie sich bei der Gefahr eines Rückfalls verhalten *sollten.* Wenn es in ihnen aber wieder trinken will, wechseln sie, *ohne das selbst zu merken,* aus ihrem gesunden Alltagsdenken in ihr süchtiges Denken. Es erscheint ihnen dann in der aktuellen Situation logisch und völlig normal, süchtig zu handeln und wieder Suchtmittel zu nehmen. Denn das süchtige *Denken und Fühlen* ist in den Gedächtniszentren des Gehirns mit dem süchtigen *Handeln* gekoppelt. Ciompi (1999, S. 215) nennt solche Verschaltungen »Denk-, Fühl- und Handlungsschienen«. Ein kluger, trockener Alkoholkranker beschrieb den inneren Wechsel in den Ich-Zustand des süchtigen Denkens einmal mit den Worten (siehe Fallbeispiel 94): »Wenn ich trinken *wollte,* hätte mich keiner davon abbringen können!« Das süchtige Denken ist bei abhängigkeitskranken Patienten zu einem Teil ihrer Identität geworden (siehe Kap. 10.5). Der Schritt zur dauerhaften Abstinenz gleicht deshalb einem seelischen Tod. Die dauerhafte Abstinenz erfordert eine Identitätsveränderung.

In der Beratung oder Therapie von abhängigkeitskranken Menschen ist es wichtig, *schon in den ersten zehn Sitzungen störungsspezifisch* das zentrale Thema der Sucht zu thematisieren. Denn zwei Drittel der suchtkranken Patientinnen und Patienten sind nur ein bis zehn Sitzungen lang in Beratung oder Behandlung (siehe Kap. 10.3).

Empfehlung

Die Therapeutin nimmt wegen der Verleugnungstendenz von Abhängigen *jeden Hinweis* auf Suchtmittelabusus ernst und sucht nach suchtspezifischen Symptomen (siehe Kap. 10.4). Das gilt auch für Patienten, die wegen einer Traumafolgestörung, einer Depression, eines Borderline-Syndroms oder einer Angststörung in Behandlung sind, bei denen aber *diagnostisch vieles unklar* bleibt. Die Therapeutin fragt dann offen: »Wie gehen Sie eigentlich mit Alkohol um?«, oder: »Nehmen Sie irgendwelche Drogen?«

Zentraler Gedanke

Die körperlichen, seelischen und sozialen Probleme von Abhängigkeitskranken verringern sich *schon allein dadurch* um 30–90 %, dass sie ihr Suchtmittel weglassen und abstinent leben. Denn die Abstinenz befreit die Patienten von Schuldgefühlen, Scham, Selbstentwertung, Selbstanklagen und übermäßigem Anpassungsverhalten (siehe Fallbeispiel 95 in Kap. 10.6.2). Für Abhängigkeitskranke ist deshalb nichts wichtiger, als abstinent zu leben.

Die störungsspezifische Psychotherapie von Suchtkranken umfasst die folgenden aufeinander aufbauenden Schritte (siehe Abb. 25):

1. die *metakognitiv zentrierte Therapie* mit der Zwei-Stühle-Technik in der Motivationsphase,
2. die Entscheidung zur Abstinenz,
3. die Teilnahme an einer Suchtkrankengruppe oder Selbsthilfegruppe parallel zur Einzeltherapie,

4. die psychische Entwöhnung,
5. das Herausarbeiten des persönlichen Tiefpunkts und der Kapitulation.
6. *Nach einem Jahr* Abstinenz beginnt die Phase der Integration der inneren Umstellung in die gegenwärtigen Beziehungen.
7. Die Therapeutin behandelt nach einem Jahr Therapie auch eine eventuell vorhandene Zweiterkrankung mit, eine Traumafolgestörung, eine Angststörung oder eine Persönlichkeitsstörung. Die störungsspezifische Psychotherapie von Abhängigkeitskranken mit diesen sieben Schritten dauert mindestens zwei Jahre.

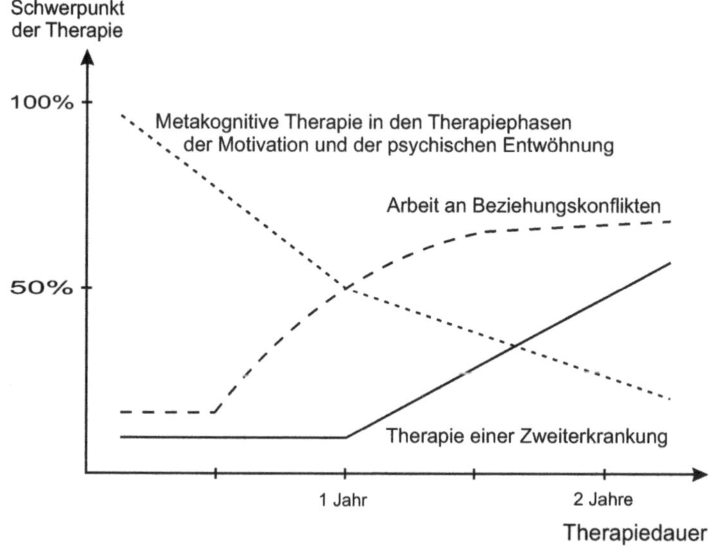

Abbildung 25: Die Behandlungsschwerpunkte im Verlauf der Therapie von Abhängigkeitskranken

10.6.1 Die metakognitiv zentrierte Therapie in der Motivationsphase

Zentraler Gedanke

Der Patient soll in der *Psychotherapie* über die Abstinenz hinaus auch die Kontrolle über sein süchtiges Denken und Fühlen gewinnen. Er muss dazu zwei Fähigkeiten entwickeln: 1. Er soll *im Als-ob-Modus süchtig denken* können, *ohne* gleich auch Suchtmittel zu nehmen. 2. Er soll zwischen seinem süchtigen Denken und seinem gesunden Alltagsdenken *frei hin- und herwechseln* können.

Der Patient lernt das in den folgenden Schritten:

1. Die Therapeutin stellt wie bei Patienten, die nicht suchtkrank sind, für das von dem Patienten *spontan genannte* Problem zwei zusätzliche Stühle im Therapiezimmer auf (siehe Abb. 1). Das sind zum Beispiel *bei einem Ehekonflikt* ein Stuhl neben ihm für seine eigene innere Selbstrepräsentanz in dem Ehekonflikt und ein anderer Stuhl ihm gegenüber für das innere Bild seiner Ehefrau.

2. Die Therapeutin legt für jedes Problem, das der Patient im Erstgespräch erwähnt, einen Stein oder einen bunten Bauklotz *auf den leeren Stuhl seiner Selbstrepräsentanz.*

3. Die Therapeutin spricht das vermutete Suchtproblem des Patienten in einer passenden Situation offen an.

Empfehlung

Sie stellt dabei neben den Patienten *sofort* einen zusätzlichen leeren Stuhl auf und benennt ihn (siehe Abb. 26 und 27): »Der Stuhl steht für Ihr Alkoholproblem. Halten Sie selbst sich eigentlich für alkoholkrank?« »Trinken Sie regelmäßig Alkohol? Wie viel ist das täglich?«

Die Therapeutin erkennt an der Antwort des Patienten, ob dieser sich schon mit seiner Sucht auseinandergesetzt und Krankheitseinsicht entwickelt hat. Manche Alkoholabhängige relativieren in der Antwort ihren Suchtmittelgebrauch. Andere zögern und fügen dem »Ja« eine Ergänzung hinzu: »Na ja, vielleicht …« »Eigentlich ja, aber …« »Ja, ich glaube schon …« In einem solchen Fall hat der Betroffene sich noch *nicht wirklich entschieden,* suchtkrank zu sein. Die einfache Antwort »Ja« *ohne* jedes Beiwort hat dagegen eine große Kraft und Tiefe. Die Therapeutin spürt dann, dass der Patient die Bedeutung seiner Antwort innerlich wirklich kennt. Die Therapeutin stellt die Frage »Sind Sie alkoholkrank?« auch den Patienten *in einer Suchtklinik.* Denn die Patienten dort wissen oft zwar *kognitiv,* aber *nicht emotional,* dass sie abhängig sind. Eine kognitive Therapie, die nur die *Denkinhalte* verändert und erweitert, ist wenig wirksam. Denn jede Suchterkrankung ist eine *metakognitive Störung.* Die Therapeutin macht in der Therapie deshalb den dysfunktionalen *metakognitiven* Prozess zum Gegenstand der Kommunikation, der die süchtigen Denkinhalte hervorbringt. Ich nenne den dysfunktionalen metakognitiven Prozess von Suchtkranken den »süchtigen Ich-Zustand« oder das »süchtige Ich«.

4. Die Therapeutin verknüpft die *Aufstellung* der Stühle mit dem Erleben des Patienten: »Ich weiß, Sie denken oft gesund erwachsen. Dafür steht der Stuhl, auf dem Sie gerade sitzen. Der leere Stuhl aber, den ich neben Sie gestellt habe, steht für den Karl, der trinkt. Es ist wichtig, dass wir über ihren Alkoholkonsum

reden. Denn wenn Sie ein Alkoholproblem haben, müssen wir in der Therapie *anders* vorgehen. Die Behandlung hilft Ihnen sonst nicht.« Das Repräsentieren des »süchtigen Ichs« als Stuhl bringt den Patienten in die Metaposition zu dem Ich-Zustand seines süchtigen Denkens. Das befreit sein gesundes Alltagsdenken auf der *äußeren* Handlungsebene aus der Verschmelzung mit seinem süchtigen Denken. Die Identitätskonfusion des Patienten wird auf der äußeren Handlungsebene aufgelöst (siehe Abb. 24). Der Patient und die Therapeutin betrachten zusammen Schulter an Schulter sein süchtiges Denken *von außen.* Manchmal streitet der Patient trotz deutlicher Hinweise ab, ein Suchtproblem zu haben. Die Therapeutin ergreift in einem solchen Fall den zweiten Stuhl für sein »süchtiges Ich« und stellt ihn weit weg in die Ecke des Zimmers, *ohne* selbst an dem Suchtproblem des Patienten zu zweifeln: »Gut, ich stelle ihr Alkoholproblem ganz weit weg von Ihnen hin!« Diese therapeutische Intervention ist paradox. Sie verwirklicht *im Als-ob-Modus des Spiels* die Verleugnung des Patienten und hebt sie dadurch aber gleichzeitig auch auf.

5. Viele Patienten bestätigen spontan, dass sie ein Alkoholproblem haben. Die Therapeutin kehrt in einem solchen Fall die Logik ihrer Argumentation um und fragt den Patienten, wie er zu dieser Selbsteinschätzung kommt: »Wieso glauben Sie das? Was spricht denn dafür, dass Sie eventuell alkoholkrank sind?«

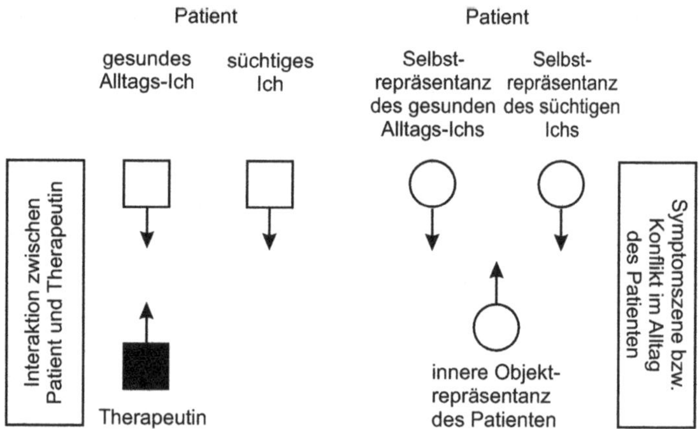

Abbildung 26: Die Auflösung der Identitätskonfusion von Abhängigkeitskranken mit der Zwei-Stühle-Technik

und der Patient überlegen gemeinsam, welche seiner Suchtsymptome (siehe Kap. 10.4) zu seinem süchtigen Denken und welche zu seinem gesunden Alltagsdenken gehören. Die Therapeutin symbolisiert dazu mit bunten Bauklötzen zum Beispiel das heimliche Trinken, den Interessenverlust oder die Ausreden und legt sie auf den Stuhl seines »süchtigen Ichs«: »Das würde tatsächlich für Sucht sprechen.« Sie legt aber die Symbole für seine Schuldgefühle und seine Scham auf den Tisch, der direkt vor ihm steht: »Diese Gefühle gehören zu Ihrem gesunden Alltagsdenken.«

6. Die Therapeutin fordert den Patienten auf, eine Erinnerung an seinen Suchtmittelmissbrauch als *Erlebnisepisode in ihrem zeitlichen Ablauf* konkret zu schildern: »Was haben Sie gedacht und gefühlt, bevor Sie getrunken haben? Sie wollten schlafen können! Sie haben sich dann die *beste* Flasche Wein aufgemacht. – Was geschah dann? Was haben Sie gefühlt, als Sie das erste Glas getrunken hatten? – Ah, ja, Sie haben sich gar nicht erst auf das Sofa gesetzt. Sie haben sich sofort ein zweites Glas eingegossen. Sie haben also das erste Glas hastig getrunken. Es ging für Sie gar nicht um den guten Geschmack des Weins, sondern um die Wirkung! – Ja, Sie haben sich auf das Sofa gesetzt. Was haben Sie dort gedacht und gefühlt? Ihnen war alles gleichgültig. Sie haben sich eine zweite Flasche Wein geholt. – Ja, Sie gingen ins Bett. Sie sind gut eingeschlafen. Das glaube ich Ihnen. Aber wenn Sie Alkohol trinken, um nachts besser schlafen zu können, dann sind Sie zwar schneller eingeschlafen. Aber Sie sind dann sicher nach fünf Stunden wieder aufgewacht und schliefen dann sehr *unruhig* weiter. Alkoholkranke Menschen haben mir diese Erfahrung erzählt. Die sagen, dass der Schlaf *ohne Alkohol* viel erholsamer ist, auch wenn man dabei öfter aufwacht.«

Empfehlung

Die Therapeutin tritt bei dem nachträglichen Rollenfeedback für eine Suchterinnerung des Patienten *innerlich als Doppelgängerin* Schulter an Schulter mit in den Handlungsablauf des Geschehens ein. Sie stellt keine Fragen, sondern macht wie im Doppelgängerdialog mit Psychosekranken (siehe Kap. 9.6.2) *nur Aussagen.*

Die Therapeutin markiert in dem Handlungsablauf der Suchterinnerung des Patienten verbal immer wieder die Momente, die für eine Suchterkrankung sprechen. Die Therapeutin und der Patient erkennen so zusammen erlebnisnah im Kleinen das Große, die Suchterkrankung des Patienten: »Sie sind doch ein intelligenter Mann. Aber trotz Ihres Leberschadens mussten Sie sich wegtrinken.« Patient: »Ja, ich habe das immer mit schlechtem Gewissen getan, aber zum Schluss war mir alles egal.« Therapeutin: »Wenn Sie dann am Ende schon Verabredungen abgesagt haben, um abends trinken zu können, haben Sie *vor sich selbst und anderen sicher Ausreden* benutzt. Sie haben zum Beispiel gesagt, dass

Sie Magenschmerzen haben. Dann fiel es Ihnen leichter, zu trinken.« »Wenn Sie *täglich mehr als eine Flasche Wein* getrunken haben, dann haben Sie die Weinflaschen wahrscheinlich immer in verschiedenen Geschäften gekauft. Sonst wäre es den Frauen an der Kasse vielleicht aufgefallen, dass Sie ein Alkoholproblem haben.« »Wenn Sie jeden Abend zwei Tabletten Zolpidem genommen haben, dann sind Sie wahrscheinlich zu *verschiedenen* Ärzten gegangen, um die zu bekommen.« Patient: »Ja, zu meinem Hausarzt und auch zu meinem Neurologen.« Therapeutin: »Aber die wussten nicht, dass Sie sich das Schlafmittel *auch* schon von dem anderen Arzt besorgt hatten.« Patient: »Ja, das habe ich nicht gesagt.« Therapeutin: »Das versteht man übrigens auch als *heimlichen* Suchtmittelgebrauch!« Therapeutin: »Sie haben sich als Django gefühlt, als der Größte. Sie wussten alles besser als die anderen und hatten Spaß. Dann aber trat ein Filmriss ein und Sie wissen nicht mehr, wie Sie nach Hause gekommen sind. Sie überlegen, ob da vielleicht noch etwas Schlimmes passiert ist. Wie geht es Ihnen jetzt damit?« Die Therapeutin spricht bei Bedarf Veränderungen an, die sie an dem Patienten von außen aktuell wahrnimmt, und informiert ihn: »Sie können jetzt nicht mehr so gut denken. Ihre Konzentrationsfähigkeit hat abgenommen. Wenn Sie das Suchtmittel weglassen, ist Ihre Denkfähigkeit aber in einem halben Jahr wahrscheinlich wieder voll da!«

7. Die Therapeutin verknüpft das *innere* Erleben des Patienten mit der *äußeren* psychodramatischen Aufstellung und macht es für die Therapie fruchtbar: Sie zeigt mit ihrer Hand jedes Mal auf den Stuhl für sein *»süchtiges Ich«*, wenn er gerade süchtig denkt. Oder sie zeigt auf den Stuhl seiner *Selbstrepräsentanz in der Symptomszene,* wenn er gerade eine Erlebnisepisode aus seinem Alltag erinnert. Sie zeigt aber auf den Stuhl, auf dem er gerade sitzt, sie markieren will, dass der Patient gerade aus seinem *gesunden Alltags-Ich* heraus spricht (siehe Abb. 25).

8. Die Therapeutin lässt den Patienten wenigstens einmal *äußerlich real* von dem Stuhl seines gesunden Alltagsdenkens auf den Stuhl seines süchtigen Denkens *wechseln.* Sie geht dabei *innerlich* als Doppelgängerin in das süchtige Denken des Patienten mit hinein und gestaltet dieses zusammen mit ihm im *Als-ob-Modus des Spiels* paradox *über die Realität hinaus* weiter aus. Der Patient und die Therapeutin leben dabei zusammen das *Absurde seines süchtigen Denkens* spielerisch aus. Der Patient lernt dadurch, *im Als-ob-Modus süchtig zu denken.*

9. Der Patient kehrt danach wieder auf den Stuhl seines gesunden Alltagsdenkens zurück. Er nimmt durch den *äußeren* Rollenwechsel den Unterschied zwischen seinem süchtigen Denken und seinem Alltagsdenken oft überhaupt erst richtig wahr.

10. Manche Patienten *trinken gewohnheitsmäßig* zu viel. Sie benutzten ihr Suchtmittel schädlich (ICD-10: F10.1), sie sind aber eventuell noch nicht

abhängigkeitskrank (ICD-10: F10.2). Die Therapeutin fordert den Patienten *in einem solchen Fall* auf, konsequent zu sein: »Sie sagen, Sie *können die Menge des Alkohols noch kontrollieren.* Dann möchte ich, dass Sie das auch wirklich tun! Das müsste für Sie als Nichtsüchtiger doch eigentlich einfach sein!« Die Therapeutin schließt mit dem Patienten einen Vertrag über sein konkretes Handeln im Alltag. Der Patient legt darin *selbst* fest, wie er seinen Suchtmittelkonsum in Zukunft einschränken will. Er soll diesen Vorsatz wenigstens ein Jahr lang einhalten. Er kann sich *zum Beispiel* entscheiden: 1. Er trinkt nicht mehr allein, sondern nur noch in Gesellschaft. 2. Er trinkt dort dann nur noch maximal ein Glas Bier oder ein Glas Wein. Die Therapeutin bespricht mit ihm in den folgenden Wochen seine *konkreten* Erfahrungen mit diesem Vorsatz. Wenn der Patient seinen Plan *nicht* einhalten kann, ist er wahrscheinlich doch abhängig. Die Therapeutin arbeitet dann mit ihm seine Suchtsymptome heraus (siehe Abb. 23). Wenn der Patient sein Versprechen länger als ein Jahr einhält, freut die Therapeutin sich: »Ich wünsche keinem Menschen, dass er alkoholkrank ist!«

Zentraler Gedanke

Der Patient entwickelt mithilfe der Zwei-Stühle-Technik Problembewusstsein *für sein süchtiges Denken und Fühlen.* Er lernt, *im Als-ob-Modus süchtig zu denken.* Er trennt dadurch sein süchtiges *Denken und Fühlen* innerlich von seinem süchtigen *Handeln.* Das ist der entscheidende Schritt in der metakognitiven Psychotherapie von Abhängigkeitskranken. Ein Patient, der *im Als-ob-Modus süchtig denkt,* merkt, dass er sein süchtiges Denken *willkürlich so steuert,* dass er seinen Suchtmittelkonsum vor sich selbst rechtfertigen kann. Er merkt, dass seine *innere* süchtige Realitätskonstruktion die *äußere* Realität *nicht* eins zu eins widerspiegelt. Er gewinnt innerlich Distanz zu seiner süchtigen Realitätskonstruktion. Er nimmt die aktuelle Realität neu wahr. Das macht es ihm leichter, dann auch nicht süchtig zu handeln.

Erproben Sie als Leserin oder Leser einmal zusammen mit einem Kollegen in einem Rollenspiel, das Erstgespräch mit einem suchtkranken Patienten *ohne den zweiten Stuhl* für sein süchtiges Denken zu führen. Wiederholen Sie anschließend das Rollenspiel und stellen Sie dabei aber den zweiten Stuhl für das »Alkoholproblem« oder das »süchtige Ich« neben dem »Patienten« auf. Sie werden merken: Sie erleben im Rollentausch *in der Rolle des Patienten* ohne den zweiten Stuhl den »Therapeuten« als *Verfolger* und verschließen sich innerlich. *In der Rolle der Therapeutin* merken Sie: Der zweite Stuhl für das »süchtige Ich« verringert den Konfliktdruck in der therapeutischen Beziehung. Sie können die Suchtprobleme des »Patienten« leichter ansprechen. Denn Sie blicken mit dem »Patienten« *Schulter an Schulter* von außen auf sein süchtiges Denken und reden mit ihm gesund erwachsen über etwas Drittes.

Die Entscheidung, suchtkrank zu sein, hilft den Betroffenen, die Widersprüchlichkeit zwischen ihrem süchtigen Denken und ihrem Alltagsdenken zu sehen und anzuerkennen. Der Betroffene akzeptiert die *Existenz von zwei Identitäten* in seiner Seele, die Existenz eines Alltags-Ichs und die Existenz eines süchtigen Ichs: »Ich bin Karl. Ich bin Alkoholiker.« Diese Entscheidung befreit das gesunde Alltagsdenken des Patienten aus dem Chaos seines süchtigen Denkens. Der Betroffene darf jetzt neu viele seiner Probleme und Schwächen *ursächlich seiner Suchterkrankung* zuschreiben. Er muss seine Suchtkrankheit nicht mehr als Charakterschwäche verstehen. Die Anonymen Alkoholiker sagen: »Es ist keine Schande, krank zu sein, aber es ist eine Schande, nichts dagegen zu tun.«

Alkoholabhängige Patienten brauchen mindestens ein halbes Jahr Therapie, bis sie Problembewusstsein für ihr *süchtiges Denken* entwickelt haben und das Konzept der *zwei gegensätzlichen Identitäten in ihrer Seele* für sich therapeutisch nutzen können. Die einen Patienten beantworten die Frage »Sind Sie alkoholkrank?« sofort mit »Ja«. Sie benötigen dann aber ein halbes Jahr, um den Begriff »alkoholkrank« für sich persönlich mit *eigenen* Erfahrungen zu füllen und um zu verstehen, *was diese Aussage wirklich bedeutet.* Andere Patienten antworten zunächst zögernd: »Ja, vielleicht. Aber ich glaube, so schlimm ist es bei mir noch nicht.« Sie brauchen dann ebenso ein halbes Jahr Therapie, um ihre suchtspezifischen Symptome (siehe Kap. 10.4) innerlich als Ausdruck *einer Abhängigkeitskrankheit* zu verstehen.

Im *Stadium der chronischen Abhängigkeitserkrankung* stellt die Therapeutin neben den Patienten den *Stuhl für sein »gesundes Alltagsdenken«*. Denn der Patient denkt fast ständig süchtig (siehe Abb. 24): »Gut, Sie sind alkoholkrank und trinken. Ich nenne den Stuhl, auf dem Sie gerade sitzen, den Stuhl für den *alkoholkranken* Karl. Ich stelle hier neben Sie aber noch einen zweiten Stuhl hin für die andere Seite in Ihnen, die gesund erwachsen denkt. Ich lege auf diesen Stuhl zwei Steine. Der eine symbolisiert Ihre Angst zu sterben. Sie haben doch gesagt, dass Ihre Leber das nicht mehr lange mitmachen wird. Der zweite Stein repräsentiert ihre Einsicht, dass Sie Therapie brauchen. Sie sind ja hier zu mir gekommen.«

Zentraler Gedanke

Ein chronisch abhängiger Patient erlebt durch das Symbolisieren seines *gesunden Alltagsdenkens* mit einem zweiten Stuhl *neben ihm,* dass er von der Therapeutin *auch als gesund erwachsen denkender* Mann wahrgenommen wird. Er fühlt sich dadurch ernst genommen. Das reduziert den Konfliktdruck in der therapeutischen Beziehung und verbessert die Motivation des Patienten, wenigstens niederschwellige sozialpsychiatrische Hilfen anzunehmen.

10.6.2 Die Entscheidung zur Abstinenz

Katamneseuntersuchungen an Alkoholabhängen »haben wiederholt bestätigt, dass 2–10 % nach erfolgreicher Therapie [...] einen mehr oder weniger unauffälligen Alkoholkonsum entwickelt hatten« (Hiller, 2014, S. 9). Die Anonymen Alkoholiker sagen aber: Wer als Suchtkranker in der Therapie lernt, kontrolliert zu trinken, ist *nicht suchtkrank gewesen.* Wahrscheinlich waren diese Abhängigkeitskranken eigentlich Gewohnheitstrinker und nicht wirklich abhängigkeitskrank. Etwa alle zehn Jahre erscheint eine wissenschaftliche Studie, die beweisen soll, dass alkoholabhängige Patienten trotz vielfältiger anderer Erfahrungen *doch* lernen können, kontrolliert zu trinken. In diesen Behandlungen war der Untersuchungszeitraum aber meistens sehr kurz, zum Beispiel nur ein halbes Jahr. Suchtkranke können aber ihre Trinkmenge *auch ohne Therapie* ein halbes Jahr lang vermindern, wenn sie sich selbst beweisen wollen, dass sie nicht süchtig sind. Sie stürzen dann anschließend nur wieder in ihren abhängigen Suchtmittelmissbrauch ab.

Zentraler Gedanke
Die Therapeutin sollte nicht von dem Grundprinzip der *störungsspezifischen* Behandlung von Suchtkranken abweichen. Denn diese ist bei 90–98 % der Abhängigkeitskranken *indiziert und erfolgreich.* Die *metakognitiv zentrierte* Psychotherapie von Abhängigkeitskranken strebt an, dass die Betroffenen sich entscheiden, suchtkrank zu sein. Nur wenn sie diese Entscheidung getroffen haben, lernen sie, zwischen ihrem *süchtigen Denken* und ihrem *gesunden Alltagsdenken* zu unterscheiden. Diese Fähigkeit geht bei jedem Suchtmittelkonsum wieder verloren.

Die Therapeutin hilft dem Patienten mit den folgenden Mitteln, abstinent zu werden:

1. Abhängigkeitskranke Patienten sollen während der ersten drei Monate der Therapie *versuchen,* »wenigstens eine Zeit lang zur Selbsterfahrung« abstinent zu leben. Der Patient merkt dabei, dass sich seine Krankheitssymptome *bei Abstinenz* innerhalb von 3–14 Tagen um wenigstens 30 % verringern, längerfristig oft sogar um 80–90 %. Die »Migräne«, die »Magenschmerzen« oder die »Depression« werden *ohne* den Alkoholkonsum weniger. Auch die »Schlafstörungen« verringern sich längerfristig *ohne das Schlafmittel.* Die

Therapeutin sagt dem Patienten diese Besserung voraus und versucht, ihn zur *völligen* Abstinenz zu motivieren: »Sie trinken nach dem, was Sie sagen, nur noch ein Glas Wein am Abend. Sie kämpfen dabei gegen ihre Sucht. Sie haben aber eigentlich *wegen der Wirkung* des Alkohols getrunken. Wenn Sie jetzt nur ein Glas Wein trinken, erreichen Sie gar nicht die Wirkung, nach der Sie sich sehnen! Das eine Glas Wein verhindert aber, dass Sie stolz darauf sein können, dass Sie *ohne alles* auskommen.«

2. Die Patientinnen und Patienten sollen gesund erwachsen *selbst den Zeitpunkt bestimmen,* wann sie ihren Suchtmittelkonsum beenden wollen. Denn sie müssen ja, wenn sie abstinent leben, auch gesund erwachsen aus *eigener freier Entscheidung* »das erste Glas stehen lassen«. Wenn der Patient die Entscheidung zur Abstinenz am Anfang der Behandlung noch einige Wochen hinauszögert, hat er sich die Entscheidung vielleicht besser überlegt und sie emotional tiefer begründet.
3. Die Entscheidung zur Alkoholabstinenz sollte nicht mit der Entscheidung verbunden werden, *auch sofort* mit dem Rauchen aufzuhören. Denn Nikotinabhängigkeit führt nicht wie Alkoholabhängigkeit zum Würdeverlust. Die Nikotinabstinenz folgt der Alkoholabstinenz oft spontan nach fünf bis acht Jahren.
4. *Chemische Hilfsmittel* wie Antabus, Schlafmittel, Antidepressiva, pflanzliche Medikamente oder andere halten den Patienten *psychisch* in einer *Abhängigkeit* fest. Das blockiert die Auflösung der Identitätskonfusion des Patienten (siehe Kap. 10.6.1), die für eine dauerhafte Abstinenz erforderlich ist. Die Therapeutin signalisiert dem Patienten durch die Verschreibung eines Antidepressivums, dass sie Angst hat, er könne durch seine Depression sonst wieder rückfällig werden. Der Patient soll aber *konkret erleben,* dass die Depression bei Abstinenz *auch ohne* Antidepressiva verschwindet. Das ist in 80–90 % der Fall. Er erkennt dann, dass seine Depression durch seinen Suchtmittelmissbrauch verursacht war (siehe Kap. 10.5). Diese Erfahrung verbessert seine Motivation, abstinent zu bleiben oder nach einem Rückfall wieder abstinent zu werden. Er lernt, sich selbst und seinem Körper zu vertrauen. Abhängigkeitskranke müssen den Sisyphuskampf mit dem Suchtmittel aufgeben und kapitulieren (siehe Kap. 10.7). Dann fällt die Selbsttraumatisierung durch den abhängigen Suchtmittelkonsum weg. Die Selbstheilungskräfte der Seele kommen von allein wieder zum Vorschein.

Fallbeispiel 95: *Ein 40-jähriger Kaufmann, Herr K., nahm wegen Panikattacken drei Jahre lang an einer psychoanalytischen Psychotherapiegruppe teil. Seine Angstsymptome waren am Ende dieser Therapie immer noch nicht verschwunden. Der Patient* *suchte den Therapeuten deshalb nach der Gruppentherapie noch alle vier Wochen zu einem Gespräch auf. Eines Tages teilte Herr K. dem Therapeuten mit, dass er »wohl zu viel Alkohol« trinke. Der Therapeut glaubte zunächst, der Patient würde sich selbst masochistisch entwerten. Er bot ihm als paradoxe Intervention an, dass er in der Suchtkrankengruppe in seiner Arztpraxis überprüfen könne, ob er alkoholkrank sei. Der Therapeut staunte dann sehr, als der Patient in der Gruppe von dem wahren Ausmaß seines Suchtmittelmissbrauchs berichtete. Herr K. trank immer wieder exzessiv, nahm aber bei der Arbeit tagsüber das Beruhigungsmittel Tavor, um nicht aufzufallen. Nach acht Monaten Teilnahme an der Gruppe verstand Herr K. sich als »Alkoholiker«. Weitere sechs Monate später zerkleinerte er eines Tages mit einem Hammer die letzten Tabletten Tavor, die er zur Sicherheit immer bei sich getragen hatte. Er warf sie in die Toilette und spülte sie hinunter. Das war für ihn seelisch »ein Weltuntergang«. Aber seine Panikattacken verschwanden danach ohne jede zusätzliche Therapie für immer. Die Panikattacken waren offenbar Ausdruck einer latenten Angst gewesen, dass er durch seinen süchtigen Alkohol- und Tablettenmissbrauch auf eine Katastrophe zusteuerte. Bis zur Teilnahme an der Suchtkrankengruppe hatte der Patient unbewusst lieber Angstzustände gehabt als die reale Angst, beruflich und familiär zu scheitern* (Fortsetzung in Kap. 10.11).

Zentraler Gedanke

Ein Abhängigkeitskranker, der zum ersten Mal abstinent lebt, fühlt sich am Anfang der Abstinenz oft so, als ob er über eine Brücke geht, die noch nicht fertig gebaut ist. Es ist, als ob er bei mit jedem Schritt, den er geht, den nächsten Stein an den Brückenbogen überhaupt erst anfügen würde, auf den er tritt. Der Betroffene kann sich ein Leben ohne das Suchtmittel nicht vorstellen. Wenn der Patient neu abstinent lebt, findet er im Alltag aber ganz von allein jeden Tag *neue* Lösungen zur Bewältigung seines Alltags. Wenn er nicht rückfällig werden will, hat er keine andere Wahl.

5. Die Therapeutin empfiehlt den Betroffenen deshalb, die *24-Stunden-Regel* der Anonymen Alkoholiker einzuhalten: »Wir leben nur im Heute und für das Heute. Der heutige Tag ist der einzige Tag, auf den wir uns konzentrieren müssen. So nehmen wir uns auch nur vor, heute nüchtern zu bleiben – die gegenwärtigen 24 Stunden lang nicht zu trinken.« Erfahrene trockene Alkoholiker ergänzen diese Regel: »Manchmal, wenn der Suchtdruck da ist, verkürze ich die 24 Stunden auf nur eine Stunde und sage: Jetzt nicht!« Eine Stunde ist ziemlich lang. Der Betroffene lenkt sich in dieser einen Stunde irgendwie ab. Oder er denkt an seinen inneren Tiefpunkt durch den Suchtmittelkonsum. Das löst eventuell sein eingeengtes süchtiges Denken auf.

6. Die Therapeutin bietet dem Alkoholabhängigen bei Bedarf einen körperlichen Entzug an. Bei einem *ambulanten Entzug* soll der Patient in den ersten drei Tagen der Abstinenz *jeden Tag* 20 Minuten zu der Therapeutin kommen. Die Therapeutin prüft in diesen Gesprächen, ob Entzugssymptome auftreten und eventuell doch noch eine *stationäre* Einweisung erforderlich ist. Sie gibt Hilfestellungen und Informationen: »Bei Alkoholentzug ist die Unruhe und das Zittern am zweiten Tag am schlimmsten, ab dem dritten Tag wird es besser.« Bei Tablettenentzug dauern die Entzugssymptome einige Tage länger. Die Therapeutin erinnert den Patienten an die 24-Stunden-Regel der Anonymen Alkoholiker: »Denken Sie immer nur an diesen einen Tag. Es ist gleichgültig, was sie tun. Sie dürfen nur keinen Alkohol zu sich nehmen. Sonst verlängert sich die Dauer Ihrer Entzugssymptome.« Als Ärztin kann die Therapeutin dem alkoholkranken Patienten für den Entzug bei Bedarf 25 Kapseln Distraneurin verschreiben. Kontraindikationen sind epileptische Anfälle in der Vorgeschichte oder ein drohendes Delir. Voraussetzung ist, dass der Patient zu Hause *eine Bezugsperson* hat, die ihm die Tabletten zuteilt. Die Ärztin bespricht mit der Bezugsperson die Dosierung: Die 25 Tabletten sollen über vier Tage verteilt werden. Die Bezugsperson verabreicht dem Patienten am ersten Tag um 18 Uhr zwei Kapseln und um 22 Uhr drei Kapseln. Sie gibt ihm am zweiten Tag über den Tag verteilt 2-2-2-3-4 Kapseln, am dritten Tag morgens 2 und abends 3 Kapseln und am vierten Tag abends 2 Kapseln. Die Bezugsperson muss der Ärztin persönlich in die Hand versprechen, die Medikamentengabe auf keinen Fall zu erhöhen oder zu verlängern. Eine starke vegetative Unruhe des Patienten, Verwirrtheit oder sogar Halluzinationen weisen auf ein beginnendes Delir hin. Die Therapeutin weist den Patienten in einem solchen Fall zum stationären Entzug in eine Klinik ein.

10.6.3 Die Teilnahme an einer Selbsthilfegruppe

Die Therapeutin oder der Therapeut kann dem Patienten empfehlen, *parallel zur Einzeltherapie* als Gruppentherapie eine Selbsthilfegruppe zu besuchen: »Nehmen Sie dort wenigstens an vier Gruppentreffen teil. Wenn die Gruppe Ihnen nicht zusagt, wechseln Sie in eine andere Gruppe und probieren Sie es dort!« Die Therapeutin bespricht in den folgenden Sitzungen mit dem Patienten, was er in der Gruppe erlebt hat. Denn suchtkranke Patienten neigen dazu, ungeduldig zu sein oder nach dem Schwarz-Weiß-Muster das Geschehen in der Gruppe vorschnell zu entwerten. Der Patient bezeugt mit seiner Teilnahme an der Selbsthilfegruppe einmal in jeder Woche vor sich selbst und anderen unausgesprochen oder sogar explizit, dass er sich als »alkoholkrank« versteht. Die Betroffenen beginnen bei den Anonymen Alkoholikern in der Gruppe das Gespräch regelhaft mit den Worten: »Ich bin Karl. Ich bin Alkoholiker.« Sie bekräftigen damit vor sich selbst und anderen das Wissen um ihre zwei konträren Identitäten, den Konflikt zwischen ihrem gesunden Alltags-Ich und ihrem süchtigen Ich (siehe Kap. 10.5). Die wöchentliche Gruppenteilnahme ist ein Übungsweg, um den Konflikt zwischen den beiden Ichs innerlich offenzuhalten und immer wieder neu auszuhandeln. Das stabilisiert die Betroffenen in ihrer Abstinenz. Etwa 1–2 % der Alkoholabhängigen gehen in eine Selbsthilfegruppe.

Suchtkranke können in ihrer Selbsthilfegruppe zusammen mit ähnlich Leidenden lernen, ihr Gefühl des Scheiterns anzunehmen: »Es ist keine Schande, krank zu sein, aber es ist eine Schande, nichts dagegen zu tun!« Sie erleben bei den anderen Gruppenmitgliedern, dass man *auch abstinent* gut leben kann. Das vermindert ihre Scham und Schuldgefühle. Es ermutigt sie, auch in ihrem sozialen Umfeld mehr zu sich selbst zu stehen. In den meisten Selbsthilfegruppen gibt es einige *abstinent lebende* Alkoholabhängige, die durch die Auseinandersetzung mit ihren »Schwächen« und durch ihre Kapitulation vor dem Alkohol in ihrer Persönlichkeit *posttraumatisch gereift* sind. Sie sind ein Stück weit weise, kreativ, humorvoll und empathiefähig geworden. Solange sie andere Gruppenmitglieder nicht narzisstisch missbrauchen oder selbst wieder rückfällig werden, geben sie ihrer Selbsthilfegruppe Halt. Sie ermöglichen den Teilnehmerinnen und Teilnehmern, sich in der Gruppe zu entwickeln. Die beiden Gründer der Anonymen Alkoholiker (AA) waren vermutlich solche Personen. Das von ihnen entwickelte Konzept der Selbsthilfegruppen der AA ist genial. Es beschreibt die Selbstheilung der Betroffenen in zwölf Schritten (siehe Kap. 10.7) und stellt für Alkoholkranke drei Lebensregeln auf (siehe Kap. 10.6). Die Teilnehmerinnen und Teilnehmer in den Selbsthilfegruppen versuchen, sich daran zu orientieren. Die Anonymen Alkoholiker vermuten, dass etwa eine Million Menschen sich jede Woche in der ganzen Welt in Selbsthilfegruppen der AA treffen. Im Jahr 1988 hatte die Organisation der Anonymen Alkoholiker in 118 Ländern der Welt insgesamt ungefähr 1,5 Millionen Mitglieder (Edwards, 1986, S. 215). Es gibt aber auch viele andere Selbsthilfegruppen oder Freundeskreise. Manche haben kirchliche Träger, in Deutschland sind das zum Beispiel die Gruppen der Blaukreuzler oder der Caritas.

Durch die Gruppenteilnahme gewinnt das Wort »alkoholkrank« für die Betroffenen immer wieder emotionale Tiefe. Sie frischen ihr Wissen um die existenzielle Ebene ihres Problems auf. Sie erinnern sich an den Verlust der eigenen Würde als Mensch und an die eigene Bedrohung durch den Tod. Die Neulinge in der Gruppe zeigen den »alten« Gruppenmitgliedern durch ihr Verhalten und ihre Geschichten ähnlich wie bei der psychodramatischen *Spiegeltechnik,* wie sie selbst waren, als sie Suchtmittel nahmen: Sie lügen und reden sich heraus. Sie fühlen sich schuldig und haben Angst. Die Begegnung mit ihrem Leiden schützt die »Alten« vor eventuellen Rückfällen. Sie sagen sich: »Da will ich nicht wieder hin!« Andererseits sind die erfahrenen Gruppenmitglieder auch Vorbilder für die »Neulinge«. Sie decken den Widerspruch zwischen dem Alltagsdenken und dem süchtigen Denken bei den Neulingen mit Humor auf und bekunden ihr Mitgefühl (siehe Fallbeispiel 92) durch ihre eigenen Geschichten und *Sharings.* Sie sind *selbst* von der Krankheit betroffen, auch wenn sie abstinent leben, und hören deshalb anders zu als Nichtbetroffene. Sie können *aus ihren eigenen Erfahrungen heraus* intuitiv erfassen, was ihre Mitbetroffenen ihnen über ihr Suchtproblem mitteilen wollen.

10.6.4 Die Phase der psychischen Entwöhnung

Die Therapiephase der psychischen Entwöhnung *beginnt mit der Abstinenz.* Sie dauert ungefähr ein Jahr. Der Patient nimmt in dieser Zeit seine Konflikte im Alltag wieder klarer wahr. Er versucht mithilfe der Therapeutin, seine Konflikte zu lösen und zu retten, was zu retten ist. Er muss sich in seinen Beziehungen neu zurechtfinden. Seine Bezugspersonen begegnen ihm anfangs meistens noch mit Misstrauen. Denn der Patient hat sie in der Zeit seines Suchtmittelmissbrauchs enttäuscht und angelogen. Das anfangs noch vorhandene Misstrauen frustriert den Patienten.

Die Therapeutin begleitet den Patienten in dieser Zeit in der Selbststeuerung in seinen Konflikten. Sie wendet dabei immer wieder die Zwei-Stühle-Technik an (siehe Kap. 10.6.1). Sie kann, wenn ihr Therapiezimmer zu klein ist, die beiden konträren Identitäten des Betroffenen auch *mit zwei Steinen* auf der *Tischbühne* repräsentieren (siehe Kap. 5.10.5), mit einem Stein für sein Alltags-Ich und einem anderen für sein süchtiges Ich. Bei *wiederholten Rückfällen* in den Suchtmittelkonsum benutzt sie die Technik des *Selbststeuerungskreises* (siehe Fallbeispiel 29 im Kap. 5.7) (Krüger, 2010a). Sie erfasst mit dieser Technik den *zeitlichen Ablauf* des Denkens, Fühlens und Handelns des Patienten auf dem Weg in seinen Rückfall, die Folgen und auch den Weg, wie er sich gewöhnlich wieder stabilisiert.

Fallbeispiel 96: *Eine 45-jährige Lehrerin, Frau I., glaubte, dass sie immer wieder rückfällig wurde »wegen ihrer Depressionen«. Der Therapeut ließ sie auf einem DIN-A3-Papier einen großen Kreis malen und dann im Uhrzeigersinn an dem Kreis entlang aufschreiben, wie sie jeweils von dem guten seelischen Zustand in den schlechten* *geriet und von dem schlechten wieder in den guten. Die Patientin notierte dabei Schritt für Schritt entlang dem roten Faden der Zeit, was sie gedacht, gefühlt und gemacht hatte, was dann geschah, wie sie darauf reagiert hatte usw. In ihrem Selbststeuerungskreis zeigte sich am Ende: Die Krisen und Rückfälle von Frau I. hatten immer damit begonnen, dass sie zwei bis drei Tage lang ihr Haus vom Keller bis zum Dachboden aufräumte. Sie war dadurch jeweils völlig erschöpft. Sie griff dann abends zu einem Bier, »um sich etwas Gutes zu tun«. Am nächsten Morgen trank sie aber weiter. Daraufhin wurde sie depressiv. Der Therapeut: »Sie räumen Ihr Haus vor dem Trinken immer gründlich auf. Vielleicht machen Sie das ja vorbeugend. Wenn jemand Sie in den darauffolgenden Tagen betrunken findet, kann der nicht behaupten, dass Sie Ihre Wohnung verwahrlosen lassen.« Der Therapeut und die Patientin vereinbarten, dass sie das exzessive Aufräumen des Hauses in Zukunft unterlässt. Frau I. folgte dieser Empfehlung. Sie wurde bis zum Ende der Therapie ein Jahr später nicht wieder rückfällig. Die Depressionen von Frau I. waren eine Folge des Trinkens gewesen und nicht die Ursache. Das Aufräumen war Teil ihres süchtigen Denkens gewesen.*

Der Patient kann auch seine *persönliche Suchtgeschichte* aufschreiben. Das hilft ihm, seine im Äquivalenzmodus erlebten Suchterfahrungen im Als-ob-Modus zu denken und zu verarbeiten. Er integriert in seine Suchtgeschichte die Antworten auf die folgenden Fragen: 1. Wann habe ich zum ersten Mal gemerkt, dass ich anders Alkohol getrunken habe als andere? 2. Wann hat ein anderer mir zum ersten Mal gesagt: »Du trinkst zu viel«? 3. Was war mein subjektiv schönstes Erlebnis unter der Wirkung des Suchtmittels? 4. Was war für mich die subjektiv *schlimmste Erfahrung* während meines Trinkens? 5. War mein Leben durch die Wirkung des Suchtmittels schon einmal gefährdet? 6. War ich schon einmal eine hilflose Person? 7. Was habe ich an meinem *inneren Tiefpunkt* erlebt siehe Kap. 10.7)? Was geschah damals? 8. Was hat mich im Kampf gegen den Alkohol gegebenenfalls kapitulieren lassen, sodass ich abstinent wurde? (siehe Kap. 10.7) 9. Wie haben sich mein Denken, Fühlen und Handeln durch die Abstinenz *positiv* verändert? 10. Der Patient soll die positiven Veränderungen an drei kleinen Erlebnisepisoden verdeutlichen.

Die Therapeutin bespricht in den folgenden Therapiesitzungen mit dem Patienten jeweils 10–20 Minuten lang die Fortschritte beim Schreiben seiner Suchtgeschichte. Der Patient ergänzt anschließend die noch fehlenden Teile. Am Ende einigen sich beide, dass die Geschichte *zu Ende erzählt* ist. Die persönliche Suchtgeschichte integriert in sich viele negative Erfahrungen und scheinbar sinnlose Erlebnisse. Sie bringt diese aber in einen Zusammenhang mit der übergeordneten Erkenntnis des Betroffenen, alkoholkrank zu sein. Dadurch entsteht in dem Absurden und in dem Chaos der Erlebnisse eine neue Sinnhaftigkeit. Der Betroffene kann die Geschichte bei Bedarf nachlesen, wenn er wieder in eine Krise kommt. Das ruft in ihm eventuell das Gefühl wach: »Das will ich nicht noch einmal!«

Die Therapeutin nutzt in der Einzeltherapie bei Beziehungskonflikten des Patienten in seinem Alltag die Technik des *psychodramatischen Gesprächs* (siehe Kap. 1) und die Technik des psychodramatischen Dialogs mit Rollentausch. Abhängigkeitskranke brauchen bei der Arbeit mit dem psychodramatischen Dialog oft kleinschrittig Hilfe (siehe Fallbeispiel 11 in Kap. 4.6). Die Therapeutin nimmt deshalb im Spiel die Rolle des Patienten ein, wenn der Patient im Rollentausch die Rolle seines Konfliktpartners ausspielt. Sie mentalisiert dann als seine Doppelgängerin stellvertretend für ihn und integriert in ihr Spiel auch Sachverhalte, die sie von dem Patienten schon vor dem Spiel erfahren hat (siehe Kap. 8.4.2).

Der Patient lernt in der Phase der psychischen Entwöhnung, abstinent zu leben und seine Konflikte zu bearbeiten. Die Grundlage dafür ist, dass der Patient mithilfe der Therapeutin seine *metakognitive* Störung auflöst. Er muss lernen, *im Als-ob-Modus süchtig zu denken.* Das hilft ihm, in immer kürzerer Zeit zu merken, wenn er wieder süchtig denkt und fühlt. Er kann dann sein süchtiges Denken aus eigenem Willen stoppen. Er orientiert sich in der aktuellen Situation neu. Er wird *spontan* im Sinne von Moreno (1974, S. 13).

Fallbeispiel 97 (Benzinger, 2013, S. 18): *»Eine Patientin Ende 40 [...] kam erneut zur Suchttherapie, nachdem sie seit Monaten mit bis zu zwei Flaschen Wein täglich massiv rückfällig geworden war.« Der Therapeut arbeitete mir ihr in der Einzeltherapie und in der Gruppe. Er benutzte in beiden Settings das Bild der zwei gegensätzlichen Identitäten und repräsentierte diese mit zwei Stühlen. In der Gruppe nahmen zwei Gruppenmitglieder die Rollen der beiden konträren Identitäten der Patientin ein. Die Patientin hatte am Ende der Therapie als Schutz vor Rückfällen »für sich eine neue Lösung gefunden: ›Immer wenn dieser Druck entsteht, erinnere ich mich an das Bild der zwei Identitäten. Ich setze mich dann auf das Sofa im Wohnzimmer und stelle für beide Seiten ein Symbol auf den Tisch. So habe ich beide Seiten im Blick und kann eingreifen, wenn die süchtige Seite die Oberhand gewinnen könnte. Manchmal rede ich sogar mit den beiden Seiten.‹ Frau A. war offensichtlich stolz darauf, dass sie mit diesen Methoden die Selbststeuerung zurückerhalten und Herrin der Lage werden konnte.«*

Benzinger (2013, S. 19) hat die Metaposition im Suchtkonflikt als »dritte Position« bezeichnet. Er repräsentiert diese in seinem therapeutischen Vorgehen mit einem *dritten Stuhl hinter* den zwei Stühlen, die das Alltags-Ich und das süchtige Ich des Patienten symbolisieren (Benzinger, 2014, mündliche Mitteilung). Er lässt die Patienten in der Therapiesitzung dann *zwischen diesen drei Stühlen* hin- und herwechseln und die *drei* verschiedenen Identitäten ausarbeiten. Die Einnahme der Rolle der Metaposition stärkt die *Kognition* des Patienten. Die Grundlage für die therapeutische Wirksamkeit der Drei-Stühle-Technik ist aber die Auflösung der metakognitiven Abwehr durch Spaltung mit der *Zwei-Stühle-Technik* (siehe Kap. 10.6.1). Die Therapeutin arbeitet dazu zunächst die *metakognitive Ich-Spaltung* zwischen dem gesunden Alltagsdenken und dem süchtigen Denken des Patienten heraus. Sie geht als seine Doppelgängerin mit ihm zusammen Schulter an Schulter Schritt für Schritt im Als-ob-Modus des Spiels den Weg, der ihn die Kontrolle über das Alternieren zwischen seinen beiden Ich-Zuständen gewinnen lässt. Der Patient muss diese Kontrolle auch später immer wieder neu entwickeln. Nur dann ist sie in ihm als die von Benzinger so genannte »dritte Position« vorhanden.

10.6.5 Die Integration der inneren Umstellung in die gegenwärtigen Beziehungen

Abhängigkeitskranke Patientinnen und Patienten unterlassen ab dem Beginn ihrer Abstinenz ihren selbstverletzenden Suchtmittelmissbrauch. Die Betroffenen nehmen ihre inneren und äußeren Konflikte dann oft erst richtig wahr. Ein Patient beschrieb das im Nachhinein mit den Worten: »Ich musste zwanzig Jahre meiner Entwicklung nachholen.« Die Patienten entwickeln in den ersten zwei Jahren ihrer Abstinenz allmählich eine neue Ich-Stärke und neues Selbstwertgefühl. Ihr Vorsatz »Ich will nicht trinken« verändert sich zu dem Gefühl »Ich brauche nicht zu trinken«. Durch das verbesserte Selbstwertgefühl des Patienten kommt es aber nicht selten zu neuen Konflikten in den familiären und sozialen Beziehungen. Der Patient ist enttäuscht, dass seine Bezugspersonen seine Abstinenz nicht loben. Die Therapeutin empfiehlt dem Patienten in einem solchen Fall Geduld: »Ihre Frau muss erst lernen, Ihnen wieder zu vertrauen. Denn Sie haben Ihre Versprechen früher oft nicht eingehalten.« Die Therapeutin interpretiert das Auftreten der *neuen* Konflikte radikal positiv: »Früher waren Sie bei Streitigkeiten am Ende immer der Verlierer, weil Sie betrunken waren. Keiner musste Sie ernst nehmen. Das ändert sich jetzt.« *Nach zwei Jahren Abstinenz* gibt es erfahrungsgemäß noch einmal einen Höhepunkt an Ehetrennungen. Viele Ehepartner freuen sich zwar, wenn der Patient nicht mehr einfach alles mit sich machen lässt. Manche aber stört das sehr. Manche Bezugspersonen waren auch *kodependent.* Sie haben ihr eigenes Leiden unter der Abhängigkeitserkrankung ihres Partners verleugnet und ihre Erschöpfung und Wut verdrängt. Sie merken ihr Leiden erst, wenn es dem Patienten besser geht (siehe Kap. 10.13 und Fallbeispiel 117 in Kap. 11.7).

Die Therapeutin unterstützt die Integration der inneren Umstellung des Patienten in die gegenwärtigen Beziehungen mithilfe der fünf Schritte des psychodramatischen Dialogs mit Rollentausch (siehe Kap. 8.4.2). Sie stellt dabei aber neben den Protagonisten einen *zweiten Stuhl* für sein »süchtiges Ich«. Sie integriert so die Arbeit an dem *intrapsychischen Suchtkonflikt* in die interpersonelle Beziehungsklärung (siehe Fallbeispiel 108).

Übung 22

Lassen Sie als Leserin oder Leser einmal *einen ihrer suchtkranken Patienten* einen psychodramatischen Dialog mit einer Bezugsperson führen. Repräsentieren Sie dabei wie in der Abbildung 26 mit einem zweiten Stuhl sein »süchtiges Denken« neben ihm. Sie werden merken: Die Gegenwart des zweiten Stuhls für das süchtige Ich lässt *Sie als Therapeutin* Ihren Patienten mit anderen Augen sehen. Der zweite Stuhl verändert auch die Selbstwahrnehmung und Fremdwahrnehmung *Ihres Patienten selbst.* Er erkennt im Rollentausch klarer die Hintergründe für das Fühlen und Denken seines Konfliktpartners.

10.6.6 Die Mitbehandlung einer psychischen Zweiterkrankung

Mindestens 30 % der abhängigkeitskranken Patientinnen und Patienten leiden an Traumafolgestörungen und bis zu 80 % an Persönlichkeitsstörungen (siehe Kap. 10.3). Manche Therapeutinnen und Therapeuten empfehlen eine *frühe* Mitbehandlung einer Zweiterkrankung (Stadler, 2013, S. 82). Hintermeier (2013, S. 112 f.) stellte fest, dass in Einzeltherapien von abhängigkeitskranken Patienten mit Borderline-Persönlichkeitsstörung zuerst eine haltgebende therapeutische Beziehung zu entwickeln ist, bevor die eigentliche Suchttherapie beginnen kann: »Erst nach einer (manchmal jahrelangen) Stabilisierungsphase […] kann […] daran gearbeitet werden, Alternativen zum Suchtmittelkonsum oder zu anderen abhängigen Verhaltensweisen zu entwickeln.« Meiner Erfahrung nach ist eine *frühe* Mitbehandlung einer psychischen Zweiterkrankung bei einer *substanzgebundenen* Abhängigkeitserkrankung aber problematisch:

1. Die Therapeutin vernachlässigt eventuell, die Probleme des Patienten aktiv mit seinem Suchtmittelmissbrauch in Zusammenhang zu bringen. Eine Depression ist zum Beispiel oft die Folge des Suchtmittelmissbrauchs und nicht die Ursache (siehe Fallbeispiel 96). 2. Interpretationen, die sich auf Defiziterfahrungen in der Kindheit oder Traumaerfahrungen beziehen, können den Patienten labilisieren (Waldheim-Auer, 1993, S. 205). 3. Sie verführen den Patienten und die Therapeutin dazu, anzunehmen, dass der Patient *trinkt, weil* er eine schlechte Kindheit gehabt hat oder traumatisiert worden ist. Eine solche

Annahme vermindert die Motivation des Patienten, seinen Suchtmittelkonsum zu beenden. Der Patient soll erkennen, dass er *inzwischen Probleme hat, weil er trinkt.* Das gehört zur Definition einer Suchterkrankung. 4. Der Patient muss psychisch einigermaßen belastbar sein, um die Zweiterkrankung erfolgreich zu behandeln. Die Belastbarkeit entwickelt sich aber erst bei Abstinenz. 5. Ein süchtiger Konsum von Suchtmitteln *während* der Behandlung vermindert durch die psychotrope Wirkung des Suchtmittels die Fähigkeit des Patienten zur Konfliktverarbeitung und damit auch die therapeutische Wirkung der Behandlung.

Zentraler Gedanke

Therapeutinnen und Therapeuten wissen oft wenig über den *progressiven Heilungsweg* von Abhängigkeitskranken. Wenn Abhängigkeitskranke aus ihrer Not heraus den Weg über den inneren Tiefpunkt zur Kapitulation gehen (siehe Kap. 10.7) und abstinent leben, reduzieren sich die Symptome einer Zweiterkrankung meistens schon *von allein.* Die Betroffenen lernen, sich mit ihren Schwächen anzunehmen, so wie sie sind. Sie werden *spontan* mutiger im Austragen von Konflikten (siehe Fallbeispiele 95, 96, 100 und 101).

Fallbeispiel 98: *Ein 55-jähriger Lehrer, Herr L., nahm an einer Suchtkrankengruppe teil. Die Teilnehmer berücksichtigten die Erfahrungen der Anonymen Alkoholiker. Er berichtete in dieser Gruppe: »Bevor ich hierherkam, ging ich ein Jahr lang in eine Psychotherapiegruppe für Suchtkranke. Wir versuchten da immer, unsere Probleme zu lösen, damit wir nicht mehr trinken müssen. Das klappte aber nicht. Erst als ich hier in dieser Gruppe in der umgekehrten Reihenfolge vorging und zuerst mit dem Alkohol aufhörte, gelang es mir, meine Probleme anzugehen. Ich habe dadurch mir selbst gegenüber zu einer anderen Einstellung gefunden. Früher habe ich mich immer an meiner Zwanghaftigkeit gestört und versucht, diese durch Alkoholtrinken zu überwinden. Jetzt kann ich mich als Eigenbrötler annehmen. Ich bin, wie ich bin. Ich bin freundlich mit mir. Wichtig ist für mich, dass ich immer wieder einmal an meinen Tiefpunkt denke. Ich bin damals nachts auf dem Hauptbahnhof herumgeirrt. Ich war innerlich leer und haltlos. Ich wollte mich vor den Zug werfen. Etwas Schlimmeres kann mir nicht mehr passieren!«*

Die Anonymen Alkoholiker sprechen in ihren »drei Lebensregeln« Empfehlungen aus, die so wirken, als ob sie speziell für Menschen mit einer Persönlichkeitsstörung entwickelt worden wären. Das ist sicher kein Zufall. Die erste Lebensregel für Suchtkranke »heißt: ›Das Wichtigste zuerst.‹ Damit ist gemeint, dass für uns das Alkoholproblem immer an erster Stelle stehen sollte. [...] Die zweite Lebensregel lautet: ›Eile mit Weile‹ [...]. Viele von uns handeln oft nach dem falschen Grundsatz: ›Entweder alles oder nichts‹, und nehmen sich daher zu viel vor. Oft werden sie dadurch gar nichts erreichen. [...] Die dritte Lebensregel heißt: ›Leben und leben lassen‹ [...]. Gerade wir, die wir uns während unserer Trinkerzeit oft vergeblich nach ein wenig Verständnis gesehnt haben, sollten so viel wie möglich davon für andere Menschen und ihre Probleme aufbringen. [...] Wir können nie duldsam genug sein. [...] Gerade für uns ist ein möglichst reibungsloses und harmonisches Zusammenleben mit unserer Umwelt wichtig. Denn jeder Streit und jede Aufregung können uns wieder in die Gefahr des Trinkens stürzen« (Anonyme Alkoholiker deutscher Sprache, Auflage 1980).

10.7 Das Herausarbeiten des persönlichen Tiefpunkts und die Kapitulation

Abhängigkeitskranke werden oft rückfällig, wenn sie versuchen, abstinent zu leben (siehe Kap. 10.10). Sie werden meistens erst dann *dauerhaft* abstinent, wenn sie *existenziell* bedroht sind. Sie müssen durch ihre Sucht ihre Würde als Mensch verloren haben. Oder ihnen muss durch den Suchtmittelmissbrauch der Tod drohen. Eine solche existenzielle Erfahrung hilft ihnen, den Wert des Lebens und die Würde als Mensch eventuell zum ersten Mal zu erkennen. Sie ermöglicht ihnen die Kapitulation (Krüger, 1988, S. 72). Abhängigkeitskranke haben oft viele *äußere* Tiefpunkte: die Bedrohung durch den Tod, das Irrewerden im Delir, einen Arbeitsplatzverlust, einen Verkehrsunfall unter Alkoholeinfluss, Selbsttötungsfantasien oder die Trennung von der Familie.

Wichtige Definition

Der *innere* Tiefpunkt ist aber nicht nur *irgendein äußerer* Tiefpunkt. Der *innere* Tiefpunkt ist definiert als eine existenzielle Erfahrung, die eine Kapitulation auslöst. Der *innere Tiefpunkt* lässt sich deshalb immer erst im Rückblick bestimmen. Die Kapitulation löst in der inneren Konfliktverarbeitung des Betroffenen einen kreativen Sprung aus. Er sieht seine vielen verschiedenen Probleme *nicht nur kognitiv*. Er lässt sich von seinem Fehlverhalten *emotional* treffen. Er erkennt neu das hinter seinen vielen verschiedenen Leidenserfahrungen stehende *metakognitive* Prinzip. Dieses Prinzip heißt: »Ich bin suchtkrank.«

Der Patient wird in seiner gesunden narzisstischen Selbstliebe verletzt, wenn er akzeptieren muss, süchtig zu sein. Denn er bekennt damit, dass er sich nicht kontrollieren kann. Es gelingt ihm nicht, aus einem Schaden klug zu werden. Der kreative Sprung geht mit einer Identitätsveränderung einher (siehe Kap. 10.6.1).

Manchmal gelangt der Patient schon an seinen inneren Tiefpunkt, wenn der eigene fünfjährige Sohn am Abendbrottisch zu ihm ganz naiv sagt: »Papa, du stinkst!« Die Anonymen Alkoholiker (1980, S. 3) beschreiben die Kapitulation handlungsnah mit dem Satz: »Wir gaben zu, dass wir dem Alkohol gegenüber machtlos sind – dass wir unser Leben nicht mehr meistern konnten.« So wie bisher geht es nicht mehr weiter. Jahrelang hat der Betroffene seine Leidenserfahrungen, die »leise innere Stimme« seines Gewissens und seine Schuldgefühle abgespalten, weggeschoben und betäubt. Er hat sich vorgemacht: »Es ist ja noch nicht so schlimm!« Der Verlust der eigenen Würde oder die Bedrohung durch den Tod *befreit* aber das gesunde Alltagsdenken aus der Konfusion mit dem süchtigen Denken. Die existenzielle Erfahrung setzt die Abwehr durch Verleugnung und Rationalisierung außer Kraft.

Wichtige Definition
Nach dem Verständnis der Anonymen Alkoholiker *kapituliert* ein Abhängigkeitskranker, wenn er die Niederlage im Kampf mit dem Alkohol annimmt, sich vorbehaltlos als suchtkrank bekennt und deshalb abstinent lebt.

Der Patient übernimmt bei der Kapitulation die *volle* Verantwortung für sein süchtiges Handeln und die daraus entstehenden Folgen. Es ist für ihn nicht wichtig, dass Alkoholabhängigkeit *gesetzlich* als Krankheit anerkannt ist. Der Betroffene kann sich vor der Kapitulation ein Leben ohne Alkohol nicht vorstellen. Er weiß nicht, wie es weitergehen soll. Karlfried Graf Dürckheim (Dürckheim, 1982, S. 88 f.) hat die Qualität der inneren Umstellung bei einer Kapitulation in einem Gleichnis beschrieben: »Das Leiden zu vermeiden oder zu bekämpfen ist natürlich. Aber wenn es da ist, geht es darum, es zu akzeptieren, um daraus etwas zu schöpfen, was jenseits des Leidens liegt. [...] Man muss die Niederlage annehmen, [...] und nicht so tun, als sei nichts geschehen. Man muss den Widerstand überwinden, den man in sich hat; eine Art von Bescheidenheit gegenüber den Mächten, die stärker sind als wir [...]. So bekämpften sich zwei japanische Ritter mit dem Speer. Während des Kampfes stieß der eine den anderen vom Pferd und dessen Speer rollte davon. Der Sieger stieg vom Pferd; aber, anstatt sein Opfer zu töten, spreizte er die Beine und befahl ihm – welche Demütigung! – darunter hindurchzukriechen. Der Besiegte tat dies ohne Zögern; da hob der Sieger den Speer seines besiegten Gegners auf, gab ihn ihm zurück, half ihm auf und sagte: ›Der wahre Sieger bist Du, denn ich weiß nicht, ob ich das so vermocht hätte!‹«

Die *Kapitulation ist ein innerer Prozess.* Dieser dauert bis zu sechs Monaten. Der Betroffene erkennt durch die Kapitulation die Existenz der *zwei Identitäten* in seiner Brust an (siehe Kap. 10.6.1) (Krüger, 2004b): »Ich bin Karl. – Ich bin Alkoholiker.«

Fallbeispiel 99: *Eine 50-jährige Patientin, Frau M., teilte nach neun Wochen der Teilnahme an einer Suchtkrankengruppe den anderen mit: »Ich weiß jetzt, dass ich Alkoholikerin bin. Deshalb trinke ich jetzt richtig!« Die Patientin trank dann tatsächlich acht Wochen lang exzessiv. Sie musste aber dann in eine Klinik eingewiesen werden. Für ihre Körperorgane war dieses Ende mit Schrecken sicher weniger schädigend, als wenn sie jahrelang als Spiegeltrinkerin weiter getrunken hätte. Die Patientin erreichte ihren inneren Tiefpunkt erst durch das unkontrollierte Trinken. Das exzessive Trinken bedrohte sie in ihrem Leben. Erst diese existenzielle Erfahrung ließ sie wirklich kapitulieren und abstinent werden.*

In Selbsthilfegruppen sagen *abstinent lebende* Alkoholabhängige manchmal zu einem noch trinkenden Gruppenmitglied: »Du bist noch nicht so weit! Du musst erst richtig auf die Schnauze fallen, damit du den Absprung schaffst.« Auch die Therapeutin darf in der Therapie von Abhängigkeitskranken ihre Hilflosigkeit und Ohnmacht leben (siehe Kap. 10.8): »Ich bin nicht suchtkrank. Deshalb sind Sie als Betroffene die Profis. Ich möchte von Ihnen lernen.«

Zentraler Gedanke

Die Therapeutin darf nicht an ihrem persönlichen grandiosen Helferideal festhalten und den Patienten vor *jedem* Schaden bewahren wollen. Sie muss vor diesem *eigenen* grandiosen Anspruch *selbst* kapitulieren. Das ist die Voraussetzung dafür, dass auch der Patient kapituliert. Die Therapeutin gibt dem Patienten Halt in der Beziehung, aber sie lässt seinen inneren Tiefpunkt zu.

Wer abstinent lebt, hat nicht immer auch schon kapituliert.

Fallbeispiel 100: *Eine 38-jährige Unternehmerin, Frau N., trank auf Anraten ihres Therapeuten keinen Alkohol mehr. Sie vermied es aber, sich zu entscheiden, alkoholkrank zu sein. Nach zwei Jahren Abstinenz begann die Patientin erneut, schwer zu trinken. Daraufhin schloss sie sich einer Suchtkrankengruppe an. Erst dort bekannte sie sich dazu, alkoholkrank zu sein. Ein Jahr später erzählte sie der Gruppe: »Meine Kapitulation kam erst, als ich merkte, ich kann mit dem Trinken nicht mehr aufhören. Ich habe hier in der Gruppe erlebt, dass ich mit meinem Problem ernst genommen wurde. Nach der ersten Gruppensitzung habe ich dann zwei Dinge sofort anders gemacht: Ich habe mir für die Urlaubsreise mit meinen Eltern und meiner Schwester ein eigenes Zimmer bestellt. Sonst hatte ich mir immer ein Zimmer zusammen* *mit meiner Schwester genommen. Und ich habe meiner Freundin gesagt, dass ich in ihrem Urlaub ihren Hund nicht mehr nehme.« Die Kapitulation hatte die Patientin aus ihrer allgemeinen, alten Anpassungshaltung befreit. Sie lebte in ihren Beziehungen jetzt gleichsam nach dem Motto: »Ist der Ruf erst ruiniert, lebt sich's gänzlich ungeniert.« Die Patientin konnte sich in ihren Alltagskonflikten plötzlich von allein neu verhalten. Das gelang ihr, ohne dass sie ihre Alltagskonflikte in der Therapie besprochen hatte.*

Zentraler Gedanke

Abhängigkeitskranke lernen durch ihre Kapitulation, sich in ihren »Schwächen« anzunehmen. Sie versöhnen sich mit sich selbst. Manche Betroffenen reifen anschließend posttraumatisch und entwickeln Mitmenschlichkeit, Weisheit, Humor, Kreativität und Einfühlungsvermögen. Diese *progressive Heilung* ist das Ergebnis einer existenziellen, *transpersonalen* Neuorientierung. Die Betroffenen arbeiten ihre *Defiziterlebnisse oder Traumata in der Kindheit* von allein auf. Sie werden *ohne therapeutische Hilfe* von allein mutiger. Sie verstoßen zur Not gegen die ungeschriebenen Regeln der Familie oder der Gemeinschaft (siehe Fallbeispiel 100). Denn es gilt für sie die *erste Lebensregel* der Anonymen Alkoholiker: »Das Wichtigste zuerst.« Nichts ist wichtiger, als trocken bzw. abstinent zu bleiben. Alle anderen Verpflichtungen, Pläne und Werte und auch die Erwartungen der anderen sind *zweitrangig.* Denn die Betroffenen können *mit Suchtmittelmissbrauch* ihre Verpflichtungen noch weniger einhalten und ihre Werte noch weniger verwirklichen.

Fallbeispiel 94 (2. Fortsetzung): *Ein in seiner Suchtkrankengruppe wichtiger Patient, Herr H., litt an einer Borderline-Persönlichkeitsstörung. Er löste dadurch auch im trockenen Zustand in seinem sozialen Umfeld schwere Beziehungskonflikte aus. Er stabilisierte sich in Krisen aber oft mit der Erkenntnis: »Andere Menschen versuchen immer, in ihrem Leben etwas Besonderes oder Großes zu leisten. Ich brauche das nicht. Denn ich bin trockener Alkoholiker. Nur 10 % der Alkoholkranken schaffen es, auf Dauer trocken zu leben. Ich habe also, wenn ich ein ganz normales Leben führe, schon etwas Besonderes geleistet. Ich muss nicht wie die anderen Menschen noch zusätzlich etwas tun, um besonders zu sein.«*

Man kann die Wirkmechanismen beschreiben, die den kreativen Sprung der Kapitulation auslösen. Es bleibt aber letzten Endes doch immer ein Geheimnis, warum die Kapitulation dem einen Suchtkranken gelingt und dem anderen nicht. Die Therapeutin oder die Gruppe können Bedingungen schaffen, die die Chance vergrößern, dass dieser kreative Sprung eintreten *könnte.* Die Kapitulation geschieht aber *autonom*. Sie ist, wie die Betroffenen selbst sagen, »letzten Endes eine Gnade oder Glück«. Sie ist ein Geschenk für den Betroffenen und ein Geschenk auch für die Therapeutin.

Die Therapeutin arbeitet *auch mit abstinenten Patienten* in der Psychotherapie die speziellen Erfahrungen an seinem inneren Tiefpunkt und bei seiner Kapitulation heraus. Der Patient soll sich in einer Krise aktiv an seinen Tiefpunkt und seine Kapitulation erinnern. Das lässt in ihm die heilenden Kräfte seiner Kapitulation wieder lebendig werden.

Fallbeispiel 101: *Ein alkoholkranker Patient mit einer narzisstischen Persönlichkeitsstörung hatte nach Beginn seiner Abstinenz zwölf Jahre lang Heime für psychisch Kranke aufgebaut und war dadurch wohlhabend geworden. Er hatte durch seine Abstinenz eigentlich schon Unglaubliches erreicht. Er entwickelte im Laufe der letzten Jahre aber trotzdem eine Depression mittleren Grades. Der Therapeut stellte im Erstgespräch fest, dass seine Abstinenz für ihn inzwischen selbstverständlich war. Er konfrontierte ihn deshalb: »Sie stellen an sich selbst unerfüllbar hohe Erwartungen. Sie verfehlen damit die ›zufriedene Trockenheit‹ der Anonymen Alkoholiker. Sie sind als trockener Alkoholiker schon ohne eine grandiose Leistung etwas Besonderes. Sie brauchen nichts Besonderes mehr leisten.« Der Patient nahm diese Interpretation zunächst nur ungnädig zur Kenntnis. Das neue Selbstverständnis linderte aber sofort seine Depression.*

Die Anonymen Alkoholiker versuchen mit ihren »zwölf Schritten«, den Weg vom inneren Tiefpunkt zur Kapitulation zu öffnen und offen zu halten (Krüger, 2004, S. 184f.). Sie nutzen dabei das in unserer Gesellschaft überlieferte kollektive Bild von »Gott«. Sie interpretieren den Heilungsweg als Beziehungsaufnahme und Beziehungsgestaltung zu »Gott – wie wir ihn verstanden«. Ich interpretiere den Begriff »Gott« in diesem Zusammenhang als das *natürliche Selbstheilungssystem*, das in jedem Menschen vorhanden ist (siehe Kap. 5.14): Die Anonymen Alkoholiker setzen sich *in sechs ihrer zwölf Schritte* mit »Gott« auseinander: Der 2. Schritt der Anonymen Alkoholiker lautet: »Wir kamen zu dem Glauben, dass eine Macht, größer als wir selbst, uns unsere geistige Gesundheit wiedergeben kann. – 3. Schritt: Wir fassten den Entschluss, unseren Willen und unser Leben der Sorge Gottes – wie wir ihn verstanden – anzuvertrauen [...]. – 5. Schritt: Wir gaben Gott, uns selbst und einem anderen Menschen gegenüber unverhüllt unsere Fehler zu. – 6. Schritt: Wir waren völlig bereit, all diese Charakterfehler von Gott beseitigen zu lassen. – 7. Schritt: Demütig baten wir ihn, unsere Mängel von uns zu nehmen [...]. – 11. Schritt: Wir suchten durch Gebet und Besinnung die bewusste Verbindung zu Gott – wie wir ihn verstanden – zu vertiefen. Wir baten ihn nur, uns seinen Willen erkennbar werden zu lassen und uns die Kraft zu geben, ihn auszuführen.«

Die zwölf Schritte der Anonymen Alkoholiker sind ein geniales Konzept der Selbstheilung. Sie aktivieren die *natürlichen* Selbstheilungskräfte von Alkoholabhängigen und ermöglichen ihnen einen progressiven Heilungsweg. Der Betroffene soll im ersten Schritt sein *inneres* Selbstheilungssystem nach außen auf das Symbol »Gott« projizieren. Er soll sich die heilenden Kräfte im Kleide dieses Symbols als *von außen* kommend vorstellen und sie sich als Ressource *auf der Objektebene* vergegenwärtigen. Anschließend stellt der Betroffene in dem 3., 5., 6. und 7. Schritt interaktionell handelnd mit dem *äußeren* Selbstheilungssystem »Gott« eine gute Beziehung her. Er integriert dadurch, ohne es zu merken, die Voraussetzungen, Forderungen und Werte der *natürlichen* Selbstheilung des Menschen (siehe Kap. 5.13) in sein eigenes Selbst. Im 11. Schritt machen die Anonymen Alkoholiker dann die zunächst *nach außen auf »Gott« projizierten* Selbstheilungskräfte in aller Demut wieder *zu ihren eigenen inneren Selbstheilungskräften.* Denn sie bitten »Gott«, seinen »Willen« in *eigener* Regie selbstverantwortlich ausführen *zu können und zu dürfen.* Damit gehen die Anonymen Alkoholiker potenziell einen Weg, den auch schon Moreno (Leutz, 1974, S. 71 ff.) beschrieben hat. Moreno empfahl eine Weiterentwicklung des Gottesbildes vom Er-Gott über den Du-Gott zum Ich-Gott. Er meinte mit dem Begriff »Ich-Gott« die *eigene* innere Transzendenz.

10.8 Die therapeutische Beziehung

Die Therapeutin begleitet abhängigkeitskranke Patienten in der mentalisationsorientierten metakognitiven Therapie (siehe Kap. 10.6.1) als Doppelgängerin in ihrem Alltagsdenken und, *wechselnd* damit, auch in ihrem süchtigen Denken. Sie stört sich dabei *nicht* an dem Widerspruch zwischen den beiden konträren Denklogiken (siehe Abb. 27). Sie löst den Widerspruch bewusst *nicht* auf. Sie ordnet den konträren Ich-Zuständen die jeweils passenden Denkinhalte zu und differenziert und erweitert sie zusammen mit dem Patienten *getrennt voneinander* über die Realität hinaus. Der Patient lernt dadurch, *im Als-ob-Modus* süchtig zu denken. Das hilft ihm, das Absurde und Sinnlose in seinem süchtigen Denken *selbst* zu merken. Bisweilen entsteht eine gemeinsame Katharsis durch Lachen.

Die Therapeutin muss in der Therapie von Abhängigkeitskranken auch *selbst kapitulieren* (siehe Kap. 10.7). Sie entscheidet sich: »Die Suchtkranken sind die Wissenden. Ich selbst lerne *als Therapeutin* von meinen suchtkranken Patienten.«

Fallbeispiel 102: *In einer sozialpsychiatrischen Beratungsstelle trafen sich jede Woche 20–40 Alkoholabhänge in einer Art Selbsthilfegruppe. Sie tranken Kaffee und rauchten, sodass der ganze Raum vernebelt war. Sie diskutierten miteinander aufs Heftigste. Eines Tages war einer der Betroffenen, Herr P., rückfällig geworden. Der Arzt besuchte ihn zu Hause zusammen mit dem Gruppenleiter. Dieser war selbst alkoholkrank, lebte aber abstinent. Als sie in das verwahrloste Zimmer von Herrn P. kamen, war dieser in einem schlechten Gesundheitszustand. Der Arzt war enttäuscht über den Rückfall des Patienten und distanzierte sich innerlich: »Es müssen ja auch nicht alle schaffen, trocken zu bleiben.« Der Gruppenleiter aber begrüßte seinen »nassen« Kollegen herzlich. Er legte ihm die Hand auf die Schulter und konfrontierte ihn als kompetenter Fachmann offen: »Ralf, das ist gut! Das ist gut, dass du wieder gesoffen hast! Jetzt weißt du wieder, dass du Alkoholiker bist!« Der Arzt staunte und bewunderte die in sich stimmige metakognitive Logik dieser Argumentation.*

Suchttherapie ist Vielfalt und Chaos. Abhängigkeitskranke Patienten agieren ihr süchtiges Denken in der therapeutischen Beziehung aus. Die Therapeutin wird, wenn sie den Patienten nur empathisch begleitet, in seine Identitätskonfusion mit hineingezogen. Der Patient drängt sie durch sein Agieren jeweils in eben den Ich-Zustand, den der Patient im Augenblick nicht lebt. Wenn der Patient *einseitig* süchtig denkt, denkt die Therapeutin stellvertretend für ihn gesund erwachsen. Wenn der Patient *nur* gesund erwachsen denkt (siehe Fallbeispiel 93), vermisst sie bei ihm die Fähigkeit, im Als-ob-Modus auch süchtig zu denken.

Die Therapeutin kann ihr komplementäres Mitagieren mithilfe der folgenden Techniken unterbrechen:

1. Sie macht die Identitätskonfusion des Patienten mithilfe der Zwei-Stühle-Technik explizit zum Gegenstand der therapeutischen Kommunikation (siehe Kap. 10.6.1).
2. Wenn sie sich hilflos und ohnmächtig fühlt, benutzt sie die Technik des »psychodramatischen Antwortens« (siehe Kap. 4.13, Fallbeispiel 11 in den Kap. 4.13 und 4.14 und Abb. 14). Die Therapeutin lebt dabei in der therapeutischen Beziehung bewusst drei verschiedene aufgabenbezogene Ich-Zustände. Sie ist 1. der *begegnende Mensch.* Als »begegnender Mensch« ärgert sie sich, leidet mit oder ist hilflos oder traurig. 2. Sie ist die *fachlich kompetente Therapeutin,* die ihr Fachwissen an den Patienten weitergibt und mit ihm zusammen die Therapie plant. 3. Sie ist aber auch die *grandiose Therapeutin,* die dem Patienten *in jedem Fall* helfen will und dabei die Grenzen des Menschen erweitern möchte. Je mehr *der Patient* in der therapeutischen Beziehung seine Identitätskonfusion agiert, desto mehr engt sich das Denken

und Fühlen *der Therapeutin* reaktiv ein. Sie verliert die Fähigkeit, innerlich zwischen diesen drei eigenen aufgabenbezogenen Ich-Zuständen flexibel und angemessen hin- und herzu wechseln.

Das psychodramatische Antworten schützt die Therapeutin vor dem Sog des Agierens des Patienten. Die Therapeutin versteht den Stuhl, auf dem sie sitzt, als den Stuhl für sie selbst als »begegnender Mensch«. Sie repräsentiert mit einem zweiten Stuhl rechts neben sich ihren Ich-Zustand als »kompetente Fachtherapeutin« und mit einem dritten Stuhl links neben sich ihren Ich-Zustand als »grandiose Therapeutin« (siehe Abb. 27). Wenn sie im Gespräch mit ihrem Patienten merkt, dass sie *innerlich* gerade in einen der anderen Ich-Zustände wechselt, verwirklicht sie diesen Wechsel *auch konkret äußerlich handelnd* und setzt sich auf den *anderen* Stuhl, der diesen neuen Ich-Zustand symbolisiert.

Übung 23
Probieren Sie als Leserin oder Leser einmal selbst die Technik des psychodramatischen Antwortens in der Therapie mit einem alkoholkranken Patienten aus! Repräsentieren Sie dazu neben sich mit je einem Stuhl sich selbst als »fachlich kompetente Therapeutin« und sich selbst als »grandiose Therapeutin«. Wechseln Sie in der Begegnung mit dem Patienten passend zwischen diesen drei Stühlen hin und her. Benennen Sie dabei jeweils die Rolle, aus der heraus Sie gerade sprechen: »*Als grandiose Therapeutin* sage ich Ihnen: …« Danach sprechen Sie dem Patienten gegenüber jeweils laut aus, was Sie ihm gegenüber als Mensch, als grandiose Therapeutin oder als Fachfrau denken und fühlen.

Benutzen Sie *als Anfängerin* in dieser Technik *nur die zwei Stühle* für sich als »begegnender Mensch« und als »fachlich kompetente Therapeutin«. Nehmen Sie *als Fortgeschrittene* auch den Stuhl für die »grandiose Therapeutin« dazu. *Als geübte Therapeutin* können Sie auch Dialoge zwischen ihren Ich-Zuständen führen und dabei die Rollen tauschen.

Die Therapeutin setzt sich zum Beispiel auf den Stuhl der »grandiosen Therapeutin« und wendet sich *an den Patienten:* »Als grandiose Therapeutin sage ich: Wir werden das zusammen schon schaffen. Ich habe viel Erfahrung. Eigentlich ist das ganz einfach! Ich habe da einen guten Ratschlag: Lassen Sie immer das erste Glas stehen!« Die Therapeutin wechselt auf den Stuhl der »kompetenten Fachfrau« und spricht die Grandiose an: »Als Fachtherapeutin sage ich Dir: Ich glaube, Du übernimmst dich da ein bisschen. Das ist doch gerade das Problem von Alkoholabhängigen. Sie *können* das erste Glas *nicht* stehen lassen!« Die Therapeutin wechselt wieder auf den Stuhl der Grandiosen: »Als Grandiose sage

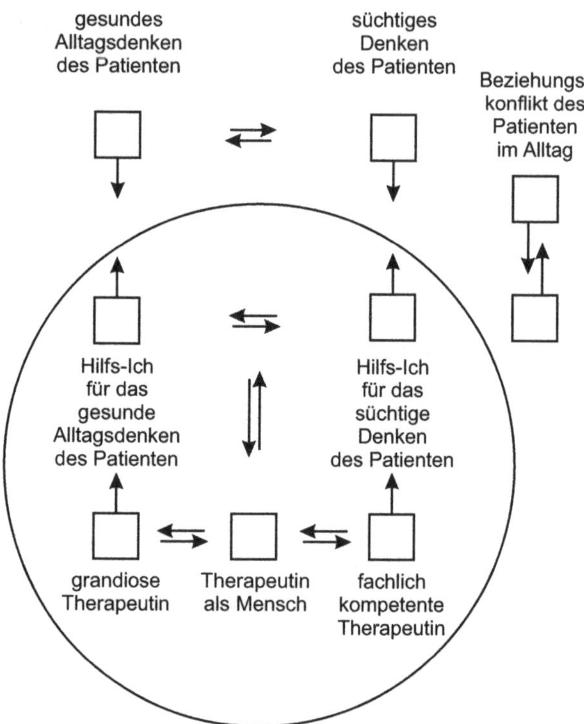

Abbildung 27: Die wechselnden Ich-Zustände der Therapeutin in der Suchttherapie

ich: Aber ich will Herrn S. helfen!« Die Therapeutin setzt sich auf den Stuhl der »Begegnenden« und wendet sich an die »Grandiose«: »Als Mensch sage ich Dir aber: Du willst wieder die Grenzen des Menschen erweitern! Aber ich kenne Dich. Du startest immer als Tiger und endest dann als Bettvorleger. Du weißt genau, dass das nicht so leicht ist. Ich finde, wir sollten Herrn S. gegenüber ehrlich sein. Dann weiß er wenigstens, wofür oder wogegen er sich entscheidet!«

Wenn die Therapeutin auf dem Stuhl der »grandiosen Therapeutin« redet und anschließend auf den Stuhl des »begegnenden Menschen« wechselt, verwirklicht sie *in sich selbst* handelnd den Prozess der Kapitulation. Sie wird dadurch für den Patienten unausgesprochen zum Vorbild. Denn Suchtkranke möchten am Anfang der Therapie oft lernen, *kontrolliert* zu trinken. Sie erwarten damit von sich selbst definitionsgemäß aber etwas Grandioses. Der Patient weiß *heimlich* schon selbst, dass er dieses Ziel *niemals* erreichen wird. Er muss dann auch selbst lachen, wenn die Therapeutin ihre grandiosen Heilerträume laut ausspricht. Denn er erkennt darin seine eigenen grandiosen Wünsche wieder.

Wenn die Therapeutin *nur innerlich* zwischen den drei Ich-Zuständen hin- und herwechselt ohne die zwei anderen Ich-Zustände neben sich, bremst das ihr Denken und Fühlen in dem jeweiligen Ich-Zustand. Denn sie denkt die anderen beiden Ich-Zustände innerlich schon immer mit. Der *äußere Wechsel* zwischen den drei Stühlen hilft der Therapeutin, jeden der drei Ich-Zustände *getrennt voneinander authentisch* zu leben und auszugestalten. Die Therapeutin bleibt in der therapeutischen Beziehung eher flexibel. Das befreit ihre therapeutischen Fähigkeiten.

Der Stuhl der »fachlich kompetenten Therapeutin« gibt der Therapeutin die Möglichkeit, den Patienten über seine Krankheit und die Behandlung sachlich zu informieren und ihn mit Wahrheiten zu konfrontieren, *ohne sie ihm direkt zu sagen*. Es kann zum Beispiel sein, dass der Patient gerade rückfällig geworden ist. Die Therapeutin ist enttäuscht und fühlt sich hilflos. Sie teilt dem Patienten vom Stuhl der »Begegnenden« aus mit: »Als Mensch sage ich: Ich bin ratlos. Ich weiß jetzt auch nicht mehr weiter.« Sie wechselt dann aber auf den Stuhl der »fachlich kompetenten Therapeutin« neben sich. Sie blickt zu ihrem Stuhl der »Begegnenden« hin und spricht zu diesem Stuhl laut in Gegenwart des Patienten: »Auf diesem Stuhl bin ich die fachlich kompetente Therapeutin und sage: Aber Helga, du weißt doch, Alkoholkranke werden oft rückfällig! Das gehört zur Krankheit dazu. Nicht jeder Alkoholkranke schafft es, sein Leben zu meistern. Vielleicht gehört Herr S. zu denen, die es *nicht* schaffen. In Deutschland sterben jedes Jahr 70 000 Menschen an einer Alkoholkrankheit!« Die Therapeutin wechselt danach wieder zurück auf ihren Stuhl des »begegnenden Menschen«, wendet sich an den Stuhl der »kompetenten Fachfrau« und protestiert: »Ich merke hier als Simone, ich werde traurig! Ich will nicht, dass Herr S. stirbt! Ich will das nicht! Ich habe mir so viel Mühe mit ihm gegeben! Und bitte rede in seiner Gegenwart nicht so negativ über ihn. Das verletzt ihn. Dann gibt er sich vielleicht völlig auf!«

Die Therapeutin zeigt dem Patienten durch den *psychodramatischen Dialog zwischen ihren eigenen Ich-Zuständen,* dass es *normal* ist, innerlich Spannungen, Konflikte und Widersprüche zu haben, und dass man damit umgehen kann. Der Patient lernt, dass verschiedene Wahrheiten *nebeneinander* existieren können. Er reagiert auf die *»drei verschiedenen Therapeutinnen« innerlich* jeweils anders. Das aktiviert sein Problembewusstsein.

Die therapeutische Beziehung in der Suchttherapie verwandelt sich durch die eigene Kapitulation der Therapeutin in eine *existenzielle Begegnung* (Krüger, 2000, S. 72 ff.). Was in der Begegnung mit dem Patienten ist, das ist. Die Therapeutin ergründet mit dem Patienten gemeinsam aktiv und spielerisch die Wahrheit seiner Seele. Das Absurde darf und soll deutlich werden! Die Therapeutin bleibt bei alldem neugierig. Sie macht eher Aussagen und stellt wenig Fragen. Sie erklärt dem Patienten immer wieder, warum sie etwas fragt, warum sie etwas vorschlägt oder warum sie etwas von ihm erwartet.

10.9 Gruppentherapie

Im *stationären* Bereich wird mit Abhängigkeitskranken therapeutisch viel in Gruppen gearbeitet. Im *ambulanten* Bereich findet Gruppentherapie meistens nur im Rahmen der medizinischen Rehabilitation von *Suchtberatungsstellen* statt. Niedergelassene Psychotherapeutinnen und Psychotherapeuten bieten Suchtkranken extrem selten Gruppentherapie an. In der Gruppentherapie von Abhängigkeitskranken haben sich *schulenübergreifend* einige wichtige Techniken des Psychodramas bewährt: das psychodramatische Rollenspiel, das soziale Atom und das Erproben und Üben neuer Lösungen für bereits identifizierte oder vorweggenommene Probleme (Waniczek, 2003, S. 59). Weiner (1965, S. 27, S. 164 f.) hob hervor, dass Psychodrama bei Alkoholkranken im Gegensatz zu manchen anderen Methoden Spontaneität und Kreativität fördert und auch die Emotionen der Betroffenen einbezieht: »Psychodrama bietet den Alkoholkranken Leben an [...]. Es sorgt für sofortige zeitnahe Hilfe in den Bedingungen der spezifischen Probleme und Situationen. Es versucht nicht nur, das menschliche Verhalten zu ändern, sondern es hilft auch, die Selbstregulation zu fördern, die gegenwärtige Realität zu verstehen und die kommunikativen Fähigkeiten zu verbessern.« Die Therapeutin motiviert die Abhängigkeitskranken in der Gruppentherapie ganz ähnlich wie in der Einzeltherapie zur Abstinenz (siehe Kap. 10.6.1). Sie fördert anschließend mit den im Kapitel 10.6.4 beschriebenen Vorgehensweisen ihre psychische Entwöhnung. Sie bearbeitet mit ihnen mithilfe des *psychodramatischen Dialogs mit Rollentausch* auch ihre gegenwärtigen Konflikte (siehe Fallbeispiel 108). Abhängigkeitskranke Patienten zeigen in Gruppen insgesamt »geringe Spielbereitschaft und ein hohes Angst- und Widerstandspotenzial« (Waldheim-Auer, 1993, S. 197). Die Therapeutin sollte vermeiden, aus ihrer eigenen Hilflosigkeit heraus ihre Patienten kompensatorisch mit der ganzen Vielfalt psychodramatischer Techniken zu überziehen (siehe Kap. 2.9.3).

Empfehlung
Elemente der symbolischen Wunscherfüllung und das Inszenieren früherer Sehnsüchte mit alternativen Erfahrungen sind in der Gruppentherapie von Suchtkranken kontraindiziert. Denn abhängigkeitskranke Patienten werden

durch regressionsfördernde Arbeit labilisiert. »Bei Alkoholabhängigen sind Regressionen nur sehr dosiert und nur mit gleichzeitiger Ich-Stützung vertretbar, um ein schutzloses Abgleiten des Protagonisten zu vermeiden« (Waldheim-Auer, 1993, S. 205).

Fallbeispiel 103: *Vor 35 Jahren leitete ich in einer Klinik einmal alle 14 Tage eine Suchtkrankengruppe. Eine Patientin, Frau Q, zog in merkwürdiger Weise die Aggressionen der Gruppe auf sich. Ich bearbeitete mit ihr protagonistzentriert einen Konflikt an ihrem Arbeitsplatz. Die gelernte Kinderkrankenschwester versorgte in dem Spiel ausgesprochen liebevoll einen zu früh geborenen »Säugling«. Meine therapeutisch sehr erfahrene Ko-Leiterin und ich glaubten, dass Frau Q. durch ihre intensive Gefühlsbeteiligung etwas Kostbares erfahren hätte. In der darauffolgenden Gruppensitzung zwei Wochen später fehlte Frau Q. in der Gruppe. Ich fragte auf ihrer Station nach und hörte, dass sie nach dem psychodramatischen Spiel dekompensiert war. Sie befand sich auch jetzt immer noch in einem Zustand der Dissoziation und glaubte, dass sie in einem Film mitspielen würde. Das Abwehrsystem der Patientin war in dem regressiven psychodramatischen Spiel durch die Erfüllung ihrer Sehnsucht zusammengebrochen. Die Aggressionen der Gruppenmitglieder hatten die Patientin vorher offenbar stabilisiert.*

Die Therapeutin sollte in der Gruppentherapie mit Suchtkranken möglichst nicht in die Alpha-Position der Gruppe gehen (siehe Kap. 2.9.5). Sie übernimmt stattdessen *bewusst* die Gammaposition und überlässt als Mitläuferin klugen, abstinent lebenden Gruppenteilnehmerinnen und Gruppenteilnehmern als »Profis« die Gruppenleitung. Diese Leiter sollen die drei Lebensregeln der Anonymen Alkoholiker leben und vertreten (siehe Kap. 10.6.6). Die Therapeutin stützt in ihrer inneren Haltung und durch ihre Interventionen vor allem die erste Regel der Anonymen Alkoholiker: »Das Wichtigste zuerst.«

Empfehlung

Die Therapeutin bewertet in der Gruppe *alles positiv,* was den suchtkranken Patienten hilft, trocken zu bleiben. Das gilt auch, wenn die Lösungen der Betroffenen zunächst absonderlich oder neurotisch erscheinen.

Fallbeispiel 104: *Eine Therapeutin berichtete in der Supervisionsgruppe von dem protagonistzentrierten Spiel einer alkoholabhängigen, abstinent lebenden Patientin. Sie zeigte psychodramatisch, wie sie das Spiel geleitet hatte: Die »Patientin« wollte an einer Tankstelle das Benzin für ihr Auto bezahlen. Sie ging in den Laden der Tankstelle. Das sah sie links im Regal Bierflaschen und Schnapsflaschen. Sie bekam Panik. Sie* *beschleunigte ihre Schritte, bezahlte schnell und eilte im Laufschritt zu ihrem Auto zurück. Sie fuhr sofort zu ihrer Mutter. Denn sie wollte »nicht auf dumme Gedanken kommen«. Die Therapeutin und alle Gruppenteilnehmer hatten sich nach dem Spiel um die Patientin Sorgen gemacht und mit ihr zusammen überlegt, wie sie das kommende Wochenende ohne Rückfall überstehen könnte. Die Stimmung in der Gruppe war gedrückt gewesen.*

Ein Teilnehmer der Supervisionsgruppe schlug ein alternatives Vorgehen vor. Er zeigte im Spiel, was er damit meinte. Die Therapeutin übernahm in diesem Spiel die Rolle der Patientin. Sie ging in der Rolle der Patientin in den Laden der Tankstelle, erschrak beim Blick auf den »Alkohol« und floh danach »zur Mutter«. Der andere »Therapeut« bestärkte in der Nachbesprechung die »Patientin« aber anders als in der Originalversion in ihrer Lösungskompetenz: »Wunderbar! Sie haben gemerkt, dass es jetzt ums Ganze geht. Für Sie als Betroffene ist tatsächlich nichts wichtiger, als trocken zu bleiben! Sie haben in dieser kritischen Situation für sich gleich zwei hilfreiche Lösungen gefunden! Als Sie in der Tankstelle im Regal die Alkoholflaschen sahen, sind Sie schnell zur Kasse gelaufen, statt normal zu gehen. Die zweite Lösung war: Sie sind nicht zu sich nach Hause gefahren, sondern zu ihrer Mutter. Denn Sie brauchten jemandem, mit dem Sie reden und bei dem Sie sich ablenken konnten.« Der andere »Therapeut« wandte sich jetzt an die anderen »Patienten« der »Therapiegruppe«. Diese wurden von den übrigen Supervisanden gespielt. »Welche Lösungen haben Sie eigentlich gefunden, wenn Sie gemerkt haben, dass Sie Trinkgedanken hatten?« Die Teilnehmer der Supervisionsgruppe produzierten in dem Alternativspiel in den Rollen der Gruppenpatienten munter und spontan Fantasien darüber, wie sie als »Alkoholkranke« sich helfen konnten, wenn sie Angst hatten, rückfällig zu werden.

Das veränderte Vorgehen des zweiten »Therapeuten« würdigte radikal positiv die von der Patientin selbst gefundenen Lösungen. Ein solches Vorgehen wirkt ichstärkend. Denn die Patientin brauchte ja eigentlich keine Hilfe zum Einhalten ihrer Abstinenz. Sie brauchte eine positive Bestätigung ihrer Lösungskompetenz. Die Patientin war in der Realität in ihrer Therapiegruppe als jemand mit Trinkgedanken in die Omegaposition geraten (siehe Kap. 2.9.5). Das alternative lösungsorientierte Vorgehen hätte sie in die Alpha-Position der Gruppe gebracht. Denn sie hatte als Alkoholabhängige trotz Trinkgedanken die erste Regel der Anonymen Alkoholiker eingehalten und war damit eigentlich ein Vorbild für die anderen Gruppenteilnehmer.

Empfehlung

Die Therapeutin sollte beim *Nachspielen von Suchterinnerungen* Elemente der Traumatherapie benutzen (siehe Kap. 5.10.6 und 5.10.7): Sie lässt den Patienten zum Beispiel aus dem *Beobachtungsraum* heraus seine Suchterinnerung erzählen, während ein Doppelgänger und mehrere Hilfs-Ichs seine Geschichte im *Handlungsraum auf der Bühne* im Playback-Verfahren nachspielen. Die Metaposition zur eigenen Suchterinnerung stärkt dann die Kognition des Patienten.

Die Therapeutin steht dabei zusammen mit dem Patienten im Erzähl- und Beobachtungsraum. Sie unterstützt den Patienten bei dem Erzählen seiner Suchterinnerung als Doppelgängerin: »Ich möchte mit Ihnen Ihre *schlimmste* Erfahrung beim Suchtmittelgebrauch herausarbeiten. Wenn Sie abstinent leben wollen, brauchen Sie dafür einen wichtigen Grund.«

10.10 Rückfallprophylaxe und der therapeutische Umgang mit Rückfällen

Viele Abhängigkeitskranke versuchen, abstinent zu leben, und werden aber immer wieder rückfällig. Das gehört zu einer Abhängigkeitskrankheit dazu. Die Frage ist deshalb nicht nur, *ob* ein Patient rückfällig wird, sondern auch, *wie* er und seine Therapeutin mit seinem Rückfall umgehen.

Wichtige Definition
Ein erneuter Suchtmittelkonsum ist ein »Rückfall«, 1., wenn der Betroffene sich vorher entschieden hatte, sich selbst als suchtkrank, alkoholabhängig, medikamentenabhängig oder drogenabhängig anzusehen, *und* 2., wenn er *deshalb versuchen wollte, dauerhaft* abstinent zu leben.

In Suchtkrankengruppen gibt es immer wieder Streit darüber, ob ein *versehentlicher* Alkoholkonsum schon als Rückfall zu bewerten ist. Manchmal gießt ein Bekannter einem Betroffenen *heimlich* Schnaps in seine Apfelsaftschorle und der Patient trinkt davon einen Schluck.

Zentraler Gedanke
Das entscheidende Kriterium für einen Rückfall ist, dass der Patient den Alkohol *bewusst* zu sich nimmt. Wenn er *vorher* weiß, dass in der Praline, die er isst, Alkohol enthalten ist, wird er rückfällig. Wenn er das *nicht* wusste, ist er dadurch *nicht* rückfällig geworden. Wenn er den Alkohol in seiner alkoholisieren Apfelsaftschorle bei dem ersten versehentlichen Schluck bemerkt und *bewusst* einen zweiten Schluck trinkt, wird er rückfällig. Ebenso, wenn er von dem alkoholhaltigen Nachtisch *bewusst* einen zweiten Löffel zu sich nimmt.

Die *körperliche Wirkung* einer so kleinen Alkoholmenge ist natürlich gering. Das Problem ist aber, dass ein Alkoholkranker durch *jeden bewussten* Alkoholkonsum auch wieder das Tor zu seiner *psychischen Abhängigkeit* öffnet. Sein gesundes Alltagsdenken wird in das süchtige Denken hineingezogen. Der Patient nimmt wieder den Kampf mit dem Alkohol auf. Er setzt damit seine innere Kapitulation außer Kraft. Zur Kapitulation gehört die Überzeugung: »Wir gaben zu, dass wir dem Alkohol gegenüber machtlos sind.«

Zentraler Gedanke

Bei Abhängigkeitskranken ist das Gelingen der Abstinenz *keine Frage der Willenskraft, sondern eine Frage der Entscheidung.* Diese Entscheidung hat eine existenzielle Dimension. Sie verwirklicht die neue innere Identität des »trockenen Suchtkranken«.

Die Therapeutin arbeitet bei einem Rückfall des Patienten deshalb die *existenzielle Dimension* der Entscheidung heraus: »Sie glauben, Sie schaffen das nicht, abstinent zu leben. Ich merke, das macht mich traurig. Ich bekomme Angst um Sie. Gut, es schafft auch nicht jeder. Aber *mit Alkohol* werden Sie spätestens in zehn Jahren sterben. Sie werden in ein paar Jahren zu einer hilflosen Person und abhängig. Vielleicht bringen Sie sich auch um. Denken Sie eigentlich manchmal an Selbstmord? – Es geht bei Ihnen um Ihr Leben! Sie haben vor drei Jahren ein Jahr lang abstinent gelebt. Sie haben damals gemerkt, dass ihre Depression weg war. Sie hatten auch wieder Kontakt mit Ihrer Frau und Ihren Kindern. Ich möchte gern, dass Sie sich eine Chance geben, zu leben. Sterben werden Sie sowieso irgendwann. Aber mit Alkohol verlieren Sie Ihr Leben und Ihre Würde als Mensch!«

Alkoholabhänge werden auf dem Weg zur dauerhaften Abstinenz nach ihrer ersten Entscheidung, alkoholkrank zu sein und nicht mehr zu trinken, *oft noch ein letztes Mal rückfällig* (Waldheim-Auer, 2013, S. 199). Ein *einmaliger* Rückfall kann die Entscheidung zur Abstinenz festigen. Denn er bestätigt positiv die neue innere Wahrheit des Patienten: »Ich bin Alfred. Ich bin Alkoholiker.« Deshalb ist es für den Betroffenen auch besser, wenn der Rückfall zum Kontrollverlust führt oder sogar zu einer existenziellen Bedrohung. Ein Rückfall mit »nur« einem Glas Bier ist für einen Betroffenen gefährlicher als ein *schneller* Absturz in süchtiges Trinken. Denn *»ein Bier«* verführt den Patienten, wieder süchtig zu denken: »Vielleicht kann ich meinen Alkoholkonsum ja doch kontrollieren.« Die Entscheidung, abstinent zu leben, verliert dann ihre emotionale Kraft. Nach vierzehn Tagen folgt aber das zweite und dritte Bier. Spätestens nach einem halben Jahr trinkt der Betroffene wieder so wie vor seiner Abstinenzphase.

Die folgenden Regeln helfen, einen Rückfall in den Suchtmittelmissbrauch zu vermeiden:

1. Der Betroffene *entscheidet* sich, alkoholkrank zu sein.
2. Er gibt den Kampf mit dem Alkohol auf (siehe Kap. 10.6.2). Die vielen Wenn und Aber fallen dann weg.

Zentraler Gedanke
Es geht nur darum, »das erste Glas stehen zu lassen«.

3. Der Betroffene versucht, die *24-Stunden-Regel* der Anonymen Alkoholiker zu verwirklichen. Diese heißt: »Ich lebe heute.«

Fallbeispiel 105: *Ein neuer Teilnehmer, Herr R., klagt in der Gruppe: »Mein ganzes Leben nicht mehr trinken zu dürfen, das kann ich mir nicht vorstellen. Das schaffe ich nie!« Ein Erfahrener antwortet: »Aber das brauchen Sie sich auch gar nicht vorstellen! Vielleicht kommen Sie ja schon morgen unter ein Auto. Dann haben Sie sich mit der Frage ganz umsonst gequält! Aber 24 Stunden ohne Alkohol, das geht. Immer nur 24 Stunden! Sie können jeden Morgen neu entscheiden, wie Sie heute leben wollen. So empfehlen das die Anonymen Alkoholiker. Ich selbst stelle manchmal ganz überrascht fest, dass da bei mir schon ganz schön viele Tage zusammengekommen sind.« Eine andere Erfahrene ergänzt: »Manchmal waren mir 24 Stunden zu lang. Ich hatte Saufdruck und glaubte, jetzt muss es passieren. Ich habe diese Regel dann auf eine Stunde verkürzt: ›Diese Stunde nicht!‹ Ich brauche das manchmal auch jetzt noch. Nach einer Stunde hat sich mein Gefühl dann meistens schon verändert!«*

4. Alles ist gut, was hilft, trocken zu bleiben. Die Konfliktlösung im Alltag darf *scheinbar absurd oder neurotisch* sein (siehe Fallbeispiele 93 und 104).
5. Gerade Suchtkranke haben oft relativ hohe Ansprüche an das »Glück«. Oder sie lieben in ihrem Leben den »Kick«. Sie sind mit dem Erreichten oft nicht zufrieden (siehe Fallbeispiel 101).

Zentraler Gedanke
Abhängigkeitskranke haben, wenn sie abstinent leben, immer wieder einmal Trinkgedanken. *Trinkgedanken* sind aber kein Rückfall. Es ist dann hilfreich, an den eigenen *inneren Tiefpunkt* zurückzudenken (siehe Kap. 10.7), an die damaligen Selbsttötungsfantasien, die Hilflosigkeit, die Sinnlosigkeitsgefühle oder das Leiden an der eigenen Würdelosigkeit. Der Betroffene soll diese Erfahrung in sich mit allen Konsequenzen wieder emotional lebendig machen. Das hilft

erfahrungsgemäß besser, die Abstinenz durchzuhalten, als der Versuch, sich die *positiven Veränderungen* nach Beginn der Abstinenz zu vergegenwärtigen.

6. Viele Therapeutinnen und Therapeuten nehmen an, dass Rückfälle vor allem dann geschehen, wenn es den Abhängigkeitskranken seelisch schlecht geht. Viele Rückfälle geschehen aber scheinbar aus heiterem Himmel (Waldheim-Auer, 2013, S. 196) und aus völligem Wohlergehen heraus. Die Betroffenen werden übermütig. Oder sie gehen nachlässig mit dem eigenen scheinbar weit zurückliegenden Suchtproblem um (siehe Fallbeispiel 94, 1. Fortsetzung).
7. Der Betroffene soll am Ende der Therapie leiblich seelisch erkennen können, wenn er ohne Suchtmittelgebrauch wieder *süchtig denkt.* Die Anonymen Alkoholiker nennen das süchtige Denken »Trockenes Trinken«.
8. Die Einnahme von Medikamenten zur Rückfallprophylaxe hat sich nicht bewährt. Denn sie verhindert die *seelische* Entwöhnung (siehe Kap. 10.6.4). Der Patient bleibt dann im Stadium des »Ich darf nicht trinken« stehen, wie die Anonymen Alkoholiker sagen. Er gelangt nicht zu dem Stand des »Ich will nicht trinken« oder des »Ich brauche nicht trinken«.
9. Manche Abhängigkeitskranke teilen ihren Bezugspersonen offen mit, dass sie sich als alkoholkrank verstehen. Das schützt sie eventuell davor, sich von Unwissenden zum Trinken verführen zu lassen. Der Betroffene sollte aber *nicht seinen Arbeitgeber* informieren. Es besteht die Gefahr, dass der Arbeitgeber die Abstinenz seines Mitarbeiters am Anfang großartig findet. Wenn dann aber ein Konflikt mit ihm auftaucht, ist der Betroffene für ihn dann aber doch »der Alkoholiker«.
10. Der Patient vermeidet möglichst alles, was sein süchtiges Denken und sein Suchtgedächtnis *spezifisch* aktualisiert.

Zentraler Gedanke

Die Kapitulation im Kampf mit dem Suchtmittel erfordert eine *gewisse Demut.* Es ist zum Beispiel nicht ratsam, immer wieder die alten Saufkumpane aufzusuchen oder in einer Gastwirtschaft zu arbeiten. Auch der scheinbar harmlose Konsum von *alkoholfreiem Bier* ist schon problematisch. Denn er dient dazu, den vertrauten Geschmack von Bier zu empfinden oder die Notwendigkeit der Abstinenz zu verschleiern. Ich habe in 30 Jahren Arbeit mit Suchtkranken *keinen* Alkoholkranken erlebt, der in seiner abstinenten Zeit *alkoholfreies* Bier trank und der *nicht* rückfällig wurde.

Fallbeispiel 106: Der *alkoholkranke Herr S. berichtete in der Gruppe immer wieder stolz: »In meinem Wohnzimmer stehen seit vielen Jahren zwei Flaschen Wein in einem Korb neben meinem Sofa. Ich habe die in den letzten zehn Jahren noch nie angerührt!« Herr S. war stolz auf seine vermeintliche Willenskraft im Kampf gegen den Alkohol. Er wurde aber anders als andere Gruppenteilnehmer immer wieder rückfällig. Er trank dann tatsächlich nicht die Flaschen aus dem Korb leer. Er kaufte andere Flaschen und trank die aus.*

10.11 Tablettenabhängigkeit und Drogenabhängigkeit

Die Zahl der Menschen, die in süchtiger Weise von Schmerzmitteln, Schlafmitteln oder Beruhigungsmitteln abhängig sind, ist mit 1,74 Millionen Betroffenen etwa gleich groß wie die Zahl der Alkoholabhängigen.

Fallbeispiel 95 (Fortsetzung von Kap. 10.6.2): *Der unter Panikattacken leidende Herr K. trank als Alkoholabhängiger tagsüber nur geringe Mengen Alkohol. Er nahm am Tag aber Tavor, ein Beruhigungsmittel. Er war damit am Tag unauffällig und konnte arbeiten. Er trank dann erst abends wieder »richtig«. Er entschied sich in der Therapie, alkoholabhängig und tablettenabhängig zu sein. Er lebte danach abstinent. Er trug aber trotzdem »zur Sicherheit« in einer kleinen Dose immer noch einen Vorrat der Beruhigungstabletten bei sich, ohne davon etwas zu nehmen. Eines Tages zerkleinerte der Patient seine Tabletten mit einem Hammer, warf sie in die Toilette und spülte sie hinunter. Erst nach dieser rituellen Handlung verschwanden auch seine Panikattacken. Der Patient hatte den letzten entscheidenden Schritt in seiner Kapitulation getan.*

Die störungsspezifische Behandlung von *Tablettenabhängigen* folgt den Grundprinzipien des im Kapitel 10.6 beschriebenen Therapiemodells. In der Symptomliste der 30 Jellinek'schen Fragen (siehe Kap. 10.4) passen die Fragen 1 bis 17, 20 und 22 auch für Medikamentenabhängige. Man muss in dem Fragebogen nur das Wort »trinken« durch »Tabletteneinnahme« ersetzen. Die von dem theoretischen Konzept der Identitätskonfusion abgeleiteten sieben Therapieschritte (siehe Kap. 10.6) sind die gleichen. Bei Tablettenabhängigen dauert der körperliche Entzug 7–14 Tage. Die Betroffenen konsumieren ihr Suchtmittel versteckter als Alkoholabhängige. Sie können ihren Substanzmissbrauch leichter verheimlichen. Sie werden nach außen hin weniger auffällig. 13–29 % der Alkoholabhängigen (Hiller, 2014, S. 2) kombinieren deshalb ihren Alkoholkonsum mit Beruhigungsmitteln oder Schlafmitteln, zum Beispiel mit Tavor, Bromazanil, Zolpidem oder Rohypnol. Sie nehmen am Tag eher Tabletten und trinken erst nach der Arbeit wieder »richtig«. Die Beschaffung von Tabletten ist schwieriger als die von Alkohol. Denn die meisten Beruhigungsmittel, Schmerzmittel oder Schlafmittel sind verschreibungspflichtig. Die Betroffenen müssen eine Arztpraxis finden, in der die medizinischen Fachkräfte bei Wiederholungsrezepten nicht genau hinsehen. Oder die Betroffenen suchen mit gezielt vorgebrachten Beschwerden *mehrere* Ärzte auf. Sie teilen diesen dann aber *nicht* mit, dass sie sich die gleichen Tabletten schon von einem anderen Arzt geholt hatten. Viele Medikamentenabhängige sind *selbst* in medizinischen Arbeitsbereichen tätig.

In *Suchtkrankengruppen* ist eine Kombination von Alkoholabhängigen und Tablettenabhängigen möglich. Das Vorgehen in der Motivationsphase (siehe Kap. 10.6.1) und der Entwöhnungsphase ist gleich. Denn die Psychodynamik der Sucht (siehe Kap. 10.5) ist dieselbe. Es kommt zwischen den Betroffenen verschiedener Substanzgruppen in einer Gruppe allerdings leicht zu Rivalitäten. Jede Untergruppe der Substanzabhängigen lebt offenbar in einer eigenen Welt mit eigenen Wertvorstellungen und Vorurteilen. Manche Tablettenabhängige möchten zum Beispiel nicht auf eine Stufe gestellt werden mit »Alkoholikern«. Die Therapeutin sollte in einer solchen Situation immer wieder themenzentriert mit der Zwei-Stühle-Technik das *gemeinsame* Thema der Abhängigkeit verdeutlichen und das gegenseitige Zuhören fördern.

Bei *Cannabis- und Opiatabhängigen* beginnt die Suchterkrankung meistens schon im Jugendlichenalter. Die Betroffenen sind anders als Alkoholabhängige in ihrer *Persönlichkeit oft weniger weit entwickelt.* Sie haben viel häufiger keine Berufsausbildung und besitzen allgemein *weniger Lebenserfahrung.* Sie haben zum Beispiel auch weniger Erfahrung mit längeren Partnerschaften. Nach Stadler (2013, S. 81 f.) leiden 30 % der Drogenabhängigen an einer posttraumatischen Belastungsstörung, doppelt so viel wie bei Alkoholabhängigen. Diese Patientinnen und Patienten müssen wegen ihrer strukturellen Defizite mehr als Alkoholabhängige die Werkzeuge ihres Mentalisierens und ihre inneren Bilder nachentwickeln und spielen lernen. Dabei sind auch Selbststabilisierungstechniken aus der Traumatherapie hilfreich, zum Beispiel die Technik des sicheren Orts (Kap. 5.10.5). Die Therapeutin kann die Patienten ihre schwierigen Lebenserfahrungen wie in der Traumatherapie mithilfe der Tischbühne verarbeiten lassen (siehe Kap. 5.10.10) oder in der Gruppe mit dem Playback-Verfahren (siehe Kap. 5.10.6, 5.10.7 und 10.9). Die durchschnittliche Dauer der *stationären* Behandlungen ist bei Opiatabhängigen mit einem halben Jahr doppelt so lang wie bei Alkoholabhängigen. Die *ambulante* Behandlung dauert nach der Jahresstatistik 2011 der professionellen Suchtkrankenhilfe (Steppan, Künzel und Pfeiffer-Gerschel, 2013, S. 217) bei 12 % der Drogenabhängigen *länger* als zwei Jahre. Bei Alkoholabhängigen sind »nur« 5,3 % länger als zwei Jahre in Therapie.

Empfehlung
Das in Kapitel 10.6 beschriebene Prozessmodell der metakognitiven Suchttherapie ist bei *allen* Suchterkrankungen hilfreich, auch bei nicht-substanzgebundenen Verhaltensabhängigkeiten (siehe Kap. 10.12). Denn es rückt die *metakognitive Störung* der Patienten in den Mittelpunkt der therapeutischen Arbeit. Es kommt durch Schamgefühle und durch Schuldgefühle zu Heimlichkeiten und zu einer Identitätskonfusion.

Die metakognitiv orientierte Arbeit mit der Zwei-Stühle-Technik (siehe Kap. 10.6.1) kann helfen, eine drohende pathologische Regression zu stoppen (Hintermeier, 2013, S. 112).

Fallbeispiel 107: *Eine seit ihrer Jugendzeit heroinabhängige, vielfach traumatisierte, methadonsubstituierte Patientin wurde zunächst traumatherapeutisch behandelt. Die Erinnerungen an ihre Missbrauchserfahrungen während der Zeit ihres multiplen Drogenkonsums verunsicherten sie aber derart, »dass ihr Verlangen nach Heroin-Beikonsum wieder stieg«. Als Reaktion darauf ließ die Therapeutin »sie mit Intermediärobjekten die beiden Rollencluster ›heroinsüchtiges Ich‹ und ›unabhängigsein-wollendes Ich‹ aufstellen«. Die Patientin und die Therapeutin konkretisierten die verschiedenen Denk-, Fühl- und Handlungsweisen der Patientin mit gegenständlichen Symbolen und ordneten sie ihren beiden konträren Ichs zu. Die Patientin erlebte diese Zuordnung als »Spiegel ihrer inneren Zerrissenheit«. Das Vorgehen half der Patientin, sich selbst mehr anzunehmen: »Implizit wurde dadurch gleichzeitig angesprochen, dass es Handlungsalternativen zum Konsum gäbe«. Die substituierte Patientin thematisierte in den nächsten Monaten kein Verlangen mehr nach Beikonsum und veränderte ihr äußeres Aussehen. Sie wollte nicht mehr an ihre »Junkie-Zeiten« erinnert werden* (Fortsetzung in Kap. 10.12.2).

In der *Gruppentherapie* integriert die Therapeutin die Zwei-Stühle-Technik auch in die »normale« psychodramatische protagonistzentrierte Bearbeitung von Beziehungskonflikten (siehe Kap. 10.6.5). Sie verhindert dadurch, dass der Patient im Spiel die Realität in dem Beziehungskonflikt verfälscht.

Fallbeispiel 108 (Krüger, 2004b, S. 176f., verändert): *Eine Therapeutin berichtete in der Supervisionsgruppe über eine 35-jährige, seit Langem heroinsüchtige und gerade wieder rückfällige Frau. Diese hatte sie »hilflos gemacht«. Die Patientin hatte nach einer Zeit der Abstinenz wieder angefangen, Haschisch zu konsumieren. Sie trank bald zusätzlich auch wieder regelmäßig Alkohol. Die Supervisandin spielte eine Therapiesitzung nach. Sie äußerte dabei im Rollentausch in der Rolle der Patientin* *resigniert: »Ich weiß, bald ist auch das Heroin wieder dran.« Die Patientin hatte ihren Rückfall selbst auf einen Konflikt mit ihrem Vater zurückgeführt. Sie hatte geklagt: »Mein Vater hat mich nie gesehen: Ich musste immer nur funktionieren.« Der Konflikt mit dem Vater war bei der Beerdigung ihres Bruders wieder neu aufgeflammt. Die Patientin hatte diesen Konflikt psychodramatisch gespielt, »um den Suchtdruck zu vermindern«.*

Ein Teilnehmer der Supervisionsgruppe schlug ein anderes therapeutisches Vorgehen vor und erprobte dieses zusammen mit der Therapeutin. Die Therapeutin übernahm in dem Spiel die Rolle ihrer Patientin. Der zweite Therapeut ging ebenfalls auf den Wunsch der »Patientin« ein. Er benutzte bei der psychodramatischen Beziehungsklärung mit dem »Vater« aber zusätzlich die Zwei-Stühle-Technik. Er stellte neben die »Patientin« einen Stuhl für ihr »süchtiges Ich«. Die Supervisandin machte im Spiel in der Rolle der Patientin die Erfahrung, dass sie im Rollentausch aus der Rolle des Vaters heraus durch den Anblick der zwei Ichs sich selbst viel realistischer wahrnahm. Sie sah sich einerseits als gesund erwachsen denkende Frau. Sie erkannte aber andererseits durch die Anwesenheit des Stuhls für ihr »süchtiges Ich«, dass die Vorbehalte des Vaters sich auf sie als Süchtige bezogen und nicht auf sie als Mensch. Sie konnte dadurch »die Vorbehalte des Vaters besser verstehen«. Sie fühlte sich auf dem Stuhl ihres »gesunden Alltags-Ichs« durch die Repräsentation ihres »süchtigen Ichs« als Stuhl neben ihr weniger entwertet.

10.12 Nicht-substanzgebundene Suchterkrankungen

Nicht-substanzgebundene Suchterkrankungen sind Verhaltensabhängigkeiten, auf Englisch »behavioral addictions«. Die Patienten sind abhängig von dem seelischen Rauschzustand und dem »Kick«, den sie zum Beispiel durch Internetspiele, Pornofilme oder Spielen an Glücksspielautomaten erreichen. Es gibt ganze Industriezweige, die mit potenziell süchtig machenden Angeboten hohe Profite machen.

Die störungsspezifische suchttherapeutische Behandlung sollte auch bei den nicht-substanzgebundenen Suchterkrankungen möglichst schon im ersten Drittel der Therapie erfolgen. Denn die betroffenen Patientinnen und Patienten machen in der Psychotherapie erst Fortschritte, wenn sie ihr süchtiges Handeln aufgeben.

Empfehlung

Das süchtige Handeln ist bei einer *nicht-substanzgebundenen Abhängigkeit* mehr von der persönlichen Psychodynamik des Patienten bestimmt als bei *substanz-*

abhängigen Patienten. Die Therapeutin arbeitet deshalb bei diesen Patienten auch die persönliche psychodynamische Funktion ihres süchtigen Handelns heraus.

Zentraler Gedanke

Nicht-substanzgebundenen Abhängigkeitskranke haben durch ihr süchtiges Handeln *definitionsgemäß* einen psychischen, sozialen oder finanziellen Schaden erlitten. Sie können ihr süchtiges Handeln aber nicht lassen. Denn *Sucht gibt auch etwas.* Die Seele des Patienten macht nichts umsonst.

Der Patient gerät in seinem süchtigen Handeln mithilfe eines Objektes oder von Partialobjekten in einen tranceartigen Zustand. Er verwirklicht in seinem süchtigen Handeln latent eine persönliche Sehnsucht. Er denkt dazu im Äquivalenzmodus und macht seine innere Realitätskonstruktion zur äußeren Wahrnehmung. Der sexsüchtige Patient des Fallbeispiels 111 (siehe Kap. 10.11.3) teilte dem Therapeuten zum Beispiel mit: »Klar, ich weiß, dass die Prostituierten beim Sex Theater spielen, aber ich blende das dann aus.« Der Patient spielte gleichsam ein selbsthypnotisches Spiel in der Realität. Das gelingt allerdings nur vorübergehend. Nach dem Ende dieses »Spiels« bricht die Selbsthypnose durch den Einbruch der Realität wieder zusammen. Das Mangelgefühl wird sogar stärker: »Hinterher habe ich immer ein schlechtes Gewissen gehabt und mich blöd gefühlt.«Bei *nicht-substanzgebundenen* Abhängigkeitskranken reicht eine *kognitive* Therapie nicht aus. Die Therapeutin arbeitet deshalb wie bei substanzabhängigen Suchtkranken *explizit metakognitiv* (siehe Kap. 2.8 und 2.11). Sie macht die Identitätskonfusion zwischen dem Alltags-Ich und dem süchtigen Ich durch Aufstellung mit Stühlen *explizit* zum Gegenstand der therapeutischen Kommunikation. Sie arbeitet die beiden konträren Denklogiken des Patienten mit ihm zusammen heraus und differenziert und erweitert sie. Das erfolgt in den folgenden Schritten:

1. Die Therapeutin stellt für den Patienten zwei Stühle im Zimmer auf, einen für sein »Alltags-Ich« und einen für sein »süchtiges Ich«.
2. Die Therapeutin stellt passende Handpuppen oder Playmobilmännchen auf die beiden Stühle für das »Alltags-Ich« und das »süchtige Ich« des Patienten. Sie ordnet mit ihm zusammen seinen *beiden konträren* Ich-Zuständen die Erfahrungen, Gedanken und Gefühle zu, die zu ihnen passen, und repräsentiert sie auf dem jeweiligen Stuhl mit Steinen oder Holzklötzen.
3. Die Therapeutin arbeitet mit dem Patienten den psychodynamisch positiven Sinn seines süchtigen Handelns heraus (siehe Kap. 10.11.1).
4. Die Therapeutin klärt zusammen mit dem Patienten, ob er sich als sucht-

krank verstehen will. Sie benutzt dazu die Symptomliste für Suchtkranke von Jellinek (siehe Kap. 10.4.6).
5. Sie empfiehlt dem Patienten einen Abstinenzversuch »zur Selbsterfahrung«. Der Patient soll sich aber *selbst* entscheiden, ab wann und wie lange er abstinent leben will. Seine psychischen und sozialen Krankheitssymptome verringern sich bei Abstinenz oft schon in wenigen Wochen (siehe Fallbeispiele 111, 112, 113 und 117). Denn der Patient unterlässt sein süchtiges Handeln, mit dem er sich selbst traumatisiert (siehe Kap. 10.5).
6. Die Therapeutin fragt den Patienten *nach dem Beginn seiner Abstinenz aktiv nach Anzeichen für eine Verbesserung* seines Selbstwertgefühls, seiner Konfliktfähigkeit, seiner Leistungsfähigkeit und seiner Genussfähigkeit.
7. Die Motivation zur Abstinenz wirkt bei vielen Patienten am Anfang noch rational und gefühlsmäßig oberflächlich. Die Therapeutin fordert den Patienten in einem solchen Fall explizit auf, seine Abstinenz »versuchsweise zur Selbsterfahrung« wieder aufzugeben: »Wenn Sie unsicher sind, handeln Sie doch noch einmal süchtig! Sie merken dann wahrscheinlich bald, dass es Ihnen wieder schlecht geht. Sie wissen dann hinterher aber besser, *warum* Sie Ihr süchtiges Handeln lassen.«
8. Manchmal geht es einem abstinent lebenden Patienten nach einer vorübergehenden Besserung *scheinbar ohne Grund* wieder schlechter. Das ist dann oft durch einen Rückfall bedingt, den der Patient noch verheimlicht. Die Therapeutin spricht diese Vermutung offen aus.
9. Die Phase der psychischen Entwöhnung dauert bei nicht-substanzabhängigen Suchterkranken ebenfalls etwa ein Jahr. Die Therapeutin arbeitet mit dem Patienten in dieser Zeit vorwiegend metakognitiv an seiner süchtigen Selbstregulation in seinen Konflikten *in der Gegenwart.*

10.12.1 Der psychodynamisch positive Sinn des süchtigen Handelns

Die Therapeutin arbeitet bei *nicht-substanzabhängigen* Patienten *auch den psychodynamisch positiven Sinn ihres süchtigen Handelns* heraus. Das gelingt mit der Technik der *idealen Suchtszene.* Sie geht dazu zusammen mit dem Patienten die folgenden Schritte:

1. Neben dem Patienten steht ein leerer Stuhl als Symbol für sein süchtiges Denken und Fühlen.
2. Die Therapeutin zeigt mit der Hand auf den Stuhl des »süchtigen Ichs« des Patienten und vollzieht mit ihm *Schritt für Schritt* sein Denken, Fühlen und Handeln während seines süchtigen Handelns entlang dem roten Faden der Zeit nach.

3. Die Therapeutin sucht dabei in seiner Suchtszene eine Handlungssequenz, die von dem normalen Handeln anderer Menschen in der Situation abweicht. Bei einer Frau mit einer Essstörung kann das *die Art sein, wie* sie am Kühlschrank hastig das Essen in sich hineinstopft. Bei einem Mann mit Automatenspielsucht fällt auf, *wie* der Patient gleichzeitig fünf Spielautomaten bedient. Die Therapeutin erkundet als Doppelgängerin gemeinsam mit dem Patienten genau, was er in dieser auffälligen Handlungssequenz gefühlt, gedacht und getan hat.
4. Sucht gibt auch etwas. In der auffälligen Handlungssequenz der Suchtszene zeigt sich versteckt der narzisstische Gewinn des Patienten bei seinem süchtigen Handeln. Die Therapeutin sucht deshalb zusammen mit dem Patienten nach dem psychodynamisch *positiven Sinn* in seinem süchtigen Handeln (siehe Fallbeispiele 109, 111 und 112). Sie lässt ihn dazu auf den Stuhl seines »süchtigen Ichs« wechseln und fragt ihn: »Was ist bei Ihrem süchtigen Handeln, Ihrem hastigen Essen, Ihre *eigentliche* Sehnsucht? Wenn sich erfüllen *würde,* was Sie dabei *eigentlich* suchen, was *sollte* dann sein? Und wenn Ihr Wunsch dann Wirklichkeit würde, wie würden Sie sich dann fühlen?«
5. Die Therapeutin arbeitet als Doppelgängerin mit dem Patienten gemeinsam seine in seinem süchtigen Handeln verborgene *eigentliche Sehnsucht* heraus. Sie stellt dabei *keine Fragen.* Sie macht *Schulter an Schulter* mit dem Patienten nur Aussagen. Sie schmückt mit ihm fantasiereich aus, was beim Erfüllen seiner eigentlichen Sehnsucht eintreten soll (siehe Fallbeispiele 109, 111 und 112).
6. Die Therapeutin fasst gemeinsam mit dem Patienten den positiven Sinn seines süchtigen Handelns in einem *symbolischen Satz* zusammen. Der Patient des Fallbeispiels 111 fand für sich zum Beispiel den Satz: »Mein Wille geschehe!« Bei einer magersüchtigen Patientin könnte der Satz lauten: »Ich kann meine Gier kontrollieren, anders als alle anderen!« Die Therapeutin ergänzt: »Ja, die Gier gehörte früher zu den sieben Todsünden. Sie wollen davon rein sein!«
7. Die Therapeutin lässt den Patienten wieder auf den Stuhl seines Alltags-Ichs zurückwechseln.
8. Beide zusammen suchen in Märchen, Mythen oder in gesellschaftlichen Zusammenhängen nach einer *Amplifikation* für den individuell positiven Sinn des süchtigen Handelns des Patienten. Denn Sehnsüchte sind menschlich. Der Patient des Fallbeispiels 111 erkannte sich wieder in einem Satz, den Julius Cäsar vor 2000 Jahren über sich schrieb, nachdem er Gallien erobert hatte: »Ich kam, ich sah, ich siegte!«

Zentraler Gedanke

Das Wissen um den psychodynamisch positiven Sinn des eigenen süchtigen Handelns macht dem Patienten *die Differenz zwischen* seinem eigentlichen Wunsch und der Realität in seinem süchtigen Handeln konkret erlebbar. Der Patient merkt, dass er mit seinem autosuggestiven süchtigen Handeln sein *eigentliches Ziel* nicht erreicht. Er hat es in der Folge schwerer, in seinem *süchtigen Handeln in seinem realen Alltag* weiter Befriedigung zu finden.

9. Süchtiges Handeln geschieht definitionsgemäß im Äquivalenzmodus. Der Patient spürt dabei den positiven Sinn. Er kann aber noch nicht sagen, was *ihn persönlich* an seinem süchtigen Handeln so reizt. Die Therapeutin lässt den Patienten deshalb in die Handlungssequenz in seiner Suchtszene hineingehen und *im Als-ob-Modus des Spiels* die tiefere Wahrheit seines süchtigen Handelns über die Realität hinaus erkunden. Der Patient soll dabei aus seiner Suchtszene eine *Wunschgeschichte* entwickeln. In dieser werden unter dem Deckmantel der Fantasie »die Geister der Unsichtbaren lebendig« (Kamphoevener, 1975, S. 27). Der Patient stellt sich anschließend meistens schon von allein die Frage, warum sein tieferer Wunsch für ihn persönlich so wichtig ist, und erkennt *spontan* einen Zusammenhang mit Defiziterfahrungen oder mit einem Trauma in seiner Kindheit. Sein süchtiges Handeln diente der Kompensation oder es hatte eine Ersatzfunktion.
10. Die Therapeutin gibt einer solchen spontanen Erkenntnis des Patienten Bedeutung: Sie stellt neben ihm im Therapiezimmer einen zusätzlichen leeren Stuhl auf für sein »inneres verlassenes Kind« oder für sein »inneres traumatisiertes Kind« (siehe Kap. 4.7).

Empfehlung

In der Behandlung von Abhängigkeitskranken besteht aber die Gefahr einer *pathologischen Regression.* Die Therapeutin lässt die erinnerte Kindheitsszene deshalb nicht psychodramatisch nachspielen. Sie zentriert die therapeutische Arbeit zunächst auf die Behandlung der Sucht.

11. Die Therapeutin ermutigt den Patienten, wenigstens einer Bezugsperson *seines gegenwärtigen Lebens* von den in seinem süchtigen Handeln verborgenen *eigentlichen Wünschen* zu erzählen. Das kann zum Beispiel seine Lebenspartnerin sein. Der Patient lernt auf diese Weise, *sich selbst* in seinem kindlichen Wunsch anzunehmen.
12. Der Patient soll versuchen, sich in seinem realen Alltag seinen eigentlichen Wunsch *im Kleinen* immer wieder einmal *einen Augenblick lang* zu erfül-

len. Das macht ihn insgesamt *zufriedener* als sein süchtiges Handeln (siehe Fallbeispiel 111).

10.12.2 Glücksspielsucht und Essstörungen

Die Anbieter von Glücksspielen erzielten im Jahr 2015 allein in Deutschland einen Gewinn von 12,7 Milliarden Euro. Die Therapeutin behandelt Patienten mit Glücksspielsucht (ICD-10 F63.0) explizit metakognitiv (siehe Kap. 2.8).

Fallbeispiel 108: *Ein Patient mit Automatenspielsucht (ICD-10 F63.0), Herr S., stand finanziell und familiär vor dem Ruin, nachdem seine Spielsucht in seiner Firma bekannt geworden war. Der Therapeut behandelte ihn ähnlich wie alkoholabhängige Patienten mit dem im Kapitel 10.6 beschriebenen Vorgehen. Herr S. lernte anhand der Symptomliste nach Jellinek, sich selbst als süchtig zu definieren. Er löste seine Identitätskonfusion mithilfe der Zwei-Stühle-Arbeit auf (siehe Kap. 10.6.1). Der relativ gut strukturierte Patient lebte ab dem dritten Monat der Behandlung abstinent. Seine Therapie umfasste nur fünfundzwanzig Sitzungen in eineinhalb Jahren. Er beendete die Therapie ohne Rückfall.*

Spielsüchtige *Patienten mit einer strukturellen Störung* sollten über die Arbeit an der Identitätskonfusion hinaus auch den psychodynamisch positiven Sinn ihres süchtigen Handelns erfassen.

Fallbeispiel 109 (Sailer, 2000, S. 199 f.): *Eine Therapeutin ließ einen Studenten mit einer Zwangssymptomatik und einer Automatenspielsucht (ICD-10 F42.1, F63.0) einen psychodramatischen Dialog mit seinem Spielautomaten führen. Sie wandte dabei auch den Rollentausch an. Die Therapeutin doppelte ihn im Spiel und arbeitete mit ihm den psychodynamisch positiven Sinn seines süchtigen Handelns heraus. Der Patient erlebte in seinem süchtigen Handeln »seine Selbstbeschränkung, seine Konzentration auf die Miniwelt des Automaten«: Seine Miniwelt ist »wohltuend in Ordnung, hier stellt niemand Forderungen an ihn. Die Scheiben drehen sich, er kann durch Tastendruck eingreifen, er muss es aber nicht. Es läuft auch so.« Keiner bestimmte über ihn. Er wünschte sich: Der Automat soll für ihn da sein, ihn akzeptieren und bestätigen, »ohne dass er Leistung dafür bringen muss […]. In der folgenden Zeit wurde es für ihn immer deutlicher, dass sein Drang, an Automaten zu spielen, immer dann am stärksten wurde, wenn sein Wunsch nach Nähe, Zuwendung und Angenommensein in greifbare Nähe rückte.« Dieser Wunsch trat zum Beispiel auf, wenn ein ihm begehrenswert erscheinendes Mädchen auf ihn zuging. Diese Erkenntnis »löste eine weitere Entwicklung aus. Sein zwingendes Bedürfnis, den Automatensalon auf-*

zusuchen, ließ langsam nach, als er sich der Ersatzfunktion des Automatenspiels bewusst wurde und dieses [...] einem Zulassen der bestehenden Bedürfnisse und Wünsche Platz machte.« Der Patient arbeitete in der erfolgreichen Gruppentherapie psychodramatisch hauptsächlich an der Bewältigung seiner Probleme in der Gegenwart und nicht an den Konflikten in seiner Kindheit.

In der Behandlung von *Essstörungen* (F50.-) und anderen Süchten, zum Beispiel einer Arbeitssucht, ist das im Kapitel 10.6.1 beschriebene metakognitive Vorgehen bisher noch wenig erprobt. Auch diese Patienten haben eine Identitätskonfusion entwickelt. Ihre Schuldgefühle und ihre Scham führen bei ihnen zur Geheimhaltung des süchtigen Handelns. Sie benutzen Ausreden. Sie versuchen, ihr süchtiges Handeln zu kontrollieren, aber scheitern dabei immer wieder. Die Therapeutin arbeitet deshalb mit der Zwei-Stühle-Technik an ihrer Identitätskonfusion

Fallbeispiel 107 (Fortsetzung von Kap. 10.11) (Hintermeier, 2013, S. 113f.): *Die heroinsüchtige, methadonsubstituierte Patientin hatte durch die störungsspezifische Arbeit mit der Zwei-Stühle-Technik den Beikonsum von Heroin beendet. Die Therapeutin wandte jetzt die Zwei-Stühle-Technik noch ein zweites Mal an, um auch die Essstörung und die Adipositas der Patientin zu behandeln: »Nach Beendigung der Prostitution und mit der Substitution war sie [...] wieder in esssüchtiges Verhalten verfallen.« Eines Tages wiederholte die Patientin »den Wunsch, ihr massives Übergewicht zu reduzieren«. Die Therapeutin ließ »sie nun auch in Bezug auf Essen/Dicksein ihre ›zwei Seelen in ihrer Brust‹ [...] darstellen: Die Seele, die ›immer dicker werden will‹, stellte sie mit folgenden Anteilen dar: ›Schutz brauchen‹ [...] und als ›Angst davor, als Frau begehrt zu werden‹. Die Seele, die ›dünner werden möchte‹, stattete sie folgendermaßen aus: ›Wunsch, sich körperlich wohler zu fühlen‹ [...], ›Sorge um ihre Gesundheit‹.« Die Therapeutin erlebte den esssüchtigen Ich-Zustand der Patientin »zu diesem Zeitpunkt noch sehr ›gewichtig‹. Dennoch war innerlich eine erste Problemdefinition in Bezug auf ihre Esssucht hergestellt.« Die Therapeutin berichtet: »Bevor ich das für möglich gehalten hätte, erzählte Sophie nach weiteren Monaten, dass sie begonnen hatte, weniger zu essen und Sport zu machen. Offenbar hatte die Zusammenführung der beiden Identitäten eine Annahme der desintegrierten, süchtigen Rolle [...] ermöglicht und dies ihre Veränderungsmöglichkeit gestärkt.«*

Patientinnen mit *Anorexia nervosa* (ICD-10 F50.0) und/oder *Bulimia nervosa* (ICD-10 F50.2) sind meiner Erfahrung nach eher wie *Patientinnen und Patienten mit einer Persönlichkeitsstörung* (siehe Kap. 4) zu behandeln. Im Vordergrund ihrer dysfunktionalen Selbststeuerung steht ihre Anpassung an die Forderungen einer inneren selbstverletzenden Instanz (siehe Kap. 4.7). Das selbstverletzende, masochistische Denken und Handeln ist meistens die Folge von traumatisierenden Erfahrungen in der Kindheit. Die Therapeutin symbolisiert das »selbstverletzende Denken« der Patientin mit einem leeren Stuhl: »Ich habe den Eindruck, Sie gehen mit sich selbstverletzend um. Ich stelle für Ihre innere Stimme, die Sie entwertet, hier diesen Stuhl auf. Das ist Ihr innerer Seelentöter. Der sagt zu Ihnen: ›Du bist gierig!‹ ›Du bist fett!‹« Die Therapeutin stellt die Handpuppe eines roten, grinsenden Teufels auf den Stuhl: »Das ist Ihr Seelentöter, der Sie entwertet!« Die Therapeutin stellt neben die Patientin noch einen anderen Stuhl für ihren »Selbstschutz durch Anpassung«: »Sie gehorchen diesem Seelentöter so wie die Prinzessin in dem Märchen ›Der Reisekamerad‹ von Hans Christian Andersen dem Berggeist gehorcht hat. Ihr vorauseilender Gehorsam schützt sie vor weiteren Entwertungen des Seelentöters.« Die Therapeutin weist mit der Hand auf den Stuhl, auf dem die Patientin gegenwärtig sitzt: »Daneben gibt es in Ihnen aber auch Ihr gesundes Erwachsenendenken. Mit Ihrem gesunden Erwachsenendenken wissen Sie eigentlich auch selbst, dass Sie körperlich kaputt gehen, wenn Sie so weitermachen.« Patientin: »Aber wenn ich mehr essen würde, brauchte ich zum Essen den ganzen Tag. Ich würde nichts anderes mehr machen können!« Die Therapeutin weist mit der Hand auf den Stuhl der Selbstrepräsentanz der Patientin in ihrer Symptomszene in ihrem Alltag (siehe Abb. 1 in Kapitel 1): »Können Sie mir einmal zeigen, wie Sie bei sich im Zimmer am Tisch sitzen und zwei oder drei Stunden brauchen, um ein Glas Gemüsebrei zu trinken? Ich würde gern wissen, was Sie dabei fühlen und denken.« Die Patientin wechselt auf den Stuhl ihrer Selbstrepräsentanz in ihrer Symptomszene. Sie trinkt einen Schluck von dem Gemüsebrei. Sofort meldet sich in ihrem Kopf aber der »böse Berggeist, dem sie verfallen ist« und ruft: »Du bist gierig! Du hältst dein Versprechen mir gegenüber nicht ein. Du wolltest doch anders sein als die anderen!« Die Patientin passt sich prompt seinen Ordnungsadressaten an und unterbricht ihr Essen. Sie wartet darauf, dass das selbstverletzende Denken in ihr verstummt. Nach einer Stunde kann sie wieder gesund erwachsen denken: »Jetzt nehme ich den nächsten Schluck!« Sie trinkt einen zweiten Schluck von dem Gemüsebrei.

10.12.3 Sexsucht und Pornosucht

Sexsucht und Pornosucht sind noch nicht als eigenständige Diagnosen in die ICD-10 aufgenommen worden. Sie werden bisher unter den Diagnosen »gesteigertes sexuelles Verlangen« (F52.7) oder »Störungen der Impulskontrolle« (F63.-) erfasst. Auch bei diesen Patienten führt die Suchtentwicklung zur Identitätskonfusion.

Fallbeispiel 110 (Krüger, 2004b, S. 171 f., verändert): *Ein 24-jähriger Student, Herr T., kommt akut psychotisch in die psychiatrische Sprechstunde. Er berichtet: Er hatte zwei Tage zuvor im Hörsaal gesessen und vor sich hin geträumt. Da sprach eine Mitstudentin ihn an: »Nullhundertneunzig, nullhundertneunzig …« So fangen die Telefonnummern von Sex-Hotlines an. Die Provokation der Kollegin wäre normalerweise ein Spaß gewesen. Herr T. hatte aber tatsächlich Tausende von Mark mit 0190-Sexnummern vertelefoniert. Er hatte auch heimlich immer wieder Prostituierte aufgesucht. Er hatte dadurch Schulden. Keiner wusste davon. Er lebte nach außen unauffällig und wirkte wie ein rechtschaffener junger Mann. Er studierte und hatte zum Beispiel schon vier Jahre lang eine Freundin, ein nettes, jüngeres Mädchen. Herr T. nahm an, dass seine Mitstudentin sein Geheimnis entdeckt hatte. Er geriet innerlich in ein Chaos. Er fuhr auf dem schnellsten Weg nach Hause zu seiner Freundin und beichtete ihr alles. Das Bekenntnis zu seinen Sexhandlungen ließ die Wand zwischen seinen beiden konträren inneren Welten einstürzen. Er dekompensierte psychotisch.*

Herr T. definierte während der Therapie sein Handeln in der geheimen Nebenwelt von sich als »Sex-Sucht«. Er fand für sich eine geniale Lösung, wie er in Zukunft mit seinem sexuellen Begehren umgehen wollte. Er entschied sich, im sexuellen Bereich nur noch solche Dinge zu tun, die er im Zweifel auch seiner Freundin und seinen Bezugspersonen erzählen konnte. Er verlagerte also sein Gewissen gleichsam nach außen. Diese Sicherheitsmaßnahme schütze ihn davor, rückfällig zu werden und eventuell erneut psychotisch zu dekompensieren. Herr T. setzte nach einem halben Jahr seine Medikamente ab. Er war am Ende der einjährigen Behandlung psychisch stabil und meisterte sein Leben. Er ist in den nächsten zwanzig Jahren nicht wieder psychotisch dekompensiert.

Die Themen Sexsucht oder Pornosucht lösen bei uns Menschen schnell aversive Reaktionen aus. Sie aktualisieren innere Konflikte und führen schnell zum Streit zwischen Männern und Frauen. Die Patienten blenden in ihren Suchthandlungen das Persönliche aus der Wahrnehmung ihrer Sexualobjekte aus. Sie agieren narzisstisch funktional.

Zentraler Gedanke

Die Therapeutin oder der Therapeut reagiert in Fällen von Sexsucht leicht mit einer Gegenübertragung und agiert einseitig das gesunde Alltagsdenken. Sie kann sich vor einer Gegenübertragungsreaktion aber schützen, indem sie das süchtige Denken, Fühlen und Handeln des Patienten mithilfe der Zwei-Stühle-Technik explizit zum Gegenstand der therapeutischen Kommunikation macht.

Die Therapeutin repräsentiert das süchtige Handeln des Patienten als Stuhl neben dem Patienten. Dadurch entsteht *äußerlich* eine Distanz zwischen dem Patienten und seinem süchtigen Handeln. Der Patient betrachtet sein süchtiges Denken, Fühlen und Handeln von außen aus der Metaperspektive. Er benennt es zusammen mit der Therapeutin als sein »Ich, das Pornos sieht« oder als sein »Ich, das zu Prostituierten geht«. Er lernt durch die im Kapitel 10.12 beschriebenen Therapieschritte, sein süchtiges Handeln *im Als-ob-Modus zu denken* und die negativen Folgen in sein Denken mit einzubeziehen.

Fallbeispiel 111: *Der 29-jährige Herr U. kam wegen depressiver Verstimmungen und Partnerschaftsproblemen in die psychotherapeutische Behandlung. Der junge Mann wirkte äußerlich wie ein idealer Schwiegersohn. Er erzählte aber voller Scham, dass er ein halbes Jahr nach Beginn der Beziehung zu seiner Freundin begonnen hatte, zu Prostituierten zu gehen. Vor drei Monaten hatte er das seiner Freundin gestanden. Er hatte seine Sexhandlungen mit Prostituierten seitdem unterlassen. Die folgenden Hinweise sprachen bei Herrn U. für eine Sexsucht: Er litt unter einem unbezwingbaren Verlangen: »Ich habe mir oft vorgenommen, nicht zu Prostituierten zu gehen. Ich wollte damit aufhören und wollte willensstark sein. Ich habe aber gemerkt, das gelingt mir nicht.« Er steigerte die Zahl seiner Besuche. Er schädigte damit sich und andere: »Wenn ich wieder unterwegs gewesen war, habe ich hinterher meine Freundin entwertet. Ich habe ihr zum Beispiel gesagt, dass sie ein zu breites Becken hat. Ich habe mich ihr gegenüber distanziert verhalten. Ich zweifelte daran, dass sie die richtige Frau für mich ist.«*

In der 6. Therapiesitzung klagte Herr. U.: »Ich fühle mich schlecht, ich bin so unsicher. Ich weiß zurzeit nicht, wer ich bin.« Der Therapeut stellte für seine beiden Identitäten (siehe Kap. 10.6.1) zwei Stühle auf, einen für sein »Alltags-Ich« und einen Stuhl für »seine früher gelebte Sexwelt«. Therapeut: »Solange die beiden Welten voneinander nichts wussten, fühlten Sie sich stärker?« Herr U.: »Ja. Ich habe auch jetzt noch solche Fantasien. Ich sehe auf der Straße Frauen hinterher und stelle mir vor, wie sie ausgezogen aussehen.« Therapeut: »Setzen Sie sich doch bitte hier auf den Stuhl für Ihr süchtiges Ich und zeigen Sie einmal im Rollenspiel, wonach Sie sich bei der Begegnung mit einer Frau auf der Straße eigentlich sehnen.« Der Therapeut stellte einen Stuhl für »die begehrte Frau« auf und fragte: »Und wenn sich Ihre eigentliche Sehnsucht erfüllen würde?« Herr U.: »Dann bin ich für die Frau das Ein und Alles. Die ist mir verfallen!« Herr U. imaginierte seine Wunschfantasie: »Die Frau zieht sich aus. Die will mich. Wir treiben es miteinander.« Therapeut: »Wie geht es dann weiter?« Herr U. war völlig verblüfft: »Das ist es dann doch! Mehr ist nicht! Ich ziehe mich an und gehe. Mein Ego ist gestärkt.« In der Nachbesprechung benannte Herr U. sich selbst in seiner Sexwelt als einen »Jäger«.

In der 8. Sitzung berichtete Herrn U.: »Ich habe mich gestern von meiner Freundin getrennt!« Am Ende der Sitzung erzählt er beiläufig: »Ich bin jetzt eine Woche lang im Internet jeden Tag 2–3 Stunden auf die Prostituiertenseiten gegangen. Hinterher habe ich mich wieder über meine Freundin geärgert. Wenn wir miteinander Sex haben, das reicht mir mit der nicht!« Der Patient war also zuerst rückfällig geworden und hatte sich erst danach von seiner Freundin getrennt! Der Therapeut wies den Patienten auf diesen zeitlichen Zusammenhang hin: »Sie sind also trotz Ihres Vorsatzes, abstinent zu leben, rückfällig geworden. Als Folge davon haben Sie sich dann von Ihrer Freundin getrennt.«

In der 9. Sitzung lebte Herr U. seit einer Woche wieder abstinent. Er wollte »über seine Sexsucht reden«. Der Therapeut ließ ihn seinen Rückfall noch einmal schildern und arbeitete mit ihm den psychodynamisch positiven Sinn in seinem süchtigen Handeln heraus. Herr U.: »Wenn ich die Prostituiertenseiten ansehe, komme ich davon nicht los. Ich suche dann nach Neuzugängen, nach schönen Bildern. Ich lese die Beschreibungen und überlege, ob es sich vielleicht lohnen würde, da hinzugehen.« Therapeut: »Eigentlich brauchten Sie einen Harem mit 40–80 Haremsdamen.« Herr U.: »Ja, mindestens. Sonst würde es ja langweilig.« Der Therapeut forderte den Patienten auf, sich auf den Stuhl seiner »Sexwelt« zu setzen: »Sie haben die Prostituierten immer gewechselt?« Herr U. hatte in den letzten Jahren tatsächlich insgesamt etwa 45 Prostituierte aufgesucht. Er war nur zu zweien von ihnen ein zweites Mal gegangen, als er »nichts Besseres gefunden hatte«. Der Therapeut: »Je mehr verschiedene Frauen, desto besser war es für Sie?« Herr U.: »Ja, immer etwas Neues. Das löst bei mir einen Nervenkitzel aus. Ich weiß, dass die Theater spielen, aber das blende ich dann aus.« Therapeut: »Sie erobern die Frauen. Die sind Ihnen verfallen. Sie haben die Macht und bestimmen alles. Das ist wie bei Julius Cäsar. Der hat nach seinem Krieg in Gallien gesagt: ›Ich kam, ich sah, ich siegte.‹ Wenn Sie die Frauen wechselten, haben Sie mehr Land erobert. Und Sie haben die Realität der Frauen einfach ausgeblendet!« Herr U.: »Wenn ich jetzt in die Straße komme, wo der Campingwagen einer Frau steht, die ich kenne, ist die Gegend für mich versaut!« Therapeut: »Ich glaube, Sie sind im Alltag fantasiearm und wenig spontan!« Herr U.: »Ja, das stimmt. Ich plane immer alles ganz genau. Nichts darf meinen Plan durcheinanderbringen.« Therapeut: »Vielleicht wäre es für Sie besser, wenn Sie auch in Ihrem normalen Alltag einmal versuchen, etwas Verrücktes zu tun!«

Der Patient und der Therapeut überlegten in der 10. Sitzung zusammen anhand der Jellinek'schen Fragen für Alkoholabhängige (siehe Kap. 10.4), ob Herr U. sich als »süchtig« ansehen muss. Sie einigten sich, dass der Patient die folgenden Fragen mit »Ja« zu beantworten hätte: Frage 2: Sein süchtiges Handeln erfolgte heimlich. 3: Er dachte oft daran. 5: Er hatte Schuldgefühle wegen seines süchtigen Handelns. 6: Er vermied Gespräche darüber. 7: Er hielt wegen seines unwiderstehlichen Verlangens wiederholt seinen Vorsatz nicht ein, nicht wieder zu Prostituierten zu gehen. Er verlor also die Kontrolle über sich. 8: Er benutzte Ausreden: »Das Leben ist langweilig.« »Meine Freundin hat ein zu breites Becken.« 9: Er verhielt sich seiner Freundin und anderen gegenüber aggressiv. 11: Er machte bewusst Pausen in seinem süchtigen Handeln. 15: Er litt an Interessenverlust und ging zum Beispiel nicht mehr zum Sport. 16: Er hatte übertriebenes Selbstmitleid. Herr U. musste also zehn der Fragen mit »Ja« beantworten. Fünf hätten ausgereicht, um eine Abhängigkeitserkrankung zu vermuten.

In der 12. Sitzung war der Patient seit drei Wochen abstinent. Herr U.: »Ich habe wieder mit Sport angefangen. Die haben sich alle gefreut, mich wiederzusehen.« Therapeut: »Sie merken in der Abstinenz jetzt mehr Ihre Bedürftigkeit.« Herr U.: »Ich bin jetzt viel offener. Die Leute kommen bei der Arbeit auf mich zu. Ich habe Spaß, andere Menschen zu treffen. Früher war ich mehr mit mir allein. Nach der letzten Sitzung war ich drei Tage ziemlich traurig. Ich habe mich nach dem Frühling gesehnt. Gestern war ein besonders schöner Tag. Ich habe die Sonne gesehen und die kleinen Blumen, die überall herauskommen.« Therapeut: »Ihr Denken ist nicht mehr eingeengt, Sie nehmen die Welt wieder differenzierter wahr, weil Sie weniger Schamgefühle und Schuldgefühle haben.« Es folgte ein Gespräch über den Beginn seiner Sexsucht. Herr U. hatte seine Partnerin das erste Mal belogen, als sie mit ihm zusammenziehen wollte: »Wenn ich mit Ulrike zusammengezogen wäre, hätte ich an sie Macht und Kontrolle abgeben müssen. Das wollte ich nicht.« Der Therapeut empfahl Herrn U., sich zu Hause zwei Symbole hinzustellen, eines für seine Bedürftigkeit und ein zweites für seine Identität als Eroberer: »Sehen Sie diese öfter an und denken Sie über Ihre beiden konträren Seiten nach!«

Bei Patienten mit schon vorher bestehenden Defiziten in ihrer Persönlichkeitsentwicklung verstärkt sich die Krankheitssymptomatik durch Sexsucht. Auch das Ansehen von Pornofilmen kann zur krankheitswertigen Sexsucht werden.

Fallbeispiel 112: *Herr V. war in eine schwere depressive Episode mit Suizidalität (ICD-10 F32.2) dekompensiert und wurde lange stationär in einer psychiatrischen Klinik behandelt. Auslösend für die Depression war, dass sein schwuler Partner entdeckt hatte, dass er Pornos sah. Herr V. hatte sich »maßlos geschämt und war nur noch im Abseits gestanden«. Der Therapeut wollte in der ambulanten Einzeltherapie in der 20. Therapiesitzung klären, ob Herr V. süchtig war. Er gab ihm den Jellinek'schen Fragebogen und forderte ihn auf, ihn auszufüllen. Der Patient kreuzte zehn Fragen mit »Ja« an, die Fragen 2, 3, 5, 6, 7, 10, 11, 14, 16 und 20 (siehe Abb. 23).*

Herr V. fühlte sich im Alltag ausgeschlossen von den Menschen. Er empfand sich als »ausgesprochen hässlich«: »Wenn ich mich im Schaufenster sehe, denke ich: ›Oh Gott, wer ist das! Ein Fleischklops!‹« Der Therapeut arbeitete mit dem Patienten den positiven Sinn in seinem süchtigen Handeln heraus (siehe Kap. 10.12.1). Er ließ den Patienten von dem Stuhl seines gesunden Alltagsdenkens auf den des »Pornosehers« wechseln und dort sein Erleben während seines süchtigen Handelns schildern. Herr V.: »Ich trete aus meinem Körper heraus und bin Voyeur. Ich sehe dabei zu, wie zwei dominante, kräftig gebaute Kerle zur Sache gehen. Das geht ab ohne Zärtlichkeiten. Hinterher gehen sie einfach wieder auseinander. Die Männer sind keine Sensibelchen, keine Zicken. Sie sind auf keinen Fall ein Ebenbild von mir. Sie dürfen mich nicht an mich selbst erinnern!« Das Pornosehen hatte für den Patienten individuell eine kompensatorische Funktion. Der psychodynamisch positive Sinn war: Herr V. konnte in seinem PC das Handeln der kräftigen Kerle aus eigenem Willen stoppen. Er konnte sie mit ihren Sexhandlungen aber aus eigenem Willen auch weitermachen lassen. Wenn die Akteure ihm nicht gefielen, wechselte er sie aus und sah andere Filme an. Er bestimmte also selbst, was geschah. Er fühlte sich frei, mächtig und selbstwirksam: »Keiner sagt: ›du bist hier nicht erwünscht‹, oder bestimmt, was ich tun soll!«

Der Therapeut arbeitete mit dem Patienten in der ein Jahr lang dauernden Entwöhnungsphase immer wieder gezielt die Differenz zwischen seinem Befinden in abstinenten Zeiten und in den Zeiten seines süchtigen Handelns heraus. Herr V. berichtete zum Beispiel, nachdem er acht Wochen abstinent war: »Ich hatte eine Woche Urlaub. Es ging mir nicht so gut. Aber morgen gehe ich wieder zur Arbeit. Das ist komisch: Ich freue mich schon auf die Arbeit. Ich habe richtig Lust zu powern. Und ich habe keine Pornos gesehen! Wenn die Idee kam, habe ich sie von mir aus einfach verneint.« Die Abstinenz löste die depressive Gehemmtheit des Patienten auf. Er erzählte zwei Wochen später: »Ich habe meinen Chef zum ersten Mal in einer Teamsitzung offen etwas gefragt.« Der Therapeut stellte sofort einen Zusammenhang her zwischen der Abstinenz des Patienten und seiner positiven Veränderung: »Sie haben sich dieses Mal vor der Teamsitzung nicht krankschreiben lassen wie die beiden letzten Male. Vermutlich lag das auch daran, dass Sie jetzt zehn Wochen keine Pornos mehr gesehen haben. Dadurch haben Sie weniger Selbstzweifel. Sie entwerten sich selbst weniger. Sie denken auch nicht mehr daran, sich das Leben zu nehmen. Ihr besseres Selbstwertgefühl hat Ihnen jetzt geholfen, Ihren Chef direkt anzusprechen und ihn um Informationen zu bitten.«

Zwei Wochen später berichtete Herr V. gleich am Anfang der Sitzung von einem Rückfall: »Ich habe wieder einen Porno gesehen. Ich hatte frei und wusste nicht, was ich tun sollte. Ich war zu Hause und dachte: ›Früher hättest du, wenn du frei hast, Pornos geguckt. Aber das machst du jetzt ja nicht mehr!‹ Eine Stunde später habe ich das dann getan.« Dieser Bericht zeigt das Groteske des süchtigen Denkens. Der Patient dachte im Äquivalenzmodus süchtig (siehe Kap. 10.6.1) und nahm eine kognitive Verneinung gar nicht als Verneinung wahr. Er fühlte nur die in seinem süchtigen Denken enthaltene süchtige Emotion. Die süchtige Emotion hatte aber sein süchtiges Handeln zur Folge. Herr V. erzählte: Er hatte schon am Tag vor seinem Rückfall begonnen, süchtig zu denken. Er hatte seinem Lebenspartner ohne jeden Grund Vorwürfe gemacht. Auch hatte er sich in dem Dauerkonflikt mit einer schwierigen Mitarbeiterin masochistisch ein Katastrophenszenario ausgemalt: »Am Ende war ich überzeugt, dass die mich vor unserem Chef schlechtgemacht hat. Ich wusste schon, was mein Chef Negatives zu mir sagen wird, wenn ich wieder bei der Arbeit bin.«

Der Therapeut forderte Herrn V. auf, sich auf den Stuhl seines »süchtigen Ichs« zu setzen: »Spüren Sie dort bitte in sich hinein und sprechen Sie im Selbstgespräch aus, was Sie gestern über Ihren Partner negativ gedacht haben!« Herr V. meinte auf dem »süchtigen« Stuhl entnervt: »Wieso merkt Volker denn nicht, dass ich Pornos gesehen habe? Wieso ist der immer noch lieb und nett zu mir! Wenn der so lieb ist, bietet er mir gar keine Angriffsfläche! Wieso lässt der Idiot so etwas eigentlich mit sich machen!« Der Therapeut ließ den Patienten wieder auf den Stuhl seines Alltags-Ichs zurückwechseln und meinte: »Zu Ihrem süchtigen Denken gehört offenbar, dass sie innerlich Streit mit Ihrem Partner suchen.« Herr V.: »Als es mir letzte Woche bei der Arbeit gut ging, war ich stolz auf mich. Der Nebel in mir hatte sich gelichtet. Ich habe gemerkt, dass ich arbeitstechnisch ganz auf der Höhe bin. Ich fühlte mich überhaupt nicht unsicher. Die zickige Mitarbeiterin hatte keine Chance. Dagegen denke ich jetzt: ›Wenn ich so ein Depp bin, will mich bestimmt keiner haben!‹« Therapeut: »Sie sind also rückfällig geworden, als es Ihnen besonders gut ging! Wahrscheinlich geht es Ihnen wieder gut, wenn Sie wieder eine Zeit lang abstinent gelebt haben. Ich schlage Ihnen vor, lassen Sie dann Ihr Wohlergehen einfach einmal zu! Genießen Sie es einige Stunden oder Tage länger! Ich glaube, Sie kennen sich mit dem Gutgehen nicht aus. Sie sind dabei so etwas wie ein Erstklässler in der Schule. Sie lernen das gerade erst!« Herr V.: »Das mit den Stühlen ist faszinierend. Ich hätte nie gedacht, dass ich das auf dem anderen Stuhl in mir so lebendig machen kann, wie ich meinen Partner schlechtmache. Und dass ich dann wirklich auch glaube, bei der Arbeit keine Chance zu haben! Das müssen Sie mir noch einmal verraten, wie das mit den Stühlen geht!«

10.12.4 Internetspielsucht

Die Internetspielsucht oder Computerspielsucht wurde in den Diagnoseschemata der ICD-10 lange nur mit der Diagnose »Abnorme Gewohnheiten und Störungen der Impulskontrolle« (F63.-) erfasst. Sie wurde inzwischen aber als Internet Gaming Disorder (IGD) in die aktuelle Version des Diagnostic and Statistical Manual of Mental Disorders (DSM-5) aufgenommen. 8,4 % der männlichen und 2,6 % der weiblichen Jugendlichen und Erwachsenen zwischen 12 und 25 Jahren leiden an Internetspielsucht (Wartberg, Kriston und Thomasius, 2017, S. 419 f.). Die Betroffenen müssen zu der Diagnose Internetspielsucht fünf der folgenden neun Kriterien erfüllen:

»1. Übermäßige Beschäftigung (z. B. gedankliche Vereinnahmung durch Computerspiele).
2. Entzugssymptomatik (Reizbarkeit, Ängstlichkeit oder Traurigkeit), wenn das Spielen wegfällt.
3. Toleranzentwicklung (z. B. Bedürfnis nach immer längeren Spielzeiten).
4. Erfolglose Versuche, das Spielen zu kontrollieren.
5. Interessenverlust an früheren Hobbys und Freizeitbeschäftigungen (als Ergebnis des Spielens).
6. Fortführung eines exzessiven Spielens, trotz Einsicht in die psychosozialen Folgen.
7. Täuschen von Familienangehörigen, Therapeuten und anderen bezüglich des Umfangs des Spielens.
8. Nutzen von Spielen, um einer negativen Stimmungslage zu entfliehen oder sie abzuschwächen (z. B. Gefühl der Hilflosigkeit, Schuldgefühle, Ängstlichkeit).
9. Gefährdung oder Verlust einer wichtigen Beziehung, der Ausbildungs-/Karrieremöglichkeit aufgrund des Spielens.«

Internetspielsucht ist ein erschreckendes Beispiel dafür, wie kommerzielle Anbieter die Defizite der Persönlichkeitsorganisation von Menschen gezielt ausnutzen und sie weiter schädigen, um Profit zu machen.

Fallbeispiel 113: *Der 27-jährige Herr W. war von Beruf Zimmermann. Er war als Kind in zerrütteten Familienverhältnissen aufgewachsen. Die Familie war unter anderem an der Alkoholkrankheit seiner Mutter zerbrochen. Der eigentlich intelligente Patient hatte in der Schule massive neurotische Lernstörungen gehabt. Jetzt lebte er mit seiner Ehefrau und zwei Kindern zum Teil von Sozialhilfe. Er kam in die Therapie wegen rezidivierender depressiver Episoden, Schmerzmittelsucht und chronisch rezidivierenden Partnerschaftskonflikten bei Borderline-Persönlichkeitsstörung (ICD-10 F33.1, F55.2, F60.31). Nach einem Jahr Behandlung thematisierte der inzwischen schmerzmittelfrei lebende Patient erneut seine Partnerschaftsprobleme: »Die Beziehung ist im Augenblick sehr wackelig. Meine Frau meint, mein Aggressionspegel ist noch genauso hoch wie vor Beginn meiner Therapie.«*

Der Therapeut erinnerte sich daran, dass Herr W. einmal erzählt hatte, er habe früher 5–6 Stunden täglich am Computer gespielt. Es hatte darüber mit seiner Frau oft Streit gegeben. Der Therapeut fragte Herrn W., wie er heute mit dem PC umginge. In der Therapie zeigte sich mithilfe der Zwei-Stühle-Technik, dass der Patient internetspielsüchtig war (ICD-10: F63.-). Der Therapeut staunte und erschrak über das, was der Patient in der Behandlung über das Internetspielen berichtete: Herr W. spielte nachts 2–3 Stunden am Computer. Bei dem Spiel ging es darum, eine Bombe zu legen. Andere müssen die Bombe entschärfen, »bevor die hochgeht«. Für den Abschuss eines Menschen gibt es 15 Punkte. Wenn man selbst die Bombe legt, erhält man die meisten Punkte. Wenn man sie entschärft, etwas weniger. Herr W.: »Das Spiel soll jetzt nach dem Amoklauf in Winnenden auf den Index gesetzt werden.« In dem Spiel gibt es zehn verschiedene Ränge. Man braucht 5000 Punkte, um einen Rang höher zu kommen: »Jeder versucht, den obersten Rang zu erreichen. Ich strebe Rang fünf an.« Wer einmal das Spiel durchspielt, bekommt 500 Punkte. Weitere 500 Punkte zu bekommen, »ist sehr kniffelig«. Herr W. hatte das bisher nur einmal geschafft. Die erreichte Punktzahl des Spielers wird im Internet für alle anderen sichtbar unter dem Namen des Spielers angegeben: »Jeder kann den Namen der anderen sehen und denkt dann: Oh, der ist ziemlich gut!« Es gibt eine Weltrangliste, in der die Spieler in der Reihenfolge ihrer erreichten Spielpunkte aufgeführt sind. Herr D. stand in der Weltrangliste auf Platz 1 243. Er meinte: »Ein Freund von mir hat 185 000 Punkte.« Im Internet werden an einer Stelle die Namen aller Spieler aufgeführt, die gerade online sind: »Manchmal ist ein Name morgens online und abends auch noch. Dann rückt der in der Weltrangliste nach vorn.« Jeder Spieler muss sich, um online gehen zu können, für die Spielkonsole für 40 Euro monatlich einen Goldchip kaufen. Herr W. hatte die erste »Goldkarte« von Microsoft geschenkt bekommen, »ohne etwas dafür zu bezahlen«. Wenn ein Spieler seine Spielkarte bezahlt hat, ist im Internet neben seinem Namen eine Karte in goldener Farbe zu sehen. Wenn einem das Geld dazu fehlt, wechselt diese Anzeige von golden auf silbern: »Alle können sehen, dass man nicht bezahlt hat.« Die Konkurrenten und Mitspieler werden »Freunde« genannt. Als Herr W. im Rahmen seiner Internetabhängigkeit einen ersten Abstinenzversuch machte, sah er im Internet: »Acht Freunde haben mich schon gelöscht.«

Herr W. merkte im Rahmen der Therapie bei seinem ersten Abstinenzversuch: »Zuerst habe ich mich total leer gefühlt und war zappelig. Ich brauche das Spielen irgendwie. Aber seit gestern ist das weg. Jetzt ist es schön, mit meinem kleinen Sohn zu spielen.« Herr W. vergötterte seinen zweijährigen Sohn: »Der ist hochintelligent, ich würde alles für ihn tun!« Im Widerspruch zu diesem Selbstbild hatte Herr W. seinen kleinen Sohn während seines süchtigen Handelns zurückgewiesen: »Ich kann die Spielkonsole zwar ausmachen, wenn mein Sohn mit mir spielen will. Ich denke dann aber ständig an das Spielen. Ich überlege, wie ich das Problem vielleicht doch lösen könnte, was da gerade angefallen ist. Wenn mir dann etwas einfällt, gehe ich zwischendurch an den PC und prüfe, ob die Lösung klappt. Mein Sohn kommt dann sofort und will auch mitspielen! Ich muss mich ihm zuwenden. Aber eigentlich ärgere ich mich über ihn. Aber jetzt gehe ich ja nicht mehr an den PC. Jetzt spielt mein Sohn sogar auch mehr allein! Er merkt, dass ich nicht mehr so kribbelig bin und ständig nach Lösungen für das Spiel suche!« Herr W. hatte durch sein süchtiges Denken und Han-

deln das Interesse an anderen Dingen verloren und sich sozial zurückgezogen: »Ich hasse es, irgendwo feste Termine zu haben. Deshalb verabrede ich mich auch nicht mehr mit Freunden. Als ich im Dezember meine Spielkonsole zur Reparatur bringen musste, da war drei Wochen Pause.« Therapeut: »War da etwas anders?« Herr W.: »Ich bin dann menschlicher und kümmere mich um meine Familie. Ich bin umgänglicher. Es geht mir persönlich besser. Ich war damals total glücklich, dass die Spielkonsole kaputt war. Das ist voll der Zwang!« Therapeut: »Das hört sich an wie eine Sucht. Sie hören mit dem Spielen nicht auf, obwohl das schon die Beziehungen zu ihrem Sohn und zu Ihrer Frau kaputt macht!« Herr W. stimmte dem zu: »Ich habe meiner Frau vor vier Wochen versprochen, für die Spielkonsole keine neue Goldkarte mehr zu kaufen. Ich halte Versprechen auch ein. Ich habe mich danach richtig befreit gefühlt, das war total schön. Ich brauche mir jetzt auch keinen Kopf mehr darum machen, wie ich das Geld für die Goldkarte zusammenkriege. Das kreist sonst dauernd in meinem Kopf herum. Ich merke, wenn ich am PC spiele, kann ich es nicht lassen.«

Übung 24

Bevor Sie als Leserin oder Leser weiterlesen, probieren Sie doch bitte einmal, festzulegen, welche der 30 Jellinek'schen Fragen (siehe Kap. 10.4 und Abb. 23) der Patient des Fallbeispiels mit »Ja« beantworten musste.

Sie erkennen, dass bei dem Patienten die folgenden Suchtsymptome zu finden waren: Frage 2: Der Patient spielte nachts. Er spielte also heimlich vor seiner Ehefrau. 3: Er dachte häufig ans Spielen, auch dann, wenn er mit anderen Sachen beschäftigt war. 5: Er hatte Schuldgefühle gegenüber seinem Sohn und seiner Ehefrau. 6: Er vermied, in Gesprächen über sein Computer-Spielen zu reden. Er hatte zum Beispiel auch in der therapeutischen Beziehung nicht darüber gesprochen. 7: Er nahm sich vor, nur bis 22 Uhr zu spielen, dachte dann aber: »Ach, noch eines!«, und spielte weiter. Er konnte sein süchtiges Handeln also nicht kontrollieren. 8: Er gebrauchte Ausreden, um sich das Spielen zu erlauben. 9: Er zeigte ein aggressives Benehmen gegenüber seiner Umwelt. 11: Er hatte schon Spielpausen gemacht und zum Beispiel einmal bewusst zwei Tage lang nicht gespielt. 12: Er überlegte ernsthaft, in seinen PC vielleicht eine Kindersicherung einzubauen, die ihm selbst verbietet, zu bestimmten Zeiten zu spielen. 15: Er merkte, dass er das Interesse an anderen Dingen verloren hatte. Wenn die Spielkonsole in der Reparaturwerkstatt war, hatte er wieder Spaß am Familienleben und an Freundschaften.

Der Patient hätte also zehn der Jellinek'schen Fragen mit »Ja« beantworten müssen. Schon bei fünf mit »Ja« beantworteten Fragen ist es aber »sehr wahrscheinlich«, dass der Betroffene an einer Abhängigkeitserkrankung leidet.

10.13 Kodependenz und sekundäre Traumatisierung von Bezugspersonen

Kodependenz ist nicht dasselbe wie eine *abhängige Persönlichkeitsstörung* (F60.7). Die Therapie eines Patienten mit einer abhängigen Persönlichkeitsstörung folgt dem in den Kapiteln 4 beschriebenen Vorgehen.

Wichtige Definition

Eine kodependente Patientin lässt sich in das Agieren ihrer süchtigen Bezugsperson konkordant mit hineinziehen, zum Beispiel in das Agieren ihres Ehemannes. Sie übernimmt durch sekundäre Traumatisierung blind sein Abwehrsystem. Sie passt sich an seine Verleugnungsmechanismen an. Sie übernimmt die von ihm zugewiesene Rolle und seine Erklärungen für sein süchtiges Handeln. Sie schämt sich vor anderen Menschen für sein süchtiges Handeln. Sie versucht *wie die süchtige Person,* sein Problem zu verbergen. Die kodependente Patientin benutzt Ausreden, um zu erklären, warum ihr suchtkranker Mann am Montag nicht zur Arbeit gekommen ist oder warum er eine Verabredung nicht eingehalten hat. Sie entschuldigt ihn mit Schutzbehauptungen vor den eigenen Kindern.

Die Kodependenz der Patientin macht es dem suchtkranken Ehemann leichter, den Suchtmittelkonsum *vor sich selbst und anderen weiter* zu verharmlosen ganz nach dem Motto: »So schlimm ist es ja gar nicht.«

Eine kodependente Patientin verführt die Therapeutin, in ihrem Abwehrsystem mitzuagieren. Die Patientin möchte eigentlich nur *darüber* reden, wie sie ihrem *alkoholkranken Mann noch besser helfen kann.* Wenn die Therapeutin darauf eingeht, passt sie sich blind den Erwartungen der Patientin an. Sie handelt der kodependenten Patientin gegenüber dann ähnlich wie die kodependente Patientin ihrem suchtkranken Ehemann gegenüber.

Zentraler Gedanke

Eine kodependente Patientin muss *auch selbst* kapitulieren. Sie muss aufgeben, *ihrem suchtkranken Ehemann* helfen zu wollen. Auch für sie als Kodependente gilt der Satz: »Der Alkohol ist mächtiger als ich!«

Die Therapeutin löst die Kodependenz einer Patientin therapeutisch auf durch die folgenden Schritte: 1. Sie erklärt der kodependenten Patientin, was Alkoholkrankheit ist. Sie fordert sie auf, sich im Internet bei Wikipedia über Alkoholabhängigkeit zu informieren. 2. Sie lässt sie *stellvertretend* für ihren süchtigen

Ehemann den Fragebogen mit den 30 Jellinek'schen Fragen ausfüllen. 3. Die kodependente Patientin soll sich entscheiden, *ob sie selbst ihren Mann als alkoholkrank ansehen will oder nicht.* Sie darf sich dabei nicht von ihrem Mann abhängig machen. 4. Die Patientin beteiligt sich als Angehörige nicht mehr an dem Verheimlichen und den Ausreden ihres suchtkranken Partners. Sie redet stattdessen mit ausgesuchten Freunden und Verwandten *aktiv und offen* über ihre *eigenen* Probleme mit ihrem suchtkranken Mann. Das befreit sie definitionsgemäß aus ihrer Kodependenz. 5. Sie besucht eventuell eine Selbsthilfegruppe für Angehörige.

Fallbeispiel 114: *Die 40-jährige Frau X. suchte den Therapeuten auf mit der Frage, wie sie ihrem Ehemann helfen könne: »Der trinkt zu viel. Ich glaube, dass er alkoholkrank ist.« Therapeut: »Ich empfehle Ihnen: Gehen Sie selbst in eine Selbsthilfegruppe für Suchtkranke! Erzählen Sie Ihrem Mann offen, dass Sie das tun. Ihr Mann wird das nicht gut vertragen. Es wird ihn stören, wenn Sie sich entschieden haben, ihn als alkoholkrank anzusehen!« Die Patientin besuchte daraufhin allein eine Blaukreuzlergruppe. Nach sechs Wochen versprach ihr Mann ihr, mit dem Trinken aufzuhören, wenn sie nicht mehr zu der Gruppe ginge. Die Patientin ging auf sein Angebot ein. Sie ging tatsächlich nicht mehr zu der Gruppe. Ihr Ehemann hielt aber sein Versprechen, abstinent zu leben, nur vier Wochen ein. Dann fing er wieder an, zu trinken.*

Alkohol hat eine enthemmende Wirkung. Manche suchtkranke Patienten sind unter Alkoholeinfluss bisweilen gewalttätig. Aber auch äußerlich unauffällige Alkoholabhängige fügen ihren Angehörigen Schaden zu. Sie sind emotional nicht erreichbar. Sie lügen und verharmlosen Konflikte. Sie quälen sie durch ihren ständigen Wechsel zwischen ihrem gesunden Alltagsdenken und ihrem süchtigen Denken. Die Widersprüchlichkeit macht die Bezugspersonen gleichsam verrückt. Diese wird eventuell sogar *sekundär traumatisiert.* Angehörige von Suchtkranken entwickeln nicht selten selbst ein Erschöpfungssyndrom, eine Depression oder eine posttraumatische Belastungsstörung.

Die Therapeutin lässt *die kodependente Patientin* in einem solchen Fall in einem fiktiven psychodramatischen Dialog mit ihrer suchtkranken Bezugsperson die Beziehung klären. Sie stellt dabei für die die Ich-Spaltung der kodependenten Patientin aber *zwei Stühle* auf, einen für die »Beate, die mit ihrem Mann mitfühlt oder ihn sogar liebt« und einen anderen Stuhl für die »Beate, die ihren Ehemann hasst«. Die Patientin soll im Spiel in der Auseinandersetzung mit ihrem »Ehemann« auf den Stuhl der »liebenden Beate« wechseln, wenn sie für ihren Mann gerade Mitgefühl empfindet. Sie setzt sich aber auf den Stuhl der »hassenden Beate«, wenn sie auf ihren Mann gerade wütend ist.

Empfehlung

Das Problem einer kodependenten Patientin ist die *eigene Zerrissenheit*. Die Betroffene schwankt zwischen Hass und Mitgefühl oder zwischen Hass und Liebe hin und her. Die Therapeutin lässt sie deshalb psychodramatisch immer *auch den intrapsychischen Konflikt* austragen zwischen sich selbst als die, die ihren Mann hasst, und als die, die ihren Mann liebt. Die Patientin bearbeitet den Konflikt zwischen ihren beiden Ichs mithilfe eines psychodramatischen Dialogs mit Rollentausch.

Die Patientin kann auf diese Weise mit sich selbst *bezogen auf eine bestimmte Lebenssituation* aushandeln, was sie braucht, um die Beziehung zu ihrem suchtkranken Partner *in dieser Situation* für sich erträglich zu gestalten. Ihr hassender und ihr mitfühlender Ich-Zustand sollen sich gegenseitig ein Existenzrecht einräumen. Denn sie können sich gegenseitig etwas Wichtiges geben: Die »hassende Beate« kann die »liebende Beate« davor schützen, sich zu überfordern, und ihr helfen, zu ihrem suchtkranken Mann ausreichend Distanz herzustellen. Die »liebende Beate« kann die »hassende Beate« dazu bringen, ihrem suchtkranken Mann doch auch *begrenzt* zu helfen. Die Patientin kann auf diese Weise anders als ihr suchtkranker Mann ihren ideellen Werten *treu bleiben, ohne* sich selbst dabei zu verraten. Die Therapeutin zentriert ihre Arbeit in der Therapie von kodependenten Patienten vorwiegend auf die *gegenwärtigen Konflikte* der Betroffenen (siehe Fallbeispiel 42 und Kap. 5.16).

Bei *sekundär traumatisierten Töchtern oder Söhnen* von abhängigkeitskranken Eltern geht die Therapeutin ähnlich vor. Sie lässt den Sohn mithilfe eines psychodramatischen Dialogs mit Rollentausch mit seinem suchtkranken »Vater« die Beziehung klären. Der Sohn soll dabei auch wieder *seine eigene* Zerrissenheit zwischen seinem »liebenden Ich« und seinem »hassenden Ich« mit Stühlen repräsentieren und mithilfe des Rollentauschs situationsbezogen auflösen. Er sucht dabei jeweils nach einem *situativ angemessenen* Kompromiss zwischen seinen beiden konträren Ichs.

Manche Therapeuten lassen einen sekundär traumatisierten Patienten im psychodramatischen Dialog mit seinem suchtkranken Vater *für den suchtkranken Vater* zwei Stühle aufstellen. Der eine Stuhl soll die »gute Seite des Vaters« repräsentieren, der zweite Stuhl den »süchtigen Vater«. Diese Technik ist nützlich, wenn die Therapeutin die Familie über die seelischen Veränderungen des »Vaters« durch Alkoholkrankheit *aufklären* will. Die Therapeutin behandelt bei einem kodependenten Patienten aber die *Identitätskonfusion des kodependenten Patienten* und nicht die Suchtkrankheit seines Vaters. Die Therapeutin repräsentiert deshalb die Identitätskonfusion *des kodependenten Patienten* mit zwei Stühlen.

11 Krankheitswertiges abweichendes Verhalten

11.1 Das Besondere in der Behandlung von Menschen mit krankheitswertigem abweichendem Verhalten

Die Psychodynamik und die Krankheitsentwicklung von Patienten mit krankheitswertigem abweichendem Verhalten ähneln der von Suchtkranken (siehe Kap. 11.3).

Fallbeispiel 115: *Frau B. war als Alkoholabhängige mithilfe einer Suchtkrankengruppe abstinent geworden. Vier Monate später berichtete sie in der Gruppe voller Scham: »Ich möchte euch etwas sagen. Aber es ist mir wichtig, dass das nicht aus der Gruppe hinausgetragen wird!« Die Gruppenteilnehmer versprachen sich gegenseitig ein weiteres Mal, dass sie sich gegenüber Außenstehenden an die Schweigepflicht halten werden. Frau B. erzählte: »Ich habe in der letzten Zeit angefangen, in Kaufhäusern zu klauen.« Sie berichtete von sieben solchen Ereignissen: »Ich kann mir das als Vorgesetzte im öffentlichen Dienst natürlich überhaupt nicht leisten! Ich sehe das als eine Suchtverlagerung an.« Im Gruppengespräch zeigte sich, dass ihr das »Klauen« einen »Kick« gab. Es ging um das Spiel mit der Grenze. Frau B. fühlte sich getrieben, etwas Verrücktes zu tun, um dann das Gefühl zu haben: »Das hat geklappt!« Die Patientin fügte hinzu: »Ich habe gedacht, ich muss das hier einmal offen ansprechen. Vielleicht schaffe ich es dann leichter, das zu lassen.« Die Patientin gab mit diesem Bericht der Gruppe gegenüber »unverhüllt ihre Fehler zu« (5. Schritt der Anonymen Alkoholiker). Fünf Jahre später berichtete sie, dass sie ihre Diebstahlshandlungen (Kleptomanie ICD-10: F63.2) nach dieser Gruppensitzung unterlassen hatte. Sie war auch weiterhin alkoholabstinent geblieben und hatte sich seelisch gut stabilisiert.*

Menschen mit krankheitswertigem abweichendem Verhalten leiden zwar oft unter einer Persönlichkeitsstörung oder einer Traumafolgstörung. Ihr krankheitswertiges abweichendes Verhalten führt bei ihnen aber zu *zusätzlichen sekundären Krankheitssymptomen.* Diese gleichen den Jellinek'schen Suchtsymptomen (siehe Kap. 10.4, Abb. 23 und Fallbeispiel 117): Sie vollziehen ihr Symptomhandeln heimlich, das ist die 2. Frage des Jellinek'schen Fragebogens. Sie denken häufig an ihr Symptomhandeln (3. Frage). Sie haben wegen ihres abweichenden Verhaltens Schuldgefühle (5. Frage). Sie vermeiden, darüber zu sprechen (6. Frage). Sie gebrauchen Ausreden, warum sie so handeln (8. Frage). Sie versuchen, periodenweise völlig abstinent zu leben (11. Frage). Der Patient des Fallbeispiels 117 hat sich mitunter tagelang hintereinander allein an einem Urlaubsort seinen Fetischismushandlungen hingegeben (22. Frage). Manchmal kommen noch die folgenden Symptome dazu: Der Patient verhält sich aggressiv gegenüber seiner Umwelt (9. Frage). Er hat sich ein zeitliches System eingerichtet, wann er sich seinem Symptomhandeln hingibt (12. Frage). Sein Symptomhandeln wurde für ihn zum Zwang (29. Frage).

11.2 Fallbeispiel eines Patienten mit Fetischismushandlungen

Fallbeispiel 116 (Krüger und Lutz-Dreher, 2002, S. 231 ff., verändert): *Der 31 Jahre alte Herr A. war seit fünf Jahren verheiratet und Vater einer Tochter. Er kam in Behandlung, weil vier Wochen vorher sein »Problem aufgeflogen« war, das ihn schon lange verfolgte. Seine Frau hatte in Paketen, die er bestellt hatte, Damenwäsche entdeckt. Sie wurde zuerst eifersüchtig und dachte, er hätte eine Geliebte. Dann befürchtete sie, dass er vielleicht seine eigene Tochter sexuell missbrauchen würde. Sie stellte ihn zur Rede. Schließlich glaubte sie seinen Erklärungen, dass er sich die Frauenkleider selbst anzog. Sie vereinbarte für ihn mit seiner Einwilligung einen Termin bei einem Psychotherapeuten.*

Herr A. berichtete im Erstgespräch, er habe ein »Faible für Damenwäsche«. Er schilderte ein Fetischismusritual. Das bestand meistens darin, dass er sich allein in ein Zimmer zurückzog. Er zog dort heimlich Frauenkleider an und stellte sich vor, ein 17-jähriges Mädchen zu sein. Er imaginierte dann: Er steht als Mädchen einer attraktiven Frau mittleren Alters mit üppigen Formen gegenüber. Die Frau befiehlt ihm, dem »Mädchen«, streng, die hässlichen Kleider einer alten Frau anzuziehen. Er hatte sich als Mädchen dieser Aufforderung zu fügen. Dieses Handeln erregte den Patienten sexuell und er befriedigte sich selbst. Nach solchen Ritualen litt er jeweils unter Schuldgefühlen und Schamgefühlen.

Herr A. war in sozialen Kontakten allgemein ängstlich, gehemmt und unsicher. Er bemühte sich immer, die Erwartungen seiner Vorgesetzten, seiner Kollegen und seiner Ehefrau zu erfüllen. Er versuchte, durch Mehrarbeit im Beruf Anerkennung zu erhalten, um damit sein labiles Selbstwertgefühl zu stabilisieren. Dadurch überfor-

derte er sich immer wieder. Er war oft erschöpft. Wenn er beruflich stark beansprucht war, litt er unter Magenschmerzen.

Die Einzeltherapie des Patienten umfasste nur 24 Sitzungen (siehe Kap. 11.3 und 11.4). Herr A. berichtete bei einer katamnestischen Untersuchung zwei Jahre nach dem Ende der Therapie, dass er seine Fetischismushandlungen dauerhaft nicht mehr praktizierte. Er hatte länger als zwei Jahre keine Damenwäsche mehr bestellt. Seine Selbstwertprobleme und Hemmungen verschwanden durch die störungsspezifische Therapie seines Fetischismus (siehe Kap. 11.4) sogar schon während der Behandlung. Die viele Jahre bestehende depressive Symptomatik löste sich auf. Der Patient konnte sich am Ende der Therapie in allen seinen Beziehungen gut durchsetzen. Er grenzte sich bei der Arbeit von seinen Kunden mehr ab. Er vertrat seinen Standpunkt überzeugender und gewann damit Anerkennung. Er ließ sich von Kollegen nicht mehr alle Arbeiten zuschieben. Er fühlte sich nicht mehr überfordert: »Es ist viel Arbeit. Aber die macht mir Spaß.« Er konnte sich auch gegenüber seiner Vorgesetzten besser behaupten. Er traute sich zum Beispiel, ein höheres Gehalt zu fordern: »Ich spiele sie an die Wand. Vor ein paar Wochen wurde ich gefragt, ob ich mir vorstellen kann, selbst Führungskraft zu sein. Ich würde das später wohl gern tun, aber jetzt noch nicht.« Herr A. baute zusammen mit seiner Ehefrau neu ein Haus und zog aus dem Haus der Schwiegereltern aus. Dort hatte es viel Streit gegeben. Der Patient fragte seine Ehefrau offen nach ihren eigenen Fantasien beim sexuellen Zusammensein. Er brachte sie dadurch in Verlegenheit. Das Paar lebte die Beziehung jetzt häufiger sexuell aus: »Meine sexuellen Eigenarten sind stark in den Hintergrund getreten. Ab und zu kommen diese sexuellen Gefühle wieder auf. Aber es hilft mir, dass meine Frau wieder mehr auf mich zugeht.« Am Ende der Behandlung meinte der Patient: »Für mich war in der Therapie wichtig, zu erkennen, was für Ursachen das hatte. Dass ich den Bezug zu meiner Kindheit hergestellt habe. Dass wir das durchleuchtet haben, wie es dazu kam« (Fortsetzungen in den Kapiteln 11.3 und 11.4).

11.3 Die Psychodynamik von Patienten mit krankheitswertigem abweichendem Verhalten

Viele Therapeuten versuchen bei einem Patienten mit krankheitswertigem, abweichendem Verhalten *sofort*, die »hinter dem Symptom stehenden Konflikte« zu erfassen und zu behandeln. Sie vermuten, dass das deviante Symptomhandeln eine *Folge* der Selbstwertproblematik des Patienten ist und dass das Symptomhandeln verschwindet, wenn die neurotischen oder masochistischen Ursachen therapeutisch behoben werden.

Zentraler Gedanke
Die Therapeutin zentriert die Behandlung bei Patienten mit deviantem Verhalten *zuerst* auf das Symptom des abweichenden Verhaltens. Denn die Patienten haben in der Kindheit zwar oft Defiziterfahrungen oder Traumata erlebt. Im Erwachsenenalter kehren sich Ursache und Wirkung aber um. Das deviante Verhalten ruft *sekundär* Depressionen und Selbstwertregulationsstörungen hervor. Diese Symptome lösen sich auf, wenn der Patient sein deviantes Verhalten weglässt.

Der Patient des Fallbeispiels 116 zum Beispiel hatte Schuldgefühle und schämte sich wegen seiner Fetischismusrituale. Er verheimlichte sein Symptomhandeln. Er begründete sein Handeln vor sich selbst mit Ausreden. Er entwickelte eine Ich-Spaltung mit zwei konträren Logiken, die sich zunächst zeitversetzt abwechselten, eine Alltags-Logik und eine konträre »Verkleidungs-Logik« (siehe Abb. 24). Er identifizierte sich im Laufe der Zeit mit den *beiden konträren* Logiken und entwickelte zwei konträre Identitäten, ein Alltags-Ich und ein »Verkleidungs-Ich«. Die konträren Identitäten wechselten einander zunächst zeitlich ab. Im Laufe der Zeit kam es aber zu einer *Identitätskonfusion.* Der Patient überlegte ernsthaft, ob er sich einer Geschlechtsumwandlung unterziehen müsste. Der Patient des Fallbeispiels 117 reagierte ähnlich. Er glaubte, bisexuell zu sein. Die Patienten entwickelten beide *als Folge* ihrer Identitätskonfusion eine depressive Symptomatik.

Sigmund Freud (1975, S. 384) deutete Fetischismushandlungen noch als *durch Kastrationsangst* bestimmte Ersatzhandlungen: Der kleine Junge entdeckt, dass seine Mutter keinen Penis hat wie er selbst. Das löst bei ihm Kastrationsangst aus. Der Junge müsse das Fehlen des Penis bei seiner Mutter verleugnen aus Angst, *selbst* seinen Penis zu verlieren. Er verschiebe deshalb sein Interesse auf die Brüste der »Mutter« als Penisersatz.

Zentraler Gedanke
Freud verwechselte in seiner Deutung des Fetischismus Ursache und Wirkung. Die Kastrationsangst ist *eine Folge der Fetischismushandlungen und nicht ihre Ursache.* Der Junge stellt als Kind mit dem Anziehen von Frauenwäsche die ersehnte, aber vermisste Nähe zu seiner Mutter her (siehe Fallbeispiele 116 und 117). Er identifiziert sich beim Anziehen der Frauenkleider mit der Mutter in einer Art Rollenspiel.

Die »Rollenspiele« mit der Wäsche der Mutter helfen dem Kind am Anfang noch, sein Defizitgefühl in der Beziehung zur Mutter im Als-ob-Modus des Spiels (siehe Kap. 2.4) zu verringern. Freud (1975, S. 224 ff.) beschrieb die Fähigkeit von Kindern, Konflikte im Als-ob-Modus des Spiels zu verarbeiten, an dem Beispiel seines knapp zweijährigen Enkels. Die Mutter seines Enkels ging tagsüber immer wieder aus dem Haus und kam später wieder zurück. Der kleine Junge erfand als Reaktion darauf das folgende Spiel: Er ließ eine an einen Faden gebundene Garnrolle unter einen Schrank rollen und kommentierte das traurig mit »Ooh«. Danach zog er die Garnrolle wieder hervor und begrüßte das Wiedererscheinen der Garnrolle mit einem freudigen »Aah!«. Freud erkannte, dass sein kleiner Enkel das, was ihm mit seiner Mutter zunächst leidvoll *passiv* geschehen war, im Symbolspiel *aktiv* inszenierte (siehe Abb. 6). Der kleine Junge verarbeitete seine Verlusterfahrung mithilfe des Garnrollenspiels im Als-ob-Modus des Spiels. Er steuerte dabei *mit seinem eigenen Willen,* wann und wie die »Mutter« verschwand und dann wieder zu ihm zurückkam. Er gewann auf diese Weise in der passiv erlittenen Erfahrung seine *innere* Handlungsfähigkeit zurück (siehe Kap. 2.4).

Die Fetischismushandlungen werden im Laufe der Zeit zu einem masochistischen, selbstverletzenden Handeln. Denn die Patienten entwickeln spätestens im Erwachsenenalter Schamgefühle und Schuldgefühle aufgrund des *sexualisierten* Ausagierens ihrer latenten Sehnsucht nach Nähe und Gesehenwerden. Sie sind nach der Selbstbefriedigung gleichsam wieder der kleine Junge der Kindheit, der einen *»verbotenen« Wunsch* nach Nähe gehabt hatte. Als Folge davon verstärken sich seine Gefühle der Einsamkeit und Wertlosigkeit.

11.4 Die störungsspezifische Therapie des krankheitswertigen abweichenden Verhaltens

Ein Dieb hat eine andere Psychodynamik als ein *Patient,* der »pathologisch stiehlt« (F63.2) (siehe Fallbeispiel 115). Ein Dieb plant seine kriminellen Diebstahlshandlungen vor der Tat differenziert *im Als-ob-Modus* des Denkens. Er strebt nach einem *realen äußeren Gewinn* an Gegenständen, Vermögen oder Macht. Das *krankhafte pathologische* Stehlen dient aber vor allem einem *inneren* Gewinn. Der Patient baut vor seiner Diebstahlshandlung eine lustvolle Spannung auf und reagiert diese in seiner Diebstahlshandlung ab. Er denkt dabei selbsthypnotisch im Äquivalenzmodus (siehe Kap. 2.4): Er kreiert einen *äußeren* Rahmen, in dem seine *inneren* Fantasien in einer Art Rollenspiel kurzfristig *äußere* Wirklichkeit werden, und agiert darin seine innere Fantasie aus. Das Denken im Äquivalenzmodus ist bei allen Arten des krankheitswertigen abweichenden Verhaltens zu finden: bei dem pathologischen Stehlen (F63.2), bei pathologischer Brandstiftung (F63.1), bei Fetischismushandlungen (F65.0,

F65.1) und auch bei abweichenden sexuellen Verhaltensweisen (F65.2–F65.8) wie zum Beispiel sadomasochistische Praktiken.

Zentraler Gedanke

In der hier vorgeschlagenen *metakognitiven Therapie* des devianten Verhaltens befreit die Therapeutin die Patienten mithilfe der Zwei-Stühle-Technik aus ihrer Fixierung in ihre Identitätskonfusion. Die Patienten sollen ihr deviantes Ich *im Als-ob-Modus des Spiels* über die Realität hinaus weiter und zu Ende entwickeln. Das führt meistens zu einer erstaunlichen Besserung ihrer Symptomatik. Der Patient denkt im *wahren zweiten Mal* (Moreno, 1970, S. 77) bei dem Praktizieren seines devianten Verhaltens im Als-ob-Modus des Spiels die darin enthaltene eigentliche Sehnsucht mit. Er spürt schon im Ausagieren seines Symptoms den masochistischen Charakter seines Symptomhandelns. Er entwickelt Problembewusstsein für sein selbstverletzendes Verhalten.

Patienten mit pathologischem Stehlen agieren eher grandiose Wünsche aus. Patienten mit Fetischismus handeln deutlich mehr masochistisch. Im Folgenden möchte ich am Beispiel der Therapie von *Patienten mit Fetischismushandlungen* die erstaunlich positive Wirkung des hier beschriebenen metakognitiv orientierten Vorgehens zeigen und begründen. Die Therapeutin geht dabei die folgenden Schritte (siehe unten Fallbeispiele 116 und 117):

1. Patienten mit deviantem Verhalten begründen ihr Verhalten oft mit Ausreden, zum Beispiel, dass sie sich dabei »erholen« oder dass »das ihr Lebensinhalt ist« (siehe Fallbeispiel 117). Die Therapeutin nennt das abweichende Verhalten dem Patienten gegenüber »selbstverletzend«.
2. Die Therapeutin symbolisiert die beiden Identitäten des Patienten, die an seiner Identitätskonfusion beteiligt sind, im Therapiezimmer mit zwei Stühlen. Sie stellt einen Stuhl auf für sein »Alltags-Ich« und einen zweiten für sein »Verkleidungs-Ich«.
3. Sie interpretiert das deviante Verhalten explizit als »unbewusstes Rollenspiel«.
4. Die Therapeutin lässt den Patienten von seinem Stuhl aus den Ablauf eines typischen Fetischismusrituals verbal schildern.
5. Die Therapeutin repräsentiert im Therapiezimmer mit zusätzlichen Stühlen die Personen, die mit dem Patienten während seiner Verkleidungsspiele interagieren.
6. Sie lässt den Patienten von dem Stuhl seines Alltags-Ichs auf den Stuhl seines »Verkleidungs-Ichs« wechseln.
7. Die Identitäten und die Handlungen der Interaktionspartner in der Fetischismusszene sind meistens nur rudimentär entwickelt. Die Therapeutin lässt

den Patienten seine Fetischismusszene deshalb *in einem psychodramatischen Dialog* mit Rollentausch über die Realität hinaus ausspielen.

8. Der Patient legt dabei *im Rollentausch* fest, was der oder die Interaktionspartner in der Situation fühlen und denken und was die Motivationen hinter ihrem Handeln sind.
9. Die Therapeutin und der Patient erfassen zusammen das masochistische Interaktionsmuster, das in der Fetischismusszene enthalten ist. Sie suchen nach einem Zusammenhang zwischen dem masochistischen Interaktionsmuster der Fetischismusszene und problematischen Kindheitserfahrungen des Patienten.
10. Die Therapeutin empfiehlt dem Patienten, sein deviantes Verhalten über mindestens ein halbes Jahr »zur Selbsterfahrung« zu unterlassen und abstinent zu leben (siehe Fallbeispiel 117). Der Patient soll konkret erleben, wie er sich ohne sein deviantes Verhalten fühlt.
11. Die Therapeutin bietet dem Patienten bei Gelegenheit an, seine Abstinenz probeweise wieder aufzugeben: »Ihre Depression ist verschwunden, nachdem Sie mit Ihren Verkleidungsspielen aufgehört haben. Wenn Ihnen etwas fehlt, probieren Sie das Verkleiden doch noch einmal aus. Sie können es danach ja wieder anfangen.«
12. Es folgen die Therapiephasen der psychischen Entwöhnung des Patienten und der Integration seiner inneren Umstellung in die gegenwärtigen Beziehungen (siehe Kap. 10.6.4 und 10.6.5). Die Therapeutin behandelt bei Bedarf auch die Grunderkrankung des Patienten (siehe Kap. 10.6.6), zum Beispiel seine narzisstische Persönlichkeitsstörung (siehe Fallbeispiel 117).

Fallbeispiel 116 (1. Fortsetzung): *Herr A. überlegte in den ersten Therapiesitzungen ernsthaft, ob seine Verkleidung als »Mädchen« bedeutete, dass er sich »unbewusst« eine Geschlechtsumwandlung wünschte. In der vierten Therapiesitzung stellte der Therapeut einen zweiten Stuhl neben ihn. Er zeigte mit der Hand auf diesen Stuhl und sagte: »Wenn Sie Frauenkleider anziehen, sind das eigentlich Rollenspiele, die Sie machen. Sie sind kreativ!« Der Patient reagierte skeptisch: »Eigentlich erlebe ich das nicht als kreativ. Ich finde immer, ich sollte das nicht tun, und habe Schuldgefühle.« Die Umdeutung seiner Fetischismushandlungen in Rollenspiele erleichterte ihn aber.*

Der Therapeut ließ Herrn A. in der fünften Sitzung zur weiteren Diagnostik ein Märchen assoziieren (Krüger, 1992, S. 230 ff.): »Nennen Sie mir bitte einmal den Namen eines Märchens. – Wenn Sie an das Märchen denken, welche Person oder Gestalt sehen Sie dann vor sich? – Beschreiben Sie bitte die Situation, in der sich diese Märchenfigur gerade befindet! – Was tut die Person gerade?« Die Technik der Märchenassoziation lässt naturgemäß eher solche Inhalte und Bilder in das Bewusst-

sein kommen, die energetisch hoch besetzt sind. Das assoziierte Bild ist deshalb meistens ein symbolisches Bild für einen zentralen Konflikt des Patienten. Herr A. nannte spontan das Märchen »Rotkäppchen«: »Das Rotkäppchen geht durch den Wald zur Großmutter. Es hat rote Schuhe an.« Der Therapeut: »Haben Sie eine Idee, warum Ihnen gerade das Rotkäppchen einfällt, das auf dem Weg zur Großmutter ist?« Herr A. zog spontan eine Parallele zwischen dem siebenjährigen Rotkäppchen und seinen eigenen Verkleidungsspielen als Kind. Er hatte im Alter von fünf bis neun Jahren zusammen mit seiner älteren Schwester auf dem Dachboden abgelegte Kleider seiner Großmutter und seiner Mutter gefunden. Er hatte sich mit seiner Schwester damals oft verkleidet und Rollenspiele gemacht. Das Verkleiden hatte ihnen Spaß gemacht: »Ich bin damals ebenso naiv und unschuldig gewesen wie das Rotkäppchen« (Fortsetzung in Kap. 11.4).

In der 7. Sitzung bat der Therapeut den Patienten, ihm im Spiel einmal den genauen Ablauf eines Fetischismusrituals zu erzählen. Der Therapeut deutete mit der Hand auf den Stuhl, auf dem der Patient ihm gegenübersaß: »Das sind Sie als erwachsener Mann, der gestresst von der Arbeit nach Hause kommt!« Er stellte neben den Patienten einen zweiten Stuhl für das »Mädchen«. Er forderte Herrn A. auf, auf den Stuhl des »Mädchens« zu wechseln. Der Therapeut befragte den Patienten in der Rolle des Mädchens und half ihm, sein Erleben zu verbalisieren. Herr A. erzählte in der Rolle des »Mädchens«: »Ich stelle mir immer vor, dass mir eine stark geschminkte, attraktive ältere Dame gegenübersitzt. Die ist die Mutter des Mädchens. Sie ist 45–50 Jahre alt. Das Mädchen ist 17 Jahre alt. Das Mädchen ist anders als die Mutter unattraktiv, ein Mauerblümchen. Es verhält sich unterwürfig. Die Mutter befiehlt dem Mädchen, die Kleider einer alten Frau anzuziehen. Das Mädchen soll dadurch unattraktiv und unscheinbar werden.«

In der Nachbesprechung stellte Herr A. mit Blick auf den Stuhl neben sich erleichtert fest: »Das ist ja wirklich gut! Ich hatte schon Angst, dass mein Drang zu diesen Verkleidungsspielen ein Zeichen dafür ist, dass ich unbewusst eine Geschlechtsumwandlung will. Aber«, er deutete auf den Stuhl des »Mädchens«, »ich kann ja, wenn ich will, immer wieder zurück auf diesen Stuhl und wieder zum Mann werden!« (Fortsetzung unten).

Der Therapeut hatte mithilfe der Zwei-Stühle-Technik die Identitätskonfusion des Patienten zwischen ihm als Mann und ihm als das »Mädchen« aufgelöst. Ein anderer Patient mit Fetischismushandlungen, der 50-jährige Herr C. (Fallbeispiel 117), schilderte nach drei Jahren Therapie seine Identitätskonfusion mit ganz ähnlichen Worten: »Früher habe ich gedacht, das Verkleiden gehört zu meinem Charakter. Ich dachte, dass ich vielleicht bisexuell bin und nicht anders könnte. Ich habe das auch meiner Frau gesagt. Jetzt nach zwei Jahren Abstinenz meine ich das aber nicht mehr. Auch meine Frau glaubt das nicht mehr. Wenn ich mich jetzt wieder verkleiden würde, wäre das ein Affront gegen meine Frau.« Die Zwei-Stühle-Technik ist die Grundlage für die störungsspezifische Therapie von Menschen mit krankheitswertigem abweichendem Verhalten.

Zentraler Gedanke

Der Patient nimmt durch die Zwei-Stühle-Technik den zweiten Stuhl für sein »Verkleidungs-Ich« räumlich getrennt *aus der Metaposition heraus* wahr. Das befreit sein gesundes Alltags-Ich aus der Konfusion mit seinem »Verkleidungs-Ich«. Der psychodramatische Rollenwechsel zwischen den beiden Identitäten lässt den Patienten die konträre Logik seiner beiden konträren Identitäten leiblich und seelisch getrennt voneinander erleben.

11.5 Das deviante Handeln im Als-ob-Modus des Spiels zu einer Geschichte entwickeln

Zentraler Gedanke

Der Patient denkt während seines krankheitswertigen abweichenden Verhaltens im Äquivalenzmodus (siehe Kap. 2.4). Er verwirklicht seine *innere* Fantasie in seinem *äußeren* Handeln. Die äußere Realität passt sich aber der Imagination nicht lange an. Die Fantasie des Patienten bleibt dadurch bruchstückhaft. Er braucht immer wieder äußere Objekte, um seine Fantasie zu aktivieren. Der Patient soll in der Therapie deshalb seine Wünsche zu einer in sich stimmigen Geschichte zu Ende weiterentwickeln. Dann braucht er sie nicht mehr im Außen zu agieren.

Der Therapeut lässt den Patienten dazu sein deviantes Verhalten *im Als-ob-Modus des Spiels* zu Ende denken (siehe Kap. 11.4). Der Patient gestaltet im Spiel die Realität, die Logik und den Sinn (siehe Abb. 2) in seinem Symptomhandeln stimmig aus. Der Patient weiß dann, wie die in seinem Symptomhandeln enthaltene Geschichte weitergeht. Er lernt, sein Symptomhandeln im Als-ob-Modus zu denken. Das befreit ihn von dem Zwang, sein deviantes Verhalten im Äquivalenzmodus *in der Außenwelt ausagieren* zu müssen.

Fallbeispiel 116 (2. Fortsetzung): *Der Therapeut und Herr A. hatten die Fetischismushandlungen des Patienten als »Rollenspiele« verstanden und mit der Zwei-Stühle-Technik seine Identitätskonfusion aufgelöst. In der sechsten Therapiesitzung meinte Herr A.: Beim Masturbieren »habe ich jetzt nicht mehr den Drang, Frauenkleider anzuziehen. Ich mache das jetzt nur noch im Kopf in meiner Vorstellung.«*

In der achten Therapiesitzung bot der Therapeut dem Patienten an: »Ich würde gern verstehen, was in Ihnen vorgeht, wenn Sie sich Frauenkleider angezogen haben. Wie war das, als sie das das letzte Mal getan haben?« Der Patient und der Therapeut bauen die Fetischismusszene auf, mit dem Stuhl für den Patienten als Mann, mit dem zweiten Stuhl neben ihm für ihn als das unterwürfige »Mädchen« und mit dem dritten Stuhl gegenüber für die »Mutter«. Herr A. wechselt in die Rolle des »Mädchens«. Auf einem Tisch zwischen seinem »Verkleidungs-Ich« und der »Mutter« liegen »Frauenoberkleider und Unterwäsche«. Der Patient: »Die Mutter befiehlt jetzt, dass ich diese Kleider anziehen soll.« Der Therapeut gibt der »Mutter« eine Stimme: »Zieh diese Kleider an!« Herr A. wehrt sich als »Mädchen«: »Ich will die aber nicht anziehen!« Der Patient gibt als »Mädchen« aber schließlich nach: »Das Mädchen schmollt jetzt noch etwas.« Es fällt dem Patienten schwer, das Schmollen zu spielen: »Ich kann das nicht!« Der Therapeut lässt den Patienten in die Rolle der »Mutter« tauschen. Er übernimmt als Hilfs-Ich selbst die Rolle des Mädchens und spielt sie entsprechend den Vorgaben des Patienten. Der Patient befiehlt in der Rolle der »Mutter« erstaunlich lustvoll und autoritär: »Du sollst die Kleider jetzt anziehen! Sonst kommst du hier nicht weg!« Der Therapeut steht auf, tritt neben ihn und fragt die »Mutter« neugierig: »Was wollen Sie damit eigentlich erreichen, wenn Sie dem Mädchen befehlen, diese Frauenkleider anzuziehen?« Herr A. in der Rolle der »Mutter«: »Ich mache das, weil ich das Mädchen immer bei mir haben möchte. Es soll mit mir mit zu meinen Freundinnen zum Kaffeetrinken kommen.« Der Therapeut: »Sehen Sie das Mädchen einmal an! Merken Sie eigentlich, dass es dem Mädchen Lust macht, so zu tun, als ob es Ihnen gehorcht?« Der Patient als »Mutter«: »Das finde ich jetzt aber gar nicht gut!« In der Nachbesprechung bezeichnet der Patient das Verhalten der »Mutter« gegenüber dem Mädchen als »sadistisch«. Der Therapeut: »Ja, die ist wirklich autoritär! Aber die ›Mutter‹ hat Angst, dass das ›Mädchen‹ sie verlassen könnte!«

Herr A. hatte bei der Anamneseerhebung am Anfang der Therapie erzählt, dass er der Jüngste von drei Kindern gewesen war. Er war als Junge immer brav gewesen. Zu Hause wurde immer gearbeitet. Der Vater war Handwerker gewesen und hatte nebenbei noch einen kleinen Bauernhof bewirtschaftet. Die Mutter hatte wenig Zeit gehabt und war immer beschäftigt: »Meine Mutter hat mich deshalb in meinem zweiten und dritten Lebensjahr in ein Gitterbett gesperrt. Da hat sie mich dann schreien lassen.« In den ersten zwei Jahren in der Schule war Herr A. ein »Musterschüler« Er zog bei den Raufereien meistens den Kürzeren. Er lernte deshalb Judo. Er wollte sich besser wehren können. Er war als Jugendlicher schüchtern und gehemmt, besonders gegenüber Mädchen. Er zog im Alter von 21 Jahren aus seinem Elternhaus aus, weil er »nicht länger Kind sein wollte«. Seine Mutter war damals sehr enttäuscht und brach seelisch zusammen.

Der Therapeut machte den Patienten nach dem Ausspielen der Fetischismusszene auf den Zusammenhang zwischen seinem Symptomhandeln und seinen Kindheitserfahrungen aufmerksam: »Herr A., als Sie damals von zu Hause auszogen, war Ihre Mutter enttäuscht und ist zusammengebrochen. In Ihrer Verkleidungsszene will die Mutter auch, dass das Mädchen sie nicht verlässt. Das Mädchen soll sich deshalb hässlich anziehen.« Der Patient: »Ja, so wie Sie das sagen, wird mir das auch deutlicher.« Der Therapeut: »Herr A., kennen Sie diese Unterwürfigkeit, die Sie hier in der Rolle des Mädchens gezeigt haben, auch aus anderen Beziehungen?« Herr A.: »Ja, wenn meine Vorgesetzte kurz vor Dienstschluss noch mit Arbeit ankommt, dann mache ich das. Eigentlich will ich das gar nicht. Ich verhalte mich dann so wie das Mädchen.« Am Ende der Sitzung meint der Patient: »Das ist besonders, das Rollenspiel einfach weiterzuspielen.« Herr A. berichtet drei Wochen später erstaunt: »Ich bin jetzt in allen Lebensbereichen griffiger. Ich kann mich viel besser abgrenzen.«

11.6 Fetischismushandlungen als Muttterersatz

Fallbeispiel 116 (4. Fortsetzung): *Der Therapeut lässt Herrn A. in der 21. Sitzung seine in den Fetischismushandlungen enthaltene Fantasie ein weiteres Mal mit Stühlen im Therapiezimmer vergegenwärtigen: »Stellen Sie sich bitte die Interaktion zwischen der Tochter und der Mutter noch einmal vor. Merken Sie eigentlich, dass Sie in Ihren Verkleidungsspielen immer selbst bestimmen, was Sie spielen, und dass Sie dabei der Regisseur des Geschehens sind?« Der Patient staunt: »Dann halte ich ja die Fäden in der Hand!« Therapeut: »Stimmt!« Herr A.: »Ja, ich habe in der Rolle des Mädchens immer genossen, dass ich meine Fantasie steuern kann!« Der Therapeut: »Wann haben Sie eigentlich zum ersten Mal erlebt, dass jemand Sie gefügig machen wollte ähnlich wie die Mutter in Ihrem Verkleidungsspiel und dass Sie sich am Ende dann sehr schämten?« Herr A.: »Als Kind. Wir hatten wenig Geld. Ich musste deshalb die abgelegten roten Stiefel von meiner Schwester anziehen. Zuerst nur zu Hause. Da habe ich mich noch nicht geschämt. Ich musste sie dann aber auch draußen tragen. Die anderen Kinder haben mich deswegen ausgelacht. Da wurde mir das überhaupt erst bewusst, dass ich Mädchenschuhe trug!« Der Patient hatte als Kind auch die Kleider seiner älteren Schwester auftragen müssen. Die Mutter bestand darauf, obwohl Herr A. als Junge protestierte. Sie drohte, der Vater würde ihn bestrafen, wenn er nicht gehorchte.*

Der Therapeut repräsentiert mit dem Patienten zusammen sein Konfliktsystem in seiner Kindheit mit verschiedenen Stühlen im Therapiezimmer. Sie stellen einen Stuhl auf für den Patienten selbst als Jungen, einen anderen für seine ältere Schwester, einen für seine Mutter, einen für seinen Vater und etwas weiter entfernt auch die

Stühle für die Kinder, die ihn ausgelacht hatten. Der Patient meint bei dem Anblick des Familiensystems spontan: »Damals hielt meine Mutter die Fäden in der Hand.« Der Therapeut: »Das stimmt. Aber Sie machen jetzt in Ihren Verkleidungsspielen mit sich selbst als Erwachsener selbstverletzend dasselbe, was früher Ihre Mutter mit Ihnen gemacht hat. Sie brauchen ihre Mutter dazu jetzt gar nicht mehr!«

Zentraler Gedanke

In einer Fetischismushandlung ist der Patient gleichzeitig Täter *und* Opfer. Er initiiert als Täter das Geschehen in dem eigenen masochistischen Spiel. Er ist aber auch Opfer seiner eigenen Selbstverletzung. Masochismus ist »der Schrei nach Empathie« (Rohde-Dachser, (1976, mündliche Mitteilung). Herr A. hatte, ohne sich dessen bewusst zu sein, in seinen Fetischismushandlungen immer wieder sein eigenes Kindheitstrauma reinszeniert.

Das hier geschilderte störungsspezifische Vorgehen (siehe Kap. 11.4) war auch die Grundlage für die Therapie eines anderen Patienten mit Fetischismushandlungen:

Fallbeispiel 117: *Der 50-jährige Herr C. war wegen einer chronischen Depression in Psychotherapie gekommen (ICD-10 F34.1 und F65.1). Seine Fetischismushandlungen waren so stark mit seinem Identitätsgefühl verwoben, dass er sie subjektiv nicht als Krankheitssymptom empfand. Der Therapeut stellte in der 7. Sitzung einen zweiten Stuhl neben den Patienten »für sein Verkleidungs-Ich« und fragte ihn: »Was gehört bei Ihnen zu einem Verkleidungsspiel eigentlich dazu, damit für Sie gefühlsmäßig alles stimmt?« Herr C. schilderte die Szene: Er zog sich weiße Strumpfhosen und einen weißen BH an. Er setzte sich damit vor einen Spiegel und bewegte sich erotisch. Das Spiegelbild erregte ihn sexuell und er benutzte es zur Masturbation. Der Therapeut fragte neugierig: »Können Sie dabei im Spiegel auch Ihren Kopf sehen?« Herr C. war verblüfft und irritiert: »Das weiß ich nicht!« Der Therapeut: »Dann probieren Sie das doch bitte zu Hause aus!« Der Patient erklärte in der nächsten Therapiesitzung: »Nein, ich sehe mein Gesicht dabei natürlich nicht! Sonst würde ich im Spiegel ja keine Frau sehen!« Der Therapeut ließ den Patienten auf den Stuhl seines »Verkleidungs-Ichs« wechseln und die Szene mit der »Frau in Weiß« im psychodramatischen Dialog ausarbeiten. Herr C. fühlte im Rollentausch in der Rolle der »Frau in Weiß« nur Leere* (Fortsetzung in Kap. 11. 7).

Die Fetischismusszene des Patienten passte zu den Kindheitserfahrungen des Patienten mit seiner Mutter. Diese war eine »Schönheit« gewesen. Sie war von seinem Vater »immer auf Händen getragen« worden. Der Vater hatte sie von allen Konflikten abgeschirmt. Einmal war Herr C. als Junge in einem Pfadfinderlager gewesen. Seine Mutter besuchte ihn dort. Sie war ganz in Weiß gekleidet gewesen. Da liefen alle Jungen zu ihm hin. Sie himmelten die Besucherin wegen ihrer Schönheit an. Als Herr C. auf seine Mutter zuging, um sie zu begrüßen, wehrte diese jede Umarmung ab. Für Herrn C. war seine Mutter nicht erreichbar gewesen. Der Therapeut: »Sie haben bei ihren Eltern keinen Fuß in die Tür gekriegt!« Der Patient: »Ich war als Kind immer lieb. Mein Wille hat nie gezählt!« Herr C. hatte ähnlich wie Herr A. (siehe Fallbeispiel 116) schon ab dem siebten Lebensjahr Verkleidungsspiele mit Wäscheteilen seiner Mutter gemacht. Er stellte dadurch Nähe her zu seiner nicht erreichbaren Mutter. Er reinszenierte in seinen Fetischismushandlungen in einer Art Symbolspiel selbstverletzend sein Beziehungstrauma aus der Kindheit.

Die Patienten der Fallbeispiele 116 und 117 variierten im Laufe der Jahre ihre Fetischismushandlungen. In den Symptomhandlungen von Herrn A. stand das »Mädchen« zum Beispiel manchmal einer strengen, etwa 50-jährigen Tante gegenüber. Diese hatte ihr Haar wie eine Lehrerin zu einem Knoten gebunden. Oder das »Mädchen war jünger als 17 Jahre« und begegnete einer etwa 45-jährigen »strengen Stiefmutter«. Oder Herr A. spielte in seinem Fetischismusritual eine »jüngere ungehorsame Schwester«, die einer »strengen älteren Schwester« gehorchen musste.

11.7 Entscheidung zur Abstinenz und psychische Entwöhnung bei Fetischismushandlungen

Manche Patienten mit krankheitswertigem abweichendem Verhalten werden von ihrem Symptomhandeln abhängig wie substanzabhängige Suchtkranke (siehe Kap. 10.2 und 11.3). Der 50-jährige Herr C. (siehe Fallbeispiel 117) praktizierte seine Fetischismushandlungen ab dem siebenten Lebensjahr *dreiundvierzig Jahre* lang. Seine Behandlung dauerte wegen der Chronizität seiner Symptomatik und seiner narzisstischen Defiziterfahrungen in der Kindheit fünf Jahre. Der Patient glaubte vor der Behandlung fest daran, bisexuell zu sein. Er hatte davon auch seine Ehefrau überzeugt. Trotzdem gab es wegen seiner »Heimlichkeiten« in der Ehe immer wieder Konflikte. Seine emotional lebendige Frau beschimpfte ihn im Streit: »Du bist egoistisch!« »Du bist nicht kontaktfähig.« »Stell dich nicht so an!« »Du bist hysterisch!« Die Entwertungen seiner Frau verletzten den Patienten. Sie dienten ihm aber auch wieder als Rechtfertigung für seinen Rückzug in die Fetischismushandlungen. In der »Verkleidungswelt« war *er selbst* der Regisseur des Geschehens. Er konnte gleichsam die Puppen tanzen lassen: »Ich erhole mich dann.« Herr C. lebte privat mit seiner Frau und seinen Kindern zusammen. Er hatte aber keine Freunde.

Fallbeispiel 117 (Fortsetzung): *Der Therapeut löste auch in diesem Fall die Identitätskonfusion des Patienten mithilfe der Zwei-Stühle-Technik auf. Herr C. hörte aber anders als der zwanzig Jahre jüngere Patient des Fallbeispiels 116 dadurch nicht schon spontan mit seinen Fetischismusritualen auf. Der Therapeut empfahl ihm deshalb nach einem Jahr: »Probieren Sie doch einmal aus, sich ein halbes Jahr nicht zu verkleiden! Machen Sie das nur zur Selbsterfahrung, um zu sehen, wie es Ihnen seelisch ohne das Verkleiden geht!« Der Abstinenzversuch veränderte das Leben von Herrn C. entscheidend. Er berichtete schon nach einer Woche: »Ich habe vor zwei Tagen alle meine Frauenkleider in einen Koffer gepackt und auf den Boden gebracht. Ich bin jetzt aber gegen alle möglichen Leute aggressiv.« Nach neun Tagen Abstinenz meinte er verwundert: »Ich habe nicht mehr so viel Angst und nicht so ein schlechtes Gewissen. Ich wusste gar nicht, dass ich das hatte! Allerdings fehlt mir auch etwas. Sonst hatte ich immer etwas vor. Wenn meine Frau jetzt wegfährt, vermisse ich sie! Ich bin nicht mehr so beleidigt. Ich nehme mehr Anteil an den Menschen und bin lebendiger!« Nach sechzehn Tagen Abstinenz fühlte Herr C.: »Ich bin fröhlicher und wacher. Ich habe öfter ein Lächeln auf dem Gesicht. Früher war die Arbeit für mich oft quälend, jetzt macht mir das nicht mehr so viel aus. Ich schlafe auch mehr mit meiner Frau. Das macht mir jetzt mehr Spaß. Ich glaube, ich habe mir durch das Verkleiden in meinem Leben viel weggenommen. Früher habe ich gedacht, das Verkleiden gibt mir viel! Das war mein Lebensinhalt gewesen. Das war wie ein Hafen. Der hatte etwas Wohliges, etwas Beschützendes, etwas Ruhiges. Aber den laufe ich jetzt nicht mehr an. Ich gehe jetzt mehr aus dem Haus. Alles ist interessanter! Ich spiele jetzt sogar besser Tennis.« Nach acht Wochen Abstinenz meinte Herr C.: »Ich empfinde jetzt mehr. Ich merke bei der Arbeit den Druck und hinterher die Erschöpfung. Ich bin als Betriebsleiter aggressiver geworden zu meinen Leuten. Ich bin weniger konfliktscheu und klarer. Ich habe neulich einem Lehrling gesagt: ›Ihre bloße Anwesenheit reicht mir nicht, Sie müssen schon etwas tun!‹ Die Kollegen haben meine Veränderung auch schon bemerkt. Früher hatte ich immer Angst, angeguckt zu werden. Ich war zu ihnen bewusst großzügig, weil ich dachte: ›Wenn ich nett zu ihnen bin, werden die mich nicht so stark verurteilen, wenn sie mich bei meinem Verkleiden einmal entdecken.‹ Die Angst habe ich jetzt nicht mehr!«*

Der Patient hatte in das Planen und Verheimlichen seiner Fetischismushandlungen, in das Erfinden von Erklärungen und in das Wegschieben von Scham und Schuldgefühlen viel Zeit und Kraft investiert. Nach der Beendigung seiner Fetischismushandlungen fühlte er sich zum ersten Mal in seinem Leben wirklich frei. Er entwickelte neue Interessen. Er lernte neu, in Konflikten in seinem Alltag standzuhalten und sich in seinen Beziehungen mehr Raum zu nehmen. Manchmal fand der Patient sein Leben anstrengend. Der Therapeut bot ihm dann an: »Wenn sie wollen, versuchen Sie das Verkleiden doch noch einmal! Dann erfahren Sie, ob ihr positives Lebensgefühl dadurch noch besser wird oder ob es wieder verschwindet. Sie können dann ja später wieder damit aufhören!« Herr C. wollte die für ihn »neue Lebensenergie« aber nicht wieder verlieren. Er lebte in den letzten vier Jahren der Psychotherapie kontinuierlich »abstinent«. Sein besseres Selbstwertgefühl führte in der Beziehung zu seiner Ehefrau allerdings zu massiven Konflikten. Seine Frau begann deshalb auch selbst eine Psychotherapie. Herr C. und seine Frau lebten am Ende der Behandlung eine lebendige Beziehung und begegneten sich bei Konflikten auf Augenhöhe. Der Patient kaufte sich sein Traumauto und knüpfte auch Freundschaften mit Männern.

Literatur

Aaltonen, J., Seikkula, J., Lehtinen, K. (2011). The Comprehensive Open-Dialogue Approach in Western Lapland: I. The incidence of non-affektive psychoses and prodromal states. Psychosis: Psychological, Social and Integrative Approaches, 3:3, 179–191. http://dx.doi.org/10.1080/17522439.2011.601750.

Allen, J. G., Fonagy, P., Bateman, A. W. (2008). Mentalizing in clinical practice. Washington, London: American Psychiatric Publishing, Inc.

Ameln, F. von (2013). Surplus Reality – der vergessene Kern des Psychodramas. Zeitschrift für Psychodrama und Soziometrie, 12 (1), 5–21.

Ameln, F. von, Gerstmann, R., Kramer, J. (Hrsg.) (2004). Psychodrama. Berlin, Heidelberg: Springer.

Anonyme Alkoholiker (1980). Zwölf Schritte und zwölf Traditionen (2., überarb. Aufl.). Hrsg. v. den Anonymen Alkoholikern deutscher Sprache, AA-Interessengemeinschaft e. V. Literaturversand, Postfach 422, München 1.

Arbeitskreis Pädagogisches Rollenspiel e. V. (APR) (Hrsg.) (1989). Spielen und Anwendung – Rollenspiel Arbeitsbuch Nr. 1, Textsammlung aus den »Materialien zur Praxis des Rollenspiels« Nr. 1–4 (2. Aufl.). Unveröffentlichtes Manuskript.

Arntz, A., van Genderen, H. (2010). Schematherapie bei Borderline-Persönlichkeitsstörung. Weinheim, Basel: Beltz.

Baim, C. (2000). Time's distorted mirror: Trauma work with adult male sex offenders. In P. F. Kellermann, M. K. Hudgins (Eds.), Psychodrama with trauma survivors. Acting out your pain (pp. 155–175). London: Jessica Kingsleys Publishers.

Bakhit, C. (2006). »Es freut uns, dass jemand an uns glaubt.« Gruppenanalytische Gespräche mit traumatisierten Flüchtlingen. Gruppenpsychotherapie und Gruppendynamik, 42, 303–318.

Balint, M. (1970). Therapeutische Aspekte der Regression. Die Theorie der Grundstörung. Stuttgart: Klett-Cotta.

Bannister, A. (2000). Prisoners of the family: Psychodrama with abused children. In P. F. Kellermann, M. K. Hudgins (Eds.), Psychodrama with trauma survivors. Acting out your pain (pp. 97–113). London: Jessica Kingsleys Publishers.

Bender, W., Braunisch, N., Kunkel, G. (1991). Psychodrama mit Psychose-Patienten. In M. Vorwerg, T. Alberg (Hrsg.), Psychodrama (S. 114–119). Leipzig: Karl F. Haag.

Bender, W., Stadler, C. (2012). Psychodrama-Therapie. Grundlagen, Methodik und Anwendungsgebiete. Stuttgart: Schattauer.

Benedetti, G. (1983). Todeslandschaften der Seele. Psychopathologie, Psychodynamik und Psychotherapie der Schizophrenie. Göttingen: Vandenhoeck & Ruprecht.

Benzinger, H. (2013). Zum Verständnis von Abhängigkeiten aus psychodramatischer Sicht. Zeitschrift für Psychodrama und Soziometrie, 11 (Suppl. 1), 5–22.

Blatner, A. (2001). Psychodramatic methods for facilitating bereavement. In P. F. Kellermann, M.K. Hudgins (Eds.), Psychodrama with trauma survivors. Acting out your pain (pp. 41–50). London: Jessica Kingsley Publishers.

Blatner, A. (2010). Tele: The dynamics of rapport. www.blatner.com/adam/pdntbk/tele.htm, 19.09.2009.

Bleckwedel, J. (2008). Systemische Therapie in Aktion. Kreative Methoden in der Arbeit mit Familien und Paaren. Göttingen: Vandenhoeck & Ruprecht.

Bleuler, M. (1983). Lehrbuch der Psychiatrie. Berlin, Heidelberg, New York: Springer.

Böker, H. (1992). Concepts of mental illness: An ethnophsychiatric study oft he mental hospital's inand out-patients oft he Kathmandu Valley. Contributions to Nepalese Studies, 19, 27–50.

Bode, S. (2009). Kriegsenkel. Die Erben der vergessenen Generation. Stuttgart: Klett-Cotta.

Brockmann, J., Kirsch, H. (2010). Konzept der Mentalisierung. Psychotherapeut, 55, 279–290 (DOI 10.1007/s00278-010-0751-x).

Buer, F. (1980). Vorüberlegungen zu einer Theorie psychodramatischer Praxis. Gruppendynamik, 2 (2), 85–109.

Buer, F. (2005). Aufstellungsarbeit nach Moreno in Formaten der Personalarbeit in Organisationen. Zeitschrift für Psychodrama und Soziometrie, 4 (2), 285–310.

Burge, M. (2000). Psychodrama with Vietnam veterans and their families: Both victims of traumatic stress. In P. F. Kellermann, M. K. Hudgins (Eds.), Psychodrama with trauma survivors. Acting out your pain (pp. 299–316). London: Jessica Kingsleys Publishers.

Burmeister, J. (2000). Psychodrama with survivors of traffic accidents. In P. F. Kellermann, M. K. Hudgins (Eds.), Psychodrama with trauma survivors. Acting out your pain (pp. 198–228). London: Jessica Kingsleys Publishers.

Casson, J. (2004). Drama, psychotherapy and psychosis. Dramatherapy and psychodrama with people who hear voices. Hove, New York: Brunner-Routledge.

Ciompi, L. (2004). Die emotionalen Grundlagen des Denkens. Entwurf einer fraktalen Affektlogik (3. Aufl.). Göttingen: Vandenhoeck & Ruprecht.

Daniel, S. (2016). The usefulness of role reversal in one-to-one supervision: a qualitative research project using heuristic enquiry. Zeitschrift für Psychodrama und Soziometrie, 15 (7), 235–253.

Dayton, T. (2000). The use of psychodrama in the treatment of trauma and addiction. In P. F. Kellermann, M. K. Hudgins (Eds.), Psychodrama with trauma survivors. Acting out your pain (pp. 114–136). London: Jessica Kingsleys Publishers.

Dieckmann, H. (1981). Der Anstoß zur Individuation. Analytische Psychologie, 12, 42–64.

Dieckmann, H. (1991). Komplexe. Diagnostik und Therapie in der Analytischen Psychologie. Berlin, Heidelberg: Springer.

Diener, G. (1971). Heilung eines »Wahnsinns« durch »psychische Kur«. Frankfurt a. M.: Athenäum.

Dornes, M. (2013). Die Seele des Kindes. Entstehung und Entwicklung (4. Aufl.). Frankfurt a. M.: Fischer Taschenbuch Verlag.

Dührssen, A. (1962). Katamnestische Ergebnisse bei 1004 Patienten nach analytischer Psychotherapie. Zeitschrift für Psychosomatische Medizin und Psychoanalyse, 8, 94–113.

Dulit, R. A., Fyer, M. R., Haas. G. L., Sullivan, T., Frances, A.J. (1990). Substance use in borderline personality disorder. American Journal of Psychiatry, 147 (8), 1002–1007.

Dürckheim, K. Graf (1976). Vom doppelten Ursprung des Menschen: als Verheissung, Erfahrung, Auftrag (3. Aufl.). Freiburg: Herder.

Dürckheim, K. Graf (1982). Der Weg, die Wahrheit, das Leben. Erfahrungen auf dem Weg der Selbstfindung. Gespräche über das Sein mit Alphonse Gottman. Bern, München: Scherz.

Dürckheim, K. Graf (1984). Von der Erfahrung der Transzendenz. Freiburg im Breisgau: Herder.

Edwards, G. (1986). Arbeit mit Alkoholkranken. Ein praktischer Leitfaden für die helfenden Berufe. Weinheim und München: Beltz.

Ferenczi, S. (1970). Schriften zur Psychoanalyse I. Frankfurt a. M.: Fischer.

Fonagy, P., Gergeley, G., Jurist, E. L., Target, M. (2004). Affektregulierung, Mentalisierung und die Entwicklung des Selbst. Stuttgart: Klett-Cotta.

Fooken, I. (2009). Resilienz und posttraumatische Reifung. In A. Maercker (Hrsg.), Posttraumatische Belastungsstörungen (3. Aufl., S. 65–85). Berlin: Springer.
Frede, U. (2009). Die Bedeutung des Psychodramas in der Begegnung mit alten Menschen. Zeitschrift für Psychodrama und Soziometrie, 8 (1), 25–39.
Freud, A. (1984). Das Ich und die Abwehrmechanismen. Frankfurt a.M.: Fischer Taschenbuch Verlag.
Freud, S. (1924). Neurose und Psychose. Internationale Zeitschrift für Psychoanalyse, 10 (1), 1–5.
Freud, S. (1975). Psychologie des Unbewussten. Studienausgabe, Bd. 3. Frankfurt a.M.: Fischer-Verlag.
Frith, C. D. (1992). The cognitive neuropsychology of schizophrenia. Hove, England UK: Lawrence Erlbaum Associates.
Garde, T., Erdmann, R., Sander, H., Drees, A. (1987). Märchendrama – Eine psychotherapeutische Stationsgruppenmethode für Ich-gestörte Patienten. Psychiatrische Praxis, 14, 137–141.
Gast, U. (2000). Diagnostik und Behandlung dissoziativer Störungen. In F. Lamprecht (Hrsg.), Praxis der Traumatherapie (S. 164–211). Stuttgart: Pfeiffer bei Klett-Cotta.
Gendlin, E. T. (1998). Focusing. Taschenbuchausgabe. Reinbek: Rowohlt.
Giesen-Bloo, J., van Dyck, R., Sponhoven, P., van Tilburg, W., Dirksen, C., van Asselt, T., Kremers, L., Nadort, M., Arntz, A. (2006). Outpatient psychotherapy for borderline personality disorder: randomized trial of schema-focused therapy vs. transference-focused psychotherapy. Archives of General Psychiatry, 63, 649–658.
Gneist, J. (2002). Als Turandot weinte. Störungsspezifische Borderline-Einzelarbeit mit Psychodrama. Zeitschrift für Psychodrama und Soziometrie, 1 (2), 215–230.
Goldman-Rakic, P. S. (1994). Working memory dysfunction in schizophrenia. Journal of Neuropsychiatry Clinical Neuroscience, 6, 348–357.
Grawe, K. (1995). Grundriss einer allgemeinen Psychotherapie. Psychotherapeut, 40, 130–145.
Grimmer, K. (2007). Psychodrama bei Angststörungen – Überlegungen und Techniken zur Therapie von Angststörungen. Unveröffentlichtes Manuskript einer Masterthese des Universitätslehrgangs Psychotherapie an der Universität für Weiterbildung der Donau-Universität Krems, Österreich. Kontakt: Karl.Grimmer@chello. at.
Grimmer, K. (2013). Die psychodramatische Doppelgängertechnik und die Entwicklung von Sicherheit gebenden »inneren elterlichen Rollen« – »guten Elternintrojekten« – bei Angststörungen. Zeitschrift für Psychodrama und Soziometrie, 12 (2), 189–200.
Groterath, A. (1993). Und wenn sie nun doch nicht krank sind? Psychodrama als Probe für das Leben im Centro de Solidarietà. Psychodrama, 6 (2), 249–269.
Grube, M. (2018). Psychodynamische Aspekte stationärer Mutter-Kind-Behandlungen bei Frauen mit postpartalen Psychosen. In N. Nowack (Hrsg.), Psychodynamische Psychosen-Psychotherapie und sozialpsychiatrische Behandlung der Psychosen. Beiträge der deutschsprachigen Sektion der International Society for Psychological and Social Approaches to Psychosis (ISPS-Germany). (S. 157–176). Gießen: Psychosozial-Verlag.
Gunkel, S. (1999). Die Häufigkeit posttraumatischer Belastungsstörungen: Epidemiologische Befunde. In G. Kruse, S. Gunkel (Hrsg.), Trauma und Konflikt. Zugangswege zu einer traumaorientierten Psychotherapie (S. 48–83). Hannover: Hannoversche Ärzte-Verlags-Union.
Harrison, P. A., Edwall, G. E., Hoffman, N. G., Worthen, M. D. (1990). Correlates of sexual abuse among boys in treatment for chemical dependency. Journal of Adolescent Chemical Dependency, 1, 53–67.
Hartmann, E. (1996). Outline for a theory on the nature and functions of dreaming. Dreaming, 6 (2), 147–170.
Hartwich, P. (2018). Die Fragmentierung des Selbst im Spiegel. Ein Beitrag zur Neuropsychodynamik der Schizophrenie. In N. Nowack (Hrsg.), Psychodynamische Psychosen-Psychotherapie und sozialpsychiatrische Behandlung der Psychosen. Beiträge der deutschsprachigen

Sektion der International Society for Psychological and Social Approaches to Psychosis (ISPS-Germany) (S. 177–212). Gießen: Psychosozial-Verlag.

Heigl-Evers, A. (1967). Gruppendynamik und die Position des Therapeuten. In K. Höck (Hrsg.), Gruppenpsychotherapie in Klinik und Praxis (S. 87–101). Jena: GFU.

Heigl-Evers, A. (1968). Einige technische Prinzipien der analytischen Gruppenpsychotherapie. Zeitschrift für Psychosomatische Medizin und Psychoanalyse, 14, 282–291.

Heigl-Evers, A., Heigl, F., Ott, J., Rüger, U. (1997). Lehrbuch der Psychotherapie (3. Aufl.). Stuttgart: Gustav Fischer.

Hiller, W. (2014). Klinische Psychologie-Mainz.de/downloads/materialien/alc.pdf, 25.2.2014. Hillmann, J. (1980). Selbstmord und seelische Wandlung (2. Aufl.). Zürich: Rascher.

Hintermeier, S. (2013). Borderline und Abhängigkeit. Ein theoriegestützter Erfahrungsbericht über psychodramatische Einzeltherapien mit Borderline-PatientInnen mit komorbiden Abhängigkeitserkrankungen. Zeitschrift für Psychodrama und Soziometrie, 11 (Suppl. 1), 103–116.

Hirsch, M. (2004). Psychoanalytische Traumatologie – Das Trauma in der Familie. Psychoanalytische Theorie und Therapie schwerer Persönlichkeitsstörungen. Stuttgart: Schattauer.

Hochreiter, K. (2004). Rollentheorie nach J. L. Moreno. In F. Fürst, K. Ottomeyer, H. Pruckner (Hrsg.), Psychodrama-Therapie. Ein Handbuch (S. 128–146). Wien: Facultas.

Holmes, P. (1992). The inner world outside. Object relations theory and psychodrama. London: Routledge.

Hudgins, M. K. (2000). The therapeutic spiral model: Treating PTSD in action. In P. F. Kellermann, M. K. Hudgins (Eds.), Psychodrama with trauma survivors. Acting out your pain (pp. 229–254). London: Jessica Kingsleys Publishers.

Hutter, C. (2009). Einführung in die Texte Jacob Levi Morenos. In C. Hutter, H. Schwehm (Hrsg.), J. L. Morenos Werk in Schlüsselbegriffen (S. 23–29). Wiesbaden: VS Verlag für Sozialwissenschaften.

ICD-10-GM (2004). Systematisches Verzeichnis. Internationale statistische Klassifikation der Krankheiten und verwandten Gesundheitsprobleme. 10. Revision – German Modification. Version 2004 – Stand 15. August 2003. Köln: Deutscher Ärzte-Verlag.

Jacob, G., Arntz, A. (2011). Schematherapie in der Praxis. Weinheim, Basel: Beltz.

Jennings, S., Cattanach, A., Mitchell, S., Chesner, A., Meldrum, B. (1994). The handbook of dramatherapy. London: Routledge.

Jung, C. G. (1985). Erinnerungen, Träume, Gedanken von C. G. Jung. Aufgezeichnet und herausgegeben v. A. Jaffé. Olten u. Freiburg: Walter Verlag.

Karp, M. (2000). Psychodrama of rape and torture: A sixteen-year follow-up case study. In P. F. Kellermann, M. K. Hudgins (Eds.), Psychodrama with trauma survivors. Acting out your pain. London: Kingsley.

Kellermann, M. K. Hudgins (Eds.), Psychodrama with trauma survivors. Acting out your pain (pp. 63–82). London: Kingsley.

Kellermann, P. F. (1996). Focus on psychodrama. The therapeutic aspects of psychodrama (second edition). London: Jessica Kingsley Publishers.

Kellermann, P. F. (2000). The therapeutic aspects of psychodrama with traumatized people. In P. F.

Kellermann, P. F. (2009). Holocaust trauma. Psychological effects and treatment. Bloomington: iUniverse.

Kellermann, P. F., Hudgins, M. K. (Eds.) (2000). Psychodrama with trauma survivors. Acting out your pain. London: Jessica Kingsleys Publishers.

Kern, S. (2013). Zur Ätiologie der Sucht. Wer sich in ein Labyrinth begibt, sollte den Ariadnefaden nicht vergessen! Zeitschrift für Psychodrama und Soziometrie, 11 (Suppl. 1), 23–46.

Kernberg, O. F. (1981). Objektbeziehung und Praxis der Psychoanalyse. Stuttgart: Klett-Cotta

Kernberg, O. F. (1991). Borderline-Störungen und pathologischer Narzissmus (6. Aufl.). Frankfurt a. M.: Suhrkamp.

Klein, U. (2010). Das Spiel mit der Komplexität. Zu den systemischen Grundlagen szenischer Arbeitsformen. Familiendynamik, 15, 196–211.

Klüver, R. (1983). Agieren und Mitagieren. Psyche – Zeitschrift für Psychoanalyse und ihre Anwendungen, 37, 828–840.

König, K. (1984). Unbewusste Manipulationen in der Psychotherapie und im Alltag. Georgia Augusta, 40, 10–16.

Körkel, J. (2001). Rückfall und Rückfallprävention von Alkoholabhängigkeit. In F. Tretter, A. Müller (Hrsg.), Psychologische Therapie der Sucht. Grundlagen, Diagnostik, Therapie (S. 519–547). Göttingen: Hogrefe.

Krakow, B., Kellner, R., Pathak, D., Lambert, L. (1995). Imagery rehearsal treatment for chronic nightmares. Behaviour Research and Therapy, 33, 837–843.

Kraus, L., Piontek, D., Pabst, A., Gomes de Matos, E. (2014). Kurzbericht Epidemiologischer Suchtsurvey 2012. Tabellenband: Trends substanzbezogener Störungen nach Geschlecht und Alter: Prävalenz und Hochrechnung 1997-2012. Online verfügbar unter: http://www.ift.de/index.php?id=429.

Kriz, J. (2012). Antrag der Arbeitsgemeinschaft Humanistische Psychotherapie (AGHPT) an den wissenschaftlichen Beirat Psychotherapie. Zeitschrift für Psychodrama und Soziometrie, 11(2), 311–330.

Kriz, J. (2014). Einladung zu einer Begegnung. Morenos Werk aus der Sicht der Personenzentrierten Systemtheorie. Zeitschrift für Psychodrama und Soziometrie, 13 (Suppl. 6), 121–135.

Krüger, R. T. (1974). Zur gegenwärtigen und künftigen Bedeutung der Leistungsförderung bei psychiatisch betreuten Patienten und psychiatrischen Institutionen. Nervenarzt, 45, 16–21.

Krüger, R. T. (1978). Die Mechanismen der Traumarbeit und ihre Beziehung zu den heilenden Vorgängen im Psychodrama. Gruppenpsychotherapie und Gruppendynamik, 13, 172–208.

Krüger, R. T. (1980): Gruppendynamik und Widerstandsbearbeitung im Psychodrama. Gruppenpsychotherapie und Gruppendynamik, 15, S. 243–270.

Krüger, R. T. (1988). Der Weg der Heilung in der Psychotherapie mit Alkoholkranken. Gruppenpsychotherapie und Gruppendynamik, 24, 66–81.

Krüger, R. T. (1992). Der Märchen-Assoziationstest. Psychodrama, 5, 229–238.

Krüger, R. T. (1997). Kreative Interaktion. Tiefenpsychologische Theorie und Methoden des klassischen Psychodramas. Göttingen: Vandenhoeck & Ruprecht. Verfügbar unter: www.psychodrama-netz.de.

Krüger, R. T. (1999). Versöhnung mit sich selbst. Ein ich-psychologisch zentriertes Therapiekonzept in der psychodramatischen Therapie von Psychosen. Psychodrama, 9, 297–323.

Krüger, R. T. (2000). Begegnung als Rahmen psychodramatischen Denkens und Handelns. Psychodrama, 10, 65–90.

Krüger, R. T. (2001a). Psychodrama in der Behandlung von psychotisch erkrankten Menschen – Praxis und Theorie. Gruppenpsychotherapie und Gruppendynamik, 17, 254–273.

Krüger, R. T. (2001b). »Das Lachen in die Psychiatrie bringen!?« – Entwicklung von Raum und Zeit in der Psychotherapie von psychotisch erkrankten Menschen. In G. Kruse, S. Gunkel (Hrsg.), Psychotherapie in der Zeit – Zeit in der Psychotherapie (S. 49–73). Hannover: Hannoversche Ärzte-Verlags-Union.

Krüger, R. T. (2002a). Wie wirkt Psychodrama? Der kreative Prozess als übergeordnetes Theorie-Konzept des Psychodramas. Zeitschrift für Psychodrama und Soziometrie, 1 (2), 273–316.

Krüger, R. T. (2002b). Psychodrama als Aktionsmethode in der Traumatherapie und ihre Begründung mit der Rollentheorie und der Kreativitätstheorie. Zeitschrift für Psychodrama und Soziometrie, 1 (2), 117–146.

Krüger, R. T. (2003). Indikationen und Kontraindikationen für den Rollentausch in der psychodramatischen Psychotherapie. Zeitschrift für Psychodrama und Soziometrie, 2 (1), 91–116.

Krüger, R. T. (2004a). Schöpferisch sein – wieder schöpferisch werden. Kreativität als Ressource des Menschen und als Mittel der Heilung in der Psychotherapie. In S. Gunkel, G. Kruse (Hrsg.), Salutogenese und Resilienz – Gesundheitsförderung, nicht nur, aber auch durch Psychotherapie? (S. 257–249). Hannover: Hannoversche Ärzte-Verlags-Union.

Krüger, R. T. (2004b). Zwei Seelen in der Brust haben – Theorie und Praxis der störungsspezifischen Psychodramatherapie mit suchtkranken Menschen. Zeitschrift für Psychodrama und Soziometrie, 3 (2), 161–194.

Krüger, R. T. (2005). Szenenaufbau und Aufstellungsarbeit, Praxis und Theorie, Variationen und Indikationen im Gruppensetting und in der Einzelarbeit. Zeitschrift für Psychodrama und Soziometrie, 4 (2), 249–274.

Krüger, R.T. (2007a). Psychodramatische Aufstellungsarbeit und Beziehungsklärung in chaotisierenden therapeutischen Beziehungen. Balint Journal, 8, 23–30.

Krüger, R. T. (2007b). Destruktive und konstruktive Aggression in Abhängigkeit von der Komplexität der Systemstrukturen. Zeitschrift für Psychodrama und Soziometrie, 6 (1), 25–42.

Krüger, R. T. (2010a). Der Selbststeuerungskreis. In Wiederholungskonflikten vom Objekt des Geschehens zum Subjekt des eigenen Handelns werden. Zeitschrift für Psychodrama und Soziometrie, 9 (1), 149–160.

Krüger, R. T. (2010b). Der Durchgang durch die gegenseitige neurotische Allergie in längeren Paarbeziehungen. Zeitschrift für Psychodrama und Soziometrie 9, 83–92.

Krüger, R. T. (2010c). Was ist Tele? Eine Klärung und Weiterentwicklung des Telekonzeptes von Moreno. Zeitschrift für Psychodrama und Soziometrie, 9 (2), 225–238.

Krüger, R. T. (2011). Die Gruppe als sich selbst organisierendes System. Konsequenzen für die psychodramatische Arbeit mit Gruppen. Zeitschrift für Psychodrama und Soziometrie, 10 (2), 191–208.

Krüger, R. T. (2012). Kreativität als Mittel der Heilung in der störungsspezifischen Einzeltherapie einer schwer depressiven Patientin. Zeitschrift für Psychodrama und Soziometrie, 11 (2), 297–310.

Krüger, R. T. (2013a). Wo das Wünschen noch geholfen hat. Die Arbeit mit dem Bewältigungsmärchen. Zeitschrift für Psychodrama und Soziometrie, 12 (1), 103–112.

Krüger, R. T. (2013b). Die therapeutischen Funktionen und Indikationen des Doppelns. Zeitschrift für Psychodrama und Soziometrie, 12 (2), 217–232.

Krüger, R. T. (2013c). Warum es wichtig ist, spielen zu lernen. Die zeitgemäße Anwendung der störungsspezifischen Psychotherapie von psychotisch erkrankten Menschen nach Moreno. In G. Ittzés (Hrsg.), Cura mentis – salus populi. Mentálhigiéné a társadalom szolgálatában. Festschrift für Teodóra Tomcsányi zum 70 (S. 173–188). Geburtstag. Budapest: Semmelweis Egyetem, Egésszégügyi Közszolgálati Kar, Mentálhigiéné Intézet.

Krüger, R. T. (2017). Die psychodramatische Selbstsupervision. Wie wir die Idee des spontankreativen Menschen in uns selbst verwirklichen können. Zeitschrift für Psychodrama und Soziometrie, 16 (2), 273–285.

Krüger, R. T., Lutz-Dreher, D. (2002). Zur störungsspezifischen psychodramatischen Behandlung von Fetischismus und Masochismus. Kreativität als Ressource in der Psychotherapie. Zeitschrift für Psychodrama und Soziometrie, 1 (2), 231–252.

Kunz Mehlstaub, S., Stadler, C. (2018). Psychodramatherapie. Stuttgart: Kohlhammer.

Lauterbach, M. (2007). Wie Salz in der Suppe. Aktionsmethoden für den beraterischen Alltag. Heidelberg: Carl-Auer.

Lesemann, K. (1993). Mut zum Rollentausch – Stationäre Psychodramatherapie bei sexuellem Missbrauch. Psychodrama, 7, 75–96.

Leutz, G. A. (1974). Das klassische Psychodrama nach J. L. Moreno. Berlin, Heidelberg, New York: Springer.

Leutz, G. A. (1980). Das psychodramatisch-kollegiale Bündnis. Guppenpsychotherapie und Gruppendynamik, 16, 176–187.

Leutz, G. A. (2000). Appearance and treatment of dissociative states of consciousness in psychodrama. In P. F. Kellermann, M. K. Hudgins (Eds.), Psychodrama with trauma survivors. Acting out your pain (pp. 187–197). London: Jessica Kingsleys Publishers.

Liebel-Fryzer, I. (2010). Systemische Aktionsmethoden in der Einzelpsychotherapie. Kleine Interventionen für den Praxisalltag. Familiendynamik, 15, 210–219.

Lillard, A. S. (1993). Pretend play skills and the child's theory of mind. Child Development, 64, 348–371.

Lorenzer, A. (1970). Sprachzerstörung und Rekonstruktion. Vorarbeiten zu einer Metatheorie der Psychoanalyse. Frankfurt a. M.: Suhrkamp Taschenbuch Wissenschaft.

Marineau, R. F. (1989). Jacob Levy Moreno, 1889–1974, Father of psychodrama, sociometry and group psychotherapy. London u. New York: Tavistock/Routledge.

Marineau, R. F. (2011). Die Integration von Morenos Erbe. Zeitschrift für Psychodrama und Soziometrie, 10(1) [Sonderheft 3: »Psychodrama – Empirische Forschung und Wissenschaft«, herausgegeben von C. Stadler, M. Wieser, Wiesbaden: VS Verlag für Sozialwissenschaften], 3544.

Markowitsch, H. J. (2001). Stressbezogene Gedächtnisstörungen und ihre möglichen Hirnkorrelate. In A. Streeck-Fischer, U. Sachsse, I. Özkan (Hrsg.), Körper, Seele, Trauma. Biologie, Klinik und Praxis (S. 72–93). Göttingen: Vandenhoeck & Ruprecht.

Marlok, Z., Török, G., Martos T., Czigány, L. (2016). Wirksamkeitsuntersuchung zur Selbstsupervision mit Rollentausch unter Angehörigen helfender Berufe. Zeitschrift für Psychodrama und Soziometrie, (Suppl.) 15, 217–233.

Mentzos, S. (1992). Psychose und Konflikt. Zur Theorie und Praxis der analytischen Psychotherapie psychotischer Störungen. Göttingen: Vandenhoeck & Ruprecht.

Mentzos, S. (2011). Lehrbuch der Psychodynamik. Die Funktion der Dysfunktionalität psychischer Störungen (5. Aufl.). Göttingen: Vandenhoeck & Ruprecht.

Moreno, J. L. (1939). Psychodramatic shock therapy. A sociometric approach to the problem of mental disorders. Sociometry, 2 (1), 1–30.

Moreno, J. L. (1945a). Psychodramatic treatment of psychoses. Beacon, N. Y.: Beacon House.

Moreno, J. L. (1945b). Psychodrama and the psychopathology of inter-personal relations. Beacon, N. Y.: Beacon House.

Moreno, J. L. (1947). The future of man's world. Beacon, N. Y.: Beacon House.

Moreno, J. L. (1959). Gruppenpsychotherapie und Psychodrama. Einleitung in die Theorie und Praxis. Stuttgart: Thieme.

Moreno, J. L. (1965). Therapeutic vehicles and the concept of surplus reality. Group Psychotherapy and Psychodrama, 18, 211–216.

Moreno, J. L. (1970). Das Stegreiftheater (2. Aufl.). Beacon, N. Y.: Beacon House.

Moreno, J. L. (1972). The Magic Charter of Psychodrama. Group Psychotheapy and Psychodrama, 25, 131.

Moreno, J. L. (1974). Die Grundlagen der Soziometrie. Wege zur Neuordnung der Gesellschaft (3. Aufl.). Opladen: Westdeutscher Verlag.

Moreno, J. L. (1946/1985). Psychodrama, Volume I. Beacon, N. Y.: Beacon House. Seventh edition. Moreno, J. L. (1995). Auszüge aus der Autobiographie. Köln: in Scenario Verlag.

Moreno, J. L., Moreno, F. B. (1944). Spontaneity theory of child development. Beacon, N. Y.: Beacon House.

Moreno, J. L., Moreno, Z. T. (1975a). Psychodrama, Volume II. Foundations of psychotherapy (second edition). Beacon, N. Y.: Beacon House.

Moreno, J. L., Moreno, Z. T. (1975b). Psychodrama, Volume III. Action therapy and prinziples of practice (second edition). Beacon, N. Y.: Beacon House.

Morschitzky, H. (1998). Angststörungen. Diagnostik, Erklärungsmodelle, Therapie und Selbsthilfe bei krankhafter Angst. Wien: Springer.

OPD (Hrsg.) (2006). Operationalisierte Psychodynamische Diagnostik OPD-2. Das Manual für Diagnostik und Therapieplanung. Bern: Hans Huber.

Parin, P. (1977). Das Ich und die Anpassungsmechanismen. Psyche – Zeitschrift für Psychoanalyse und ihre Anwendungen, 35, 481–515.

Pellegrini, A. D., Kato, K. (2002). A short-term longitudinal study of children's playground games across the first year of school: Implications for social competence and adjustment to school. American Educational Research Journal, 39, 991–1015.

Pennebaker, J. W. (1997). The healing power of expressing emotions. New York: Guilford Press.

Petzold, H. (2004). Integrative Therapie. Modelle, Theorien und Methoden einer schulenübergreifenden Psychotherapie (3 Bände, 2. Aufl.). Paderborn: Junfermann.

Petzold, H., Mathias, U. (1982). Rollenentwicklung und Identität. Paderborn: Junfermann. Plassmann, R. (1999). Körperpsychologie und Deutungstechnik – Die Praxis der Prozessdeutung. In W. Kämmerer (Hrsg.), Körpersymptom und Psychotherapie. Der Umgang mit dem Symptom: Zur Spannung zwischen krankem Körper und Person. Frankfurt a. M.: VAS.

Powell, A. (1986). Object relations in the psychodramatic group. Group Analysis, 19, 125–138

Pruckner, H. (2002). »Du sollst nicht fragen, das Kind will nicht reden.« Psychodramatherapie mit traumatisierten Kindern. Zeitschrift für Psychodrama und Soziometrie, 1 (2), 147–176.

Putnam, F. W. (1988). The switch prozess in multiple personality disorder and other state-change disorders. Dissociation, 1/1, 24–32.

Putnam, F. W. (1989). Diagnosis and treatment of multiple personality disorders. New York: Guilford.

Putzke, M. (2018). Institutionelle Abwehr in der Psychiatrie. In N. Nowack (Hrsg.), Psychodynamische Psychosen-Psychotherapie und sozialpsychiatrische Behandlung der Psychosen (S. 299–308). Gießen: Psychosozial-Verlag.

Radebold, H. (2000). Abwesende Väter und Kriegskindheit. Fortbestehende Folgen in Psychoanalysen. Göttingen: Vandenhoeck & Ruprecht.

Radebold, H. (Hrsg.) (2004). Kindheit im II. Weltkrieg und ihre Folgen. Gießen: PsychosozialVerlag.

Red, H. (2018). Aus der »Dokumentation zur Psychotherapie der Schizophrenie«, zusammengetragen von Norman Elrod. In N. Nowack (Hrsg.), Psychodynamische Psychosen-Psychotherapie und sozialpsychiatrische Behandlung der Psychosen (S. 329–360). Gießen: Psychosozial-Verlag.

Reddemann, L. (1997). Psychosomatisch-psychotherapeutische Behandlung nach sexueller Traumatisierung. Psycho, 23, 665–669.

Reddemann, L. (1999). Trauma und Imagination. In G. Kruse, S. Gunkel (Hrsg.), Trauma und Konflikt. Zugangswege einer traumaorientierten Psychotherapie (S. 84–93). Hannover: Hannoversche Verlags-Union.

Reddemann, L., Dehner-Rau, C. (2004). Trauma. Folgen erkennen, überwinden und an ihnen wachsen. Eine Übung für Körper und Seele. Stuttgart: Trias.

Reimer, C. (2007). Psychotherapeutischer Umgang mit suizidalen Patienten. In C. Reimer, J. Eckert, M. Hautzinger, E. Wilke (Hrsg.). Psychotherapie. Ein Lehrbuch für Ärzte und Psychologen (3. Aufl., S. 595–609). Heidelberg: Springer.

Roediger, E. (2011). Praxis der Schematherapie. Lehrbuch zu Grundlagen, Modell und Anwendung (2. Aufl.). Stuttgart: Schattauer.

Roediger, E., Jacob, G. (Hrsg.) (2011). Fortschritte der Schematherapie. Konzepte und Anwendungen. Göttingen: Hogrefe.

Rogers, C. R. (2009). Eine Theorie der Psychotherapie. München: Ernst Reinhardt.

Rohde-Dachser, C. (1979). Das Borderline-Syndrom. Bern/Stuttgart/Wien: Huber.

Roine, E. (2000). The use of psychodrama with trauma victims. In P. F. Kellermann, M. K. Hudgins (Eds.), Psychodrama with trauma survivors. Acting out your pain (second edition, pp. 83–96). London: Jessica Kingsleys Publishers.

Rojas-Bermudéz, J. (2003). Y de las hicieron instrumentos. Vom Gegenstand zum Instrument.

Das intermediäre und das intraintermediäre Objekt im Psychodrama. Zeitschrift für Psychodrama und Soziometrie, 2, 331–350.
Romme, M. A. J., Escher, A. D. M. A. C. (1997). Stimmenhören akzeptieren. Bonn: Psychiatrie-Verlag.
Rudolf, G. (1998). Der Prozess der depressiven Somatisierung. In G. Rudolf, P. Hennigsen (Hrsg.). Somatoforme Störungen (S. 171–184). Stuttgart: Schattauer.
Rudolf, G. (2006). Strukturbezogene Psychotherapie. Leitfaden zur psychodynamischen Therapie struktureller Störungen (2. Aufl.). Stuttgart: Schattauer.
Sabelli, H. (1989). Union of opposites. A comprehensive theory of natural and human processes. Lawrenceville, VA: Brunswick.
Sáfrán, Z., Czáky-Pallavicini, K. (2013). Das Bewältigungsmärchen in der Gruppentherapie von Menschen mit Traumafolgestörungen - Zusammen in der Not sein. Zeitschrift für Psychodrama und Soziometrie, 12 (2), 269–282.
Sailer, R. (2000). Der mächtige Kleine - ein Nein-Sager bekommt Lebensraum. Psychodrama, 10 (1/2), 195–106.
Schacht, M. (1992). Zwischen Ordnung und Chaos. Neue Aspekte zur theoretischen und praktischen Fundierung der Konzeption von Spontaneität und Kreativität. Psychodrama, 5 (1), 95–130.
Schacht, M. (2003). Spontaneität und Begegnung. Zur Persönlichkeitsentwicklung aus der Sicht des Psychodramas. München: InScenario.
Schacht, M. (2006). Spontaneität-Kreativität. Unveröffentlichtes Skript für Universitätslehrgang Psychotherapie, Teil 2.
Schacht, M. (2009). Das Ziel ist im Weg. Störungsverständnis und Therapieprozess im Psychodrama. Wiesbaden: VS-Verlag.
Schäfer, I., Schultz, M., Vertheim, U., Krausz, M. (2004). Traumatisierungen bei Suchtpatienten – Relevanz und spezifische Behandlung in der ambulanten Suchttherapie. Suchttherapie, 5, 118–123.
Schäfer, I., Reddemann, L. (2005). Traumatisierung und Sucht – eine Literaturübersicht. Zeitschrift für Psychotraumatologie und Psychologische Medizin, 3 (3), 9–18.
Schiepek, G. (2006). Psyche und Soma: Erklärt die Selbstorganisation des Gehirns die Emergenz mentaler Phänomene? In F. Resch, M. Schulte-Markwort (Hrsg.), Kursbuch für integrative Kinder und Jugendpsychotherapie. Schwerpunkt: Psyche und Soma (S. 5–22). Weinheim: Beltz.
Schindler, R. (1957/1958). Grundprinzipien der Psychodynamik in der Gruppe. Psyche – Zeitschrift für Psychoanalyse und ihre Anwendungen, 11, 308–314.
Schindler, R. (1996). Moreno durchbricht einen depressiven Stupor. In B. Erlacher-Farkas, Ch. Jorda (Hrsg.), Monodrama. Heilende Begegnung. Vom Psychodrama zur Einzeltherapie (S. 7–10). Wien: Springer.
Schmidt, S. A. (2000). Prävalenz sexuellen Kindesmissbrauchs bei Opiatabhängigen – Themenbezogene Grundlagen, Konzept, Durchführung und Ergebnisse eines Kontrollgruppenvergleichs. Berlin: VWB-Verlag für Wissenschaft und Bildung.
Schnabel, K. (2018). Psychodrama and wise interventions. A pilot study and research plan. Not published.
Schneider, F., Habel, H., Reske, M., Kellermann, T., Stöcker, T., Shah, N. J., Zilles, K., Braus, D. F., Schmitt, A., Schlösser, R., Wagner, M., Frommann, I., Kircher, T., Rapp, A., Meisenzahl, E., Ufer, S., Ruhrmann, S., Thienel, R., Sauer, H., Henn, F. A., Gaebel, W. (2007). Neural correlates of working memory dysfunction in first-episode schizophrenia patients: An fMRi multicenter study. Schizophrenia Research, 89, 198–210.
Schneider, U., Schmidt-Ott, G., Haltenhoff, H. (2009). Persönlichkeitsstörungen bei Sucht und Abhängigkeitserkrankungen. In H. Haltenhoff, G. Schmid-Ott, U. Schneider (Hrsg.), Persönlichkeitsstörungen im therapeutischen Alltag (S. 180 ff.). Lengerich: Pabst Science Publisher.
Schrenker, L. (2008). Pesso-Therapie: Das Wissen zur Heilung liegt in uns. Stuttgart: Klett-Cotta.

Schulte-Herbrüggen, O., Heinz, A. (2012). Psychische Traumatisierung bei Soldaten: Herausforderung für die Bundeswehr. Deutsches Ärzteblatt, 109, 557–58.

Schützenberger-Ancelin, A. (1979). Psychodrama – ein Abriß. Erläuterung der Methoden. Stuttgart: Hippokrates.

Schwehm, H. (2004). Wirkfaktoren des Psychodramas bei der Behandlung Abhängiger. Zeitschrift für Psychodrama und Soziometrie, 3 (2), 133–159.

Sechehaye, M. A. (1956). Die Übertragung in der Réalisation symbolique. Psyche – Zeitschrift für Psychoanalyse und ihre Anwendungen, 10, 482–496.

Seidel, U. (1989). Psychodrama ohne Gruppe. Basistechniken in der Einzelarbeit. Psychodrama, 12, 193–205.

Selman, R. L. (1984). Die Entwicklung des sozialen Verstehens. Frankfurt a. M.: Suhrkamp.

Shengold, L. (1989). Soul Murder. The effects of childhood abuse and deprivation. New Haven: Yale University Press.

Simpson, T. L., Miller, W. R. (2002). Concomitance between childhood sexual and physical abuse and substance use problems: A review. Clinical Psychology Review, 22, 27–77.

Spoormaker, V. (2008). A cognitive model of recurrent nightmares. International Journal of Dream Research, 1 (1), 15–22.

Stadler, C. (2013). Posttraumatische Belastungsstörung und Suchterkrankung. Doppeldiagnose, Komorbidität und Behandlungsimplikationen. Zeitschrift für Psychodrama und Soziometrie, 11 (Suppl. 1), 73–90.

Stelzig, M. (2004). Rollenpathologie. In F. Fürst, K. Ottomeyer, H. Pruckner (Hrsg.), Psychodrama-Therapie. Ein Handbuch (S. 147–160). Wien: Facultas.

Steppan, M., Künzel, J., Pfeiffer-Gerschel, T. (2013). Jahresstatistik 2011 der professionellen Suchtkrankenhilfe. In Deutsche Hauptstelle für Suchttherapiefragen e. V. (Hrsg.), Jahrbuch Sucht 2013 (S. 197–226). Lengerich: Pabst Science Publishers.

Stern, D. N. (1992). Die Lebenserfahrung des Säuglings. Stuttgart: Klett-Cotta.

Stimmer, F. (1993). Real-irreal-ideal-normal: Wirklichkeits und Wunschbilder bei Suchtkranken. Psychodrama, 6 (2), 275–278.

Straub, H. (1972). Theoretische Anmerkungen zur psychodramatischen Behandlung von Phobien, Zwangsneurosen und anderen psychischen Störungen. In H. Petzold (Hrsg.), Angewandtes Psychodrama in Therapie, Pädagogik, Theater und Wirtschaft (S. 177–194). Paderborn: Junfermann.

Straub, H. (2010). »Seit fünfzig Jahren arbeite ich mit dieser spannenden Methode.« In D. Ensel, G. Stiegler (Hrsg.), »Ein Stück im Himmel«. Psychodramatikerinnen begegnen sich (S. 25–42). Zeitschrift für Psychodrama und Soziometrie, 9 (Sonderheft 2).

Sturm, I. (2009). »Elisabeth« – Drehbuch für die Präsentation einer Kasuistik. Zur Anerkennung des Psychodramas in der Schweiz. Zeitschrift für Psychodrama und Soziometrie, 8 (1), 120–140.

van der Kolk, B. A., Fisher, R. E. (1995). Dissociation and fragmentary nature of traumatic memories: Overview and exploratory study. Journal of Traumatic Stress, 9, 505–525.

van der Kolk, B. A., Burbridge, J. A., Suzuki, J. (1998). Die Psychobiologie traumatischer Erinnerungen. Klinische Folgerungen aus Untersuchungen mit bildgebenden Verfahren bei Patienten mit posttraumatischen Belastungsstörungen. In A. Streek-Fischer (Hrsg.), Adoleszenz und Trauma (S. 57–78). Göttingen: Vandenhoeck & Ruprecht.

van der Kolk, B. A., McFarlane, A. C., Weisaeth, L. (Eds.) (1996). Traumatic stress: The effects of overwhelming experience in mind, body and society. New York: Guilford.

van der Kolk, B. A., van der Hart, O., Burbridge, J. (1995). Approaches to the treatment of PTSD. In S. Hobfoll, M. de Vries (Eds.), Extreme stress and communities: Impact and intervention. Norwell, MA: Kluwer Academic.

Waldheim-Auer, B. (1993). Die Chancen des Psychodramas bei Alkoholabhängigen. Ein theapeutischer Ansatz. Psychodrama, 6 (2), 193–207.

Waldheim-Auer, B. (2013). Leben mit Konsum und Rückfällen. Zeitschrift für Psychodrama und Soziometrie, 11 (Suppl. 1), 195–207.

Waniczek, S. (2003). Eine Evaluationsstudie zur Wirksamkeit der Psychodramatherapie in der ambulanten Gruppentherapie von Abhängigen am Beispiel der Psychosozialen Beratungs- und Behandlungsstelle Sigmaringen. Dissertation: Universität Klagenfurt. Unveröffentlichtes Manuskript.

Waniczek, S., Harter, K. E., Wieser, M. (2005). Evaluation von Psychodramatherapie bei Abhängigkeitsstörungen. Psychotherapie Forum, 13, 12–16.

Wartberg, L., Kriston, L., Thomasius, R. (2017). The prevalence and psychosocial correlates of Internet gaming disorder – analysis in a nationally representative sample of 12to 25-year-olds. Deutsches Ärzteblatt International. 114: 419–24. DOI: 10.3238/arztebl.2017.0419

Watkins, J. G., Watkins, H. (2003). Ego-States, Theorie und Therapie. Ein Handbuch. Heidelberg: Carl-Auer-Systeme.

Weiner, H. B. (1965). Treating the alcoholic with psychodrama. Group Psychotherapy, 18, 27–49

Wells, A. (2011). Metakognitive Therapie bei Angststörungen und Depression. Weinheim, Basel: Beltz.

Werner, E. W., Smith, R. S. (2001). Journeys from childhood to midlife. Ithaca, NY: Cornell University Press.

Wilber, K. (2006). Einfach »Das«. Tagebuch eines ereignisreichen Jahres (3. Aufl.). Frankfurt a. M.: Fischer Taschenbuch Verlag.

Wilkinson, R., Picket, K. (2010). Gleichheit ist Glück. Warum gerechte Gesellschaften für alle besser sind (3. Aufl.). Berlin: Tolkemitt Verlag.

Williams, L. L., Fonagy, P., Target, M., Fearon, P., Sargent, J., Bleiberg, E., McGregor, J. (2006). Training psychiatry residents in mentalization-based therapy. In J. G. Allen, P. Fonagy (Eds.), Handbook of mentalization-based treatment (Chapter 11, pp. 223–231). Chichester, UK: Wiley.

Winnicott, D. W. (1985). Vom Spiel zur Kreativität (3. Aufl.). Stuttgart: Klett Cotta.

Wittchen, H.-U., Schönfeld, S., Kirschbaum, C., Thurau, C., Traumtmann, S., Steudte, S., Klotsche, J., Höfler, M., Hauffa, R., Zimmermann, P. (2012). Traumatische Ereignisse und posttraumatische Belastungsstörungen bei im Ausland eingesetzten Soldaten. Wie hoch ist die Dunkelziffer? Deutsches Ärzteblatt, 109, 559–568.

Wurmser, L. (1998). Das Rätsel des Masochismus. Psychoanalytische Untersuchungen von Gewissenszwang und Leidenssucht (2. Aufl.). Berlin, Heidelberg, New York: Springer.

Yablonsky, L. (1986). Psychodrama. Die Lösung emotionaler Probleme durch das Rollenspiel. Stuttgart: Klett-Cotta.

Young, J. E., Klosko, J. S., Weishaar, M. E. (2008). Schematherapie. Ein praxisorientiertes Handbuch. Paderborn: Junfermann Verlag.

Ziem-Kossatz, H. (2013). 20-Minuten-Psychodrama in der allgemeinmedizinischen Sprechstunde. Das Doppeln in der psychotherapeutischen Beratung. Zeitschrift für Psychodrama und Soziometrie, 12, 263–267.

Personenregister

H

J

K

L

M

P

R

S

T

V

W

Y

Z

Sachregister

A

B

C

D

E

F

G

H

I

J

K

L

M

N

O

P

R

S

T

U

V